学术顾问：严世芸

主　　审：丁一谔　周崇仁

主　　编：李其忠

副主编：程磐基　王颖晓

编　　委（按姓氏笔画为序）

于　凌　王颖晓　李其忠

杨　扬　杨丽娜　杨艳卓

张　挺　尚　力　黄　瑛

程磐基

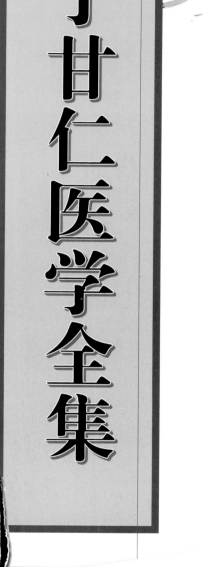

丁甘仁医学全集

本书出版得到上海市中医药事业三年发展行动计划（海派中医流派传承研究）丁氏内科流派研究——『丁甘仁学术成就与教育思想研究』课题资助（项目编号：ZYSNXD-CC-HPGC-JD-003）

U0391829

图书在版编目（CIP）数据

丁甘仁医学全集/李其忠主编.—北京：人民卫生出版社，2017
ISBN 978-7-117-25325-3

Ⅰ.①丁… Ⅱ.①李… Ⅲ.①医案-汇编-中国-现代②医论-汇编-中国-现代③方剂-汇编-中国-现代 Ⅳ.①R249.7②R289

中国版本图书馆 CIP 数据核字（2018）第 001113 号

人卫智网 www.ipmph.com	医学教育、学术、考试、健康，购书智慧智能综合服务平台	
人卫官网 www.pmph.com	人卫官方资讯发布平台	

丁甘仁医学全集

主　　编：李其忠
出版发行：人民卫生出版社（中继线 010-59780011）
地　　址：北京市朝阳区潘家园南里 19 号
邮　　编：100021
E - mail：pmph @ pmph.com
购书热线：010-59787592　010-59787584　010-65264830
印　　刷：三河市宏达印刷有限公司（胜利）
经　　销：新华书店
开　　本：787×1092　1/16　印张：50　插页：4
字　　数：1217 千字
版　　次：2018 年 1 月第 1 版　2019 年 4 月第 1 版第 2 次印刷
标准书号：ISBN 978-7-117-25325-3/R·25326
定　　价：146.00 元
打击盗版举报电话：010-59787491　E-mail：WQ @ pmph.com
（凡属印装质量问题请与本社市场营销中心联系退换）

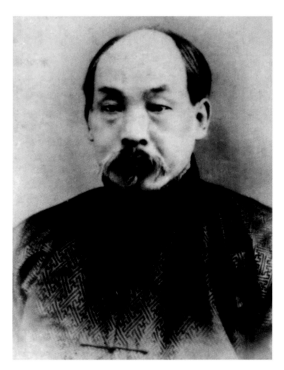

丁甘仁先生像

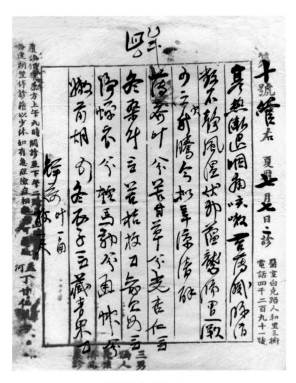

丁甘仁先生处方一

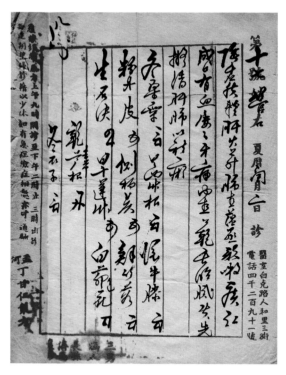

丁甘仁先生处方二

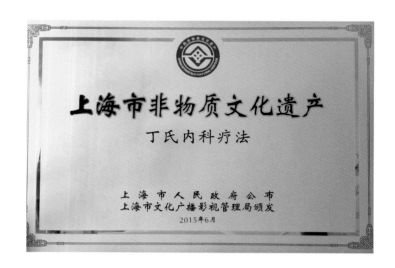

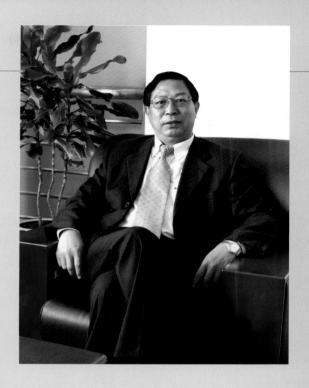

作者简介

  李其忠，上海中医药大学教授、博士生导师、学术委员会委员、老教授学会副会长。曾任基础医学院院长、中医基础理论研究所所长、中医药文化研究与传播中心常务副主任。多次应邀赴法国、澳大利亚、日本、泰国等地讲学、应诊。

  发表专业论文百余篇，出版学术著作10余部，作为主编之一的《中医藏象辨证论治学》《三国两晋南北朝医学总集》（人民卫生出版社出版）分获中华中医药学会学术著作奖一等奖、二等奖。主持完成多项科研课题。"丁甘仁学术成就与教学思想研究"课题（上海市重点研究项目——丁氏内科流派研究分支课题）负责人，主编出版《丁甘仁学术经验集》。近年来致力于中医养生文化研究及中医养生科普创作，出版相关科普书籍10余部。

  长期在上海中医药大学附属曙光医院、岳阳中西医结合医院、上海市中医医院专家门诊、特需门诊应诊。

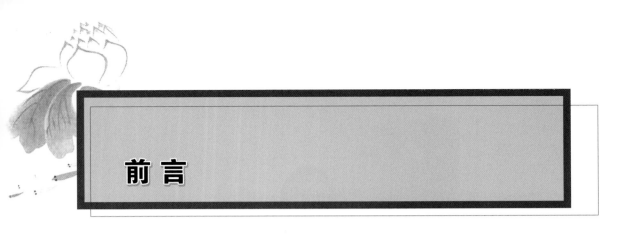

前言

　　丁甘仁（1866—1926），名泽周，字甘仁。江苏武进孟河镇人。丁氏年少熟读经史，通晓诸子，然不屑举子业，而立志行医。

　　孟河古镇，名医辈出，自清初以来，费伯雄、马培之、巢崇山、丁甘仁等尤成杰出医家，遂有"孟河四大家"之美名。丁甘仁更是兼精内外妇喉，创办中医学校，门人学子众多，名噪一时。其子丁仲英，孙丁济万、丁济民亦皆名震沪上及海外。

　　丁甘仁先生先拜当地名医马仲清为师，钻习经典古籍及随师临证。又受教于丁松溪（费伯雄门人，泽周之族兄），继而受业于名医马培之，兼收马氏内、外、喉三科之长，后尚问业于伤寒大家汪莲石。丁先生修业期满，于孟河镇设堂应诊，不久迁居苏州，旋又转至上海定居并执业行医。由于医术精湛，医德高尚，声誉不胫而走，求诊者比肩接踵，未及中年，已驰名海内。

　　丁甘仁先生乐善好施，热心公益事业，每有慷慨解囊之举。有时竟将自己所得诊金悉数捐助学校，举办养老院、育婴堂等。丁先生被先后聘为广益善堂、仁济善堂、联义善会、位中堂、同仁辅元堂、至圣善院等慈善事业机构的名誉董事，赞助医务事宜。为此，孙中山先生就曾以大总统名义赠以"博施济众"金字匾额，悬于诊所大厅以资表彰。

　　为发展中医事业，丁先生与同仁组织成立"江苏全省中医联合会"。继又为便于远近同仁互通声气，发起成立"上海中医学会"，被推为首任会长。为方便学术交流，又创建发行《中医杂志》。1916年丁甘仁与夏应堂、谢利恒等联合集资创办上海中医专门学校，7年之后，为培养女子中医人才，先生又创办女子中医专门学校。全国各省市的求学者络绎不绝，培养了大批中医人才。

　　历来中医多为私人诊所，规模有限，分科单一，1917年丁甘仁先生遂邀同仁发起筹办沪南、沪北广益中医院，为医学生临床实习提供教学基地，也开沪上创办中医医院之先河，为发展中医事业做出重大贡献。

　　丁甘仁先生创办的上海中医专门学校（后易名为上海中医学院），连续办至三十届，培养中医人才800余名，其中程门雪、黄文东、盛梦仙、张伯臾、秦伯未、许半龙、严苍山、王慎轩、章次公、陈耀堂、陈存仁、宋大仁、张耀卿等近现代名医大家均出自该校门下，继而形成阵容浩大、绵延不绝的丁氏内科学派，成为极具代表性的海派中医流派之一。

　　丁甘仁先生法古开今，博采众长，方药独到，自成一派，又倾力于创办中医学校、中医医院，培养众多杰出中医人才，无愧为我国近代史上极富影响力的著名中医学家、中医教育家。

　　丁氏生前著述颇丰，后人整理出版的相关书籍多交叉重叠，上海图书馆及上海中医药大学图书馆馆藏的未曾面世的手抄本、油印本，因封存年久、字迹不清而不易辨识之处亦复不少。编撰者虽详校细勘，但难免力不从心、百密一疏之处，尚期同道斧正，读者明鉴。

李其忠

2017 年 4 月

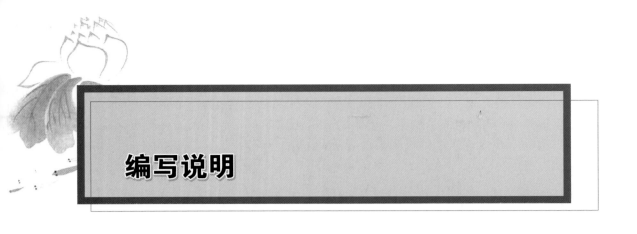

编写说明

一、丁甘仁生前著述颇丰，后人整理出版的书籍及后学的手抄本亦复不少。本集所辑原始文献，以刊行于世的《丁甘仁临证医集》《丁甘仁医案续编》《丁甘仁家传珍方》《脉学辑要》《名医摇篮——上海中医学院（上海中医专门学校）校史》、上海图书馆馆藏的《上海中医专门学校各学生医论》、上海中医药大学图书馆馆藏《孟河丁甘仁先生晚年出诊医案》《钱存济堂丸散膏丹全集》《成药全书》等为主。

二、本书编排，分为四篇：上篇医案、中篇医论、下篇方药、附篇办学。

医案篇分为七类：内科时病类、内科杂病类、妇产科类、儿科类、外科类、五官科类、膏方类。并附丁济万随其祖父丁甘仁出诊的临证笔记。

医论篇分列四要：证治论要、脉学辑要、医经辑要、喉痧症治概要。

方药篇内容有七：诊方辑要、丁甘仁用药一百十三法、钱存济堂丸散膏丹全集、钱存济堂丸散膏丹续集、丁甘仁家传珍方、药性辑要。

办学篇主要内容：丁甘仁等为筹设上海中医学校呈大总统文、丁甘仁等为筹设上海中医（专门）学校呈各部文及北洋政府内务部批文、丁甘仁创办上海中医学校宣言书、丁甘仁等重修上海中医专门学校章程、沪北广益中医院碑记、丁甘仁点评学生课业。并附办学背景与办学之路、上海中医专门学校大事记、毕业生名录、丁甘仁相关论著。

三、为便于读者阅读，书中对少许古病名、古文字及公文、碑记等作了一定注释或按语，并于本书后附方剂索引、中药索引。

四、原丁氏医案、医论、方药等篇中，涉及如犀角、虎骨等属现代保护动物而被禁用者，读者可用具有相似功效的药物替代，如用较大剂量水牛角替代犀角。另有方药篇中个别涉及迷信色彩的用药方法，本书仅为保持原貌而未予删除，也请读者慎酌。

五、原丁氏医案、医论、方药等篇中，有较多不甚规范，不甚统一的用字，如："粘腻""磁瓶""淮牛膝""夕利""连乔""吉更""贝薜"等，为方便读者阅读、查考，分别用"黏腻""瓷瓶""怀牛膝""蒺藜""连翘""桔梗""萆薜"等规范用词及药名。

六、本书方药篇中，有少许习惯简称之处，如"加片一分"等，经前后考证均为"加梅片一分"（梅片，即冰片）。医案篇中个别脉案有药名而无剂量，也经前后考证后补入剂量（书中有编者按说明）。

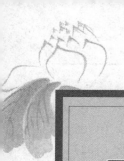

目 录

上篇 医 案

中篇　医　论

下篇　方　药

26

附篇　办　学

丁甘仁传略

丁甘仁（1866—1926），名泽周，字甘仁。江苏武进孟河镇人。自幼聪慧过人，勤奋好学，少年已能下笔成章。进入青年时期，虽亦熟读经史，通晓诸子，然不屑举子业，而立志行医。

我国医学，自金元四大家后，流派争鸣之风益盛，尤于江南一带，著名医家不时涌现。明清以降，中医临证日增新知，中医学术长足进步。如吴门诸多名医，其医事活动主要在苏、锡、常一带的薛己、吴有性、叶桂、薛生白等，皆有创新之见，自成一家之说。特别是叶天士首创温病学说，倡导卫气营血辨证影响最巨，自成叶派，堪称中医外感热病学发展又一里程碑。

孟河古镇处苏南锦绣之地，位于武进之西北，居长江之滨。历史悠久，河川秀丽，气候宜人，物产丰富，水陆交通便利。于是商贾云集，人文繁荣，名人代出，中医学于此更已昌盛久远。该地自清初以来先有费、马、巢、丁四姓名家，医术远扬，且多互相传授，互为师徒，累积阅历，从之者甚多，经数代栽培，自清道光、咸丰、同治、光绪，直至民国初期百余年间，人才济济，名医辈出。费伯雄、马培之、巢崇山、丁甘仁等尤成杰出医家，相继名噪全国，竞相争辉，遂成影响数代的孟河四大家。费伯雄（1800—1879）长于内科，早为清代名医，其孙费绳甫（1851—1914）承祖业，亦名闻海上。马培之（1820—1903）以外科见长而以内科成名，名声益盛。巢崇山（1843—1909）亦擅内外两科，名闻海上，子巢渭芳（1869—1929）精于内科而名垂乡里。丁甘仁更是兼精内外妇喉，名振海内外，子丁仲英、孙丁济万、丁济民亦皆名震沪上及香港、美国等地。

丁甘仁先生自志于医，即拜当地名医马仲清为师，钻习经典古籍及随师精研内科临床。又受教于丁松溪（费伯雄门人，泽周之族兄），继又受业于名医马培之（马文植），更为克苦勤学，兼收马氏内、外、喉三科之长，功底甚深。后更问业于伤寒大家汪莲石，遂成兼通内、外、妇、喉诸科，兼融历代各家学术，造诣高深，自成理法全面、方药独到之医界巨擘。于孟河四派后来居上，医技独超而独占鳌头，成为我国近代成就最大、贡献最多、多富影响力的著名医学家、中医教育家。

丁甘仁先生诵读医书，极其勤奋，受教十分认真。修业期满，即于孟河镇设堂应诊，不久迁居苏州，考虑更有利于发展事业，旋又转至上海定居，先在仁济善堂执业，后又于白克路（现凤阳路）人和里内设诊所行医。由于医术精湛，医德高尚，深受广大患者拥戴，声誉不胫而走，求诊者比肩接踵，一时间门庭若市、车水马龙，未及中年，已驰名海内。同辈上海名医夏应堂说："丁甘仁先生穷研至理，内外兼善，悬壶海上，户限为穿。"亦可见其诊疗工作之盛况。先生既已立足上海，即全身心投入临证应诊，上午门诊，下午

1

出诊，常到晚上九、十点钟才能回家，而仍秉烛夜读，每至午夜方休，终生好学不倦，老而弥勤。

丁先生乐善好施，对患者不问贫富贵贱，一视同仁，无不尽其关怀，尤对劳苦民众来求诊者，常免收诊金，甚还赠药，解其燃眉之困，令人无不敬重而感激。先生素来热心公益事业，每有慷慨解囊之举。有时竟将自己所得诊金悉数捐助学校，举办养老院、育婴堂等。他在乡里仍不忘为大众谋福利，如举办武进县丹阳荫沙义渡局、孟河接婴堂、孟河敬老院、通江市文社等。平日捐款修桥、铺路等从无吝啬。邻里多传诵其美德，经久不辍。

丁先生被先后聘为广益善堂、仁济善堂、联义善会、位中堂、同仁辅元堂、至圣善院等慈善事业机构的名誉董事，赞助一切医务事宜。诊务特别繁忙，然始终坚持兢兢业业，以解救病家痛苦为己任，且多行善举，为此，孙中山先生就曾以大总统名义赠以"博施济众"金字匾额，悬于诊所大厅以资表彰。

丁先生素来从善如流，对病人、学生、同仁皆是善以待人，时时渴望与人友善交往、交流。至沪不久，即广寻医界朋友，喜与各级中医师交谈，尤与海上行医素负盛名者，交往更密。丁先生与汪莲石亦师亦友，与唐容川、曹颖甫、张聿青等更常相交流，研讨医理，切磋医技，连日累月，尚且不足。

为共同团结协作，发展中医事业，丁先生与同仁组织成立"江苏全省中医联合会"。继又为便于远近同仁互通声气，又发起成立"上海中医学会"，被推为首任会长。他非常重视开展学会与联合会的活动，为提高各级医师的学术和临床水平，继承发扬中医学遗产，经常组织互相交流临床心得和经验，并竭力设法加强与全国中医界的联系。为更方便各种交流，使更多中医从业者得到学习提高，又创建发行《国医杂志》等。

历来中医多为私人诊所，医师行医活动自有限制，患者多处选医求诊亦有诸多不便。有鉴于此，丁先生遂邀李平书、王一亭、夏应堂诸公，商讨发起筹办中医院，不久即开办起沪南、沪北广益中医院，南院设在南市石皮弄，北院设在劳勃生路（现长寿路）。中医院除招聘部分当时上海名医应诊外，还安排其高足程门雪、刘佐彤等主持医务。每院皆有病房、门诊，各科俱全，并设有中药房和煎药部，以方便病员就诊取药。由于苦心策划，成绩斐然，病人求诊者日众，声誉远布，国外商人亦有慕名求治者。

丁先生创办医院十分认真，非常重视医院管理，倾情体恤病人疾苦，对员工要求严格，规定按时开诊，不准无故缺席。还亲自于每周一上午八时前轮流至南、北两院坐镇，以致无有敢迟到者。对疑难病例，必认真辨析，以不断提高诊疗质量。即便时至深夜，一旦医院来电邀请，他必亲自赴诊。

丁先生为中医办医院创建了良好开端，为此后创建中医医院者树立楷模。丁先生首创中医医院为发展中医事业做出重大贡献。其后，续其体制，长孙济万又创华隆中医医院，门人秦伯未创立中医疗养院，门人程国树创办上海中医院，为中医办医院积有更多经验，也为创办各具特色的中医医院奠定良好基础。

丁甘仁先生十分重视培养中医人才，其门人弟子求学者不下数百，来自全国各地，先生皆一一合理安排，亲于教授，教育学生，孜孜不倦。每次临诊时，他面东坐，学生坐对面，先写医案，再写药物。旁另一桌，坐六个学生，照样逐一记录，以便参考研究。对外科、喉科病人，学生在先生指导下参与换药处理。出诊时，他与学生同坐马车，听讲记录后，还详述病情和处方用药道理，让学生提问，并予一一解答。诊后还常研讨病理，出题让学生写作，而后各予批改。为增强教学效果，丁先生治学严谨，勤求古训，全神研判，广获心得，择善运用。每书写病案，皆结合实例引经据典，并因势利导，因材施教，如此理论结合实际，不仅既可获更显著疗效，而且又使后学深受启发。

丁先生授徒要求甚为严格，由浅入深，令其勤读熟读中医历代著作。他深受学生爱戴，故其教学效果，甚为优异，高徒累出不穷。而当丁先生洞悉中医自古皆以师徒教授，弊端不少，有相当保守自恃医术奇验而不愿宣教者，有为师自身见浅识短且不求长进者，况师资有限，培养无多，每致后继乏人。他认识到"中医之兴衰，以教育为关键"，遂考虑旧中医教育需改变，必须着力组织同仁集体培养人才，否则必难以适应社会需求而有泯没之势。于是，丁先生下定决心，开辟新径，效西医发展有赖于办学之鉴，1916年即与夏应堂、谢利恒等商讨，决定联合集资办学。1917年创办上海中医专门学校于白克路人和里丁宅内，7年之后，为培养女子中医人才，先生又办女子中医专门学校。由于所聘教授皆当代医界名流、各科专家，如谢利恒、曹颖甫、汤潜、黄汝梅、严振声、夏应堂、余听鸿等，及早、中期结业后回校任教之程门雪、秦伯未、刘佐彤等，且丁先生以身教为先，坚持好学不倦，老而弥勤，又苦心策划，善待师生，以致成绩斐然。学府之办，意义重大，求学者来自全国各省市，络绎不绝，开创了中医界前所未有之新纪元，培养了大批中医人才，使后继有人。丁甘仁无愧于首位独辟蹊径者，成功创办中医教育新模式之著名教育家。

不幸丁先生于1926年夏即病逝，中医专门学校至第八届学生毕业后，由先生次子仲英与长孙济万继其遗志续办，后易名为上海中医学院，连续办至三十届，历时32年，未曾间断。学生之中，佼佼者不乏其人，程门雪、黄文东、盛梦仙、张伯臾、秦伯未、许半龙、严苍山、王慎轩、章次公、陈耀堂、陈存仁、宋大仁、张耀卿等现代名医均出自该校之门。仅中医学院就培养人才868名，其中中医名家，此后的中医教授、主任医师层出不穷。有近今仍治病救人从事中医临床的名医，有分布于全国各地中医院校任教或任职者，有曾任内、外、妇儿、骨伤、针灸等科主任者，有为医疗行政荣任领导者，有身为科研工作参与攻关项目者，还有不少成为中国香港、中国台湾及世界诸多地方中医事业骨干者，各为中医学事业做出重大贡献。上海中医学院（现上海中医药大学）首任院长程门雪、次任院长黄文东皆为丁氏首届学生。这些人才为中医事业承前启后起到不可估量的作用，为人民健康事业做出卓越贡献。

丁甘仁先生医道渊博，性格谦和，心慈量宽，大公无私，不仅善待门人弟子，竭其真诚和辛勤耕耘，而且也培育出为数不少丁门十分优秀的子孙，以传其业。他的长子早故，长孙济万，次子仲英及孙济华、济民、济南，济万子景源，济华之子景孝、女和君，济民子一谔皆继其志，承其业，各有建树。

丁仲英先生后迁美国，医名远布美国旧金山。丁济万先生去香港，在港声誉亦著。丁济民先生在沪，先任上海中医学院医史教研室主任，后任龙华医院副院长，诊治疑难病及慢性肝病名扬远近。丁一谔先生为龙华医院内科主任医师，近年还不时远涉重洋讲学，兼任美国佛州大西洋中医学院客座教授、加州中医药大学博士生导师，播丁氏学术于西方，为中医走出国门做出了贡献。丁一谔先生之子丁佐泓毕业于上海中医药大学，曾在美国攻读中医博士，已是丁甘仁第五代传人。

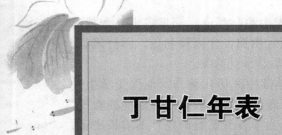

丁甘仁年表

丁甘仁先生（1866—1926）是我国近代中医教育事业的伟大先驱，著名中医学家。他生活在清末民初，不仅热心于公众慈善事业，而且积极参与中医界的社会活动，为了发扬中医事业，培养中医人才，更是殚精竭虑，鞠躬尽瘁。以他为主要缔造者，创办于1916年的上海中医专门学校，不仅是上海而且是中国近代中医教育的最具名声的学府之一。中华人民共和国成立后先后担任上海中医学院院长的程门雪、黄文东，以及当代许多中医名家，如盛梦仙、王一仁、秦伯未、章次公、陈耀堂、陈存仁、张伯臾、严苍山、王慎轩、朱振声、张赞臣、潘澄濂等，均出于丁氏门下，为该校的早期学生。丁甘仁先生的一生对于中医事业所做出的杰出贡献，为中医史册写下了光辉的一页。

1866 年　同治五年（丙寅）

2月8日（农历乙丑年十二月二十三日）生于江苏省武进县孟河镇城门外的丁氏故居。先氏原籍江苏云阳（今丹阳县）堡港圩，清道光元年（1821）迁居至武进孟河城。祖父名齐玗，父名惠初，母亲李氏，为惠初继室，原配许氏无出。甘仁排行第三，长兄鹤年、次兄炳裕。丁氏家世业儒，祖父母及父母均克勤克俭，耕商传家，皆以慈善闻。至咸丰年间家业已康，后因遭兵燹战乱，祖父齐玗公殁，父亲避居江北，战乱平息返回家园时，已家产荡尽。

1872 年　同治十一年（壬申）

6岁，入私塾，读四书五经（学庸论孟、诗经礼易），四年后开笔，斐然成章。

1878 年　光绪四年（戊寅）

12岁，父惠初因家道中落，无力继续供读，命甘仁弃儒就贾。甘仁则以愿习医相求，父笑而颔之。遂从圩塘马仲清（绍成）学习岐黄之术。

1881 年　光绪七年（辛巳）

15岁，过继给三叔惠发为嗣子，得嗣父名下薄田数亩，房屋两间。问学于族兄丁松溪（费伯雄门人）。

1883 年　光绪九年（癸未）

17岁，娶仲氏为妻。外出习医，从马培之游（马培之为孟河四大家之一，擅内外科，尤以中医外喉科闻世）。

1884 年　光绪十年（甲申）

18 岁，赴苏州行医。

1885 年　光绪十一年（乙酉）

19 岁，仲氏生长子元钧（字孟淦）。

1886 年　光绪十二年（丙戌）

20 岁，仲氏生次子元彦（仲英）。此二三年间，父母在堂，儿女成行，衣食渐繁，事畜艰难，生活甚为贫苦。行医于苏州、无锡之间，与吴医叶桂、薛雪温病派弟子门人相往来，在掌握温病治法"轻灵"方面颇有收获，因而医道大进。

1890 年　光绪十六年（庚寅）

24 岁，因在苏锡一带行医三四年，入不敷出，生计窘迫，乃思上海为各国通商之埠，人烟稠密之区，故而举家移寓申江，租屋一间居之。

1894 年　光绪二十年（甲午）

28 岁，来沪后，经同乡巢崇山推荐，至上海仁济善堂行医。初一二年，年收入仅大洋二三百元，后二三年亦不过四五百元。期间，与汪莲石、唐容川、张聿青、余听鸿等相交往，相互切磋，在学术上增益颇多。尤其受汪莲石影响较大，潜心研读舒驰远《伤寒集注》，于伤寒六经辨证及治法等方面获益匪浅。

1896 年　光绪二十二年（丙申）

30 岁，沪上流行"烂喉痧"，贫苦穷人罹患尤多，丁氏治之多效，故而医道大行。此年收入已满千元。其时，长兄鹤年殁，次兄炳裕衣食不周，甘仁不忍独处逸豫，每每补贴接济。

搬入福州路中和里。冬，元配仲氏因病亡故。

1897 年　光绪二十三年（丁酉）

31 岁，继娶前妻堂妹仲氏为妻，无出。未及一年，弦复中断。

1898 年　光绪二十四年（戊戌）

32 岁，门诊渐加兴旺，家道渐而盈实。娶后妻欧阳氏，接父母来沪奉养。

1899 年　光绪二十五年（己亥）

33 岁，父惠初公亡故。因思命途多乖，当积德以遗子孙，故大举行善。诸凡乡间善举，如义学、造桥、救灾、恤邻、养老、育婴等事，均竭力襄赞。并参加沪上多处善堂义诊。

1901 年　光绪二十七年（辛丑）

35 岁，在广益善堂施诊。欧阳氏生三子元椿（涵人）。同年，因欧阳氏产后体弱多病，复娶王氏为妾。

1903 年　光绪二十九年（癸卯）

37 岁，年初，为长子元钧完姻。5 月，将亲友祝寿所送的 315 元转赠广益善堂。

1904 年　光绪三十年（甲辰）

2 月，长孙济万（秉臣）出世。冬，孟河家中内房屋遭回禄。

1905 年　光绪三十一年（乙巳）

39 岁，联合上海的中医药界发起签名运动，抵制购买和使用进口西洋人参。同年与人合股开办药店，以经营中药饮片和中成药为主。

1906 年　光绪三十二年（丙午）

40 岁，母李氏亡故。

1908 年　光绪三十四年（戊申）

42 岁，修家谱，重建宗祠。

1909 年　宣统元年（己酉）

43 岁，为次子元彦（仲英）完婚。

1910 年　宣统二年（庚戌）

44 岁，大病，几至不起。

1912 年　民国元年（壬子）

46 岁，上海再次痧疫流行，丁氏在诊疗中积累经验，认识到喉痧与白喉症虽类似，但病机与治疗均不相同。遂在继承马氏喉科学术的基础上结合自己的经验，创用温病卫气营血辨证治疗喉痧，得心应手。

参加发起组织中华医药联合会，任会董及医部副会长。

购白克路（凤阳路）人和里珊家园房产，搬入。预立遗嘱，将福州路中和里寓所分予次子仲英接手应诊。

1913 年民国二年（癸丑）

47 岁，任神州医药总会副会长，在中华医药联合会和神州医药总会的多次会议上发表演说，呼吁政府采取中西医平等的方针，允许中医加入学系。指出："昌明医学，莫如设立医学堂，经费虽巨，如医界于诊金，每人一元，则助一文；药界所售药资，每值一百，则助一文，每年可筹万金，学校、医院均可创办。"

6 月，广益善堂开办义学，承担义塾学费和延请教员事。

1914 年民国三年（甲寅）

48 岁，应钱存济堂店主钱立缙（字庠元）之聘，总撰《钱存济堂丸散膏丹全集》四卷，由余继鸿、何华伯参校。

1915 年民国四年（乙卯）

49 岁，写《公民丁泽周等为筹办上海中医学校呈大总统文》和《呈各部文》，并联络同道为开设上海中医学校做准备。

与中和国药号联合发明戒烟丹。

3 月，王氏妾病故。

1916 年民国五年（丙辰）

50 岁，与夏应堂、谢利恒、费访壶等创办上海中医专门学校。该校于 8 月 23 日在白克路人和里珊家园丁宅开学，任总理（总主任）。发表《创办上海中医学校丁甘仁宣言书》。瘁心于中医教育，凡校舍建设、资金筹措、课程设置、教材编写、学校管理莫不亲自过问。

1917 年民国六年（丁巳）

51 岁，广益善堂筹建南北广益中医院，委丁甘仁总理其事，并任院长。撰写《药性辑要》《脉学辑要》，以思补山房名义刊印，作为中医专门学校学生讲义。

1918 年民国七年（戊午）

52 岁，南北广益中医院分别建成开幕，上海中医专门学校由白克路丁宅搬至南市西门石皮弄南广益中医院处。丁甘仁诊所亦移至彼，白克路珊家园仅做居所之用。

发明益脑补心汁。

1921 年民国十年（辛酉）

55 岁，纳包氏为妾。

11 月，上海中医学会成立，选丁甘仁为会长。

1922 年民国十一年（壬戌）

56 岁，包氏生三女文英。长孙秉臣（济万）娶亲。

6 月，出任上海特别市医生检定委员会委员。

发表《喉痧症治概要》，在自述中说："临证二十余年，于此症略有心得，诊治烂喉痧不下一万多次。"指出治烂喉痧"重痧不重喉，痧透喉自愈"，"以发汗透痧为第一要务"，总的治法分三个层次：初用解肌透痧，中用凉营清气，末用滋阴清肺。

1923 年民国十二年（癸亥）

57 岁，与李平书、谢利恒等发起组织江苏全省中医联合会，被选为副会长。

1924 年民国十三年（甲子）

58 岁，力行其善，晚年德望益重。孙中山以大总统名义颁匾"博施济众"以资嘉勉。

1925 年民国十四年（乙丑）

59 岁，春，致函许半龙，邀聘为上海中医专门学校外科教员，并任广益中医院医务工作。后许半龙写成《外科学大纲》，丁氏叹谓："予自寓沪以来，从游者不下数百人，而于外科一道，研求者盖寡。《外科学大纲》今是编行世，不独为吾争光，亦造福于病家者，殊匪浅鲜也。"

7 月，与夏应堂创办上海女子中医专门学校，任校长。

1926 年民国十五年（丙寅）

自年初春始每月朔望所得诊费，尽助入广益中医院，预备用十年时间得三万元基金，以扩建上海中医专门学校校舍。

夏，天行暴暑，郊县旱情严重，棉稻枯焦。因诊务太过繁重，又兼他事策划操劳，积劳成暑湿之患。

7月20—29日，尚感微热，未予多加注意。

8月4日，体温升高，脉数。5日上午，神志清楚，起居如常，体温40℃。至晚体温升至42℃，出现神志昏谵，四肢风动。

8月6日（农历六月二十八日），病逝于白克路登贤里寓所，享年60岁。

11月举行公祭和追悼会，谭延恺、曹颖甫、郑传笈等撰写祭文和传记。沪上社会名流、医界同道、医校学生、门人弟子等近千人为甘仁先生送行。归葬于武进县孟河城外高桥的凤山新阡墓地。

丁甘仁逝世后，其在《中医杂志》上连载的《思补山房医案》由子仲英、孙济万整理编辑，于次年（1927）正式刊印出版。以后出版的还有《诊方辑要》《丁甘仁用药一百十三法》《丁甘仁医案续编》《思补山房膏方集》《丁甘仁晚年出诊病案》《丁甘仁家传内外实用经验神效验方》《百病医方大全》《沐德堂丸散集》等，均为其弟子门人整理付梓。

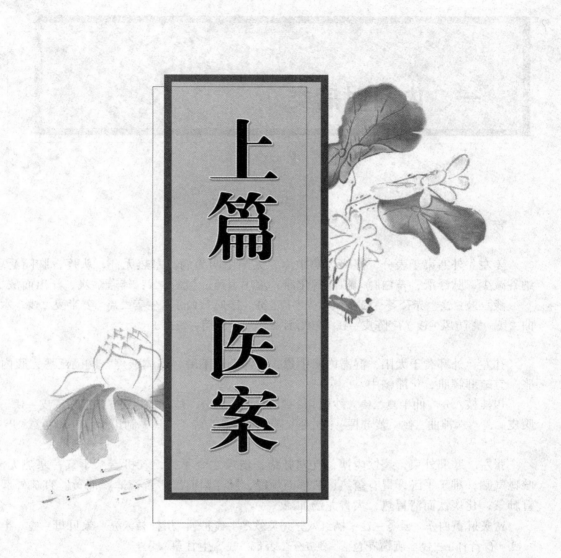

上篇 医案

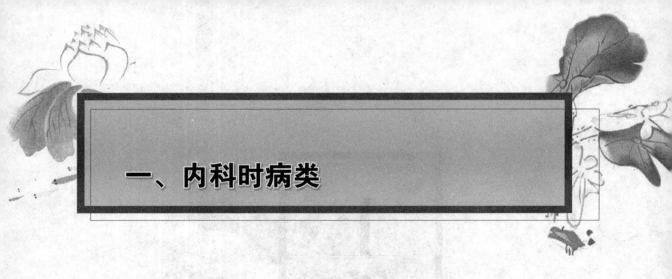

一、内科时病类

伤寒

姜左　外寒束于表分，湿痰内蕴中焦，太阳阳明为病。寒热无汗，头疼，胸闷泛恶，纳谷减少，脉浮滑，苔白腻。拟汗解化滞，重用表药。《经》云：体若燔炭，汗出而散。

淡豆豉三钱　赤茯苓三钱　炒枳壳一钱五分　净麻黄四分　生姜二片　姜半夏二钱　六神曲三钱　青防风一钱　广陈皮一钱　炒谷芽三钱　炒赤芍一钱五分

孔左　外邪袭于太阳，湿滞内阻中焦，有汗恶风不解，遍体酸疼，胸闷泛恶，腹内作胀。宜疏邪解肌，化滞畅中。

川桂枝八分　仙半夏二钱　炒枳壳一钱　白蔻仁八分　炒赤芍一钱五分　陈广皮一钱　大腹皮二钱　六神曲三钱　紫苏梗一钱五分　苦桔梗一钱　赤苓三钱　制川朴一钱　生姜二片

张左　寒邪外束，痰饮内搏，支塞肺络，清肃之令不行，气机窒塞不宣，寒热无汗，咳嗽气喘，难于平卧，胃有蕴热，热郁而烦躁，脉浮紧而滑，舌苔薄腻而黄。宜疏外邪以宣肺气，化痰饮而清胃热，大青龙汤加减。

蜜炙麻黄四分　云苓三钱　橘红八分　炙款冬一钱五分　川桂枝六分　象贝母三钱　半夏二钱　石膏打，三钱　旋覆花包，一钱五分　杏仁三钱　生甘草六分

吴左　发热不退，胸闷呕吐，舌中有一条白苔，脉弦滑而数。太阳阳明未解，痰滞逗留，中焦气滞，宣化失司。当拟栀豉汤疏解表邪，温胆汤蠲除痰饮，俾得邪从外解，饮从内化，则热可退，而呕吐自止。

淡豆豉三钱　黄芩一钱五分　半夏二钱　炒谷麦芽各三钱　赤芍二钱　生姜一片　川桂枝四分　竹茹一钱五分　陈皮一钱　鸡金炭一钱五分　泽泻一钱五分

袁右　伤寒两候，太阳之邪未罢，阳明之热已炽，热熏心包，神明无以自主，发热谵语，口渴欲饮，脊背微寒，脉浮滑而数，苔黄。宜桂枝白虎，一解太阳之邪，一清阳明之热。

川桂枝五分　仙半夏二钱　生甘草四分　连翘三钱　熟石膏打，三钱　炙远志一钱　朱茯神三钱　知母一钱五分　生姜一片　红枣二枚

李左　伤寒挟滞，太阳阳明为病，身热十余日不解，脊背微寒，脉浮滑而数，口干不多饮，唇焦，苔薄腻而黄，五六日不更衣。太阳之邪未罢，阳明之热熏蒸，肠中浊垢，不得下达。拟桂枝白虎汤加减，疏太阳之邪，清阳明之热，助以通腑，盖阳明有胃实当下之条也。

川桂枝五分　生甘草五分　玄明粉一钱五分　竹茹一钱五分　石膏打，三钱　瓜蒌三钱　川军三钱　半夏一钱五分　生姜二片　大枣三枚

狄右　伤寒两候，壮热无汗，谵语烦躁，舌焦无津，脉象沉数，肢反逆冷，五六日不更衣。此邪已化热，由阳明而传厥阴，阴液已伤，燥矢不下，有热深厥深之见象，风动痉厥，恐在目前。急拟生津清热，下则存阴，以望转机。

生石膏打，四钱　生甘草五分　肥知母一钱五分　鲜生地六钱　玄参三钱　鲜石斛三钱　郁李仁研，三钱　火麻仁研，四钱　天花粉三钱　茅芦根各一两　清宁丸包煎，三钱

二诊　昨进生津清热，下则存阴之剂，得便甚畅，壮热渐减，微汗蒸蒸，四肢转温，书所谓里气通而表自和之意。惟口干欲饮，尚有谵语，舌上干糙未润，少阴津液已伤，阳明伏热尚炽，脉数未静。仍宜滋少阴之阴，清阳明之热，冀其津生邪却，始得入于坦途。

生石膏打，四钱　肥知母一钱五分　生甘草五分　天花粉三钱　鲜生地六钱　鲜石斛三钱　玄参三钱　川贝二钱　冬桑叶二钱　粉丹皮二钱　北秫米包，三钱　茅芦根各一两

三诊　两进生津清热之剂，壮热大减，谵语亦止，舌糙黑未润，口干欲饮，脉数溲赤，阴液被热消灼，津无上承。再拟甘凉生津，以清邪热。

羚羊角片五分　鲜生地八钱　鲜石斛五钱　生石膏打，四钱　冬桑叶二钱　玄参三钱　生甘草五分　肥知母一钱五分　粉丹皮二钱　大麦冬三钱　茅芦根各一两

四诊　表里之邪，均已大减，舌焦黑转为红绛，津液有来复之渐，邪热有退化之机，脉数较和。仍守甘凉生津，以清余焰。

西洋参一钱　鲜生地八钱　鲜石斛五钱　肥知母一钱五分　玄参三钱　大麦冬三钱　天花粉三钱　生甘草五分　桑叶二钱　粉丹皮三钱　川贝母二钱　北秫米包，三钱　茅芦根各一两

诸右　伤寒一候，经水适来，邪热陷入血室，瘀热交结，其邪外无向表之机，内无下行之势，发热恶寒，早轻暮重，神糊谵语，如见鬼状，胁痛胸闷，口苦苔黄，少腹痛拒按，腑气不行，脉象弦数，症势重险，恐再进一步则入厥阴矣。姑拟小柴胡汤，加清热通瘀之品，一以和解枢机之邪，一以引瘀热而下行，冀其应手为幸。

柴胡一钱　炒黄芩一钱　羚羊角片八分　藏红花八分　桃仁泥包，一钱　青皮一钱　绛通草①八分　赤芍三钱　清宁丸包，三钱　生蒲黄包，二钱

王左　肾阴本亏，寒邪外受，太阳少阴同病，发热微寒，遍体酸楚，腰痛如折，苔薄腻微黄，脉象尺弱，寸关浮紧而数。太阳主一身之表，腰为少阴之府，风寒乘隙而入，营卫不能流通，两感重症。姑拟阳旦疏达表邪，以冀速解为幸。

川桂枝五分　苏梗叶各一钱五分　北细辛三分　厚杜仲一钱五分　丝瓜络一钱五分　葱头

---

①　绛通草：朱砂拌通草。

三枚　酒炒黄芩一钱　淡豆豉三钱　炙甘草五分　晚蚕沙三钱　生姜二片

封左　诊脉浮紧而弦，舌苔干白而腻，身热不扬，微有恶寒，咳嗽气逆，十四昼夜不能平卧，咽痛淡红不肿，两颧赤色，据述病起于夺精之后，寒邪由皮毛而入于肺，乘虚直入少阴之经，逼其水中之火飞越于上，书曰戴阳重症也。阅前方，始而疏解，前胡、薄荷、牛蒡子、杏、贝之品，继则滋养，沙参、石斛、毛燕、川贝，不啻隔靴搔痒，扬汤止沸。夫用药如用兵，匪势凶猛，非勇悍之将，安能应敌也。拙拟小青龙合二加龙牡汤，一以温解寒邪，一以收摄浮阳，未识能挽回否？尚希明哲指教。

蜜炙麻黄五分　川桂枝八分　大白芍三钱　生甘草八分　熟附片一钱五分　煅牡蛎四钱 花龙骨先煎，四钱　五味子干姜三分拌捣，一钱　光杏仁三钱　仙半夏三钱　水炙桑皮二钱　远志八分

服二剂后，气喘渐平，去麻黄又服两剂，颧红退，即更方。改用平淡之剂调理，如杏、贝、甘、橘皮、茯神、桑皮、苡仁、冬瓜子、北秫米等，接服五六剂而痊。

姚左　伤寒两感，太阳少阴为病。太阳为寒水之经，本阴标阳，标阳郁遏，阳不通行，故发热恶寒而无汗；少阴为水火之脏，本热标寒，寒入少阴，阴盛火衰，完谷不化，故腹痛而洞泄。胸闷呕吐，舌苔白腻，食滞中宫，浊气上逆，脉象沉迟而细。仲圣云：脉沉细，反发热，为少阴病。与此吻合，挟阴挟食，显然无疑，症势非轻。姑宜温经达邪，和中消滞。

净麻黄四分　熟附子一钱　藿苏梗各一钱五分　制川朴一钱　枳实炭一钱　仙半夏二钱 赤茯苓三钱　白蔻仁研，八分　六神曲三钱　生姜一片　干荷叶一角

二诊　服温经达邪，和中消滞之剂，得微汗，恶寒发热较轻，而胸闷呕吐，腹痛泄泻，依然不止，苔腻不化，脉沉略起。太阳之经邪，虽有外解之势，少阴之伏邪未达，中焦之食滞互阻，太阴清气不升，阳明浊气不降也，恙势尚在重途，还虑增剧。仍守原法出入，击鼓而进取之。

荆芥一钱　防风一钱　淡豆豉三钱　熟附子一钱　藿苏梗各一钱五分　仙半夏二钱　生姜二片　枳实炭一钱　制川朴一钱　六神曲三钱　大腹皮二钱　酒炒黄芩一钱　干荷叶一角

三诊　脉沉已起，恶寒已而身热未退，泄泻止而呕恶胸闷。渴喜热饮，心烦少寐，舌转灰腻。少阴之邪，已转阳明之经，中焦之食滞，与素蕴之湿浊，互阻不化也，脉证参合，渐有转机。今拟透解阳明之经邪，宣化中焦之湿滞。

粉葛根二钱　淡豆豉三钱　嫩前胡一钱五分　藿香梗一钱五分　炒黄芩一钱五分　仙半夏二钱　枳实炭一钱　炒竹茹一钱五分　六神曲三钱　大腹皮二钱　赤茯苓朱砂拌，三钱　干荷叶一角

四诊　得汗，表热大减，而里热尚炽，呕恶止而胸脘不舒，渴喜冷饮，心烦少寐，小溲短赤，舌边尖红绛碎痛，苔转薄黄，脉象濡数。良由寒已化热，热又伤阴，津少上承，心肝之火内炽，还虑劫液之变。今拟生津清解而降浮火，邪却津生，始得坦然。

天花粉三钱　生甘草五分　炒黄芩一钱五分　川雅连四分　连翘壳三钱　朱茯神三钱　江枳壳一钱　炒竹茹一钱五分　川贝母二钱　活芦根一尺

五诊　表里之热均减，渴喜冷饮，心烦少寐，小溲短赤，舌红绛碎痛，糜点已起，脉

左弦数，右濡数。此阴液已伤，津乏上承，心肝之火内炽，伏热蕴湿交蒸，病情变化，正难预料。仍以滋液生津，引火下行。

西洋参一钱五分　生甘草五分　鲜生地四钱　川连五分　川通草八分　天花粉三钱　川贝二钱　连翘三钱　白薇一钱五分　北秫米包，三钱　鲜竹叶三十张　活芦根去节，一尺

六诊　热势渐退，舌糜亦化，佳兆也。而心烦少寐，渴喜冷饮，脉数不静，阴液伤而难复，虚火旺而易升，邪热已解，余焰未清。仍守增液生津，引火下行，药既获效，毋庸更张。

原方加琥珀安寐丸一钱五分，野蔷薇花露半斤，入煎。

贺右　伤寒两感，挟滞交阻，太阳少阴同病。恶寒发热，头痛无汗，胸闷腹痛拒按，泛恶不能饮食，腰酸骨楚，苔白腻，脉象沉细而迟。病因经后房劳而得，下焦有蓄瘀也。虑其传经增剧。拟麻黄附子细辛汤加味，温经达邪，去瘀导滞。

净麻黄四分　熟附片一钱五分　细辛三分　赤茯苓三钱　仙半夏三钱　枳实炭一钱　制川朴一钱　大砂仁后下，八分　焦楂炭三钱　延胡索一钱　两头尖酒浸、包，一钱五分　生姜三片

二诊　昨投麻黄附子细辛汤，去瘀导滞之剂，得畅汗，寒邪已得外达，发热渐退，腹痛亦减，惟头胀且痛，胸闷不思纳食，脉象沉迟，舌苔薄腻。余邪瘀滞未楚，阳气不通，脾胃健运失司。今制小其剂而转化之。

川桂枝五分　炒赤芍三钱　紫苏梗一钱五分　云茯苓三钱　仙半夏三钱　枳实炭一钱　金铃子二钱　延胡索一钱　大砂仁后下，八分　炒谷麦芽各三钱　生姜三片

杨右　脉象浮弦，汗多如雨，恶风发热不解，遍体骨楚，少腹痛拒按，舌苔薄而腻，病从房劳经后而得。风入太阳，皮毛开而经腧闭，蓄瘀积而气滞阻，即两感之重症也。亟宜温经达邪，去瘀消滞，以冀应手乃吉。

川桂枝八分　白芍二钱　清炙草八分　熟附子二钱　云茯苓三钱　砂仁后下，八分　焦楂炭三钱　五灵脂包煎，一钱　两头尖酒浸、包，一钱五分　生姜三片

此证一剂而愈，故录之。明日以桂枝汤加和胃之品调之。

陈左　气阴已伤，伏邪留恋，渐欲传入少阴，虚阳易于外越，痰湿弥漫中宫，清阳不能宣布，颇虑正虚邪实。姑拟扶正达邪，宣化痰湿，俾太阴之邪，从阳枢外泄乃顺。

潞党参三钱　生甘草八分　广陈皮一钱五分　熟附块二钱　仙半夏三钱　熟谷芽三钱　软柴胡八分　云茯苓三钱　生姜三片　红枣五枚

卫左　始由发热恶寒起见，继则表不热而里热，口干不欲饮，四肢逆冷，脉沉苔腻，加之呕恶呃逆，大便不实。外邪由太阳而陷于太阴，不得泄越，阳气被遏，胃阳不宣也。脉沉非表，为邪陷于里之证。四肢逆冷，经所谓阳气衰于下，则为寒厥是也，伤寒内陷之重症。姑拟四逆汤加减，通达阳气，和胃降浊。

淡干姜五分　丁香四分　川桂枝八分　六神曲三钱　炙甘草五分　柿蒂三枚　熟附子一钱五分　川朴八分　陈皮一钱五分　仙半夏三钱　熟谷芽三钱　生姜三片

吴左　虚体受寒，太阳为病，形寒骨楚，有汗不解，胸闷纳少，肢节酸楚，宜解肌达邪。

川桂枝五分　炒赤芍二钱　生甘草四分　清水豆卷五钱　赤茯苓三钱　炒枳壳一钱　苦桔梗一钱　陈广皮一钱　紫苏梗钱半　炒谷麦芽各三钱　荷叶一角　炒荆芥一钱

杨右　阴虚体质，感受外邪，阳明为病，昨起寒热，头胀且痛，胸闷不思饮食，肢节酸痛。先宜疏邪治标。

荆芥穗钱半　淡豆豉三钱　象贝母三钱　薄荷叶后下，八分　霜桑叶三钱　炒谷芽三钱　赤茯苓三钱　江枳壳一钱　甘菊花三钱　白通草八分　苦桔梗一钱　鲜荷叶一角　地枯萝三钱

任左　午后寒热，胸闷纳少，脉象弦滑带数，伏邪移于少阳，营卫循序失常。姑拟柴葛解肌汤加减。

软柴胡八分　粉葛根钱半　清水豆卷四钱　仙半夏二钱　赤茯苓三钱　炒枳壳一钱　苦桔梗一钱　藿香梗钱半　陈广皮一钱　炒谷麦芽各三钱　黑山栀皮钱半　白通草八分　姜竹茹钱半

丁右　伏邪痰湿逗留募原，少阳阳明为病。寒热晚甚，胸闷泛恶，口干欲饮，咳嗽咯痰不爽，舌苔干腻，脉象弦滑带数。证势非轻。姑拟和解枢机，芳香化湿。

软柴胡一钱　仙半夏钱半　酒炒黄芩一钱　左金丸包，七分　赤茯苓三钱　白蔻壳八分　枳实炭一钱　炒谷麦芽各三钱　通草八分　藿香钱半　佩兰钱半　姜竹茹钱半　甘露消毒丹包煎，四钱

朱右　寒热夜半而作，清晨得汗而解，胸闷纳少，小溲短赤，四五日未更衣，舌质红，苔白腻而黄，脉象弦小而数。伏邪痰热蕴结，少阳少阴为病。今拟青蒿鳖甲汤合小柴胡汤加减，从阴引阳而化痰湿。

青蒿梗钱半　炙鳖甲三钱　软柴胡八分　赤茯苓朱砂拌，三钱　仙半夏二钱　川象贝各二钱　通草八分　炒竹茹钱半　炒苡仁三钱　清水豆卷四钱　佩兰梗钱半　炒谷麦芽各三钱　甘露消毒丹包煎，四钱

许右　新寒外束，厥阳升腾，挟痰浊内阻，神明无以自主，战汗怯冷，心悸头眩，筋惕肉瞤，脉象弦小而滑，虑其增剧。姑拟调和营卫，安神涤痰。

川桂枝五分　大白芍二钱　左牡蛎先煎，四钱　花龙骨先煎，三钱　云茯苓三钱　仙半夏二钱　枳实炭一钱　煨天麻八分　炙远志一钱　炒枣仁三钱　九节石菖蒲八分　嫩钩钩后入，三钱　磁朱丸包，三钱

服药后一小时，当饮热粥汤。

姜小姐　伤寒十六天，邪已陷入三阴。厥阴不能藏血，太阴不能统血，血渗大肠，便血成升成斗。色紫黑，汗多肢冷，脉象微细，气随血脱，真阳外亡，脉症参合，危在旦夕。勉拟回阳驱阴，敛阳崇土，冀望真阳内返，脉起肢温，始有转机之幸。尚希明正。

别直参一钱　熟附子块一钱　炮姜炭八分　清炙草五分　抱茯神三钱　煅牡蛎四钱　花龙骨先煎,三钱　米炒於术钱半　陈广皮一钱　土炒白芍二钱

陈仓米一合,荷叶包,煎汤代水。

二诊　昨夜回阳驱阴,敛阳崇土之剂,真阳已得内返,脉起肢温,便血亦止,佳兆也。而口干欲饮,腹痛时作,舌苔干糙无津,阳回而阴液未复,津少上承,陷入厥阴之邪,未得外达,宿瘀留恋下焦,不通则痛。险岭虽逾,未入坦途,再宜回阳救阴,和解祛瘀,尚希明正。

吉林参须八分　熟附片五分　炮姜炭四分　抱茯神三钱　生甘草六分　生白术二钱　紫丹参二钱　炒赤芍二钱　焦楂炭三钱　陈广皮一钱　银柴胡一钱　炒嫩白薇钱半　干荷叶一角　炒谷芽四钱

三诊　回阳后阴液已伤,厥阴之邪已达少阳阳明,身热不退,口干欲饮,便血止,腹痛根株未除,舌苔灰糙无津,脉象左弦数右濡数。还虑津涸致变,今宜生津和解,冀伏邪能得从气分而解为幸。

天花粉三钱　生甘草六分　银州柴胡一钱　抱茯神三钱　炒扁豆衣三钱　银花炭三钱　赤芍药二钱　嫩白薇钱半　生谷芽三钱　干荷叶一角　白通草八分

四诊　回阳后阴液已伤,津少上承,厥阴之邪已返少阳阳明之经。昨投生津和解之剂,身热渐轻,腹痛亦除,惟口干欲饮,舌苔糙黄,脉象濡数。既见效机,仍守原意出入,能得不增变化,可望入于坦途,尚希明正。

南沙参三钱　银柴胡一钱　生甘草五分　天花粉三钱　抱茯神三钱　生扁豆衣三钱　炒银花四钱　赤芍药二钱　嫩白薇钱半　白通草八分　干芦根一两　生谷芽四钱

吴先生　伤寒两感,挟滞交阻,太阳少阴同病。昨投温经达邪消滞之剂,形寒怯冷渐减,而绕脐腹绞痛,不思饮食,苔薄腻,脉象弦紧,渴喜热饮。寒邪客于厥少两经,肝脾气滞,不通则痛。仍守原意,加入理气,望通则不痛之意。

川桂枝五分　炒赤芍一钱五分　熟附块一钱　制川朴一钱　赤茯苓三钱　枳实炭一钱　仙半夏二钱　小茴香八分　福泽泻一钱五分　细青皮一钱　六神曲三钱　两头尖酒浸、包,一钱五分　带壳砂仁后下,八分　川郁金一钱五分

二诊　太阳少阴之邪渐得外达,寒热较轻而未能尽退,少腹作痛,甚则上攻胸脘,小溲短赤,不思纳谷,舌苔布腻而黄,脉象弦紧而迟。客邪蕴湿挟滞互阻,厥气乘势横逆,阳明通降失司。再拟疏邪温通,泄肝化滞。

清水豆卷四钱　紫苏梗一钱五分　金铃子二钱　延胡索一钱　赤茯苓三钱　枳实炭一钱五分　制川朴一钱　川郁金一钱五分　福泽泻一钱五分　细青皮一钱　六神曲三钱　炙枸橘一钱　带壳砂仁八分　两头尖酒浸、包,一钱五分

时邪

朱孙少奶　怀麟三月余,风寒包热于肺,清肃之令不行,咳嗽痰不爽,音声欠扬,胸膺牵痛,脉象浮滑。姑拟疏邪化痰,宣肺和胃。

净蝉衣八分　嫩射干八分　嫩前胡一钱五分　冬瓜子三钱　炙远志一钱　熟大力子二钱

光杏仁三钱　炒竹茹一钱五分　　象贝母二钱　福橘络一钱　霜桑叶二钱　苦桔梗一钱　胖大海三枚

程太太　旧有痰饮，新寒外束，挟湿滞内阻，太阴阳明为病，清不升而浊不降，胸闷泛恶，腹鸣泄泻，喉中痰声漉漉，舌苔薄腻微黄，形寒内热，脉濡滑。宜芳香化浊，宣肺化痰。

藿香梗一钱五分　苏梗一钱五分　仙半夏二钱　陈皮一钱　制川朴一钱　赤茯苓三钱　炒荆芥一钱　大腹皮二钱　嫩前胡一钱五分　六神曲三钱　焦楂炭三钱　象贝母三钱　干荷叶一角　清水豆卷四钱　川郁金一钱五分

何先生　旧有痰饮咳嗽，迩因跌伤受风，引动厥阳，扰犯清空，湿痰内阻肺胃，宣化失司，以致头痛眩晕，遍体酸楚，咳嗽痰多，甚则气逆，纳少泛恶，虚寒虚热，舌质红，苔薄腻，脉弦细而滑。本虚标实，宜疏泄风阳，肃肺化痰，治其标也，尚希明正。

仙半夏二钱　煨天麻八分　稆豆衣三钱　大贝母三钱　云茯苓三钱　炙远志一钱　川郁金一钱五分　炙款冬一钱五分　杏仁三钱　旋覆花包煎，一钱五分　嫩钩钩三钱　荷叶边一角　炒谷麦芽各三钱　鹅管石煅，一钱

沈小姐　阴血本亏，肝气犯胃，食入呕吐，屡次举发。迩来复受氤氲之邪，蕴袭肺胃，初起寒热。今寒热解后，咳嗽不爽，纳谷无味，口干不多饮，舌中灰腻而黄，边尖淡红，脉象左弦右濡滑，津少上承，痰浊中阻。适值经行，行而不多，冲任不足可知。病情夹杂，非易速瘥。先宜宣肺和胃，调荣通经，治其标也。

霜桑叶二钱　光杏仁三钱　大贝母三钱　朱茯神三钱　仙半夏一钱五分　左金丸包，六分　旋覆花包，一钱五分　紫丹参三钱　茺蔚子三钱　川石斛二钱　梗通草八分　炒竹茹一钱五分　炒谷麦芽各三钱

王老先生　温毒渐愈，潮热亦退，咳嗽欠爽，小溲不清，舌质红，微有黄苔。阴液有来复之渐，厥阳易于升腾，余湿痰热尚未清澈，肺胃宣化未能如常也。今拟养胃生津，清肺化痰，去疾务尽之意。

川石斛三钱　天花粉二钱　生石决六钱　朱茯神三钱　忍冬藤三钱　连翘壳三钱　生赤芍二钱　碧玉散三钱　鲜竹茹一钱五分　滁菊花三钱　川象贝各二钱　通草八分　枇杷叶露后下，四两

二诊　温毒已愈，阴分已伤，虚火易于上升，口角破疮，耳鸣，小溲不清，鼻柱微痛，舌质光红，脉濡小带数。再拟育阴生津，清热化痰。

西洋参一钱五分　京玄参一钱五分　生石决六钱　鲜石斛三钱　朱茯神三钱　冬桑叶三钱　滁菊花二钱　通草八分　生甘草六分　生赤芍二钱　冬瓜子三钱　川象贝各二钱　活芦根一尺　枇杷叶露后入，四两

三诊　温毒渐愈，复受新风，少阳余邪未楚，荣卫循序失常。形寒微热，渐即得汗而解，舌尖碎痛，小溲短赤。阴液已伤，虚火上升，寐不安宁，心神不得交通，舌光红，脉濡小带数。再拟生津和解，清肺安神。

鲜石斛三钱　天花粉三钱　京玄参一钱五分　连翘壳三钱　生石决八钱　朱茯神三钱　银柴胡一钱　鸡苏散三钱　生赤芍一钱五分　金银花三钱　通草八分　炒荆芥炭八分　川象贝各二钱　活芦根一尺　枇杷叶露四两　白菊花露四两，两味后下

四诊　温毒已愈，形寒微热已除，惟阴分已伤，肝阳易于上升，耳鸣少寐，咯痰不爽，小溲不清，舌光无苔，脉濡小带数。再拟生津清肝，清肺化痰。

川石斛三钱　京玄参一钱五分　生石决六钱　滁菊花三钱　朱茯神三钱　银柴胡八分　碧玉散三钱　生赤芍二钱　川象贝各三钱　白通草八分　活芦根一尺　枇杷叶露后入，四两

孙先生　太阳之邪未罢，湿滞内阻，脾胃不和，畏风骨楚，有汗不解，胸闷纳少，甚则泛恶，舌苔灰腻，脉象浮缓而滑，虑其传经增剧。姑拟解肌达邪，芳香化湿。

川桂枝四分　藿香梗一钱五分　仙半夏二钱　清水豆卷四钱　赤茯苓三钱　枳实炭一钱　苦桔梗一钱　制川朴一钱　白蔻壳八分　炒谷麦芽各三钱　泽泻一钱五分　西秦艽一钱五分　姜竹茹一钱五分　荷叶边一角

林太太　太阳之邪未罢，蕴湿内阻，荣卫循序失常，寒热有汗不解，肢节酸疼，左手臂尤甚，胸闷不舒，舌苔薄腻，脉象浮缓而滑，邪势正在鸱张，虑其缠绵增剧。急宜解肌达邪，和胃化湿。

川桂枝四分　炒赤芍三钱　清水豆卷四钱　赤茯苓三钱　炒枳壳一钱　泽泻一钱五分　六神曲三钱　晚蚕沙三钱　紫苏梗三钱　嫩桑枝三钱　佩兰梗三钱　荷叶边二圈

余十一少爷　感受时气之邪，挟湿滞内阻，太阳太阴为病，清不升而浊不降，以致寒热头胀，有汗不解，胸闷不思饮食，大便溏泄，小溲短赤，脉象浮濡而滑。恙势正在鸱张，虑其缠绵增剧。急拟疏解和中，而化湿滞。

炒豆豉三钱　荆芥穗一钱　藿香梗一钱　青防风一钱　赤猪苓各三钱　青皮一钱　大腹皮二钱　桔梗一钱　六神曲三钱　焦楂炭三钱　炒车前子三钱　炒苡仁四钱　荷叶一角

二诊　太阳之邪已解，寒热已退，惟胸闷不舒，腑行溏薄，小溲短少，纳谷无味，脉象濡滑。湿热滞未楚，脾胃不和，清不升而浊不降也。宜和中化滞，分利阴阳。

煨葛根一钱　藿香梗一钱　苦桔梗一钱　佩兰叶一钱五分　赤猪苓各三钱　陈皮一钱　大腹皮二钱　炒车前子三钱　六神曲三钱　炒麦芽三钱　炒苡仁三钱　陈莱菔英三钱　干荷叶一角

郑奶奶　新寒外袭，肝气肝阳上升，湿痰中阻，肺胃宣化失司，头眩且胀，胸痹缺盆①牵痛食入作梗，心悸少寐，脉象弦细而滑。姑宜柔肝泄肝，和胃化痰，治其标也。

炒黑荆芥炭一钱　穞豆衣三钱　栝蒌皮二钱　薤白头一钱五分　赤苓一钱　远志一钱　炒枣仁三钱　旋覆花一钱五分　仙半夏一钱五分　青龙齿三钱　广橘白一钱　佛手八分　炒谷麦芽各三钱

---

①　缺盆：足阳明胃经的腧穴之一，出自《素问·气府论》，别名天盖。位于锁骨上窝中央，胸正中线旁开4寸处。

风温

谢司令　感受风温之邪，引动伏气，挟痰滞内阻，太阳阳明为病。昨起寒热，至今不退，头胀且痛，蒂丁下坠，胸闷不思饮食，舌苔薄腻微黄，脉象浮滑而数，邪势正在鸱张。虑其增剧，急宜辛凉汗解。

荆芥穗二钱　淡豆豉三钱　象贝母三钱　薄荷叶后下，八分　嫩前胡钱半　江枳壳一钱　苦桔梗一钱　净蝉衣八分　嫩射干八分　光杏仁三钱　轻马勃八分　炒竹茹钱半

二诊　寒热已退，咽喉肿痛白腐，偏于左关，妨于咽饮，苔薄腻黄，脉象濡滑而数。此乃一阴一阳之火上升，外邪虽解，伏温痰热蕴袭肺胃两经。今宜辛凉清解，而化疫毒。

薄荷叶后下，八分　京玄参二钱　冬桑叶三钱　象贝母三钱　甘中黄八分　细木通八分　川雅连五分　金锁匙八分　金银花三银　连翘壳三钱　生赤芍三钱　藏青果一钱　鲜竹叶三十张　活芦根一尺　凉膈散包，三钱

冯太太　旧有痰饮，风温引动伏邪，挟痰交阻，阳明为病，肺热叶举，清肃之令失司，发热无汗，气喘咳嗽，咯痰不爽，胸膺牵痛，脉象浮紧滑数，舌中灰黄，边薄腻。口干欲饮，证势非轻，急宜麻杏石甘汤加减，清解伏邪而化痰热。

净麻黄先煎，去白沫，四分　熟石膏打，三钱　光杏仁三钱　生甘草六分　淡豆豉三钱　象贝母三钱　嫩前胡二钱半　炙兜铃一钱　竹沥半夏二钱　炒竹茹二钱　川郁金二钱半　冬瓜子三钱　活芦根一尺　枇杷叶露冲服，四两　真猴枣粉冲服，二分

二诊　昨投麻杏石甘汤加减，得汗表热较轻，而里热尚炽，咳嗽气逆，喉有痰声，难以平卧，口干不多饮，脉象滑数而促。风温伏邪挟痰瘀阻塞肺络，肺炎叶举，清肃之司不得下行，恙势尚在险途，未敢轻许不妨。再宜清解伏邪，宣肺化痰，冀热退气平为幸。

水炙桑叶皮各钱半　光杏仁三钱　川象贝各二钱　熟石膏打，三钱　竹沥半夏二钱　炒竹茹钱半　旋覆花包，钱半　炙白苏子钱半　马兜铃一钱　瓜蒌皮三钱　冬瓜子三钱　炙远志一钱　活芦根一尺　枇杷叶露冲服，四两

惠珠小姐　风温之邪，蕴袭肺胃，身热得汗不解，胸闷咳嗽，舌边红，苔薄腻，脉浮滑而数。投剂合度，再拟辛凉疏解，宣肺化痰。

淡豆豉三钱　荆芥穗一钱　粉葛根一钱五分　薄荷叶后下，八分　枳实炭一钱　苦桔梗一钱　连翘壳三钱　嫩前胡一钱五分　光杏仁三钱　大贝母三钱　净蝉衣八分　熟牛蒡子二钱　冬瓜子三钱

二诊　身热五天，有汗不解，咳嗽胸闷，舌边红，苔灰腻，脉象滑数。此无形之风温，与有形之痰滞，互阻阳明为病，肺失宣化之权。再拟辛凉疏解，宣肺化痰。

粉葛根一钱五分　净蝉衣八分　鸡苏散三钱　嫩前胡一钱五分　枳实炭一钱　苦桔梗一钱　金银花三钱　连翘壳三钱　光杏仁三钱　大贝母三钱　熟牛蒡子一钱五分　白通草八分　炒竹茹一钱五分

三诊　风温挟湿六天，得汗身热较轻，咳嗽痰多，胸闷不思饮食，舌苔薄腻而黄，脉濡滑而数。此无形之风温，与有形之痰滞交阻阳明为病，肺失宣化之权。再与辛凉清解，

宣肺化痰。

粉葛根一钱　嫩前胡一钱五分　鸡苏散包，三钱　光杏仁三钱　熟牛蒡子二钱　枳实炭一钱　冬桑叶三钱　大贝母三钱　金银花三钱　连翘壳三钱　炒竹茹一钱五分　通草八分　冬瓜子二钱　全瓜蒌切，四钱

朱先生　风温之邪，挟湿热内蕴阳明为病。肺失宣化之权，身热六天，朝轻暮重，有汗不解，咳痰不爽，胸闷不思饮食，小溲短赤，舌苔粉白而腻，脉象濡滑而数。书云：汗出而热不解者，非风即湿。又曰：湿为黏腻之邪，最难骤化，所以身热而不易退也。再拟疏解温邪，宣肺淡渗。

炒豆豉三钱　黑栀皮一钱五分　鸡苏散包，三钱　福泽泻一钱五分　赤茯苓三钱　江枳壳一钱　苦桔梗一钱　连翘三钱　净蝉衣八分　光杏仁三钱　大贝母三钱　熟牛蒡子二钱　甘露消毒丹包煎，四钱

二诊　风温之邪，挟湿热内蕴阳明为病。肺失宣化，身热七天，早轻暮重，汗泄不畅，咳痰不爽，胸闷不思饮食，口干不多饮，小溲短赤，三日未更衣，舌苔薄腻，脉象濡滑而数。仍拟解肌达邪，宣肺化痰，冀望风温之邪，由从气分而解。

炒豆豉三钱　粉葛根一钱五分　净蝉衣八分　薄荷叶八分　熟牛蒡子一钱五分　江枳壳一钱　苦桔梗一钱　嫩前胡一钱五分　光杏仁三钱　大贝母三钱　通草八分　冬瓜子三钱　连翘壳三钱

蓝右　风温伏邪，蕴袭肺胃，寒热头痛，咳嗽胸闷，且有泛恶，脉象浮濡而滑。姑拟辛凉疏解，宣肺化痰。

炒荆芥钱半　清水豆卷四钱　嫩前胡钱半　炒竹茹钱半　冬瓜子三钱　炒薄荷后下，八分　净蝉衣八分　朱茯神三钱　熟牛蒡子二钱　光杏仁三钱　象贝母三钱　江枳壳一钱　白通草八分　炒谷麦芽各三钱　荷叶边一角

宋右　风温伏邪，蕴袭肺胃，移于小肠，临晚寒热，咳嗽痰多，经闭四月，颇虑外感而致内伤，入于虚损一途。

银柴胡一钱　炙远志一钱　白通草八分　清水豆卷四钱　仙半夏钱半　炒谷麦芽各三钱　光杏仁三钱　水炙桑叶皮各钱半　冬瓜子三钱　象贝母三钱　赤茯苓三钱　芜蔚子二钱　鲜荷叶一角

许右　风温伏邪，蕴袭肺胃，胸闷泛恶，咳嗽膺痛，苔薄黄，脉濡数。证势非轻，宜辛凉疏解，宣肺化痰。

炒豆豉三钱　嫩前胡钱半　净蝉衣八分　冬桑叶三钱　赤茯苓三钱　枳实炭一钱　光杏仁三钱　象贝母三钱　连翘壳三钱　黑山栀皮钱半　冬瓜子三钱　鲜枇杷叶去毛，三片

赵左　风温伏邪，蕴蒸阳明之里，身热晚甚，咳痰不爽，口渴头眩，脉象濡小而数，舌质红，苔黄。阴液暗伤，津少上承。虑其增剧，姑拟生津清解，宣肺化痰。

天花粉三钱　冬桑叶三钱　甘菊花三钱　嫩前胡钱半　薄荷叶八分　朱茯神三钱　光杏

仁三钱　象贝母三钱　金银花三钱　连翘壳三钱　冬瓜子二钱　活芦根一尺

李左　风温燥邪，蕴袭肺胃，寒热咽痛，头痛眩晕，咳嗽无痰。宜辛凉疏解，宣肺化痰。

荆芥穗一钱　淡豆豉三钱　净蝉衣八分　薄荷叶后下，八分　甜苦甘草各五分　苦桔梗一钱　嫩射干八分　轻马勃八分　炒银花三钱　连翘壳三钱　象贝母三钱　藏青果一钱　熟牛蒡子二钱　鲜竹茹钱半

蔡右　风温伏邪，挟痰滞交阻，肺胃为病，寒热头胀，咳嗽呕恶。宜祛邪化痰，宣肺和胃。

荆芥穗钱半　淡豆豉三钱　嫩前胡钱半　光杏仁三钱　赤茯苓三钱　炒枳壳一钱　苦桔梗一钱　炒谷麦芽各三钱　象贝母三钱　净蝉衣八分　熟牛蒡子二钱　炒竹茹钱半　川郁金钱半

另用玉枢丹二分，开水磨冲服。

邵左　风温燥邪，蕴袭肺胃，初起寒热，继则咳嗽胸闷，入夜梦语如谵，脉象濡滑而数。虑其增剧，姑拟辛凉清解，宣肺涤痰。

嫩前胡钱半　冬桑叶三钱　光杏仁三钱　象贝母三钱　朱茯神三钱　炙远志一钱　竹沥半夏二钱　白通草八分　鲜竹茹枳实炭七分同拌，钱半　石菖蒲八分　冬瓜子三钱　天竺黄钱半　陈胆星八分

余太太　风温之邪，挟湿痰逗留少阳阳明为病。畏风身热，得汗不畅，咳嗽不爽，胁肋牵痛，稍有泛恶，项强转侧不利，口干不多饮，舌质红，苔薄腻，脉象濡滑而数。阳明经邪不得外达，痰湿逗留肺络，气机不宣，还虑缠绵增剧。再拟疏解少阳之经邪，宣化肺胃之痰湿，尚希明正。

粉葛根一钱五分　银柴胡一钱　炒豆豉三钱　黑山栀皮一钱五分　竹沥半夏一钱五分　炒竹茹枳实一钱同炒，一钱五分　光杏仁三钱　象贝母三钱　连翘壳三钱　炒荆芥一钱　冬瓜子二钱　通草八分

二诊　得汗表热渐退，而里热不清，口渴不多饮，咳嗽呕恶，夜不安寐，舌苔薄腻，脉象濡滑。风温之邪，挟痰滞交阻肺胃为病，胃不和则卧不安也。再拟祛风宣肺，和胃化痰。

清水豆卷三钱　净蝉衣八分　嫩前胡一钱五分　霜桑叶三钱　朱茯神三钱　竹沥半夏一钱五分　枳实炭一钱　炙远志一钱　光杏仁三钱　大贝母三钱　通草八分　炒竹茹一钱五分　冬瓜子二钱　鲜枇杷叶去毛、包，三张

朱曾孙少爷　风温之邪，挟湿滞交阻，太阴阳明为病。身热十一天，时而迷睡，哭泣少泪，咳嗽声音不扬，大便溏泄，舌质红，苔薄腻，脉象濡滑而数，唇焦而裂。《伤寒大白》云：唇焦属食积。风温痰滞互相为患，颇虑邪热内陷厥阴，致生变迁。姑拟方候明正。

粉葛根一钱　清水豆卷三钱　净蝉衣八分　薄荷叶五分　赤茯苓三钱　枳实炭一钱　川象贝各二钱　炒银花三钱　连翘壳三钱　焦楂炭三钱　冬桑叶一钱五分　炒竹茹一钱五分　胖大海二枚

二诊　风温之邪，已十二天，表不热而里热，咳嗽声音不扬，时而迷睡，哭泣少涕，大便溏泄，舌边红，苔腻黄，唇燥而裂，脉濡滑而数。风温痰滞交阻，肺与大肠为病。投剂合度，仍宜清解风温而化痰滞。

净蝉衣八分　薄荷叶八分　冬桑叶三钱　炒竹茹一钱五分　赤茯苓三钱　枳实炭一钱　胖大海三只　炒银花三钱　连翘壳三钱　焦楂炭三钱　地枯萝三钱　川象贝各二钱　鲜枇杷叶三张

刘小姐　风温之邪，挟痰热逗留肺胃，移于少阳，身热四候，朝轻暮重，咳嗽痰多，口干欲饮，舌前半淡红，中后薄腻，脉象濡滑而数，胸闷不思饮食。阴液暗伤，津少上承，证势非轻。姑拟生津达邪，清肺化痰。

天花粉二钱　银柴胡一钱　青蒿梗一钱五分　嫩白薇一钱五分　赤茯苓三钱　象贝母三钱　冬桑叶二钱　银花炭三钱　清水豆卷四钱　焦楂炭四钱　粉葛根一钱　冬瓜子三钱　连翘壳三钱

二诊　寒热大减，咳嗽痰多，胸痞不能饮食，大便溏薄不爽，口干不多饮，脉象濡数。阴液暗伤，燥邪痰热逗留肺胃，太阴清气不升，还虑正不胜邪，致生变迁。人以胃气为本，今拟和胃化痰，清肃肺气。

水炙桑叶皮各一钱五分　川象贝各二钱　稽豆衣三钱　抱茯神三钱　远志一钱　炒扁豆衣三钱　焦楂炭二钱　银花炭三钱　冬瓜子三钱　生熟谷芽各三钱　干芦根一两　干荷叶一角

三诊　寒热已退，便溏亦止，惟咳嗽痰多，胸痞不能饮食，白㾦隐隐布于胸腹之间，左脉细弱，右脉濡数无力，肺之阴已伤，燥邪痰热留恋，还虑正不胜邪，致生变迁，再宜养正和胃，清肺化痰。

南沙参三钱　水炙桑叶二钱　抱茯神三钱　炒怀山药三钱　川象贝各二钱　生苡仁四钱　冬瓜子三钱　生熟谷芽各三钱　远志一钱　炒扁豆衣三钱　浮小麦四钱　干荷叶一角

张童　风自外来，温从内发，风性属阳，温易化热，热盛生痰，风善上升，风温痰热，互蕴肺胃。发热旬余，口干欲饮，咳嗽气粗，胁肋牵痛，热痰蒙蔽清窍，灵机堵塞，心主神明之所，变为云雾之乡，神识模糊，谵语妄言，起坐如狂。前医迭投犀羚不应，其邪在气，不在营也。况按胸腹之间，似觉闷胀，内夹宿食，又可知也。舌尖红，苔薄腻黄，唇焦，脉滑数。《伤寒大白》云：唇焦属食积。腑行溏薄，不得径用下达明矣。脉诊参合，痉厥之险，不可不虑。姑拟辛凉清疏，以解伏气，温胆涤痰，而通神明，苟能神清热减，自有转机。

薄荷后下，一钱　朱茯神三钱　广郁金一钱五分　天竺黄二钱　荸荠汁冲，一酒杯　银花四钱　枳实一钱五分　象贝母三钱　鲜石菖蒲五分　保和丸包煎，三钱　连翘二钱　竹茹一钱五分　活芦根去节，一尺　冬瓜子三钱

一剂神清，二剂热减，三剂热退而愈。

王幼　发热八日，汗泄不畅，咳嗽痰多，烦躁懊侬，泛泛呕恶，且抽搐有如惊风之

状，腑行溏薄，四末微冷，舌苔薄腻而黄，脉滑数不扬。前师作慢惊治，用参、术、苓、半、贝、齿、竺黄、钩钩等，烦躁泛恶益甚。此乃风温伏邪，蕴袭肺胃，蓄于经络，不能泄越于外，势有内陷之象。肺邪不解，反移大肠则便溏，阳明之邪不达，阳不通行则肢冷，不得与慢惊同日而语也。况慢惊属虚，岂有烦躁懊𢙐之理？即日有之，当见少阴之脉证。今种种病机，恐有痧疹内伏也，亟拟疏透，以冀弋获。

荆芥穗一钱五分　粉葛根二钱　蝉衣八分　薄荷后下，八分　苦桔梗八分　淡豆豉三钱银花炭三钱　连翘一钱五分　赤茯苓三钱　枳实炭一钱五分　炒竹茹一钱五分　藿香梗一钱五分

二诊　服疏透之剂，得汗甚多，烦躁泛恶悉减。面额项颈之间，有红点隐隐，即痧疹之见象。咳嗽痰多，身热不退，舌质红，苔薄腻而黄，脉滑数。伏温之邪，有外达之机，肺胃之气，窒塞不宣。仍从辛凉清解，宣肺化痰，冀痧透热退则吉。

原方去豆豉，加紫背浮萍。

孙女　初起身热形寒，即鼻衄如涌，吐血盈碗，口干不多饮，入夜烦躁不安，脉濡数，舌边红，苔薄腻。伏温之邪在营，逼血妄行，大忌骤用滋阴，恐温邪不得从阳明而解也。

黑荆芥一钱五分　轻马勃八分　连翘一钱五分　白茅花根三钱、二扎　冬桑叶三钱　淡豆豉三钱　象贝母三钱　侧柏炭一钱五分　粉丹皮一钱五分　竹茹一钱五分　黑山栀一钱五分薄荷叶后下，八分

复诊　投药两剂，吐衄均止，身热转盛，苔腻稍化，脉仍濡数。伏温之邪，由营及气，由里达表，佳象也。仍予辛凉清解，以泄其温。

薄荷后下，八分　淡豆豉三钱　象贝母三钱　连翘一钱五分　朱茯神三钱　赤芍一钱五分桑叶三钱　黑山栀一钱五分　竹叶三十张　竹茹一钱五分　茅根去节，一两

陈左　身热及旬，咳嗽痰有腥味，大便不实，舌质红，苔黄，脉滑数，白瘔布而未透，风温袭入肺胃，湿热蕴蒸气分，证势非轻。拟轻清宣解，轻可去实，千金苇茎加味。

净蝉衣八分　生草五分　金银花三钱　象贝母三钱　连翘一钱五分　生苡仁三钱　嫩前胡一钱五分　桔梗五分　冬瓜子三钱　赤芍一钱五分　桑叶三钱　芦根去节，五钱　鲜荷叶一角金丝荷叶五张

徐孩　发热六天，汗泄不畅，咳嗽气急，喉中痰声漉漉，咬牙嚼齿，时时抽搐，舌苔薄腻而黄，脉滑数不扬，筋纹色紫，已达气关。前医迭进羚羊、石斛、钩藤等，病情加剧。良由无形之风温，与有形之痰热，互阻肺胃，肃降之令不行，阳明之热内炽，太阴之温不解，有似痉厥，实非痉厥，即马脾风之重症，徒治厥阴无益也。当此危急之秋，非大将不能去大敌，拟麻杏石甘汤加减，冀挽回于十一。

麻黄一钱　杏仁三钱　甘草一钱　石膏打，三钱　象贝母三钱　天竺黄二钱　郁金一钱　鲜竹叶三十张　竹沥五钱　活芦根去节，一两

二诊　昨投麻杏石甘汤加减，发热较轻，咬牙嚼齿抽搐均定，佳兆也。惟咳嗽气逆，喉中尚有痰声，脉滑数，筋纹缩退，口干欲饮，小溲短赤，风温痰热，交阻肺胃，一时未易清澈。仍击鼓再进。

麻黄一钱　杏仁三钱　甘草一钱　石膏打，三钱　象贝母三钱　广郁金一钱　天竺黄二钱
马兜铃一钱五分　冬瓜子三钱　淡竹沥油五钱　活芦根去节，二两

三诊　两进麻杏石甘汤以来，身热减，气急平，嚼齿抽搐亦平，惟咳嗽痰多，口干欲饮，小溲短赤，大便微溏色黄。风温已得外解，痰热亦有下行之势。脉仍滑数，余焰留恋。然质小体稚，毋使过之，今宜制小其剂。

净蝉衣八分　川象贝各一钱五分　金银花三钱　冬桑叶三钱　通草八分　杏仁三钱　炙远志五分　连翘一钱五分　天花粉三钱　马兜铃一钱五分　冬瓜子三钱　活芦根去节，一两　荸荠汁一酒杯

李左　壮热一候，有汗不解，口渴烦躁，夜则谵语，脉洪数，舌边红中黄，伏温化热，蕴蒸阳明气分。阳明热盛，则口干烦躁，上熏心包，则谵语妄言，热势炎炎，虑其入营劫津。急拟白虎汤加味，甘寒生津，专清阳明。

生石膏打，五钱　连翘壳三钱　粉丹皮一钱五分　鲜竹叶三十张　肥知母一钱五分　黑山栀一钱五分　霜桑叶三钱　朱茯神三钱　生甘草八分　天花粉三钱　淡黄芩三钱　活芦根去节，一两

汪左　诊脉沉细而数，苔薄黄，表热不扬，而里热甚炽，神识昏糊，谵语妄言，甚则逾垣上屋，角弓反张，唇焦，渴不知饮，此温邪伏营，逆传膻中。温郁化火，火灼津液为痰，痰随火升，蒙蔽心包，神明无主，肝风骤起，风乘火势，火借风威，所以见证如是之猖狂也。脉不洪数，非阳明里热可比，厥闭之险，势恐难免。亟拟清温息风，清神涤痰，以救涸辙而滋化源，是否有当，质之高明。

鲜石斛三钱　犀角片五分　薄荷八分　朱茯神三钱　川贝三钱　天花粉三钱　羚羊角片三分　连翘一钱五分　江枳实一钱　竹茹一钱五分　天竺黄一钱五分　石菖蒲八分　竹沥冲，二两　紫雪丹冲，四分

两剂，风平神清，表热转盛，去紫雪、犀、羚，加芩、豉，重用银、翘，数剂而安，伏温由营达气而解。

雷右　身热一候，有汗不解，咳嗽气逆，但欲寐，谵语郑声，口渴不知饮，舌光红干涸无津，脉细小而数，右寸微浮而滑，此风温伏邪，始在肺胃，继则传入少阴，阴液已伤，津乏上承，热灼津液为痰，痰热弥漫心包，灵机堵塞，肺炎叶枯，有化源告竭之虞，势已入危险一途。勉拟黄连阿胶汤合清燥救肺汤加减，滋化源以清温，清神明而涤痰，未识能挽回否。

蛤粉炒阿胶三钱　天花粉三钱　鲜生地三钱　天竺黄二钱　川雅连五分　冬桑叶三钱　鲜石斛三钱　光杏仁三钱　川贝三钱　淡竹沥冲，五钱　冬瓜子三钱　芦根去节，一两　银花露一两　枇杷叶露煎药，二两

另饮去油清鸭汤，佐生阴液。

二诊　昨进黄连阿胶汤合清燥救肺汤之剂，津液有来复之渐。舌干涸转有润色，神色较清，迷睡亦减，而里热依然，咳嗽气逆，咯痰艰出，口干欲饮，脉息如昨，数象较和。伏温燥痰，互阻肺胃，如胶似漆，肺金无以施化，小溲不通，职是故也。昨法既见效机，

仍守原意出入。

蛤粉炒阿胶三钱　桑叶三钱　鲜生地三钱　鲜石斛三钱　川贝三钱　光杏仁三钱　天花粉三钱　天竺黄二钱　生甘草五分　活芦根去节，一两　冬瓜子三钱　知母一钱五分　竹沥冲，五钱　银花露一两　枇杷叶露煎药，二两

三诊　投药两剂，神识已清，舌转光红，身热较退，咳痰艰出，口干欲饮，脉细滑带数。阴液伤而难复，肝火旺而易升，木叩金鸣，火烁津液为痰，所以痰稠如胶，而咳逆难平也。仍拟生津清温，润肺化痰，俾能津胜邪却，自可渐入坦途。

原方去知母、天竺黄，加青蒿梗三钱、嫩白薇三钱。

张左　发热十二天，有汗不解，头痛如劈，神识时明时昧，心烦不寐，即或假寐，梦语如谵，咽痛微咳，口干欲饮，舌质红苔黄，脉弦滑而数。风温伏邪，蕴袭肺胃，引动厥阳升腾，扰犯清空，阳升则痰热随之，蒙蔽灵窍，颇虑痉厥之变。亟拟清疏风温，以息厥阳，清化痰热而通神明，如能应手，庶可转危为安。

羚羊角片五分　银花三钱　朱茯神三钱　川象贝各一钱五分　菊花三钱　竹茹一钱五分　桑叶三钱　带心连翘一钱五分　枳实一钱五分　天竺黄二钱　山栀一钱五分　茅根去心，五钱　鲜石菖蒲五分　珠黄散冲服，二分　淡竹沥冲服，一两

二诊　神识已清，头痛亦减，惟身热未退，咽痛嫩红，咽饮不利，口干溲赤，咳痰不爽，脉滑数，舌质红苔黄。风为阳邪，温为热气，火为痰之本，痰为火之标。仍从辛凉解温，清火涤痰。

桑叶三钱　薄荷后下，八分　连翘一钱五分　川象贝各一钱五分　天竺黄二钱　桔梗八分　菊花三钱　银花三钱　山栀一钱五分　轻马勃八分　生甘草八分　竹茹枳实拌炒，二钱　活芦根去节，一两　淡竹沥冲，五钱

许左　咳嗽膺痛，身热轻而复重，大便溏泄，舌苔灰腻而黄，脉滑数。风温伏邪，挟滞交阻，邪不外达，移入大肠。拟葛根芩连汤加减。

粉葛根二钱　淡豆豉三钱　枳实炭三钱　酒黄芩一钱五分　炒银花四钱　赤茯苓三钱　香连丸一钱　炒赤芍一钱五分　桔梗八分　荷叶一角　象贝母三钱

袁左　温邪挟滞，阳明为病，发热十天，口渴烦躁，谵语妄言，舌糙黄，六七日未更衣，脉象滑数有力，此浊垢不得下达之征也。法宜生津清温，加瓜蒌、大黄，以符仲景急下存阴之意。

粉葛根二钱　金银花三钱　肥知母一钱五分　生甘草八分　生石膏三钱　天花粉三钱　全瓜蒌四钱　玄明粉一钱同捣　生军三钱　鲜竹叶三十张　茅芦根去心、节，各五钱

董左　初起风温为病，身热有汗不解，咳嗽痰多，夹有红点，气急胸闷，渴喜热饮，大便溏泄。前师选投辛凉清解，润肺化痰之剂，似亦近理。然汗多不忌豆豉，泄泻不忌山栀，汗多伤阳，泻多伤脾，其邪不得从阳明而解，而反陷入少阴，神不守舍，痰浊用事，蒙蔽清阳，气机堵塞。今见神识模糊，谵语郑声，汗多肢冷，脉已沉细，太溪、趺阳两脉亦觉模糊，喉有痰声，嗜寐神迷，与邪热逆传厥阴者，迥然不同，当此危急存亡之秋，阴阳脱离即在目前矣。急拟回阳敛阳，肃肺涤痰，冀望真阳内返，痰浊下降，始有出险入夷

之幸，然乎否乎，质之高明。

吉林参八分　熟附片八分　左牡蛎先煎，三钱　花龙骨先煎，三钱　朱茯神三钱　炙远志一钱　仙半夏一钱五分　川象贝各二钱　水炙桑叶皮各一钱五分　炒扁豆衣三钱　生薏仁四钱　冬瓜子三钱　淡竹沥一两，生姜汁两滴同冲服　另真猴枣粉二分

二诊　肢温汗敛，脉亦渐起，阳气以得内返，神识渐轻，谵语郑声亦止，惟咳嗽痰多。伏温客邪已有外达之机，痰浊逗留肺胃，肃降之令失司。

今拟清彻余温，宣肺化痰。方用桑叶、桑皮、光杏仁、川象贝、朱茯神、炙远志、炙兜铃、生薏仁、冬瓜子、淡竹油、猴枣粉、鲜枇杷叶等，又服两剂，咳嗽气逆痰鸣均以大减。

三诊　咽喉干燥，痰内带红，舌边绛，苔薄黄，神疲肢倦，脉濡小而数，是肺阴暗伤，痰热未楚。今拟清燥救肺，化痰通络。

蛤粉炒阿胶钱半　粉丹皮钱半　桑皮叶各钱半　竹沥一两　蜜炙兜铃一钱　干芦根一两　侧柏炭一钱　竹茹二钱　瓜蒌皮二钱　甜光杏三钱　冬瓜子三钱　藕节两枚　川象贝各二钱　猴枣粉二分　南沙参三钱

枇杷叶露煎药，二三剂渐次告愈。

祁左　冬温伏邪，身热十七天，有汗不解，咳嗽胁痛，甚则痰内带红，渴喜热饮，大便溏泄。前投疏表消滞，荆防败毒、小柴胡及葛根芩连等汤，均无一效。今忽汗多神糊，谵语郑声，汗愈多则神识愈糊，甚则如见鬼状。苔干腻，脉濡细。是伏邪不得从阳分而解，而反陷入少阴，真阳外越，神不守舍，阴阳脱离，不能相抱。脉证参合，危在旦夕间矣。急拟回阳敛阳，安定神志，冀望一幸。

吉林参须一钱　熟附片一钱　煅牡蛎四钱　花龙骨先煎，三钱　朱茯神三钱　炙远志二钱　仙半夏二钱　生白术一钱五分　浮小麦四钱　焦楂炭二钱　干荷叶一角　炒苡仁谷芽各三钱

两剂后即汗敛神清，去参、附、龙、牡，加炒怀山药三钱，川贝二钱，又服二剂。泻亦止，去楂炭，加炒扁豆衣三钱，藕节三枚，即渐渐而痊。

陈左　身热四天，有汗不解，烦躁胸闷，入夜神糊谵语，苔黄脉数。此无形之伏温，与有形之痰浊互阻，清阳被灼，君主乃昏。宜清温涤痰，而安神明。

粉葛根一钱五分　天花粉三钱　黑山栀一钱五分　竹叶心三钱　金银花三钱　鲜竹茹一钱五分　九节菖蒲一钱　荸荠汁冲，一酒杯　带心连翘三钱　枳实炭二钱　炙远志肉五分　活芦根去节，一两

二诊　前方服后，肢渐温，汗渐收，脉略起，原方加光杏仁三钱。

三诊　肢温汗收，脉亦渐起，阳气已得内返，神识渐清，谵语郑声亦止，惟咳嗽痰多，夹有血点，气逆喉有痰鸣，舌苔薄腻转黄，伏温客邪已有外达之机，痰浊逗留肺胃，肃降之令失司。今拟清彻余温，宣肺化痰。

桑叶一钱五分　桑皮一钱五分　光杏仁三钱　川象贝各一钱五分　朱茯神三钱　炙远志一钱　炙兜铃一钱　生薏仁三钱　冬瓜子三钱　淡竹沥油一两　猴枣粉冲服，二分　鲜枇杷叶去毛、包，三钱

四诊　服两剂后，咳嗽气逆痰鸣，均已大减，咽喉干燥，痰内带红，舌边绛，苔薄

黄，神疲肢倦，脉濡小而数，是肺阴暗伤，痰热未楚。今拟清燥救肺，化痰通络。

蛤粉炒阿胶一钱五分　南沙参三钱　侧柏炭一钱　竹茹二钱　藕节两枚　桑皮叶各一钱五分　粉丹皮一钱五分　甜光杏三钱　川象贝各二钱　瓜蒌皮二钱　蜜炙兜铃一钱　冬瓜子三钱　干芦根去节，一两　猴枣粉二分　竹沥冲，一两

枇杷叶露煎药，二三剂渐次告愈。

马右　身热咳嗽，咯痰不爽，心悸少寐，口干欲饮，苔薄腻黄，脉象濡滑而数。风温伏邪未楚，肺胃为病，宜辛凉清解。

炒豆豉三钱　黑山栀二钱　冬桑叶三钱　甘菊花三钱　朱茯神三钱　金银花三钱　连翘壳三钱　冬瓜子三钱　光杏仁三钱　象贝母三钱　马兜铃一钱　鲜竹茹钱半　活芦根去节，一尺　枇杷叶去毛，三张

杨左　风温伏邪，挟痰滞交阻，肺胃为病，寒热头胀，咳嗽膺痛，胸闷泛恶，苔薄腻而黄，脉濡滑而数。虑其增剧，姑拟辛凉汗解，宣肺化痰。

淡豆豉三钱　荆芥穗一钱　嫩前胡钱半　净蝉衣八分　赤茯苓三钱　江枳壳一钱　象贝母三钱　光杏仁三钱　苦桔梗一钱　川郁金钱半　连翘壳三钱　冬瓜子三钱　炒竹茹钱半

二诊　形寒咳嗽已见减轻，腹痛便溏带红，邪痰未楚，肺与大肠为病。再宜祛风化痰，宣肺和胃。

炒黑荆芥一钱　嫩前胡钱半　象贝母三钱　净蝉衣八分　赤茯苓三钱　水炙远志一钱　炒扁豆衣三钱　六神曲三钱　陈广皮一钱　大腹皮二钱　苦桔梗一钱　炒谷麦芽各三钱　干荷叶一角

任童　风温身热，咳呛不止，气逆喉有痰声，苔黄脉数。风化热，热生痰，上阻于肺，肺失清肃之令，宜清肺气、化痰热。

桑皮叶各钱半　光杏仁三钱　生甘草五分　川象贝各二钱　瓜蒌皮二钱　炙兜铃一钱　冬瓜子三钱　炒竹茹钱半　天花粉二钱　活芦根一尺　荸荠汁一两　枇杷叶露后入，四两

鲍杏芬　风温伏邪，蕴袭肺胃，寒热往来，咳嗽呕恶，舌质红，苔薄腻而黄。投剂合度，仍拟养正达邪，宣肺化痰。

南沙参三钱　银胡①一钱　仙半夏一钱五分　酒炒黄芩一钱五分　朱茯神二钱　光杏仁三钱　象贝母三钱　冬瓜子三钱　嫩白薇一钱五分　炒竹茹一钱五分　通草八分　生熟谷芽各三钱

毛先生　肺为脏腑之华盖，主清肃之令而灌溉百脉。风温燥邪挟痰热互阻上焦，肺失清肃之令。初起形寒身热，继则气促咳嗽，喉有痰声，胁肋牵痛，口渴不多饮，舌苔干腻而黄，左脉模糊，右脉濡滑而数。本虚标实，显然可见。颇虑化源告竭，致喘脱之变，勿谓言之不预。勉拟清燥救肺，化痰通络，尽人力以冀天眷耳。尚希明正。

水炙桑叶皮各一钱五分　光杏仁二钱　川象贝各二钱　朱茯神三钱　炙远志一钱　福橘络

---

①　银胡：疑作"银柴胡"。

一钱　瓜蒌皮二钱　炙兜铃一钱　冬瓜子二钱　鲜竹茹一钱五分　川郁金一钱五分　鲜枇杷叶三张　活芦根一尺　真猴枣粉二分　淡竹沥一两,炖温冲服

暑温

许左　暑温一候,发热有汗不解,口渴欲饮,胸闷气粗,入夜烦躁,梦语如谵,小溲短赤,舌苔薄黄,脉象濡数。暑邪湿热,蕴蒸阳明,漫布三焦,经所谓因于暑烦则喘喝,静则多言是也。颇虑暑热逆传厥阴,致有昏厥之变。

清水豆卷四钱　青蒿梗一钱五分　天花粉三钱　朱茯神三钱　通草八分　黑山栀一钱五分　带心连翘三钱　益元散包,三钱　青荷梗一支　竹叶心三钱　郁金一钱五分　万氏牛黄清心丸一粒

二诊　暑温九天,汗多发热不解,烦闷谵语,口渴欲饮,舌边红苔黄,脉象濡数,右部洪滑。良由暑湿化热,蕴蒸阳明之里。阳明者,胃也,胃之支脉,贯络心胞,胃热上蒸心包,扰乱神明,故神烦而谵语也。恙势正在鸱张,还虑增剧,今拟竹叶石膏汤加味。

生石膏五钱　茯苓三钱　郁金一钱五分　仙半夏一钱五分　通草八分　天竺黄二钱　鲜竹叶心三钱　益元散包,三钱　鲜石菖蒲五分　白茅根去心,三钱　荷梗一支　万氏牛黄清心丸一粒

三诊　神识渐清,壮热亦减,原方去石膏、牛黄清心丸,加连翘心、天花粉、芦根。

方左　长夏酷热,炎威逼人,经商劳碌,赤日中暑。暑热吸受,痰浊内阻,心包被蒙,清阳失旷,以致忽然跌仆,不省人事,牙关紧闭,肢冷脉伏。暑遏热郁,气机闭塞,脉道为之不利,中暑重症,即热深厥深是也。急拟清暑开窍,宣气涤痰,以冀挽回。

薄荷叶后下,八分　银花三钱　连翘壳三钱　碧玉散包,四钱　广郁金一钱五分　川贝母三钱　天竺黄二钱　枳实炭三钱　炒竹茹一钱五分　鲜石菖蒲一钱　西瓜翠衣三钱

另,苏合香丸研冲,一粒　淡竹沥冲,五钱

二诊　服清暑开窍、宣气涤痰之剂,神识已清,牙关亦开,伏脉渐起,而转为身热头胀,口干不多饮,胸闷不能食,舌苔薄黄。暑热有外达之机,暑必挟湿,湿热蕴蒸,有转入阳明之象。今拟清解宣化,以善其后。

炒香豉三钱　薄荷后下,八分　银花三钱　桑叶三钱　菊花三钱　郁金一钱　黑山栀一钱五分　连翘一钱五分　枳实一钱五分　竹茹叶各一钱五分　六一散包,三钱　川贝三钱　西瓜翠衣四钱

钱右　外受风凉,内蕴伏暑,暑必挟湿,湿与滞阻,阳明为病,发热恶寒,胸痞泛恶,头胀且痛,遍体酸楚,舌苔腻布,脉象濡数。邪势鸱张,非易速解。拟黄连香薷饮加减。

陈香薷五分　淡豆豉三钱　六神曲三钱　姜川连四分　炒枳实一钱五分　姜竹茹一钱五分　制川朴八分　仙半夏一钱五分　鲜藿香一钱五分　鲜佩兰一钱五分　玉枢丹冲服,三分

李童　暑温十天,身热汗出不彻,渴不多饮,胸脘烦闷,口有甜味,苔薄腻黄,脉濡数。暑必挟湿,伏于募原,既不能从阳明而解,亦不能从下焦而去,势有欲发白㾦之象。

暑湿为黏腻之邪，最为缠绵。

香薷八分　青蒿梗一钱五分　净蝉衣八分　江枳壳一钱五分　通草八分　川连三分　清水豆卷三钱　炒牛蒡二钱　郁金一钱五分　赤苓三钱　鲜藿香一钱五分　鲜佩兰一钱五分　甘露清毒丹包，三钱

张左　发热汗多，气短而喘，脉数而乱，舌红，暑热伤津耗气，肺金化源欲绝，肺为水之上源，肺虚不能下荫于肾，肾不纳气，肺主皮毛，肺伤则卫气失守，是以汗出甚多。《经》云"因于暑，汗，烦则喘喝"是也。证势危笃，勉拟生脉散，益气生津而清暑热。

西洋参三钱　大麦冬三钱　鲜石斛三钱　清炙枇杷叶三钱　天花粉三钱　肥知母一钱五分　煅牡蛎先，一两　浮小麦一两

谢右　温邪发热八天，汗泄不畅，渴而引饮，神昏谵语，迭见呃逆，舌红，脉沉数无力。阴液已伤，邪郁不达，暑热痰浊互阻，木火挟冲气上逆，胃气不得下降，清窍被蒙，神明无以自主，症势沉重。急宜生津清温，和胃降逆。

鲜石斛五钱　金银花三钱　陈广皮一钱　旋覆花包，一钱五分　淡豆豉三钱　连翘壳一钱五分　鲜竹茹一钱五分　天花粉三钱　黑山栀一钱五分　柿蒂五枚　炙远志肉八分

茅童　温邪挟湿，发热十三天，汗泄不畅，口干欲饮，舌质红，苔薄腻，左脉弦数，右脉濡数。前医早进白虎汤，致邪陷太阴，清气不升，大便溏薄，日夜十余次，小溲短赤，心烦少寐，热势加剧，病情非轻。拟解肌疏邪，而理中土，仲圣谓里重于表者，先治其里，仿此意化裁。

粉葛根二钱　炮姜炭四分　炒潞党参三钱　生白术二钱　生甘草五分　赤茯苓三钱　金银花三钱　山楂炭三钱　炒车前子包，三钱　戊己丸包，二钱　鲜荷叶一角

二诊　昨进理中汤加减，大便溏泄渐止，而发热依然，口干欲饮，舌转红绛，脉象弦数，汗泄不畅。此气分之温未罢，营分之热内炽，湿化为燥，燥亦伤阴，津乏上承。今拟清营透气，兼顾中土。

天花粉三钱　炒银花三钱　赤茯苓三钱　冬桑叶三钱　煨葛根一钱五分　生白术二钱　粉丹皮一钱五分　扁豆衣三钱　生甘草五分　白薇一钱五分　鲜荷叶一角　白茅根五钱

三诊　昨进清营透气，兼顾中土之剂，身热渐减，又见鼻红，虽曰红汗，究属热遏营分，逼血上行。舌红绛，脉弦数不静，阴分已伤，肝火内炽，湿从燥化，阳明之温，尚未清彻也。既有效机，再进一筹出入。

鲜生地三钱　炒银花三钱　赤茯苓三钱　桑叶三钱　天花粉二钱　生白术二钱　粉丹皮一钱五分　川贝二钱　生甘草五分　白薇一钱五分　炒扁豆衣三钱　北秫米包，三钱　鲜荷叶一角　茅根去心，五钱

春温

冯奶奶　春温伏邪挟痰滞内阻，太阳阳明为病，寒热五天，头胀骨楚，胸闷泛恶，舌苔薄腻边红，咯痰不爽，胸膺牵痛，邪势正在鸱张。虑其增剧，《经》云："体若燔炭，

汗出而散。"宜辛凉汗解，宣肺化痰。

淡豆豉三钱　粉葛根钱半　荆芥穗钱半　薄荷叶后下，八分　赤茯苓三钱　枳实炭一钱　苦桔梗一钱　川郁金钱半　嫩前胡钱半　光杏仁三钱　象贝母三钱　焦麦芽三钱　姜水炒竹茹钱半　连翘壳三钱

董少爷　春温十四天，表热渐退，而里热未清，口干欲饮，白㾦迭布，七日未更衣，小溲色黄，舌中剥苔黄，脉濡数。阴液暗伤，阳明之温，太阴之湿，蕴蒸募原，温多湿少，肠中干燥，浊垢不得下达也。拟清温化湿，而通腑气。

南沙参三钱　熟石膏打，三钱　肥知母钱半　朱茯神三钱　益元散包，三钱　净蝉衣八分　光杏仁三钱　全瓜蒌三钱　生赤芍二钱　淡竹叶钱半　活芦根一尺　生谷芽三钱　更衣丸包，一钱

伏温

吕奶奶　身热有汗不解，胸闷脘胀，甚则泛恶，小溲频数渐减，舌苔薄腻，脉象濡滑而数。伏邪蕴湿挟滞，交阻太阳阳明，经腑同病，还虑缠绵增剧。再拟疏解伏邪，利湿消滞，尚希明正。

清水豆卷六钱　粉葛根一钱五分　藿香梗一钱五分　仙半夏二钱　赤猪苓各三钱　福泽泻一钱五分　枳实炭一钱　白蔻仁五分　大腹皮二钱　陈皮一钱　苦桔梗一钱　炒麦芽三钱　姜竹茹一钱五分　滋肾通关丸包，三钱

二诊　小溲频数渐愈，身热有汗不解，脘痞泛恶，舌苔薄腻，脉濡滑而数。伏邪痰湿，逗留膜原，太阴阳明为病，湿不化则热不退，气不宣则湿不化。再拟疏阳明之经邪，化膜原之痰湿，尚希明正。

清水豆卷四钱　粉葛根一钱五分　藿香梗一钱五分　仙半夏二钱　赤猪苓各三钱　福泽泻一钱五分　白蔻仁八分　苦桔梗一钱　制川朴一钱　海南子一钱五分　枳实炭一钱　佩兰叶一钱五分　甘露消毒丹包煎，四钱

三诊　身热较轻而未能尽退，腑气亦通，胸闷不舒，舌苔薄白而腻，脉象濡滑而数。伏邪痰湿，逗留膜原，太阴阳明为病，再宜疏解经邪，宣化痰湿，尚希明正。

清水豆卷四钱　粉葛根一钱五分　藿香梗一钱五分　仙半夏二钱　赤猪苓各三钱　泽泻一钱五分　蔻仁四分　大腹皮一钱五分　制川朴一钱　苍术八分　陈皮一钱　范志曲三钱　佩兰叶一钱五分　甘露消毒丹包煎，四钱

沃童　伏温三候，身热不退，耳聋鼻干，口干欲饮，唇焦，烦躁少寐，小溲短赤，脉象弦小而数，舌质淡红。少阴阴液已伤，阳明伏温未解，还虑增变。今拟竹叶石膏汤加减，尚希明正。

西洋参一钱五分　鲜竹叶三十张　熟石膏打，三钱　肥知母一钱五分　朱茯神三钱　天花粉三钱　京玄参一钱五分　粉丹皮一钱五分　光杏仁三钱　川象贝各三钱　冬桑叶三钱　鲜石斛三钱　活芦根一尺　生谷芽四钱

二诊　伏温内蕴，由气入营，心肝之火内炽，阳明里热不解，身热晚甚，已有三候，

烦躁不寐，口干欲饮，鼻干，耳聋，唇焦，舌质深红，小溲短赤，脉象濡小而数。一派炎炎之势，有吸尽西江之虑。急拟生津清温，清神化痰。

鲜石斛三钱　天花粉三钱　肥知母一钱五分　京玄参一钱五分　霜桑叶三钱　粉丹皮二钱　金银花三钱　连翘壳三钱　光杏仁三钱　川象贝各二钱　朱茯神三钱　鲜竹茹一钱五分　活芦根一尺　朱灯心二扎

三诊　伏温三候余，身灼热，耳聋鼻干，口干欲饮，唇焦，烦躁少寐，小溲渐通，舌质红绛，脉象弦小而数。少阴阴液已伤，阳明伏温未解，还虑变迁。再拟生津达邪，清温化痰。

鲜石斛四钱　朱茯神三钱　天花粉三钱　生甘草五分　金银花三钱　连翘壳三钱　川象贝各二钱　冬桑叶三钱　薄荷叶四分　鲜茅芦根各一两　鲜竹茹叶各一钱五分

四诊　伏温二十四天，身灼热，汗泄不多，口干欲饮，唇焦鼻干，耳聋失聪，脉象弦数，舌苔深红。少阳阳明伏温未解，还虑变迁。再拟生津和解，清温化痰，尚希明正。

鲜石斛三钱　天花粉三钱　青蒿梗一钱五分　连翘壳三钱　嫩白薇一钱五分　朱茯神三钱　银柴胡一钱　川象贝各二钱　粉葛根一钱五分　鸡苏散包，三钱　金银花六钱　冬桑叶三钱　鲜竹茹一钱五分　鲜芦茅根各一两

唐宝宝　两进清解伏温，宣化痰滞之剂，得汗甚畅，身热较轻而未能尽退，腑气已通，小溲色黄，苔薄腻黄，脉濡滑而数，咳嗽痰多。余邪痰滞逗留肺胃，肺失清肃，胃失和降。既已获效，仍守原意扩充。

清水豆卷四钱　净蝉衣八分　嫩前胡一钱五分　鸡苏散包，三钱　赤茯苓三钱　枳实炭一钱　金银花三钱　连翘壳三钱　光杏仁三钱　象贝母三钱　地枯萝三钱　通草八分　保和丸包，三钱　马兜铃一钱

二诊　伏温已有外达，身热已退，惟咳嗽痰多，小溲淡黄，苔腻未能尽化，脉象濡滑，肺经之伏风未楚，宿滞留恋酿痰，所以痰多而咳嗽。再宜祛风化痰，宣肺和胃，更当避风节食，不致反复为要。

清水豆卷四钱　嫩前胡一钱五分　霜桑叶二钱　马兜铃一钱　光杏仁三钱　赤茯苓三钱　远志二钱　橘红五分　枳实炭一钱　象贝母三钱　白通草八分　冬瓜子三钱　鲜枇杷叶去毛、包煎，三张

三诊　身热退清，惟咳嗽未止，清晨尤甚，舌中后薄腻而黄，脉象濡滑，小便淡黄，腑行燥结，伏风痰热逗留肺络，清肃之令不行。再宜祛风清金，和胃化痰。

嫩前胡一钱　光杏仁三钱　冬瓜子三钱　川象贝各二钱　赤茯苓三钱　炙远志一钱　炒竹茹一钱五分　福橘络八分　瓜蒌皮三钱　炙兜铃一钱　水炙桑叶皮各一钱五分　保赤丹二厘，白糖汤调服

另，枇杷叶膏一两，分六七次开水冲服。

马少爷　春温伏邪，挟湿挟滞，交阻阳明为病。身热四天，有汗不解，早轻暮重，头胀且痛，胸闷不思饮食，小溲短赤，苔腻布，脉濡滑而数。书云：有汗而热不解，非风即湿。湿与滞阻，有胶结难解之象，湿不去则热不退，气不宣则湿不化。今拟疏解清温，化湿消滞，去其有形，则无形伏温自易解散，尚希明正。

清水豆卷四钱　净蝉衣八分　薄荷叶后，八分　赤茯苓三钱　枳实炭一钱　苦桔梗一钱　福泽泻一钱五分　白通草八分　苍耳子一钱五分　六神曲三钱　地枯萝三钱　光杏仁三钱　荷叶边一角　甘露消毒丹四钱

荆芥三钱，菊花五钱，桑叶二钱，三味煎水洗头痛处。

二诊　身热五天，汗泄不畅，头眩且痛，胸闷不思饮食，腹痛阵作，小溲不利，舌苔腻布，脉象濡滑而数。此无形之伏温与有形之湿滞，互阻阳明为病，伏温循经上升，扰犯清空，故头胀而且痛也。湿为黏腻之邪，还虑缠绵增剧。再宜清解伏温，宣化湿滞，尚希明正。

炒豆豉三钱　粉葛根一钱半　薄荷叶后下，八分　冬桑叶三钱　赤茯苓三钱　枳实炭一钱　苍耳子一钱五分　甘菊花二钱　福泽泻一钱五分　六神曲三钱　炒麦芽三钱　地枯萝三钱

沈先生　复感外邪，挟湿停滞，阳明为病，身热退而复作，今早得汗而解，胸闷泛恶，口干不多饮，小溲短赤，舌苔白腻，脉象濡滑，还虑增剧。姑拟疏气分之伏邪，化中焦之痰湿。

清水豆卷四钱　光杏仁三钱　大贝母三钱　仙半夏一钱五分　赤茯苓砂仁拌，三钱　福泽泻一钱五分　白通草八分　姜竹茹一钱五分　白蔻壳八分　炒枳壳一钱　炒谷麦芽各三钱　佛手八分　佩兰梗一钱五分

某太太　春温伏邪，阳明为病。身热十一天，汗不畅，口干不多饮，入夜梦语如谵，舌边红，苔薄腻黄，脉濡滑而数。温为阳邪，易于化热，热灼津液为痰，痰热上蒙清窍，梦语如谵，所由来也。症势非轻，拟清解伏温，而化痰热。

粉葛根一钱　薄荷叶后下，八分　清水豆卷四钱　朱茯神三钱　金银花三钱　连翘壳三钱　大贝母三钱　枳实炭八分　炒竹茹一钱五分　活芦根一尺　干荷叶一角　白通草八分

唐小姐　复感外邪，内停食滞，阳明为病。肺气不清，寒热又发，有汗不解，小溲短赤，舌苔薄腻而黄，脉象濡滑而数。邪势尚在鸱张，虑其传经增剧。姑拟枳实栀子豉汤加减，仿食复例治之。

炒豆豉三钱　黑栀皮一钱五分　嫩前胡一钱五分　光杏仁三钱　赤茯苓三钱　枳实炭一钱　苦桔梗一钱　大贝母三钱　范志曲三钱　连翘壳三钱　白通草八分　地枯萝三钱　荷叶一角

二诊　复病身热，汗泄不畅，胸闷不思饮食，小溲短赤，舌苔腻布，鼻衄。伏邪宿滞互阻阳明为病，再宜辛凉清解，而化食滞。

炒豆豉三钱　黑栀皮一钱五分　粉葛根一钱　鸡苏散包，三钱　枳实炭一钱　苦桔梗一钱　光杏仁三钱　大贝母三钱　地枯萝三钱　泽泻一钱五分　鲜竹茹一钱五分　保和丸包，三钱

三诊　伏温挟滞，交阻阳明为病，肺失清肃，身热四天，早轻暮重，汗泄不畅，咳嗽咯痰不爽，且有鼻衄，舌边红，苔中腻，口干不多饮，脉象濡滑而数。无形之温与有形之滞互阻不解，还虑传经增剧，吴又可有温病有汗而再汗之例。仍宜辛凉汗解，而化湿滞，去其有形之滞，则无形之温自易解散。

淡豆豉三钱　粉葛根一钱五分　净蝉衣八分　薄荷叶后下，七分　枳实炭一钱　金银花三钱　连翘壳三钱　熟牛蒡子二钱　光杏仁三钱　大贝母三钱　地枯萝三钱　全瓜蒌四钱　大荸

茅梗洗、打，五枚　白通草八分

　　翁左　伏温三候，邪不外达而陷入三阴，神识模糊，表热不扬而里热尚炽，自汗频频，舌干糙无津，脉数而乱，手指蠕动，曾经循衣摸床，内闭外脱，危在旦夕间矣。勉拟一方，尽人事以冀天眷，尚希明正。

　　西洋参钱半　银柴胡钱半　左牡蛎先，三钱　花龙骨先，三钱　朱茯神三钱　川象贝各二钱　天竺黄钱半　水炙远志钱半　鲜石菖蒲八分　嫩钩钩后入，三钱　淡竹沥冲服，一两

　　至宝丹一粒，去壳，研末服。

　　二诊　伏温化热，由气入营，伤津劫液，厥少之火内炽，鼻衄甚多，白痦布于胸膺颈项之间，舌糙无津，脉弦数，左甚于右，还虑痉厥之变。今宜犀角地黄汤合白虎汤，生津增液，清营凉气。

　　犀角尖另煎汁冲服，五分　鲜生地八钱　西洋参三钱　天竺黄二钱　鲜铁皮石斛三钱　熟石膏打，三钱　朱茯神三钱　石菖蒲八分　天花粉三钱　益元散包，三钱　京玄参二钱　川象贝各二钱　冬桑叶三钱　粉丹皮二钱　活芦根去节，一尺　卷心竹叶三十张

　　紫雪丹五分，吞服。

　　陈左　伏温挟痰滞交阻，阳明为病，肺失清肃，寒热七天，入夜更甚，咳嗽胸闷，舌苔薄腻而黄，脉象濡滑而数。邪势正在鸱张，虑其增剧，姑拟清解伏温，宣肺化痰。

　　淡豆豉三钱　黑山栀二钱　嫩前胡钱半　粉葛根钱半　薄荷叶后下，八分　枳实炭一钱　苦桔梗一钱　地枯萝三钱　光杏仁三钱　象贝母三钱　连翘壳三钱　冬瓜子三钱　朱茯神三钱　炒竹茹钱半

　　张左　伏温两候，阳明里热为病，身灼热无汗，大便溏泄黄水，口干欲饮，加之鼻衄，齿垢唇燥，舌灰糙无津，左脉濡数，右脉滑数。湿邪化热由气入营，逼血妄行，热迫注泄，颇虑邪热内陷昏厥之变。急宜清营透气，苦寒泄热，以望转机，尚希明正。

　　天花粉三钱　粉葛根二钱　生甘草八分　炒黄芩一钱　川雅连四分　薄荷叶后下，八分　金银花六钱　连翘壳三钱　生赤芍二钱　赤茯苓三钱　陈莱菔英三钱　鲜竹茹二钱　茅芦根各四两　干荷叶一角

　　竺左　阴分素亏，伏温内蕴，邪气入营，阳络损伤则血上溢，吐血内热，咳嗽气急，身热不退，脉数而促。证势重险，姑拟生津清温，清肺祛瘀。

　　天花粉三钱　冬桑叶三钱　粉丹皮二钱　抱茯神三钱　金银花四钱　连翘壳三钱　茜草根二钱　侧柏炭二钱　川象贝各二钱　鲜竹茹钱半　白茅根去心，二扎　白茅花包，钱半　仙鹤草三钱　鲜藕节二枚

　　二诊　吐血渐止，身热亦减，咳呛气逆，动则更甚，脉数而促。素体阴虚，肝火内炽，伏温痰热逗留。还虑增变，仍宜生津清温，清肺祛瘀。

　　天花粉三钱　冬桑叶二钱　粉丹皮二钱　抱茯神三钱　金银花三钱　连翘壳三钱　茜草根二钱　仙鹤草三钱　川象贝各二钱　鲜竹茹二钱　鲜藕节二枚　白茅根去心，二扎　加枇杷叶露后入，四两

陈左　伏温由营及气，引动肝火上升，阳络受损则血上溢，吐血身热，脉象芤数。症势非轻，姑拟清营凉气，祛瘀生新。

霜桑叶三钱　粉丹皮三钱　生石决先煎，八钱　茜草根三钱　侧柏炭二钱　金银花六钱　连翘壳三钱　仙鹤草三钱　鲜竹茹三钱　川象贝各二钱　轻马勃八分　白茅根去心，两扎　白茅花包，钱半

另，参三七三分，鲜藕汁二两，炖温，同冲服。

二诊　吐血渐减，咳呛咯痰不爽，身热未退，脉象芤数。伏温由营及气，阳络损伤，肺失清肃，还虑增剧，再宜清营凉气，祛瘀生新。

霜桑叶二钱　粉丹皮钱半　金银花三钱　连翘壳三钱　茜草根钱半　侧柏炭二钱　瓜蒌皮三钱　川象贝各二钱　轻马勃八分　仙鹤草三钱　生石决先煎，五钱　鲜竹茹钱半　白茅根去心，二扎　白茅花包，钱半

加蚕豆花露、枇杷叶露各四两，后入。

萧先生　身热十五天，有汗，热势较轻而不能退，口干欲饮，甚则咯血，舌质红苔黄，脉象濡数。伏温化热，蕴蒸阳明之里，阳络损伤则血上溢，书曰红汗。宜生津清温，清肺化痰。

冬桑叶三钱　粉丹皮二钱　天花粉三钱　金银花四钱　连翘壳三钱　益元散包，三钱　朱茯神三钱　光杏仁三钱　象贝母三钱　白通草八分　嫩钩钩后入，三钱　鲜竹茹二钱　茅芦根各一两

张左　身热匝月①，朝轻暮重，白痦布于肌肤，二旬未更衣。伏温内陷，宿滞内阻，肠中浊垢不得下达也。虑其增剧，宜清金清温，而通腑气。

天花粉三钱　银柴胡一钱　青蒿梗钱半　茯苓皮三钱　白通草八分　全瓜蒌切，四钱　连翘壳三钱　黑山栀二钱　郁李仁研，四钱　大麻仁研，四钱　冬瓜皮三钱

二诊　身热匝月，朝轻暮重，白痦布而渐回，二旬余未更衣，苔薄腻黄，脉濡小而数。余邪湿热留恋募原，肠中宿垢不得下达也。还虑增变，再宜清解余邪，而通腑气。

清水豆卷四钱　黑山栀钱半　青蒿梗钱半　茯苓皮三钱　白通草八分　连翘壳三钱　光杏仁三钱　全瓜蒌切，四钱　郁李仁三钱　冬瓜皮三钱　脾约麻仁丸包煎，六钱

萧先生　身热不退，神志时明时昧，梦语谵语，夜不安寐，口干不多饮，舌苔薄腻微黄，脉象濡滑而数，伏温未楚，痰浊蒙蔽清窍，神明无以自主。还虑缠绵增剧，宜清温涤痰，而安神志。

清水豆卷四钱　霜桑叶三钱　象贝母三钱　朱茯神三钱　竹沥半夏二钱　炒竹茹二钱　枳实炭一钱　益元散包，三钱　水炙远志一钱　九节石菖蒲七分　紫贝齿三钱　天竺黄二钱　川郁金钱半　金器入煎，一具

邵左　伏温挟湿内蕴，太阴阳明为病，身热两候，腹鸣便溏，舌光绛，脉濡数。口燥

①　匝月：匝（zā），满。匝月，即满月。

气阴暗伤，津少上承，症势非轻；姑拟生津达邪，和中化湿。

南沙参三钱　银柴胡一钱　川石斛三钱　煨葛根一钱　酒炒黄芩二钱半　鲜荷叶一角　生甘草八分　水炒川连四分　银花炭三钱　赤茯苓三钱　焦楂炭三钱

周先生　伏温蕴湿，化燥消灼阴液，津少上承，痰热逗留肺胃，清肃之令不行。身热十一天，有汗不解，口干欲饮，痰多胸闷，舌前半红糙，中后薄黄，脉濡滑而数。耳聋失聪，与少阳经邪耳聋者不同。颇虑内陷昏厥之变，急宜生津清温，清肺化痰。

天花粉三钱　肥知母钱半　冬桑叶二钱　朱茯神三钱　金银花三钱　连翘壳三钱　川象贝各二钱　枳实炭一钱　鲜竹茹二钱　冬瓜子三钱　青蒿梗钱半　嫩白薇钱半　活芦根去节，一尺

李右　身热三候余，朝轻暮重，口干欲饮，腑行溏薄，夜不安寐，舌质红绛，脉象濡数。津液已伤，伏温内恋，太阴阳明为病。还虑增剧，宜生津和解。

川石斛三钱　天花粉三钱　嫩白薇炒，钱半　朱茯神三钱　金银花四钱　银柴胡一钱　粉葛根一钱　酒炒黄芩一钱　益元散包，三钱　川象贝各二钱　生苡仁四钱　生谷芽四钱　白茅根去心，两扎　鲜荷叶一角

陆右　伏温挟湿，内蕴募原，少阳为病。身热匝月，朝轻暮重，胸闷泛恶，脉象濡小而数，舌苔薄腻而黄。症势非轻，姑拟和解枢机，芳香化湿。

吉林参须一钱　银柴胡钱半　仙半夏二钱　云茯苓三钱　陈广皮一钱　白蔻壳八分　藿香梗钱半　炒谷麦芽各三钱　通草八分　姜水炒竹茹钱半　左金丸包煎，六分

朱右　秋温伏暑，阳明为病，发热十天，汗泄不畅，口干欲饮，脉象濡数，舌质红苔黄。症势非轻，姑拟清解伏温。

粉葛根二钱　银柴胡一钱　薄荷叶后下，八分　霜桑叶三钱　朱茯神三钱　金银花四钱　连翘壳三钱　清水豆卷四钱　黑山栀二钱　鲜藿香钱半　甘菊花二钱　炒竹茹钱半　白茅根去心，二扎

二诊　发热渐退，有汗不解，口干欲饮，烦躁少寐，舌质红苔黄，脉象濡数。伏温内陷，阳明为病，阴液暗伤，肝火内炽，还虑增剧。今拟生津清解。

天花粉三钱　银柴胡一钱　薄荷叶后下，五分　朱茯神三钱　金银花三钱　连翘壳三钱　肥知母二钱　霜桑叶三钱　白通草八分　甘菊花钱半　鲜竹茹钱半　活芦根去节，一尺

邹右　夏伤于暑，秋冒风凉，挟湿痰交阻募原，寒热日作，午后入夜更甚，胸闷泛恶，舌苔腻黄，脉象濡滑而数。高年患此，势非轻浅，姑拟和解枢机，芳香化湿。

软柴胡八分　仙半夏二钱　酒炒黄芩一钱　赤茯苓三钱　枳实炭一钱　白蔻壳八分　福泽泻钱半　制川朴八分　六神曲三钱　鲜藿香钱半　鲜佩兰钱半　姜水炒竹茹钱半　甘露消毒丹荷叶包煎、刺孔，五钱

刘左　秋凉外束，伏暑湿滞内阻，太阳少阳为病。寒热七天，午后尤甚，汗泄不畅，

胸闷泛恶，舌苔薄腻，脉象濡滑而数。症势非轻，姑拟和解伏邪，芳香化湿。

淡豆豉三钱　陈香薷六分　软柴胡一钱　赤茯苓三钱　仙半夏钱半　枳实炭一钱　福泽泻钱半　六神曲三钱　光杏仁三钱　象贝母三钱　鲜藿香钱半　鲜佩兰钱半　甘露消毒丹鲜荷叶包煎、刺孔，五钱

刘右　伏温暑湿内蕴，少阳阳明为病。阴液暗伤，津少上承，身热二十余天，朝轻暮重，口干欲饮，夜不安寐，舌中剥绛、边薄腻，脉象濡数。症势非轻，姑拟生津和解。

天花粉三钱　银柴胡一钱　粉葛根钱半　朱茯神三钱　金银花四钱　连翘壳三钱　川象贝各二钱　益元散包，三钱　嫩白薇钱半　白茅根去心，二扎　鲜荷叶一角　鲜荷梗一尺

何女　秋温伏暑，延今三候。初起吐血衄血，继则身灼热无汗，热盛于夜，谵语妄言，口渴欲饮，七八日未更衣，舌焦糙无津，唇色紫暗，脉象弦滑而数，红白痧虽现即隐，咳呛痰内带红。良由伏温由营及气，由里及表，表未得汗，仍传于里。里热炽盛，少阴之阴液被劫，津无上承；阳明经热未得外解，腑中燥屎不得下行；腑热熏蒸心包，神明无以自主；手指震动，肝风欲起，痉厥之变，即在目前矣。急拟生津解肌，下则存阴，表里两治，以望转机。

鲜生地六钱　天花粉三钱　熟石膏打，三钱　川贝母三钱　茅芦根去心节，各一两　京玄参三钱　薄荷叶后下，八分　生甘草五分　枳实炭一钱　鲜石斛四钱　粉葛根一钱　全瓜蒌切，玄明粉一钱五分同捣，四钱　鲜竹茹二钱　清宁丸包，三钱

二诊　投生津解肌，下则存阴之剂，已服两帖。微微得汗，腑垢已得下行，所下之垢，色紫黑甚畅，灼热略衰，谵语亦减，而咳呛咯痰不出，痰内带红，耳聋失聪，口干欲饮，舌糙黑已减，脉尚弦数，唇焦而裂，此少阴阴液已伤。阳明伏暑化热，灼津液而为痰，痰阻肺络，清肃之令不行，木火升腾，扰犯清窍，虽有转机之兆，尚未敢轻许无妨。今拟人参白虎汤合清营增液汤加减，清营凉气，肃肺化痰，能得精胜邪却，即可望出险入夷。

西洋参一钱五分　鲜生地五钱　肥知母二钱　连翘壳三钱　鲜竹叶三十张　生石膏打，四钱　京玄参三钱　川贝母三钱　粉丹皮二钱　生甘草八分　鲜石斛三钱　朱茯神三钱　枳实炭八分　活芦根去节，一尺

三诊　人参白虎汤、清营增液汤又服二剂，灼热已减其半，神识亦清，舌焦黑已退，转为红绛，脉左弦数，右濡滑而数，睡则惊悸，耳聋口渴，咳呛咯痰不爽，痰中夹血，津液有来复之渐，暑热有退避之势。余焰烁液为痰，胶阻肺络，木火升腾，扰犯清空，合脉论证，已有出险入夷之佳象。再议生津泄热，清肺化痰。

西洋参一钱五分　肥知母一钱五分　冬桑叶二钱　朱茯神三钱　活芦根去节，一尺　生甘草六分　青蒿梗一钱五分　生石膏打，三钱　天花粉三钱　粉丹皮二钱　川贝母三钱　生石决先煎，八钱　嫩白薇一钱五分　鲜藕切片入煎，四两

四诊　身灼热已去七八，惟咳呛咯痰不爽，口渴不多饮，痰中之血，两日不见，耳鸣失聪，脉左弦小而数，右濡滑而数，舌绛红。肾阴胃液难复，木火易于上升，余波未尽，肺金清肃之令不行，况值燥令，燥从火化，火未有不克金也。再宜甘凉濡润，生津泄热，清肺化痰。

西洋参一钱五分　生甘草八分　水炙桑叶皮各一钱五分　生石决先煎，八钱　朱茯神三钱 天花粉三钱　肥知母一钱五分　粉丹皮一钱五分　嫩白薇一钱五分　北秫米包，三钱　冬瓜子三 钱　活芦根去节，一尺　枇杷叶露后入，四两

张左　秋温伏暑，蕴蒸阳明，身热甚壮，有汗不解，口干欲饮，苔黄脉数，两足逆 冷。是热在阳明，湿在太阴，与中寒者不同，证势沉重。姑拟加味苍术白虎汤，清温燥 湿，以望转机。

生石膏五钱　天花粉三钱　黑山栀一钱五分　肥知母一钱五分　金银花三钱　活芦根去节， 一两　生甘草五分　连翘壳一钱五分　制苍术一钱

黄右　身热九天，朝轻暮重，渴喜热饮，大便溏泄，脉濡细，舌质红，苔薄腻。伏邪 暑湿内蕴，太阴阳明为病，还虑增剧，宜解肌达邪，和中化湿。

粉葛根钱半　酒炒黄芩一钱　银柴胡一钱　赤茯苓三钱　炒扁豆衣三钱　生苡仁三钱　六 神曲三钱　象贝母三钱　仙半夏钱半　银花炭三钱　大腹皮二钱　炒车前子三钱

谢右　秋凉引动伏暑，挟湿滞内阻，太阳阳明为病，寒热无汗，头胀且痛，胸痞泛 恶，苔薄腻，脉濡数。邪滞互郁，胃气不得下降也。亟宜疏透伏邪，而化湿滞，以冀邪从 外达，湿滞内化，不致增剧乃佳。

豆豉三钱　前胡一钱五分　半夏三钱　六曲三钱　薄荷后下，八分　竹茹一钱五分　香薷五 分　山栀一钱　桔梗八分　鲜藿香一钱五分　鲜佩兰一钱五分　荷叶一角　炒枳实一钱

荣左　伏暑秋温，发热两候，早轻暮重，烦躁不寐，梦语如谵，鼻衄痰红，口干欲 饮，大便溏薄色黄，汗泄不多，舌质红苔黄。此伏暑化热，蕴蒸阳明之里。阳明者，胃 也，胃络上通心包，胃热上蒙清窍，心神不得安宁，故烦躁少寐，梦语如谵也。鼻衄虽曰 红汗，究属热迫营分，逼血而妄行也。脉象左弦数，右滑数。参脉合证，阴液暗伤，邪热 猖獗，颇虑传入厥阴，致神昏痉厥之险。急宜甘寒生津，清解伏暑，冀营分之热，能得从 气分而解为幸。

天花粉三钱　朱茯神三钱　粉葛根一钱五分　鲜竹茹二钱　益元散包，三钱　金银花五钱 酒炒黄芩一钱　冬桑叶二钱　连翘壳三钱　川雅连五分　白茅根去心，三扎

二诊　昨投清温生津之剂，身热略减，夜寐稍安，鼻衄亦止，而口干欲饮，胸闷懊 憹，难以名状，汗泄不多，舌质红苔黄，脉数依然，良由暑温之热，仍在阳明之里，未能 达到气分，势欲蒸发白㾦之象，阴液暗伤，无作汗之资本，还虑增剧。温邪有汗而再汗之 例，仍宜甘寒生津，解肌清温，冀望正胜邪却，始能入于坦途。

天花粉三钱　粉葛根五钱　粉丹皮二钱　鲜石斛三钱　清水豆卷四钱　鸡苏散包，三钱 熟石膏打，三钱　冬桑叶二钱　连翘壳三钱　鲜竹叶三十张　活芦根去节，一尺　北秫米包， 三钱

三诊　连进生津清温，服后热势反增，渴欲引饮，饮后得汗甚畅。白㾦布于胸腹之 间，至天明时热势始减，胸闷渐舒，脉数稍和，即是正胜邪却之机。既已获效，仍守原法 扩充。

天花粉三钱　生甘草六分　连翘壳三钱　鲜石斛三钱　嫩白薇一钱五分　生石膏打，三钱　仙半夏一钱五分　川贝母二钱　白通草八分　鲜竹叶三十片　白茅根去心，两扎　北秫米包，三钱

四诊　身热大减，汗泄溱溱，白痦密布腹脐之间，伏暑湿热已得外达。惟咳痰带红，睡醒后口舌干燥，神疲肢倦，小溲频数不爽，溺时管痛，脉象濡数不静，舌质淡红。此阴液已伤，木火易升，肺金化源受伤，不能下及州都，阳明之蕴热，尚留恋为患也。仍拟竹叶石膏汤加减，生津液以滋化源，清阳明而熄余焰。

西洋参一钱五分　朱茯神三钱　川通草八分　活芦根去节，一尺　生石膏打，三钱　川贝母二钱　粉丹皮二钱　北秫米包，三钱　鲜竹叶三十张￣生甘草六分　天花粉三钱　冬桑叶二钱　滋肾通关丸包煎，一钱五分

五诊　身热已退，白痦密布甚多，口舌干燥亦减，伏暑之热有肃清之渐，而小溲尚未爽利，咳痰色黄，脉象濡数无力，舌淡红，肺胃余热留恋，气化不及州都也。仍拟甘寒生津，养胃清肺，以善其后。

西洋参一钱五分　朱茯神三钱　冬桑叶二钱　冬瓜子三钱　活芦根去节，一尺　生甘草八分　川贝母三钱　粉丹皮一钱五分　北秫米包，三钱　金石斛二钱　瓜蒌皮三钱　嫩白薇一钱五分　通天草八分　滋肾通关丸包煎，一钱五分

湿温

李左　湿温四天，身热有汗不解，胸痞泛恶，口干不多饮，舌苔薄腻而黄，脉濡滑而数。伏邪湿热，漫布三焦，气机不宣，痰浊交阻，胃失和降。治宜宣气淡渗。

光杏仁三钱　清水豆卷四钱　鲜竹茹江枳实一钱五分同炒，一钱五分　茯苓皮三钱　白通草八分　白蔻仁一钱　块滑石包，三钱　佛手露冲，一两　生熟苡仁各三钱　仙半夏一钱五分　酒炒黄芩一钱五分　鲜藿佩各一钱五分

俞左　湿温五天，身热不解，有汗恶风，遍体骨楚，胸闷泛恶，不能饮食，舌苔腻布而垢，脉象濡迟。伏温挟湿挟滞，互阻中焦，太阳表邪郁遏，太阴里湿弥漫，清不升而浊不降，胃乏展和之权，邪势正在鸱张。拟五苓合平胃散加减。

川桂枝八分　赤猪苓各三钱　泽泻一钱五分　清水豆卷四钱　制川朴一钱　陈皮一钱　半夏一钱　制苍术一钱　枳实炭一钱　六神曲三钱　鲜藿梗一钱五分　鲜佩兰一钱五分

李左　伏邪湿热，蕴蒸气分，漫布三焦。身热早轻暮重，已有旬余，白痦布而不多，湿热原有暗泄之机。无如入夜梦呓，如谵语之状，亦是湿热熏蒸清窍所致。口干溲赤，大便溏薄，热在阳明，湿在太阴，经所谓热搏注泄是也。吴鞠通先生云：湿温之症，氤氲黏腻，非易速解。虑其缠绵增剧，拟葛根黄芩黄连汤加味，解肌清温，苦化湿热。

粉葛根二钱　朱茯神三钱　炒麦芽三钱　朱灯心三扎　酒炒黄芩一钱五分　炒银花三钱　通草八分　水炒川连三分　连翘壳一钱五分　净蝉衣八分　鸡苏散包，三钱　青荷梗一枝　鲜竹叶三十张

王右　湿温身热两候，有汗不解，早轻暮重，口干不多饮，红疹白㾦，布于胸膺之间。脉数，苔灰黄，伏邪湿热，蕴蒸气分，漫布三焦。叶香岩先生云：湿热为黏腻之邪，最难骤化，所以身热久而不退也。宜以宣化。

净蝉衣八分　茯苓皮三钱　香青蒿一钱五分　荷梗一支　熟牛蒡子二钱　通草八分　嫩白薇一钱五分　黑山栀一钱五分　清水豆卷三钱　六一散包，三钱　酒炒黄芩一钱五分

杨左　湿温七天，身热有汗不解，午后入夜尤甚，口苦而干，渴不多饮，脉濡滑带数，舌苔薄腻，伏邪蕴湿，逗留膜原，少阳阳明为病。前进达原宣化不应，今拟柴葛解肌加味。

软柴胡八分　清水豆卷四钱　仙半夏一钱五分　六一散包，三钱　粉葛根一钱五分　赤苓三钱　六神曲三钱　泽泻一钱五分　甘露消毒丹包，四钱

二诊　服药两剂，身热较前大减，胸脘不舒，纳减少寐，余邪湿热未楚，胃不和则卧不安也。脉濡滑，苔薄腻微黄。今拟芳香淡渗，以清余氛，更当避风节食，不致反复为要。

清水豆卷四钱　佩兰叶一钱五分　仙半夏一钱五分　炒枳壳一钱　广藿香一钱五分　赤茯苓三钱　炒秫米三钱　炒麦芽四钱　通草八分　益元散包，三钱　佛手八分　甘露消毒丹包，四钱

冯左　湿温三候，身热有汗不解，胸痞泛恶，脐腹作胀，两足痿软不能步履，苔腻脉濡。湿邪自下及上，自外入内，盖脚气之重症也。若加气喘，则危殆矣，急拟逐湿下行。

清水豆卷四钱　陈广皮一钱　制苍术一钱　制川朴一钱　仙半夏二钱　枳实炭一钱　赤茯苓三钱　淡吴萸五分　大腹皮二钱　木防己二钱　陈木瓜三钱　生苡仁四钱　生姜三片

范童　初患间日疟，寒短热长，继因饮食不节，转成湿温。身热早轻暮重，热盛之时，神识昏糊，谵语妄言，胸痞闷泛恶，腑行不实，舌苔灰腻满布，脉象滑数。良由伏温挟湿挟滞，蕴蒸生痰，痰浊蒙蔽清窍，清阳之气失旷，与阳明内热者，不可同日而语也，颇虑传经增变。拟清温化湿，涤痰消滞，去其有形，则无形之邪自易解散。

豆豉三钱　前胡一钱五分　干葛一钱　银花三钱　连翘三钱　赤茯苓三钱　半夏二钱　藿佩各一钱五分　炒枳实一钱五分　荷叶一角　竹茹姜炒，一钱五分　神曲三钱　菖蒲八分

二诊　服前方以来，诸恙渐轻，不过夜有梦语如谵之象。某医认为暑令之恙，暑热熏蒸心包，投芩、连、益元散、竹叶、茅根等。变为泄泻无度，稀粥食升，犹不知饱，渴喜热饮，身热依然，舌灰淡黄，脉象濡数。此藜藿之体，中气本虚，寒凉太过，一变而邪陷三阴。太阴清气不升，浊阴凝聚，虚气散逆，中虚求食，有似除中，而尚未至除中也。阴盛格阳，真寒假热，势已入于险境。姑仿附子理中合小柴胡意，冀其应手则吉。

熟附块一钱五分　炒潞党参二钱　炮姜炭六分　炒冬术二钱　炙甘草四分　云茯苓三钱　煨葛根一钱五分　软柴胡七分　仙半夏二钱　陈皮一钱　炒谷芽苡仁各三钱　红枣二枚　荷叶一角

三诊　温运太阴，和解枢机，连服三剂，身热泄泻渐减，胀满亦松，脘中虽饥，已不多食，均属佳境。而神疲倦息，渴喜热饮，舌淡黄，脉濡数无力，中虚脾弱，饮水自救。

效方出入，毋庸更张。

炒潞党参二钱　熟附片一钱　炮姜炭五分　云茯苓三钱　炙甘草五分　大砂仁后下，八分　陈皮一钱　炒谷芽苡仁各三钱　炒白术二钱　荷叶一角

又服三剂，加炒怀山药三钱。

（谨按：此症骤见似难着手，然既泻而腹仍膨，则非实胀，已可概见。苔灰淡黄，脉象濡数，俱是假热，所谓不从脉而从症也。受业朱治安志）

费左　湿温三候，初病足背湿热结毒起见，腐溃不得脓，疮旁四周肿红焮痛，寒热晚甚，梦语如谵。前医迭投寒凉解毒，外疡虽见轻减，而加呃逆频频，胸痞泛恶，口有酸甜之味，不能饮食，渴不欲饮，口舌糜腐，小溲短赤，脉象濡滑而数。良由寒凉太过，湿遏热伏，热处湿中，胃阳被遏，气机窒塞，已成坏症。议进辛以开之，苦以降之，芳香以宣之，淡渗以利之，复方图治，应手乃幸。

仙半夏二钱　淡吴萸一分　郁金五钱　白通草八分　清水豆卷四钱　枳实炭一钱　川雅连四分　姜竹茹五钱　柿蒂五枚　鲜藿香五钱　鲜佩兰五钱　鲜枇杷叶去毛、包，三张

二诊　连服辛开苦降，芳香淡渗之剂，呃逆止，泛恶亦减，胸痞噫气，口舌糜腐依然，口有酸甜之味，身热起伏无常，小溲短赤，脉象濡数。湿热为黏腻之邪，最难骤化，交阻于中，则胸痞噫气，熏蒸于上，则口有酸甜，三焦决渎无权，则小溲短赤，白㾦不现，邪无出路。前方既见合度，循序前进，以图后效。

仙半夏五钱　左金丸包，五分　清水豆卷四钱　通草八分　枳实炭一钱　炒竹茹二钱　茯苓皮三钱　鲜藿佩各五钱　柿蒂五枚　枇杷叶去毛、包，五张　滋肾通关丸包煎，五钱

三诊　呕恶止，胸痞未舒，口舌糜腐亦减，白㾦渐现，伏邪湿热，已有暗泄之机。十余日未更衣，小溲短赤，身热临晚似剧，脉濡数。申酉为阳明旺时，阳明腑垢不得下达，三焦之余湿，一时未易清彻。再守原法，加入通幽润肠之品，腑垢得去，则经中之余热，自无形默化也。

仙半夏四钱　川连四分　青蒿梗五钱　白薇五钱　清水豆卷四钱　全瓜蒌切，四钱　郁李仁研，三钱　大麻仁研，三钱　枳实炭一钱　炒竹茹五钱　鲜佩兰四钱　滋肾通关丸包煎，五钱

四诊　腑气已通，诸恙均平。今且调其胃气，宣化余湿，更当节饮食，以杜反复。

南沙参三钱　青蒿梗五钱　白薇五钱　清水豆卷三钱　鲜佩兰五钱　仙半夏五钱　江枳壳一钱　竹茹五钱　通草八分　鲜枇杷叶四张　生熟谷芽各三钱　滋肾通关丸包，五钱

徐右　伏温挟湿，陷入厥阴，神识昏糊，牙关紧闭，四肢逆冷，唇燥而焦，胸闷呕吐，饮食不进，湿热酿成浊痰，互阻中焦，胃失降和，脉沉细而数，苔灰黄，况素体阴亏，肝火内炽，更兼怀孕，颇虑殒胎，危笃之症也。仿《经》旨有故无殒亦无殒也之意，拟四逆散加减，冀陷入之邪，从阳明而解为幸。

银柴胡一钱　炙远志肉一钱　炙僵蚕三钱　仙半夏五钱　净蝉衣七分　枳实炭八分　九节石菖蒲八分　炒竹茹五分　嫩钩钩后下，三钱　清水豆卷二钱　广郁金五钱　薄荷叶后下，八分　淡竹沥一两　姜汁冲服，三四滴

二诊　昨进四逆散加减，神识渐清，呕吐亦止。虽属佳兆，无如牙关拘紧，齿垢无津，里热日干，胸闷气粗，按脉沉细而数。良由阴液已伤，津无上承，陷入之温邪，未能

透达，痰热胶阻肺络，肺失输布之权。况怀孕七月，胎气已伤，虽见小效，尚不足恃也。今拟生津达邪，清神涤痰，未识能得转危就安否。

霍石斛三钱　炙远志肉一钱　川贝母二钱　淡竹沥油冲，一两　清水豆卷三钱　鲜石菖蒲八分　瓜蒌皮二钱　嫩钩钩后下，三钱　黑山栀二钱　鲜枇杷叶三张　鲜竹茹枳实七分同炒，二钱

三诊　神识渐清，呕吐渐止，牙关拘紧亦舒，齿垢无津，咳嗽咯痰不爽，里热头眩，按脉濡滑而数。是阴液已伤，津少上承，陷入之邪，有暗泄之机。厥阳升腾，痰热胶阻肺络，肺失输布。怀麟七月，今太阴肺经司胎，胎热乘肺，肺气愈形窒塞，虽逾险岭，未涉坦途。再宜生津达邪，清神涤痰，冀望正胜邪却为吉。

霍山石斛三钱　炙远志肉一钱　霜桑叶三钱　清水豆卷三钱　鲜石菖蒲八分　滁菊花三钱　黑山栀二钱　鲜竹茹二钱　光杏仁三钱　川贝母二钱　瓜蒌皮二钱　嫩钩钩后下，三钱　鲜枇杷叶三张　淡竹沥油冲，一两

四诊　神识已清，津液渐回，里热亦减，而呕吐又起，不能饮食，口舌碎痛，腑气不行，脉象左弦数，右濡滑。此湿火上升，痰浊未楚，肺胃之气，不得下降，能得不生枝节，可望渐入佳境。仍宜生津和胃，苦降痰浊，怀麟七月，助顺胎气。

川石斛三钱　川贝母二钱　炙白苏子五钱　水炒川连三分　全瓜蒌切，四钱　旋覆花包，五钱　仙半夏五钱　鲜竹茹二钱　生熟谷芽各三钱　干芦根去节，一两　清炙枇杷叶去毛，包，三钱　柿蒂十四枚　广橘白一钱

五诊　呕吐已止，口舌碎痛亦减，胸脘不舒，饮食少进，神疲，右颧赤色，脉象软滑无神。怀麟七月，阳明少阴阴液已伤，痰浊未楚，厥气乘势横逆。再宜益阴柔肝，助顺胎气，而化痰浊。

川石斛三钱　抱茯神三钱　广橘白一钱　生白芍二钱　川贝母二钱　炒竹茹二钱　仙半夏五钱　瓜蒌皮二钱　生熟谷芽各三钱　干芦根去节，二两　清炙枇杷叶去毛、包，三钱　春砂壳四分

六诊　呕吐止，口舌碎痛亦减，惟纳谷不香，颈项胸膺发出白㾦，伏邪湿热，已有外泄之佳象。口干不多饮，舌质红苔薄腻，脉象濡滑而数。阴伤难复，浊痰未化，津少上承。怀麟七月，胎前以清热养阴为主。再宜养阴宣肺，和胃化痰。

川石斛三钱　抱茯神三钱　熟谷芽四钱　净蝉衣八分　清水豆卷三钱　佩兰梗五钱　光杏仁三钱　陈广皮一钱　象贝母三钱　清炙枇杷叶去毛、包，三钱　炒竹茹五钱　干芦根去节，一两　净蝉衣八分　吉林参须八分

按：此症为阴虚温邪内陷，若遇时医，见神识昏糊而大进犀羚，则邪遏不达而毙。或见四肢逆冷，而任投姜附，则阴液涸竭而亡。况怀麟七月，恐其胎气受伤，用药最为棘手。而夫子初诊，即认定为热厥，投四逆散以解之。继又速进养阴清热之剂，使内陷之邪，由脏转府，由里达表，竟使病者得庆更生，夫子之识见深矣。治安幸列门墙，弥殷瞻仰，谨录之。（原书有此按语——编者注）

邹女　湿温九天，身热午后尤甚，口干不多饮，头痛且胀，胸闷不能食，腑行溏薄，舌苔薄腻带黄，脉象濡数，左关带弦。温与湿合，热处湿中，蕴蒸膜原，漫布三焦，温不解则热不退，湿不去则温不清，能得白㾦，而邪始有出路。然湿为黏腻之邪，最难骤化，

恐有缠绵之虑。姑拟柴葛解肌，以去其温，芳香淡渗，而利其湿。

软柴胡八分　葛根一钱五分　清水豆卷三钱　赤茯苓三钱　泽泻五钱　银花炭三钱　连翘二钱　鲜藿香一钱五分　鲜佩兰一钱五分　神曲二钱　大腹皮二钱　通草八分　荷叶一角　甘露消毒丹包，四钱

二诊　湿温十二天，汗多，身热虽减，而溏泻更甚于前，日夜有十余次之多。细视所泻之粪水，黑多黄少，并不臭秽，唇焦齿垢，口干欲饮，饮入肠鸣，小溲短少而赤，舌边红、苔干黄，脉象左濡数、右濡迟，趺阳之脉亦弱。此太阴为湿所困，清气下陷。粪水黑多黄少，黑属肾色，是少阴胜趺阳负明矣，况泻多既伤脾亦伤阴。脾阳不能为胃行其津液，输运于上，伤阴津液亦不上承，唇焦齿垢，职是故也。书云：自利不渴者属太阴，自利而渴者属少阴。少阴为水火之脏，为三阴之枢，少阴阴阳两伤，上有浮热，下有虚寒，显然可见。脉症参观，颇虑正不敌邪，白瘖不能外达，有内陷之险，欲滋养则碍脾，欲温化则伤阴，顾此失彼，殊属棘手。辗转思维，惟有扶正祛邪，培补中土，冀正旺则伏邪自达，土厚则虚火自敛，未识能弋获否。

人参须一钱　米炒於术二钱　清水豆卷四钱　云茯苓三钱　生甘草三分　炒怀山药三钱　炮姜炭三分　炒扁豆衣三钱　炒谷芽苡仁各三钱　干荷叶一两　陈仓米煎汤代水，一两

三诊　湿温两候，前方连服三剂，泄泻次数已减。所下粪水，仍黑黄夹杂，小溲短赤，口干欲饮，齿缝渗血，舌边红苔干黄，脉象濡数，尺部细弱，白瘖布于胸膺脐腹之间，籽粒细小不密，伏温蕴湿，有暗泄之机。然少阴之阴，太阴之阳，因泻而伤，清津无以上供。泻不止，则正气不复，正不复，则邪不能透达，虽逾险岭，未涉坦途也。仍宜益气崇土为主，固胃涩肠佐之。

吉林参一钱　米炒於术二钱　生甘草三分　云茯苓三钱　炒怀山药三钱　炒川贝二钱　禹余粮三钱　炒谷芽三钱　橘白一钱　炒薏仁三钱　干荷叶一角

四诊　湿温十七天，泄泻已减七八，粪色转黄，亦觉臭秽，太阴已有健运之渐，白瘖布而甚多，色亦显明，正胜邪达之佳象。口干而腻，不思谷食，睡醒后面红，稍有谵语，逾时而清，脉濡数而缓，舌质红苔黄。良由气阴两伤，神不安舍，余湿酿成痰浊，留恋中焦，胃气呆顿。今拟七分扶正，三分祛邪，虚实兼顾，以善其后也。

人参须八分　炒於术一钱五分　炒川贝二钱　云苓神辰砂拌，各三钱　远志一钱　炒怀山药三钱　橘白一钱　炒谷芽苡仁各三钱　清水豆卷三钱　佩兰一钱五分　清炙枇杷叶二钱

王幼　湿温伏邪，已十六天，汗多潮热，口干欲饮，白瘖布于胸腹之间，八九日未更衣，脐下按之疼痛，舌红绛中后腻黄，脉象沉数。迭投清温化湿之剂，诸症不减。良由伏邪蕴湿化热，由气及营，由经入腑，腑中宿垢不得下达也。吴又可云：温病下不嫌早。导滞通腑为主，清温凉营佐之，使有形之滞得下，则无形之邪自易解散。

生川军二钱　玄明粉后入，一钱五分　枳实一钱　生甘草五分　冬桑叶二钱　粉丹皮二钱　青蒿一钱五分　嫩白薇一钱五分　京赤芍一钱五分　青荷梗一尺　活水芦根去节，一尺

复诊　昨进导滞通腑，清营泄热之剂，腑气已通，潮热渐减，白瘖布而不多，口干欲饮，舌中腻黄渐化，脉濡数无力。阴液暗伤，余热留恋气营之间，清津无以上供。今拟生津清化，佐入和胃之品，尚须节食，恐多食则复，少食则遗之弊。

天花粉三钱　霜桑叶二钱　粉丹皮一钱五分　京赤芍一钱五分　朱茯神三钱　青蒿梗一钱

五分　嫩白薇一钱五分　通草八分　六一散包，三钱　青荷梗一尺　生熟谷芽各三钱

　　沈左　湿温四候，身热早轻暮重，有汗不解，白㾦已布，色不显明，口干欲饮，唇燥齿垢，形瘦神疲，舌质红苔微黄，脉濡数无力。此乃气阴已伤，余邪湿热，留恋气营之间，入夜梦语如谵，有神不守舍之象，且有咳嗽，肺胃亦虚，虚多邪少，还虑生波。今拟清养肺胃之阴，宣化三焦之湿。

　　南沙参三钱　朱茯神三钱　川贝三钱　通草八分　川石斛三钱　冬桑叶三钱　瓜蒌皮二钱　冬瓜子三钱　嫩白薇一钱五分　粉丹皮一钱五分　广橘白一钱　生苡仁三钱　清炙枇杷叶去毛、包，二钱

　　复诊　诸恙见轻，原方加北秫米（包）三钱。

　　李左　脉来濡数，濡为湿，数为热，湿为热合，蕴蒸气分，漫布三焦，是以身热三候，朝轻暮重，白㾦满布胸膺之间，形瘦神疲，乃湿热郁久不化，耗气伤阴所致，症势非轻。急宜存阴清宣。

　　金石斛一钱　嫩白薇一钱五分　六一散包，三钱　象贝母三钱　南北沙参各一钱五分　茯苓皮三钱　净蝉衣八分　鲜竹叶三十张　香青蒿一钱五分　通草八分　连翘壳一钱五分　荷梗一枝

　　裘左　湿温八天，壮热有汗不解，口干欲饮，烦躁不寐，热盛之时，谵语妄言，胸痞泛恶，不能纳谷，小溲浑赤，舌苔黄多白少，脉象弦滑而数。阳明之温甚炽，太阴之湿不化，蕴蒸气分，漫布三焦，有温化热、湿化燥之势，症非轻浅。姑拟苍术白虎汤加减，以观动静。

　　生石膏打，三钱　肥知母一钱五分　枳实炭一钱　通草八分　制苍术八分　茯苓皮三钱　炒竹茹一钱五分　飞滑石三钱　仙半夏一钱五分　活芦根去节，一尺　荷梗一尺

　　二诊　今诊脉洪数较缓，壮热之势大减，稍能安寐，口干欲饮，胸闷泛恶，不能纳谷，舌苔腻黄渐化，伏温渐解，而蕴湿犹留中焦也。既见效机，毋庸更张，参入芳香淡渗之品，使湿热有出路也。

　　熟石膏三钱　仙半夏一钱五分　枳实炭一钱　泽泻一钱　制苍术八分　赤茯苓三钱　炒竹茹一钱五分　通草八分　飞滑石三钱　鲜藿佩各一钱五分　荷梗一尺

　　三诊　热退数日，复转寒热似疟之象，胸闷不思纳谷，且有泛恶，小溲短赤，苔黄口苦，脉象左弦数右濡滑。此伏匿之邪，移于少阳，蕴湿留恋中焦，胃失和降。今宜和解枢机，芳香淡渗，使伏匿之邪，从枢机而解，湿热从小便而出也。

　　软柴胡八分　仙半夏二钱　酒黄芩一钱　赤苓三钱　枳实一钱　炒竹茹一钱五分　通草八分　鲜藿佩各一钱五分　泽泻一钱五分　荷梗一尺

　　郑左　湿温十六天，身灼热，有汗不退，口渴欲饮，烦躁少寐，梦语如谵，目红溲赤，舌红糙无津，脉象弦数，红疹布于胸膺之间。此温已化热，湿已化燥，燥火入营，伤阴劫津，有吸尽西江之势，化源告竭、风动痉厥之变，恐在目前。亟拟大剂生津凉营，以清炎炎之威，冀其津生邪却，出险入夷为幸。

鲜生地六钱　天花粉三钱　川贝母二钱　生甘草八分　粉丹皮二钱　冬桑叶三钱　银花八钱　白薇一钱五分　羚羊角片八分　朱茯神三钱　带心连翘三钱　茅芦根各一两　鲜石斛四钱　鲜竹叶三十片

二诊　湿温十八天，甘寒清解，已服二剂，舌红糙略润，津液有来复之渐。身灼热、口渴引饮均减，夜寐略安，佳境也。红疹布而渐多，目白红丝，小溲短赤，脉数不静。少阴之阴已伤，水不济火，营分之热尚炽，木火升腾。前方既见效机，毋庸改弦易辙也。

原方加西洋参一钱五分、鲜藕四两（切片入煎）。

三诊　湿温三候，温化热，湿化燥，迭进生津凉解，身灼热大减，寐安，梦语亦止。红疹满布，营分之热，已得外达，脉数不静，舌转光红，小便黄，七八日未更衣。阴液难以骤复，木火尚炽，余焰未净。仍拟生津泄热，佐通腑气，虽缓下，亦寓存阴之意。

西洋参一钱五分　冬桑叶二钱　天花粉三钱　嫩白薇一钱五分　鲜生地四钱　粉丹皮二钱　川贝母三钱　生甘草六分　鲜石斛四钱　朱茯神三钱　郁李仁研，三钱　大麻仁研，四钱　活芦根去节，一尺

四诊　湿温二十二天，身灼热已退，寐安神清，红疹布而渐化，腑气亦通，舌质红苔微白，脉象濡软而数，精神疲倦，小溲淡黄，谷食无味，邪退正虚，脾胃鼓舞无权。今拟养正和胃，寒凉慎用，虑过犹不及也。

西洋参米炒，五钱　朱茯神三钱　川石斛三钱　生甘草五分　白通草八分　瓜蒌皮二钱　广橘白一钱　川贝母二钱　北秫米包，三钱

王左　脉微数，苔薄腻尖红，身热不扬，烦躁不寐，时欲呕。此无形之邪热，与有形之痰滞，互阻阳明，阳明经邪，不能外达也。宜疏达伏邪，而化痰滞。

淡豆豉三钱　薄荷叶后下，一钱　鲜竹茹枳实同炒，三钱　炒谷麦芽各三钱　黑山栀一钱五分　朱茯神三钱　荆芥穗一钱五分　象贝母三钱　净蝉衣一钱　苦桔梗一钱　地枯萝三钱　清炙枇杷叶去毛、包，三张

巫左　湿温证已延月，寒热时轻时剧，口干不喜饮，腑行溏薄。初由伏邪湿热，蕴于募原，少阳枢机不和，太阴为湿所困，清气不升。阅前方参、附、龙、牡、姜、桂、二陈等剂，温涩太过，致伏邪无路可出，愈郁愈深，如胶似膝。邪遏化热，湿遏化燥，伤阴劫津，化源告竭，气逆而促，神糊谵语，所由来也。舌苔黑糙而垢，有似少阴热结旁流、急下存阴之条，无如脉象左弦细促数右部虚散，腹无燥实坚满之形，安有可下之理？阴液枯槁，正气亦匮，厥脱之变，即在目前矣。勉拟增液生津，以救其焚，亦不过尽人力以冀天眷！

西洋参三钱　朱茯神三钱　天竺黄一钱五分　嫩钩钩后入，三钱　大麦冬二钱　紫贝齿三钱　银柴胡八分　枳实炭八分　霍石斛三钱　川贝母二钱　清炙草四分　炒竹茹一钱五分

费右　湿温三候，灼热不退，舌绛起刺，脉洪数。温邪化火，由气入营，热邪内炽，扰犯包宫，伤津劫液，化源欲竭。以致唇焦齿垢，谵语妄言，内陷重症，危笃之至。拟养阴救液，清火开窍，未识能有挽回否。

犀角尖三分　粉丹皮一钱五分　带心麦冬三钱　鲜石菖蒲五分　鲜生地三钱　京赤芍一钱

五分 上川连三分 鲜竹叶心三钱 带心连翘三钱 京玄参三钱 天竺黄二钱 活芦根去节,一两 牛黄清心丸另研细末化服,一粒

　　叶左 初病喉痧,治愈之后,因复感停滞,酿成湿温。身热有汗不解,临晚畏寒,入夜热势较盛,天明即觉轻减,已有三候。口干不多饮,小溲短赤,逾时有粉汁之形。苔薄黄,脉濡数。素有失红,阴虚体质,迭进清温化湿之剂,其热非特不减,反加肤肿足肿,脐腹饱满,面浮咳嗽。细推病情,太阳经邪未解,膀胱腑湿不化,久则湿困太阴,健运无权。湿为阴邪,易于化水,水湿泛滥,则为肤肿足肿;中阳不运,浊阴凝聚,则为脐腹饱满;水湿逆肺,则为咳嗽面浮;格阳于外,则身热不退也。恙势已入险境,岂可泛视。今拟五苓加味,温开太阳而化水湿,勿可拘执阴虚体质,而畏投温剂,致一误而再误也。然乎否乎?质之高明!

　　川桂枝八分 连皮苓四钱 炒白术三钱 猪苓三钱 仙半夏三钱 大腹皮二钱 砂仁后下,八分 光杏仁三钱 泽泻一钱 姜皮八分 陈皮一钱 冬瓜子皮各三钱

　　二诊 两进五苓,症势未见动静。夫太阳为寒水之经,本阴标阳;太阳与少阴为表里,少阴为水火之脏,本热标寒。太阳之阳不行,少阴之阴亦伤,少火不能生土,中央乾健无权,水湿日积,泛滥横溢,浊阴凝聚,阴盛格阳,肺失治节,水道不行,险象环生,殊可虑也。脉象寸部濡数,关尺迟弱,真阳埋没,阴霾满布,若加气喘,则难为力矣。再拟五苓合真武汤,震动肾阳,温化水湿,千钧一发,惟此一举,狂见如斯,明者何如!

　　熟附块一钱 川桂枝八分 陈皮一钱 大砂仁后下,八分 连皮苓四钱 猪苓二钱 大腹皮二钱 川椒目十四粒 炒白术三钱 泽泻一钱五分 水炙桑皮一钱五分 淡姜皮八分

　　三诊 连服五苓真武以来,肤肿跗肿腹满,已见轻减,小溲稍多,真阳有震动之渐,水湿有下行之势,临晚形寒身热,至天明得汗而退,枢机有斡旋之意,均属佳象。口干渴喜热饮,痰多咳嗽,谷食衰微,白苔化而转淡。夫太阴为湿久困,乾健无权,肺失肃化。脉象关尺迟弱略起,虽逾险岭,未涉坦途。仍守前法,努力前进。

　　桂枝六分 白术三钱 熟附块一钱 软柴胡七分 大腹皮二钱 茯苓四钱 泽泻一钱五分 大砂仁后下,八分 仙半夏二钱 炙桑皮一钱五分 清炙草五分 生姜两片 红枣四枚 炒谷芽苡仁各三钱

　　四诊 温少阴,开太阳,运中阳,逐水湿,又服二剂,肿退,腹满渐消,临晚寒热亦轻,惟痰多咳嗽,纳谷衰少,小溲不清,苔薄腻微黄,脉象缓滑。此脾不健运,胃不流通,湿痰积之于肺,肺失肃化之权。再仿前意,制小其剂。

　　吉林参须八分 连皮苓四钱 炒白术一钱五分 光杏仁三钱 冬瓜子皮各三钱 潞党参五钱 龙骨先煎,三钱 煨益智一钱五分 炙远志一钱 熟附块三钱 牡蛎先煎,三钱 清炙草五分 炒於术一钱五分 鹿角霜五钱

　　复诊 加炙黄芪、大砂仁。

　　周左 湿温月余,身热汗多,神识昏糊,谵语郑声,唇燥口干不欲饮,谷食不进,舌苔干腻,脉象沉细。此湿邪久困太阴,陷入少阴,湿为阴邪,最易伤阳,卫阳失于外护则汗多,浮阳越于躯壳则身热,神不守舍则神糊,与热入心包者,有霄壤之别。动则微喘,肾气不纳也。十余日未更衣,此阴结也。脉症参合,正气涣散,阴阳脱离即在目前矣。急

拟参附回阳，龙牡潜阳，苟能阳回神定，庶可望转危为安之幸。

别直参二钱　熟附块二钱　左牡蛎先煎，三钱　大砂仁后下，八分　仙半夏二钱　炙远志一钱　花龙骨先煎，三钱　朱茯神三钱　炒枣仁三钱　北秫米包，三钱　浮小麦四钱

二诊　两进参附回阳，龙牡潜阳，汗收神清，阳气有内返之佳境。口干，渴喜热饮，纳谷衰少，精神困顿，十余日未更衣，腹内微胀，并不拒按，苔干腻，脉沉细。阳不运行，阴气凝结，肠垢不得下达，犹严寒之时，水冰而地坼也，险岭虽逾，未入坦途。再拟扶正助阳，温通腑气。

别直参一钱五分　熟附块一钱五分　朱茯神三钱　炙远志一钱　炒枣仁三钱　仙半夏三钱陈广皮一钱　大麻仁研，四钱　郁李仁研，三钱　焦谷芽四钱　半硫丸包，二钱

外用蜜煎导法。

三诊　服两剂后，腑气已通，余恙如故。原方去半硫丸、郁李位、火麻仁，加米炒於术。

朱孩　湿温已延月余，身热不退，腹痛便泄，大腹膨胀，面浮体肿，舌苔灰黄，脉象濡数，纹色青紫，已逾气关。某专科投以银翘、芩、连、滑石、通草、楂、曲、鸡金、苓、术等，意谓疳积成矣。惟按脉论证，此三阳之邪，已传入三阴。在太阴则大腹胀满，在少阴则泄泻体肿，在厥阴则腹痛肢冷。卫阳不入于阴则发热，水湿泛滥横溢，则遍体浮肿。小孩稚阳，病情若此，犹小舟之重载，覆沉可虑！今拟真武、理中、小柴胡复方图治，冀挽回于十一。

熟附片八分　炒干姜五分　炒白术一钱五分　连皮苓三钱　陈皮一钱　炒潞党一钱　软柴胡五分　清炙草五分　川椒目十粒　砂仁后下，八分　大腹皮二钱　六神曲三钱

二诊　服理中、真武、小柴胡复方以来，腹胀满肢体肿均见轻减，泄泻亦止，佳兆也。惟身热晚作，乳食少进，口干欲饮。指纹色青紫已回气关之内，脉仍濡数无力，是阴盛格阳，真寒假热，切勿因身热而即改弦易辙也。仍守原法，努力前进。

原方加嫩白薇一钱。

三诊　肿胀十减七八，身热亦觉渐退，惟神疲形瘦，谷食少进，水湿已化，正虚困顿，脾胃阳衰，鼓舞无权也。仍守原方出入。

原方去柴胡，加焦谷芽三钱、佩兰梗一钱五分。

按：此证疑似之处，最难辨别。认定三阴见象，投以温药，故能无虑也。否则再进寒凉，必致邪陷阳越，而不起矣。（原书有此按语——编者注）

哈右　湿温匝月，身壮热，汗多畏寒，胸闷呕吐，纳食不进，烦躁懊憹，少腹胀痛拒按，溺时管痛，小便不利，口干唇燥，渴喜热饮，舌苔白腻，脉象左弦迟而紧右沉细无力。据述病起于经行之后，阅前所服之方，栀豉、二陈、泻心、八珍、金铃子散等剂。推其病情，其邪始在太阴阳明，苦寒迭进，邪遂陷入少阴厥阴，清阳窒塞，蓄瘀积于下焦，膀胱宣化失司，烦躁似阳，实阴躁也，阴盛于下，格阳于上，若再投苦降，则邪愈陷愈深矣。今拟吴茱萸汤加味，温经逐湿，理气祛瘀，冀其转机为幸。

淡吴萸六分　熟附片八分　赤茯苓三钱　连壳蔻仁八分　焦楂炭三钱　姜半夏二钱　砂仁后下，八分　陈皮八分　延胡索一钱　五灵脂包煎，一钱五分　两头尖酒浸、包，一钱五分　泽

泻一钱 生姜两片

二诊 两进吴茱萸汤，呕吐烦躁，均已轻减，少腹胀痛亦松，反加大便溏泄，有七八次之多，寒滞有下行之机，中阳有来复之渐，佳象也。身热依然，口干唇燥，渴喜热饮，苔腻稍化，脉仍弦迟。勿可因口干唇燥，即改弦易辙，虽有身热，可毋庸虑，但使卫阳能入于阴，则身热自除矣。仍守原法，更进一筹。

原方去生姜、连壳蔻仁，加炮姜炭六分、炒白术一钱。

三诊 呕吐溏泄已止，少腹胀痛亦减大半。惟小溲不利，溺时管痛，唇燥口干不多饮。脉象寸关濡滑，尺部涩迟，是蓄瘀蕴湿，留恋下焦，膀胱气化无权，脾不能为胃行其津液，浸润于上，症虽转机，还当谨慎。今制小其剂，加入通关滋肾之品，使蓄瘀蕴湿，从下窍而出。

吴萸四分 仙半夏二钱 熟附片八分 赤茯苓三钱 陈皮一钱 炒白术二钱 炮姜炭四分 清炙草四分 砂仁后下，八分 琥珀屑冲，六分 通天草五钱 滋肾通关丸包煎，三钱

四诊 诸恙十减七八，小溲亦利，惟纳谷衰少，神疲肢倦，唇干口干不多饮，苔转淡黄，脉现濡缓，是脾胃两伤，运化失常。今拟醒脾和胃，而宣余湿，隔一日服一剂，仿《经》旨"大毒治病，十去其六，小毒治病，十去其八，毋使过之，伤其正也"之意。

炒白术二钱 云茯苓三钱 清炙草五分 陈皮一钱 仙半夏二钱 大砂仁后下，八分 焦谷芽五钱 省头草①五钱 绛通草八分 通天草五钱 生姜两片 红枣四枚

陈先生 湿温挟滞，太阴太阳为病。身热七天，有汗不解，胸闷泛恶，口干不多饮，遍体酸疼，且有咳嗽，小溲短少，舌苔薄腻，脉象濡滑而数。湿为黏腻之邪，不得从汗而解，还虑缠绵增剧。姑拟疏气分之伏邪，化中焦之痰湿。

清水豆卷八钱 光杏仁三钱 象贝母三钱 赤茯苓三钱 半夏二钱 通草八分 福泽泻一钱五分 白蔻壳后下，八分 枳实炭一钱 姜竹茹一钱五分 西秦艽一钱五分 荷叶边一角 甘露消毒丹包煎，四钱

马孙少爷 湿温六天，有汗身热不解，头胀痛较轻，胸闷不思饮食，腹痛阵作，大便溏薄，小溲不利，舌苔腻布，脉象濡滑而数。阳明之温，太阴之湿，挟滞交阻，三焦宣化失司。叶香岩云：湿为黏腻之邪，最难骤化。仍宜清解伏温，清化湿滞，尚希明正。

清水豆卷四钱 粉葛根一钱五分 鸡苏散包，三钱 赤茯苓三钱 枳实炭一钱 大腹皮二钱 福泽泻一钱五分 六神曲三钱 鸡内金二钱 地枯萝三钱 细青皮一钱 银花炭三钱 干荷叶一角

二诊 湿温七天，有汗，身热略减，而不能退，头痛亦除，惟腹痛阵作，胸闷不思饮食，大便溏泄，小溲不利，苔腻布不化，脉弦滑。温与湿合，挟滞交阻，太阴阳明为病。湿郁生虫，虫攻动而作痛也。还虑缠绵增剧，今宜疏邪化湿，和中杀虫。

清水豆卷四钱 荆芥一钱 防风一钱 赤茯苓三钱 制川朴一钱 大腹皮二钱 青皮一钱

---

① 省头草：有三，一是菊科植物佩兰全草；二是唇形科植物罗勒全草；三是豆科植物草木犀全草，三者功用互有异同。师祖所用省头草当为草木犀（亦称辟汗草），书中他案有用佩兰亦可作证。此药系明清以来上海等地区新用中草药，有和中健胃化湿之功，可参阅《上海常用中草药》《上海市中药炮制规范》。此系为丁氏善于吸取有显效单方草药之一例。

焦楂炭三钱　带壳砂仁后下，八分　使君肉三钱　陈鹤虱一钱五分　白雷丸一钱五分　干荷叶一角

三诊　湿温九天，身热略减不退，便泄一次，小溲浑赤，口干不多饮，寐不安宁，舌边淡红中后薄腻，且有梦语，左脉弦小而数，右脉濡数。温与湿合，挟滞交阻，太阳阳明为病。叶香岩先生云：湿为黏腻之邪，最难骤化。湿不去则热不退，气不宣则湿不化，还虑增剧。再拟清解伏温，化湿消滞，尚希星若先生裁正。

炒豆豉三钱　银花炭三钱　鸡苏散包，三钱　赤茯苓朱砂拌，一钱　陈皮二钱　大腹皮二钱　焦楂炭三钱　焦麦芽三钱　通草八分　生苡仁三钱　地枯萝三钱　连翘壳三钱　干荷叶一角　甘露消毒丹包，四钱

四诊　湿温十天，发热不退，烦躁不安，时欲冷饮，寐不安宁，小溲浑赤，且有梦语，舌边淡红中后薄腻而黄，脉象左弦数，右濡数。伏温蕴蒸，有化热之渐，阳明里热亦炽，故烦躁而不得安宁也。还虑伏温由气入营之变。再宜辛凉清解，冀伏温之邪，从气分而解，方可云吉，尚希星若道兄裁正

鸡苏散包，三钱　金银花六钱　连翘壳三钱　朱茯神三钱　青蒿梗一钱五分　通草八分　生麦芽三钱　地枯萝三钱　清水豆卷三钱　活芦根一尺　淡竹叶一钱五分　大荸荠洗、打，二两

丁大兄　复病湿温，已有十天，有汗身热不退，渴喜热饮，小溲淡黄而长，神识模糊，谵语妄言，或时喜笑，舌苔干腻无津，脉象滑数而乱，咳痰不爽。客邪挟痰湿，逗留膜原，蒙蔽心包，神明无以自主，症势危笃！勉拟清解伏邪，清神涤痰，未识能得挽回否，尚希明正。

银柴胡一钱　银花炭三钱　嫩白薇一钱五分　朱茯神一钱五分　枳实炭一钱　炒竹茹一钱五分　川象贝各二钱　益元散包，三钱　天竺黄一钱五分　陈胆星八分　紫贝齿三钱　鲜石菖蒲一钱　万氏牛黄清心丸去壳、研细末，冲服，一粒

二诊　复病湿温，已有十一天，身灼热，得汗不解，渴不知饮，神识模糊，不能言语，舌干糙黄无津，脉数而乱。伏邪湿热化燥，伤阴劫津，邪陷厥阴，肝风内动，内闭外脱即在旦夕间矣！勉拟生津清温，开窍涤痰，尽人力以冀天眷，尚希明正。

鲜铁皮石斛四钱　羚羊角片四分　金银花五钱　连翘壳三钱　枳实炭一钱　鲜竹茹一钱五分　川象贝各二钱　竹沥半夏二钱　天竺黄一钱五分　鲜石菖蒲一钱　紫雪丹冲，八分　淡竹沥炖温，冲服，一两

三诊　湿温内陷厥阴，肝风内动，神识模糊，不能言语，手指蠕动，舌干糙无津，脉象促乱无序。气阴日伤，虚阳逼津液而外泄，是以多汗足冷也。脉症参合，内闭外脱当在旦夕间矣！再勉一方，尽人力以冀天眷，尚希明正。

鲜铁皮石斛四钱　川象贝各二钱　天竺黄一钱五分　朱茯神一钱　竹沥半夏二钱　炒竹茹一钱五分　鲜石菖蒲一钱　炙远志一钱　嫩钩钩后下，三钱　清竹沥炖温，冲服，一两　珍珠粉一分　真猴枣粉一分，两味冲服

王太太　湿温三候，身热早轻暮重，有汗不解，胸痞泛恶，小溲短少，腑行溏薄，舌苔白腻，脉象濡滑而数。此无形之伏温与有形之痰湿互阻膜原，太阴阳明为病，还虑缠绵

增剧。姑拟疏阳明之经邪，化太阴之蕴湿，尚希明正。

粉葛根一钱五分　清水豆卷四钱　藿香梗一钱五分　赤猪苓各三钱　福泽泻二钱　大腹皮二钱　六神曲三钱　白蔻仁八分　制川朴一钱　仙半夏二钱　制苍术三钱　佩兰叶一钱五分　甘露消毒丹包，四钱

何先生　湿温七天，有汗、寒热不解，咳嗽痰多，胸闷泛恶，口干不多饮，腑行溏薄；舌苔薄腻，脉象左弦右濡滑。伏邪移于少阳，痰湿中阻，肺胃宣化失司，还虑缠绵增剧，再拟和解枢机，芳香化湿。

软柴胡一钱　仙半夏二钱　嫩前胡一钱五分　象贝母三钱　赤猪苓各三钱　福泽泻一钱五分　枳实炭一钱　六神曲三钱　制川朴一钱　白蔻仁五分　大腹皮二钱　藿香梗一钱五分　玉枢丹开水磨，冲服，四钱

二诊　湿温八天，寒热较轻，咳痰不爽，泛恶，口干欲饮，心烦少寐，小溲色黄，舌苔薄腻，脉象濡滑而数。伏邪湿热，挟滞内阻，少阳阳明为病，还虑增剧。再拟和解枢机，芳香化湿，尚希明正。

软柴胡一钱　仙半夏二钱　嫩前胡一钱五分　象贝母三钱　赤苓三钱　泽泻一钱五分　白蔻仁四分　六神曲三钱　制川朴八分　大腹皮二钱　藿香梗一钱五分　白通草八分　姜竹茹一钱五分

三诊　寒热渐减，咳嗽胸胁牵痛，痰多泛恶，口干欲饮，心悸少寐，舌质红苔薄黄，脉濡滑而数。余邪痰湿，逗留肺胃，气机窒塞不宣。再拟疏邪化痰，宣肺和胃。

清水豆卷四钱　嫩前胡一钱五分　仙半夏一钱五分　光杏仁三钱　朱茯神三钱　枳实炭一钱　炙远志一钱　炒谷麦芽各三钱　象贝母三钱　川郁金一钱五分　福橘络一钱　白通草八分　炒竹茹一钱五分　枇杷叶去毛、包，三张

四诊　表热渐解而里不清，呕恶渐止而痰多咳嗽，胸间胁肋牵痛，心烦少寐，舌质红苔薄腻而黄，脉濡滑而数。余邪伏于少阳，痰湿逗留肺胃，胃不和则卧不安，能得不生枝节，可望渐入坦途。再拟清解余邪，化痰宣肺。

嫩前胡一钱五分　仙半夏一钱五分　冬桑叶三钱　朱茯神三钱　炙远志一钱　益元散包，三钱　川郁金一钱五分　白通草八分　软柴胡五分　光杏仁三钱　象贝母三钱　朱连翘三钱　炒竹茹一钱五分　冬瓜子三钱

董先生　病延十八天，始发红疹，继布白㾦。今表不热而里热溲赤、胸闷不舒、渴喜热饮、肌肤色黄，苔薄腻黄，脉象濡滑带数。此湿遏热伏，蕴蒸膜原，气机宣化失司。先哲云：湿不化则热不清，气不宣则湿不化。今拟宣气化湿，苦寒泄热。

光杏仁三钱　炒黄芩一钱　飞滑石包煎，三钱　赤茯苓三钱　西茵陈三钱　泽泻一钱五分　通草八分　佩兰梗一钱五分　炒谷麦芽各三钱　清水豆卷四钱　佛手露冲，一两　甘露消毒丹包，四钱

二诊　病延十九天，红痧后续布白㾦，胸闷不思饮食，渴喜热饮，小溲短赤，脉象濡滑而数。今日形寒怯冷，营卫循序失常，口舌干燥，津少上承。湿热蕴蒸膜原，气化不及州都，故渴喜热饮，小溲短赤也。欲滋阴则助湿，欲燥湿则伤阴，大有顾此失彼之弊。今取蒌贝养荣生津不助湿，茵陈四苓化湿不伤阴之意。

川贝母三钱　全瓜蒌三钱　银柴胡八分　清水豆卷三钱　赤茯苓三钱　泽泻一钱五分　西茵陈二钱　白通草八分　白薇一钱五分　佩兰梗一钱五分　荸荠梗一钱五分　炒麦谷芽各三钱　佛手露冲,一两

万老太太　阴虚体质,肝气挟痰饮交阻,氤氲之邪外袭,蕴湿内阻,太阴阳明为病。身热晚甚,有汗不解,咳嗽痰多,头痛眩晕,胸闷不思饮食,舌质红苔黄腻,脉濡滑而数。本虚标实,虑其增剧。姑拟疏邪化痰,宣肺和中。

清水豆卷三钱　仙半夏三钱　大贝母三钱　赤茯苓三钱　炒扁豆衣三钱　炙远志一钱　焦楂炭三钱　广陈皮一钱　炒谷芽三钱　生苡仁三钱　干荷叶一角　佩兰梗一钱五分

二诊　身热渐退,脘痞撑胀,时轻时剧,纳谷减少,腑行溏薄,痰多咳嗽,口干不多饮,舌质红苔薄腻,脉象左虚弦,右濡滑。肝气肝阳上升,痰湿互阻,肺脾肃运无权,还虑缠绵增剧。今拟平肝理气,和中化浊。

旋覆花包煎,一钱五分　代赭石先煎,三钱　仙半夏二钱　稽豆衣三钱　象贝母三钱　赤茯苓三钱　炒扁豆衣三钱　陈皮一钱　乌梅炭五分　广木香五分　砂仁壳八分　干荷叶一角　炒谷芽三钱　苡仁三钱

三诊　身热已退,脘痞撑胀略减,腑行不实,纳谷减少,舌质红苔薄腻,脉象左虚弦,右濡滑。营血本亏,肝气肝阳上升,湿痰逗留中焦,肺脾肃运无权,能得不生枝节,可望入于坦途。再宜柔肝理气,和胃畅中。至于夜不安寐,亦是胃不和之故也。

炒白芍二钱　旋覆花包煎,一钱五分　代赭石先煎,三钱　赤茯苓三钱　炒枣仁三钱　炙远志一钱　仙半夏二钱　广陈皮一钱　煨木香六分　稽豆衣三钱　干荷叶一角　炒扁豆衣三钱　炙乌梅四分　炒谷芽苡仁各三钱

四诊　肝气渐平,脘痞撑胀大减,夜寐稍安,惟头痛眩晕,口舌干燥,舌苔干腻,脉弦小而滑。营血亏耗,肝阳升腾,扰犯清空,痰湿未楚,脾胃运化无权。宜柔肝潜阳,和胃化痰。

生白芍二钱　代赭石先煎,二钱　旋覆花包煎,一钱五分　稽豆衣三钱　朱茯神三钱　炙远志一钱　炒枣仁三钱　枳实炭同拌,一钱　橘白一钱　炒杭菊一钱五分　川贝母二钱　生熟谷芽各三钱　钩藤三钱　荷叶边一角

五诊　胸闷脘痛,脐腹饱胀,头眩咳嗽,舌苔干腻,脉弦细而涩。此血虚不能养肝,肝气横逆,犯胃克脾,通降之令失司。木喜条达,胃以通为补,再拟泄肝理气,通胃畅中。

当归须一钱五分　大白芍二钱　银柴胡七分　潼白蒺藜各一钱五分　朱茯神三钱　砂仁后下,八分　橘白络各一钱　金铃子二钱　全瓜蒌四钱　制香附一钱五分　煅瓦楞四钱　黑芝麻三钱　炒谷麦芽各三钱　地枯萝三钱

李先生　前投芳香化浊,辛开苦降之剂,泛恶渐止,胸脘不舒,纳谷减少,小溲淡黄,口苦不欲饮,余湿挟痰浊逗留中焦,太阴健运失常,阳明通降失司。今宜理肝和胃,宣气化痰,尚希明正。

白蒺藜三钱　仙半夏二钱　广陈皮一钱　藿香梗一钱五分　赤茯苓三钱　制川朴八分　白蔻仁八分　姜竹茹一钱五分　福泽泻一钱五分　通草八分　炒谷麦芽各三钱　佛手八分　佩兰

梗一钱五分

二诊 泛恶渐止,胸闷稍舒,纳谷减少,四五日来未更衣,且有头眩,脉象濡滑,苔腻未化。肝气肝阳上升,痰浊中阻,阳明通降失司,再宜理脾和胃,泄肝化湿。

藿香梗一钱五分 广陈皮一钱 仙半夏二钱 白蔻壳八分 稽豆衣三钱 赤茯苓三钱 枳实炭一钱 火麻仁四钱 姜竹茹一钱五分 福泽泻一钱五分 炒谷麦芽各三钱 钩藤后下,三钱 郁李仁三钱 佩兰梗一钱五分

三诊 腑气已通,脐腹隐痛,咳嗽则痛更甚,纳谷减少,脉象濡滑。肝气横逆,脾胃不和,升降之令失司,胃为阳土,得阴始和,姑宜养胃阴以柔肝,理气机而畅中。

川石斛二钱 仙半夏一钱五分 广陈皮一钱 白蒺藜二钱 赤茯苓三钱 制香附一钱五分 砂仁壳八分 川郁金一钱五分 佩兰梗一钱五分 炒谷麦芽各三钱

白宝山 湿温挟滞,太阴阳明为病,身热三天,胸闷泛恶,腹鸣、泄泻红水,口干欲饮,舌苔腻黄,脉象濡数。症势非轻,姑拟清解伏温,芳香化湿。

淡豆豉三钱 藿香梗二钱半 大腹皮二钱 炒黑荆芥一钱 银花炭三钱 赤茯苓三钱 六神曲三钱 生苡仁四钱 炒赤芍二钱 连翘壳三钱 焦楂炭三钱 炒车前子三钱 荷叶一角

夏先生 寒热渐解,而未能尽退,头痛亦减,而咳嗽痰内带红,胸闷不思饮食,腹鸣泄泻,小溲短少,舌中后薄腻,脉象左弦数、右濡缓。风温之邪,蕴袭上焦,湿滞内阻,太阴阳明为病,清不升而浊不降也。还虑缠绵增剧,再宜清温化痰,和中分利。清其温,即所以退其热;利小便,正所以实大肠也。

煨葛根一钱 银花炭三钱 象贝母三钱 赤猪苓各三钱 炒扁豆衣三钱 大腹皮二钱 陈广皮一钱 焦楂炭三钱 炒车前子三钱 范志曲三钱 陈莱菔英三钱 炒苡仁四钱 干荷叶一角 藕节三枚

二诊 湿温八天,身热时轻时剧,胸闷不思饮食,腹鸣泄泻黄水,小溲短赤,口干欲饮,舌苔干腻,脉象濡滑而数。伏温蕴湿挟滞交阻,太阴阳明为病,清不升而浊不降也。昨投清温化痰,和中分利之剂,尚觉合度,仍守原意出入。

煨葛根一钱 银花炭三钱 象贝母三钱 赤猪苓各三钱 炒扁豆衣三钱 大腹皮二钱 陈广皮一钱 焦楂炭三钱 炒车前子三钱 炒谷芽三钱 炒苡仁三钱 陈莱菔英三钱 干荷叶一角

郑先生 湿温九天,身热早轻暮重,渴喜热饮,腹痛泄泻,纳谷减少,舌苔薄白而腻,四肢微冷,脉濡无力。水谷之湿内蕴挟滞交阻,时气之邪外受,太阳太阴为病。湿流关节,故遍体酸疼;湿多成五泄,故便泄不止。身热不渴,阴盛格阳之见象。湿为阴邪,非温不化,今拟助阳化湿,和中消滞。

熟附片五分 赤猪苓各三钱 生白术二钱 大腹皮二钱 陈广皮一钱 焦楂炭三钱 藿香梗钱半 鸡金炭二钱 炮姜炭五分 春砂壳八分 炒谷芽三钱 炒苡仁三钱 清水豆卷四钱 干荷叶一角

二诊 湿温十天,四肢已温,身热略减,腹痛泄泻略见轻减。咯痰不爽,渴喜热饮,舌苔薄腻,脉象濡滑。太阳阳明之邪传入太阴,湿滞内阻,清气不升。湿为黏腻之邪,最

难骤化，再宜健运太阴，温化湿邪。

清水豆卷四钱　炮姜炭五分　生白术二钱　清炙草五分　大腹皮二钱　陈广皮一钱　煨木香四分　煨葛根一钱　炒谷芽三钱　炒苡仁三钱　荷叶一角

陈左　湿温十天，呕恶较减，胸闷渴喜热饮，舌苔白腻，脉象濡滑，少阴有寒，太阴有湿。昨投温经达邪，芳香化浊之剂，颇为合度，仍宗原法进步。

熟附片八分　清水豆卷六钱　藿香梗钱半　赤茯苓三钱　仙半夏二钱　枳实炭一钱　福泽泻钱半　六神曲三钱　白蔻壳八分　佩兰梗钱半　甘露消毒丹包煎，四钱

欧阳先生　温邪十三天，身热不退，汗泄不畅，口干欲饮，舌质红苔薄腻，梦语如谵，早用凉下，致大便泄泻七八次，小溲短赤。伏温化热，蕴蒸阳明，因下之后，邪不外达，而反内移大肠，颇虑昏厥之变。脉象濡数，姑拟辛凉解肌，使伏温之邪得从气分而解为幸。

粉葛根二钱　天花粉三钱　鸡苏散包，三钱　赤茯苓三钱　金银花三钱　连翘壳三钱　象贝母三钱　霜桑叶三钱　炒扁豆衣三钱　生熟谷芽各三钱　地枯萝三钱　白茅根去心，二扎荷叶一角

二诊　温邪十四天，得汗身热较轻，口干欲饮，腹痛便溏，舌质红苔罩白，脉濡数，小便短赤，胸闷痞塞。《伤寒论》云："太阳病误下，致成痞气。"邪传太阴，清气不升，而为腹满下痢也。恙势尚在重途，还虑变迁，再宜解肌达邪，和中分利。

煨葛根钱半　银花炭三钱　连翘壳三钱　赤茯苓三钱　炒扁豆衣三钱　生苡仁四钱　六神曲三钱　陈广皮一钱　大腹皮二钱　炒赤芍二钱　陈莱菔英三钱　荷叶一角

三诊　温邪十五天，有汗身热较轻不退，腹痛泄泻亦减，而未能尽止，口干不多饮，小溲短少，夜不安寐，舌苔糙白，脉象濡滑而数。伏温蕴湿逗留募原，太阴阳明为病。还虑变迁，再宜解肌达邪，和中分利。

煨葛根钱半　赤茯苓朱砂拌，三钱　六神曲三钱　大腹皮二钱　连翘壳三钱　清水豆卷四钱　银花炭三钱　益元散包，三钱　炒扁豆衣三钱　陈广皮一钱　苦桔梗一钱　生苡仁四钱荷叶一角

四诊　温邪十六天，身热较轻不退，汗不至足，腹痛阵作，泄泻止转为便黑，渴喜热饮，小溲短少，夜不安寐，苔薄腻黄，脉滑数。此无形伏温，与有形湿滞互阻，少阳阳明为病。大便色黑，挟宿瘀也。能得不生他变，可望入于坦途，再宜和解清温，去湿去瘀。

银柴胡一钱　粉葛根一钱　炒豆豉三钱　赤茯苓朱砂拌，三钱　福泽泻钱半　枳实炭一钱炒银花三钱　连翘壳三钱　炒赤芍二钱　焦楂炭三钱　通草八分　炒竹茹二钱　荷叶一角

五诊　湿温二十四天，身热十去其九，口干不多饮，小溲短赤，五日未更衣，苔薄黄，脉濡数。面黄无华，夜不安寐，气阴暗伤，余温湿热未楚，胃不和则卧不安。兼之肛痛肿痛，亦是湿热下注所致。一波将平，一波又起。宜清温化湿，和胃祛瘀。

青蒿梗钱半　嫩白薇钱半　西茵陈钱半　赤茯苓朱砂拌，三钱　益元散包，三钱　通草八分　生赤芍二钱　连翘壳三钱　广橘白一钱　炒竹茹二钱　炒谷芽三钱　杜赤豆一两

张左　湿温两候，有汗身热不解，腹鸣泄泻，口干不多饮，烦躁少寐，舌苔干燥无

津，脉象濡数无力。此正虚不能托邪外出，津无上承，太阴为湿所困，清气下陷。还虑正不胜邪，致生变迁。宜养阴清温，和中化湿。

南沙参三钱　生甘草八分　炒青蒿梗钱半　赤茯苓三钱　炒扁豆衣三钱　炒怀山药三钱　生苡仁四钱　炒银花四钱　炙粟壳三钱　嫩钩钩后入，三钱　鲜荷叶一角　香稻叶露后入，四两　生白术二钱　嫩白薇炒，钱半

郭小姐　伏温挟湿挟滞，太阴阳明为病，发热十八天，汗泄不畅，口干不多饮，小溲短赤，腹痛泄痢，夹血甚多，舌质红、苔薄腻微黄，脉象濡数。伏温蕴蒸阳明，湿热滞郁于曲肠，气机窒塞，表里同病。拟解肌清温，而化湿浊。

粉葛根钱半　炒黑荆芥一钱　炒赤芍二钱　炒银花三钱　连翘壳三钱　净蝉衣八分　细青皮一钱　鸡苏散包，三钱　苦桔梗一钱　焦楂炭三钱　象贝母三钱　香连丸包，一钱　干荷叶一角

二诊　湿温十九天，得汗表热略减，腹痛泄痢次数亦少，胸闷气粗，口干欲饮，小便短数，白㾦布于胸膺之间，舌质红苔薄腻黄，脉象濡数。咳嗽，咯痰不爽，伏温湿热蕴蒸气分，肺胃宣化失司，湿浊郁于曲肠，气机流行窒塞，再宜前法进治。

粉葛根钱半　金银花三钱　连翘壳三钱　鸡苏散包，三钱　净蝉衣八分　苦桔梗一钱　象贝母三钱　炒赤芍二钱　焦楂炭三钱　香连丸包，一钱　通草八分　荸荠梗钱半　荷叶一角

杨先生　湿温十八日，身热时轻时剧，未曾得汗，口干欲饮，大便溏泄黄水，苔干白而腻，脉濡数无力。此乃正气已虚，伏热逗留少阳阳明。湿在太阴，清气不升，颇虑正不胜邪，邪陷少阴，致昏厥之变。姑拟扶正达邪，和中分利，冀望应手为幸，尚希明正。

南沙参三钱　银州柴胡一钱　粉葛根钱半　赤茯苓朱砂拌，三钱　炒扁豆衣三钱　生白术二钱　银花炭三钱　焦楂炭三钱　炒谷芽三钱　炒苡仁三钱　炒黑荆芥一钱　干荷叶一角

二诊　湿温十九天，身热早轻暮重，口干不多饮，腹鸣便泄，日夜五六次，形瘦神疲，脉象濡数无力，舌苔干腻。气阴已伤，不能托邪外出，邪入太阴，清气上升，还虑正不胜邪，致生变迁。再宜养正达邪，和中化湿，冀望泄止热减，始能出险入夷。尚希明正。

南沙参三钱　生甘草五分　银柴胡一钱　粉葛根二钱　赤茯苓朱砂拌，三钱　炒扁豆衣三钱　生白术二钱　嫩白薇炒，钱半　银花炭三钱　焦楂炭三钱　炒怀山药三钱　炒谷芽三钱　炒苡仁三钱

三诊　湿温二十天，身热朝轻暮重，口干不多饮，腹鸣泄泻，日夜五六次。㾦子已布，形瘦神疲，脉象濡数无力，苔薄腻。气阴已伤，不能托邪外出，邪入太阴，清浊混淆。还虑正不胜邪，致生变迁。再宜养正达邪，和中化湿。

南沙参三钱　生甘草六分　银柴胡一钱　粉葛根一钱　赤茯苓朱砂拌，三钱　炒扁豆衣三钱　生白术二钱　炒黑荆芥一钱　银花炭三钱　焦楂炭三钱　青龙齿三钱　炒谷芽三钱　炒苡仁三钱　戊己丸包，一钱　干荷叶一角

郁小姐　湿温十九天，有汗身热，时轻时剧，手指逆冷，渴喜热饮，白㾦布而即隐，舌苔干腻而黄，胸闷泛恶，谷食不进，神疲委顿，脉象左细弱模糊、右濡滑而数，重按无

神。此气阴两伤，津无上承，湿热痰浊逗留中焦，肺胃宣化失司。颇虑正不胜邪，致厥脱之变。勉拟养正和胃而化痰湿，未识能得转机否？

南沙参三钱　吉林参须八分　川象贝各二钱　赤茯苓朱砂拌，三钱　广橘白一钱　炒竹茹钱半　通草八分　嫩白薇钱半　嫩钩钩后入，三钱　枇杷叶去毛、包，四张　鲜建兰叶去毛，五张　香稻叶露后入，四两　佛手露冲服，一两

赵童　湿温已延月余，身热早轻暮剧，有时畏冷背寒，热盛之时，谵语郑声，渴喜热饮，小溲短赤，形瘦骨立，纳谷衰微，舌质红苔薄黄，脉象虚弦而数，白㾦布而不多，色不显明。良由病久正气已虚，太少之邪未罢，蕴湿留恋膜原，枢机不和，颇虑正不敌邪，致生变迁。书云：过经不解，邪在三阳。今拟小柴胡合桂枝白虎汤加减，本虚标实，固本去标为法。

潞党参一钱五分　软柴胡一钱　生甘草五分　仙半夏二钱　熟石膏打，三钱　赤茯苓朱砂拌，三钱　炙远志一钱　川桂枝八分　通草八分　泽泻一钱五分　焦谷芽三钱　佩兰叶一钱五分

二诊　进小柴胡合桂枝白虎汤加减，寒热渐退，谵语亦止，白㾦布而渐多，脉象濡数，苔薄黄。太少之邪，已有外达之势，口干不多饮，精神疲倦，谷食衰微，正气已夺，脾胃鼓舞无权。今拟制小其剂，扶正祛邪，理脾和胃，冀胃气来复，自能入于坦途。

潞党参一钱五分　银柴胡一钱　生甘草五分　云茯苓辰砂拌，三钱　仙半夏二钱　粉葛根一钱五分　广橘白一钱　佩兰叶一钱五分　白薇一钱五分　川通草八分　生熟谷芽各三钱　生姜一片　红枣三枚

郑世兄　湿温三候，身热得汗不解，腑行溏薄，口干不欲饮，唇焦齿垢，神识昏糊，始而谵语，继则不言，红疹白㾦，布而不透，㾦色枯暗，苔灰黄，脉细小而数，按之模糊，趺阳脉濡细，太溪脉不现。此里气早虚，邪陷厥阴，不得外达，微有气逆，肺金化源欲竭之象，脉症参合，危险万分！勉拟柴胡龙骨牡蛎救逆汤加减，扶正达邪而安神志，冀望一幸，尚祈前诊先生裁正。

吉林人参一钱五分　银州柴胡一钱五分　嫩白薇一钱五分　朱茯神三钱　煅牡蛎三钱　花龙齿骨先煎，各一钱五分　炙远志一钱　川象贝各二钱　炒扁豆衣二钱　干荷叶一角　莲子心五分

二诊　湿温三候余，身热不解，神识昏糊，始而谵语，继则不言，烦躁无片刻之宁，红疹白㾦布而不现，㾦色枯暗，舌灰腻而黄干糙无津，唇红，腑行溏薄，脉细小而数，趺阳脉濡细，太溪脉伏隐似现。此里气早虚，邪陷厥阴少阴，神不安舍，灵机堵塞，脉症参合，还虑厥脱！再拟扶正托邪，清神化痰，冀万一之幸，尚希前诊先生裁正。

吉林人参一钱　银柴胡一钱五分　嫩白薇一钱五分　朱茯神三钱　生甘草六分　川雅连四分　紫贝齿四钱　炙远志一钱　川象贝各二钱　炒银花四钱　莲子心四分　炒扁豆衣三钱　真猴枣粉二分　西黄粉二分，两味同冲服

三诊　湿温二十二天，身热不解，神志昏糊，不言不语，烦躁略减，红白㾦布而不显，苔灰腻糙黄，脉濡细而数，趺阳太溪两脉与昨仿佛，稍有咳嗽。里气早虚，伏温内陷少阴厥阴，无路可出，痰热蒙蔽心包，灵机堵塞，恙势尚在险关，还虑厥脱之变！仍拟养正和解，清神涤痰，尚希前诊先生裁正。

南沙参三钱　银柴胡一钱五分　嫩白薇一钱五分　朱茯神三钱　炙远志一钱　益元散包，三钱　霜桑叶三钱　光杏仁三钱　川象贝各二钱　栝蒌皮三钱　炒银花四钱　莲子心五分　炒竹茹一钱五分　枳实炭七分　大荸荠洗、打，煎汤代水，四两　真猴枣粉二分　西黄粉二分　枇杷叶露炖温冲服，二两

解太太　湿温五候，身热较轻不退，咳嗽痰多泛恶，不能饮食，舌苔薄腻，脉象濡滑带数。余邪蕴湿酿痰，逗留上中二焦，肺胃宣化失司。还虑正不胜邪，致生变迁。今拟和解枢机，宣气淡渗，尚希明正。

银柴胡一钱　嫩白薇钱半　仙半夏二钱　赤茯苓朱砂拌，三钱　白蔻壳八分　姜竹茹二钱　福泽泻钱半　光杏仁三钱　象贝母三钱　炒谷麦芽各三钱　佩兰梗钱半　冬瓜子三钱　枇杷叶去毛、包煎，四张

胡太太　湿温挟滞，太阴阳明为病。身热两候，得汗不解，胸闷泛恶，口干不多饮，遍体骨楚，舌边红苔薄白而腻，脉濡滑而数。此无形之温，与有形之湿蕴蒸募原，湿不化则气不宣，气不宣则湿不化。拟解机达邪，芳香化湿。

粉葛根钱半　炒豆豉三钱　藿香梗钱半　枳实炭一钱　制小朴一钱　仙半夏二钱　赤茯苓三钱　白蔻壳八分　福泽泻二钱　炒麦芽三钱　姜竹茹二钱　甘露消毒丹包煎，四钱

姚先生　湿温三候，身热入夜甚壮，汗多不解，口干不多饮，小溲短数，神志似有模糊之状，唇焦，舌苔薄腻，脉象濡滑而数。此温在阳明，湿在太阴，蕴蒸气分，漫布三焦，白㾦隐隐，湿热有暗泄之机。虑其缠绵增剧，拟苍术白虎汤加减，清阳明之温，化太阴之湿。

制苍术七分　生石膏打，三钱　净蝉衣八分　赤茯苓朱砂拌，三钱　枳实炭一钱　地枯萝三钱　炒竹茹二钱　光杏仁三钱　通草八分　块滑石包，三钱　冬瓜子三钱

二诊　湿温二十三天，身热朝轻暮重，汗多不解，咽喉黏痰已少，口干欲饮，小溲短赤，唇焦，苔干腻而黄，左脉弦数，右脉濡滑而数。风温挟湿热逗留募原，阳明为病，湿亦化燥，消灼津液，津少上承，白㾦布而不多，还虑变迁。今拟生津清温，清肺化痰。

天花粉三钱　鸡苏散包，三钱　青蒿梗钱半　朱茯神三钱　金银花三钱　连翘壳三钱　通草八分　鲜竹茹二钱　枳实炭八分　象贝母三钱　嫩白薇钱半　净蝉衣八分　活芦根一尺

三诊　湿温二十七天，壮热渐减，口干欲饮，唇焦，舌质红，苔糙黄无津，脉象濡滑而数。少阴阴液暗伤，津少上承，伏温化热蕴蒸阳明之里，津液被火炼而为痰，痰热阻于肺胃，故咯痰不爽，而音声不扬也。白㾦布而不多，还虑增变，再宜生津清温，清肺化痰，尚希明正。

天花粉三钱　肥知母钱半　青蒿梗钱半　朱茯神三钱　金银花三钱　连翘壳三钱　川象贝各二钱　鲜竹茹二钱　通草八分　白茅根去心，二扎　枇杷叶露后入，六两

四诊　湿温二十九天，壮热十去七八，渴不多饮，咽喉痰阻亦减，神疲肢倦，唇焦，苔薄腻，舌尖红，耳聋失聪，红疹渐布，六七日未更衣，脉象濡小而数，阴液暗伤，伏邪未楚。稍有泛恶，胃有痰浊故也。再宜清温涤痰，宣肺和胃，去疾务尽之意。

象贝各二钱　瓜蒌皮三钱　嫩白薇钱半

陈小姐　湿温匝月，正虚邪陷三阴，虚阳外越，神不守舍，脉伏肢冷，神糊谵语，气逆喉中痰声辘辘，舌质红无津，肺金化源告竭，阴尽津枯，则危在旦夕间矣。勉拟回阳救阴，敛阳安神，亦不过尽人力以冀天佑。

别直参钱半　大麦冬三钱　五味子五分　熟附块钱半　煅牡蛎四钱　花龙骨先煎，三钱

张左　湿温月余，身热已退，大腹微满，脉象虚细。正气已伤，余湿未楚，脾胃运化失常，再宜养正健脾，而化余湿。

吉林参须一钱　川象贝各二钱　瓜蒌皮三钱　抱茯神三钱　广橘白一钱　光杏仁三钱　佩兰梗钱半　通草八分　冬瓜子皮各三钱　生熟谷芽各三钱　资生丸包煎，三钱

项太太　湿温后气阴两亏，余湿留恋，脾胃不和，口有甜味，脘中嘈杂，纳少，小便短赤，汗多心悸，动则头眩，舌前半红绛中后微腻，脉象细弱。宜养正和胃，苦化湿热。

西洋参钱半　川雅连水炒，三分　川贝母二钱　瓜蒌皮三钱　朱茯神三钱　青龙齿先煎，三钱　白通草八分　广橘白一钱　佩兰梗钱半　生熟谷芽各三钱　浮小麦四钱　嫩钩钩后入，四钱

丁老兄　复病湿温，已有十天，有汗身热不退，渴喜热饮，小溲淡黄而长，神识模糊，谵语妄言，或时喜笑，舌苔干腻无津，脉象滑数而乱。咳痰不爽，客邪挟痰湿逗留募原，蒙蔽清窍，神明无以自主，症势危笃。勉拟清解伏邪，清神涤痰，尚希明正。

银州柴胡一钱　银花炭三钱　嫩白薇钱半　朱茯神三钱　枳实炭一钱　炒竹茹钱半　川象贝各二钱　益元散包，二钱　天竺黄二钱　陈胆星八分　紫贝齿三钱　鲜石菖蒲一钱
万氏牛黄丸一粒，研末冲服。

二诊　复病湿温，已有十一天，身灼热，得汗不解，渴不知饮，神识模糊，不能言语，舌干燥黄无津，脉数而乱。伏邪湿热化燥，伤阴劫津，邪陷厥阴，肝风内动，内闭外脱，即在旦夕间矣。勉拟生津清温，开窍涤痰，尽人力以冀天眷，尚希明正。

鲜铁皮石斛四钱　羚羊角片另煎冲，四分　生石膏打，四钱　金银花四钱　枳实炭一钱　鲜竹茹钱半　川象贝各二钱　石菖蒲一钱　竹沥半夏二钱　天竺黄二钱　紫雪丹冲服，八分　淡竹沥冲服，一两

聂左　湿温十九天，壮热，渴喜热饮，红斑满布，肤目皆黄，小溲短赤，舌质红，苔老黄，脉象濡数。阴液已伤，津少上承，伏温湿热逗留募原，肺失输布之权，能得不生变端，可望出险入夷。宜生津清温，淡渗湿热，尚希明正。

鲜石斛五钱　天花粉三钱　肥知母二钱　茯苓皮四钱　西茵陈二钱　青蒿梗钱半　川象贝各二钱　益元散包，三钱　连翘壳三钱　黑山栀二钱　嫩白薇钱半　通草八分　鲜竹茹二钱　茅芦根各一两　枇杷叶露后入，四两　野蔷薇花露后入，四两

盛小姐　发热六天，表不热而里热甚，气急胸闷，口干引饮，心火炽盛，胆怯如见鬼状。适值经来，行而不多，腑气六日未行，邪热不得从外而解，反陷血室，挟痰热蒙蔽心窍，神明无以自主；阴液暗伤，津少上承，症势重险，颇虑痉厥之变。

炒黑荆芥一钱　银柴胡一钱　粉丹皮二钱　炒赤芍二钱　朱茯神三钱　炙远志一钱　金银花三钱　连翘壳三钱　枳实炭一钱　石菖蒲八分　天花粉三钱　杜红花八分　桃仁泥包，三钱　延胡索一钱

陆右　湿温绵延两月，身热不扬，渴喜热饮，咳嗽痰多，四肢厥冷，舌苔薄白而腻，脉象濡细，正气已伤，蕴湿留恋募原，阴盛格阳，内真寒而外假热也。恙势尚在险途，宜扶正助阳，和胃化湿，尚希明正。

吉林参须八分　熟附片八分　清水豆卷四钱　云茯苓三钱　水炙远志一钱　仙半夏钱半　陈广皮一钱　大砂仁研、后下，五分　藿香梗钱半　炒谷麦芽各三钱　佩兰梗钱半　象贝母三钱　冬瓜子三钱　酒炒桑枝三钱

崔左　湿温类疟，寒热屡发，胸闷泛恶，舌苔白腻，脉象弦滑而数，是秋温伏邪蕴于募原；大便溏薄，阳明少阳太阴三经为病。症属缠绵，宜和解枢机，芳香化湿。

软柴胡一钱　仙半夏二钱　炒豆豉三钱　枳实炭一钱　赤茯苓朱砂拌，三钱　大腹皮二钱　福泽泻钱半　六神曲三钱　制川朴八分　广藿香钱半　佩兰梗钱半　甘露消毒丹包煎，五钱

湿阻

姜左　气湿内阻，脾胃运化失常，胸闷纳少，神疲肢倦，姑拟运脾化湿，和胃畅中。

白蒺藜三钱　陈广皮一钱　厚朴花钱半　赤茯苓三钱　炒枳壳一钱　春砂壳八分　炒谷麦芽各三钱　地枯萝二钱　佩兰梗钱半　佛手八分

黄左　湿阻中焦，脾胃运化失常，胸脘痞闷，不思饮食，小便不畅，舌苔薄白而腻。当宜运脾和胃，芳香化湿；其病不在大肠，徒攻无益也。

清水豆卷四钱　藿香梗钱半　陈广皮一钱　制川朴一钱　赤茯苓三钱　福泽泻钱半　白通草八分　白蔻壳八分　六神曲三钱　炒谷麦芽各三钱　佩兰梗钱半　生熟苡仁各三钱

朱左　伏邪蕴湿内阻，脾胃不和，形寒头胀，胸闷泛恶，苔薄腻，脉濡滑。宜解肌达邪，和胃化湿。

川桂枝五分　炒赤芍钱半　清水豆卷六钱　藿香梗钱半　陈广皮一钱　赤茯苓三钱　仙半夏二钱　枳实炭一钱　白蔻仁后下，五分　六神曲三钱　炒谷麦芽各三钱　佩兰梗钱半　生姜一片

二诊　痰湿内阻，脾胃运化失常，胸闷纳少，渴喜热饮，舌苔薄腻，脉象濡滑。宜理脾和胃，化湿畅中。

陈广皮一钱　制苍术一钱　制川朴一钱　赤茯苓砂仁拌，三钱　仙半夏钱半　白蔻壳八分　福泽泻二钱半　六神曲三钱　炒谷麦芽各三钱　佩兰梗钱半　佛手八分

痉证

陈幼　两目上窜，时剧时轻，今晚角弓反张，脐腹疼胀，舌强不利吮乳，舌尖边淡

红、中后薄腻，脉濡弱，哭声不扬。气阴暗伤，虚风内动，痰热逗留，肺胃气机窒塞，窍道不通。予息风安神，化痰宣肺法。

煅石决三钱　朱茯神三钱　川象贝各三钱　嫩钩钩后下，三钱　青龙齿先煎，三钱　炙远志一钱　陈木瓜二钱　山慈菇片五分　净蝉衣八分　炙僵蚕三钱　珍珠粉冲服，一分　金器入煎，一具

二诊　角弓反张之势已和，舌强不利吮乳，手足心热，哭泣声哑，脉象弦细，风阳挟痰热上阻廉泉，横窜络道，肺胃气机窒塞不宣。再拟息风涤痰，清热宣肺。

霜桑叶二钱　朱茯神三钱　川象贝各二钱　嫩白薇一钱五分　甘菊花三钱　远志肉一钱　炙僵蚕三钱　青龙齿先煎，三钱　净蝉衣八分　煅石决明三钱　山慈菇片四分　嫩钩钩后入，三钱　淡竹沥冲服，一两　真猴枣珍珠粉冲服，各一分　金器入煎，一具

朱幼　初病伏邪化热，消烁阴液，发热口渴，唇皮焦燥，过服清凉，以致脾阳受伤，清气下陷，小溲清长，而大便溏泄也，势成慢惊重症。急拟温肾运脾。

煨葛根二钱　炒於术一钱五分　陈广皮一钱　扁豆衣二钱　熟附片八分　炙甘草五分　焦谷芽三钱　炮姜炭四分　炒怀山药三钱　干荷叶一角

冯幼　先天不足，后天又弱，吐泻已久，神疲内热，口干不多饮，舌质红，指纹红紫带青，已过气关。呕吐伤胃，泄泻伤脾，脾阳胃阴两伤，肝木来乘，所谓阴虚生内热，阳陷则飧泄也，渐入慢惊一途，恐鞭长莫及矣。勉拟连理汤加味，温养脾胃，抑木和中，以望转机。

炒潞党参一钱五分　炙甘草五分　炮姜炭三分　焦谷芽三钱　陈木瓜二钱　陈广皮一钱　云茯苓二钱　川雅连三分　炒於术一钱五分　灶心黄土包，一两

马左　形寒畏冷，遍身骨楚，头项强痛，泛泛作恶，小溲短少，脉紧急，苔薄腻。太阳阳明两经同病，急与葛根汤散其寒邪，不致缠绵是幸。

粉葛根一钱五分　云茯苓三钱　炒谷芽三钱　川桂枝五分　姜半夏三钱　陈佩兰一钱五分　净麻黄五分　陈广皮一钱五分　炒香豉三钱　煨姜两片

二诊　昨进葛根汤，得汗甚多，头项痛、骨楚均舒，泛泛作恶已止。身热头眩，口干欲饮，脉象弦数，苔薄腻黄，舌质红。太阳之邪已解，阳明之热内炽，幸喜素体强盛，不致迁延。今与桂枝白虎，一以清阳明之热，一以肃太阳之邪。

川桂枝三分　赤茯苓三钱　炒谷芽三钱　生石膏打，三钱　江枳壳一钱五分　省头草一钱五分　天花粉三钱　苦桔梗八分　炒竹茹一钱五分　干芦根去节，五钱

费左　身热不退，头项强痛，角弓反张，神昏谵语，渴喜冷饮，脉象弦数，苔薄腻舌红。前医迭投表散之剂，汗出太多，高年气阴本亏，重汗乏阴，以致阴虚不能敛阳，二元不入于阳，若见风动呃逆，则无望矣！急与桂枝羚羊角，未识能转危为安否。

粉葛根一钱五分　朱茯神三钱　生石决先煎，四钱　川桂枝三分　羚羊角片五分　鲜石菖蒲一钱　嫩钩钩三钱　天花粉三钱　天竺黄一钱五分　鲜竹叶三十张　活芦根去节，一尺

二诊　头项强痛轻减，身热亦略退，神志平静，渴喜多饮，脉细数，苔腻，舌红。阴

亏于下，阳浮于上。前方既见效机，仍守原意出入。

粉葛根一钱五分　朱茯神三钱　生石决先煎，五钱　羚羊角五分　石菖蒲八分　嫩钩钩三钱　天花粉三钱　天竺黄一钱五分　川贝母三钱　鲜竹叶三十张　朱灯心二扎

三诊　神志已清，头项强痛亦止，神疲欲卧，纳谷不香，脉濡细，苔薄腻，险岭已逾，可告无虞。再与清养之品，善后可矣。

冬桑叶三钱　朱茯神三钱　生谷芽三钱　甘菊花三钱　川贝母三钱　香佩兰一钱五分　生石决明先，三钱　天花粉三钱　生竹茹一钱五分　嫩钩钩后入，三钱　鲜竹叶三十张

寒湿

章左　感受时气之邪，袭于表分，湿滞互阻肠胃，清浊混淆，以致寒热无汗，遍体酸疼，胸闷泛恶，腹鸣泄泻，日十余次，小溲不利，舌腻脉浮，表里两病，勿轻视之。仿喻氏逆流挽舟之意，拟仓廪汤[①]加减，疏解表邪，而化湿滞。

荆芥一钱五分　防风一钱　羌独活各一钱　桔梗一钱　炒枳壳一钱　赤茯苓三钱　仙半夏二钱　六神曲三钱　焦楂炭三钱　干荷叶一角　陈仓米四钱　薄荷后下，八分

谈右　泄泻黄水，为日已久，肾主二便，始因湿胜而濡泻，继因濡泻而伤阴。浊阴上干则面浮，清阳下陷则足肿。脾湿入于带脉，带无约束之权，以致带下频频。脾津不能上蒸，则内热口干。浮阳易于上升，则头眩眼花。腰为肾之府，肾虚则腰酸。脉象弦细，脾失健运之功，胃乏坤顺之德。营血虚则肝燥，脾湿陷则肾寒。拟参苓白术散加味，养胃扶土而助命火，譬之釜底添薪，则釜中之水，自能化气上行，四旁受其滋溉，则少火充足，胃纳渐加，即真阴自生，而湿自化，虚热乃不治自平矣。

炒潞党参三钱　怀山药三钱　焦白芍三钱　煅牡蛎先，五钱　连皮苓三钱　生甘草八分　厚杜仲三钱　红枣三枚　炒於术二钱　熟附子二钱　煅龙骨先，三钱

刘太太　肠澼转为溏泄黄水，日夜五六次，腹痛隐隐，内热，不思饮食，口干不多饮，脉象左濡小而数右脉濡细，苔薄腻而黄。此脾阳胃阴两伤，肠中湿热滞未楚，肝经气火内炽，还虑口糜呃逆之变。今拟养胃健脾，苦化湿浊，冀望泄止，能进谷食，方有转机，希明正之。

炒怀山药二钱　生白术二钱　炒扁豆衣三钱　炒赤白芍各一钱五分　赤茯苓砂仁拌，三钱　陈皮一钱　银花炭三钱　砂壳八分　炒谷芽三钱　桔梗一钱　佩梗一钱五分　戊己丸包，一钱　鲜荷叶一角　银州柴胡八分

裴左　五更泄泻，延经数月，泻后粪门坠胀，纳谷衰少，形瘦色萎，舌无苔，脉濡细。命火式微，不能生土，脾乏健运，清气下陷。拟补中益气，合四神加减，益气扶土，而助少火。

炒潞党参三钱　清炙黄芪三钱　土炒於术二钱　清炙甘草五分　陈皮一钱　炒补骨脂一

---

①　仓廪汤：即人参败毒散加陈仓米而成，祛邪和中，适用于噤口痢。

钱五分　煨益智一钱五分　淡吴萸五分　煨肉果一钱　炮姜炭八分　桂附地黄丸吞服，三钱

王孩　泄泻旬日，腹鸣且胀，舌薄黄根白腻，指纹青，已至气关，面色萎黄。此太阴为病，健运无权，清气不升，浊气凝聚，恐有慢惊之变。姑仿理中汤加味。

生白术二钱　炮姜炭四分　熟附片六分　清炙草五分　云茯苓二钱　陈皮一钱　煨木香五分　焦楂炭一钱五分　炒荷蒂三枚　炒怀山药三钱　灶心黄土包煎、煎汤代水，四钱

宋右　暑湿挟滞交阻，肠胃为病，腹痛泄泻黄水，日十余次，胸闷不能纳谷，小溲短赤，口干欲饮，舌质红苔黄，脉濡数。治宜和中分利，利小便正所以实大便也。

煨葛根二钱　赤猪苓各三钱　生白术一钱五分　炒扁豆衣三钱　陈皮一钱　大腹皮三钱　六神曲三钱　炒车前子三钱　春砂壳八分　六一散包，三钱　香连丸吞服，一钱　干荷叶一角　银花炭三钱

邬左　受寒挟湿停滞，脾胃两病，清不升而浊不降，胸闷泛恶，腹痛泄泻，苔腻脉迟。拟正气饮加减，芳香化浊，分利阴阳。

藿苏梗各一钱五分　陈皮一钱　仙半夏二钱　制川朴一钱　赤茯苓砂仁拌，四钱　大腹皮二钱　白蔻壳八分　大砂仁后下，八分　六神曲三钱　焦楂炭二钱　生姜两片　干荷叶一角
另，纯阳正气丸（吞服）五分。

痢疾

徐奶奶　初起寒热泄痢，上为呕恶，脘胀作痛拒按，里急后重，今泄痢次数虽减，而腹痛依然，欲吐不能，渴喜热饮，自汗肢冷，左脉弦小而数右脉沉细，舌苔干白而腻。此乃邪陷三阴，虚阳逼津液外泄，湿滞内阻曲肠，气机窒塞不通，厥气失于疏泄，脾胃运化无权，颇虑阳亡厥脱，勿谓言之不预。急拟参附回阳，龙牡敛阳为主，寒热并用，取其错杂为佐，冀望阳气内返，气和滞化，始能出险入夷，尚希明正。

吉林参须八分　熟附块六分　陈皮一钱　煅牡蛎二钱　花龙骨先煎，二钱带壳砂仁八分　仙半夏二钱　金铃子二钱　焦楂炭三钱　水炒川连吴萸三分同拌，三分　延胡索炭一钱　炒扁豆衣三钱　浮小麦四钱

王妪　寒热呕恶，饮食不进，腹痛痢下，日夜五六十次，赤白相杂，里急后重，舌苔腻布，脉象浮紧而数。感受时气之邪，袭于表分，湿热挟滞，互阻肠胃，噤口痢之重症。先宜解表导滞。

荆芥穗一钱五分　青防风一钱　淡豆豉三钱　薄荷叶后，八分　藿苏梗各一钱五分　仙半夏二钱　枳实炭一钱五分　苦桔梗一钱　炒赤芍一钱五分　六神曲三钱　焦楂炭三钱　生姜两片　陈红茶一钱
另，玉枢丹（开水先冲服）四分。
二诊　得汗，寒热较轻，而痢下如故，腹痛加剧，胸闷泛恶，饮食不进，苔腻不化，脉象紧数。表邪虽则渐解，而湿热挟滞，胶阻曲肠，浊气上干，阳明通降失司，恙势尚在

重途。书云：无积不成痢。再宜疏邪导滞，辛开苦降。

炒豆豉三钱　薄荷叶八分　吴萸川雅连五分拌炒，三分　枳实炭一钱　仙半夏二钱　炒赤芍一钱五分　酒炒黄芩一钱　肉桂心三分　生姜两片　青陈皮各一钱　六神曲三钱　焦楂炭三钱　大砂仁后下，八分　木香槟榔丸包煎，三钱

三诊　寒热已退，呕恶亦减，佳兆也。而腹痛痢下，依然如故，脘闷不思纳谷，苔腻稍化，脉转弦滑，湿热滞尚留曲肠，气机窒塞不通。仍宜寒热并用，通行积滞，勿得因年老而姑息也。

仙半夏二钱　川连四分　酒炒黄芩一钱五分　炒赤芍二钱　肉桂心三分　枳实炭一钱　金铃子二钱　延胡索一钱　六神曲三钱　焦楂炭三钱　大砂仁研、后下，八分　全瓜蒌切，三钱　生姜一片　木香槟榔丸包煎，四钱

四诊　痢下甚畅，次数已减，腹痛亦稀，惟脘闷不思纳谷，苔厚腻渐化，脉象濡数，正气虽虚，湿热滞尚未清彻，脾胃运化无权。今制小其剂，和中化浊，亦去疾务尽之意。

酒炒黄芩一钱五分　炒赤芍一钱五分　全当归一钱五分　金铃子二钱　延胡索一钱　陈皮一钱　春砂壳八分　六神曲三钱　炒谷麦芽各三钱　全瓜蒌切，四钱　银花炭三钱　荠菜花炭三钱　香连丸吞服，一钱

宣童　发热六天，临晚尤甚，热度至华氏百零四之盛，下痢日夜七八十次之多，速至圊而不能便，腹痛坠胀难忍，谷食不进，幸无呕吐，而口干欲饮，苔腻黄，脉滑数。时疫伏温，蕴蒸阳明，欲达而不能达，湿滞败浊，互阻曲肠，欲下而不能下。手足阳明为病，病情猛烈，急议表里双解，通因通用，冀望热清痢减，始有转机之幸。

粉葛根二钱　薄荷叶后下，八分　金银花八钱　连翘壳四钱　酒炒黄芩一钱五分　炒赤芍一钱五分　青陈皮各一钱　全瓜蒌切，四钱　春砂壳八分　苦桔梗一钱　六神曲三钱　焦楂炭三钱　枳实导滞丸包煎，三钱

二诊　连投解肌通腑之剂，得汗甚多，发热较轻，白痦隐隐，布于胸膺之间，伏温之邪，有外达之机，痢下次数虽则不少，而腹痛已减，后重亦松，纳谷无味，口干欲饮，苔黄，脉滑数不静。湿热败浊，尚在曲肠之间，未得下行也。原法增减，努力前进。

原方去薄荷叶，加清水豆卷四钱。

三诊　发热渐退，痢下亦稀，腹痛后重，已减其半。谷食无味，口干不多饮，神疲色萎，苔薄黄，脉濡滑而数。阴液暗伤，湿热滞尚未清彻，肠胃气机不和。今拟理脾和胃，清化湿浊，更宜薄滋味，节饮食，恐有食复之弊，虽有虚象，不可骤补。

炒银花五钱　炒赤芍一钱五分　酒炒黄芩一钱　全当归一钱五分　陈皮一钱　春砂壳八分　苦桔梗一钱　焦楂炭三钱　焦谷麦芽各三钱　全瓜蒌切，三钱　荠菜花炭三钱　香连丸包，一钱二分

洪左　血痢及旬，日夜十余次，腹疼里急，身热晚甚，口干欲饮，舌前半糙绛、中后腻黄，脉象弦数。此乃阴液素亏，津乏上承，伏温在营，血渗大肠，肠中湿浊稽留，气机痞塞不通，症非轻浅。姑拟生津达邪，清营化浊。

鲜石斛三钱　淡豆豉三钱　金银花五钱　连翘壳三钱　白头翁三钱　北秦皮二钱　酒炒黄芩一钱五分　炒赤芍一钱五分　焦楂炭三钱　全瓜蒌切，四钱　枳实炭一钱　苦桔梗一钱

活芦根去节，一尺

二诊　昨投药后，诸恙不减，而反烦躁不寐，舌红绛苔糙黑无津，脉弦数。伏温化热，由阳明而传于厥少二阴。厥阴为藏血之经，内寄相火，厥阴有热，则血溢沸腾，而下迫大肠，则为血痢；少阴为水火之脏，水亏火无所济，津液愈伤，神被热扰，则烦躁而不寐也。身热晚甚者，阳明旺于申酉。阳明之温热炽盛也，温已化热伤阴，少火悉成壮火，大有吸尽西江之势！急拟黄连阿胶汤，滋少阴之阴，白头翁汤，清厥阴之热，银翘、花粉，解阳明之温。复方图治，犹兵家之总攻击也。勇往前进，以冀弋获。

阿胶珠二钱　川雅连四分　生甘草五分　白头翁三钱　鲜石斛四钱　连翘壳三钱　生赤白芍各一钱五分　酒炒黄芩一钱　北秦皮二钱　金银花四钱　粉葛根一钱五分　天花粉三钱　活芦根去节，一尺　生山楂三钱

三诊　服药后，已得安静，水火有既济之象，且有微汗，伏温有外解之势，血痢次数亦减，药已中肯，有转危为安之兆。惟阴液大伤，清津无以上供，齿垢唇燥，舌仍焦糙，口渴不欲饮，热在营分，蒸腾营气上升，故口渴而不欲饮也。脉弦数不静，守原法而出入一二，冀望津液来复，邪热退却，由里及表，由营返气，始能入于坦途耳。

原方去葛根，加粉丹皮一钱五分、鲜生地四钱。

四诊　血痢大减，临晚身热亦去其半，舌黑糙已退，转为光红，唇燥口干，不思纳谷，脉濡数，阴液伤而难复，邪热退而未净也。仍拟生津清营，以和胃气。

鲜石斛三钱　天花粉三钱　生甘草五分　阿胶珠二钱　川雅连三分　白头翁三钱　酒炒黄芩一钱　赤白芍各一钱五分　嫩白薇一钱五分　炒银花四钱　广橘白一钱　生熟谷芽各三钱　活芦根去节，一尺

五诊　血痢止，潮热亦退，唇燥齿干，睡醒后口舌无津，谷食衰少，神疲委顿，脉濡数不静。阴液未复，津无上承，脾胃输化无权，生气受戕，人以胃气为本。今拟甘寒生津，养胃清热，以善其后。

西洋参一钱五分　鲜石斛三钱　生甘草五分　大麦冬二钱　炒银花三钱　嫩白薇一钱五分　广橘白一钱　生谷芽四钱　抱茯神三钱　生扁豆衣三钱　怀山药三钱　活芦根去节，一尺

陶左　夏秋痢下，至冬不止，赤白夹杂，日夜二十余次，腹痛后重，纳谷衰少，面色萎黄，舌苔薄腻，脉象沉细而迟，此脾脏受寒，不能统血，血渗大肠，肠中湿浊，胶阻不化，延久有胀满之虑。急拟温运太阴，而化湿浊，勿因久痢骤进兜涩也。更宜节饮食、薄滋味，亦是助药力之一端。

炒潞党参一钱　熟附块一钱五分　炮姜炭八分　清炙草六分　生白术二钱　全当归二钱　炒赤白芍各一钱五分　软柴胡七分　川桂枝八分　焦楂炭三钱　大砂仁研，后下，一钱　炒焦赤砂糖三钱

二诊　投温运太阴，而化湿浊之剂，已服三帖，下痢赤白，已减其半，纳谷衰少，神疲委顿，脉象沉细，寒浊虽则渐化，脾胃输运无权。既已获效，更进一筹。

原方去柴胡、桂枝，加炒麦谷芽各四钱、灶心黄土（包）四钱。

吕右　经闭一载，营血早亏，今下痢赤白，已延三月，腹痛后重，纳谷衰少，形瘦骨立，舌光无苔，脉象濡细。据述未病喜食水果，既病又不节食，脾土大伤，中焦变化之

血，渗入大肠，肠中湿浊互阻，积而为痢也。今拟温运脾胃，以和胃气，寒热并调，去其错杂。

炒潞党参一钱五分　熟附块一钱　炮姜炭六分　生白术三钱　清炙草六分　全当归二钱　炒赤白芍各一钱五分　肉桂心饭丸吞服，三分　焦楂炭三钱　大砂仁研、后下，八分　阿胶珠一钱　戊己丸包煎，二钱　炒焦赤砂糖三钱

二诊　经治以来，血痢虽则轻减，而余恙如旧。舌边碎痛，恐起口糜之先端。谷食衰少，胃气索然。欲温中则阴分愈伤，欲滋养则脾胃益困，顾此失彼，棘手之症，难许完璧。专扶中土，以冀土厚火敛之意。

炒潞党参三钱　生於术二钱　清炙草五分　炒怀山药三钱　炮姜炭六分　全当归一钱五分　赤白芍炒，各一钱五分　御米壳炒，三钱　炒谷芽四钱　驻车丸包煎，三钱

滕左　暑湿挟滞，郁于曲肠，遂炼成积，气机流行窒塞，腹痛痢下，日夜数十次，赤白相杂，里急后重，纳少。舌苔腻布，脉象沉紧。先宜通因通用。

炒黑荆芥一钱　银花炭三钱　炒赤芍五分　全当归二钱　苦桔梗一钱　青陈皮各一钱　全瓜蒌切，三钱　六神曲三钱　焦楂炭三钱　炒条芩八分　大砂仁研、后下，八分　煨姜两片　陈红茶一钱　枳实导滞丸吞服，三钱

罗左　寒暑湿滞，互阻肠胃，腹痛下痢，次数甚多，胸闷泛恶，不能饮食，苔腻脉迟，宜温下法。

熟附块一钱五分　制川军三钱　枳实炭一钱五分　姜半夏三钱　藿香梗一钱五分　玉枢丹先开水冲，四分　青陈皮各一钱　白蔻仁研，八分　大砂仁研、后下，八分　制川朴一钱　焦楂炭三钱　生姜三片

靳左　痢下纯红，里急后重，腹痛纳少，苔黄，脉濡数。此湿热入营，血渗大肠，肠中滞浊互阻，煅炼而为红积也。宜清热导滞，调气行血，气调则后重自除，血行则便红自愈。

白头翁三钱　北秦皮二钱　炒黄芩一钱五分　全当归一钱五分　酒川连五分　炒赤白芍各一钱五分　桃仁泥包，一钱五分　杜红花八分　焦楂炭三钱　全瓜蒌切，四钱　春砂壳八分　细青皮一钱

祁右　痢下匝月，次数虽少，谷食不进，里热口干，加之呃逆口糜，脉小数，舌质红苔糜腐。痢久伤阴，木火冲胃，湿热败浊，稽留曲肠，肠膜已腐矣，危状迭见，恐难挽回。勉拟参连开噤意，聊尽人工。

西洋参一钱五分　川雅连五分　炒黄芩一钱　生白芍一钱五分　甘草五分　陈皮一钱　炒竹茹一钱五分　清炙枇杷叶去毛，包煎，三钱　柿蒂十枚　石莲三钱　焦麦芽一钱五分　荠菜花炭三钱　滋肾通关丸包煎，一钱五分

吴左　年五十，阴气自半。肠中干燥，喜用西法灌肠，而转为下痢，色青如蓝，肛门时时坠胀，历五六日，片刻不能安适，谷食减少，舌中剥边薄腻，脉虚弦，良由灌肠之

时，风邪从肛门而入。风气通于肝，青为肝之色，风淫于肝，肝木乘脾，脾失健运之常，谷食入胃，不能生化精微，而变为败浊。风气从中鼓荡，驱败浊下注大肠，而为之下痢色青如蓝也。肛门坠胀者，中虚清气不升，经所谓中气不足，溲便为之变也。宜补中益气，去风化浊之治。

清炙黄芪三钱　炒防风一钱　清炙草六分　银柴胡一钱　蜜炙升麻五分　炒潞党参一钱五分　全当归二钱　炒白芍一钱五分　苦桔梗一钱　陈皮一钱　炒焦赤砂糖三钱　山楂肉三钱　炒谷麦芽各三钱

此方一剂知，三剂已，接服归芍六君汤。

哈左　脾有寒，肠有湿热，痢下赤白，腹痛绵绵，舌薄黄，脉沉细。土虚木来侮之，气机窒塞不通，不通则痛。徒用攻剂，恐有流弊，今宜温运脾阳，苦化湿热。

银柴胡八分　清炙草五分　广陈皮一钱　酒炒黄芩一钱五分　金铃子二钱　炒白芍二钱　春砂壳八分　六神曲三钱　肉桂心三分　全当归二钱　苦桔梗一钱　焦楂炭三钱　荠菜花炭三钱　香连丸包，七分

王右　脾寒肠湿，血痢色紫，腹无痛苦，久而不止，纳少神疲，脉象沉细，苔薄黄。拟黄土汤加味，温运中阳，而清湿热，以冀火土相生，阳气得以上升，阴血不致下泄矣。

炮姜炭三分　生地炭三钱　酒炒黄芩一钱　当归身二钱　生於术二钱　阿胶珠三钱　炒赤芍二钱　肉桂心三分　清炙草五分　地榆炭三钱　灶心黄土包、煎汤代水，一两

黄左　湿热滞郁于肠胃，气机流行窒塞，腹痛痢下鲜血，里急后重，纳谷减少，苔黄脉数，症势沉重。拟白头翁汤加味，苦寒清热，和中涤肠。

白头翁一钱五分　北秦皮一钱五分　全当归三钱　银花炭四钱　酒炒黄芩三钱　川黄柏一钱五分　炒青陈皮各一钱五分　炒黑荆芥一钱五分　炒赤芍二钱　地榆炭一钱　春砂壳五分　荠菜花炭三钱　枳实导滞丸四钱

周左　感受外邪，湿邪郁于曲肠，煅炼成积，赤白痢日夜五六十次，腹痛，里急后重，咳嗽，呕恶，舌质红苔腻，脉象濡滑而数。姑拟疏邪化浊，通因通用之义。

炒黑荆芥钱半　银花炭三钱　炒赤芍二钱　青陈皮各一钱　全瓜蒌切，三钱　苦桔梗一钱　六神曲三钱　焦楂炭三钱　白头翁三钱　仙半夏钱半　生姜一片　陈红茶一钱　枳实导滞丸包煎，五钱

另给通痢散两包，两次开水冲服。

二诊　腹痛痢下次数已减，纳少泛恶，舌质红苔腻黄，脉象濡数。伏邪湿热挟滞，郁于曲肠，气机流行窒塞，再宜疏邪化浊，通因通用。

炒黑荆芥钱半　黄芩炭一钱　炒赤芍二钱　仙半夏二钱　青陈皮各一钱　陈红茶一钱　全瓜蒌切，三钱　苦桔梗一钱　银花炭三钱　焦楂炭三钱　六神曲三钱　白头翁三钱　春砂壳八分　生姜一片　枳实导滞丸包煎，一钱

夏奶奶　初起寒热，继则痢下，血多白少，腹痛，里急后重，口干不多饮，纳少泛

恶，舌中剥边薄黄，脉象左弦小而数、右滑数，客邪湿热郁于曲肠，煅炼成积；热郁血分，血渗大肠，症势非轻。姑拟白头翁汤加减。

白头翁三钱　北秦皮二钱　炒黄芩钱半　炒赤白芍各二钱　银花炭三钱　扁豆花三钱　全当归三钱　春砂壳八分　焦楂炭三钱　陈广皮一钱　苦桔梗一钱　戊己丸包煎，钱半　荠菜花炭三钱　竹茹炒，钱半

二诊　昨投白头翁汤以来，痢血次数略减，少腹痛亦轻，里急后重，口干不多饮，纳谷衰少，夜不安寐，舌花剥苔薄腻黄。咽喉糜腐，客邪湿热郁于曲肠，气机流行窒塞，阴液暗伤，虚火上浮。恙势尚在重途，还虑呃逆之变。再宜和胃化浊，清营调气。

白头翁三钱　炒黄芩钱半　炒赤白芍各二钱　全当归二钱　银花炭三钱　扁豆衣三钱　苦桔梗一钱　焦楂炭三钱　春砂壳八分　陈广皮一钱　佩兰梗钱半　戊己丸包，一钱　荠菜花炭三钱　加香谷芽露、野蔷薇花露各四两

龙脑薄荷一支，剪碎泡汤漱口。

三诊　痢下两候，血虽止，次数不减，里急后重，口干不多饮，纳谷减少，舌花剥苔薄腻而黄，咽喉糜腐渐减，脉象濡数。此阴液已伤，虚火上浮，湿热滞郁于曲肠，气机窒塞。仍宜清胃养阴，而化湿浊。

南北沙参各二钱　川石斛三钱　炒黄芩钱半　大白芍二钱　银花炭三钱　炒扁豆衣三钱　全当归二钱　春砂壳八分　生甘草六分　苦桔梗一钱　水炒川连六分　焦楂炭三钱　荠菜花炭三钱　苦参子熟桂圆肉包吞，七粒

陈左　休息痢久而不愈，脾脏受寒，湿浊郁于曲肠，兼之病痰溃后，根脚肿硬不消，缠绵之症。拟温脾饮加减。

炒潞党参三钱　生白术二钱　熟附子块一钱　炮姜炭四分　清炙草六分　全当归二钱　炒赤白芍各二钱　仙半夏二钱　焦楂炭三钱　陈广皮一钱　春砂壳八分　炒扁豆衣三钱　干荷叶一角

刘太太　便痢虽减未止，腹痛里急后重，口干不多饮，舌苔薄腻而黄，脉象左弦小而紧右濡迟，谷食衰少。此乃湿热滞留未楚，肝失疏泄，太阴健运失常，阳明通降失司，气阴暗伤，湿浊不化，颇虑口糜呃逆之变。人以胃气为本，姑拟和胃化浊，泄肝理气，冀痢止能进饮食为幸，尚希明正。

银花炭三钱　炒赤白芍各二钱　全当归三钱　陈广皮一钱　春砂壳八分　苦桔梗一钱　焦楂炭三钱　炒谷麦芽各三钱　佩兰梗钱半　荠菜花炭三钱　炒扁豆衣三钱　金铃子二钱　炒延胡索八分　香连丸包煎，一钱

二诊　肠澼转为溏泄黄水，日夜五六次，腹痛隐隐，内热不思饮食，口干不多饮，脉象左弦小而数右濡细，苔薄腻而黄。此脾阳胃阴两伤，肠中湿热滞留未楚，肝经气火内炽，还虑口糜呃逆之变。今宜养胃健脾，兼化湿浊，冀望泄止能进谷食，方有转机。尚希明正。

炒怀山药三钱　生白术二钱　炒扁豆衣三钱　赤茯苓砂仁拌，三钱　银花炭三钱　炒赤白芍各二钱　陈广皮一钱　春砂壳八分　苦桔梗一钱　炒谷芽三钱　炒苡仁三钱　戊己丸包，一钱　干荷叶二角　银柴胡八分　佩兰梗钱半

韩右　脾弱欠运，肝失疏泄，脏中之湿浊留恋，休息痢赤白相杂，已延七八月，胸闷纳少，屡发寒热。宜温运太阴，泄肝化浊。

生白术三钱　炮姜炭四分　清炙草六分　土炒当归二钱　炒赤白芍各二钱　银柴胡一钱　陈广皮一钱　春砂壳八分　焦楂炭三钱　地榆炭钱半　驻车丸吞服，三钱

崔右　寒热渐退，痢下红多白少，苔薄腻黄，脉象濡滑而数。湿热滞郁于曲肠，煅炼成积，宜理脾和胃而化湿浊。

炒黑荆芥一钱　炒赤芍二钱　银花炭三钱　陈广皮一钱　苦桔梗一钱　六神曲三钱　白头翁三钱　槐花炭三钱　地榆炭二钱　焦楂炭三钱　北秦皮二钱　条芩炭一钱　干荷叶一角

疟疾

马左　夏伤于暑，以营为舍，秋冒风凉，与卫并居。凉者阴邪也，阴欲入而阳拒之，阴并于阳，则阳虚而阴盛，阴盛则寒；暑者阳邪也，阳欲出而阴格之，阳并于阴，则阴虚而阳盛，阳盛则热。是以先寒栗鼓颔，而后壮热头痛，依时而作，汗出而解，日日如是，已有两旬之久。胸闷不思饮食，舌苔腻布，脉象弦滑，弦为少阳之脉，滑为痰湿之征。邪伏少阳，痰湿阻于募原，无疑义矣。今拟清脾饮加减，和解枢机，蠲化痰湿。

软柴胡一钱　仙半夏二钱　酒黄芩一钱　制川朴八分　煨草果八分　细青皮一钱　生甘草四分　六神曲三钱　鲜佩兰二钱　生姜一片

钱左　寒热日作，已有匝月，胸脘不舒，纳少神疲，脉象弦滑无力，舌苔薄白。此正虚邪伏募原，少阳枢机为病。今拟小柴胡汤加味，扶正达邪，和胃化痰。

潞党参一钱五分　软柴胡一钱　姜半夏二钱　生甘草四分　广陈皮一钱　炒枳壳一钱　煨草果八分　川象贝各二钱　炒谷麦芽各三钱　佩兰一钱五分　生姜二片　红枣四枚

陆左　间日疟先寒战而后壮热，热盛之时，烦躁胸闷谵语，自午后至夜半，得汗而解，已发七八次，纳少神疲，脉弦滑而数，苔薄腻而黄。伏邪痰湿互阻阳明为病，营卫循序失司。拟桂枝白虎汤加味，疏解肌邪，而清阳明。

川桂枝八分　陈皮一钱　熟石膏打，四钱　生甘草一钱　炒谷芽四钱　仙半夏三钱　川象贝各二钱　煨草果八分　肥知母一钱五分　佩兰一钱五分　生姜两片　红枣四枚　甘露消毒丹荷叶包煎，四钱

二诊　服桂枝白虎汤三剂，间日寒热已减大半，发时谵语亦止，惟胸闷纳少，神疲乏力，脉弦滑不静，苔薄腻，夜不安寐。伏邪痰湿未楚，胃不和则卧不安也。前法既效，率由旧章。

川桂枝六分　仙半夏三钱　熟石膏打，二钱　生甘草四分　陈皮一钱　茯神朱砂拌，三钱　川象贝各二钱　北秫米包，三钱　炙远志一钱　佩兰一钱五分　生姜二片　红枣四枚

姜童　间日疟已延月余，加之大腹时满，纳少便溏，舌苔薄腻，脉象沉弦。乃久疟伤脾，脾阳不运，浊湿凝聚募原，三焦输化无权，书所谓诸湿肿满，皆属于脾，又曰浊气在

上，则生䐜胀是也。表病传里，势非轻浅。亟与温运太阴，以化湿浊，和解枢机，而达经邪。

熟附片一钱　淡干姜五分　生白术一钱五分　连皮苓四钱　泽泻一钱五分　软柴胡八分　仙半夏二钱　生甘草四分　制川朴一钱　腹皮二钱　六神曲三钱　炒麦芽苡仁各三钱

复诊　温运太阴，和解枢机，连服三剂，腹胀满渐见轻减，寒热又作，是陷入太阴之邪，仍欲还出阳经之佳象。胸闷纳少，腑行不实，小溲短少，脉转弦滑，痰湿留恋中焦，脾胃运化失职。前法颇合，再进一筹。

熟附片一钱　炮干姜六分　生白术二钱　赤猪苓各三钱　泽泻一钱五分　软柴胡一钱　仙半夏二钱　粉葛根一钱　生甘草五分　川朴八分　大腹皮二钱　六神曲三钱　干荷叶一角

杨右　三日疟已延半载，发时寒战壮热，历十小时始衰，纳谷渐少，面色萎黄，脉象沉弦无力，苔薄腻。此正气已虚，邪伏三阴，营卫循序失司，缠绵之症。姑拟扶正达邪，用阳和阴。

炒潞党参一钱五分　柴胡八分　生甘草六分　仙半夏二钱　川桂枝六分　熟附片一钱　炙鳖甲四钱　青蒿梗一钱五分　鹿角霜三钱　茯苓三钱　陈皮一钱　焦谷芽四钱　生姜两片　红枣四枚

二诊　前方服六剂，寒热即止，接服六君子汤，加草果、姜、枣。

俞左　伏邪久蕴，消耗阴液，临晚身热，至夜半而减，已延数月，咳呛咯痰不爽，纳少形肉消瘦，苔薄黄，脉弦滑而数。少阴之阴已伤，阳明之邪不解。书云：但热不寒，名曰瘅疟，久不愈，即为劳疟也。

潞党参一钱五分　生甘草六分　青蒿梗一钱五分　炙鳖甲三钱　川贝母三钱　熟石膏打，三钱　仙半夏一钱五分　银柴胡一钱　冬瓜子三钱　朱茯神三钱　嫩白薇一钱五分　大荸荠五枚　焦谷芽四钱

屠右　但寒不热，名曰牝疟，间日而作，已有月余，汗多淋漓，纳谷减少，脉沉细而弦，舌中剥边薄白而腻。是阳虚失于外护，不能托邪外出，痰湿困于中宫，脾胃运化失职，高年患此，勿轻视之，亟拟助阳达邪，和中化湿。

潞党参三钱　熟附块二钱　川桂枝一钱　软柴胡一钱　陈广皮一钱　姜半夏三钱　云茯苓三钱　鹿角霜三钱　煨草果八分　清炙草五分　生姜二片　红枣四枚

二诊　寒减，胸闷气逆，去参，加旋覆花（包）一钱五分、炙白苏子二钱。

三诊　牝疟寒热已减，汗多淋漓，纳少胸闷，脉沉细而弦，舌中剥、边薄腻，阳虚气弱，不能托邪外出，痰湿逗留募原，皮毛开而经隧闭也。仍宜助阳达邪，和中化湿。

潞党参三钱　熟附片二钱　川桂枝一钱　白芍一钱五分　清炙草五分　软柴胡八分　仙半夏三钱　煨草果一钱　常山一钱　鹿角霜三钱　生姜两片　红枣四枚

杨左　伏邪痰湿，逗留募原，营卫失其常度，邪与营争则热，与卫争则寒，寒热日作，胸闷泛恶，舌苔薄腻，脉象弦滑。此邪在少阳，湿在阳明，少阳为半表半里之经，寒热往来，职是故也。今宜和解宣化，淡渗湿热，俾得邪从外达，湿从下趋，则营卫调和，

寒热自解矣。

前柴胡各一钱五分　茯苓皮四钱　块滑石包，三钱　仙半夏二钱　象贝母三钱　通草八分　酒炒黄芩一钱五分　白蔻壳八分　鲜藿香一钱五分　生姜二片

安左　伏邪蕴湿内阻，太阳阳明为病，临晚寒热，继则身热大汗而解，欲成疟疾之状。胸闷、纳少，宜桂枝汤加减。

川桂枝四分　炒赤芍钱半　清水豆卷三钱　赤茯苓三钱　仙半夏三钱　陈广皮一钱　福泽泻钱半　通草八分　炒谷麦芽各三钱　荷叶一角　佩兰梗钱半

惠右　间日疟又发，先寒后热，胸闷纳少，伏邪痰湿逗留募原，再宜桂枝白虎汤加减。

川桂枝八分　熟石膏打，三钱　仙半夏三钱　云茯苓三钱　陈广皮一钱　煨草果八分　炒谷麦芽各三钱　生姜二片　红枣四枚　佩兰梗钱半　甘露消毒丹包，五钱　白蔻壳八分　象贝母三钱

藏左　伏邪挟痰湿逗留募原，太阴阳明为病。间日疟先寒后热，胸闷纳少，宜桂枝白虎汤加减。

川桂枝五分　熟石膏四钱　仙半夏二钱　云茯苓三钱　陈广皮一钱　煨草果八分　象贝母三钱　炒谷麦芽各三钱　佩兰梗钱半　生姜三片　红枣三枚　甘露消毒丹包煎，五钱

段左　间日疟先寒后热，胸闷不思饮食，舌苔白腻，脉象弦滑。客邪痰湿留恋募原，太阳少阳为病，拟柴桂各半汤主之。

软柴胡一钱　川桂枝七分　酒炒黄芩一钱　仙半夏二钱　赤茯苓砂仁拌，三钱　炒枳实一钱　制苍术钱半　制川朴一钱　煨草果一钱　海南子钱半　鲜藿香钱半　鲜佩兰钱半　炒谷麦芽各三钱　甘露消毒丹荷叶包煎、刺孔，四钱

关左　三日疟已延三月余，寒多热少，胸闷纳少，脉象濡滑。邪在三阴，湿痰内阻，营卫循序失常，姑拟温经达邪而化痰湿。

熟附块一钱　炙鳖甲三钱　炒党参一钱　清炙草五分　银柴胡一钱　云茯苓三钱　仙半夏二钱　鹿角霜三钱　煨草果八分　川桂枝五分　炒赤芍钱半　炒谷麦芽各三钱　陈广皮一钱　佩兰梗钱半　生姜二片　红枣四枚

须右　劳倦感邪，引动伏气，挟湿交阻，太阳阳明为病，形寒身热，得汗而解，胸闷泛恶，渴不多饮，肢节酸疼，小溲短小，舌质红苔薄腻，脉象濡滑。脉症参合，轻则成疟，重则湿温，姑拟泄气分之邪，化中焦之湿。

清水豆卷四钱　藿香梗钱半　仙半夏二钱　赤茯苓三钱　炒枳壳一钱　白蔻壳八分　福泽泻钱半　通草八分　大腹皮二钱　姜炒竹茹钱半　炒谷麦芽各三钱　甘露消毒丹包，五钱

张小　久疟不愈，脾土大伤，客邪蕴湿，逗留募原，三阴为病，寒热晚甚，大腹饱

满，右胁下疟母作痛，腑行溏薄，小溲浑浊，形瘦纳少，脉象弦细，舌苔薄腻而黄，势成劳疟。姑拟扶正和解，健运分消。

炒党参钱半　鳖血炒柴胡五分　仙半夏二钱　带壳砂仁后下，八分　云茯苓三钱　生白术钱半　熟附片七分　使君肉二钱　福泽泻钱半　陈广皮一钱　大腹皮二钱　炒谷芽三钱　鳖甲煎丸包，三钱　白雷丸钱半

李奶奶　正虚邪恋少阳，肝脾气滞，类疟寒热，已有数月之久，腹痛隐隐，纳谷减少，形瘦神疲，舌苔薄腻，脉象弦细，经事愆少，势将成痨。姑拟扶正和解，理气和营。

炒潞党参三钱　软柴胡五分　仙半夏二钱　云茯苓三钱　陈广皮一钱　制香附钱半　肉桂心研细末，饭丸吞服，三分　春砂壳八分　紫丹参二钱　清炙草五分　茺蔚子三钱　炒谷麦芽各三钱　生姜一片　红枣四枚

穆左　正虚邪恋少阳，营卫循序失常，寒热屡发，有似疟疾之状，肢节酸痛。宜扶正和解，而化痰湿。

炒党参钱半　仙半夏二钱　软柴胡一钱　清炙草六分　云茯苓三钱　煨草果八分　陈广皮一钱　象贝母三钱　西秦艽二钱　桑寄生三钱　生姜一片　红枣二枚

霍乱

陈左　夏月阳外阴内，偏嗜生冷，腠理开发，外邪易袭。骤触疫疠不正之气，由口鼻而直入中道，以致寒暑湿滞，互阻中焦，清浊混淆，乱于肠胃，胃失和降，脾乏升运，而大吐大泻，挥霍撩乱。阳邪锢闭于内，中阳不伸，不能鼓击于脉道，故脉伏；不能通达于四肢，故肢冷，两足转筋。一因寒则收引，一因土虚木贼也。汗多烦躁，欲坐井中之状，口渴不欲饮，是阴盛于下，格阳于上，此阴躁也。形肉陡然削瘦，脾土大伤，谷气不入，生化欲绝，阴邪无退散之期，阳气有脱离之险，脉症参合，危在旦夕间矣！拟白通四逆加人尿猪胆汁意，急回欲散之阳，驱内胜之阴，背城借一，以冀获效。

生熟附子各三钱　淡干姜五钱　炙草一钱　姜半夏三钱　吴萸七分　川连三分　赤茯苓四钱　陈皮一钱　陈木瓜五钱　童便冲服，一杯　猪胆汁冲服，三四滴
复诊　吐泻烦躁均减，脉伏肢冷依然，加炒潞党参四钱。

罗左　触受寒疫不正之气，挟湿滞交阻，太阴阳明为病，清浊相干，升降失常，猝然吐泻交作，脉伏肢冷，目陷肉削，汗出如雨。脾主四肢，浊阴盘踞中州，阴气不能通达，脉伏肢冷，职是故也。阳气外越则自汗，正气大虚则目陷肉削。舌苔白腻，虚中夹实，阴霍乱之重症。亟拟白通四逆汤合附子理中汤加减，以期转机为幸。

熟附子块二钱　淡干姜一钱　清炙草八分　姜半夏三钱　吴萸七分　童便冲服，一酒杯　炒潞党参三钱　生白术二钱　赤茯苓四钱　制川朴一钱　川连三分　猪胆汁冲服，三四滴　灶心黄土包煎，一两　阴阳水煎

朱右　疫疠之邪，由口鼻而直入中道，与伏暑湿滞互阻，脾胃两病，猝然腹中绞痛，

烦躁懊憹，上为呕吐，下为泄泻，四肢厥逆，口干欲饮，脉伏，舌苔薄腻而黄。清气在下，浊气在上，阴阳乖戾，气乱于中，而为上吐下泻，湿遏热伏，气机闭塞，而为肢冷脉伏，热深厥深，霍乱重症。亟宜黄连解毒汤加减，辛开苦降，芳香化浊，冀挽回于什一。

上川连八分　淡吴萸二分　仙半夏二钱　枳实炭一钱　黄芩一钱五分　藿香梗一钱五分　六神曲三钱　赤猪苓各三钱　炒白芍一钱五分　玉枢丹磨冲，四分　阴阳水煎

二诊　昨投黄连解毒汤，吐泻渐减，脉息渐起，四肢微温，佳兆也。惟烦躁干恶，口渴喜冷饮，舌前半红绛中后薄黄，小溲短赤。是吐伤胃，泻伤脾，脾阳胃阴既伤，木火上冲，伏暑湿热留恋不化也。今守原意，加入清暑渗湿之品，能得不增他变，可冀出险履夷。

上川连八分　淡吴萸一分　仙半夏一钱五分　枳实炭八分　黄芩一钱五分　炒白芍一钱五分　炒竹茹一钱五分　枇杷叶去毛、包，四片　柿蒂五枚　赤茯苓三钱　活芦根去节，一尺　通草八分　神仁丹①冲服，四分

三诊　吐泻已止，脉起肢温，烦躁干恶亦减，惟身热口渴，欲喜冷饮，小溲短少而赤，舌红苔黄，阴液已伤，伏暑湿热蕴蒸膜原，三焦宣化失司。再拟生津清暑，苦寒泄热，淡以渗湿。

天花粉三钱　仙半夏一钱五分　银花三钱　六一散包，三钱　赤茯苓三钱　鲜石斛三钱　川雅连五分　连翘三钱　通草八分　竹茹一钱五分　活芦根去节，一尺　枇杷叶去毛、包，四张

尤左　寒暑湿滞互阻，太阴阳明为病，阴阳逆乱，清浊混淆，猝然吐泻交作，腹中绞痛，烦闷懊憹，脉沉似伏，霍乱之症，弗轻视之。亟拟芳香化浊，分利阴阳。

藿苏梗各一钱五分　枳实炭一钱　陈广皮一钱　姜川连五分　大腹皮二钱　姜半夏二钱　制川朴一钱　白蔻仁八分　淡吴萸二分　六神曲三钱　炒车前三钱　生姜三片　赤猪苓各三钱　玉枢丹冲服，四分

二诊　昨进正气合左金法，吐泻渐止，腹痛亦减，脉转濡数，反见身热，口干不多饮，舌苔灰腻而黄，伏邪有外达之机，里病有转表之象，均属佳境。仍守原意，加入解表，俾伏邪从汗而散。

淡豆豉二钱　嫩前胡一钱五分　苏藿梗各一钱五分　仙半夏二钱　大腹皮二钱　薄荷叶后下，八分　制川朴一钱　陈广皮一钱　炒枳壳一钱　六神曲三钱　白蔻壳一钱　姜竹茹一钱　荷叶一角

三诊　恙由吐泻而起，太阴阳明为病，今吐泻虽止，而里热口渴，烦躁不寐，舌糙黑，脉细数。脾胃之阴已伤，心肝之火内炽。当宜养阴救液而清伏热。

鲜石斛三钱　连翘壳三钱　冬桑叶三钱　朱茯神三钱　细生地三钱　黑山栀一钱五分　粉丹皮二钱　天花粉三钱　生甘草六分　活芦根去节，一尺

李左　暑湿挟滞，互阻中焦，太阴阳明为病，吐泻交作，腹中绞痛，脉沉，四肢厥

---

① 神仁丹：为丁氏家传验方，主治时行疫疠、寒热头痛、时令痧气。除内服外也可吸鼻以避疫气，有宽胸清神之效。该丹药不可与甘草同时进服，因甘草反大戟之忌。药物组成：山慈菇、川文蛤、千金子、红大戟、当门子、梅片、飞朱砂、飞腰黄、真荸荠粉、飞白矾、薄荷精。以上共11味药，共研极细末，筛去杂质。

冷，舌灰腻微黄。此系感受疫疠之气，由口鼻而入中道，逐致清浊混淆，升降失司。邪入于胃则为呕吐，邪入于脾则为泄泻。湿遏热伏，气道闭塞，气闭则不能通达经隧，所以四肢逆冷也。伤寒论曰：呕吐而利，名曰霍乱。此重症也，急拟芳香化浊，分利阴阳。

藿苏梗各一钱五分　川雅连五分　淡黄芩一钱五分　炒竹叶一钱五分　广陈皮一钱　淡吴萸二分　炒赤芍二钱　大腹皮二钱　仙半夏二钱　制川朴八分　枳实炭一钱　六神曲三钱　炒车前三钱　玉枢丹冲，四分

居左　疫疠之邪，挟暑湿滞互阻，太阴阳明为病，腹中绞痛，烦躁不安，上为呕吐，下为泄泻，四肢逆冷，口干欲饮，脉细欲伏，舌苔薄腻而黄。清气在阴，浊气在阳，阴阳反戾，气乱于中，遂有此变。湿遏热伏，气机痞塞，所以四肢逆冷，脉道为之不利，霍乱重症，急拟黄连解毒汤加味，辛开苦降，芳香化浊。

川雅连八分　淡吴萸三分　淡黄芩一钱五分　鲜竹叶三钱　枳实炭一钱　大白芍一钱五分　灶心土包煎，五钱　藿香梗一钱五分　仙半夏一钱五分　六神曲三钱　玉枢丹磨冲，三分　阴阳水煎

赵右　寒疫不正之气，挟湿滞互阻，太阴阳明为病，清浊相干，升降失常，忽然吐泻交作，脉伏肢冷，目陷肉削，汗出如冰。脾主四肢，浊阴盘踞中州，阳气不能通达，肢冷脉伏，职是故也。阴无退散之期，阳有散亡之象，阴霍乱之重症，危在旦夕！勉拟通脉四逆汤加味，驱内胜之阴，复外散之阳，未识能有挽回否？

熟附片三钱　姜川连八分　仙半夏一钱五分　猪胆汁冲服，三四滴　淡干姜五分　炙甘草五分　赤猪苓各三钱　淡吴萸三分　制川朴八分　葱白头三个

张先生　寒湿滞内阻，脾胃两病，清浊混淆，吐泻交作，腿足转筋，舌苔薄腻，脉象濡迟。姑拟四逆汤、藿香正气饮加减。

熟附块一钱　炮姜炭五分　藿苏梗各一钱五分　姜半夏二钱　赤猪苓各三钱　大腹皮二钱　制川朴一钱　制苍术一钱　六神曲三钱

萧奶奶　寒中厥阴，少腹陡然绞痛，胸闷微恶，舌苔薄腻，脉象濡细而迟，此干霍乱之重症也！急拟芳香化浊，温通气机，尚希明正。

藿香梗一钱五分　仙半夏二钱　陈皮一钱　制川朴一钱　枳实炭一钱　大腹皮一钱五分　带壳砂仁八分　佩兰梗一钱五分　麦芽三钱　白蔻仁后，四分　淡吴萸四分　焦谷芽四钱　玉枢丹开水磨服，四分

二诊　昨投芳香化浊，温通气机之剂，脐腹绞痛较前大减，呕恶亦止，惟头眩眼花，舌质淡红，脉弦小而涩。素体血虚，肝气横逆，宿瘀未楚，脾胃不和。再拟泄肝理气，和胃畅中。

大白芍一钱五分　金铃子二钱　延胡索一钱　朱茯神三钱　陈皮一钱　大腹皮二钱　制香附一钱五分　春砂壳八分　青橘叶一钱五分　佛手八分　炒谷麦芽各三钱

麻疹

钱太太　痧子不能透发，喉中痰声漉漉，舌干涸无津，脉象模糊。正虚不能达邪外出，痰火阻塞肺络，治节无权，危在旦夕！勉方冀幸，尚希明正。

真珠粉一分　真猴枣粉一分　淡竹沥一两五钱　枇杷叶露一两五钱，两味炖温冲服

钱太太　痧子隐隐，欲布不布，身热汗泄不畅，咳嗽喉有痰声，时时泛恶，烦躁少寐，舌苔粉白而腻，脉象濡滑而数。风温疫疠之邪，郁遏肺胃，痰浊互阻，气机窒塞不宣，症势尚在险关。再拟辛凉清解，宣肺涤痰。

薄荷叶后下，八分　熟牛蒡子二钱　净蝉衣八分　荆芥穗一钱　枳实炭一钱　苦桔梗一钱　清水豆卷四钱　连翘壳三钱　川郁金一钱五分　光杏仁三钱　大贝母三钱　马兜铃一钱　鲜竹茹一钱五分　鲜枇杷叶去毛、包，四张

薛奶奶　痧子后微有咳呛胸闷，不思饮食，咽喉干燥，渴不欲饮，舌质红苔微腻而黄，脉濡数而滑。阴分本亏，津少上承，余邪痰热逗留中焦，肺胃宣化失司。再拟清肺化痰，和胃畅中。

桑叶皮各一钱五分　川贝母二钱　象贝母二钱　瓜蒌皮二钱　朱茯神三钱　枳实炭一钱　炒竹茹一钱五分　通草八分　橘白一钱　冬瓜子三钱　鲜枇杷叶去毛、包，三张　佛手露一两　藏青果一钱　嫩白薇一钱五分　炒谷麦芽各三钱

二诊　胸闷渐舒，饮食渐香，胃有醒豁之征，而咽喉干，口渴不多饮，脉象濡滑带数。阴分本亏，津少上承，燥邪痰热，逗留中焦，肺胃宣化失司，再宜清养肺胃，宣化痰热。

川象贝各二钱　瓜蒌皮二钱　桑叶皮各一钱五分　冬瓜子三钱　朱茯神三钱　广橘白一钱　鲜竹茹一钱五分　生熟谷芽各三钱　京玄参一钱　通草八分　藏青果一钱　枇杷叶去毛，包煎，三张　野蔷薇露一两　佛手露一两，两味冲服。

三诊　胸脘渐舒，食入之后，中脘作胀，咽喉干燥，渴不多饮，舌苔微黄质红，脉濡小而滑。阴分本亏，津少上承，肝气上逆，胃失和降。再拟平肝理气，和胃化痰。

川象贝各二钱　瓜蒌皮三钱　白蒺藜三钱　黑芝麻三钱　朱茯神三钱　橘白络各一钱　藏青果一钱　炒谷麦芽各三钱　佩兰梗一钱五分　冬瓜子三钱　绿萼梅八分　佛手露冲服，一两

薛三小姐　痧子后身热不清，咳嗽不爽，腑行不实，小溲短赤，苔薄腻，唇焦，右手腕微肿疼痛，尾闾①之上窨疮，腐烂，形瘦骨立，脉象濡小而数。阴液暗伤，津少上承，风温伏邪，挟痰热留恋肺胃，清肃之令不行，还虑正不胜邪，致生变迁！再宜生津清温，清肺化痰。

天花粉三钱　白薇一钱五分　川象贝各二钱　抱茯神三钱　炒银花三钱　连翘壳三钱　水炙桑叶皮各二钱　生赤芍二钱　丝瓜络二钱　活芦根一尺　枇杷叶露后入，四两

---

① 尾闾：长强穴之别称。位于尾骨尖与肛门中点。

二诊 续布痧子，身热不清，咳嗽不爽，口干欲饮，舌质红苔微黄而腻，脉弦小而数，形瘦骨立，阴液暗伤，伏温由内达外，由营分而转气分，虽属佳兆，还虑正不胜邪，致生他变。再以清温化痰。

净蝉衣八分 炒银花三钱 连翘壳三钱 鸡苏散包煎，三钱 生赤芍二钱 川象贝各二钱 天花粉二钱 丝瓜络二钱 抱茯神三钱 干芦根一两 水炙桑叶一钱五分

三诊 痧子透发，潮热不清，咳痰不爽，小溲短赤，舌尖破碎苔黄，唇焦，尾闾之上，窅疮腐烂，形瘦骨立，脉象细数。阴液亏耗，伏温未楚，痰热留恋肺胃，还虑正不胜邪，致生变迁。再宜养正生津，清温化痰，尚希明正。

西洋参一钱 天花粉三钱 嫩白薇一钱五分 水炙桑叶皮各一钱五分 茯神三钱 炒银花三钱 连翘三钱 川象贝各二钱 赤芍二钱 丝瓜络二钱 芦根一尺 野蔷薇花露二两 枇杷叶露二两，两味后入

张世兄 痧子已回，身热亦退，夜不安寐，稍有咳呛，脉象濡小带数，舌质淡红。阴液已伤，虚火易升，肺胃宣化失司，今仿吴氏蒌贝养荣意，清养肺胃而化痰热，更当避风节食，则不致反复为要。

川贝母三钱 瓜蒌皮二钱 京玄参一钱五分 天花粉三钱 朱茯神三钱 桑叶皮各一钱五分 光杏仁三钱 生甘草五分 生赤芍二钱 冬瓜子三钱 嫩白薇一钱五分 活芦根一尺 枇杷叶霜后入，四两

张世兄 痧子后因饮食不慎，脾弱欠运，水谷入胃，易于生湿，水湿泛滥，灌浸腠理，以致面浮足肿，大腹胀满，小溲不多，舌质红苔黄，脉象濡滑。昨投健运分消之剂，尚觉合度，仍守原法进步。

连皮苓三钱 猪苓三钱 泽泻三钱 生熟苡仁各三钱 陈皮二钱 大腹皮二钱 水炙桑皮一钱五分 地枯萝三钱 飞滑石包，三钱 汉防己三钱 川象贝各三钱 肥玉竹三钱 冬瓜子皮各三钱

梁小姐 传染疫邪，蕴袭肺胃，寒热呕恶，防发痧疹，舌苔薄腻，脉象濡数，症势非轻。急宜辛凉疏透。

荆芥穗一钱 薄荷叶后下，八分 熟牛蒡子二钱 淡豆豉三钱 枳实炭一钱 苦桔梗一钱 净蝉衣八分 生赤芍三钱 连翘壳三钱 象贝母三钱 鲜竹茹一钱五分 玉枢丹研末冲服，五分

王右 吸受时气，引动伏邪，蕴袭肺胃两经。肺主皮毛，胃主肌肉，邪留皮毛肌肉之间，则发为红痧，痧点隐隐，布而不透，形寒发热，胸闷泛恶，邪郁阳明，不得外达也。舌苔薄黄，脉象浮滑而数。邪势正在鸱张，虑其增剧。宜以辛凉清解。

荆芥穗一钱 赤茯苓三钱 净蝉衣八分 炒竹茹一钱五分 淡豆豉三钱 江枳壳一钱 连翘壳三钱 熟牛蒡子二钱 薄荷叶后下，八分 苦桔梗一钱 京赤芍二钱

钱左 痧后复感外邪，痰滞内阻，水湿不化，太阴阳明为病，遍体浮肿，气逆难于平

卧，寒热甚壮，大便溏泄，泛恶不能饮食，苔腻脉数。此氤氲之外邪，与黏腻之痰滞，交阻肺胃，肺气不能下降，脾弱不能运化，水湿易聚，灌浸腠理，泛滥横溢，无所不到，三焦决渎无权，症势危险。姑宜疏邪分消，而化痰滞，未识有效否。

淡豆豉三钱　川桂枝五分　鲜竹茹枳实一钱同炒，二钱　大腹皮二钱　连皮苓四钱　象贝母三钱　淡姜皮八分　焦楂炭三钱　猪苓三钱　泽泻三钱　仙半夏二钱　酒炒黄芩一钱五分

李左　痧后余邪痰热未楚，肺胃两病，身热无汗，咳嗽气逆，口干欲饮，脉数苔黄。此乃无形之伏温，蕴蒸阳明，有形之痰热，逗留肺络，证势沉重。姑拟清解伏温，而化痰热。

粉葛根一钱五分　金银花三钱　桑叶皮各二钱　活芦根去节，一尺　淡豆豉三钱　连翘壳三钱　光杏仁三钱　京赤芍二钱　黑山栀一钱五分　生甘草八分　象贝母三钱　鲜竹茹二钱　天花粉三钱　薄荷叶后下，八分

李左　疫疠之邪，不外达而内传，心肝之火内炽，化火入营，伤阴劫津。拟犀角地黄合麻杏石甘汤，气血双清而解疫毒。

犀角尖五分　熟石膏打，五钱　金银花三钱　活芦根去节，一尺　鲜生地四钱　甘中黄八分　连翘壳三钱　鲜竹叶三十张　净麻黄四分　苦桔梗一钱　川贝母三钱　陈金汁冲，一两　光杏仁三钱　京赤芍二钱　京玄参二钱

蔡奶奶　怀麟八月，风温疫疠之邪，蕴袭肺胃两经，疫喉痧四天，寒热不退，痧子隐隐，布而不透，咳痰泛恶，咽痛焮红，舌质红苔粉白，脉象濡滑而数。邪势正在鸱张，适值腰酸漏红，颇虑不足月而产，致生变迁。急拟辛凉汗解，宣肺化痰，尚希明正。

荆芥穗一钱五分　薄荷叶八分　蝉衣八分　熟牛蒡二钱　江枳壳一钱　苦桔梗一钱　轻马勃八分　淡豆豉三钱　连翘壳三钱　光杏仁三钱　大贝母三钱　鲜竹茹一钱五分　芫荽子一钱五分

窦先生　痧子已布，表热较轻，而里热口干，时有呃逆，舌质红绛，脉象濡数无力。风温疫疠化热，蕴蒸肺胃，气火上升，阳明通降失司，宜生津清解，宣肺通胃。

天花粉三钱　净蝉衣八分　熟牛蒡子三钱　生甘草六分　连翘壳三钱　金银花三钱　川象贝各二钱　柿蒂十枚　鲜竹茹二钱　活芦根去节，一尺　生赤芍钱半　朱茯神三钱　鲜枇杷叶去毛，包煎，四张

陈奶奶　时疫痧子虽回，灼热未退，口干欲饮，曾经模糊谵语，逾时渐清，咳嗽不爽，续发白㾦，布而不透，舌质红绛，脉象弦滑而数。伏邪化热，由气入营，阴液已伤，津少上承，阳明伏温未解。曾经小产，热搏营分所致。还虑变迁，急宜生津清营，清温凉气，冀营分之伏热得从气分而解为吉。

鲜生地五钱　京玄参二钱　连翘壳三钱　熟石膏打，四钱　生甘草六分　川象贝各二钱　薄荷叶后下，八分　铁皮石斛四钱　生赤芍二钱　天花粉二钱　金银花三钱　净蝉衣八分　鲜竹叶三十张　活芦根一尺

二诊　时疫痧子布而渐回，身灼热无汗，口干欲饮，神识模糊，谵语妄言，白㾦布而不透，舌质红绛，脉象洪滑而数。微有形寒之状，曾经小产，伏温化热，由阳明入于厥少，由气分而传入血分，即是热入血室。阴液已伤，邪火愈炽，颇虑风动痉厥之变。再宜生津清温，凉气清营，冀津生邪却，始能出险入夷。

羚羊角片另煎，四分　鲜生地六钱　粉丹皮二钱　生赤芍二钱　鲜石斛六钱　天花粉二钱　生石膏打，四钱　生甘草六分　银柴胡八分　粉葛根二钱　炒荆芥一钱　薄荷叶四分　鲜竹叶三十张　活芦根一尺　鲜茅根二两

朱老太太　喉痧愈后复感新邪，袭于肺胃，初起身热，咳嗽胸闷泛恶，神识时明时昧，痧子透而暴回，大便溏泄，次数无度，四肢逆冷，口干欲饮，脉沉伏，苔薄腻。高年正不胜邪，其邪不得从三阳而解，反陷入三阴，书所谓里气虚而表邪陷也。脉症参合，危险万分，勉拟扶正助阳，冀望转机为幸。

熟附块一钱　潞党参三钱　生白术二钱　云茯苓三钱　炒扁豆衣三钱　银柴胡一钱　煨葛根钱半　炙甘草五分　诃子皮炒，钱半　御米壳炒，钱半　灶心黄土包煎，一两

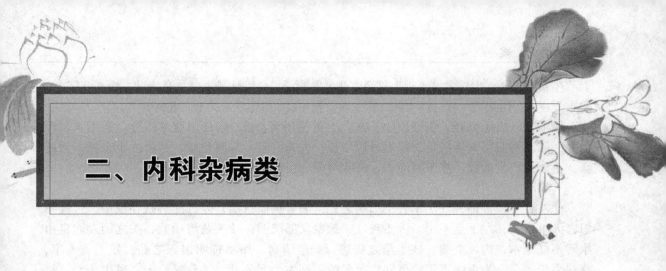

二、内科杂病类

中风

罗左　年甫半百，阳气早亏，贼风入中经腧，营卫痹塞不行，陡然跌仆成中，舌强不语，神识似明似昧，嗜卧不醒，右手足不用。风性上升，痰湿随之，阻于廉泉，堵塞神明也。脉象尺部沉细、寸关弦紧而滑，苔白腻，阴霾弥漫，阳不用事，幸小溲未遗，肾气尚固，未至骤见脱象，亦云幸矣。急拟仲景小续命汤加减，助阳祛风，开其痹塞，运中涤痰，而通络道，冀望应手，始有转机。

净麻黄四分　熟附片一钱　川桂枝八分　生甘草六分　全当归三钱　川芎八分　姜半夏三钱　光杏仁三钱　生姜汁冲服，一钱　淡竹沥冲服，一两

另，再造丸（去壳，研细末，化服）一粒。

二诊　两进小续命汤，神识稍清，嗜寐渐减，佳兆也。而舌强不能言语，右手足不用，脉息尺部沉细、寸关弦紧稍和，苔薄腻。阳气本虚，藩篱不固，贼风中经，经腧痹塞，痰湿稽留，宗气不得分布，故右手足不用也。肾脉络舌本，脾脉络舌旁，痰阻心脾之络，故舌强不能言，灵机堵塞也。虽见小效，尚不敢有恃无恐，再拟维阳气以祛邪风，涤痰浊而通络道，努力前进，以观后效。

熟附片一钱　云茯苓三钱　川桂枝八分　姜半夏二钱　生甘草六分　枳实炭一钱　全当归二钱　光杏仁三钱　大川芎八分　炙僵蚕二钱　生姜汁冲，一钱　淡竹沥冲，一两

三诊　又服三剂，神识较清，嗜寐大减，略能言语，阳气有流行之机，浊痰有克化之渐，是应手也。惟右手足依然不用，腑气六七日不行。苔腻，脉弦紧渐和尺部沉细，肾阳早亏，宗气不得分布，腑中之浊垢，须阳气通，而后能下达，经腑之邪风，必正气旺，始托之外出。仍拟助阳益气，以驱邪风，通胃涤痰，而下浊垢，腑气以下行为顺，通腑亦不可缓也。

生黄芪三钱　桂枝八分　附子一钱　生甘草五分　当归三钱　川芎八分　云茯苓三钱　风化硝五分　全瓜蒌三钱　枳实炭一钱　淡苁蓉三钱　半硫丸吞服，一钱五分

四诊　腑气已通，浊垢得以下行，神识已清，舌强，言语未能自如，右手足依然不用，脉弦紧转和，尺部沉细，阳气衰弱之体，风为百病之长，阴虚之邪风，即寒中之动气，阳气旺一分，邪风去一分。湿痰盘踞，亦借阳气充足，始能克化。经所谓阳气者，若天与日，失其所则折寿而不彰，理有信然。仍助阳气以祛邪风，化湿痰而通络道，循序渐进，自获效果。

生黄芪五钱　生白术二钱　生甘草五分　熟附子一钱　桂枝八分　全当归三钱　川芎八分　姜半夏三钱　西秦艽二钱　怀牛膝二钱　嫩桑枝三钱　指迷茯苓丸包,五钱

服前方,诸恙见轻,仍守原法扩充。生黄芪用至八钱,间日用鹿茸二分,研细末,饭为丸,陈酒吞服,大活络丹,每五日服一粒,去壳研末,陈酒化服,共服六十余帖,舌能言,手能握,足能履。接服膏滋方,药味与煎药仿佛,以善其后。

沈左　年逾古稀,气阴早衰于未病之先,旧有头痛目疾,今日陡然跌仆成中,舌强不语,人事不省,左手足不用。舌质灰红,脉象尺部沉弱,寸关弦滑而数,按之而劲。良由水亏不能涵木,内风上旋,挟素蕴之痰热,蒙蔽清窍,堵塞神明出入之路,致不省人事,痰热阻于廉泉,为舌强不语,风邪横窜经腧,则左手足不用。《金匮》云:风中于经,举重不胜;风中于腑,即不识人。此中经兼中腑之重症也。急拟育阴息风,开窍涤痰,冀望转机为幸。

大麦冬三钱　玄参二钱　羚羊角片先煎汁冲,八分　仙半夏二钱　川贝二钱　天竺黄一钱五分　明天麻八分　陈胆星八分　竹茹一钱五分　枳实一钱　全瓜蒌切,四钱　嫩钩钩后入,三钱　淡竹沥冲,一两　生姜汁冲,二滴　至宝丹去壳、研末,化服,一粒

二诊　两投育阴息风、开窍涤痰之剂,人事渐知,舌强不能言语,左手足不用,脉尺部细弱,寸关弦滑而数,舌灰红。高年营阴亏耗,风自内起,风扰于胃,胃为水谷之海,津液变为痰涎,上阻清窍,横窜经腧,论恙所由来也,本症阴虚,风烛堪虑!今仿河间地黄饮子加味,滋阴血以息内风,化痰热而清神明,风平浪静,始可转危为安。

大生地四钱　大麦冬二钱　川石斛三钱　羚羊角片先煎汁冲,四分　仙半夏二钱　明天麻一钱　左牡蛎先煎,四钱　川贝母三钱　陈胆星八分　炙远志一钱　九节菖蒲八分　全瓜蒌切,四钱　嫩钩钩后入,三钱　淡竹沥冲服,一两

三诊　迭进育阴息风,清热化痰之剂,人事已清,舌能言语謇涩,左手足依然不用。苔色灰红,脉象弦数较静、尺部细弱,内风渐平,阴血难复。津液被火炼而为痰,痰为火之标,火为痰之本,火不清则痰不化,阴不充则火不清。经腧枯涩,犹沟渠无水以贯通也。前地黄饮子能获效机,仍守原意进步。然草木功能,非易骤生有情之精血也。

西洋参一钱五分　大麦冬三钱　大生地三钱　川石斛三钱　生左牡蛎先煎,四钱　煨天麻八分　竹沥半夏二钱　川贝三钱　炙远志一钱　全瓜蒌切,四钱　鲜竹茹二钱　嫩钩钩后入,三钱　黑芝麻研、包,三钱

四诊　神识清,舌强和,言语未能自如,腑气行而甚畅,痰热已有下行之势。左手足依然不用,脉弦小而数,津液亏耗,筋无血养,犹树木之偏枯,无滋液以灌溉也。仍议滋下焦之阴,清上焦之热,化中焦之痰,活经腧之血,复方图治,尚可延年。

西洋参一钱五分　大麦冬二钱　大生地三钱　川石斛三钱　生左牡蛎先煎,四钱　仙半夏二钱　川贝三钱　全瓜蒌切,四钱　厚杜仲二钱　怀牛膝二钱　西秦艽二钱　嫩桑枝三钱　黑芝麻研、包,三钱

祁妪　中风延今一载,左手不能招举,左足不能步履,舌根似强,言语謇涩,脉象尺部沉细寸关濡滑,舌边光苔薄腻,年逾七旬,气血两亏,邪风入中经腧,营卫痹塞不行,痰阻舌根,故言语謇涩也。书云:气主煦之,血主濡之。今宜益气养血,助阳化痰,兼通

络道。冀望阳生阴长，气旺血行，则邪风可去，而湿痰自化也。

潞党参三钱　生黄芪五钱　生於术二钱　生甘草六分　熟附片八分　川桂枝五分　全当归三钱　大白芍二钱　大川芎八分　怀牛膝二钱　厚杜仲三钱　嫩桑枝四钱　红枣十枚　指迷茯苓丸包，四钱

此方服三十剂，诸恙均减，后服膏滋，得以收效。

李妪　旧有头痛眩晕之恙，今忽舌强不能言语，神识时明时昧，手足弛纵，小溲不固，脉象尺部细小、左寸关弦小而数、右寸关虚滑，舌光红。此阴血大亏，内风上扰，痰热阻络，灵窍堵塞，中风重症。急拟滋液息风，清神涤痰，甘凉濡润，以冀挽救。

大麦冬三钱　大生地三钱　川石斛三钱　左牡蛎先煎，四钱　生石决明先煎，四钱　煨天麻八分　川贝三钱　炙远志一钱　天竺黄一钱五分　竹沥半夏一钱五分　鲜竹茹一钱五分　嫩钩钩后入，三钱　淡竹沥冲服，一两　珍珠粉冲服，二分

此方服十剂，诸恙已轻。原方去竹沥、珍珠粉、天竺黄，加西洋参一钱五分、阿胶珠一钱五分。

黎左　两年前右拇指麻木，今忽舌强语言謇涩，右手足麻木无力，脉象虚弦而滑，舌苔薄腻。此体丰气虚，邪风入络，痰阻舌根，神气不灵。中风初步之重症也，急拟益气去风，涤痰通络。

生黄芪五钱　青防风一钱　防己二钱　生白术二钱　全当归二钱　大川芎八分　西秦艽一钱五分　竹沥半夏二钱　枳实炭一钱　炒竹茹一钱五分　炙僵蚕三钱　陈胆星八分　嫩桑枝三钱　再造丸去壳、研细末，化服，一粒

五剂后恙已见轻，去再造丸、枳实，加指迷茯苓丸三钱，吞服。

廖左　体丰气虚，湿胜痰多，陡然跌仆成中，不省人事，小溲自遗，喉中痰声辘辘，汗多脉伏，身热肢冷。此本实先拔，真阳飞越，气血涣散，枢纽不交，虽曰中脏，实暴脱也。勉拟一方，聊尽人工。

别直参三钱　熟附块三钱　淡竹沥二两　生姜汁两液同冲，一钱

张左　阳虚脾弱，湿痰入络，手足麻痹无力，舌根时强，言语不爽，脉象濡细。防成中风，助阳和营，化痰通络。

吉林参须八分　熟附片八分　生甘草六分　嫩桑枝三钱　云茯苓三钱　仙半夏二钱　陈广皮一钱　炙远志一钱　生黄芪四钱　全当归二钱　大川芎八分　紫丹参二钱　川桂枝六分　指迷茯苓丸包，四钱

胡左　中风已久，舌强言语謇塞，右手足无力形寒身热，胸闷不思饮食，神识时清时寐，舌苔腻布，脉象沉细而滑。阳虚外风乘隙入中，痰湿上阻廉泉。症势非轻，姑拟小续命汤加减。

川桂枝八分　熟附块钱半　全当归二钱　云茯苓三钱　制半夏二钱　大川芎八分　陈广皮一钱　大砂仁后下，八分　光杏仁三钱　嫩桑枝四钱　炒谷麦芽各三钱

傅右　中风舌强不能言语，口角流涎，左手足麻木不仁，阳虚挟湿痰直中经络，阻于廉泉。宜小续命汤加减。

川桂枝八分　熟附块一钱　全当归三钱　大川芎八分　云茯苓三钱　仙半夏二钱　生白术二钱　大麻仁四钱　新会皮钱半　全瓜蒌切，四钱　生草节八分　风化硝五分　嫩桑枝四钱

费左　脉象左弦小而滑、右沉细。见症项强不能转侧，舌强言语謇塞，口角流涎，痰湿阻于廉泉。恙久根深，非易速痊，拟星附六君汤加减。

陈胆星八分　竹节白附子钱半　仙半夏三钱　云茯苓三钱　生白术二钱　陈广皮一钱　煨益智钱半　炙僵蚕三钱　炙远志一钱　白蒺藜三钱　炒谷麦芽各三钱　稽豆衣三钱　蝎尾酒洗，五枚

耿左　先天本亏，惊骇伤肝，肝阳化风，挟痰入络，右手足时时振动，口角歪斜，时时流涎，脉象弦细。宜益肾柔肝，息风化痰。

生白芍二钱　稽豆衣三钱　左牡蛎先煎，四钱　青龙齿先煎，三钱　竹沥半夏二钱　朱茯神三钱　炙远志一钱　煨天麻一钱　炒竹茹钱半　川象贝各二钱　陈胆星八分　陈广皮一钱　陈木瓜二钱　潼白蒺藜各钱半　嫩桑枝三钱　嫩钩钩后入，三钱　蝎尾酒洗，五枚

王左　呕恶已止，饮食渐香，头痛眩晕，口角歪斜，毒风上升，扰犯阳明之络，宜清泄风阳，和胃化痰。

仙半夏钱半　煨天麻八分　生石决先煎，六钱　稽豆衣三钱　朱茯神三钱　苍耳子钱半　炒杭菊钱半　广橘白一钱　焦谷芽三钱　嫩钩钩后入，三钱　金器入煎，一具　蝎尾酒洗，五枚　薄荷炭八分　炒竹茹钱半

严左　右手足素患麻木，昨日陡然舌强，不能言语，诊脉左细弱、右弦滑，苔前光后腻，此乃气阴本亏，虚风内动，风者善行而数变，故其发病也速。挟痰浊上阻廉泉，横窜络道，营卫痹塞不通，类中根苗显著。《经》云：邪之所凑，其气必虚。又云：虚处受邪，其病则实。拟益气息风，化痰通络。

吉林参须另煎汁冲服，一钱　云茯苓三钱　炙僵蚕三钱　陈广皮一钱　生白术一钱五分　竹节白附子一钱　炙远志肉一钱　黑稽豆衣三钱　竹沥半夏二钱　陈胆星八分　九节石菖蒲八分　姜水炒竹茹一钱五分　嫩钩钩后入，三钱

二诊　舌强謇于语言，肢麻艰于举动，口干不多饮，舌光绛中后干腻，脉象右细弱、左弦滑，如昨诊状。心开窍于舌，肾脉络舌本，脾脉络舌旁，心肾阴亏，虚风内动，挟痰浊上阻廉泉。先哲云：舌废不能言，足痿不良行，即是痱痹重症。再仿地黄饮子意出入。

大生地三钱　云茯苓三钱　陈胆星八分　九节菖蒲一钱　川石斛三钱　竹沥半夏二钱　川象贝各二钱　炙远志一钱　南沙参三钱　煨天麻八分　炙僵蚕三钱　嫩钩钩后入，三钱

三诊　昨投地黄饮子加减，脉症依然，并无进退。昔人云：麻属气虚，木属湿痰。舌强言艰，亦是痰阻舌根之故。肾阴不足是其本，虚风痰热乃是标，标急于本，先治其标，标由本生，缓图其本。以养阴之剂，多能助湿生痰，而化痰之方，又每伤阴劫液，顾此失彼，煞费踌躇，再宜涤痰通络为主，而以养正育阴佐之，为急标缓本之图，作寓守于攻之

策，能否有效，再商别途。

南沙参三钱　云茯苓三钱　川象贝各二钱　西秦艽一钱五分　竹沥半夏二钱　炙远志一钱　炙僵蚕三钱　枳实炭一钱　煨天麻八分　广陈皮一钱　陈胆星八分　嫩钩钩后入，三钱　九节菖蒲一钱　淡竹沥生姜汁两滴同冲服，一两

四诊　脉左细滑、右濡数，舌中剥苔薄腻。诸恙均觉平和，养正涤痰，通利节络，尚属获效，仍宗原法再进一筹。

前方去秦艽、枳实，加焦谷芽四钱、指迷茯苓丸（包）四钱。

五诊　舌强言语謇涩，已见轻减，左手足麻木依然，脉象细滑，舌苔薄腻。投剂合度，仍拟涤痰通络为法。

照前方去煨天麻、焦谷芽、指迷茯苓丸，加生白术二钱、云茯苓三钱、竹节白附子八分。

钟左　类中舌强，不能言语，神识时明时昧。苔薄腻，脉弦小而滑尺部无神。体丰者，气本虚，湿胜者，痰必盛。气阴两耗，虚风鼓其湿痰，上阻廉泉之窍，症势颇殆，舍息风潜阳、清神涤痰不为功。

生白芍三钱　云茯苓三钱　陈胆星八分　九节石菖蒲一钱　滁菊花三钱　煨天麻八分　川象贝各二钱　蛇胆陈皮三分　生石决明先煎，一两　竹沥半夏三钱　炙远志一钱　嫩钩钩后入，三钱　淡竹沥生姜汁两滴同冲服，一两五钱

钱左　类中偏左，半体不用，神识虽清，舌强言謇，咬牙嚼齿，牙缝渗血，呃逆频作，舌绛，脉弦小而数。诸风掉眩，皆属于肝，阴分大伤，肝阳化风上扰，肝风鼓火内扇，痰热阻于廉泉之窍，肺胃肃降之令不行，恙势正在险关。勉拟地黄饮子合竹沥饮化裁，挽堕拯危，在此一举。

鲜生地四钱　川石斛三钱　瓜蒌皮二钱　柿蒂十枚　大麦冬二钱　抱茯神三钱　生蛤壳六钱　老枇杷叶去毛，包煎，四张　西洋参一钱五分　川贝母二钱　鲜竹茹三钱　嫩钩钩后入，三钱　活芦根去节，一尺　淡竹沥冲，一两　真珍珠粉一分　真猴枣粉一分，两味另服

顾左　疥疮不愈，湿毒延入经络，四肢酸软，不能步履，痰湿阻于廉泉，舌强不能言语，口角流涎，脾虚不能摄涎也。《内经》云：湿热不攘，大筋软短，小筋弛长，软短为拘，弛长为痿。此证是也。恙久根深，蔓难图治，姑拟温化痰湿，通利节络，以渐除之。

潞党参二钱　仙半夏二钱　陈胆星八分　木防己三钱　生白术一钱　陈广皮一钱　西秦艽二钱　全当归二钱　竹节白附子一钱五分　炙甘草五分　陈木瓜二钱　紫丹参二钱　酒炒嫩桑枝四钱　指迷茯苓丸包，五钱

金左　气阴本亏，外风引动内风，挟湿痰上阻廉泉，横窜络道，陡然右手足不用，舌强不能言语，神识时明时昧，口干欲饮，舌质红苔薄腻，脉虚弦而滑。类中重症，急宜息风潜阳，清神涤痰。

西洋参一钱五分　朱茯神三钱　煨天麻八分　生石决明先煎，八钱　大麦冬二钱　竹沥半夏二钱　炙僵蚕三钱　炙远志肉一钱　川石斛三钱　川贝母二钱　嫩钩钩后入，三钱　鲜石菖

蒲一钱　淡竹沥冲，一两　真猴枣粉冲服，二分

　　董左　心开窍于舌，肾脉络舌本，脾脉络舌旁，外风引动内风，挟湿痰阻于廉泉，横窜络道，右半身不遂已久，近来舌强不能言语，苔薄腻，脉弦小而滑，类中风之重症。姑拟息风涤痰，和营通络。

　　左牡蛎先煎，四钱　朱茯神三钱　炙僵蚕二钱　淡竹沥一两五钱　生姜汁冲服，二滴　花龙骨先煎，三钱　炙远志肉一钱　陈胆星八分　川象贝各二钱　仙半夏二钱　枳实炭一钱　西秦艽二钱　煨天麻八分　嫩钩钩后入，三钱

　　朱左　高年营阴亏耗，肝阳易于上升，痰热阻于廉泉，舌强言语謇塞，头眩眼花，右手指麻痹，类中根萌。姑拟养阴柔肝，和营通络。

　　大生地三钱　生白芍二钱　黑穞豆衣三钱　生石决先煎，八钱　抱茯神三钱　竹沥半夏二钱　煨天麻一钱　川象贝各二钱　炙僵蚕二钱　鲜竹茹钱半　炒杭菊钱半　嫩钩钩后入，三钱　嫩桑枝四钱　黑芝麻三钱

　　钟先生　类中偏左，左手足不用，神识虽清，舌强言謇，咬牙嚼齿，舌红绛，脉象弦小而数。牙缝渗血，加之呃逆，阴分大亏，肝风化火上扰，痰热阻于廉泉，肺胃之气失于下降，恙势尚在重险，未敢轻许不妨。仿地黄饮子合竹沥饮加减。

　　鲜生地四钱　大麦冬二钱　西洋参钱半　抱茯神三钱　川贝母二钱　瓜蒌皮三钱　川石斛三钱　生蛤壳六钱　鲜竹茹二钱　嫩钩钩后入，三钱　柿蒂十枚　枇杷叶去毛，包煎，四张　活芦根一尺　淡竹沥一两，冲服

　　另用珍珠粉一分、真猴枣粉一分，冲服。

　　居左　舌强言语謇涩，延今已久，此乃虚风挟湿痰上阻廉泉，宜星附六君汤加减。

　　吉林参须八分　生白术钱半　云茯苓三钱　生甘草四分　仙半夏二钱　炙远志一钱　陈胆星八分　竹节白附子一钱　川象贝各二钱　炙僵蚕三钱　陈广皮一钱　穞豆衣三钱

　　汪左　左半身不遂，高年气血两亏，虚风湿痰入络，营卫闭塞不通。姑拟益气和营，化痰通络。

　　生黄芪五钱　生白术二钱　全当归三钱　大川芎八分　云茯苓三钱　仙半夏二钱　西秦艽二钱　紫丹参二钱　茺蔚子三钱　怀牛膝二钱　嫩桑枝四钱　红枣五枚

　　如舌苔淡白，口不渴，可加熟附块一钱、桂枝四分、炙甘草六分，以助阳气。

　　顾先生　阴虚体质，肝阳升腾，流火湿毒。瘀结下焦，两足浮肿色红，甚则破烂、渗水、出血，不能步履。神志不明，舌根强，言语謇涩，头脑空虚，舌苔薄黄，脉象弦小而数。病属缠绵，宜清营化湿，清泄厥阳。尚希明正。

　　紫丹参二钱　生赤芍二钱　连皮苓三钱　生苡仁四钱　忍冬藤三钱　连翘壳三钱　木防己二钱　川象贝各二钱　川牛膝二钱　南沙参二钱　穞豆衣三钱　冬瓜子三钱　丝瓜络二钱　杜赤豆一两

严先生 舌强，言语謇涩，左手足旧有麻木，脉象左细滑，右濡数，舌中剥，苔薄腻。肾阴本亏，虚风挟痰湿上阻廉泉，荣卫痹塞不通。前投养正涤痰、通利节络之剂，尚觉获效，仍守原法进步。尚希明正。

南沙参三钱　竹沥半夏二钱　煨天麻八分　炙远志一钱　九节菖蒲八分　陈广皮一钱　川象贝各三钱　炙僵蚕二钱　陈胆星八分　淡竹沥一两，姜汁三滴冲服　嫩钩钩三钱　焦谷芽四钱　指迷茯苓丸六钱，包煎

金老先生　荣阴素亏，外风引动内风，挟痰湿上阻廉泉，横窜络道，陡然右手足不用，舌强不能言语，神志时明时昧，口干欲饮，舌质红，苔薄腻，脉虚弦而滑。中风重症，急拟息风潜阳，清神涤痰。尚希明正。

大麦冬二钱　川石斛二钱　生石决八钱　西洋参一钱五分　竹沥半夏二钱　川贝母二钱　炙远志一钱　朱茯神三钱　煨天麻八分　炙僵蚕三钱　嫩钩钩三钱　鲜石菖蒲一钱　淡竹沥一两　真猴枣粉冲，二分

二诊　昨投纳气顺气、温化痰饮之剂，四肢渐温，自汗亦少，惟气喘不能平卧，咳痰不爽，口干不多饮，舌苔灰腻而黄，脉象濡细而滑。肾虚不能纳气，新寒引动痰饮，渍之于肺，肺失肃降之令，还虑正气不支，致生变端。再拟纳气归肾，顺气化痰。尚希明正。

蛤蚧尾一条　仙半夏二钱　赖氏橘红一钱　云茯苓三钱　炙远志二钱　象贝母三钱　炙款冬三钱　旋覆花二钱　光杏仁三钱　鹅管石一钱，煅　银杏七粒，去皮尖

（编者按：原书药物剂量不全，现依据丁氏其他医案相关药物剂量补充）

眩晕

陆左　《经》云："诸风掉眩，皆属于肝。"肝阴不足，肝阳上扰，头疼眩晕，心悸筋惕，屡屡举发，脉象细弱。再宜滋肾阴而柔肝木，和胃气而安心神。

阿胶珠二钱　生白芍二钱　左牡蛎包煎，四钱　青龙齿三钱　朱茯苓三钱　炒枣仁三钱　柏子仁三钱　炒杭菊钱半　煨天麻八分　潼蒺藜三钱　黑芝麻三钱　磁朱丸包，三钱

郑右　诸风掉眩，皆属于肝，肝阴不足，肝阳上僭，头眩眼花，泛泛呕吐，纳谷减少，苔薄腻，脉弦滑，湿痰内阻，胃失和降。丹溪云：无痰不作眩。当柔肝潜阳，和胃化痰。

生白芍三钱　稽豆衣三钱　仙半夏二钱　明天麻一钱　朱茯神三钱　枳实炭一钱　炒竹茹一钱　陈皮一钱　潼白蒺藜各二钱　炒杭菊一钱五分　生石决先煎，八钱　嫩钩钩后入，三钱

黄左　肾阴不足，肝阳上升，湿痰阻于中焦，肺气失于下降。初起头眩跌仆，继则神识时明时昧，入夜气逆，难于平卧，脉象弦细而滑。恙根已深，非易速瘳。姑拟益肾柔肝，清神涤痰。

左牡蛎先煎，四钱　炙远志一钱　青龙齿先煎，三钱　竹沥半夏二钱　朱茯神三钱　陈胆星八分　甘杞子三钱　枳实炭一钱　川象贝各二钱　天竺黄钱半　嫩钩钩后入，三钱　九节菖蒲八分

张左　头眩眼花，纳少泛恶，唇舌麻木，脉象弦滑。肾水本亏，肝阳上扰清空，湿痰中阻，胃失降和；宜柔肝潜阳，和胃化痰。

生白芍二钱　黑穞豆衣三钱　炒杭菊钱半　生石决先煎，八钱　朱茯神三钱　煨天麻八分　潼蒺藜三钱　炒竹茹钱半　焦谷芽三钱　仙半夏钱半　薄荷炭后下，八分　槐花炭二钱

冯右　肝阳上升，湿滞未楚，脾胃不和，心悸头眩，胸闷纳少，午后潮热，舌苔薄腻，脉象弦小而滑。宜清泄风阳，和中化湿。

霜桑叶三钱　黑穞豆衣三钱　炒谷麦芽各三钱　甘菊花三钱　朱茯神三钱　全瓜蒌切，四钱　佩兰梗钱半　薄荷炭后下，八分　枳实炭一钱　紫贝齿三钱　广橘白一钱　嫩钩钩后入，三钱　荷叶边一圈

黄左　脊乃肾之路，肾虚则脊痛，肝阳上扰清空，头眩眼花。宜益肾柔肝而潜厥阳。

生白芍二钱　黑穞豆衣三钱　左牡蛎先煎，四钱　潼蒺藜三钱　朱茯神三钱　杭菊花炒，二钱　薄荷炭后下，八分　厚杜仲三钱　杜狗脊三钱　甘杞子三钱　熟女贞三钱　嫩钩钩后入，二钱　荷叶边一圈

尹左　诊脉左三部弦数，右三部滑数，太溪细弱，趺阳濡数。见症饮食不充肌肤，神疲乏力，虚里穴动，自汗盗汗，头眩眼花。皆由阴液亏耗，不能涵木，肝阳上僭，心神不得安宁，虚阳逼津液而外泄则多汗，消灼胃阴则消谷。头面烘热，汗后畏冷，营虚失于内守，卫虚失于外护故也。脉数不减，颇虑延成消症。姑拟养肺阴以柔肝木，清胃阴而宁心神，俾得阴平阳秘，水升火降，方能渐入佳境。

大生地四钱　抱茯神三钱　潼蒺藜三钱　川贝母二钱　浮小麦四钱　生白芍一钱五分　左牡蛎先煎，四钱　熟女贞三钱　天花粉三钱　肥玉竹三钱　花龙骨先煎，三钱　冬虫夏草二钱　五味子三分

二诊　心为君主之官，肝为将军之官，曲运劳乎心，谋虑劳乎肝，心肝之阴既伤，心肝之阳上亢，消灼胃阴，胃热炽盛，饮食入胃，不生津液，既不能灌溉于五脏，又不能输运于筋骨，是以饮食如常，足膝软弱。汗为心之液，心阳逼津液而外泄则多汗；阴不敛阳，阳升于上则头部眩晕，面部烘热，且又心悸。胃之大络名虚里，虚里穴动，胃虚故也。脉象左三部弦数、右三部滑数，太溪细弱，趺阳濡数，唇红舌光微有苔意，一派阴液亏耗，虚火上炎之象，此所谓独阳不生，独阴不长也。必须地气上升，天气始得下降。今拟滋养肺阴，以柔肝木，蒸腾肾气，而安心神。务使阴阳协和，庶成既济之象。

北沙参三钱　抱茯神三钱　五味子三分　肥玉竹三钱　天麦冬各二钱　左牡蛎先煎，四钱　生白芍二钱　川贝母二钱　大生地四钱　花龙骨先煎，三钱　潼蒺藜三钱　制黄精三钱　浮小麦四钱　金匮肾气丸包，四钱

三诊　饮食入胃，不生津液，始不为肌肤，继不为筋骨，书谓食亦见症，已著前章矣。阴液亏耗，肝阳上僭，水不制火，火不归宅。两进养肺阴以柔肝木，益肾阴而安心神之剂，尚觉合度。诊脉弦数较和，细数依然，仍守原意出入，俾得阴阳和谐，水火既济，则入胃之饮食，自能生化精微，灌溉于五脏，洒陈于六腑。第是恙延已久，断非能克日奏功也。

照前方去金匮肾气丸、五味子、制黄精，加怀山药三钱、盐水炒杜仲三钱、上桂心四分。

黄左　肾阴不足，肝阳上扰清空，头眩眼花，心悸少寐。宜养阴柔肝，和胃安神。
生白芍三钱　黑稆豆衣三钱　青龙齿先煎，三钱　左牡蛎先煎，四钱　朱茯神三钱　炙远志一钱　炒枣仁三钱　潼蒺藜三钱　熟女贞三钱　炒杭菊二钱半　甘杞子三钱　嫩钩钩后入，三钱　黑芝麻三钱

二诊　肝阳渐平，头眩眼花较前轻减。惟营血亏虚，难以骤复，再宜养血柔肝，和胃安神。
生白芍二钱　黑稆豆衣三钱　生石决明先煎，四钱　左牡蛎先煎，四钱　朱茯神三钱　炒枣仁三钱　炒杭菊钱半　煨天麻八分　薄荷炭后下，八分　潼蒺藜三钱　广橘白一钱　生熟谷芽各三钱　嫩钩钩后入，三钱　荷叶边一圈

杨右　少腹作胀，纳谷不香，头眩且胀，血虚肝阳上升。宜养血柔肝，理脾和胃。
生白芍二钱　紫丹参二钱　潼白蒺藜各钱半　黑稆豆衣三钱　云茯苓三钱　陈广皮一钱　薄荷炭后下，八分　茺蔚子三钱　炒杭菊二钱半　生熟谷芽各三钱　嫩钩钩后入，三钱　荷叶边一圈

张左　水亏不能涵木，肝阳上扰清空，头眩眼花，心悸少寐，脉象虚弦。肝为刚脏，非柔养不克。
生白芍二钱　黑稆豆衣三钱　左牡蛎先煎，四钱　青龙齿先煎，三钱　朱茯神三钱　生枣仁四钱　煨天麻八分　炒杭菊钱半　潼蒺藜三钱　熟女贞三钱　川石斛三钱　炒竹茹钱半　嫩钩钩后入，三钱　琥珀多寐丸吞服，钱半

丁少奶　血亏不能养肝，肝阳上扰清空，气化不及州都，膀胱宣化失司，以致头眩眼花，心怔，纳谷减少，少腹坠胀，小溲淋涩不爽，舌中剥，苔干腻，脉象弦细带数。自汗盗汗，虚阳逼津液而外泄也。今宜育阴潜阳，泄肝和胃，佐入滋肾通关之品。
生白芍二钱　稆豆衣三钱　生牡蛎先煎，四钱　黑山栀三钱　朱茯神三钱　炒枣仁四钱　金铃子三钱　浮小麦五钱　广橘白一钱　炒竹茹钱半　绛通草八分　嫩钩钩后入，三钱　荸荠梗一钱五分　滋肾通关丸一钱五分，包

头痛

葛左　头为诸阳之会，惟风可到，风邪客于阳位，袭入太阳之经，头脉胀痛，痛引后脑，连及项背，恶风鼻流清涕，胸闷纳少，脉浮苔白。治以辛温解散。
荆芥穗一钱　青防风一钱　川桂枝五分　生甘草五分　江枳壳一钱　苦桔梗一钱　炒赤芍一钱五分　炒薄荷后下，八分　广陈皮一钱　荷叶一角

詹右　产后血虚，厥阳上扰，头脑空痛，目花眩晕，脉弦细，舌光无苔。当养血柔

肝，而潜厥阳。

大生地四钱　生白芍二钱　阿胶珠二钱　稽豆衣三钱　炒杭菊一钱五分　潼蒺藜三钱　熟女贞二钱　酸枣仁三钱　生石决先煎，八钱　生牡蛎先煎，六钱　黑芝麻三钱　嫩钩钩后入，三钱

何右　头痛且胀，痛引头额，畏风鼻塞，苔黄脉浮，风邪客于阳明之经也，风为阳邪。辛以散之，凉以清之。

荆芥穗一钱五分　薄荷炭后下，八分　净蝉衣八分　蔓荆子一钱五分　冬桑叶三钱　甘菊花三钱　江枳壳一钱　苦桔梗一钱　粉葛根一钱五分　连翘壳三钱　苦丁茶一钱五分　荷叶边一圈

任左　头额掣痛，痛引左耳，夜半则痛尤甚，脉浮数，苔黄。阴分本亏，风邪化热。引动肝胆之火，上犯空窍。姑拟辛凉解散，清泄厥少。

冬桑叶三钱　甘菊花三钱　薄荷炭后下，八分　羚羊角片先煎汁冲服，三分　连翘壳三钱　黑山栀二钱　京赤芍一钱五分　生甘草五分　苍耳子一钱五分　夏枯花一钱五分　荷叶边一圈

黄左　肝为风木之脏，赖肾水以滋养，水亏不能涵木，肝阳上扰清空，头痛眩晕，心悸少寐，筋惕肉瞤，恙久根深，非易速痊。当宜滋肾水以柔肝木，潜浮阳而安心神。

阿胶珠三钱　生白芍三钱　左牡蛎先煎，六钱　青龙齿先煎，三钱　朱茯神三钱　酸枣仁三钱　稽豆衣三钱　炒杭菊一钱五分　潼蒺藜三钱　仙半夏二钱　北秫米包，三钱　嫩钩钩后入，三钱　黑芝麻三钱　琥珀多寐丸吞服，一钱

居左　头痛如劈，筋脉掣起，痛连目珠，舌红绛，脉弦数。此肝阳化火，上扰清空，当壮水柔肝，以息风火。勿可过用风药，风能助火，风药多，则火势有更烈之弊。

小生地四钱　生白芍二钱　粉丹皮二钱　生石决先煎，八钱　薄荷叶后下，八分　甘菊花三钱　羚羊角片另煎汁冲服，四分　夏枯花一钱五分　黑山栀二钱　黑芝麻三钱　嫩钩钩后入，三钱

吴右　营阴亏虚，肝阳上扰清空，燥邪痰热逗留肺络，咳痰不爽，头疼眩晕，脉象弦细，舌苔淡白。宜养血柔肝，润肺化痰。

生白芍二钱　黑稽豆衣二钱　左牡蛎先煎，四钱　煨天麻八分　朱茯神三钱　炙远志一钱　仙半夏钱半　炒杭菊钱半　薄荷炭八分　川象贝各二钱　瓜蒌皮三钱　嫩钩钩后入，三钱　黑芝麻三钱　甜光杏三钱

陈太太　胁为肝之分野，肝气入络，胁肋痛起，咳嗽痰多，纳谷减少，肝阳上升，扰犯清空，头疼眩晕，甚则眼花，泛恶，脉象左弦、右濡滑。宜清泄风阳，和胃化痰。

冬桑叶三钱　滁菊花三钱　黑稽豆衣三钱　薄荷叶炭后下，八分　抱茯神三钱　广橘白一钱　炒竹茹二钱　竹沥半夏二钱　象贝母三钱　光杏仁三钱　煅石决六钱　煨天麻八分　嫩钩钩后入，三钱　荷叶边一圈

二诊　脘胁胀轻而复甚，胃纳醒而复呆，腑行不畅，舌中后薄腻，脉细涩，形瘦神疲，且有自汗，皆由血虚不能养肝，肝气横逆，犯胃克脾，升降失其常度。肝为刚脏，非柔养不克，胃以通为补。再宜养血柔肝，运脾和胃。

大白芍二钱　仙半夏二钱　炒谷麦芽各三钱　潼白蒺藜各二钱　炒枣仁三钱　真獭肝八分　炙乌梅五分　春砂壳八分　合欢花钱半　朱茯神三钱　橘白络各一钱　炒川贝二钱　黑芝麻三钱

盛右　松江　营血亏耗，肝阳上升；头痛眩晕，心悸咳嗽，胁痛腰痛，带下绵绵。宜养血柔肝，清肺束带。

生白芍二钱　黑穞豆衣三钱　生石决先煎，六钱　南沙参三钱　抱茯神三钱　怀山药三钱　川象贝各二钱　瓜蒌皮三钱　厚杜仲三钱　乌贼骨三钱　橘白络各一钱　嫩钩钩后入，三钱
另用白金丸三分，吞服。

陈先生　阴液亏虚，厥少之阳易于升腾，痰热逗留上焦，肺胃宣化失司。头额胀闷，咽喉微痛，舌根如强，纳谷减少，舌苔薄腻而黄，左脉虚弦，右脉濡滑。先宜清泄风阳，和胃化痰。

冬桑叶三钱　滁菊花三钱　京玄参一钱五分　薄荷叶四分　生草节五分　苦桔梗一钱　川象贝各二钱　广橘白一钱　连翘壳三钱　通草八分　生石决六钱　生熟谷芽各三钱　嫩钩钩后入，三钱　鲜竹茹一钱五分

二诊　头额闷胀已见轻减，咽痛喉燥，舌根时强，语言不爽，纳谷减少，苔薄腻黄，脉象虚弦带数。阴分本亏，肝经气火内炽，痰热中阻，肺胃宣化失司。再拟清泄风阳，和胃化痰。

霜桑叶三钱　滁菊花三钱　薄荷叶四分　京玄参一钱五分　生甘草五分　川象贝各三钱　瓜蒌皮三钱　广橘白一钱　生石决五钱　通草八分　鲜竹茹一钱五分　生熟谷芽三钱　嫩钩钩三钱　活芦根一尺　藏青果一钱

朱六少奶　肝阳升腾之势渐平，头痛、眩晕亦减，纳谷减少，脉弦细，荣血亏耗，难于骤复。再拟养血柔肝，和胃畅中。

生白芍三钱　穞豆衣三钱　炒杭菊一钱五分　生石决六钱　朱茯神三钱　炒枣仁三钱　薄荷炭八分　桑椹子三钱　煨天麻八分　苍耳子一钱五分　广橘白一钱　嫩钩钩三钱　黑芝麻三钱　生熟谷芽各三钱

二诊　头痛、眩晕已见轻减，子丑之时①头痛又发，脉弦细，皆由荣血亏耗。

生白芍三钱　穞豆衣三钱　炒杭菊一钱五分　左牡蛎四钱　朱茯神三钱　炒枣仁三钱　薄荷炭八分　广橘白一钱　潼蒺藜三钱　桑椹子三钱　苍耳子一钱五分　嫩钩钩三钱　黑芝麻三钱　生熟谷芽各二钱

三诊　子丑时头痛、胸闷、脘疼，逾时而止，纳谷减少，脉象弦细。子丑肝胆旺时，肝阳上扰清空，气阻于中，胃失降和。肝阳易升，再宜柔肝潜阳，和胃畅中。

———

① 子丑之时：23 时后至 1 时前为子时，1 时后至 3 时前为丑时。此泛指夜半时分。

　　生白芍三钱　　稽豆衣三钱　　炒杭菊一钱五分　　甘杞子三钱　　生牡蛎四钱　　朱茯神三钱　　炒枣仁三钱　　嫩钩钩三钱　　潼蒺藜一钱五分　　白疾藜一钱五分　　橘白一钱　　生谷芽三钱　　黑芝麻三钱　　荷叶边一角

　　沈太太　血虚不能养肝，肝阳上扰清空，湿痰中阻，胃失降和，头痛眩晕，心悸少寐，不时泛吐痰涎，脉象左弦右滑，弦为肝旺，滑为有痰。书云：无痰不作眩。当宜柔肝潜阳，和胃化痰。

　　生白芍二钱　　左牡蛎四钱　　青龙齿三钱　　朱茯神三钱　　仙半夏二钱　　煨天麻一钱　　稽豆衣三钱　　炒杭菊一钱五分　　潼蒺藜三钱　　广橘红一钱　　炒竹茹一钱五分　　嫩钩钩三钱　　荷叶边一角

　　二诊　胸脘渐舒，食入作梗亦减，夜不安寐，头痛时作，脉弦小而滑，苔腻少化，腑行燥结。皆由血虚不能养肝，肝阳易于上升，痰湿中阻，阳明通降失司。前投泄肝通胃而化痰湿，尚觉合度，仍守原意出入。

　　栝蒌皮三钱　　仙半夏二钱　　炒秫米二钱　　朱云苓二钱　　炒枣仁三钱　　炒竹茹一钱五分　　泽泻一钱五分　　潼蒺藜一钱五分　　白蒺藜一钱五分　　橘白络各一钱　　黑芝麻三钱　　松子肉四钱　　炒谷麦芽各三钱　　嫩钩钩三钱

心悸

　　陈先生　心悸气逆时发，咳嗽不爽，昨日上为呕吐，下为泄泻。吐伤胃，泻伤脾，中土既伤，肝木乘胜，纳谷减少，腹疼隐隐，脉象虚弦，舌光无苔，本虚标实，显然可见。人以胃气为本，今宜和胃健脾，纳气安神。

　　大白芍二钱　　煅牡蛎四钱　　青龙齿先煎，三钱　　朱茯神三钱　　炙远肉一钱　　炒枣仁三钱　　广橘白一钱　　炒扁豆衣三钱　　炒谷芽三钱　　炒苡仁三钱　　干荷叶一角

　　二诊　心悸气逆，难于平卧，咳嗽痰多，足跗浮肿，脉象虚弦而滑，舌光无苔。肾虚冲气逆肺，脾弱积湿下注。今拟培土生金，肃肺化痰，佐入纳气归肾之品。

　　南沙参三钱　　连皮苓三钱　　生白术二钱　　炙远志一钱　　左牡蛎先煎，三钱　　青龙齿先煎，三钱　　川象贝各二钱　　瓜蒌皮三钱　　甜光杏三钱　　炙款冬钱半　　冬瓜子皮各三钱　　生熟苡仁各三钱

　　三诊　足跗浮肿略减，咳嗽气逆，不能安卧，不时心悸，舌质光红，脉象虚弦。肾虚冲气逆肺，脾弱痰湿留恋，再宜培土生金，顺气纳气。

　　南沙参三钱　　连皮苓四钱　　生白术二钱　　炙远志一钱　　川石斛三钱　　甘杞子三钱　　川象贝各二钱　　左牡蛎先煎，四钱　　青龙齿先煎，三钱　　瓜蒌皮三钱　　甜光杏三钱　　灵磁石先煎，四钱　　冬瓜子皮各三钱
　　真猴枣粉一分、珍珠粉一分，吞服。

　　俞左　咳嗽已延数月，近来气急，不能平卧，心悸跳跃。脉象弦硬不柔，无胃气之象。肾虚不能纳气，冲气逆肺，肺失肃降，症势重险。姑拟扶土化痰，顺气纳气。

　　南沙参三钱　　炙白苏子二钱　　甜光杏三钱　　朱茯神三钱　　仙半夏二钱　　炙远志一钱　　左

牡蛎先煎，四钱　花龙骨先煎，二钱　花龙齿先煎，二钱　厚杜仲三钱　炙款冬钱半　金沸花包，钱半　补骨脂核桃肉二枚拌炒，钱半　磁朱丸包煎，三钱

鲍右　牙关拘紧偏右，头痛且胀，心悸少寐，脉象弦细。血虚肝阳上扰，肝风袭于阳明之络。宜养阴息风，祛风化痰。
全当归二钱　紫丹参三钱　煅石决六钱　明天麻八分　朱茯神三钱　苍耳子钱半　薄荷炭后下，八分　象贝母三钱　炒荆芥一钱　炒杭菊钱半　黑豆衣三钱　炙僵蚕三钱　茵陈散包，三钱

程太太　表邪已达，寒热已退，惟胸闷气升，头眩耳鸣，心悸跳跃，纳谷减少，口干不多饮，舌质红，苔黄，脉象弦细，皆由血虚不能养肝，肝气肝阳上升，阳明通降失司。再宜养血柔肝，和胃安神。
生白术二钱　稽豆衣三钱　珍珠母先煎，四钱　青龙齿先煎，二钱　朱茯神三钱　薄荷炭八分，后下　炒杭菊钱半　生熟谷芽各二钱　代赭石先煎，二钱　旋覆花包，钱半　广橘白钱半　钩钩三钱　黑芝麻二钱　荷叶边一圈
（编者按：本案原书无剂量，现依据丁氏其他医案相关药物剂量补上）

郑先生　心悸而烦，根株已除，口有甜味，纳谷不香，小溲淡黄，苔腻渐化，脉象濡滑。思虑过度，荣阴早亏，蕴湿留恋中焦，脾胃运化失常。湿为黏腻之质，最难骤化，所以此症最是缠绵。再拟理脾和胃，苦化湿热。
仙半夏二钱　陈广皮一钱　青龙骨三钱　朱茯苓三钱　炙远志一钱　炒枣仁三钱　制川朴一钱　炒川连四分　带壳砂仁八分　炒谷芽苡仁各二钱　佩兰梗一钱五分　合欢花一钱五分　通草八分

祝奶奶　血虚不能养肝，肝阳上升，心神不得安宁，心悸跳跃，时轻时剧，纳少汗多，不时牙痛，脉左虚弦，右濡滑。肝为刚脏，非柔不克。宜柔肝潜阳，和胃安神。
生白术三钱　稽豆衣三钱　左牡蛎六钱　青龙齿二钱　朱茯神三钱　炒枣仁三钱　灵磁石四钱　煨天麻八分　潼蒺藜三钱　熟女贞二钱　炒杭菊一钱五分　嫩钩钩三钱　黑芝麻二钱　金器一具，入煎
二诊　头痛眩晕，心悸跳跃，寐不安宁，纳少吞酸，脉象左濡弦、右濡滑。适值经行，皆由血虚不能涵木，肝阳上扰清空，痰浊中阻，阳明通降失司。再宜养肝体以清肝用，和胃气而安心神。
生白芍三钱　左牡蛎四钱　青龙齿三钱　灵磁石四钱　朱茯神三钱　炒枣仁三钱　煨天麻八分　潼蒺藜三钱　茺蔚子三钱　广橘白一钱五分　炒杭菊一钱五分　嫩钩钩三钱　炒竹茹一钱五分　黑芝麻三钱　生熟谷芽各三钱　金器一具

陈太太　血虚不能养肝，肝阳易于上扰，心神不得安宁，心悸跳跃，时轻时剧，不时惕筋瞤肉，脉象弦小而滑。经事不行已有一载有半，中焦所化之血日少，无有下注冲任也。恙根日深，难许速痊。姑宜养肝血以柔肝木，安心神而通经血。

白归身二钱　生白芍二钱　左牡蛎四钱　青龙齿三钱　朱茯神三钱　炙远志一钱　炒枣仁三钱　潼蒺藜三钱　芜蔚子三钱　紫丹参三钱　穞豆衣三钱　嫩钩钩三钱　磁朱丸三钱，包

胸痹

朱右　诊脉左弦右涩，胸痹心痛，痛引背俞，食入梗胀，甚则泛吐，舌苔白腻。此寒客中焦，厥气上逆，犯胃贯膈，浊阴闭塞所致。拟瓜蒌薤白半夏汤加味。

瓜蒌皮三钱　薤白头酒炒，钱半　仙半夏三钱　云茯苓三钱　枳实炭一钱　陈皮一钱　蔻壳八分　砂仁研、后下，八分　制川朴一钱　范志曲二钱　生姜二片　陈香橼皮八分

袁左　胸痛彻背，背痛彻胸，脘胀肠鸣，甚则泛吐。舌苔薄白，脉象沉迟而涩。此寒客阳位，阴邪充斥，厥气横逆，食滞互阻，脾胃运行无权。急宜温通气机为主，畅中消滞佐之。

熟附子一钱　淡干姜四分　淡吴萸四分　桂心三分　姜半夏二钱　茯苓三钱　陈皮一钱　大砂仁研、后下，一钱　范志曲二钱　薤白头酒炒，钱半　厚朴一钱

二诊　前投温通气机、畅中消滞之剂，胸背痛已见轻减，泛吐亦止，而脘闷作胀，不能饮食，脉沉小涩迟。脾不健运，胃不流通，肝气拂郁，寒滞未能尽化也。今原意进取。

桂心四分　炒白芍钱半　瓜蒌皮二钱　薤白头酒炒，一钱　云茯苓三钱　姜半夏二钱　陈皮一钱　厚朴一钱　广木香五分　大砂仁研，一钱　范志曲二钱　炒谷麦芽各三钱

吴左　胸痹嗳气，食入作梗，稍有咳嗽，肝气上逆，犯胃克脾，肺失清肃，脉象左弦右涩。宜平肝理气，宣肺通胃。

代赭石先煎，三钱　旋覆花包，钱半　白蒺藜三钱　大白芍二钱　云茯苓三钱　仙半夏二钱　陈广皮一钱　瓜蒌皮三钱　薤白头酒炒，钱半　制香附钱半　春砂壳八分　光杏仁三钱　象贝母三钱　佛手八分

陆右　营血不足，肝气上逆，犯胃克脾，胸痹不舒，食入作梗，头眩心悸，内热口干。宜养血柔肝，和胃畅中。

生白芍二钱　薤白头酒炒，一钱　川石斛三钱　瓜蒌皮三钱　朱茯神三钱　青龙齿先煎，三钱　珍珠母先煎，四钱　川贝母二钱　潼蒺藜钱半　白蒺藜钱半　广橘白一钱　青橘叶一钱　嫩钩钩后入，三钱

瞿左　胸痹脘痛较轻，呕恶亦觉渐止，屡屡嗳气，舌苔薄腻，脉象左弦右细。厥气升腾，浊阴上干阳位，再宜泄肝和胃，温通气机。

肉桂心研末、饭丸，吞服，四分　大白芍钱半　薤白头酒炒，钱半　瓜蒌皮二钱　云茯苓三钱　仙半夏三钱　陈广皮一钱　沉香片四分　春砂仁后下，八分　熟附片四分　煅代赭石三钱　金沸花包，钱半　陈香橼皮八分　炒谷麦芽各三钱

二诊　胸痹不舒，食入作梗，半月未更衣，苔薄白，脉沉细，此中阳不运，阴结于内。恙势尚在重途，还虑变迁，再宜温运中阳，而通腑气。

熟附块二钱　瓜蒌皮三钱　薤白头酒炒，钱半　仙半夏二钱　云茯苓三钱　福泽泻钱半　陈广皮一钱　春砂仁后下，八分　炒谷麦芽各三钱　佩兰梗钱半　郁李仁研，四钱　大麻仁四钱　半硫丸吞服，钱半

三诊　腑气已通，纳谷浅少，脉象濡。再宜温运中阳而化湿浊。

熟附子块二钱　淡干姜六分　瓜蒌皮三钱　薤白头酒炒，钱半　云茯苓三钱　福泽泻钱半　新会皮钱半　仙半夏二钱　春砂仁研、后下，一钱　炒谷麦芽各三钱　生熟苡仁各三钱　佩兰梗钱半　佛手八分

沈左　脉滑而有力，舌苔薄腻，胸痛彻背，夜寐不安，此乃痰浊积于胸中，致成胸痹。胸为清阳之府，如离照当空，不受纤翳，浊阴上僭，清阳被蒙，膻中之气，窒塞不宣，症属缠绵。当宜金匮瓜蒌薤白半夏汤加味，辛开苦降，滑利气机。

瓜蒌皮四钱　仙半夏二钱　云茯苓三钱　薤白头酒炒，一钱五分　江枳壳一钱　广陈皮一钱　潼蒺藜三钱　广郁金一钱五分

沈太太　脉象左弦、右濡滑，舌中后干白而腻，见症两胁下有痞、时时撑胀。书云"肝之积，名曰肥气"是也。胸痹不舒，食入作梗，纳减，甚则吞酸，不时惊悸，皆由血虚不能养肝，肝气肝阳上升，痰湿互阻膜原，脾胃运化失常。肝为刚脏，非柔不克，胃以通为补，今宜柔肝通胃，顺气化痰。

方佚

二诊　伏温之邪已减，惟胸脘不舒，食入作胀难化，烘热根株未除，两胁肋作胀有形。胁乃肝之分野，肝气横逆，湿痰中阻，阳明通降失司，舌苔薄腻，脉象弦小而滑。阴虽亏，未可滋养，恐有碍胃之弊。胃以通为补，今以通胃泄肝而化痰湿。尚希明正。

瓜蒌皮一钱　薤白头一钱五分　仙半夏一钱五分　炒秫米三钱　云苓三钱　炒枣仁三钱　广橘白一钱　福泽泻一钱五分　金铃子二钱　炒谷麦芽各三钱　佩兰梗一钱五分　合欢皮二钱

汤奶奶　病痰生于左耳项，肿硬不痛，已有两载，肝郁挟湿痰凝结络道，荣卫不得流通，胸痹脘胀，食入作梗，甚则泛吐，脉象左弦右滑。此肝气上逆犯胃，痰湿中阻，阳明通降失司，缠绵之症。木喜条达，胃以通为补，当宜泄肝通胃，理气化痰。

旋覆花一钱五分　代赭石二钱　仙半夏二钱　云苓三钱　栝蒌皮二钱　薤白头一钱五分　制香附一钱五分　春砂壳八分　陈皮一钱　佛手八分　炒谷麦芽各三钱

胸膺痛

孙左　左胸膺骨胀漫肿，按之疼痛，痛引背俞，肝气挟痰瘀交阻络道，营卫不从，缠绵之症也。

全当归二钱　川象贝各二钱　光杏仁三钱　京赤芍二钱　仙半夏二钱　冬瓜子三钱　紫丹参二钱　炙僵蚕三钱　福橘络一钱　指迷茯苓丸包煎，四钱　加陈海蜇皮（漂淡）二两，煎汤代水

萧左　便血后脾肾两亏，肝气上逆，胸膺牵痛，转侧不利。再宜养血柔肝，化痰

通络。

川石斛三钱　抱茯神三钱　生熟谷芽各三钱　生白芍二钱　川贝母二钱　丝瓜络二钱　清炙草五分　广橘白一钱　天花粉三钱　全当归二钱　冬瓜子三钱　鲜藕去皮、入煎，二两

瞿左　胸痹脘痛较轻，呕恶亦觉渐止，屡屡嗳气，舌苔薄腻，脉象左弦右细。厥气升腾，浊阴上干阳位，再宜泄肝和胃，温通气机。

肉桂心研末、饭丸，吞服，四分　大白芍钱半　薤白头酒炒，钱半　瓜蒌皮二钱　云茯苓三钱　仙半夏三钱　陈广皮一钱　沉香片四分　春砂仁后下，八分　熟附片四分　煅代赭石三钱　金沸花包，钱半　陈香橼皮八分　炒谷麦芽各三钱

二诊　胸痹不舒，食入作梗，半月未更衣[①]，苔薄白，脉沉细，此中阳不运，阴结于内。恙势尚在重途，还虑变迁，再宜温运中阳，而通腑气。

熟附块二钱　瓜蒌皮三钱　薤白头酒炒，钱半　仙半夏二钱　云茯苓三钱　福泽泻钱半　陈广皮一钱　春砂仁后下，八分　炒谷麦芽各三钱　佩兰梗钱半　郁李仁研，四钱　大麻仁四钱　半硫丸吞服，钱半

三诊　腑气已通，纳谷浅少，脉象濡。再宜温运中阳而化湿浊。

熟附子块二钱　淡干姜六分　瓜蒌皮三钱　薤白头酒炒，钱半　云茯苓三钱　福泽泻钱半　新会皮钱半　仙半夏二钱　春砂仁研，一钱　炒谷麦芽各三钱　生熟苡仁各三钱　佩兰梗钱半　佛手八分

吴右　肝气入络，湿痰交阻，脾胃不和，胁肋牵痛，舌苔薄腻，脉象弦小而数。宜泄肝理气，和中化饮。

当归须二钱半　大白芍二钱　旋覆花包，钱半　真新绛八分　云茯苓三钱　仙半夏二钱　陈广皮一钱　金铃子三钱　延胡索一钱　紫降香四分　炒谷芽三钱　制香附二钱　春砂壳八分　川郁金钱半

吴右　清晨咯痰不爽，胸膺牵痛，午后头眩，肝气肝阳上升，燥痰袭于上焦，肺胃肃降失司。宜清肺化痰，清泄厥阳。

川贝母二钱　抱茯神三钱　生白芍二钱　瓜蒌皮三钱　竹沥半夏钱半　金沸花包，钱半　黑稽豆衣三钱　生牡蛎先煎，四钱　福泽泻钱半　嫩钩钩后入，三钱　潼白蒺藜各钱半　炒杭菊钱半　荷叶边一圈

王左　脾肾阴阳两亏，肝气入络，左胁牵痛，连及胸脘，纳少形瘦，脉象弦细而涩，舌苔薄腻而黄。病情夹杂，非易图功。宜培养脾肾，理气通络。

炒怀山药三钱　旋覆花包，钱半　真新绛八分　川郁金钱半　云茯苓三钱　大白芍二钱　炒谷麦芽各三钱　冬瓜子三钱　生熟苡仁各三钱　丝瓜络二钱

严右　新寒引动厥气，肝脾不和。初寒热，继则胸腹作痛，痛引腿股，小溲不利，腑

---

① 更衣：排便之雅称。

行不爽。宜疏泄厥气，而渗湿热。

柴胡梢七分　炒赤芍二钱　清水豆卷四钱　金铃子二钱　延胡索一钱　陈橘核四钱　绛通草八分　芜蔚子二钱　黑山栀钱半　春砂壳八分　两头尖钱半　枸橘打，一枚　路路通二钱　滋肾通关丸包煎，二钱

黎右　胁乃肝之分野，肝气入络，胁痛偏左，转侧不利，胸闷纳少，甚则泛恶，自冬至春，痛势有增无减。先哲云：暴痛在经，久痛在络。仿肝着病例治之。

旋覆花包，一钱五分　真新绛八分　大白芍二钱　金铃子二钱　左金丸包，七分　橘白络各一钱　炒竹茹一钱　春砂壳八分　当归须一钱五分　丝瓜络二钱　川郁金一钱五分　紫降香四分

不寐

李左　不寐已久，时轻时剧，苔薄腻，脉弦小，心体亏，心阳亢，不能下交于肾，湿痰中阻，胃因不和，胃不和故卧不安也。拟和胃化痰，交通心肾。

生白芍二钱　朱茯神三钱　上川连一分　炒枣仁三钱　法半夏二钱　远志肉一钱　上肉桂一分　柏子霜二钱　北秫米包，三钱　炙甘草八分

程右　郁怒伤肝，肝胆之火内炽，痰湿中阻，胃失和降，懊憹少寐，胸痹不舒。拟温胆汤加减。

法半夏二钱　朱茯神三钱　珍珠母先煎，三钱　黑山栀一钱五分　北秫米包，三钱　远志肉一钱　青龙齿三钱　川贝母二钱　炒枣仁三钱　生白芍二钱　鲜竹茹枳实一钱同捣，一钱五分　广郁金一钱五分　合欢花一钱五分　夜交藤三钱

陈左　高年气阴两亏，肝阳挟痰浊上蒙清空，健忘少寐，神疲肢倦，脉象虚弦而滑，苔薄腻，虚中夹实，最难着手。姑拟益气阴以柔肝木，化痰浊而通神明。

太子参一钱　仙半夏二钱　白归身二钱　稽豆衣三钱　抱茯神三钱　薄橘红八分　生白芍二钱　炒杭菊一钱五分　炒竹茹一钱五分　远志肉一钱　天竺黄一钱五分　石菖蒲八分　淡竹沥一两　生姜同冲服，二滴

陈左　阴虚难复，肝火易升，宗气跳跃，夜梦纷纭，脉象软小而数。拟育阴潜阳，交通心肾。

蛤粉炒阿胶二钱　朱茯神三钱　珍珠母先煎，三钱　生白芍二钱　小生地三钱　炙远志一钱　青龙齿先煎，三钱　粉丹皮一钱五分　川贝母二钱　潼蒺藜三钱　熟女贞二钱　炒竹茹二钱　鲜藕切片入煎，一两

倪左　不寐之恙，乍轻乍剧，胁痛略减，头眩心悸，皆由阴虚不能敛阳，阳亢不入于阴也。拟柔肝潜阳，和胃安神。

蛤粉炒阿胶二钱　朱茯神三钱　青龙齿先煎，三钱　左牡蛎先煎，四钱　生白芍二钱　酸

枣仁三钱　仙半夏二钱　炙远志一钱　川雅连二分　柏子仁三钱　北秫米包，三钱　琥珀多寐丸吞服，一钱

沈左　昼夜不寐，头眩神疲，胸闷纳少，舌苔薄腻，脉濡小而滑，湿痰中阻，胃不和则卧不安。拟半夏秫米汤合温胆汤加味。

仙半夏三钱　北秫米包，三钱　煨天麻钱半　朱茯神三钱　炙远志一钱　炒枣仁枳实炭一钱同捣，三钱　姜竹茹二钱　煅石决四钱　青龙齿先煎，三钱　黑穞豆衣三钱　嫩钩钩后入，三钱　灯心朱砂拌，两扎　夜交藤三钱

文右　营血亏耗，肝气郁结，阳升于上，心肾不得交通，入夜不寐，纳少神疲，腑行燥结，脉象细弱。宜养血柔肝，和胃安神。

生白芍二钱　黑穞豆衣三钱　青龙齿先煎，三钱　朱茯神三钱　炙远志一钱　炒枣仁三钱　柏子仁三钱　仙半夏钱半　北秫米包，三钱　合欢花钱半　夜交藤四钱

二诊　夜寐稍安，心神不宁，纳谷减少，舌苔干白，脉象弦细，血虚肝阳上升，神魂不得安宁。再宜柔肝潜阳，和胃安神。

生白芍三钱　柏子仁三钱　炒枣仁三钱　炒竹茹钱半　左牡蛎先煎，四钱　青龙齿先煎，三钱　朱茯神三钱　炙远志一钱　仙半夏二钱　北秫米包，三钱　阿胶珠二钱　川连生甘草四分拌，四分　黑芝麻三钱　金器一具　朱灯心两扎　真珍珠粉一分

另，保心丹四分。

姚太太　脉象细滑，舌苔薄腻，胸闷纳少，少寐惊悸，肢节酸疼。血虚肝旺，湿痰逗留中焦，脾失健运，胃失降和。再拟柔肝和胃而化痰湿。

大白芍一钱五分　潼白蒺藜各一钱五分　青龙齿三钱　佩兰梗一钱五分　朱云苓三钱　仙半夏二钱　炒枣仁三钱　枳实炭一钱　黑芝麻二钱　新会皮一钱　砂壳八分　栝蒌皮二钱　炒谷麦芽各三钱

多寐

倪左　脉象左虚弦、右濡滑，多寐梦语，睡中起坐。此肝阳升腾，痰浊上蒙清窍，清阳之气失旷，缠绵之症。姑拟柔肝潜阳，运脾化痰。

左牡蛎先煎，四钱　青龙齿先煎，三钱　煨天麻八分　云茯苓三钱　竹沥半夏二钱　炙远志一钱　陈胆星八分　天竺黄钱半　赖氏红一钱　淡竹沥二两　生姜汁三滴　白金丸吞服，四分

郁证

徐左　无故悲泣，脾虚脏躁，神不安舍，痰热居之，神识时清时昧，谵语郑声，脉象虚弦而滑。宜养阴柔肝，清神涤痰，然非旦夕可以图功也。

生白芍二钱　左牡蛎先煎，四钱　青龙齿先煎，三钱　炒枣仁三钱　炙远志一钱　朱茯神

三钱　竹沥半夏二钱　天竺黄钱半　川象贝各二钱　合欢皮钱半　黑穞豆衣三钱　淮小麦四钱　红枣五枚　炒竹茹枳实炭一钱同拌，钱半

傅左　阴分本亏，肝阳化风，挟痰热上蒙清窍，头眩眼花，神识模糊，甚则抽搐。舌苔薄腻而黄，脉象弦小而滑。症属缠绵，姑拟息风涤痰，清神开窍。

生石决先煎，八钱　紫贝齿三钱　朱茯神三钱　炙远志一钱　竹沥半夏二钱　枳实炭钱半　炒竹茹钱半　川贝母二钱　天竺黄钱半　陈胆星七分　淡竹沥冲服，一两　嫩钩钩后入，三钱　九节菖蒲八分　羚羊角片另煎汁冲服，三分

二诊　阴分本亏，惊骇伤肝，肝阳上扰，挟痰热上蒙清窍，神明无以自主，神识模糊，甚则四肢抽搐。投剂合度，仍宜息风潜阳，清神涤痰。

生石决八钱　紫贝齿三钱　生白芍二钱　朱茯神三钱　炙远志一钱　川贝母二钱　竹沥半夏二钱　陈胆星七分　九节菖蒲八分　炒竹茹钱半　嫩钩钩后入，三钱　淡竹沥冲服，一两　枳实炭一钱　羚羊角片另煎汁冲服，三分　礞石滚痰丸包，四钱　天竺黄钱半

宋右　恙由抑郁起见，情志不适，气阻血瘀，土受木克，胃乏生化，无血以下注冲任，经闭一载，纳少形瘦，临晚寒热，咳嗽痰沫甚多，脉象左虚弦、右濡涩。经所谓二阳之病发心脾，有不得隐曲，女子不月，其传为风消，再传为息贲，若加气促，则不治矣。姑拟逍遥合归脾、大黄䗪虫丸，复方图治。

全当归三钱　大白芍二钱　银柴胡一钱　炒潞党参二钱　米炒於术一钱五分　清炙草五分　炙远志一钱　紫丹参二钱　茺蔚子三钱　川贝母二钱　甜光杏三钱　北秫米包，三钱　大黄䗪虫丸每日吞服，以经通为度，一钱

复诊　临晚寒热，虽则轻减，而咳嗽依然。经闭纳少，舌光无苔，脉左弦右涩，此血室干枯，木火刑金，脾胃生化无权。还须怡情适怀，以助药力。今拟培土生金，养血通经，然亦非旦夕所能图功者也。

蛤粉炒阿胶二钱　茯神三钱　怀山药三钱　川贝二钱　甜光杏三钱　紫丹参二钱　茺蔚子三钱　全当归三钱　怀牛膝二钱　广艾绒六分　西藏红花八分　北秫米包，三钱　大黄䗪虫丸吞服，一钱

厥证

刘姑　肝为将军之官，其体阴，其用阳。血亏不能养肝，肝阳化风上扰清空，湿痰中阻；胃失降和，陡然晕厥，逾时而醒，心悸跳跃，纳少泛恶，加之咳嗽。舌苔薄腻，脉象弦细而滑。风燥之邪，乘隙袭肺，滋阴收敛，尚非其时，姑拟清泄风阳，和胃化痰。

霜桑叶三钱　滁菊花二钱　煅石决六钱　朱茯神三钱　炙远志一钱　仙半夏钱半　紫贝齿三钱　光杏仁三钱　象贝母三钱　稆豆衣三钱　煨天麻八分　焦谷芽三钱　炒竹茹钱半　嫩钩钩后入，三钱　黑芝麻三钱　金器入煎，一具

曹先生　素有胃病，迩来肝气，晕厥一日半而醒，风虽平而胃病复发，脘痛胸闷。继则寒热，纳谷减少，小溲短赤，舌苔薄腻，脉弦细而滑。肝气挟痰湿交阻中焦，胃失和

降，膀胱宣化失司。人以胃气为本，今宜和胃化痰，柔肝渗湿。

仙半夏二钱　陈广皮一钱　白蒺藜三钱　云茯苓三钱　春砂壳八分　炒谷麦芽各三钱　佩兰梗钱半　通草八分　稽豆衣三钱　嫩钩钩后入，三钱　佛手八分

癫狂

谭延闿　心肾阴亏，肝火上升，火灼津液为痰，痰热上蒙清空，神不安舍，内热口干，多疑多虑，脉象弦小而滑。宜养阴凉肝，清神涤痰。

南北沙参各二钱　生石决八钱　青龙齿三钱　朱茯神三钱　炙远志一钱　竹沥半夏二钱　川象贝各二钱　瓜蒌皮三钱　天竺黄二钱　天花粉三钱　鲜竹茹二钱　嫩钩钩后入，三钱　珍珠粉冲服，一分　琥珀粉冲服，二分　朱灯心二扎　金器一具

另，保心丹。

吴右　惊骇抑郁伤肝，肝阳上扰清空，痰热内阻，心神不得安宁，神识时明时昧，谵语妄言，心悸脑眩。脉象濡滑而数，虑成癫症。姑拟柔肝潜阳，清神涤痰。

天花粉三钱　生石决先煎，六钱　青龙齿先煎，三钱　川象贝各二钱　朱茯神三钱　竹沥半夏二钱　川雅连酒炒，四分　天竺黄钱半　细木通八分　枳实炭一钱　炒竹茹二钱　鲜石菖蒲八分　淡竹沥冲服，一两　金器一具

二诊　神识时明时昧，谵语妄言，脉象濡滑而数。阴虚体质，肝火挟痰热上蒙清窍，神明无以自主。投剂合度，仍守原意出入。

生石决明先煎，六钱　青龙齿先煎，三钱　朱茯神三钱　天花粉三钱　川雅连酒炒，四分　细木通酒炒，八分　竹沥半夏二钱　鲜竹茹枳实炭一钱同炒，二钱　天竺黄钱半　川象贝各二钱　石菖蒲八分　淡竹沥冲服，一两　大地栗洗、打，二两　活芦根去节，一尺　金器一具

蒋右　痰浊上蒙清窍，神明无以自主，神识模糊，梦语妄言，舌苔白腻，脉象弦滑。宜清神涤痰，而通神明。

竹沥半夏二钱　枳实炭一钱　炒竹茹钱半　朱茯神三钱　炙远志一钱　细木通酒炒，八分　九节菖蒲一钱　川雅连酒炒，四分　天竺黄钱半　合欢花钱半　白金丸吞服，四分

蒋左　肝郁化火，挟痰浊上蒙清窍，神明无以自主，神糊谵语，夜不安寐，脉象弦小而滑，先宜清神涤痰。

大麦冬二钱　川雅连酒炒，四分　细木通酒炒，八分　朱茯神三钱　竹沥半夏二钱　枳实炭一钱　川贝母三钱　天竺黄钱半　陈胆星八分　炒竹茹钱半　金器入煎，一具　九节石菖蒲一钱　礞石滚痰丸包煎，四钱

刘右　神智不灵，舌强言语謇涩，舌为心苗，肾脉络舌本，脾脉络舌旁，心火痰热阻于脾络，易于蒙闭清窍。当宜清心涤痰而通络道。

上川雅连酒炒，四分　细木通酒炒，八分　竹沥半夏二钱　朱茯神三钱　炙远志一钱　炒枣仁枳实炭八分同打，三钱　川贝母八钱　天竺黄钱半　川郁金钱半　南沙参三钱　炒竹茹钱半

合欢花钱半　九节石菖蒲八分

二诊　舌强言语謇涩，神明无主，时清时昧，清晨气逆，临晚腿肿。脾弱生湿，湿痰逗留络道，再宜理脾和胃，清神化痰。

生白术钱半　连皮苓四钱　紫丹参二钱　竹沥半夏二钱　炙远志一钱　九节菖蒲一钱　川象贝各二钱　陈胆星八分　生熟苡仁各四钱　冬瓜子皮各三钱　杜赤豆一两

神不自主

倪左　诊脉左尺沉濡，寸关弦滑而数，右寸郁涩，右关软滑，舌质红苔淡白。此乃少阴水亏，水不涵木，厥阳独亢，引动中焦素蕴之痰浊，上蒙清窍，堵塞神明出入之路，上焦清旷之所，遂成云雾之乡，是以神机不灵，或不语而类癫，或多言而类狂，经所谓重阴则癫，重阳则狂是也。重阳者，乃风乘火势，火借风威，则痰悉变为火，故云重阳。重阴者，乃火渐衰而痰浊弥漫，类乎阴象，究非真阴可比。据述大便通则神识稍清，胃络通于心包，胃浊下降，痰亦随之而下也。小溲短少而黄，气化不及州都也。恙久根深，非易速功，拙拟滋肺肾以柔肝木，涤痰浊而清神智，冀水升火降，阴平阳秘，则肺金有输布之权，痰浊有下降之路，伏匿虽深，可望其肃清耳。

北沙参三钱　全瓜蒌四钱　朱茯神三钱　鲜竹茹枳壳一钱同炒，一钱五分　川贝母八钱　珍珠母先煎，八钱　酒炒黄连三分　生甘草四分　仙半夏三钱　青龙齿先煎，三钱　酒炒木通七分　远志一钱　鲜石菖蒲七分　保心丹开水吞服，三分

二诊　心为君主之官，神明出焉；肝为将军之官，谋虑出焉；脾为谏议之官，思想出焉。曲运神机，劳伤乎心；谋虑过度，劳伤乎肝；持筹握算，劳伤乎脾。心肝之阴已伤，暗吸肾阴，水不涵木，厥阴独亢，脾弱不能为胃行其津液，水谷之湿生痰。阳升于上，痰浊随之，蒙蔽清窍，堵塞神机，神呆不语，类乎癫也，时或多言，类乎狂也。前哲云，阴并于阳则狂，阳并于阴则癫，癫则如醉如痴，皆由顽痰积热，阻于上中二焦，神明无出入之路。夫痰为火之标，火为痰之本，痰得热而色应黄，今反白而黏腻者何也？盖肺津不能输布，聚液为痰，津液之痰，与湿浊之痰，互结为援，肺色属白，故痰色白而黏。腑气五日不行，痰浊不得下达也；小溲短少而黄，肺为水之上源，源不清则流不洁也。脉尺部沉濡，左寸关弦滑而数依然如昨，右部寸涩关滑，舌质红苔薄黄，本虚标实，显然可见。况素有肢麻腿足无力等症，非本虚之明证乎；今脉数便秘，非标实之明证乎。治本宜补，治标宜攻，颇有顾此失彼之虑。进药后尚属平平，兹拟七分攻三分补，祛其顽痰，存其津液，俾腑气通则顽痰可以下降，阴液存则浮火不致上扰，窃恐根株已深，难图近功耳。

北沙参四钱　生甘草五分　陈胆星八分　生石决先煎，八钱　玄参一钱五分　小生地四钱　仙半夏三钱　天竺黄一钱五分　川贝母八钱　炙远志一钱　鲜竹茹枳壳一钱同捣，一钱五分　保心丹三分　礞石滚痰丸包煎，三钱　九节石菖蒲八分　淡竹沥一两　生姜汁一二滴，两味同冲

三诊　昨进祛痰浊，养津液，系养正攻邪，增水行舟之意。脉寸略小，右关脉流利，余部平平。腑气得通，痰浊虽有下行之势，惟顽痰郁闭心包，依然不化。痰而曰顽，是梗而不化也。譬如盗贼焉，伏匿深藏，扰乱莫测，搜逐甚艰，苟欲直捣巢穴，绝其种类，当初病时，正气尚充，不妨出偏师以制胜，荡然肃清。尊恙之来，由乎谋虑过度，深思气结，心神过用，暗吸肾阴，坎水亏于下，坤土困于中，脾不能为胃行其津液，致所入水

谷，不能化生精液，悉变为痰。涎渍于肺则咳嗽，沃于心包则神呆，蔽障神明，灵机堵塞，始而语无伦次，继则默默不言，其来也渐，其去也亦不易。夫寇不除，则党类日众；病不去，则枝节横生。张石顽先生曰：癫症既久，面色萎黄，时多疑惑，或吐白沫，默默不言，虫积为患。审色辨证，有类乎是。为今之计，拟十味温胆汤，扶正涤痰为君；以妙功丸，杀其虫积为佐；以秘方甘遂丸，搜内窜之痰涎，驱痰下降为使。犹兵家深沟高垒，先立于不败之地，而后出奇兵以制敌也。然乎否乎？请质高明！

北沙参四钱　姜半夏三钱　川贝母八钱　炙远志五分　小生地四钱　枳实炭五分　陈胆星八分　竹沥油冲，一两　生草六分　炒竹茹五钱　天竺黄三钱　生姜汁冲，一二滴

妙功丸方：丁香　木香　沉香各五分　乳香研　麝香另研　熊胆各二分五厘　白丁香三十粒，即雄雀屎，但直者为雌屎　鹤虱即天名精子，勿误胡萝卜子　陈皮去白，各一钱　轻粉四分五厘　大黄酒浸，一钱五分　赤小豆三十粒，即杜赤豆，择其细者，勿误认半赤半黑者名相思子也　巴豆去皮，研压去油净，一粒　朱砂水飞，一半为衣，一钱

鄙意加制黄精三钱、明天冬三钱，烘燥研入，以监制其香燥，而助杀虫之用。

上药为末，荞麦粉三钱作糊为丸，每丸约重一钱，朱砂为衣，阴干，间日服一粒，温水浸一宿，去水，再用温水化开，空心服之。

治癫症秘方甘遂丸

甘遂二钱为末，以猪心管血和药入心内缚定，湿纸裹煨熟取药，用辰砂末一钱，分四丸，每服一丸，以猪心煎汤下，大便利下恶物为效，未下，再服一丸。如下后，缓一二日再服。

李左　肾阴不足，心肝之火有余，此离坎①不交之象也。痰热蒙蔽清窍，神不守舍，舍空而痰热踞之，痰火上炎，故彻夜不寐；痰蒙心则多疑，时闻申申之詈。脉弦滑带数。治宜益肾阴，清心火，助入安神涤痰之品。

大麦冬二钱　朱茯神三钱　煅石决一两　淡竹沥油冲，一两　川雅连四分　炙远志肉一钱　生甘草五分　金器入煎，一具　细木通八分　紫贝齿三钱　川贝母三钱　鲜竹茹叶各二钱

钱左　肝藏魂，心藏神，肾藏精，肝虚则魂不安宁，心虚则神无所依，肾虚则封藏失职，以致惊悸惕息，恍若有亡，遗泄频频，心肾之阴不足，君相之火有余也。盗汗甚多，汗为心液，虚阳迫津液而外泄也。脉象软弱，右尺虚数，肝与胆为表里，肾与肝为乙癸，三阴既虚，君相内动，欲潜其阳，必滋其阴。王太仆云：壮水之主，以制阳光。当拟三才合六味珍珠母丸加减，滋肾阴以柔肝木，清君相而安神志，俾得阴平阳秘，水升火降，则诸恙可愈。

北沙参三钱　粉丹皮二钱　珍珠母八分　生白芍二钱　天麦冬各一钱五分　抱茯神三钱　青龙齿先煎，三钱　炒枣仁三钱　大生熟地各三钱　怀山药三钱　左牡蛎先煎，四钱　炙远志肉一钱　封髓丹包，三钱　金器入煎，一具

朱左　心者君主之官，神明出焉。肾者作强之官，伎巧出焉。心营与肾水交亏，神机

---

① 离坎：卦名，离为火，坎为水。

不灵，作强无权，不能动作，不能思想，心悸跳跃，右耳响鸣，两目羞明，腰痛酸胀，健忘胆怯。舌质光，苔尖白、中后黄腻，脉象弦小而滑，痰热乘势内生，弦乃肝旺，小属肾虚，滑则有痰之明证。《经》云：主不明则十二官危。心病则一身皆病矣。脉症参合，或则成损，或则为癫，欲求速愈，静养调摄，当居其半，草木扶助，尚在其次，姑宜复方图治，养心阴，益肾水，柔肝木，化痰热，参以调和脾胃之品。水足则木得涵养，脾健则痰热自化。

柏子仁四钱　朱茯神三钱　广橘白一钱　枸杞子三钱　酸枣仁三钱　水炙远志一钱　青龙齿先煎，四钱　陈胆星八分　滁菊花二钱　潼沙苑三钱　九节菖蒲八分　生熟谷芽各三钱　冬青子三钱　合欢皮三钱

陈先生　抑郁伤肝，肝气化火，湿郁生痰，痰火蒙蔽清窍，神明无以自主，自寻短见，已有两次，始服洋烟，继服硝镪水。据述西法治疗，而痰火郁热依然留恋中焦，胃气不得降和，纳谷减少，夜寐不安，脉象左弦数、右濡滑，舌苔薄腻。书云：凡百怪病，皆属于痰。痰为火之标，火为痰之本，欲化其痰，必清其火，欲清其火，必凉其肝，仿此为法，尚希明正。

黑山栀二钱　生石决先煎，八钱　川贝母三钱　川雅连四分　朱茯神三钱　远志肉一钱　竹沥半夏一钱五分　通草八分　炒枣仁三钱　枳实炭一钱　竹茹同拌炒，一钱五分　天竺黄一钱五分　川郁金一钱五分　淡竹沥冲服，一两

二诊　抑郁伤肝，思虑伤脾，气郁化火，脾湿生痰，痰浊上蒙清窍，胃失降和，心肾不得交通，夜不安寐，心悸筋惕，纳谷减少，舌苔薄腻，脉弦滑。投剂合度，仍宜解郁化痰，和胃安神。

仙半夏二钱　川郁金一钱五分　炙远志一钱　合欢皮一钱五分　朱茯神三钱　炒枣仁三钱　枳实炭竹茹一钱五分同拌炒，一钱　龙齿先煎，三钱　天竺黄一钱五分　生石决先煎，八钱　嫩钩钩三钱　川贝母三钱　淡竹沥一两　琥珀多寐丸包，一钱五分

三诊　脉象虚弦，夜不安寐，心中尚有恐慌之状，咳呛咯痰不爽，皆由水亏不能涵木，木火上升，肺金受制，津液不布为痰，水火不能既济，心肾难以交通，故屡屡而少寐也。再宜育阴潜阳，交通心肾，培土生金，清肺化痰，俾肾有摄纳之权，肺有治节之令，则诸恙可以轻愈矣。

蛤粉炒阿胶二钱　左牡蛎先煎，四钱　怀山药三钱　花龙骨齿先煎，各一钱五分　川贝母三钱　朱茯神三钱　酸枣仁三钱　甜光杏三钱　甘杞子三钱　肥玉竹三钱　川石斛三钱　瓜蒌皮二钱　冬瓜子三钱　琥珀多寐丸包，一钱五分

虚损

余左　正虚邪恋，营卫循序失常，身热十天，时轻时剧；胸闷纳少，脉象濡数。颇虑延入损途，姑拟养正和解，调胃畅中。

南沙参三钱　银柴胡一钱　嫩白薇钱半　赤茯苓三钱　仙半夏钱半　陈广皮一钱　春砂壳八分　福泽泻钱半　白通草八分　炒谷麦芽各三钱　大腹皮二钱　佩兰梗钱半　地枯萝三钱

王右　卫虚失于外护，营虚失于内守，虚寒虚热，屡次举复，肝经气火上升，肺金受制，清肃之令不行，咳嗽吐血，脉象虚弦而数。颇虑入损，故拟养阴清肝，调和营卫。

南沙参三钱　银柴胡一钱　抱茯神三钱　怀山药三钱　茜草根二钱　侧柏炭钱半　甜光杏三钱　紫丹参二钱　蛤粉炒阿胶二钱　青龙齿先煎，三钱　川贝母二钱　粉丹皮钱半　藕节三枚

吕左　身热月余，时轻时剧，咳嗽痰多，口疮碎痛，形瘦骨立，脉滑数。阴液已伤，风温伏邪蕴蒸肺胃，外感而致内伤，渐入虚损一途。姑拟人参白虎汤意。

南北沙参各钱半　熟石膏打，一钱　炒知母二钱　朱茯神三钱　生甘草六分　竹沥半夏二钱　水炙桑叶皮各钱半　光杏仁三钱　川象贝各二钱　冬瓜子三钱　鲜竹茹二钱　北秫米包，三钱　干芦根去节，一尺　枇杷叶露后入，四两

颜左　脾肾两亏，痰饮恋肺，咳嗽已久，腰酸骨楚，纳少便溏，舌苔薄腻，脉象濡滑。颇虑入损。姑拟培土生金，肃肺化痰。

炒怀山药三钱　云茯苓三钱　生白术钱半　仙半夏二钱　象贝母三钱　炙款冬钱半　水炙远志一钱　炒补骨脂钱半　熟附片四分　厚杜仲三钱　炒谷芽三钱　炒苡仁三钱　干荷叶一角　薄橘红一钱

邱左　吐血虽止，咳嗽痰多，动则气逆，舌苔薄腻，脉象细数。肾虚冲气上升，肺虚痰热留恋，势将成损，恐难完璧。今拟清上实下主治。

怀山药三钱　川象贝各二钱　抱茯神三钱　甜光杏三钱　茜草根二钱　旱莲草三钱　瓜蒌皮三钱　潼蒺藜三钱　北秫米包，三钱　冬瓜子三钱　鲜竹茹二钱　水炙桑叶皮各钱半　鲜藕节二枚　六味地黄丸包煎，一两

吴左　失血后咳嗽已延数载，清晨气逆，脉象弦细。肾虚于下，肝火挟冲气上升，肺金受制，清肃之令不得下行，已成损怯，非易图治。姑宜清上实下，培土生金。

蛤粉炒阿胶二钱　左牡蛎先煎，四钱　花龙齿先煎，三钱　抱茯神三钱　怀山药三钱　潼蒺藜三钱　米炒於术一钱　熟女贞三钱　川贝母二钱　北秫米包，三钱　七味都气丸包煎，五钱

汪左　吐血屡发，咳呛已延半载，难于平卧，脉象弦细而数。阴分本亏，肝火上升，肺失清肃，木旺金制，颇虑入损。姑拟养阴柔肝，清肺祛瘀。

蛤粉炒阿胶二钱　甜光杏三钱　川贝母二钱　左牡蛎先煎，四钱　抱茯神三钱　粉丹皮二钱　茜草根二钱　旱莲草一钱　瓜蒌皮二钱　冬瓜子三钱　鲜竹茹钱半　潼蒺藜二钱　鲜藕节二枚　枇杷叶膏冲服，三钱

王左　吐血后季春咳嗽，至冬益甚，动则气逆，腑行溏薄，形肉消瘦，脉象虚弦，舌苔干腻。肺脾肾三阴俱亏，冲气上升，已成损怯，恐鞭长莫及。勉拟培土生金。

南沙参三钱　云茯苓三钱　炒怀山药三钱　煅牡蛎四钱　花龙骨先煎，三钱　川贝母二钱

炙粟壳三钱　诃子皮三钱　炒苡仁三钱　炒谷芽三钱　炒冬术钱半　干荷叶一角

郑左　脏阴营液亏耗，木火刑金，脾虚木乘，运化失常，咳嗽已久，大腹胀满，内热口干，形肉消烁，脉象弦细，舌光无苔。脉症参合，已入不治之条，勉方冀幸。

南沙参三钱　川石斛三钱　生白术二钱　连皮苓四钱　陈广皮一钱　怀山药三钱　川贝母三钱　甜光杏三钱　冬瓜子三钱　炒谷芽三钱　炒苡仁三钱　陈葫芦瓢三钱

陈右　阴分久亏，木火上升，肺金受制，咳嗽已久，内热咽痛，舌有糜点，脉象濡滑而数。势将成损，恐鞭长莫及矣。姑拟补肺阿胶汤加减。

蛤粉炒阿胶二钱　川象贝各二钱　甜光杏三钱　蜜炙马兜铃二钱　抱茯神三钱　怀山药三钱　川石斛三钱　南沙参三钱　左牡蛎先煎，四钱　冬瓜子三钱　藏青果一钱　北秫米包，三钱　野蔷薇露后入，四钱　枇杷叶膏冲服，三钱

韩左　劳力伤脾，汗出遇风，肺脾肃运无权，痰湿蕴结募原之间，脐旁痞块已久，不时作痛，入夜盗汗，耳鸣头眩，咳嗽痰多，脉象左弦细、右紧滑，舌苔薄腻。颇虑入于损途。

熟附片五分　煅龙骨三钱　煅牡蛎三钱　云茯苓三钱　炙远志肉一钱　仙半夏钱半　光杏仁三钱　象贝母三钱　炙款冬钱半　带壳砂仁后下，八分　黑穞豆衣三钱　炒谷麦芽各三钱　浮小麦四钱

胡左　卫虚失于外护，营虚失于内守，虚寒虚热已久，咳嗽纳少，耳鸣神疲，脉濡小而滑，势将成损，姑拟培土生金，助阳和解。

吉林参须一钱　银柴胡一钱　仙半夏二钱　炙远志一钱　生白术二钱　抱茯神三钱　川象贝各二钱　炒怀山药三钱　熟附片七分　煅牡蛎四钱　花龙骨先煎，三钱　炒谷芽三钱　炒苡仁三钱　蜜姜二片　红枣四枚

李左　咳嗽已延三月，动则气逆，曾经痰红，脉象弦细而数。形寒内热，营卫两虚，肝火上升，肺金受制，肺病及肾，肾不纳气。脉症参合，已入损途。姑拟培土生金，养肺化痰。

南沙参三钱　银柴胡一钱　瓜蒌皮二钱　怀山药三钱　抱茯神三钱　北秫米包，三钱　炙远志一钱　水炙桑叶钱半　甜光杏三钱　川象贝各二钱　六味地黄丸包，六钱

周先生　脉象细小而数，舌苔干腻。吐血之后咳嗽气逆，纳谷减少，形瘦神疲，小溲短赤。此阴分早亏，木火升腾，阳络损伤则血妄行；肾虚冲气逆肺，故气促而鼻扇也。脉症参合，已入损怯一门，勉拟培土生金，养肺化痰。未识能挽回否？尚希明正。

怀山药三钱　南沙参三钱　甜光杏三钱　炙远志一钱　抱茯神三钱　川贝母二钱　瓜蒌皮三钱　左牡蛎先煎，三钱　潼蒺藜三钱　北秫米包，三钱　七味都气丸包煎，六钱

二诊　脉象细小短数，舌苔干白而腻，咳嗽咯痰不爽，气喘不能平卧，形瘦神疲，纳谷减少，小溲短赤，额汗甚多，肌肤灼热，阴阳两亏，冲气逆肺，肺金化源告竭，颇虑喘

脱之变，勉拟纳气归肾，和胃肃肺，亦不过尽人力以冀天眷耳。

蛤蚧尾入煎，八分　花龙骨先煎，三钱　左牡蛎先煎，四钱　抱茯神三钱　炙远志一钱　怀山药三钱　川贝母二钱　甜光杏三钱　广橘白一钱　浮小麦四钱　生熟谷芽各三钱　七味都气丸包煎，六钱

李先生　脉象虚弦而数，咳嗽咯痰不爽，吐血屡发，不时寒热，舌质红苔薄腻而黄。据述初病伤于酒，酒性本热，热则伤阴，阴伤木火易于升腾，扰犯营络，络损血溢，肺受火刑，清肃之令不行，损怯根萌。姑拟滋养至阴，以柔肝木；润肺化痰，而祛宿瘀。

蛤粉炒阿胶三钱　生左牡蛎先煎，四钱　侧柏炭钱半　茜草根二钱　抱茯神二钱　旱莲草二钱　川贝母二钱　怀山药三钱　嫩白薇钱半　甜光杏二钱　冬瓜子三钱　冬虫夏草三钱　葛氏十灰丸包，二钱　鲜藕去皮，二两，切片煎

徐先生　吐血渐止，咳嗽依然，潮热纳少，舌中剥绛苔薄腻而黄，脉象弦细而数。肺阴已伤，湿热酿痰留恋，宿瘀郁蒸为热，损症根萌已著，非易图治。再宜培土生金，养肺去瘀，未识能挽回否？尚希明正。

南沙参三钱　抱茯神三钱　怀山药三钱　嫩白薇钱半　茜草根二钱　紫丹参二钱　生苡仁四钱　川象贝各二钱　瓜蒌皮三钱　甜光杏三钱　冬瓜子三钱　生熟谷芽各三钱

陈右　久恙少阴，阴阳两亏，火不生土，脾胃正气不振，血不养心，心肾不能交通，少寐，纳谷不旺，形瘦神疲，面无华色，舌苔干腻，脉象濡细。颇虑延入损途，姑拟培补阴阳，和胃安神。

吉林参须另煎汁冲，八分　熟附片八分　锻牡蛎四钱　青龙齿先煎，三钱　朱茯神三钱　仙半夏二钱　广橘白一钱　佩兰梗钱半　焦谷芽三钱　夜交藤三钱　炙远志一钱　合欢花钱半　春砂壳八分

宦左　入夜潮热，延今两月，纳少形瘦，神疲乏力，舌质光绛，脉象濡小而数。此三阴亏耗，脾胃生气受戕，虑成损怯。

西洋参一钱五分　川石斛三钱　茯神三钱　怀山药三钱　青蒿梗一钱五分　炙鳖甲四钱　嫩白薇一钱五分　陈皮一钱　生熟谷芽各三钱　红枣五枚

匡左　诵读劳伤乎心，房帏劳伤乎肾。阴虚于下，阳升于上，头眩耳鸣，心悸少寐，遗泄频频，神疲肢倦。脉象尺部细弱，寸关虚弦，舌质淡红。姑拟育阴潜阳，交通心肾。

大生熟地各三钱　粉丹皮一钱五分　生石决先煎，四钱　左牡蛎先煎，四钱　抱茯神三钱　怀山药三钱　炙远志一钱　炒枣仁三钱　潼蒺藜三钱　北秫米包，三钱　生白芍二钱　白莲须一钱五分　三才封髓丹清晨淡盐汤送下，三钱

蒋左　劳役太过，脾胃两伤，营卫循序失常，寒热似疟，已有数月。形瘦色萎，食减神疲，脉象虚迟，舌光有津，势将入于虚损一途。损者益之，虚者补之。甘温能除大热，补中益气汤加减。

潞党参三钱　炙黄芪三钱　炒冬术二钱　清炙草五分　银柴胡一钱五分　陈广皮一钱　全当归二钱　怀牛膝二钱　西秦艽一钱五分　大砂仁研、后下，八分　焦谷芽四钱　生姜二片　红枣四枚

姜先生　腰为肾之府，脊乃肾之路，肾虚血亏，腰脊酸痛。宜益肾和荣，通利络道。
厚杜仲三钱　川断肉二钱　杜狗脊二钱　抱茯神二钱　潼蒺藜三钱　熟女贞二钱　制首乌三钱　丝瓜络二钱　广橘白一钱五分　桑寄生二钱　核桃肉去紫衣，二枚

痨瘵

沈左　脉象左弦右濡滑而数，咳久伤肺，肺病及肾，肾不纳气，咳痰不爽，动则气逆，咳甚多汗，舌质红苔薄腻微黄。颇虑入于肺损一途，肺为娇脏，最畏火刑。宜培养脾土，生金养肺，虚则补母之义。
南沙参三钱　抱茯神三钱　怀山药三钱　蛤粉炒阿胶二钱　炙远志一钱　瓜蒌皮三钱　炙款冬钱半　甜光杏三钱　煅牡蛎三钱　潼蒺藜三钱　冬瓜子三钱　川象贝各二钱　北秫米包，三钱　核桃肉去紫衣，二枚

仲左　久咳伤肺，肺病及肾，咳呛动则气逆，腑行不实，脾土亦弱。脉象虚弦而数，舌苔白腻而黄，外感而致内伤，已入肺痨一途。姑拟培土生金，摄纳肾气。
炒怀山药三钱　抱茯神三钱　煅牡蛎四钱　花龙骨先煎，三钱　炙远志一钱　炙白苏子钱半　甜光杏三钱　川象贝各二钱　仙半夏二钱　炙款冬钱半　广橘白一钱　核桃肉去紫衣，三枚　生熟谷芽各三钱

宋左　肺肾两亏，脾多湿痰，咳嗽已延一载，虚热久而不愈，颇虑延入损途。姑拟培土生金，养肺化痰。
南沙参三钱　抱茯神三钱　怀山药三钱　炙远志一钱　仙半夏二钱　川象贝各二钱　甜光杏仁三钱　左牡蛎先煎，三钱　花龙骨先煎，三钱　炙款冬钱半　北秫米包，三钱　冬瓜子三钱　枇杷叶膏冲服，三钱

朱先生　咳嗽已久，动则气逆，形瘦神疲，脉象濡细，舌光无苔。脾肾久亏，冲气逆肺，今日上吐下泻，中土败坏，清气下陷，颇虑久虚成损，损而不复，延成虚劳。宜培土生金，摄纳肾气。
潞党参三钱　米炒於术钱半　怀山药三钱　煅牡蛎三钱　云茯苓三钱　半夏二钱　远志一钱　橘白一钱　款冬钱半　炒川贝二钱　炒补骨脂二钱　炙粟壳钱半　炒谷麦芽各三钱　干荷叶一角
二诊　吐泻虽则渐止，惟咳嗽痰多，不时气逆，形瘦神疲，四肢浮肿，舌光微有糜苔，脉象濡细无力。纳谷衰少，肺肾久亏，脾土亦败，颇虑虚中生波；再宜培土生金，摄纳肾气。
米炒党参三钱　米炒於术二钱　炒怀山药三钱　煅牡蛎三钱　云茯苓三钱　炙远志一钱

仙半夏二钱　炙款冬钱半　潼蒺藜三钱　炒补骨脂钱半　炒川贝二钱　炒谷芽三钱　炒苡仁三钱　冬瓜子皮各三钱　冬虫夏草钱半

徐左　肺脾两亏，肃运无权，氤氲之邪外袭，咳嗽音声不扬，形寒内热，四肢浮肿，形瘦色萎，脉象濡小而数，舌光无苔。势将成损，恐难完璧。姑拟培土生金，开肺化痰。
抱茯神三钱　怀山药三钱　炙远志一钱　连皮苓四钱　川象贝各二钱　光杏仁三钱　炒黑荆芥一钱　水炙桑叶钱半　水炙桑皮钱半　净蝉衣八分　冬瓜子三钱　生熟苡仁各三钱　广橘白一钱　凤凰衣钱半

滕左　客岁初冬咳嗽起见，继则音瘖咯红，至今咳嗽不止，痰红又发，脉象左弦、右濡数。肺阴已伤，燥邪痰热留恋，颇虑外感而致内伤，入于肺损一途。
南沙参三钱　冬桑叶三钱　粉丹皮二钱　抱茯神三钱　茜草根二钱　侧柏炭钱半　川象贝各二钱　瓜蒌皮三钱　仙鹤草三钱　鲜竹茹二钱　生石决先煎，四钱　葛氏十灰丸包，三钱

叶先生　咳嗽潮热，时轻时剧，腹痛隐隐，脉弦小而数。脾肾两亏，木火犯肺，损症根萌。仍宜培土生金，养肺化痰。
炒北沙参三钱　茯神三钱　怀山药三钱　煅牡蛎三钱　蛤粉炒阿胶一钱五分　川象贝各二钱　水炙桑叶一钱五分　嫩白薇一钱五分　橘络一钱　生苡仁三钱　冬瓜子三钱　北秫米包，三钱　肥玉竹三钱

徐先生　痰血渐止，咳呛气逆，潮热晚甚，小溲短赤，口干不多饮，左脉弦小而数、右脉滑数，舌苔薄黄。肺经早伤，肝火内炽，风温燥邪乘隙而入，还虑增剧。今拟清燥救肺，清温祛邪。
南沙参三钱　生甘草五分　霜桑叶一钱五分　嫩白薇一钱五分　朱茯神三钱　金银花三钱　连翘壳三钱　冬瓜子三钱　光杏仁三钱　茜草根二钱　川象贝三钱　侧柏炭一钱五分
二诊　吐血渐止，咳嗽依然，潮热纳少，舌中剥绛，苔薄腻而黄，脉弦细而数。肺阴已伤，湿热酿痰，留恋宿瘀，郁蒸为热，损症根萌已著，非易图治。再拟培土生金，养肺去瘀，未识能得挽回否，尚希明正。
南沙参三钱　抱茯神三钱　怀山药三钱　嫩白薇一钱五分　茜草根二钱　丹参二钱　通草八分　生苡仁四钱　川象贝各二钱　瓜蒌皮二钱　甜杏仁二钱　冬瓜子四钱　生熟谷芽各四钱

陈左　脾肾两亏，痰饮恋肺，咳嗽一载有余。动则气逆，形瘦神疲，不时遗泄，舌苔薄腻，脉象虚滑，虑成肺痨。宜培土生金，肃肺化痰。
怀山药三钱　抱茯神三钱　炙远志一钱　仙半夏二钱　甜光杏三钱　川象贝各二钱　炙款冬钱半　煅牡蛎四钱　冬瓜子三钱　北秫米包，三钱　核桃肉去紫衣，三枚　煅鹅管石一钱

杨左　肺以能食便结者为吉，今咳嗽已久，曾经吐血，迩来纳少便溏，脉象濡小带数。土败金伤，子盗母气，脉症参合，恐难全璧。治宜培土生金。
南沙参三钱　抱茯神三钱　怀山药三钱　米炒於术钱半　炒扁豆衣三钱　川象贝各二钱

煅牡蛎四钱　花龙骨先煎，三钱　炒诃子皮二钱　炒御米壳三钱　广橘白一钱　炒谷芽三钱　炒苡仁三钱　干荷叶一角

沈右　仲夏咳嗽起见，至初冬更甚，屡屡痰中夹血，外感而致内伤，渐入肺损一途。姑拟补肺阿胶汤加减。

蛤粉炒阿胶二钱　甜光杏三钱　炙远志一钱　蜜炙马兜铃一钱　川象贝各二钱　抱茯神三钱　怀山药三钱　冬瓜子三钱　广橘白一钱　紫丹参二钱　茺蔚子三钱　北秫米包，三钱　炒竹茹钱半

顾左　咳嗽已久，音声不扬，临晚潮热颧红，脉象濡滑而数。外感而致内伤，已入肺损一途。姑拟补肺阿胶汤，未识能得挽回否？

蛤粉炒阿胶二钱　怀山药三钱　熟女贞三钱　蜜炙兜铃一钱　川象贝各二钱　抱茯神三钱　牡蛎先煎，三钱　花龙骨先煎，三钱　潼蒺藜三钱　冬瓜子三钱　北秫米包，三钱　凤凰衣钱半

朱左　初病风热，包热于肺，咳嗽音暗；继则肺阴渐伤，音哑愈甚。颇虑延成肺痨。姑宜培土生金，开肺化痰。

怀山药三钱　抱茯神三钱　南沙参三钱　生甘草五分　川象贝各二钱　瓜蒌皮三钱　净蝉衣八分　嫩射干八分　轻马勃八分　蜜炙兜铃一钱　凤凰衣钱半　玉蝴蝶一对　蛤粉炒阿胶二钱

二诊　咳嗽音哑，咯痰不爽，外感而致内伤，已入肺损一途。再宜培土生金，开肺化痰。

蛤粉炒阿胶钱半　生甘草五分　抱茯神三钱　蜜炙兜铃一钱　南沙参三钱　怀山药三钱　轻马勃八分　川象贝各二钱　瓜蒌皮二钱　甜光杏三钱　净蝉衣八分　嫩射干八分　凤凰衣钱半　竹衣三分

姜左　虚寒虚热，寒多热少，口吐白沫，纳减便溏，苔薄腻，脉濡细，脾弱胃虚，卫阳不入于阴也，虚劳堪虑。拟黄芪建中合二加龙骨汤加减。

清炙黄芪一钱五分　炒白芍一钱五分　清炙草六分　熟附骨一钱　煅牡蛎三钱　花龙骨先煎，三钱　米炒於术三钱　云茯苓三钱　炒怀山药三钱　砂仁研、后下，八分　陈皮一钱　焦谷芽四钱　煨姜二片　红枣四枚

咳嗽

胡右　血虚有热，经事行而不多，风邪袭肺，清肃之令不行，咳嗽痰多，先宜祛风化痰，和营调经。

炒黑荆芥钱半　净蝉衣八分　嫩前胡钱半　冬桑叶三钱　朱茯神三钱　炙远志一钱　光杏仁三钱　活贯众炭三钱　象贝母三钱　紫丹参二钱　青龙齿先煎，三钱　茺蔚子三钱　冬瓜子皮各三钱

二诊　伤风咳嗽，轻而复重，昨晚形寒，经事行而太多，有似崩漏之状。冲任亏损，

血不归经，虚气散逆，为面浮足肿也。今拟标本同治。

炒黑荆芥炭一钱　冬桑叶三钱　象贝母三钱　炙远志一钱　朱茯神三钱　青龙齿先煎，三钱　炒扁豆衣三钱　生白术钱半　阿胶珠钱半　炮姜炭四分　焦楂炭三钱　炒谷芽三钱　炒苡仁三钱　莲蓬炭三钱

叶左　风温伏邪，化燥伤阴，肺胃为病，枢机窒塞不行，身热咳嗽，腹痛胁痛，口干欲饮，舌红绛，脉滑数，症势非轻。姑拟生津清温，宣肺化痰。

天花粉三钱　肥知母二钱　冬桑叶三钱　光杏仁三钱　象贝母二钱　川贝母二钱　抱茯神三钱　金银花四钱　连翘壳三钱　川郁金钱半　福橘络一钱　冬瓜子三钱　丝瓜络二钱　鲜石斛三钱　活芦根一尺

二诊　临晚寒热，咳嗽胁痛，口干欲饮，不时呃逆，舌红绛，脉浮数。风温伏邪，挟痰热交阻肺胃，阴液暗伤，木火上升，还虑增变，仍宜生津清温，清肺化痰。

天花粉三钱　肥知母二钱　银柴胡一钱　川石斛三钱　连翘壳三钱　抱茯神三钱　金银花三钱　川象贝各二钱　光杏仁三钱　桑叶三钱　西茵陈钱半　冬瓜子三钱　活芦根去节，一尺　柿蒂十枚

张左　伏风湿热，酿痰逗留肺胃，甚则气逆，纳谷减少。宜疏邪化痰，肃降肺气。

嫩前胡钱半　仙半夏二钱　光杏仁三钱　象贝母三钱　云茯苓三钱　水炙远志一钱　薄橘红一钱　水炙桑皮钱半　佩兰梗钱半　炒谷麦芽各三钱　冬瓜子三钱

林左　复感氤氲之邪，蕴袭肺经，咳嗽又发，昨有形寒。先宜祛风清金，治其标也。

净蝉衣八分　嫩前胡钱半　霜桑叶三钱　抱茯神三钱　象贝母三钱　光杏仁三钱　瓜蒌皮二钱　福橘络一钱　冬瓜子三钱　鲜荷叶边一圈　鲜藕二片

朱先生　肾虚不能纳气，痰饮上泛，肺失肃降，脾弱积湿下注，痰饮咳嗽已久。迩来气喘，不能平卧，腿足浮肿，纳谷无味，舌苔薄腻，脉象弦紧而硬，似无和缓之气。书云：无胃病，目失明，精气无以上承也。喘肿重症，急宜温化水饮，顺气纳气，冀望气平肿消，始能出险入夷。尚希明正。

肉桂心四分　连皮苓四钱　生於术二钱　清炙草五分　仙半夏三钱　远志一钱　沉香片三分　附块一钱　甘杞子三钱　旋覆花一钱五分　代赭石三钱　蛤蚧尾一对，酒洗，烘研，饭丸吞服　五味子三分　淡干姜三分　补骨脂一钱五分　核桃肉二枚

何老太爷　昨投药后，虚寒、虚热已见轻减，咳嗽痰多，夜梦纷纭，纳谷减少，肢节酸疼，头眩眼花，舌质红，苔微腻，脉弦小而滑。高年气阴本亏，肝阳升腾，湿痰留恋肺胃，肃降失司。今宜柔肝潜阳，和胃化痰。尚希明正。

仙半夏　煨天麻　左牡蛎　青龙齿　朱茯神　远志　稆豆衣　旋覆花　川象贝　甜光杏　炙款冬　橘白　嫩钩钩　炒谷麦芽

二诊　寒热已退，咳嗽痰多，甚则气逆，头痛眩晕，舌质红，脉弦小而滑。高年气阴两亏，肝阳升腾，痰饮留恋肺胃，肃降之令失司。再宜柔肝潜阳，和胃化痰。

南沙参三钱　炙白苏子一钱五分　甜光杏三钱　川象贝母各二钱　朱茯神三钱　炙远志一钱　仙半夏二钱　煨天麻八分　左牡蛎四钱　稽豆衣三钱　炙款冬一钱五分　旋覆花一钱五分　嫩钩钩三钱　生熟谷芽各三钱

少奶奶　虚寒虚热已见轻减，咳呛咯痰不爽，头痛眩晕。肝阳升腾，风燥之邪袭肺，脾土薄弱，清晨便溏，职失故也。再宜培土生金，柔肝潜阳。

生白术三钱　炒怀山三钱　炒扁豆衣三钱　抱茯神三钱　川象贝各二钱　稽豆衣三钱　广橘白一钱　生苡仁四钱　炙粟壳三钱　炙款冬一钱五分　冬瓜子三钱　荷叶一钱

咳血

徐左　咯痰夹红色紫，阴虚肝火上升，阳虚不能导血归经，而血上溢也。腑行燥结，宜《金匮》侧柏叶汤加减。

蛤粉炒阿胶二钱　侧柏炭钱半　炮姜炭二分　茜草根二钱　紫丹参二钱　仙鹤草三钱　川贝母二钱　全瓜蒌三钱　鲜竹茹二钱　黑芝麻三钱　藕节炭两枚　葛氏十灰丸包，二钱

张左　头痛咳嗽，屡屡痰红，阴虚于下，木火犯肺。宜清燥救肺，而降肝火。

蛤粉炒阿胶钱半　川象贝各二钱　抱茯神三钱　瓜蒌皮三钱　甜光杏三钱　炙远志一钱　蜜炙马兜铃一钱　生石决先煎，八钱　黑稽豆衣三钱　冬瓜子三钱　北秫米包，三钱　藕节三枚　水炙桑叶皮各钱半　枇杷叶膏冲服，三钱

管左　咳嗽痰红又发，阴分早亏，木火上升，肺金受制，阳络损伤。先宜清肝肺祛瘀。

冬桑叶二钱　粉丹皮二钱　生石决先煎，六钱　抱茯神三钱　茜草根二钱　侧柏炭钱半　川贝母二钱　甜光杏三钱　仙鹤草三钱　鲜竹茹三钱　白茅花包，钱半　藕节三枚　蚕豆花露后入，四两

刘左　旧伤络有宿瘀，肝火上升，咳嗽痰内带红，胸膺痹痛，内热口燥。脉象濡数。虑其增剧，姑拟清肝祛瘀。

冬桑叶三钱　粉丹皮二钱　紫丹参二钱　茜草根二根　侧柏炭二钱　川贝母二钱　瓜蒌皮二钱　甜光杏三钱　鲜竹茹二钱　白茅根二扎　白茅花包，一钱　鲜藕节三枚　参三七研细末，三分　鲜藕汁二两，炖温冲服

衄血

李左　始由腹痛，误服姜醋，辛热过度，引动心肝之火上亢，阳络损伤，则血上溢，舌衄如涌，气粗喘促，口干不欲饮，欲小溲则大便随之，脉弦数而促，舌干涸无液。肺金化源告竭，龙雷之火飞越升腾，颇虑喘脱之险。急拟生脉汤救化源，犀角地黄汤清血热。

西洋参二钱　鲜生地三钱　生白芍二钱　鲜竹茹一钱五分　大麦冬二钱　犀角尖四分　粉

丹皮一钱五分　鲜藕汁冲服，一杯　鲜铁石斛三钱　川贝母二钱　怀牛膝二钱

郭右　发乃血之余，血虚则发落。血虚生热，热搏营分，上为鼻衄，下为便血。宜养血清营主治。

细生地四钱　天麦冬各二钱　槐花炭二钱　夏枯草一钱五分　生甘草五分　粉丹皮一钱五分　侧柏炭一钱五分　肥知母一钱五分　冬桑叶三钱　川石斛三钱　鲜藕切片入煎，二两

肺痈

沈左　外感风温，内蕴湿热，熏蒸于肺，肺脏生痈，咳嗽胸膺牵痛，痰臭脓血，身热口干，脉滑数，苔黄，重症也。急拟辛凉清温，而化痰瘀。

薄荷叶后下，八分　冬桑叶二钱　粉丹皮二钱　桃仁一钱　生甘草八分　桔梗一钱　银花五钱　连翘壳三钱　光杏仁三钱　象贝母三钱　生苡仁五钱　冬瓜子四钱　活芦根去节，二尺　鲜金丝荷叶去背上白毛，十张

另单方：金丝荷叶（去毛打汁）一两、陈酒一两、杏仁粉五钱、川贝粉五钱，炖温服之。

前方连服三剂，咳嗽脓血均减，身热亦退大半，原方去桃仁及薄荷叶，加轻马勃八分、通草八分。

崔左　咳呛已延月余，胸膺牵痛，痰味腥臭，临晚潮热，脉数苔黄。烦劳过度，五志化火，平素嗜酒，酒湿生热，肝火湿热互蒸于肺，肺脏生痈也。急拟千金苇茎汤加味。

鲜苇茎去节，一两五钱　冬瓜子四钱　生苡仁四钱　冬桑叶三钱　光杏仁三钱　川象母各二钱　枳椇子三钱　瓜蒌皮三钱　丝瓜络二钱　通草八分　鲜金丝荷叶去背上白毛，十张　枇杷叶露后入，半斤

另单方：陈芥菜卤一钱，豆腐浆二两和入炖温，每日服之。

龚右　咳嗽自去岁初冬起见，至今春益甚，胁肋牵痛偏右，痰多腥臭，形肉渐削，脉象濡数，舌质红苔黄。阴分素亏，木火刑金，湿热互蒸，肺痈早成，肺叶已伤，输转无权，惟虑由痈而痿，致入不治之条。

南北沙参各三钱　生甘草五分　生石决先煎，四钱　抱茯神三钱　甜光杏三钱　川象贝各三钱　瓜蒌皮二钱　生苡仁四钱　冬瓜子四钱　干芦根去节，一两　金丝荷叶去背上白毛，十张

二诊　前方服二十剂，咳嗽痰臭，均已大减。原方加蛤粉炒阿胶二钱、蜜炙兜铃一钱。

鞠左　肺痈已延两月，咳嗽脓多血少，稠浊腥臭，纳谷减少，形瘦神疲，脉数无力。肺叶已腐，蕴毒留恋，症势之险，姑拟托里排脓，清肺化痰，未识能得转机否？

生黄芪三钱　紫丹参二钱　生甘草五分　苦桔梗一钱　甜光杏三钱　川象贝各二钱　瓜蒌皮二钱　桑叶皮各五钱　生苡仁四钱　冬瓜子四钱　干芦根去节，一两　金丝荷叶去背上白毛，十张　川白蜜三钱　鲜荷叶煎汤代茶，一张

闻左　外感风寒，袭于肺胃，膏粱厚味，酿成痰浊，血瘀凝滞，壅结肺叶之间，致成肺痈。是以咳嗽气粗，痰秽如脓，胁痛难于转侧，振寒发热，舌苔白厚而腻，脉象浮紧而滑。病来涌急，非猛剂不为功，急仿《金鉴》射干麻黄汤合《金匮》皂荚丸，一以散发表邪，一以荡涤痰浊。

净麻黄四分　嫩射干八分　甜葶苈炒研，八分　光杏仁三钱　象贝母三钱　生甘草五分　苦桔梗一钱　嫩紫菀一钱　生苡仁四钱　冬瓜子四钱　川郁金五分　皂荚末蜜为丸吞服，五分

二诊　前投发散肺邪，荡涤痰浊之剂，得汗寒热已解，咳嗽气急亦见轻减，而痰稠腥秽依然，胸闷胁痛，不思饮食，小溲短赤，苔腻，脉滑数，胶黏之痰浊，蕴蓄之瘀湿，结于肺叶之间，一时难以肃清。今宜制小其剂，蠲化痰浊，清肃肺气，毋使过之，伤其正也。

净蝉衣八分　嫩前胡八分　嫩射干五分　生甘草六分　桔梗一钱　光杏仁三钱　象贝母三钱　炙紫菀一钱　生苡仁四钱　冬瓜子四钱　橘红络各一钱　桃仁泥包，一钱

沈左　肺痈已成，咳嗽痰臭，面浮肢肿，大便溏薄，舌光红，脉弦数。肺叶已伤，脾土薄弱，脉症参合，已入不治之条，勉方冀幸。

南沙参三钱　连皮苓四钱　炒怀山药三钱　川象贝各二钱　水炙桑叶钱半　水炙桑皮钱半　炒扁豆衣三钱　生苡仁四钱　冬瓜子皮各三钱　北秫米包，三钱　干芦根去节，一两　干荷叶二角

另用一茶杯芥菜露，冲一茶杯豆腐浆，炖温服。

郑先生　肺痈已成，咳嗽痰臭，气喘不能平卧，肺病及脾，清气下陷，腹疼便泄，纳少泛恶，形瘦骨立，脉细如丝，汗多肢冷，阴不敛阳，阳不摄阴，喘脱之变，即在旦夕间矣。勉拟一方，聊尽人事，以冀天眷。

炒潞党参二钱　米炒於术钱半　炒怀山药三钱　云茯苓三钱　煅牡蛎三钱　花龙骨先煎，三钱　生苡仁四钱　冬瓜子三钱　川象贝各二钱　浮小麦四钱　炙粟壳三钱　陈广皮一钱　干荷叶一角

王奶奶　肺痈已成，漫肿如盆，疼痛不已，胸闷气急，汗多肢冷，脉象濡细。初由风邪痰瘀蕴结肺俞，继则酿脓，肺炎叶举，清肃之令不得下行。颇虑正不支持，至虚脱之变。勉拟扶正托毒，清肺化痰，尽人力以冀天佑。

生黄芪四钱　生草节六分　苦桔梗一钱　抱茯神三钱　炙远志一钱　全当归三钱　京赤芍二钱　大贝母三钱　炙僵蚕三钱　丝瓜络二钱　冬瓜子五钱　瓜蒌皮三钱　水炙桑皮二钱

音喑

颜右　体丰之质，多湿多痰，风寒包热，干于肺系，咳嗽失音，咽痛蒂坠，气逆胸闷，泛恶纳少。苔腻，脉本六阴，按之沉细而滑。肺气窒塞，金实不鸣。拟麻杏石甘汤加味。

净麻黄五分　光杏仁三钱　熟石膏打，二钱　嫩射干八分　薄荷叶后下，八分　生甘草八

分 苦桔梗一钱 轻马勃八分 枳实炭一钱 仙半夏二钱 炒竹茹钱半 象贝母三钱 胖大海三个

二诊 服药三帖，音声渐开，咽痛亦减，咳呛咯痰不爽，纳少泛恶，苔腻已化，脉沉细而滑。今制小其剂，从症不从脉也。

净蝉衣八分 嫩射干八分 薄荷叶后下，八分 熟牛蒡子二钱 生甘草八分 桔梗一钱 仙半夏钱半 马勃八分 马兜铃一钱 光杏仁三钱 象贝母三钱 枳实一钱 竹茹钱半 胖大海三个

戴左 咳嗽已久，音声不扬，肺肾两亏，土不生金，迩来形寒，纳少泛恶，舌苔灰腻，风邪乘隙而入也。再宜标本同治。

炒黑荆芥一钱 水炙桑叶二钱 甜光杏三钱 抱茯神三钱 炙远志一钱 象贝母二钱 仙半夏钱半 炙款冬钱半 生苡仁三钱 广橘白一钱 北秫米包，三钱 冬瓜子三钱 凤凰衣钱半

陈左 咳嗽已有一载，音声欠扬，外感而致内伤，渐入肺损一途，姑拟培土生金，清肺化痰。

南沙参三钱 抱茯神三钱 炙远志一钱 川象贝各二钱 甜光杏三钱 净蝉衣八钱 瓜蒌皮二钱 冬瓜子三钱 怀山药三钱 黑穞豆衣三钱 轻马勃八分 北秫米包，三钱 凤凰衣钱半

马左 久咳肺伤，音声不扬，形瘦神疲，脉象虚弦而数。肛痈脓水淋漓，损怯已著，恐鞭长莫及，勉拟培土生金，养肺化痰。

蛤粉炒阿胶二钱 左牡蛎先煎，四钱 川贝母二钱 甜光杏三钱 抱茯神三钱 炙远志一钱 怀山药三钱 南沙参三钱 瓜蒌皮二钱 广橘白一钱 冬瓜子三钱 北秫米包，三钱 凤凰衣钱半

杨小姐 去秋跌后，音喑无声，会厌受伤，恐难为力，姑拟养肺开肺，而化痰热。

南沙参三钱 苦桔梗一钱 轻马勃八分 瓜蒌皮三钱 生甘草六分 抱茯神三钱 川象贝各二钱 冬瓜子三钱 凤凰衣钱半 竹衣三分 玉蝴蝶一对

吐血

包左 仲秋，上失血下便血，治愈之后，冬季又发，吐血盈盆，便血如注，发热形寒，头痛骨楚，咳嗽胁肋牵疼，艰于转侧，舌苔罩白，脉象浮滑芤数，良由阴分大伤，肝火内炽，蓄瘀留恋，复感新邪，蕴袭肺胃，引动木火上炎，损伤血络，血不归经，邪不外达。书云：夺血者不可汗，然不汗则邪无出路，病已入险，用药最难着手。暂拟轻剂解表，以透其邪，清营祛瘀，引血归经，冀其应手为幸。

炒黑荆芥一钱五分 桑叶二钱 丹皮二钱 清水豆卷四钱 薄荷叶后下，八分 茜草根二钱 炙柏炭一钱五分 川象贝各二钱 马勃八分 鲜竹茹三钱 白茅根去心，二扎 白茅花包，

一钱　参三七另研末冲，三分　藕汁冲服，二两

二诊　服药后，烦躁得汗，表热头痛均已减轻，温邪虽有外解之势，而吐血不止，咳呛胁肋牵痛，寐不安，便血依然，舌苔转黄，脉弦芤而数。此阴分素亏，君相之火内炽，逼冲任之血妄行，假肺胃为出路。肺受火刑，肺炎叶举，清肃之令，不得下行，颇虑血涌暴脱之险！亟拟养阴凉营，清肺降气，冀水来制火，火降气平，气为血帅，气平则血自易下行。然乎否乎？质诸高明。

西洋参一钱五分　粉丹皮二钱　炙白苏子二钱　玄参二钱　桑叶二钱　茜草根二钱　羚角片煎冲，四分　川贝母三钱　侧柏叶二钱　甜杏仁三钱　犀角尖煎冲，四分　鲜竹茹三钱　茅芦根去心节，各一两

三诊　投养阴凉营清肺降气之剂，吐血大减，咳呛依然，里热口干，内痔便血。舌边红苔黄，脉芤数不静。此坎水早亏，离火上亢，肺金受制，清肃之令不得下行，肺与大肠为表里，肺移热于大肠，逼血下注，内痔便血，所由来也，虽逾险岭，未涉坦途。既见效机，仍守原意扩充。

西洋参一钱五分　羚角片煎冲，四分　生石决先煎，八分　冬桑叶二钱　丹皮二钱　茜草根二钱　侧柏炭一钱五分　槐花炭三钱　川贝三钱　甜杏仁三钱　鲜竹茹三钱　冬瓜子三钱　枇杷叶露后入，四两　蚕豆花露后入，四两　活芦根去节，一尺

四诊　吐血渐止，便血亦减，而咳呛内热，胁肋牵痛，动则气逆，舌质红苔黄，脉芤数不静。血去阴伤，木叩金鸣，肺炎络损，清肃无权。再以凉肝清肺，养阴生津，冀阴平阳秘，水升火降，始能出险入夷。

西洋参一钱五分　川石斛三钱　桑叶二钱　丹皮二钱　生石决先煎，八钱　茜草根二钱　侧柏炭一钱五分　川贝二钱　甜杏三钱　槐花炭三钱　鲜竹茹三钱　冬瓜子三钱　活芦根去节，一尺　枇杷叶露后入，四两

五诊　吐血便血均止，里热亦减，惟咳呛依然，痰多而稠，动则气逆，脉数较缓，舌质红苔黄，阴液难复，木火易升，肺受其冲，不能输布津液而反化为稠痰也。今拟补肺阿胶汤合清燥救肺汤意，滋养化源，而清木火。

蛤粉炒阿胶二钱　川贝二钱　甜光杏三钱　生石决先煎，八钱　川石斛三钱　粉丹皮一钱五分　桑叶二钱　茜草根二钱　生甘草五分　大麦冬二钱　鲜竹茹三钱　冬瓜子三钱　活芦根去节，一尺　北秫米包，三钱　枇杷叶露后入，四两

六诊　投补肺阿胶清燥救肺以来，咳呛已见轻减，肺获滋润之力也。脉濡软而数，胁肋痛亦止，木火有下降之势。再守原法，加入培土生金之品，取虚则补母之意。

蛤粉炒阿胶二钱　川贝二钱　甜光杏三钱　左牡蛎先煎，四钱　大麦冬二钱　茜草根二钱　桑叶二钱　抱茯神三钱　怀山药三钱　鲜竹茹三钱　冬瓜子三钱　北秫米包，三钱　干芦根去节，一两　枇杷叶露后入，四两

另琼玉膏三两，每日用三钱，分早晚二次，开水冲服。

张左　肺阴已伤，客邪痰热留恋，身热虽减不退，痰多咳嗽，气逆鼻扇，舌边红苔薄腻，脉濡数。恙势尚在险途，未敢轻许，不妨，养肺达邪而化痰热。

南沙参三钱　银柴胡一钱　光杏仁三钱　朱茯神三钱　川象贝各二钱　水炙桑皮钱半　生甘草五分　炙兜铃一钱　冬瓜子三钱　嫩钩钩后入，三钱　干芦根一尺　淡竹沥炖温冲服，一两

戚左　吐血四天，盈盏成盆，色不鲜红，脉象芤数无力，舌苔淡白。阅前服之方，均是凉血清营，未能应效，今脉舌参看，阴分本亏，阳气亦虚，不能导血归经，而反上溢妄行也，势非轻浅。姑仿《金匮》侧柏叶汤加味。

蛤粉炒阿胶三钱　侧柏叶三钱　炮姜炭六分　丹参二钱　茜草根二钱　怀牛膝二钱　茯神三钱　川贝二钱　竹茹二钱　藕节炭三枚　清童便冲服，一酒杯

二诊　前方服二剂，吐血已止，原方加茺蔚子三钱。

方先生　水亏不能涵木，木火升腾，阳络损伤则血上溢，吐血又发，咳呛内热，脉象芤数，舌苔薄黄，两颧红赤，虚阳上僭。颇虑缠绵增剧，姑拟养阴柔肝，清肺去瘀。

蛤粉炒阿胶二钱　生牡蛎四钱　粉丹皮二钱　茜草根二钱　侧柏炭一钱五分　仙鹤草三钱　川贝母三钱　甜光杏三钱　怀牛膝二钱　鲜竹茹一钱五分　白茅花一钱　蚕豆花露六两，后入　葛氏十灰丸三钱，包煎

二诊　阴分本亏，春令木旺，木火升腾，阳络损伤则血上溢，吐血又发，咳嗽内热，不时颧红，苔薄黄，脉芤数无力。昨投养阴柔肝、清肺去瘀之剂，尚觉合度。仍守原意出入。尚希逸山道兄明正。

蛤粉炒阿胶二钱　生牡蛎四钱　粉丹皮二钱　川象贝各二钱　茜草根二钱　侧柏炭一钱五分　仙鹤草二钱　瓜蒌皮三钱　甜杏仁三钱　怀牛膝二钱　鲜竹茹一钱五分　白茅根二扎，去心　白茅花一钱，包　葛氏十灰丸三钱，包　蚕豆花露六两，后入

胃脘痛

甘左　少阴阴阳两亏，厥气挟浊阴上干，胃失降和，脘痛吞酸，时轻时剧，脊背畏冷，脉象弦紧。今拟助阳驱阴而和肝胃。

别直参一钱　熟附块一钱　仙半夏二钱　淡吴萸五分　云茯苓三钱　陈广皮一钱　制香附钱半　花龙骨先煎，三钱　带壳砂仁后下，八分　炒白芍二钱　煅牡蛎四钱　炒谷麦芽各三钱　生姜一片

二诊　脊背畏冷略减，吞酸渐止，头痛脑鸣，腑行溏薄。少阴阴阳两亏，肝阳易于上升，脾胃运化失常。再宜培补阴阳，柔肝运脾。

别直参一钱　熟附子块一钱　仙半夏二钱　左金丸包，六分　云茯苓三钱　陈广皮一钱　煅牡蛎四钱　花龙骨先煎，三钱　炒白芍二钱　春砂壳八分　黑穞豆衣三钱　炒谷麦芽各三钱　金匮肾气丸包煎，四钱

姜左　脘痛气升，纳谷不香，食入之后，易于便溏，肝旺脾弱，运化失其常度。宜平肝理气，扶土和中。

焦白芍二钱　白蒺藜三钱　生白术二钱　云茯苓三钱　陈广皮一钱　大腹皮二钱　煨木香八分　春砂仁后下，八分　六神曲三钱　干荷叶一角　炒谷芽三钱　炒苡仁三钱

二诊　脘痛已止，纳谷减少。再宜平肝理气，和胃畅中。

紫苏梗钱半　炒白芍二钱半　金铃子二钱　白蒺藜二钱　云茯苓三钱　炒枳壳一钱　陈广皮一钱　制香附钱半　带壳砂仁后下，八分　炒谷芽三钱　佛手八分　佩兰梗钱半

陈石　肝气横逆，犯胃克脾，胸闷脘痛又发，食入作胀，心悸少寐，右肩胛酸痛，痰湿入络也。宜平肝理气，和胃化痰。

大白芍二钱　金铃子二钱　延胡索一钱　制香附钱半　春砂壳后下，八分　云茯苓三钱　陈广皮一钱　仙半夏二钱　沉香片四分　紫降香四分　嫩桑枝三钱　焦谷芽三钱

肖右　营血亏耗，肝气横逆，脘胁作痛，痛引背俞，纳谷减少。宜柔肝理气，和胃畅中。

全当归三钱　大白芍二钱　金铃子二钱　延胡索一钱　云茯苓三钱　陈广皮一钱　仙半夏三钱　制香附一钱　带壳砂仁后下，八分　煅瓦楞四钱　荜澄茄八分　紫降香四分

傅左　阴虚质体，肝气横逆，脘腹胀痛，纳少便溏，易于伤风咳嗽，舌质淡红，脉象虚弦而滑。症势非轻，姑拟标本同治。

川石斛三钱　生白术二钱　荆芥炭钱半　嫩前胡钱半　赤茯苓三钱　炒扁豆衣三钱　陈广皮一钱　象贝母三钱　制香附钱半　春砂壳八分　川郁金钱半　炙粟壳二钱　炒谷芽三钱　炒苡仁三钱　干荷叶一角

袁右　肝气横逆，犯胃克脾，胸闷脘痛，泛泛呕恶，头眩心悸，脉象弦细，舌光无苔。宜养血柔肝，和胃畅中。

大白芍钱半　仙半夏二钱　赤茯苓四钱　春砂壳钱半　生石决先煎，四钱　炒竹茹钱半　陈广皮一钱　制香附八分　青龙齿先煎，三钱　嫩钩钩后入，三钱　左金丸包，七分　金铃子三钱　延胡索一钱　炒谷麦芽各三钱

吴右　脊背形寒怯冷，背属太阳之脉，肾阳不充，太阳之脉失于外护，脉象沉细。今拟助阳益气，调和营卫。

吉林参须另煎冲服，一钱　清炙草五分　陈广皮一钱　大白芍二钱　熟附片八分　云茯苓三钱　左牡蛎先煎，四钱　鹿角霜三钱　生於术钱半　仙半夏钱半　川桂枝四分　花龙骨先煎，三钱　蜜姜二片　红枣四枚

二诊　脊背畏冷，少阴阳虚，脘痛吞酸，厥气犯胃，头脑响鸣，浮阳上升，脉象虚弦。病情夹杂，非易速痊，再宜培补阴阳，而和肝胃。

别直参一钱　仙半夏二钱　云茯苓三钱　大白芍二钱　熟附块一钱　左金丸包，七分　陈广皮一钱　春砂壳八分　煅牡蛎四钱　花龙骨先煎，三钱　鹿角霜三钱　潼白蒺藜各钱半　金匮肾气丸包煎，四钱

万太太　身热已退，脘痞撑胀略减，腑行不实，纳谷减少，舌质红苔薄腻，脉象左虚弦、右濡滑。营血本亏，肝气肝阳上升，湿痰逗留中焦，肺胃肃运无权。能得不生枝节，可望入于坦途。再宜柔肝理气，和胃畅中；至于夜不安寐，亦是胃不和之故也。

炒白芍二钱　代赭石先煎，三钱　旋覆花包，钱半　朱茯神三钱　炒枣仁三钱　炙远志一钱　仙半夏三钱　陈广皮一钱　煨木香六分　黑穭豆衣三钱　炒扁豆衣三钱　炒谷芽三钱　炒苡仁三钱　干荷叶一角　炙乌梅四分

黄左　中虚受寒，肝脾气滞，胸脘作痛，饥则更甚，得食则减，舌苔薄腻，脉象弦迟。宜小建中汤加减。

肉桂心研末，饭丸，吞服，四分　炒白芍二钱　清炙草六分　云茯苓三钱　陈广皮一钱　仙半夏二钱　制香附钱半　带壳砂仁后下，八分　焦谷芽四钱　煨姜二片　红枣四枚　饴糖烊冲，四钱

傅右　旧有胸脘痛之宿疾，今新产半月，胸脘痛大发，痛甚呕吐拒按，饮食不纳，形寒怯冷，舌苔薄腻而灰，脉象左弦紧、右迟涩。新寒外受，引动厥气上逆，食滞交阻中宫，胃气不得下降，颇虑痛剧增变。急拟散寒理气，和胃消滞，先冀痛止为要着，至于体质亏虚，一时无暇顾及也。

桂枝心各三分　仙半夏三钱　左金丸包，六分　炒瓜蒌皮三钱　陈皮一钱　薤白头酒炒，一钱五分　云茯苓三钱　大砂仁研、后下，一钱　金铃子二钱　延胡索一钱　枳实炭一钱　炒谷麦芽各三钱　陈佛手八分　神仁丹另开水冲服，四分

二诊　服药两剂，胸脘痛渐减，呕吐渐止，谷食无味，目眩心惊，苔薄腻，脉左弦、右迟缓。此营血本虚，肝气肝阳上升，湿滞未楚，脾胃运化无权。今拟柔肝泄肝，和胃畅中。

炒白芍一钱五分　金铃子二钱　延胡索一钱　云茯苓朱砂拌，三钱　仙半夏二钱　陈广皮一钱　瓜蒌皮二钱　薤白头酒炒，一钱五分　紫丹参二钱　大砂仁研、后下，一钱　紫石英三钱　陈佛手八分　炒谷麦芽各三钱

三诊　痛呕均止，谷食减少，头眩心悸。原方去延胡索、金铃子，加制香附三钱、青龙齿（先煎）三钱。

张右　胸脘痛有年，屡次举发，今痛引胁肋，气升泛恶，夜不安寐，苔薄黄，脉左弦右涩。良由血虚不能养肝，肝气横逆，犯胃克脾，通降失司，胃不和则卧不安，肝为刚脏，非柔不克，胃以通为补，今拟柔肝通胃，而理气机。

生白芍三钱　金铃子二钱　左金丸包，八分　朱茯神三钱　仙半夏一钱五分　北秫米包，三钱　旋覆花包，一钱五分　真新绛八分　炙乌梅五分　煅瓦楞四钱　川贝母二钱　姜水炒竹茹一钱五分

二诊　胸胁痛略减，而心悸不寐，头眩泛恶，内热口燥，不思纳谷，腑行燥结，脉弦细而数，舌边红苔黄。气有余便是火，火内炽则阴伤，厥阳升腾无制，胃气逆而不降也。肝为刚脏，济之以柔，胃为燥土，得阴始和。今拟养阴柔肝，清燥通胃。

川石斛三钱　生白芍二钱　金铃子二钱　左金丸包，七分　川贝母二钱　朱茯神三钱　黑山栀二钱　乌梅肉五分　珍珠母先煎，六钱　青龙齿先煎，三钱　煅瓦楞四钱　全瓜蒌切，三钱　荸荠洗、打，二两

章右　胸脘痛已延匝月，痛引胁肋，纳少泛恶，舌质红苔黄，脉弦而数。良由气郁化火，消烁胃阴，胃气不降，肝升太过，书所谓暴痛属寒，久痛属热，暴痛在经，久痛在络是也。当宜泄肝理气，和胃通络。

生白芍三钱　金铃子二钱　左金丸包，七分　黑山栀二钱　川石斛三钱　川贝母二钱　瓜

蒌皮三钱　黛蛤散包，四钱　旋覆花包，一钱五分　真新绛八分　煅瓦楞四钱　带子丝瓜络二钱

复诊　两剂后，痛减呕止，原方去左金丸，加南沙参三钱、合欢皮一钱五分。

关右　旧有脘痛，今痛极而厥，厥则牙关拘紧，四肢逆冷，不省人事，逾时而苏，舌薄腻，脉沉涩似伏。良由郁怒伤肝，肝气横逆，痰滞互阻，胃失降和，肝胀则痛，气闭为厥。木喜条达，胃喜通降，今拟疏通气机，以泄厥阴，宣化痰滞，而畅中都。

银州柴胡一钱五分　大白芍一钱五分　清炙草五分　枳实炭一钱　金铃子三钱　延胡索一钱　川郁金一钱五分　沉香片四分　春砂壳八分　云茯苓三钱　陈广皮一钱　炒谷麦芽各三钱　苏合香丸去壳、研末、化服，一粒

二诊　服药两剂，厥定痛止，惟胸脘饱闷嗳气，不思纳谷，腑行燥结，脉左弦右涩。厥气渐平，脾胃不和，运化失其常度。今拟柔肝泄肝，和胃畅中，更当怡情适怀，以助药力之不逮也。

全当归二钱　大白芍二钱　银州柴胡一钱　云茯苓三钱　陈广皮一钱　炒枳壳一钱　川郁金一钱五分　金铃子二钱　沉香片四分　春砂壳八分　全瓜蒌切，四钱　佛手八分　炒谷麦芽各三钱

朱童　脘痛喜按，得食则减，脉象弦迟，舌苔薄白，中虚受寒，肝脾气滞。拟小建中汤加味。

大白芍三钱　炙甘草一钱　肉桂心四分　云茯苓三钱　陈广皮一钱　春砂壳八分　乌梅肉四分　全当归二钱　煨姜两片　红枣四枚　饴糖烊冲，四钱

韦左　脘腹作痛延今两载，饱食则痛缓腹胀，微饥则痛剧心悸，舌淡白，脉左弦细、右虚迟。体丰之质，中气必虚，虚寒气滞为痛，虚气散逆为胀，肝木来侮，中虚求食。前投大小建中，均未应效，非药不对症，实病深药浅。原拟小建中加小柴胡汤，合荆公妙香散，复方图治，奇之不去则偶之之意。先使肝木条畅，则中气始有权衡也。

大白芍三钱　炙甘草一钱　肉桂心四分　潞党参三钱　银州柴胡一钱五分　仙半夏二钱　云茯苓三钱　陈广皮一钱　乌梅肉四分　全当归二钱　煨姜三片　红枣五枚　饴糖烊冲，六钱

另服妙香散：人参一钱五分　炙黄芪一两　怀山药一两　茯苓神各五钱　龙骨先煎，五钱　远志三钱　桔梗一钱五分　木香一钱五分　甘草一钱五分

上药为末，每日服二钱，陈酒送下，如不能饮酒者，米汤亦可。

按：韦君乃安庆人也，病延二载，所服之药方约数百剂，均不应效，特来申就医，经连诊五次，守方不更，共服十五剂而痊愈矣。（原书有此按语——编者注）

沈右　操烦谋虑，劳伤乎肝，肝无血养，虚气不归，脘痛喜按，惊悸少寐。前方泄肝理气，已服多剂，均无效，今仿《金匮》肝虚之病，补用酸，助用苦，益以甘药调之。

大白芍三钱　炙甘草一钱　金铃子二钱　炒枣仁三钱　五味子四分　阿胶珠二钱　左牡蛎先煎，三钱　青龙齿先煎，三钱　炙远志一钱　朱茯神三钱　潞党参一钱五分　陈皮一钱　饴糖烊冲，四钱

黄妪 大怒之后，即胸脘作痛，痛极则喜笑不能自禁止，笑极则厥，厥则人事不知，牙关拘紧，四肢逆冷，逾时而苏，日发十余次。脉沉涩似伏，苔薄腻。此郁怒伤肝，足厥阴之逆气自下而上，累及手厥阴经，气闭则厥，不通则痛，气复返而苏。经所谓大怒则形气绝而血菀于上，使人薄厥是也。急拟疏通气机，以泄厥阴，止痛在是，止厥亦在是，未敢云当，明哲裁正。

川郁金二钱 合欢皮一钱五分 金铃子二钱 延胡索一钱 朱茯神三钱 炙远志一钱 青龙齿先煎，三钱 沉香片五分 春砂仁研、后下，八分 陈广皮一钱 煅瓦楞四钱 金器入煎，一具 苏合香丸去壳，研末，开水先化服，二粒

二诊 投剂以来，痛厥喜笑均止。惟胸脘痞闷，嗳气不能饮食，脉象左弦右涩。厥气虽平，脾胃未和，中宫运化无权。今拟泄肝通胃，开扩气机，更当适情怡怀，淡薄滋味，不致反复为要。

大白芍一钱五分 金铃子二钱 煅代赭石二钱 旋覆花包，一钱五分 朱茯神三钱 炙远志一钱 仙半夏二钱 陈广皮一钱 春砂仁研、后下，八分 制香附一钱五分 川郁金一钱五分 佛手八分 炒谷麦芽各三钱

文右 旧有脘痛，继则腹满作胀，食入难化，面黄溲少。此肝气怫郁，木乘土位，湿热浊气，凝聚于募原之间，三焦气机流行窒塞，书所谓浊气在上，则生䐜胀是也。两关脉弦，寸部郁涩，急拟疏肝解郁，运脾逐湿。

银州柴胡一钱 生白术二钱 枳实炭一钱 连皮苓四钱 陈广皮一钱 大腹皮二钱 黑山栀一钱五分 带壳砂仁后下，八分 冬瓜皮三钱 鸡金炭一钱五分 炒谷麦芽各三钱 小温中丸每早吞服，三钱

卫左 曝于烈日，暑气内逼，居处潮湿，湿郁滞阻，三焦决渎无权，遂致脘、腹胀满，泛酸呕恶，面浮肢肿，里热口干，二便不通，皮色晦黄，苔灰腻，脉弦滑而数，此属热胀。先拟苦辛通降，泄上中之痞满

川雅连五分 仙半夏二钱 淡黄芩一钱 枳实炭一钱五分 制川朴一钱 大腹皮二钱 连皮苓四钱 福泽泻一钱五分 炒莱菔子研，三钱 鲜藿香一钱五分 西茵陈一钱五分 六神曲三钱

呕吐

谭左 肝气挟痰饮交阻中焦，胃失降和，气升胸闷，食入呕吐，脉象弦细，入夜口干，脾不能为胃运其津液输布于上也。姑拟吴萸黄汤合覆赭二陈汤加减。

炒党参钱半 仙半夏二钱 淡吴萸三分 云茯苓三钱 陈广皮一钱 旋覆花包，钱半 代赭石先煎，三钱 淡干姜三分 炒谷麦芽各三钱 佩兰梗钱半 白蔻壳八分 陈香橼皮八分 姜水炒川连三分

嗳气

倪奶奶 脉象左弦涩右濡滑，舌边红中薄腻，见证胸闷气升，嗳气泛恶，食入作梗，

痰多咳嗽，十余日未更衣，经居八旬未至。良由营血亏耗，肝阳上逆，克脾犯胃，湿痰逗留中焦，肺胃肃降无权。恙延匝月，急宜平肝通胃，顺气化痰。

代赭石先煎，三钱　旋覆花包，钱半　仙半夏二钱　云茯苓三钱　左金丸包，七分　水炙远志一钱　瓜蒌皮三钱　薤白头酒炒，一钱　川象贝各二钱　炒荆芥一钱　银柴胡一钱　炒谷芽三钱　姜竹茹钱半　佛手露冲服，一两

石左　肝气上逆，饮湿中阻，胃失降和，呃逆频频，胸闷纳少，脉象弦小而滑。虑其增剧，宜覆赭二陈汤加减。

旋覆花包，钱半　代赭石先煎，三钱　陈广皮一钱　仙半夏二钱　云茯苓三钱　川郁金钱半　春砂壳后下，八分　炒谷麦芽各三钱　刀豆壳二钱　姜竹茹钱半

黄左　食入呕吐，咽痛蒂坠，嗳气频频，肝气化火，上升，胃失降和。宜柔肝和胃而化痰湿。

全当归二钱　大白芍二钱　代赭石先煎，三钱　旋覆花包，钱半　云茯苓三钱　仙半夏二钱　陈广皮一钱　制香附钱半　春砂壳后下，八分　生甘草四分　京玄参钱半　藏青果一钱　炒谷麦芽各三钱　佛手片八分

呃逆

陈左　寒客于胃，胃气不降，呃逆频频，甚则泛恶，宜丁香柿蒂合旋覆代赭石汤加减。

公丁香四分　大柿蒂三枚　代赭石先煎，三钱　旋覆花包，钱半　云茯苓三钱　仙半夏二钱　陈广皮一钱　川郁金钱半　春砂壳八分　姜竹茹钱半　枇杷叶去毛，姜水炒、包煎，三钱

腹痛

朱左　受寒引动厥气，脾胃不和，腹痛已久，纳谷减少，脉象弦小而紧，舌苔白腻。宜温胃和中而泄厥气。

大白芍二钱　淡吴萸四分　制香附钱半　炒谷麦芽各三钱　肉桂心研末，饭丸，吞服，四分　云茯苓三钱　带壳砂仁八分　煅瓦楞四钱　仙半夏三钱　陈广皮一钱　台乌药钱半　荜澄茄一钱　乌梅安胃丸包煎，三钱

李右　寒湿气滞，互阻脾胃，运化失常，腹痛且胀，胸闷泛恶，舌苔白腻，脉象濡迟。姑拟芳香化浊，温通枢机。

藿苏梗各钱半　仙半夏二钱　大砂仁后下，八分　制川朴钱半　赤茯苓三钱　枳实炭一钱　苦桔梗一钱　白蔻壳八分　六神曲三钱　象贝母三钱　大腹皮二钱　玉枢丹冲服，三分

李左　新寒引动厥气，脾胃不和，胸闷脐腹隐痛，痛引背俞，形寒怯冷。宜疏邪泄肝，和胃畅中。

川楝枝四分　大白芍钱半　金铃子三钱　延胡索一钱　云茯苓三钱　陈广皮一钱　仙半夏钱半　制香附钱半　带壳砂仁后下，八分　炒谷麦芽各三钱　青橘叶钱半

刘左　新寒引动厥气，挟湿滞内阻，脾胃运化失常，胸闷腹胀且痛，纳少溲赤，舌苔薄腻，脉象濡细。宜疏邪理气，和胃畅中。

炒荆芥钱半　紫苏梗钱半　藿香梗钱半　赤茯苓三钱　枳实炭一钱　制川朴一钱　福泽泻钱半　春砂仁后下，八分　六神曲三钱　炒谷麦芽各三钱　大腹皮二钱

李右　太阴为湿所困，运化失常，腹痛便溏，已延匝月，脉象濡细。拟附子理中汤。

熟附块一钱　炮姜炭五分　生白术二钱　云茯苓三钱　炒怀山药三钱　炒扁豆衣三钱　春砂仁后下，八分　六神曲三钱　炒谷芽三钱　炒苡仁三钱　干荷叶一角　清炙草八分　陈广皮一钱

田右　脐腹胀痛，纳少，二便不利，脉沉细而涩，舌苔薄腻。此脾阳不运，肝失疏泄，宿瘀痰湿凝结募原之间，症势甚重。宜温运分消，理气祛瘀。

熟附片八分　大白芍二钱　肉桂心三分　连皮苓三钱　金铃子二钱　延胡索一钱　细青皮一钱　小茴香八分　春砂仁后下，八分　台乌药八分　大腹皮二钱　炒谷麦芽各三钱　乌梅安胃丸包，三钱

丁少奶奶　少腹为厥阴之界，新寒引动厥气，气逆于上，胃失降和，少腹痛又发，痛引胸脘，纳少微恶，不时头眩，脉弦细而数，舌光无苔。阴血亏虚，宜养血泄肝，和胃畅中。

大白芍二钱　金铃子二钱　延胡索一钱　白蒺藜去刺炒，三钱　赤茯苓三钱　陈广皮一钱　炒竹茹二钱　焦谷芽三钱　制香附钱半　春砂壳八分　煅瓦楞四钱　嫩钩钩后入，三钱　青橘叶钱半　紫丹参二钱

陈右　腹痛偏右，纳谷减少，宜泄肝理气，和胃畅中。

全当归二钱　炒赤白芍各二钱　金铃子三钱　延胡索一钱　云茯苓三钱　细青皮一钱　台乌药八分　制香附钱半　春砂壳八分　紫丹参三钱　炒谷麦芽各三钱　佩兰梗钱半　细橘叶钱半

董左　少腹为厥阴之界，新寒外束，厥气失于疏泄，宿滞互阻，阳明通降失司，少腹作痛拒按，胸闷泛恶，临晚形寒身热，小溲短赤不利，舌苔腻黄，脉象弦紧而数。厥阴内寄相火，与少阳为表里，是内有热而外反寒之证。寒热夹杂，表里并病，延今两候，病势有进无退。急拟和解少阳，以泄厥阴，流畅气机，而通阳明。

软柴胡八分　黑山栀一钱五分　清水豆卷八分　京赤芍一钱五分　金铃子二钱　延胡索一钱　枳实炭一钱五分　炒竹茹一钱五分　陈橘核四钱　福泽泻一钱五分　路路通一钱五分　甘露消毒丹包煎，五钱

复诊　前投疏泄厥少通畅阳明，已服两剂。临晚寒热较轻，少腹作痛亦减，惟胸闷不

思纳谷，腑气不行，小溲短赤，溺时管痛，苔薄腻黄，脉弦紧较和。肝失疏泄，胃失降和，气化不及州都，膀胱之湿热壅塞溺窍也。前法颇合病机，仍从原意扩充。

柴胡梢八分　清水豆卷八钱　黑山栀二钱　陈橘核四钱　金铃子二钱　延胡索一钱　路路通一钱五分　方通草八分　福泽泻一钱五分　枳实炭一钱　炒竹茹一钱五分　荸荠梗一钱五分　滋肾通关丸包煎，二钱

吉左　风冷由脐而入，引动寒疝，脐腹攻痛，有形积块如拳，形寒怯冷，肠鸣，不能饮食，舌苔白腻，脉象弦紧。阳不运行，浊阴凝聚，急拟温通阳气，而散寒邪。

桂枝心各三分　炒白芍一钱五分　金铃子二钱　延胡索一钱　熟附块一钱五分　小茴香八分　大砂仁研、后下，一钱　台乌药一钱五分　云茯苓三钱　细青皮一钱　陈橘核四钱　淡吴萸四分　枸橘打，一枚

钮右　经行忽阻，少腹痛拒按，痛引腰胯，腰腹屈而难伸，小溲不利，苔薄腻，脉弦涩。良由蓄瘀积于下焦，肝脾气滞，不通则痛。急拟疏气通瘀，可望通则不痛。

全当归二钱　紫丹参二钱　茺蔚子三钱　抚芎八分　金铃子二钱　延胡索一钱　制香附一钱五分　大砂仁研、后下，八分　生蒲黄包，三钱　五灵脂包煎，一钱五分　两头尖酒浸、包，一钱五分　琥珀屑冲服，八分

温右　病本湿温，适值经行，寒凉郁遏，湿浊阻于中宫，旧瘀积于下焦，以致少腹作痛，小溲淋沥不利，胸痞泛恶，不能纳谷，舌苔灰腻，脉左弦涩、右濡缓，病情夹杂，最难着手。急拟通气去瘀，苦降淡渗。

藿香梗一钱五分　仙半夏二钱　姜川连五分　两头尖一钱五分　淡吴萸三钱　赤茯苓三钱　枳实炭一钱　延胡索一钱　生蒲黄包，三钱　藏红花八分　五灵脂包，一钱五分　福泽泻一钱五分　荸荠梗一钱五分　滋肾通关丸包煎，三钱

泄泻

李景林督办子　初起寒热往来，继则大便溏泄，次数甚多，腹痛隐隐，里急后重，纳谷衰少，泛泛呕恶，汗多肢冷，舌苔灰腻而黄，口干不多饮，面色萎黄，腿足浮肿，脉象左部弦小而数，右部濡数无力。此乃少阳之邪，陷入太阴，脾不健运，清气下陷，湿浊郁于曲肠。颇虑正不胜邪，致生虚脱之变。仲圣云：里重于表者，先治其里，缓治其标。姑拟理中汤加减，温运太阴而化湿浊，尚希明正。

炒潞党参二钱　熟附片八分　土炒於术二钱　云茯苓三钱　仙半夏二钱　陈广皮一钱　炮姜炭五分　炙粟壳二钱　六神曲三钱　带壳砂仁后下，八分　炒谷麦芽各三钱　戊己丸包，一钱二分　灶心黄土荷叶包煎，四钱

二诊　初起寒热往来，继则大便溏泄，次数甚多，腹内响鸣，肛门坠胀，纳谷减少，口干不多饮，面色萎黄，腿足浮肿，舌苔薄腻而黄，脉象左弦小、右濡滑无力。此乃少阳之邪，陷入太阴，脾不健运，清气下陷，湿浊不化。还虑正气不支，致生变迁。再宜温运太阴而化湿浊；佐入分利，利小便正所以实大肠也。尚希督帅裁政。

炒潞党参二钱　熟附子块一钱　炮姜炭六分　六神曲三钱　炒怀山药三钱　云猪苓各三钱　陈广皮一钱　炒车前子包煎，三钱　土炒於术二钱　仙半夏二钱　大腹皮二钱　香连丸包，钱半　炙粟壳三钱　灶心黄土包，四钱

　　徐右　脾肾两亏，清气不升，便溏已久，腿足酸楚，头眩神疲，形瘦色萎，脉象濡细，恙根已深，非易图功，先宜扶土和中。
　　炒党参一钱　炒怀山药三钱　云茯苓三钱　生於术三钱　炒扁豆衣三钱　炙粟壳三钱　熟附片七分　煅牡蛎二钱　花龙骨先煎，二钱　六神曲三钱　象贝母三钱　干荷叶一角

　　吴右　肝旺脾弱，运化失常，便溏屡发，脘痛纳少，头眩眼花，脉象弦细。宜抑肝扶脾。
　　炙乌梅五分　焦白芍二钱半　云茯苓三钱　生白术二钱　炒怀山药三钱　炒扁豆衣三钱　煨木香五分　禹余粮三钱　春砂壳八分　六神曲三钱　炙粟壳三钱　炒谷芽三钱　炒苡仁三钱　干荷叶一角

　　赵左　泄泻止而复作，清晨泛恶，湿滞未楚，脾胃运化失常，再宜理脾和胃，芳香化湿。
　　藿香梗钱半　陈广皮一钱　仙半夏二钱　佩兰梗钱半　制川朴一钱　大腹皮二钱　六神曲三钱　焦楂炭三钱　煨木香五分　春砂壳八分　炒车前子包煎，三钱　赤猪苓各三钱　荷叶一角

　　吕左　脾弱欠运，湿滞未楚，肝气横逆，胸闷不舒，腹鸣便泄，脉象左弦右濡。宜温运太阴而化湿滞。
　　生白术二钱　炮姜炭四分　熟附片六分　炒补骨脂钱半　云茯苓三钱　陈广皮一钱　大腹皮二钱　炒怀山药三钱　六神曲三钱　煨木香八分　带壳砂仁后下，八分　煨益智钱半　灶心黄土干荷叶包，三钱

　　姚太太　受寒挟湿停滞，太阴阳明为病，清不升而浊不降，以致胸闷泛恶，腹鸣泄泻。舌苔薄腻，脉象濡迟，纳谷不香。宜和中化浊，分理阴阳。去其浊，即所以升其清；利小便，即所以实大便。
　　藿香梗钱半　陈广皮一钱　仙半夏二钱　赤猪苓各三钱　大腹皮二钱　制川朴一钱　白蔻仁后下，八分　春砂壳八分　炒车前子包，三钱　六神曲三钱　焦楂炭三钱　佩兰梗钱半　干荷叶一角　生姜二片

　　周左　感邪停滞，脾胃运化失常，胸闷纳少，曾经便溏，舌苔薄腻，脉象濡滑。宜和胃理脾。
　　炒黑荆芥一钱　藿香梗钱半　陈广皮一钱　赤茯苓三钱　炒扁豆衣三钱　仙半夏二钱　福泽泻二钱　通草八分　炒谷麦芽各三钱　佩兰梗钱半　生熟苡仁各三钱

徐右　感邪停滞，太阴阳明为病，腹痛便泄，纳少泛恶，头痛且胀。先宜疏邪和中而化滞。

炒黑荆芥一钱　炒防风八分　薄荷炭八分　藿香梗一钱　赤猪苓各三钱　陈广皮一钱　大腹皮二钱　炒扁豆衣三钱　六神曲三钱　焦楂炭三钱　春砂壳八分　炒车前子包煎，三钱　干荷叶一角

陈太太　久恙脾土已虚，清气不升，大便溏薄，脘中嘈杂，纳谷无味，神疲肢倦，舌中剥，边薄腻，脉左弦细右迟缓，腹内时觉烘热，时吐痰沫，血虚虚热内炽，脾虚不能摄涩故也。再拟健脾和胃以柔肝木。

炒潞党参二钱　真於术二钱　炒怀山三钱　朱云苓三钱　炒扁豆衣三钱　广橘白一钱　炒枣仁三钱　仙半夏二钱　炒秫米包，三钱　干荷叶一角　浮小麦四钱　红枣三枚

（编者按：本案原书无剂量，现依据丁氏其他医案相关药物剂量补上）

便秘

李叟　燥邪袭肺，肺燥则大肠亦燥。八日未更衣，头痛眼花，舌中苔黄，脉濡滑而数。宜清燥润肺而通腑气。

天花粉二钱　肥知母二钱　甘菊花三钱　冬桑叶三钱　蜜炙枳壳一钱　全瓜蒌切，四钱　郁李仁四钱　火麻仁四钱　光杏仁三钱　福橘红一钱　蜜炙苏子一钱　黑山栀二钱　生梨去核，半枚　松子肉五十粒

刘右　阴分不足，宿滞郁于曲肠，腑行燥结，欲解不得，宜养营导滞，增水行舟之意。

全当归三钱　光杏仁三钱　全瓜蒌切，四钱　蜜炙枳壳一钱　苦桔梗一钱　大麻仁四钱　郁李仁三钱　川贝母二钱　冬瓜子三钱　松子肉三十粒　橘络一钱

便血

张左　气虚脾弱，统摄无权，血渗大肠，便血脱肛坠胀，纳谷不香。宜益气扶土，佐以清营。

潞党参二钱　生黄芪三钱　清炙草五分　生白术钱半　全当归二钱　炒赤白芍各钱半　苦桔梗一钱　炒黑荆芥炭三钱　侧柏炭三钱　槐花炭钱半　陈广皮一钱　阿胶珠钱半　干柿饼三钱　藕节炭二枚

王左　内痔便血又发，气虚不能摄血，血渗大肠，兼湿热内蕴所致。拟益气养阴，而化湿热。

潞党参一钱五分　全当归二钱　荆芥炭八分　杜赤豆一两　炙黄芪二钱　大白芍一钱五分　侧柏炭一钱五分　清炙草六分　生地炭三钱　槐花炭包，三钱

王右　便血虽减，根株未楚，脉象濡弦，舌苔淡白，肝热脾寒，藏统失司，血渗大

肠。前投归脾汤加减，尚觉获效，今拟原法合黄土汤。

炒党参三钱　米炒於术三钱　朱茯神三钱　炒枣仁三钱　土炒当归身三钱　炒白芍二钱
炙黄芪三钱　阿胶珠二钱　炮姜炭五分　炙甘草五分　炒荆芥一钱　陈广皮一钱　灶心黄土包
煎，一两

杨右　心生血，肝藏血，脾统血。肝脾两亏，藏统失职，血渗大肠，粪后便血，已有
两载。面色萎黄；血去阴伤；肝阳上升，头眩眼花所由来也。脉象虚弦，宜归脾汤合槐花
散，复方图治。

炒党参三钱　清炙草五分　土炒当归身二钱　阿胶珠二钱　煅牡蛎四钱　炒赤白芍各二钱
炙黄芪三钱　米炒於术二钱　抱茯神三钱　槐花炭三钱　黑荆芥一钱　炒枣仁三钱　藕节炭
二枚

脏连丸一钱，吞服。

史右　胃火上升，湿热入营，便血屡发，唇肿时轻时剧，舌质红苔薄腻。宜清胃疏
风，清营化湿。

天花粉三钱　薄荷叶后下，八分　冬桑叶三钱　甘菊花三钱　赤茯苓三钱　炒荆芥八分
槐花炭钱半　侧柏炭钱半　生赤芍二钱　大贝母三钱　杜赤豆一两

二诊　旧有便血，屡次举发，唇肿时轻时剧，阴虚胃火上升，湿热入营，再宜清胃汤
合槐花散加减。

小生地三钱　生赤白芍各钱半　熟石膏打，二钱　川升麻二分　生甘草六分　薄荷叶后
下，八分　天花粉三钱　炒黑荆芥一钱　槐花炭二钱　侧柏炭钱半　甘菊花三钱　川象贝各二
钱　活芦根一尺　杜赤豆一两

施左　身热六七日不退，大便脓血，脉郁数，苔黄。伏邪蕴蒸气分，湿郁化热入营，
血渗大肠，肠有瘀浊，大便脓血，职是故也。今拟白头翁汤加味，清解伏邪，苦化湿热。

白头翁三钱　炒黄芩一钱五分　地榆炭一钱五分　杜赤豆五钱　北秦皮一钱五分　炒赤芍
一钱五分　焦楂炭三钱　淡豆豉三钱　川雅连四分　炒当归二钱　炙甘草五分

葛左　肾阴不足，肝火有余，小溲频数，肛门坠胀，内痔便血。拟清养肺肾，取金水
相生之义。

细生地三钱　西洋参一钱五分　炒槐花包，三钱　朱灯心二扎　粉丹皮二钱　大麦冬二钱
京赤芍二钱　脏连丸包，八分　黑山栀一钱五分　生草梢六分　淡竹茹一钱五分

孙右　脾脏受寒，不能摄血，肝虚有热，不能藏血，血渗大肠，肠内有热，经事不
调。拟黄土汤两和肝脾，而化湿浊。

炮姜炭八分　炒白芍一钱五分　炒於术一钱五分　陈皮一钱　阿胶珠二钱　炙甘草六分
灶心黄土包煎，四钱

复诊　肠红大减，未能尽止，经事愆期，胸闷纳少，脾胃薄弱，运化失常。再拟和肝
脾、化湿热，佐以调经。

原方加：大砂仁研、后下，八分　生熟谷芽各三钱

丁左　便血色紫，腑行不实，纳谷衰少，此远血也。近血病在腑，远血病在脏，脏者肝与脾也。血生于心，而藏统之职，司于肝脾。肝为刚脏，脾为阴土，肝虚则生热，热追血以妄行；脾虚则生寒，寒涩血而失道，藏统失职，血不归经，下渗大肠，则为便血。便血之治，寒者温之，热者清之，肝虚者柔润之，脾虚者温运之，一方能擅刚柔温清之长，惟《金匮》黄土汤最为合拍，今宗其法图治。

土炒於术一钱五分　阿胶珠二钱　炒条芩一钱五分　灶心黄土荷叶包煎，四钱　陈广皮一钱　炙甘草五分　炒白芍一钱五分　抱茯神三钱　炮姜炭五分　炙远志一钱

郑左　肾主二便，肾阴不足，湿热郁于大肠，便结带血，宜养阴润肠，清化湿热。

全当归二钱　京赤芍二钱　小生地三钱　侧柏炭二钱　槐花炭三钱　炒黑荆芥一钱　生首乌三钱　全瓜蒌四钱　大麻仁三钱　干柿饼三钱　杜赤豆一两

钱右　脾虚不能统血，肝虚不能藏血，血渗大肠，便血屡发，头痛眩晕，心悸少寐，脉象细弱。拟归脾汤加减。

潞党参钱半　米炒於术钱半　清炙草五分　当归身二钱　大白芍二钱　朱茯神三钱　炒枣仁三钱　阿胶珠三钱　炒黑荆芥一钱　槐花炭三钱　左牡蛎先煎，四钱　花龙骨先煎，三钱　藕节炭二枚　干柿饼三钱

姚左　阴分不足，肝火入营，血渗大肠，内热，咽喉干燥，头胀眩晕。宜养阴清营。

西洋参钱半　生甘草六分　炒黑荆芥一钱　槐花炭三钱　抱茯神三钱　天花粉三钱　肥知母二钱　小生地三钱　生白赤芍各二钱　川贝母二钱　甘菊花三钱　嫩钩钩后入，三钱　黑芝麻三钱　干柿饼三枚

胡先生　风淫于脾，湿热入营，血渗大肠，便血又发，内热溲赤，纳谷不旺，苔薄腻黄，脉濡滑而数，虑其缠绵增剧。急宜清营去风，崇土化湿。

炒黑荆芥穗一钱　槐花炭三钱　云苓三钱　生白术一钱五分　生甘草五分　西茵陈二钱　生苡仁四钱　焦谷芽四钱　侧柏炭一钱五分　杜赤豆一两　陈皮一钱　干柿饼三钱　藕节炭二枚

胀满

丁左　脾虚木乘，浊气凝聚，脘腹胀满，内热口燥，腑行燥结，脉象弦细，舌质红绛。证势沉重，宜健脾运分消而泄厥气。

南沙参三钱　川石斛三钱　连皮苓四钱　生白术二钱　陈广皮一钱　白蒺藜三钱　大腹皮二钱　地枯萝三钱　炒香五谷虫三钱　冬瓜皮三钱　陈葫芦瓢四钱

朱先生　便溏渐止，腹胀亦减，惟醒后口燥，蒂丁下坠，两目干涩，舌质淡红，脉象

左弦右濡。肾阴本亏，津少上承，虚火易浮。仍宜养阴柔肝，扶土和中，肝柔则火不升，土厚则火自敛，不必拘于清滋也。

　　川石斛三钱　炒怀山三钱　云茯苓三钱　生甘草六分　苦桔梗一钱　广橘白一钱　炒谷麦芽各二钱　川象贝各二钱　干荷叶一钱　藏青果一钱

黄疸

　　朱右　温病初愈，因饮食不谨，湿热积滞互阻中焦，太阴健运无权，阳明通降失司，以致脘腹胀闷，不思纳谷，一身尽黄，小溲短赤如酱油色，苔薄腻黄，脉濡滑而数。黄疸已成，非易速痊。拟茵陈四苓合平胃加减。

　　西茵陈一钱五分　连皮苓四钱　猪苓二钱　陈广皮一钱　黑山栀二钱　福泽泻一钱五分　炒麦芽三钱　制苍术一钱　制川朴一钱　六神曲三钱　炒苡仁三钱

　　陈左　喉痧之后，滋阴太早，致伏温未发，蕴湿逗留募原，着于内而现于外，遂致遍体发黄，目珠黄，溺短赤，身热晚甚，渴喜热饮，肢节酸疼，举动不利，苔薄腻黄，脉濡数。温少湿多，互阻不解，缠绵之证也。姑拟清宣气分之温，驱逐募原之湿，俾温从外达，湿从下趋，始是病之去路。

　　清水豆卷八钱　忍冬藤三钱　连翘壳三钱　泽泻一钱五分　西茵陈一钱五分　黑山栀二钱　猪苓二钱　制苍术七分　粉葛根一钱五分　通草八分　鸡苏散包，三钱　甘露消毒丹包煎，八钱

　　褚左　躬耕南亩，曝于烈日，复受淋雨，又夹食滞，湿着于外，热郁于内，遂致遍体发黄，目黄溲赤，寒热骨楚，胸闷脘胀，苔腻布，脉浮紧而数。急仿麻黄连翘赤豆汤意。

　　净麻黄四分　赤茯苓三钱　六神曲三钱　连翘壳三钱　枳实炭一钱　福泽泻一钱五分　淡豆豉三钱　苦桔梗一钱　炒谷麦芽各三钱　西茵陈一钱五分　杜赤豆一两

　　孔左　素体阴虚，湿从热化，熏蒸郁遏，与胃中之浊气相并，遂致遍体发黄，目黄溲赤，肢倦乏力，纳谷减少，舌质淡红。从阳疸例治之。

　　西茵陈二钱五分　赤猪苓各三钱　通草八分　冬瓜皮四钱　黑山栀二钱　泽泻一钱五分　飞滑石包煎，三钱　白茅根去心，二扎　生白术一钱五分　杜赤豆一两

　　金君　操烦郁虑，心脾两伤，火用不宣，脾阳困顿，胃中所入水谷，不生精微，而化为湿浊，着于募原，溢于肌肤，以致一身尽黄，色灰而暗，纳少神疲，便溏如白浆之状。起自仲夏，至中秋后，脐腹膨胀，腿足木肿，步履艰难。乃土德日衰，肝木来侮，浊阴凝聚，水湿下注，阳气不到之处，即水湿凝聚之所。证情滋蔓难图也，鄙见浅陋，恐不胜任。拙拟助阳驱阴，运脾逐湿，是否有当，尚希教正。

　　熟附块一钱五分　连皮苓四钱　西茵陈一钱五分　淡干姜八分　陈广皮一钱　胡芦巴一钱五分　米炒於术二钱　大腹皮二钱　大砂仁研、后下，八分　清炙草五分　炒补骨脂一钱五分　陈葫芦瓢四钱　金液丹吞服，二钱

卫左　饥饱劳役，脾胃两伤，湿自内生，蕴于募原，遂致肌肤色黄，目黄溲赤，肢倦乏力，纳谷衰少，脉濡，舌苔黄，谚谓脱力黄病，即此类也。已延两载，难许速效，仿补力丸意，缓缓图之。

炒全当归一两　云茯苓一两四钱　炒西秦艽一两　大砂仁后下，五钱　紫丹参一两　盐水炒怀牛膝一两　炒六神曲一两四钱　炒赤芍一两　米泔水浸炒制苍术八钱　盐水炒厚杜仲一两　炒苡仁二两　生晒西茵陈二两　土炒白术一两　煅皂矾五钱　炒陈广皮七钱　炒福泽泻八钱

上药各研为细末，用大黑枣六两，煮熟去皮核，同药末捣烂为丸，晒干。每早服三钱，开水送下。

周左　思虑过度，劳伤乎脾；房劳不节，劳伤乎肾。脾肾两亏，肝木来侮，水谷之湿内生，湿从寒化，阳不运行，胆液为湿所阻，溃之于脾，浸淫肌肉，溢于皮肤，遂致一身尽黄，面目黧黑，小溲淡黄，大便灰黑，纳少泛恶，神疲乏力，苔薄腻，脉沉细。阳虚则阴盛，气滞则血瘀，瘀湿下流大肠，故腑行灰黑而艰也。阴疸重症，缠绵之至。拟茵陈术附汤加味，助阳运脾为主，化湿祛瘀佐之，俾得离照当空，则阴霾始得解散。然乎否乎？质之高明。

熟附子块一钱五分　连皮苓四钱　紫丹参二钱　大砂仁研、后下，一钱　生白术三钱　陈广皮一钱　藏红花八分　炒麦芽三钱　西茵陈二钱五分　制半夏二钱　福泽泻一钱五分　炒苡仁四钱　淡姜皮八分

韩女　室女经闭四月，肝失疏泄，宿瘀内阻，水谷之湿逗留，太阴、阳明、厥阴三经为病，始而少腹作痛，继则脘胀纳少，目黄溲赤，肌肤亦黄，大便色黑，现为黄疸，久则恐成血鼓。急拟运脾逐湿，祛瘀通经。

陈广皮一钱　赤猪苓各三钱　杜红花八分　制苍术一钱　大腹皮二钱　桃仁泥包，一钱五分　制川朴一钱　福泽泻一钱五分　延胡索一钱　西茵陈二钱五分　苏木一钱五分　青宁丸吞服，二钱五分

刁左　抑郁起见，肝病传脾，脾不健运，湿自内生，与胃中之浊气相并，下流膀胱。膀胱为太阳之府，太阳主一身之表，膀胱湿浊不化，一身尽黄，小溲赤色，食谷不消，易于头眩，此谷疸也。治病必求于本，疏肝解郁为主，和中利湿佐之。

银州柴胡一钱　云茯苓三钱　大砂仁研、后下，八分　制苍白术各一钱　全当归二钱　生熟谷芽各三钱　陈广皮一钱　炒赤芍一钱五分　生熟苡仁各三钱　制川朴一钱　西茵陈一钱五分　炒车前子包煎，三钱　黑山栀二钱

任右　经闭三月，膀胱急，少腹满，身尽黄，额上黑，足下热，大便色黑，时结时溏，纳少神疲，脉象细涩。良由寒客血室，宿瘀不行，积于膀胱少腹之间也。女劳疸之重症，非易速痊。古方用硝石矾石散，今仿其意，而不用其药。

当归尾二钱　云茯苓三钱　藏红花八分　带壳砂仁研、后下，八分　京赤芍二钱　桃仁泥包，一钱五分　肉桂心三分　西茵陈一钱五分　紫丹参二钱　青宁丸包煎，二钱五分　延胡索一

钱　血余炭包，一钱　泽泻一钱五分

麦左　嗜酒生湿，湿郁生热，热在阳明，湿在太阴，熏蒸郁遏，如盦酱然，面目发黄，黄甚则黑，心中嘈杂，虽食甘香，如啖酸辣，小溲短赤，口干而渴，此酒疸也。姑拟清解阳明之郁热，宣化太阴之蕴湿，使热邪从肌表而解，湿邪从小便而出也。

粉葛根二钱　肥知母一钱五分　赤茯苓三钱　西茵陈三钱　黑山栀二钱　陈皮一钱　车前子包煎，三钱　天花粉三钱　枳椇子三钱　生苡仁煎汤代水，一两

高左　身热旬余，早轻暮重，夜则梦语如谵，神机不灵，遍体色黄，目黄溺赤，口干欲饮，舌干灰腻，脉象左弦数、右濡数。伏邪湿热逗留募原，如盦酱然。湿热挟痰，易于蒙蔽清窍；清阳之气失旷，加之呃逆频频，手足蠕动，阴液暗耗，冲气上升，内风扇动，湿温黄疸，互相为患，颇虑痉厥之变！急拟生津而不滋，化湿而不燥，清宣淡渗，通利三焦，勿使邪陷厥阴，是为要策。

天花粉三钱　朱茯神三钱　鲜石菖蒲一钱　黑山栀二钱　益元散包，三钱　柿蒂十枚　嫩钩钩后入，三钱　西茵陈二钱五分　嫩白薇一钱五分　炒竹茹一钱五分　白茅根去心，二扎

郭左　蕴湿内阻，与阳明浊气相并，胸闷纳少，遍体色黄。姑拟茵陈四苓加味。
西茵陈三钱　连皮苓四钱　猪苓二钱　福泽泻钱半　陈广皮一钱　制苍术八分　制川朴一钱　黑山栀二钱　清水豆卷四钱　炒谷麦芽各三钱　佩兰梗钱半　通草八分　佛手八分

郑左　黄疸渐愈，腹痛时作，阴囊肿胀，肝失疏泄，清气不升，仍宜泄肝扶土。
连皮苓四钱　西茵陈钱半　全瓜蒌切，四钱　金铃子二钱　紫丹参二钱　生白术二钱　川石斛三钱　陈橘核四钱　全当归二钱　西秦艽二钱　荔枝核炙，五枚　枸橘打，一枚

罗左　脾土不运，蕴湿留恋，面浮足肿，小溲泽黄，脉象濡滑，宜健脾化湿。
生白术三钱　连皮苓四钱　猪苓二钱　福泽泻钱半　西茵陈钱半　陈广皮一钱　大腹皮二钱　汉防己三钱　生熟苡仁各三钱　冬瓜子皮各三钱　淡姜皮五分　杜赤豆一两
二诊　面浮足肿，临晚更甚，脉象左弦右濡，脾土虚弱，蕴湿留恋，再宜运脾化湿。
生白术三钱　连皮苓四钱　陈木瓜二钱　福泽泻钱半　西茵陈钱半　大腹皮二钱　川牛膝二钱　冬瓜子皮各二钱　汉防己二钱　淡姜衣五分　生熟苡仁各三钱

黄左　脾虚生湿，湿郁生虫，虫积腹痛，时作时止，食入之后更甚，目珠黄，小溲赤。宜理脾和胃，化湿杀虫。
连皮苓四钱　生白术二钱　猪苓二钱　福泽泻钱半　西茵陈二钱　陈广皮一钱　使君肉三钱　春砂壳后下，八分　陈鹤虱三钱　白雷丸钱半　炒赤芍二钱　炒谷芽三钱　炒苡仁三钱

陈左　脾阳不运，湿浊凝聚募原之间，腹胀如鼓，纳谷减少，目黄溲赤，证势沉重，姑拟健运分消。
生白术三钱　福泽泻钱半　大腹皮二钱　连皮苓四钱　西茵陈钱半　猪苓二钱　陈广皮一

钱　鸡金炭三钱　生熟苡仁各三钱　地枯萝三钱　冬瓜子皮各三钱　陈葫芦瓢四钱　炒香五谷虫三钱

鼓胀丸八十一粒，每次服九粒，每日服三次。

二诊　添入小温中丸钱半，吞服。

汪左　抑郁伤肝，肝木克脾，脾弱生湿，水湿泛滥，遍体浮肿，胸闷纳少，小溲短赤，肌肤姜黄，似兼阴疸之象。宜茵陈四苓散合滋肾通关。

西茵陈钱半　福泽泻钱半　汉防己二钱　冬瓜皮四钱　熟附片八分　陈广皮一钱　生白术三钱　连皮苓四钱　猪苓三钱　大腹皮二钱　炒谷麦芽各三钱　滋肾关通丸包煎，钱半

二诊　腿足浮肿，大腹胀满，肌肤色黄，纳少溲赤，脉象沉细。脾肾阳虚，水湿泛滥，浊阴上干阳位，证势非轻。再拟茵陈术附合五苓散加减。

西茵陈钱半　熟附块一钱　生白术钱半　川桂枝六分　福泽泻钱半　大腹皮钱半　汉防己三钱　生熟苡仁各三钱　连皮苓四钱　赤猪苓各三钱　陈广皮一钱　淡姜皮五分　冬瓜皮四钱　陈葫芦瓢四钱

陈左　呕恶已止，胸闷略舒，口干渴喜热饮，目黄身黄，小溲短赤，寒化为热，挟湿互阻中焦，脾胃为病。虑其增剧，再宜理脾和胃，芳香化湿。

连皮苓四钱　猪苓二钱　藿香梗钱半　福泽泻二钱　陈广皮一钱　佩兰梗钱半　仙半夏钱半　枳实炭一钱　绵茵陈钱半　白蔻壳八分　炒谷芽三钱　炒麦芽三钱　清水豆卷四钱　甘露消毒丹荷叶包、刺孔，四钱

李右　脾阳不运，蕴湿内阻，纳谷减少，神疲肢倦，面色萎黄，脉象濡滑，舌苔灰腻。湿为阴邪，非温不化，今拟温运太阴，芳香化湿。

生白术二钱　连皮苓四钱　熟附片五分　陈广皮一钱　福泽泻钱半　春砂壳八分　炒谷麦芽各三钱　藿香梗钱半　佩兰梗钱半　清水豆卷四钱　佛手八分

二诊　蕴湿略化，谷食渐香，而泛泛作恶，神疲肢倦，舌苔灰腻，脉象濡滑。脾阳不运，胃有痰浊，仍宜温运中阳，芳香化湿。

生白术二钱　连皮苓四钱　熟附片七分　福泽泻钱半　陈广皮一钱　仙半夏二钱　炒谷麦芽各三钱　藿香梗钱半　佩兰梗钱半　春砂壳后下，八分　陈香橼皮八分

朱左　湿热蕴于募原，脾胃为病，胸闷不思饮食，遍体发黄，小便短赤，宜茵陈四苓合平胃散加减。

西茵陈钱半　福泽泻钱半　制川朴一钱　黑山栀二钱　连皮苓四钱　陈广皮一钱　赤猪苓各三钱　制苍术八分　佩兰梗钱半　白通草八分　枳实炭一钱　甘露消毒丹包煎，四钱

朱左　诊脉三部弦小而数，右寸涩，关濡，尺细数，舌苔腻黄。见症胸痹痞闷，不进饮食，时泛恶，里热口干不多饮，十日未更衣，小溲短赤浑浊，目珠微面黄，色灰暗无华。良由肾阴早亏，湿遏热伏，犯胃贯膈，胃气不得下降。脉症合参，证属缠绵，阴伤既不可滋，湿甚又不可燥，姑拟宣气泄肝，以通阳明，芳香化浊，而和枢机。

瓜蒌皮三钱　赤茯苓三钱　江枳实一钱　荸荠梗一钱五分　薤白头酒炒，一钱　福泽泻一钱五分　炒竹茹一钱五分　鲜枇杷叶三片　绵茵陈一钱五分　仙半夏二钱　通草八分　银柴胡一钱　水炒川连四分　鲜藿佩各二钱　块滑石包煎，三钱

二诊　脉左三部细小带弦，右寸涩稍和，关濡尺细，舌苔薄腻而黄。今日呕恶渐减，胸痞依然，不思纳谷，口干不多饮，旬日未更衣，小溲短赤浑浊，目珠微黄，面部晦色稍开。少阴之分本亏，湿热挟痰滞互阻中焦，肝气横逆于中，太阴健运失常，阳明通降失司。昨投宣气泄肝，以通阳明，芳香化浊，而和枢机之剂，尚觉合度，仍守原意扩充。

仙半夏二钱　赤茯苓三钱　银柴胡一钱　绵茵陈一钱五分　上川雅连五分　鲜藿香佩兰各二钱　广郁金一钱五分　建泽泻一钱五分　瓜蒌皮三钱　炒枳实一钱　生熟谷芽各三钱　薤白头酒炒，一钱　块滑石包煎，三钱　炒竹茹一钱五分　通草八分　鲜枇杷叶去毛、包煎，三片　鲜荷梗一尺

三诊　呕恶已止，湿浊有下行之势，胸痞略舒，气机有流行之渐，惟纳谷衰少，小溲浑赤，苔薄黄，右脉濡滑，左脉弦细带数。阴分本亏，湿热留恋募原，三焦宣化失司，脾不健运，胃不通降，十余日未更衣，肠中干燥，非宿垢可比，勿亟亟下达也。今拟理脾和胃，苦寒泄热，淡味渗湿。

瓜蒌皮三钱　赤茯苓三钱　黑山栀一钱五分　鲜荸荠梗三钱　薤白头酒炒，一钱　炒枳实七分　通草八分　鲜枇杷叶去毛，包煎，三片　仙半夏二钱　川贝母二钱　块滑石包煎，三钱　鲜荷梗一尺　水炒川连四分　鲜藿香佩兰各二钱　生熟谷芽各三钱

四诊　胸痞十去七八，腑气已通，浊气已得下降。惟纳谷衰少，小溲短赤浑浊，临晚微有潮热，脉象右濡滑而数、左弦细带数，苔薄腻微黄。肾阴亏于未病之先，湿热逗留募原，三焦宣化失司，脾胃运行无权。叶香岩先生云：湿热为黏腻熏蒸之邪，最难骤化，所以缠绵若此也。再拟宣气通胃，苦降渗湿。

清水豆卷六钱　赤茯苓三钱　银柴胡一钱　鲜枇杷叶去毛、包煎，四片　鲜荷梗一尺　黑山栀一钱五分　炒枳实八分　块滑石包煎，三钱　仙半夏二钱　川贝母二钱　通草八分　谷麦芽各三钱　川黄连三分　鲜藿香佩兰各二钱　瓜蒌皮三钱　荸荠梗一钱五分

五诊　门人余继鸿接续代诊。小溲浑赤渐淡，胃气来复，渐渐知饥。头眩神疲，因昨晚饥而未食，以致虚阳上扰也。脘痞已除，午后仍见欠舒，良由湿热之邪，旺于午后，乘势而上蒸也。脾胃虽则渐运，而三焦之间，湿热逗留，一时未能清彻。口涎甚多，此脾虚不能摄涎也。今拟仍宗原法中加和胃运脾之品。

清水豆卷六钱　赤茯苓三钱　块滑石包煎，三钱　鲜枇杷叶去毛、包煎，四片　鲜荷梗一尺黑山栀一钱五分　生於术八分　通草八分　仙半夏一钱五分　谷麦芽各三钱　炒枳实八分　鲜藿香佩兰各二钱　杭菊花一钱五分　瓜蒌皮三钱　川贝母二钱　橘白络各一钱　荸荠梗一钱五分

六诊　饮食渐增，口亦知味，脾胃运化之权，有恢复之机，小溲赤色已淡，较昨略长，湿热有下行之势，俱属佳征。神疲乏力，目视作胀，且畏灯亮，此正虚浮阳上扰也。口涎渐少，脾气已能摄涎。舌苔薄腻，而黄色已化，脉象右寸关颇和，左关无力，两尺细软，邪少正虚。再拟温胆汤，加扶脾宣气而化湿热之品，标本同治。

清水豆卷六钱　赤茯苓三钱　川贝母二钱　鲜枇杷叶四片　鲜荷梗一尺　生於术一钱五分　橘白络各八分　谷麦芽各三钱　杭菊花一钱五分　广郁金一钱　生苡仁三钱　炒竹茹一钱五分　仙半夏一钱五分　鲜藿香佩兰各二钱　通草八分　建兰叶三片

此方本用枳实、栝蒌皮两味，因大便又行兼溏，故去之。

七诊　腹胀已舒，饮食亦香，小溲渐清，仅带淡黄色，昨解大便一次颇畅，作老黄色，久留之湿热滞浊，从二便下走也。今早欲大便未得，略见有血，良由湿热蕴于大肠血分，乘势外达，可无妨碍。脾胃运化有权，正气日渐恢复，当慎起居，谨饮食，不可稍有疏忽，恐其横生枝节也。再与扶脾宣化，而畅胃气。

生於术一钱　朱茯苓三钱　通草八分　鲜荷梗一尺　鲜藕节三枚　清水豆卷四钱　橘白络各一钱　川贝母二钱　仙半夏一钱五分　生苡仁三钱　谷麦芽各三钱　京赤芍一钱五分　炒竹茹一钱五分　杭菊花一钱五分　建兰叶三片　荸荠梗一钱五分

八诊　脾胃为资生之本，饮食乃气血之源，正因病而虚，病去则正自复。今病邪已去，饮食日见增加，小溲渐清，略带淡黄，三焦蕴留之湿热，从二便下达，脾胃资生有权，正气日振矣。舌根腻，未能尽化，脉象颇和，惟尺部细小。再与扶脾和胃，而化余湿。

生於术一钱　朱茯苓三钱　谷麦芽各三钱　鲜荷梗一尺　鲜建兰叶二片　清水豆卷四钱　橘白络各一钱　稆豆衣一钱五分　仙半夏一钱五分　生苡仁三钱　炒杭菊一钱五分　炒竹茹一钱五分　鲜藿香佩兰各二钱　通草八分

九诊　脉象渐渐和缓，脏腑气血，日见充旺，病后调养，饮食为先，药物次之。书云：胃以纳谷为宝。又云：无毒治病，十去其八，毋使过之，伤其正也。补养身体，最冲和者，莫如饮食。今病邪尽去，正宜饮食缓缓调理，虽有余下微邪，正足则自去，不必虑也。再与调养脾胃，而化余邪。

生於术一钱五分　橘白络各一钱　谷麦芽各三钱　鲜荷梗一尺　清水豆卷四钱　生苡仁三钱　佩兰梗一钱五分　建兰叶二片　朱茯神二钱　生怀药二钱　稆豆衣一钱五分　炒杭菊一钱五分　鲜佛手一钱　通草八分

十诊　病邪尽去，饮食颇旺，脉象和缓有神，正气日见充旺。小便虽长，色带黄，苔薄腻，余湿未尽。四日未更衣，因饮食多流汁之故，非燥结可比，不足虑也。当此夏令，还宜慎起居，节饮食，精心调养月余，可以复元。再拟健运脾胃，而化余湿。

生於术一钱五分　瓜蒌皮三钱　川贝母三钱　鲜佩兰三钱　清水豆卷四钱　朱茯神三钱　生苡仁三钱　通草一钱　鲜荷梗一尺　橘白络各一钱　生熟谷芽各三钱

肿胀

朱女　痧子后，因谷食不谨，积滞生湿，湿郁化热，阻于募原，太阴失健运之常，阳明乏通降之职，遂致脘腹膨胀，小溲不利，咳嗽气喘，面目虚浮，身热肢肿，苔干腻而黄，脉弦滑，右甚于左。肿胀之势渐著，急拟疏上焦之气机，通中宫之湿滞，去其有形，则无形之热自易解散。

淡豆豉三钱　黑山栀一钱五分　枳实炭一钱五分　光杏仁三钱　川贝母三钱　桑白皮二钱　陈广皮一钱　大腹皮二钱　莱菔子炒、研，二钱　福泽泻一钱五分　鸡金炭二钱　茯苓皮三钱　冬瓜子皮各三钱

程女　肺有伏风，痰气壅塞，脾有湿热，不能健运，以致咳嗽气逆，面浮四肢肿，食

入腹胀有形，小溲不利，苔薄腻，脉浮滑，势成肿胀。急拟疏风宣肺，运脾逐湿，庶免加剧耳。

紫苏叶一钱　青防风一钱　光杏仁三钱　象贝母三钱　连皮苓四钱　陈广皮一钱　桑白皮二钱　大腹皮二钱　莱菔子炒研，三钱　枳实炭一钱　汉防己三钱　冬瓜子皮各三钱

陈左　大腹膨胀，鼓之如鼓，脐突青筋显露，形瘦色萎，脉沉细，舌无苔。良由脾肾之阳大伤，虚气散逆，阳气不到之处，即泣阴凝聚之所。阅前方均用理气消胀之剂，胀势有增无减，病延一载，虚胀无疑。姑仿《经》旨塞因塞用之法，冀望应手为幸。

炒潞党参三钱　熟附块一钱　淡干姜六分　清炙草六分　连皮苓四钱　陈广皮一钱　炒补骨脂一钱五分　胡卢巴一钱五分　陈葫芦瓢三钱　金液丹一钱，每早空心吞服

关左　暴肿气急，小溲短赤，口渴欲饮，脉浮滑而数。此外邪壅肺，气道不通，风水为患。风为阳邪，水为阳水，风能消谷，故胃纳不减也。拟越婢汤加味。

净麻黄四分　熟石膏打，三钱　生白术一钱五分　光杏仁三钱　肥知母一钱五分　茯苓皮三钱　大腹皮二钱　桑白皮二钱　冬瓜子皮各三钱　淡姜皮五分

林左　年近花甲，思虑伤脾，脾阳不运，湿浊凝聚，以致大腹胀满，鼓之如鼓，小溲清白，脉象沉细。脾为太阴，湿为阴邪。当以温运分消。

熟附子块一钱　淡干姜八分　生白术三钱　广陈皮一钱　制川朴一钱　大腹皮二钱　鸡金炭一钱五分　炒谷芽四钱　陈葫芦瓢四钱　清炙草五分

二诊　前进温运分消之剂，脐腹胀满略松，纳谷减少，形瘦神疲，小溲清长，腑行不实，脉沉细。良由火衰不能生土，中阳不运，浊阴凝聚，鼓之如鼓，中空无物，即无形之虚气散逆，而为满为胀也。仍拟益火消阴，补虚运脾，亦《经》旨塞因塞用之意。

炒潞党参三钱　熟附子一钱五分　淡干姜八分　清炙草五分　陈广皮一钱　大砂仁研、后下，八分　陈葫芦瓢四钱　胡芦巴一钱五分　炒补骨脂一钱五分　煨益智一钱五分

三诊　脐腹胀满较前大减，小溲微黄，自觉腹内热气烘蒸，阳气内返之佳象。脉沉未起，形肉削瘦。仍拟益火之源，以消阴翳，俾得离照当空，则浊阴自散。

炒潞党参三钱　熟附子一钱五分　淡干姜八分　清炙草八分　陈广皮一钱　大砂仁研、后下，八分　炒怀山药三钱　炒补骨脂一钱五分　胡芦巴一钱五分　煨益智一钱五分　小茴香八分　焦谷芽四钱　陈葫芦瓢四钱

傅左　宦途失意，忧思伤脾，运行无权，肝木来侮，浊气在上，则生䐜胀，大腹胀满，自秋至冬，日益加剧，动则气逆，小溲涓滴难通，青筋显露，足肿不能步履，口燥欲饮，舌红绛，脉细数。迭进六君、五皮、肾气等剂，病势不减，已入危笃一途！勉拟养金制木，运脾化气，亦不过尽心力而已。

南北沙参各三钱　连皮苓四钱　生白术三钱　怀山药三钱　左牡蛎四钱　花龙骨先煎，三钱　川贝母三钱　甜光杏三钱　汉防己二钱　鲜冬瓜汁冲服，二两　滋肾通关丸包煎，一钱五分

另单方：每日蛤士蟆二钱，泛水如银耳状，煮服。连蟆肉食之，如法食两天后，即小溲畅行，且时时频转矢气，肿胀渐消。按：蛤士蟆为益肾利水之品，故能应效，洵治虚胀

之妙品也。

    杨左　形瘦色苍，木火体质，抑郁不遂，气阻血瘀，与湿热凝聚募原，始则里热口干，继而大腹胀硬，自夏至秋，日益胀大，今已脐突，红筋显露，纳谷衰少，大便色黑，小溲短赤，舌灰黄，脉弦数，此血鼓之重症也。气为血之先导，血为气之依附，气滞则血凝，气通则血行。先拟行气去瘀，清热化湿，然恶根已深，非旦夕所能图功者也。

    银州柴胡一钱　生香附二钱　连皮苓四钱　紫丹参二钱　粉丹皮一钱五分　赤芍二钱　藏红花八分　当归尾三钱　绛通草八分　黑山栀一钱五分　泽兰叶一钱五分　青宁丸包，三钱

    金童　初病春温寒热，经治已愈，继因停滞，引动积湿，湿郁化水，复招外风，风激水而横溢泛滥，以致遍体浮肿，两目合缝，气逆不能平卧，大腹胀满，囊肿如升，腿肿如斗，小溲涩少，脉象浮紧，苔白腻，此为风水重症。急拟开鬼门，洁净府。

    紫苏叶一钱　青防风一钱　川桂枝五分　连皮苓四钱　福泽泻一钱五分　陈广皮一钱　大腹皮二钱　水炙桑叶二钱　淡姜皮五分　鸡金炭一钱五分　莱菔子炒、研，二钱

    二诊　遍体浮肿，咳嗽气急，难于平卧，大腹胀满，小溲不利，囊肿腿肿如故，苔白腻，脉浮紧而弦。良由脾阳不运，积滞内阻，水湿泛滥横溢，灌浸表里，无所不到也。恙势尚在重途，还虑易进难退。再拟汗解散风，化气利水，俾气化能及州都，则水湿斯有出路。

    净麻黄四分　川桂枝六分　连皮苓四钱　生白术一钱五分　猪苓二钱　泽泻一钱五分　陈皮一钱　大腹皮二钱　水炙桑叶二钱　汉防己二钱　莱菔子炒、研，三钱　淡姜皮五分

    三诊　连投开鬼门、洁净府之剂，虽有汗不多，小溲渐利，遍体浮肿不减，咳嗽气逆如故，大腹胀满，苔白腻，脉浮紧。良由中阳受伤，脾胃困顿。阳气所不到之处，即水湿浸灌之所，大有水浪滔天之势，尚在重险一途。今拟麻黄附子甘草汤合真武、五苓、五皮，复方图治，大病如大敌，兵家之总攻击也。然乎否乎？质之高明。

    净麻黄四分　熟附块一钱　生甘草五分　猪云苓各三钱　川椒目二十粒　川桂枝六分　生白术一钱五分　福泽泻一钱五分　陈广皮一钱　大腹皮二钱　水炙桑皮二钱　淡姜皮五分　汉防己二钱

    外以热水袋熨体，助阳气以蒸汗，使水气从外内分消也。

    四诊　服复方后，汗多小溲亦畅，遍体浮肿渐退，气逆咳嗽渐平，大有转机之兆。自觉腹内热气蒸蒸，稍有口干，是阳气内返，水湿下趋之佳象，不可因其口干，遽谓寒已化热，而改弦易辙，致半途尽废前功也。仍守原法，毋庸更章。

    原方加生熟苡仁各三钱。

    五诊　遍体浮肿，十去五六，气逆亦平，脉紧转和，水湿已得分消。惟脾不健运，食入难化，易于便溏，口干欲饮，脾不能为胃行其津液，输润于上，不得据为热象也。今制小其剂，温肾助阳，运脾利水，去疾务尽之意。

    熟附块一钱　生白术二钱　生甘草五分　茯猪苓各三钱　炒补骨脂一钱五分　川桂枝五分　福泽泻一钱五分　陈广皮一钱　大腹皮二钱　水炙桑皮二钱　淡姜皮五分　生熟苡仁各三钱　冬瓜子皮各三钱

    六诊　遍体浮肿，已退八九，气逆咳嗽亦平，饮食亦觉渐香。诸病已去，正气暗伤，

脾土未健，神疲肢倦，自汗蒸蒸，有似虚寒之象。今拟扶其正气，调其脾胃，佐化余湿，以善其后。

炒潞党参二钱　熟附片八分　生白术二钱　云茯苓三钱　清炙草五分　陈广皮一钱　大砂仁研、后下，八分　炒补骨脂一钱五分　炒谷麦芽各三钱　生熟苡仁各三钱　冬瓜子皮各三钱　福泽泻一钱五分　生姜二片　红枣四枚

徐右　产后两月余，遍体浮肿，颈脉动时咳，难于平卧，口干欲饮，大腹胀满，小溲短赤，舌光红无苔，脉虚弦而数。良由营阴大亏，肝失涵养，木克中土，脾不健运，阳水湿热，日积月聚，上射于肺，肺不能通调水道，下输膀胱，水湿无路可出，泛滥横溢，无所不到也。脉症参合，刚剂尤忌，急拟养肺阴以柔肝木，运中土而利水湿，冀望应手，庶免凶危。

南北沙参各三钱　连皮苓四钱　生白术二钱　清炙草五分　怀山药三钱　川石斛三钱　陈广皮一钱　桑白皮二钱　川贝母三钱　甜光杏三钱　大腹皮二钱　汉防己三钱　冬瓜子皮各三钱　生苡仁五钱

另用冬瓜汁温饮代茶。

二诊　服药三剂，小溲渐多，水湿有下行之势，遍体浮肿，稍见轻减。而咳嗽气逆，不能平卧，内热口干，食入之后，脘腹饱胀益甚。舌光红，脉虚弦带数。皆由血虚阴亏，木火上升，水气随之逆肺，肺失肃降之令，中土受木所侮，脾失健运之常也。仍宜养金制木，崇土利水，使肺金有治节之权，脾土得砥柱之力，自能通调水道，下输膀胱，而水气不致上逆矣。

南北沙参各三钱　连皮苓四钱　生白术二钱　清炙草五钱　川石斛三钱　肥知母一钱五分　川贝母二钱　桑白皮二钱　大腹皮二钱　汉防己二钱　炙白苏子一钱五分　甜光杏三钱　冬瓜子皮各三钱　鸡金炭二钱

张左　肺有伏风，脾有蕴湿，咳嗽气逆，面浮胸闷，食入作胀，虑其喘肿，姑拟疏运分消。

光杏仁三钱　薤白头酒炒，一钱　生熟苡仁各三钱　象贝母三钱　瓜蒌皮二钱　赤茯苓三钱　陈广皮一钱　大腹皮二钱　炒枳壳钱半　炒谷麦芽各三钱　冬瓜子皮各三钱　水炙桑叶钱半　水炙桑皮钱半

陈左　气逆咳嗽，大腹饱满，腿足浮肿，脉象沉细。此脾肾阳虚，水湿泛滥。拟温肾运脾而化水湿。

连皮苓四钱　甜光杏三钱　汉防己三钱　水炙桑皮钱半　炙远志一钱　胡卢巴钱半　生冬术三钱　仙半夏二钱　熟附片八分　陈橘核四钱　补骨脂三钱，核桃肉二枚同炒　《济生》肾气丸一两，包煎

《医门》黑锡丹五分，吞服。

叶左　肺有伏风，痰气壅塞；脾有湿热，不能健运。咳呛咯痰不爽，甚则夹红，遍体浮肿，姑拟疏运分消。

连皮苓四钱　生熟苡仁各三钱　赤猪苓二钱　生泽泻钱半　陈广皮一钱　大腹皮二钱　桑白皮二钱　光杏仁三钱　象贝母三钱　地枯萝三钱　汉防己三钱　枯碧竹三钱　冬瓜子三钱

薛二小姐　面浮肢肿，胸闷纳少，蒂丁下坠。蕴湿痰热未楚，肺胃肃运无权，拟肃运分消。

生苡仁四钱　福泽泻钱半　连皮苓四钱　陈广皮一钱　光杏仁三钱　大腹皮二钱　象贝母三钱　桑叶皮水炙、各钱半　甜甘草六分　冬瓜子三钱　藏青果一钱

薛二小姐　复病寒热渐退，面浮肢肿，大腹胀满，稍有咳嗽，舌苔微黄，脉象濡滑。因饮食不节，脾弱欠运，水谷之湿蕴于募原，水湿不得从膀胱下出也，还虑增剧。姑拟开鬼门、洁净府，使水湿内外分消。

川桂枝五分　炒黄芩八分　连皮苓四钱　地枯萝三钱　生熟苡仁各三钱　猪苓三钱　福泽泻一钱五分　枯碧竹三钱　陈广皮一钱　大腹皮二钱　水炙桑皮二钱　光杏仁三钱　淡姜皮五分　冬瓜子皮各三钱

二诊　复病寒热已退，面浮肢肿，胸闷纳少，舌苔灰黄，脉象濡数。因饮食不慎，湿热内阻，脾胃运化失常，今宜疏运分消。

清水豆卷四钱　连皮苓四钱　陈皮一钱　生熟苡仁各三钱　大腹皮二钱　通草八分　地枯萝三钱　枯碧竹三钱　杜赤豆一两　炒谷麦芽各三钱　冬瓜子皮各三钱

三诊　面浮肢肿，渐见轻减，胸闷纳谷不香，蒂丁下坠。蕴湿痰热未楚，肺胃肃运无权。再拟肃运分消。

连皮苓四钱　生苡仁四钱　光杏仁三钱　大贝母三钱　甜甘草八分　泽泻一钱五分　陈广皮一钱　大腹皮二钱　藏青果一钱　水炙桑叶皮各一钱五分　冬瓜子皮各三钱

鼓胀

王右　脾阳不运，浊阴凝聚，大腹胀满，鼓之如鼓，纳谷减少。脉象濡迟，舌苔白腻，证势非轻，姑宜温运分消。

生白术三钱　连皮苓四钱　熟附块一钱　淡干姜五分　清炙甘草五分　陈广皮一钱　大腹皮二钱　福泽泻钱半　带壳砂仁后下，八分　炒谷麦芽各三钱　冬瓜子三钱　陈葫芦瓢四钱

谢右　脾阳不运，肝木来侵，厥气散逆；腹胀如鼓，青筋显露，谷纳减少，脉象濡细。证势沉重，姑仿塞因塞用之法。

吉林参须一钱　生白术三钱　连皮苓四钱　清炙草五分　陈广皮一钱　带壳砂仁后下，八分　炒谷麦芽各三钱　生熟苡仁各三钱　冬瓜子皮各三钱　陈葫芦瓢四钱　《金匮》肾气丸一两，包煎

夏先生　吐血便血起见，中土已伤，脾不健运，肝木来侮，清气下陷，浊气凝聚，大腹胀满如鼓，腹疼便溏，如痢不爽，纳少泛恶。脉象左濡弦、右虚缓，舌光而干，渴不欲饮，阴阳两伤，已可概见，脉症参合，已入不治之途，勉拟温运中州，而化浊湿。

炒党参二钱　炮姜炭六分　生白术三钱　连皮苓四钱　陈广皮一钱　带壳砂仁后下，八分　苦桔梗一钱　炒怀山药三钱　范志曲三钱　陈葫芦瓢四钱　炒谷芽四钱　炒苡仁四钱

二诊　吐血便血之后，大腹胀满如鼓，腹痛便溏似痢，纳少泛恶，脉象虚弦，舌光无苔，渴不欲饮。此乃脾肾阴阳两亏，肝木克土，清气下陷，浊气凝聚，证势甚重，再宜温运中都而化湿浊。

炒党参三钱　炮姜炭六分　生白术二钱　陈广皮一钱　连皮苓四钱　炒怀山药三钱　大腹皮二钱　冬瓜子三钱　范志曲三钱　带壳砂仁后下，八分　炒谷芽三钱　炒苡仁三钱　陈胡芦瓢四钱

胡左　呃逆已止，而腹胀如鼓，青筋显露，纳少形瘦，小溲短赤，脉虚弦无力，舌苔干腻微黄。脾肾阴阳两亏，肝木来侮，湿浊凝聚募原之间也。恙势尚在重途，未敢轻许无妨。宜健运分消，泄肝化湿，尚希明正。

南沙参三钱　连皮苓四钱　生白术二钱　新会皮钱半　大腹皮二钱　生泽泻钱半　仙半夏二钱　猪苓三钱　春砂壳后下，八分　冬瓜子三钱　炒谷麦芽各三钱　炒苡仁三钱　陈葫芦瓢四钱　《济生》肾气丸包，八钱

二诊　单腹胀已久，青筋显露，脾虚木侮，湿浊凝聚募原之间，兼之吐血咳嗽，自汗频频，脉象芤弦而数。木郁化火，扰犯阳明之络，络损则血上溢也。前波未平，后波又起，恐正虚不能支持，致生变端。再宜引血归经，运脾柔肝，尽人力以冀天眷，尚希明正。

蛤粉炒阿胶二钱　侧柏炭三钱　左牡蛎先煎，三钱　花龙骨先煎，三钱　紫丹参二钱　茜草根二钱　怀牛膝二钱　连皮苓四钱　川贝母二钱　仙鹤草三钱　白茅花包，钱半　鲜竹茹二钱　鲜藕二两　葛氏十灰丸包，三钱

钱先生　初起寒热，继则脐腹鼓胀，右臂部酸痛，连及腿足，不能举动，舌苔腻黄，小溲短赤，腑行燥结，脉象濡滑而数。伏邪湿热挟滞交阻募原，肝气乘势横逆，太阴健运失常，阳明通降失司。痹痛由于风湿，书云：非风不痛，非湿不重也。经络之病，连及脏腑，证非轻浅。姑拟健运分消，化湿通络，冀望应手为幸，尚希明正。

清水豆卷四钱　嫩白薇钱半　郁李仁三钱　木防己三钱　茯苓皮四钱　通草八分　大麻仁四钱　肥知母钱半　枳实炭一钱　全瓜蒌切，四钱　西秦艽钱半　地枯萝三钱

癥瘕

杜右　腹部结块，按之略痛，或左或右，内热神疲，脉沉弦，苔薄腻。癥病属脏，着而不移，瘕病属腑，移而不着。中阳不足，脾胃素伤，血不养肝，肝气瘀凝，脉症参合，病非轻浅。若仅用攻破，恐中阳不足，脾胃素伤，而致有膨满之患，辗转思维，殊属棘手。姑拟香砂六君加味，扶养脾胃，冀共消散。

炒潞党参三钱　制香附一钱五分　大枣五枚　云茯苓三钱　春砂壳后下，五分　炙甘草八分　炒白术二钱　陈广皮一钱

复诊　前方服二十剂后，神疲内热均减，瘕块不疼略消，纳谷渐香。中阳有来复之象，脾胃得生化之机。再拟前方进步。

炒潞党参三钱　炙甘草八分　陈广皮一钱　云茯苓三钱　制香附一钱五分　大腹皮三钱　炒白术二钱　春砂壳后下，五分　炒谷芽三钱　大红枣五枚　桂圆肉五粒

孙右　肝之积，名为肥气。肝气横逆，有升无降，胁部作痛，按之有块，泛泛作恶，头内眩晕，纳谷衰少。多愁善郁，证属七情，非易图治，若能怡情悦性，更以药石扶助，或可消散于无形。

软柴胡五分　金铃子一钱五分　制香附一钱五分　全当归二钱　延胡索五分　春砂壳后下，八分　炒白芍三钱　细青皮八分　广木香五分　失笑散包煎，一钱五分

二诊　泛泛作恶略止，胁部气块亦觉略消。头内眩晕，纳谷衰少，肝气横逆，上升则呕恶，下郁则痞块作痛。再与平肝理气，和胃畅中。

金铃子一钱五分　制香附一钱五分　仙半夏一钱五分　延胡索五分　春砂壳后下，五分　陈广皮一钱五分　炒白芍一钱五分　大腹皮三钱　制川朴八分　失笑散包煎，一钱五分

姜右　经停四月，忽然崩漏，状如小产，腹内作痛，泛泛呕吐，形瘦骨立，纳谷衰少，脉象弦细而数，苔薄腻而灰。前医疑是妊孕，迭投安胎之剂。参合脉症，肝脾两虚，寒瘀停凝。夫肝藏血，脾统血，藏统失司，气血不能循经而行，偶受寒气，停于腹内，状如怀孕，《经》所谓瘕病是也。证势沉重，非易图治，急与培补气阴，温通寒瘀。

炒潞党参二钱　熟附块二钱　单桃仁一钱五分　炙黄芪三钱　炮姜炭一钱　杜红花八分　炒白术二钱　淡吴萸一钱　泽兰一钱五分　小红枣五枚　广木香五分

此药服三剂，崩漏腹痛均止，仍以前方去淡吴萸、桃仁、红花、泽兰，加杞子、杜仲、川断，共服十剂而愈。

王右　心下结块，痛则呕吐，嗳气不舒，纳谷不多。素体气阴两亏，肝木用事，肝气挟痰瘀阻于心下，《经》书所谓伏梁，即此候也。治宜开清阳而化浊阴，平肝气而化痰瘀。

金铃子一钱五分　云茯苓三钱　全当归三钱　延胡索五分　姜川连三分　炒白芍二钱　淡吴萸五分　白蔻壳后下，四分　煅瓦楞三钱　佛手柑八分

周右　肝气挟湿交阻中焦，脾胃运化失常，胸腹不舒，食入饱胀，少腹有瘕，腑行燥结，脉左弦细、右濡迟，苔薄腻。宜泄肝理气，和胃畅中。

全当归二钱　连皮苓三钱　制香附钱半　全瓜蒌四钱　熟附片八分　陈广皮一钱　春砂壳后下，八分　大麻仁三钱　生白术钱半　大腹皮二钱　炒谷麦芽各三钱　佩兰梗钱半　半硫丸吞服，五分

瘕上贴达仁堂狗皮膏。

陆右　营血不足，肝气上逆，犯胃克脾，胸痹不舒，食入作梗，头眩心悸，内热口干。宜养血柔肝，和胃畅中。

生白芍二钱　薤白头酒炒，一钱　川石斛三钱　瓜蒌皮三钱　朱茯神三钱　青龙齿先煎，三钱　珍珠母先煎，四钱　川贝母二钱　潼蒺藜钱半　白蒺藜钱半　广橘白一钱　青橘叶一钱　嫩钩钩后入，三钱

吴左　胸痹嗳气，食入作梗，稍有咳嗽，肝气上逆，犯胃克脾，肺失清肃，脉象左弦、右涩。宜平肝理气，宣肺通胃。

代赭石先煎，三钱　旋覆花包，钱半　白蒺藜三钱　大白芍二钱　云茯苓三钱　仙半夏二钱　陈广皮一钱　瓜蒌皮三钱　薤白头酒炒，钱半　制香附钱半　春砂壳后下，八分　光杏仁三钱　象贝母三钱　佛手八分

脚气

何左　湿浊之气，从下而受，由下及上，由经络而入脏腑，太阴健运失常，阳明通降失司，腿足浮肿，大腹胀满，胸闷气逆，不能平卧，面色灰黄，脉左弦右濡滑。脚气冲心重症，脚气谓之壅疾。急拟逐湿下行。

紫苏梗一钱五分　连皮苓五钱　陈木瓜五钱　苦桔梗一钱　海南子三钱　陈广皮三钱　汉防己三钱　淡吴萸一钱五分　生熟苡仁各五钱　福泽泻二钱　连皮生姜三片

二诊　昨进逐湿下行之剂，大便先结后溏，气逆略平，而大腹胀满，腿足浮肿，依然如旧。面无华色，舌苔白腻，脉左弦细，右濡滑。蕴湿由下而上，由经络而入脏腑，脾胃运化无权，脚气重症，还虑冲心之变。前法既获效机，仍守原意出入。

照前方加川牛膝三钱、冬瓜皮五钱。

三诊　腿足肿略减，两手背亦肿，大腹胀满虽松，胸闷气升，难以平卧。身热不壮，口干且苦，面色无华，舌苔薄腻微黄，脉象濡小而滑。脾主四肢，脾弱水湿泛滥，浊气上干，肺胃之气，失于下降，恙势尚在重途，未敢轻许不妨。再仿五苓合鸡鸣散加减，逐湿下行。

川桂枝五钱　福泽泻二钱　陈木瓜三钱　大腹皮三钱　酒炒黄芩八分　猪苓三钱　川牛膝二钱　淡吴萸八分　连皮苓五钱　陈皮三钱　冬瓜皮五钱　汉防己三钱　生熟苡仁各五钱　连皮生姜三片

四诊　脚气肿势减，大腹胀满亦松，小溲渐多，水湿有下行之势。身热时轻时剧，口苦且干，面无华色，舌苔腻黄，脉象濡小而滑。浊气留恋募原，脾胃运化无权，能得不增他变，可望转危为安。脚气壅疾，虽虚不补，仍宜五苓合鸡鸣散加减，逐湿下行，运脾分消。

前方去吴萸，加地枯萝三钱。

五诊　肿势大减，大腹胀满渐松，小溲渐多，水湿有下行之渐。纳少嗳气，且见咳嗽，舌苔薄白而腻，脉象弦小而滑。浊气聚于募原，水湿未能尽化，太阴健运失常，阳明通降失司也。前法颇合，毋庸更张。

川桂枝六分　泽泻一钱五分　大腹皮二钱　光杏仁三钱　连皮苓四钱　生熟苡仁各三钱　陈皮一钱　淡吴萸八分　陈木瓜三钱　连皮生姜三片　粉猪苓二钱　牛膝二钱　汉防己三钱　地枯萝三钱

六诊　肿势十去七八，胀满大减，小溲渐多，水湿浊气，已得下行，沟渎通则横流自减，理固然也。苔腻未化，纳谷不旺，余湿未楚，脾胃运化未能如常。去疾务尽，仍守前法。

前方去地枯萝，加生白术一钱五分、冬瓜皮四钱。

程左　初病脚气浮肿，继则肿虽消而痿软不能步履，舌淡白，脉濡缓，谷食衰少，此湿热由外入内，由肌肉而入筋络，络脉壅塞，气血凝滞，此湿痿也。《经》云"湿热不攘，大筋软短，小筋弛长，软短为拘，弛长为痿"是也。湿性黏腻，最为缠绵。治宜崇土逐湿，去瘀通络。

一　连皮苓四钱　福泽泻一钱五分　木防己三钱　全当归二钱　白术一钱五分　苍术一钱　陈皮一钱　川牛膝二钱　杜红花八分　生苡仁四钱　陈木瓜三钱　西秦艽一钱五分　紫丹参二钱　嫩桑枝三钱

另茅山苍术一斤，米泔水浸七日，饭锅上蒸九次，晒干研细末。加苡仁米半斤，酒炒桑枝半斤，煎汤泛丸。每服三钱，空心开水吞下。

按：服此方五十余剂，丸药两料，渐渐而愈。（原书有此按语——编者）

赵左　脚气上冲入腹，危险之极，变生顷刻，勉方作万一之幸，破釜沉舟，迟则无济矣。

熟附子五钱　云茯苓八钱　陈木瓜五钱　花槟榔三钱　淡干姜三钱　生白术三钱　淡吴萸二钱　黑锡丹包，三钱

吕世兄　湿浊之气，从下而受，由下而上，由经络而入脏腑，太阴健运失常，阳明通降失司，腿足浮肿，大腹胀满，胸闷气逆，不能平卧，面色灰黄，脉左弦右濡滑。脚气冲心之重症，脚气谓之壅疾，急宜逐湿下行。

紫苏梗一钱五分　苦桔梗一钱　连皮苓五钱　陈皮五钱　木瓜五钱　泽泻三钱　淡吴萸一钱五分　汉防己二钱　连皮生姜三片　生熟苡仁各三钱

二诊　昨投逐湿下行之剂，大便先结后溏，气逆稍平，而大腹胀满，腿足浮肿依然如旧，面无华色，舌苔白腻，脉左弦细、右濡滑。蕴湿浊气，由下及上，由经络而入脏腑，脾胃运化无权，脚气重症，还虑冲心之变！前法既获效机，仍守原意出入。

连皮苓五钱　陈皮五钱　苦桔梗一钱五分　木瓜五钱　泽泻二钱　生熟苡仁各五钱　川牛膝三钱　木防己三钱　海南子三钱　淡吴萸一钱五分　紫苏梗一钱五分　冬瓜皮五钱　连皮生姜二片，河水煎，鸡鸣时温服

三诊　理脾和胃，逐湿下行，尚觉合度。仍守原法进步。

连皮苓三钱　苍白术各一钱五分　泽泻一钱五分　陈皮一钱　陈木瓜三钱　大腹皮三钱　春砂壳后下，八分　冬瓜皮五钱　淡吴萸八分　炒谷芽三钱　炒苡仁三钱　连皮姜三片，河水煎

陶左　脚气浮肿，步履重坠，络中蕴湿未楚，营卫痹塞不通。宜理脾和胃，化湿通络。

生白术三钱　连皮苓四钱　福泽泻二钱　陈广皮一钱　陈木瓜三钱　汉防己二钱　大腹皮二钱　西秦艽三钱　川牛膝三钱　嫩桑枝三钱　生熟苡仁各五钱

消渴

邱左　上消多渴，下消多溲，上消属肺，下消属肾。肺肾阴伤，胃火内炽，治火无

益。宜壮水之主，以制阳光。

大生地四钱　生甘草八分　川贝母二钱　粉丹皮一钱五分　川石斛三钱　天花粉三钱　肥知母一钱五分　生白芍二钱　大麦冬三钱　炙乌梅四分　活芦根去节，一尺　青皮甘蔗劈开入煎，三两

何左　多饮为上消，多食为中消，多溲为下消。《经》云：二阳结谓之消。《金匮》云：厥阴之为病，消渴。皆由阴分不足，厥阴之火消灼胃阴，津少上承。拟育阴生津法。

大麦冬三钱　川石斛三钱　瓜蒌皮二钱　北秫米包，三钱　大生地四钱　天花粉三钱　怀山药三钱　川贝母二钱　《金匮》肾气丸包，三钱　南北沙参各三钱　生甘草六分

疝气

赵左　厥阴之脉，循阴器而络睾丸，厥气失于疏泄，右胯痃癖，时作胀痛，卧则入腹，势成狐疝。缠绵之证，难于痊愈，姑拟疏泄厥气。

全当归二钱　炒赤芍二钱　柴胡梢七分　金铃子二钱　陈橘核四钱　小茴香八分　细青皮一钱　紫丹参二钱　胡芦巴钱半　枸橘打，一枚　丝瓜络二钱

蒋左　狐疝卧则入腹，坐则出腹，惊骇伤肝，厥气下注，缠绵之证。宜泄肝理气。

全当归二钱　京赤芍钱半　金铃子二钱　小茴香八分　陈橘核四钱　柴胡梢七分　胡芦巴钱半　路路通钱半　丝瓜络二钱　枸橘打，一枚　荔枝核炙，五枚

孙左　偏疝坠胀疼痛，小溲淡黄，腑行燥结。宜泄肝理气，淡渗湿热。

全当归二钱　京赤芍二钱　柴胡梢八分　全瓜蒌三钱　黑山栀二钱　金铃子三钱　延胡索一钱　丝瓜络二钱　陈橘核四钱　通草八分　路路通二钱　陈木瓜二钱　枸橘打，一枚　荔枝核炙，五枚

陈左　厥阴之脉，循阴器而络睾丸。厥阴者，肝也。肝失疏泄，湿热下注，膀胱宣化失司，小溲夹浊，偏疝坠胀疼痛，苔腻，脉濡数。《经》云："诸液浑浊，皆属于热。"又云："肝病善痛。"是无形之厥气，与有形之湿热，互相为患也。当宜疏泄厥气，淡渗湿热。

柴胡梢七分　延胡索一钱　路路通二钱　炒赤芍一钱五分　块滑石包煎，三钱　赤茯苓三钱　车前子三钱　萆薢梗一钱五分　金铃子二钱　陈橘核一钱五分　粉草薢三钱　黑山栀一钱五分　细木通八分　枸橘打，一枚

李左　湿火挟厥气下注，劳动过度，偏疝坠胀疼痛，口干内热，小溲浑浊，纳谷不香，胸脘闷胀，脉弦数，苔腻而黄。脾胃清气不能上升，小肠膀胱浊气不得下降，肝气失于疏泄，脾虚生湿，湿郁生痰，痰火瘀凝，清不升而浊不降，然皆素体气虚之所致也。姑拟健脾胃、清湿火，俾清气自升，浊气得降。

炒白术二钱　赤茯苓三钱　陈广皮一钱　陈橘核一钱五分　炒知母二钱　炒黄芪三钱　粉

萆薢三钱　荔枝核三钱　软柴胡五分　酒炒黄柏一钱　小茴香五分　清炙草五分

又诊：前进健脾胃、清湿火，偏疝略收，疼痛渐止，胸闷不舒，清气有上升之象，浊气有下降之势。拟原方更进一筹。

原方去柴胡，加金铃子一钱五分、延胡索五分。

莫左　疝气坠胀，腹痛筋急，泛泛作恶，甚则脘痛呕吐，脉弦细，苔薄腻。中阳衰弱，厥气失于疏泄。姑拟大建中汤治之。

炒潞党参二钱　淡吴萸八分　金铃子一钱五分　熟附片二钱　川花椒五分　延胡索八分
炮姜炭八分　姜半夏三钱　路路通一钱五分　丝瓜络一钱五分　酒炒桑枝三钱

江左　高年气虚，疝气屡发，坠胀作痛，小溲短赤，睡则略安。治宜补中气，疏厥气，以丸代煎，缓图功效。

补中益气丸一两，橘核丸二两，每早晚各服二钱，开水送下。

黄左　劳倦奔走，元气下陷，睾丸坠胀，不能行动，胸脘不舒。肝主筋，睾丸为筋之所聚。先建其中气，俾得元气上升，睾丸自能不坠。

炙黄芪三钱　炙升麻一钱　小茴香五分　炒潞党参三钱　柴胡梢五分　陈广皮一钱五分
炒白术三钱　清炙草五分　广木香五分　橘核丸吞服，三钱

又诊：坠痛已止，举动亦便。前进补中益气汤，甚为合度，仍守原法治之。

炙黄芪三钱　云茯苓三钱　炙升麻六分　炒潞党参三钱　细青皮一钱五分　金铃子一钱五分　清炙草五分　荔枝核三钱　延胡索五分　佛手柑八分

费左　偏疝坠胀作痛，头内眩晕，泛泛作恶，厥气失于疏泄，肝气肝阳易于上升，治宜清肝理气。

金铃子一钱五分　云茯苓三钱　荔枝核三钱　延胡索五分　姜半夏三钱　橘核丸吞服，三钱　煅石决二钱　细青皮一钱五分　小茴香五分　白蒺藜三钱　酒炒桑枝三钱

痹证

杨左　风寒湿三气杂至，合而为痹。左腿足痹痛，不便步履。宜和营祛风，化湿通络。

全当归二钱　西秦艽二钱　怀牛膝二钱　紫丹参二钱　云茯苓三钱　生苡仁四钱　青防风一钱　木防己三钱　川独活八分　延胡索钱半　杜红花八分　天仙藤钱半　嫩桑枝三钱

施右　风湿挟痰瘀入络，营卫痹塞不从，左手背漫肿疼痛，曾经寒热，不时腿足酸痛，书所谓风胜为行痹是也。当宜祛风化湿，通利节络。

清水豆卷六钱　青防风钱半　西秦艽二钱　晚蚕沙三钱　海桐皮三钱　片姜黄八分　忍冬藤三钱　连翘壳三钱　生赤芍二钱　嫩桑枝四钱　指迷茯苓丸包，六钱

郑左　腰为肾之腑，肾虚则风湿入络，腰痛偏左，咳嗽则痛更甚。宜益肾祛风，化痰通络。

厚杜仲三钱　川断肉三钱　当归须钱半　紫丹参二钱　赤茯苓三钱　陈广皮一钱　延胡索一钱　川独活四分　川郁金钱半　丝瓜络二钱　桑寄生二钱

罗左　左膝漫肿，步履不便，屈伸不能自如，络中风湿未楚，营卫不能流通。拟益气祛风，和营通络。

全当归二钱　生黄芪四钱　生苡仁四钱　西秦艽二钱　青防风一钱　怀牛膝二钱　紫丹参二钱　木防己二钱　川独活二钱　炙鳖甲一钱　陈木瓜三钱　杜红花八分　油松节切片，二钱

陆右　腹胀食入难化，脊背腰股酸楚，不便步履。良由血虚不能养筋，肝脾气滞，今宜益气和营，理脾和胃。

生黄芪四钱　全当归二钱　怀山药三钱　西秦艽二钱　连皮苓四钱　生白术二钱　厚杜仲三钱　陈木瓜二钱　陈广皮一钱　春砂壳后下，八分　乌贼骨三钱　炒谷麦芽各三钱　嫩桑枝三钱

谢右　血不养筋，风湿入络，左腿足痹痛，入夜更甚，不便步履，旧有气喘。宜和营通络。

全当归二钱　大白芍二钱　西秦艽二钱　怀牛膝二钱　云茯苓三钱　陈木瓜二钱　木防己二钱　厚杜仲三钱　五加皮二钱　甜瓜子三钱　嫩桑枝三钱　川断肉三钱　丝瓜络三钱

顾左　气虚血亏，风湿痰入络，营卫痹塞不通，左肩胛痹痛，不能举动。证势缠绵，姑宜益气祛风，化湿通络。

生黄芪六钱　青防风一钱　仙半夏二钱　生白术二钱　紫丹参三钱　片姜黄八分　大川芎八分　全当归三钱　陈木瓜二钱　海桐皮三钱　陈广皮一钱　五加皮三钱　嫩桑枝四钱　指迷茯苓丸包，八钱

辛右　风湿痰入络，营卫闭塞不通，项颈痹痛，举动不利，稍有咳嗽。宜和营祛风，化湿通络。

全当归二钱　西秦艽二钱　大川芎八分　竹沥半夏二钱　海桐皮三钱　光杏仁三钱　象贝母三钱　冬瓜子三钱　福橘络一钱　嫩桑枝三钱　指迷茯苓丸包煎，八钱

姜左　风湿热稽留阳明之络，营卫痹塞不通，右手背肿红疼痛，不能举动。虑其增剧，宜桂枝白虎汤加减。

川桂枝三分　熟石膏打，四钱　生甘草五分　晚蚕沙包，三钱　海桐皮三钱　忍冬藤三钱　连翘壳三钱　生赤芍二钱　茺蔚子三钱　嫩桑枝三钱　指迷茯苓丸包，五钱

陈先生　气虚血亏，风湿入络，营卫痹塞不通，肢节酸痛，时轻时剧。宜和营祛风，化湿通络。

全当归二钱　西秦艽二钱　生黄芪三钱　云茯苓三钱　怀牛膝二钱　陈木瓜二钱　光杏仁三钱　象贝母三钱　甜瓜子三钱　嫩桑枝三钱　红枣四枚

陈左　风为阳中之阳，中人最速，其性善走，窜入经络，故肢节作痛，今见上下左右无定，名曰行痹。脉弦细而涩，阴分素亏，邪风乘虚入络，营卫不能流通。当宜和营去风，化湿通络。

全当归二钱　大川芎八分　威灵仙一钱五分　嫩桑枝四钱　大白芍二钱　晚蚕沙包，三钱　海风藤三钱　西秦艽二钱　青防风二钱　甘草八分

杨右　手足痹痛微肿，按之则痛更剧，手不能抬举，足不能步履，已延两月余。脉弦小而数，舌边红，苔腻黄，小溲短少，大便燥结。体丰之质，多湿多痰，性情躁急，多郁多火，外风引动内风，挟素蕴之湿痰入络，络热、血瘀不通，不通则痛。书云：阳气多，阴气少，则为热痹，此证是也。专清络热为主，热清则风自息，风静则痛可止。

羚羊角片先煎，一钱　鲜石斛三钱　嫩白薇一钱五分　生赤芍二钱　生甘草五分　茺蔚子三钱　鲜竹茹二钱　丝瓜络二钱　忍冬藤四钱　夜交藤四钱　嫩桑枝四钱　大地龙酒洗，二钱

复诊　前清络热，已服十剂，手足痹痛十去六七，肿势亦退，风静火平也。惟手足未能举动，舌质光红，脉数渐缓，口干欲饮，小溲短少，腑行燥结。血不养筋，津液既不能上承，又无以下润也。前方获效，毋庸更张。

原方去大地龙，加天花粉三钱。

又服十剂，痹痛已止，惟手足乏力。去羚羊角片、白薇、鲜石斛，加紫丹参二钱、全当归三钱、西秦艽一钱五分、怀牛膝二钱。

钱左　初起寒热，继则脐腹膨胀，左髀部酸痛，连及腿足，不能举动，小溲短赤，腑行燥结，舌苔腻黄，脉象濡滑而数。伏邪湿热挟滞，互阻募原，枢机不和，则生寒热。厥阴横逆，脾失健运，阳明通降失司，则生膜胀。痹痛由于风湿，经络之病，连及脏腑，弥生枝节。姑拟健运分消，化湿通络，冀其应手为幸！

清水豆卷四钱　茯苓皮四钱　枳实炭一钱　嫩白薇一钱五分　冬瓜子三钱　通草八分　全瓜蒌切，四钱　郁李仁研，三钱　西秦艽一钱五分　大麻仁研，四钱　木防己二钱　肥知母二钱　地枯萝三钱

二诊　腑气通，脐腹胀势亦减。纳少，渴不多饮，小溲短赤，右髀部痹痛，连及腿足，不便步履，苔薄腻黄，脉象濡数。阴液本亏，湿热气滞互阻募原之间，肝失疏泄，脾失健运，络中风湿留恋，营卫不得流通，还虑缠绵增剧。再拟健运分消，化湿通络。

清水豆卷三钱　连皮苓四钱　枳实炭一钱　益元散包，三钱　天花粉二钱　猪苓二钱　陈广皮一钱　西秦艽二钱　生熟苡仁各三钱　通草八分　大腹皮三钱　地枯萝三钱　小温中丸吞服，一钱五分　冬瓜皮三钱

三诊　腑气通而溏薄，脐腹胀势已能渐消，小溲亦利，右髀部漫肿，痹痛大轻，但不便步履耳。脉象虚弦而数，舌边红，苔薄腻。阴分本亏，肝脾气滞，蕴湿浊气，凝聚募原，络中痰瘀未楚，营卫不能流通。效不更方，仍宗原意出入。

川石斛三钱　西秦艽三钱　地枯萝三钱　冬瓜子三钱　连皮苓四钱　陈广皮一钱　木防己

二钱　川牛膝二钱　生白术一钱五分　大腹皮二钱　藏红花八分　炒苡仁三钱　嫩桑枝三钱

严右　腰髀痹痛，连及胯腹，痛甚则泛恶清涎，纳谷减少，难于转侧。腰为少阴之府，髀为太阳之经，胯腹为厥阴之界。产后血虚，风寒湿乘隙入太阳、少阴、厥阴之络，营卫痹塞不通，厥气上逆，挟痰湿阻于中焦，胃失下顺之旨。脉象尺部沉细，寸关弦涩，苔薄腻。书云：风胜为行痹，寒胜为痛痹，湿胜为着痹。痛为寒痛，寒郁湿着，显然可见。恙延两月之久，前师谓肝气入络者，又谓血不养筋者，理亦近是，究未能审其致病之源。鄙拟独活寄生汤合吴茱萸汤加味，温经达邪，泄肝化饮。

紫丹参二钱　云茯苓三钱　全当归二钱　大白芍一钱五分　川桂枝六分　青防风一钱　厚杜仲二钱　怀牛膝二钱　熟附片一钱　北细辛三分　仙半夏三钱　淡吴萸五分　川独活一钱　桑寄生二钱

服药五剂，腰髀胯腹痹痛大减，泛恶亦止，惟六日未更衣，饮食无味。去细辛、半夏，加砂仁（后下）七分、半硫丸一钱五分，吞服。又服两剂，腑气已通，谷食亦香。去半硫丸、吴萸，加生白术一钱五分、生黄芪三钱，服十剂，诸恙均愈，得以全功。足见对症用药，其效必速。

汪左　风寒湿三气杂至，合而为痹，风胜为行痹，寒胜为痛痹，湿胜为着痹。髀骨酸痛，入夜尤甚，亦痹之类。脉象沉细而涩，肝脾肾三阴不足，风寒湿三气入络，与宿瘀留恋，所以酸痛入夜尤甚也。拟独活寄生汤加味。

全当归二钱　西秦艽二钱　厚杜仲三钱　云茯苓三钱　大白芍二钱　青防风一钱　川独活一钱　五加皮三钱　紫丹参二钱　川桂枝四分　桑寄生三钱　嫩桑枝四钱　炙甘草五分　小活络丹入煎，一粒　怀牛膝二钱

汪翁　腰痛偏左如折，起坐不得，痛甚则四肢震动，形瘦骨立，食少神疲，延一月余。诊脉虚弦而浮，浮为风象，弦为肝旺。七秩之年，气血必虚，久坐电风入肾，气虚不能托邪外出，血虚无以流通脉络，故腰痛若此之甚也。拙拟大剂玉屏风，改散为饮。

生黄芪五钱　青防风五钱　生白术三钱　生甘草六分　全当归二钱　大白芍二钱　厚杜仲三钱　广木香五分　陈广皮一钱

原注：此方服后，一剂知，二剂已。方中木香、陈皮两味，止痛须理气之意也。

黄左　髀部痹痛，连及腿足，不能步履，有似痿躄之状，已延两月之久。痿躄不痛，痛则为痹。脉左弦滑，右濡滑，风寒湿三气杂至，合而为痹，痹者闭也，气血不能流通所致。拟蠲痹汤加减，温营去风，化湿通络。

全当归二钱　大白芍一钱五分　桂枝六分　清炙草六分　紫丹参二钱　云茯苓三钱　秦艽二钱　牛膝二钱　独活一钱　海风藤三钱　防己二钱　延胡索一钱　嫩桑枝三钱　陈木瓜三钱

谢左　左肩髀痹痛已久，连投去风之剂，依然如故。《经》云：邪之所凑，其气必虚。"气阴两亏，痰湿留恋经络，营卫不能流通。拟玉屏风散加味，益气养阴，化痰通络。

生黄芪三钱　细生地三钱　西秦艽二钱　竹沥半夏二钱　青防风二钱　甘菊花三钱　广陈

皮一钱　炒竹茹二钱　生白术二钱　京玄参二钱　煨木香八分　嫩桑枝四钱　大地龙酒洗，二钱　指迷茯苓丸包煎，三钱

痛风

马右　未产之前，已有痛风，今新产二十一天，肢节痹痛更甚，痛处浮肿，痛甚于夜，不能举动，形寒内热，咳嗽痰多，风湿痰乘隙而入络道，营卫痹塞不通，肺失清肃，胃失降和，病情夹杂，非易治也。宜和营祛风，化痰通络。

紫丹参二钱　炒黑荆芥一钱　嫩白薇一钱　抱茯神二钱　炙远志一钱　西秦艽二钱　光杏仁三钱　象贝母三钱　藏红花八分　木防己二钱　甜瓜子三钱　夜交藤三钱　嫩桑枝四钱

历节风

陈右　风湿痰入络，营卫痹塞不通，右手背漫肿疼痛，连及手臂，不能举动，形寒身热。舌苔白腻，脉象濡滑而数。证属缠绵，姑宜祛风化痰，祛瘀通络。

清水豆卷四钱　青防风一钱　西秦艽二钱　仙半夏二钱　枳实炭一钱　炒竹茹钱半　晚蚕沙三钱　片姜黄八分　海桐皮三钱　生赤芍二钱　大贝母三钱　藏红花八分　嫩桑枝四钱　指迷茯苓丸包，五钱

二诊　右手背漫肿疼痛，连及手臂，不能举动。苔薄腻滑。风湿痰入络，营卫痹塞不通。再宜祛风化湿，和营通络。

清水豆卷八钱　青防风一钱　西秦艽二钱　生赤芍二钱　连翘壳三钱　忍冬藤三钱　晚蚕沙三钱　片姜黄八分　海桐皮三钱　川桂枝四分　熟石膏打，三钱　鲜竹茹二钱　嫩桑枝四钱　指迷茯苓丸包，八钱

三诊　右手背漫肿疼痛，连及手臂，不能举动，风湿稽留络道，营卫痹塞不通。再宜和营祛风，化湿通络。

川桂枝三分　熟石膏打，三钱　生赤芍二钱　青防风一钱　晚蚕沙三钱　片姜黄八分　赤茯苓三钱　荆芥穗一钱　白蒺藜三钱　海桐皮三钱　丝瓜络二钱

四诊　历节风右手背漫肿疼痛，连及手臂，不能举动，邪风湿痰，稽留络道，营卫痹塞不通。再宜和营祛风，化湿通络。

川桂枝四分　熟石膏打，五钱　生赤芍二钱　青防风一钱　西秦艽二钱　嫩白薇钱半　仙半夏二钱　海桐皮三钱　嫩桑枝四钱　片姜黄八分　晚蚕沙三钱　大贝母三钱　茺蔚子三钱　指迷茯苓丸包，八钱

五诊　历节风痛去七八，漫肿未消，举动不能自然，湿痰逗留络道，营卫痹塞不通。再宜和营祛风而化痰湿。

全当归二钱　紫丹参二钱　茺蔚子三钱　京赤芍二钱　晚蚕沙三钱　生草节六分　忍冬藤四钱　海桐皮三钱　大贝母三钱　炙僵蚕三钱　杜红花八分　嫩桑枝四钱　指迷茯苓丸包，四钱

孔左　邪风湿热，挟痰稽留阳明之络，营卫痹塞不通，两肩胛痹痛，左甚于右，左手

腕漫肿疼痛,势成历节风。证属缠绵,拟桂枝白虎汤加减。

川桂枝四分 熟石膏打,三钱 生甘草五分 嫩桑枝三钱 肥知母钱半 仙半夏二钱 紫丹参三钱 海桐皮三钱 生黄芪四钱 全当归二钱 西秦艽二钱 大川芎八分 青防风一钱 指迷茯苓丸包,八钱

痿证

李左 阴分不足,津少上承,余湿留恋络道,营卫循序失常,头眩目花,咽喉干燥,腿足不便步履。宜养阴柔肝,通利络道。

西洋参三钱 川石斛三钱 甘杞子三钱 滁菊花三钱 朱茯神三钱 西秦艽钱半 防己二钱 广橘白一钱 厚杜仲三钱 川断肉三钱 怀牛膝二钱 嫩桑枝三钱 生熟谷芽各三钱 嫩钩钩后入,三钱

奚左 两足无力,不便步履,甚则跌仆,防成痿躄。肝肾两亏,络热则痿,宜益肝肾,而清络热。

全当归二钱 西秦艽二钱 怀牛膝二钱 南沙参三钱 抱茯神三钱 怀山药三钱 黄柏炭八分 五加皮三钱 厚杜仲三钱 川断肉三钱 陈木瓜二钱 络石藤二钱 嫩桑枝三钱

潘左 始而腿足浮肿,继而两足皆酸,不便步履,脉象虚弦。气血两亏之体,湿热入络,《经》所谓"湿热不攘,大筋软短,小筋弛长,软短为拘,弛长为痿"是也。宜益气和营,化湿通络。

生黄芪四钱 生白术二钱 全当归二钱 连皮苓四钱 陈广皮一钱 陈木瓜三钱 怀牛膝二钱 络石藤三钱 生苡仁四钱 西秦艽二钱 嫩桑枝四钱

封右 温病后,阴液已伤,虚火铄金,肺热叶焦,则生痿躄。两足不能任地,咳呛咯痰不爽,谷食减少,咽喉干燥,脉濡滑而数,舌质红苔黄。延经数月,恙根已深。姑拟养肺阴,清阳明,下病治上,乃古之成法。

南沙参三钱 川石斛三钱 天花粉三钱 生甘草五分 川贝母三钱 嫩桑枝三钱 冬瓜子三钱 怀牛膝二钱 络石藤三钱 甜光杏三钱 瓜蒌皮三钱 肥知母一钱五分 活芦根去节,一尺

二诊 前进养肺阴清阳明之剂,已服十帖,咳呛内热,均见轻减。两足痿软不能任地,痿者萎也,如草木之萎,无雨露以灌溉,欲草木之荣茂,必得雨露之濡润,欲两足之不痿,必赖肺液以输布,能下荫于肝肾,肝得血则筋舒,肾得养则骨强,阴血充足,络热自清。治痿独取阳明,清阳明之热,滋肺金之阴,以阳明能主润宗筋而流利机关也。

大麦冬二钱 北沙参三钱 抱茯神三钱 怀山药三钱 细生地四钱 肥知母一钱五分 川贝母二钱 天花粉三钱 络石藤二钱 怀牛膝二钱 嫩桑枝三钱

三诊 五脏之热,皆能成痿,书有五痿之称,不独肺热叶焦也。然而虽有五,实则有二,热痿也,湿痿也。如草木久无雨露则萎,草木久被湿遏亦萎,两足痿躄,亦犹是也。

今脉濡数，舌质红绛，此热痿也。迭进清阳明滋肺阴以来，两足虽不能步履，已能自行举起之象，药病尚觉合宜。仍守原法，加入益精养血之品，徐图功效。

北沙参三钱　大麦冬二钱　茯神三钱　怀山药三钱　川石斛三钱　小生地三钱　肥知母一钱五分　怀牛膝二钱　络石藤三钱　茺蔚子三钱　嫩桑枝三钱　猪脊髓酒洗入煎，二条　虎潜丸清晨淡盐汤送服，三钱

刘左　肝主筋，肾主骨，肝肾两亏，筋骨失养，络有湿热，两足痿软无力，久成痿痹。宜滋养肝肾，清络和营。

南北沙参各三钱　云茯苓三钱　怀山药三钱　小生地、红花同拌，三钱五分　厚杜仲三钱　川断肉三钱　陈木瓜二钱　怀牛膝二钱　络石藤三钱　桑寄生三钱　虎潜丸包，三钱

李左　两足痿软，不便步履，按脉尺弱寸关弦数，此乃肺肾阴亏，络有蕴热，《经》所谓"肺热叶焦，则生痿躄"是也。阳明为十二经之长，治痿独取阳明者，以阳明主润宗筋，宗筋主束骨而利机关也。证势缠绵，非易速痊。

南北沙参各一钱五分　鲜生地三钱　川黄柏一钱五分　丝瓜络二钱　川石斛三钱　生苡仁三钱　肥知母一钱五分　大麦冬三钱　陈木瓜二钱　络石藤三钱　虎潜丸包煎，三钱

麻木

赵左　两手麻木，左甚于右，脉象左弦、右濡涩。此气虚血瘀，痰湿入络，营卫痹塞不通。当宜益气活血，化痰通络。

生黄芪四钱　全当归二钱　大川芎八分　仙半夏二钱　陈广皮一钱　西秦艽二钱　陈木瓜二钱　嫩桑枝四钱　紫丹参三钱　藏红花八分　五加皮三钱　指迷茯苓丸包，八钱

赵右　高年血虚，营卫不和，痰湿入络，心神不得安宁，形寒怯冷，四肢麻木，心悸跳跃，食入难化，脉象弦细。宜二加龙骨牡蛎汤加减。

川桂枝三分　大白芍二钱　清炙草四分　朱茯神三钱　左牡蛎先煎，四钱　花龙骨先煎，三钱　陈广皮一钱　仙半夏二钱　全当归三钱　嫩桑枝三钱　红枣四枚　生姜一片

口干，加川石斛三钱。

癃闭

王左　三焦者，决渎之官，水道出焉。上焦不宣，则下焦不通，以肺为水之上源，不能通调水道，下输膀胱也。疏其源则流自洁，开其上而下自通，譬之沉竹管于水中，一指遏其上窍，则滴水不坠，去其指则管无余水矣，治癃闭不当如是乎？

苦桔梗一钱　带皮杏仁三钱　赤茯苓三钱　六一散包，三钱　炙升麻八分　黑山栀一钱五分　黄柏盐水炒，一钱　知母盐水炒，一钱　肉桂心饭丸吞服，二分　土牛膝根三钱　鲜车前草汁二两　鲜藕汁二味炖温，冲服，二两

沈左　小溲频数，少腹胀痛。《经》云："下焦络肾属膀胱，别于回肠而渗入焉。"此证少阴真火不充，太阳之寒水，转为湿热所阻，少阴无火，故小溲数而不畅，太阳为湿热阻滞，故气不通而胀痛。法当暖脏泄热，冀火归其源，水得其道，拟滋肾通关饮。

肥知母三钱　黄柏三钱　肉桂心三分

朱左　中气不足，溲便为之变。小溲频数，入夜更甚，延今一载余，证属缠绵。姑拟补中益气，滋肾通关。

炒潞党参一钱五分　清炙草五分　云茯苓三钱　陈广皮一钱　川升麻三分　清炙黄芪二钱　苦桔梗一钱　全当归二钱　生白术一钱五分　生蒲黄包，三钱　小蓟根二钱　滋肾通关丸包，三钱

淋浊

王左　脾肾本亏，肝火挟湿热下注，膀胱宣化失司，小溲淋浊，夜不安寐。先宜和胃安神，化湿祛瘀。

仙半夏钱半　北秫米包，三钱　炙远志一钱　黑山栀二钱　朱茯神三钱　通草八分　飞滑石包，三钱　生草梢八分　川草薢二钱　小川连四分　冬葵子三钱　琥珀屑饭丸吞，八分　通天草钱半

钱左　脾肾两亏，湿热瘀精，留恋下焦，膀胱宣化失司，小溲淋浊，溺时管痛。先宜清肝渗湿，而祛瘀精。

肥知母钱半　川黄柏钱半　黑山栀二钱　粉草薢三钱　甘草梢八分　飞滑石包，三钱　瞿麦穗三钱　萹蓄草钱半　苦桔梗一钱　冬葵子三钱　石韦钱半　琥珀屑饭丸，吞服，六分

另用萹蓄草一钱半、通草八分、六一散（包）三钱、通天草五分，煎汤代茶。

陆左　小溲淋浊，已有匝月[①]，湿热瘀精，留恋下焦，膀胱宣化失司。宜清肝渗湿，而祛瘀精。

粉草薢三钱　赤茯苓三钱　瞿麦穗钱半　飞滑石包，三钱　黑山栀二钱　生草梢八分　萹蓄草钱半　石韦钱半　梗通草八分　炙远志一钱　冬葵子二钱　肥知母钱半　琥珀屑六分，饭丸，吞服

张左　尾闾酸痛，小溲混浊均已轻减；胸膺不舒，纳少头痛。脾肾阴阳两亏，排泄失司，络有痰瘀。再拟培养脾肾，化湿通络。

厚杜仲三钱　川断肉三钱　杜狗脊三钱　通草八分　淡苁蓉三钱　赤茯苓三钱　生白术二钱　旋覆花包，钱半　怀山药三钱　福泽泻钱半　粉草薢钱半　真新绛八分　鹿角霜三钱　《金匮》肾气丸包，五钱

---

① 匝月：即满月。

陈左 《经》云："水亏于下，火动于中，乃为白淫。"即精浊之类也。耳鸣心悸少寐，四肢清冷，口燥不多饮，肾虚津少上承，厥阳易于升腾，胃纳不旺。姑拟甘平益肾，以柔肝木；调理脾胃，而和营卫。

甘杞子三钱　厚杜仲三钱　左牡蛎先煎，四钱　花龙骨先煎，三钱　朱茯神三钱　炒枣仁三钱　大白芍二钱　熟女贞三钱　广橘白一钱　淡苁蓉三钱　核桃肉去紫衣，三枚　生熟谷芽各三钱　潼蒺藜三钱　鹿茸粉二分，饭丸，吞服

陈左 阴分不足，肝阳上扰，湿热瘀精，留恋下焦，小溲夹浊，已有两月，头晕且胀。宜育阴柔肝，清化湿热。

生白芍二钱　黑山栀二钱　炒杭菊钱半　白通草八分　赤茯苓三钱　薄荷炭八分　六一散包，三钱　粉草薢钱半　穞豆衣三钱　生石决先煎，六钱　嫩钩钩后入，三钱　石韦钱半　琥珀屑六分，饭丸，吞服

萧左 血淋半载，溺时管痛，形瘦内热，脉象细数，阴分不足，心移热于小肠，湿热宿瘀留恋膀胱。证势非轻，姑拟泻心导赤，滋肾通关。

小生地四钱　细木通八分　生草梢六分　飞滑石包煎，三钱　川雅连四分　桃仁泥一钱　粉丹皮二钱　生赤芍二钱　小蓟根三钱　当归尾二钱　荸荠梗钱半　蒲黄炭钱半　鲜藕二两　滋肾通关丸包，二钱

另用车前子汁二两、藕汁二两，同炖温服。

张左 小溲淋塞渐爽，夹有血水，阴虚心移热于小肠，下焦宣化失司。今宜导赤汤加减。

小生地三钱　生草梢八分　京赤芍钱半　苦桔梗一钱　黑山栀二钱　粉丹皮钱半　肥知母钱半　通草八分　小蓟根八分　通天草一钱　滋肾通关丸包，三钱

佘小 溲血渐止，膏淋溺时管痛，阴虚湿热，宿瘀留恋下焦，膀胱宣化失司。再宜祛瘀化湿、滋肾通关。

怀山药三钱　生白术钱半　黑山栀二钱　小生地三钱　生草梢八分　飞滑石包，三钱　梗通草八分　海金沙包，三钱　紫丹参二钱　冬葵子三钱　光杏仁三钱　象贝母三钱　荸荠梗钱半　滋肾通关丸包，二钱

钱左 海底①作痛，已见轻减，膏淋依然，溺时管痛，腑行溏薄。气阴两亏，湿热留恋下焦，膀胱宣化失司。再宜益气养阴，滋肾通关。

生黄芪四钱　南北沙参各二钱　生白术二钱　炒怀药三钱　赤茯苓三钱　小生地三钱　生赤芍二钱　小蓟根钱半　白通草八分　生草梢六分　海金沙包，三钱　冬葵子三钱　荸荠梗钱半　滋肾通关丸钱半，吞服

①　海底：穴名，即会阴穴，位于人体下部前后阴之间。

张左　气阴两亏，肾关不固，虚淋已延一载，溺管痛。宜益气养阴、固摄精关。

潞党参三钱　炙黄芪三钱　炒於术钱半　清炙叶五分　抱茯神三钱　炙远志一钱　大生地三钱　煅牡蛎先煎，四钱　花龙骨先煎，三钱　怀山药三钱　竹沥半夏钱半　炒杭菊钱半　白莲须钱半

史左　溲浊淋沥赤白，溺时管痛，湿胜于热则为白，热胜于湿则为赤。《经》云：诸转反戾，水液浑浊，皆属于热。一则热迫血分，一则湿郁下焦，瘀精留滞中途，膀胱宣化失司，赤浊白浊所由来也。拟清肝火，渗湿热，佐去瘀精。

龙胆草一钱五分　粉草薢三钱　细木通八分　黑山栀一钱五分　远志肉一钱　滑石包煎，三钱　生草梢八分　粉丹皮一钱五分　琥珀屑冲，三分　淡黄芩一钱五分　川雅连三分　通草八分

谢左　淋浊积年不愈，阴分已亏，而湿热未楚。肾与膀胱为表里，肾阴不足，不能潜伏元阳，致浮阳溢入膀胱，蕴成湿热。拟育阴清化，缓图功效。

大生地四钱　云茯苓三钱　潼蒺藜三钱　山萸肉一钱五分　熟女贞二钱　粉丹皮一钱五分　黄柏炭八分　威灵仙二钱　福泽泻一钱五分　怀山药三钱　剪芡实二钱　猪脊髓酒洗，二条

溲血

赵左　溺血之症，痛者为血淋，不痛者为尿血，肾阴不足，君相之火下移小肠，逼血下行，小溲带血，溺管不痛，脉象细小而数。王太仆曰：壮水之主，以制阳光。当宜育坎藏之真阴，清离明之相火。

大生地三钱　抱茯神三钱　小川连四分　蒲黄炭三钱　粉丹皮一钱五分　玄武板四钱　生甘草六分　生白芍二钱　怀山药三钱　阿胶珠三钱　黄柏炭一钱　藕节炭二枚

黄左　肝为藏血之经，脾为统血之脏。肝脾两亏，藏统失司，溲血甚多，小便频数，大便溏薄，舌中剥边黄腻，脉濡弦而数。阴无阳化，阳不生阴，膀胱宣泄无权，足肿面浮，脾虚之象见矣。拟归脾汤法引血归经，合滋肾通关丸生阴化阳。

西洋参三钱　抱茯神三钱　紫丹参二钱　焦谷芽三钱　清炙黄芪三钱　炒枣仁三钱　茜草根炭一钱　焦白芍一钱五分　活贯众炭三钱　炒於术一钱五分　滋肾通关丸包煎，二钱

二诊　溲血有年，血色紫黑，少腹胀满，小溲频数，大便溏薄，内热心悸，耳鸣头眩，面色萎黄，腿足浮肿，脉左弦小而数、右濡弦。肝虚不能藏血，脾虚不能统血，血随溲下。色紫黑，少腹满，宿瘀尚未清也。前进归脾法合滋肾丸，尚觉合度，再从原方复入通瘀之品。

前方去活贯众，加生草梢、蒲黄炭、琥珀屑、鲜藕。

三诊　溲血色紫，小溲频数，少腹酸胀，大便溏薄，兼有脱肛，头眩心悸耳鸣，腿足浮肿，两进归脾，病无进退，脾虚固属显然；小溲频数，小腹酸胀，肝热有瘀，亦为的当不移之理。惟病本虽在肝脾，病标却在膀胱。《经》云：胞移热于膀胱，则病溺血。膀胱者，州都之官，藏津液而司气化。气化不行，则病肿满。肺者，膀胱水道之上源也。治肝

脾不应，治膀胱不应，今拟清宣肺气，去瘀生新，下病上取，另辟途径，以观后效。

西洋参三钱　抱茯神三钱　茜草根二钱　通天草一钱五分　川贝母二钱　炙远志一钱　紫丹参二钱　活贯众炭三钱　清炙枇杷叶去毛、包，三钱　生草梢八分

另，鲜车前汁、鲜藕汁各一两，炖温冲服。

四诊　昨投清宣肺气、去瘀生新之剂，溲血已减，小便亦爽，下病治上，已获效征。惟面浮足肿，脘腹作胀，纳谷减少，头眩心悸，大便不实。明系肝体不足，肝用有余，脾弱不磨，运化失其常度。急其所急，缓其所缓，又当从肝脾着手。肝为乙木，脾为戊土，脾虚木横，顺乘脾土，固在意中，则治肝实脾，下病治上，亦一定不移之法矣。

生於术三钱　扁豆衣三钱　紫丹参二钱　荸荠梗一钱五分　远志肉一钱　云茯苓三钱　陈广皮一钱　生草梢八分　生熟苡仁各三钱　生熟谷芽各三钱　清炙枇杷叶去毛、包，三钱

五诊　溲血已止，小便不爽，足肿面浮，纳谷减少，脉尺部细小，寸关濡弦。此血虚肝气肝阳易升，脾弱水谷之湿不化也。血虚宜滋养，脾弱宜温燥，顾此失彼，动形掣肘。今拟健运中土，而化水湿。

炒白术三钱　陈广皮一钱　炒神曲三钱　滋肾通关丸包煎，三钱　连皮苓四钱　煨木香五分　谷麦芽各三钱　冬瓜皮煎汤代水，一两　清炙草八分　春砂壳后下，八分　炒苡仁三钱

六诊　健运分消，肿仍不退，便溏口干不欲饮，面无华色，头眩耳鸣，纳谷减少，脉象尺部细小，寸关虚弦。血虚之体，肝阳易升，脾弱水谷之湿泛滥，欲扶脾土，须益命火，《经》所谓少火生气，气能生血，血不能自生，全赖水谷之精液所化。拟崇土渗湿法，再进一层。

炒於术三钱　连皮苓四钱　煨木香五分　滋肾通关丸包煎，一钱　红枣三枚　熟附片五分陈广皮一钱　炒神曲三钱　焦苡仁三钱　清炙草四分　春砂壳后下，八分　焦谷芽三钱　冬瓜皮五钱

七诊　身半以下肿依然，胸闷纳少，大便溏泄，小便短少，口干不多饮，舌薄腻，脉象尺部细小、寸关濡弦无力。皆由肝肾阳虚，水谷之湿，生痰聚饮，横溢于募原之间。中气已虚，肝木来乘，气化不及州都，膀胱宣化无权也。再拟崇土渗湿，滋肾通关。

前方去木香、神曲，加炒怀药、炒车前子。

程左　三阴不足，心移热于小肠；逼血下行，溲血已久，时轻时剧，内热口干，恙根已深，非易速瘥。姑拟滋养三阴，凉营祛瘀。

小生地五钱　大麦冬三钱　京玄参三钱　炙龟板四钱　炙鳖甲四钱　生白芍二钱　阿胶珠二钱　生草梢六分　粉丹皮钱半　天花粉三钱　血余炭三钱　鲜藕去皮，四两　白茅根去心，二扎

遗泄

张左　旧有鼻渊痼痰，近来遗泄频频，头眩眼花，阴虚精关不固，肝阳易于上升，今宜益肾固精、柔肝化痰。

左牡蛎先煎，四钱　花龙骨先煎，三钱　明天冬二钱　小生地三钱　朱茯神三钱　春砂壳

后下，八分　黄柏炭一钱　金樱子三钱　黑穭豆衣三钱　炒杭菊钱半　潼蒺藜三钱　嫩钩钩后入，三钱　白莲须钱半

　　王左　梦遗渐减，清晨痰有腥味。肾阴亏耗，肺有燥邪，宜益肾固精、清肺化痰。
　　南沙参三钱　川贝母二钱　瓜蒌皮二钱　抱茯神三钱　怀山药三钱　潼蒺藜三钱　左牡蛎先煎，四钱　花龙骨先煎，三钱　剪芡实三钱　熟女贞三钱　冬瓜子三钱　白莲须钱半　三才封髓丹包，五钱

　　叶左　心肾阴亏，肝火内炽，精宫不固，遗泄频频，左手臂酸楚，投剂合度，仍宜育阴固摄，和营通络。
　　大生地四钱　明天冬二钱　潞党参二钱　朱茯神三钱　黄柏炭一钱　春砂壳后下，五分　左牡蛎先煎，四钱　花龙骨先煎，三钱　剪芡实三钱　潼蒺藜三钱　紫丹参二钱　西秦艽钱半　白莲须钱半　夜交藤四钱

　　吴左　肾阴不足，肝火内炽，屡屡遗泄、多梦，头眩神疲，脉象弦小而数。拟三才封髓丹合金锁固精意。
　　明天冬三钱　大生地三钱　潞党参二钱　抱茯神三钱　左牡蛎先煎，四钱　花龙骨先煎，三钱　春砂壳后下，八分　黄柏炭一钱　潼蒺藜三钱　剪芡实三钱　白莲须钱半

　　刘左　胸脘胀闷，食入难化，甚则泛唾白沫，且有头眩，不时遗泄。脾肾两亏，精关不固，湿痰逗留中焦，宜和中化饮而摄精关。
　　生白术二钱　云茯苓三钱　仙半夏钱半　陈广皮一钱　带壳砂仁后下，八分　潼白蒺藜各钱半　黑穭豆衣三钱　煅牡蛎先煎，三钱　花龙骨先煎，三钱　炙远志一钱　沉香曲包，三钱　白莲须钱半　佛手八分
　　另：五倍子一两，生晒，研细粉，每用二分，用津唾做丸，每晚塞脐中，外以无药膏盖之，每晚换一次，以一月为度。

　　陈左　精藏于肾，而主于心；精生于气，而役于神；神动于中，精弛于下。遗泄已久，心悸头晕。补精必安其神，安神必益其气，拟益气养阴、安神固泄。
　　炒潞党参二钱　熟女贞二钱　大砂仁研、后下，八分　剪芡实三钱　清炙黄芪三钱　生枣仁三钱　川黄柏八分　朱茯神三钱　大熟地四钱　青龙齿先煎，四钱　桑螵蛸三钱　明天冬二钱　紫石英三钱　白莲须一钱五分

　　王左　癸水不足，相火有余，精关因而不固。始患遗泄，延及上源，更兼咳嗽，恙久根深，非易速痊。拟壮水之主，以制阳光。
　　明天冬一钱五分　抱茯神三钱　左牡蛎先煎，四钱　竹沥半夏二钱　大生地三钱　黄柏炭八分　花龙骨先煎，三钱　炙远志肉一钱　潞党参三钱　带壳砂仁后下，八分　剪芡实三钱　川象贝各二钱　甜光杏三钱　白莲须一钱五分

　　戴左　真阴不足，肝火客之，鼓其精房，乃病遗泄。内热口燥，头痛眩晕，拟育阴清肝、固涩精房。

　　明天冬一钱五分　黄柏炭八分　左牡蛎先煎，四钱　稆豆衣三钱　大生地三钱　春砂壳后下，八分　青龙齿先煎，三钱　嫩钩钩后入，三钱　南北沙参各二钱　白莲须一钱五分

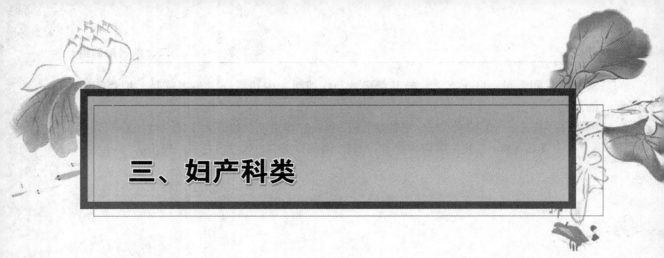

三、妇产科类

经事失调

经事愆期

沈右　气升呕吐，止发不常，口干内热，经事愆期，行而不多，夜不安寐，舌质红苔薄黄。脉象左弦右涩，弦为肝旺，涩为血少。良由中怀抑塞，木郁不达，郁极化火，火性炎上，上冲则为呕吐，《经》所谓"诸逆冲上，皆属于火"是也。肝胆同宫，肝郁则清净之府岂能无动，挟胆火以上升，则气升呕逆，尤为必有之象。口干内热，可以类推矣。治肝之病，知肝传脾。肝气横逆，不得舒泄，顺乘中土，脾胃受制。胃者，二阳也。《经》云：二阳之病发心脾，有不得隐曲，女子不月。以心生血，脾统血，肝藏血，而细推营血之化源，实由二阳所出。《经》云：饮食入胃，游溢精气，上输于脾。又云：中焦受气取汁，变化而赤，是谓血。又云：营出中焦。木克土虚，中焦失其变化之功能，所生之血日少，上既不能奉生于心脾，下又无以泽灌乎冲任，经来愆期而少，已有不月之渐，一传再传，便有风消息贲之变，蚁穴溃堤，积羽折轴，岂能无虑。先哲云：肝为刚脏，非柔养不克，胃为阳土，非清通不和。拟进养血柔肝，和胃通经之法，不治心脾，而治肝胃，穷源返本之谋也。第是症属七情，人非太上，尤当怡养和悦，庶使药达病所，即奏肤功，不致缠绵为要耳。

生白芍二钱　朱茯神三钱　仙半夏一钱五分　川石斛二钱　炒枣仁三钱　煅代赭石先煎，二钱　旋覆花包，一钱五分　银柴胡一钱　青龙齿先煎，三钱　广橘白一钱　茺蔚子三钱　丹参二钱　鲜竹茹一钱五分　生熟谷芽各三钱　左金丸包，七分

二诊　气升呕吐未发，夜寐不安，经事行而不多，苔灰黄，按脉弦细而涩。皆由营血亏耗，肝失条达，脾失健运，胃失和降为病。昨投养血柔肝，和胃降逆，助以调经之剂，尚觉获效。仍拟逍遥合覆赭二陈加减，但得木土不争，则诸恙可愈。

当归身二钱　朱茯神三钱　炒枣仁三钱　炒竹茹一钱五分　生白芍二钱　仙半夏一钱五分青龙齿先煎，三钱　广橘白一钱五分　银柴胡八分　北秫米包，三钱　煅代赭石先煎，三钱　茺蔚子三钱　川石斛三钱　旋覆花包，一钱五分　青橘叶一钱五分

李右　天癸初至，行而不多，腹痛隐隐，鼻红甚剧。气滞血瘀，肝火载血，不能顺注

冲任，而反冲激妄行，上溢清窍，有倒经之象。逆者顺之，激者平之，则顺气祛瘀，清肝降火，为一定不易之法。

紫丹参二钱　怀牛膝二钱　全当归二钱　粉丹皮一钱五分　鲜竹茹三钱　茺蔚子三钱　制香附一钱五分　白茅花包，一钱　炒荆芥八分　福橘络一钱　春砂壳后下，八分

吴右　经事愆期，临行腹痛，血室有寒，肝脾气滞。血为气之依附，气为血之先导，气行血行，气止血止。欲调其经，先理其气，《经》旨固如此也。拟严氏抑气散，复入温通之品。

制香附一钱五分　云茯苓三钱　广艾绒八分　延胡索一钱　月季花八分　全当归二钱　茺蔚子三钱　金铃子二钱　大砂仁研，后下，八分　紫丹参二钱　台乌药八分　怀牛膝二钱　陈广皮一钱

郑右　正虚邪伏，营卫循序失常，形寒已久，纳少神疲，经事三月不行，渐成损怯。姑与扶正达邪，和营通经。

炒潞党参二钱　抱茯神三钱　茺蔚子三钱　银柴胡八分　清炙草五分　紫丹参二钱　月季花五分　酒炒黄芩一钱五分　陈广皮一钱五分　仙半夏二钱　逍遥散包，三钱

二诊　寒热已止，纳减神疲，经事三月不行，脉象弦数。客邪虽退，而正气不复，冲任亏损，而经事不通。仍宗前法。

前方加怀牛膝二钱、西藏红花八分。

翁右　经停九月，胃纳不旺。《经》旨月事不以时者，责之冲任，冲为血海，隶于阳明，阳明者胃也，饮食入胃，化生精血，营出中焦，阳明虚，则不能化生精血下注冲任，太冲不盛，经从何来。当从二阳发病主治，拟《金匮》温经汤加味。

全当归二钱　阿胶珠二钱　紫丹参二钱　赤白芍各一钱五分　川桂枝四分　吴茱萸四分　仙半夏二钱　炙甘草五分　茺蔚子三钱　大川芎八分　粉丹皮一钱五分　生姜二片　红枣二枚

王右　适值经临，色紫黑，少腹胀痛拒按，痛甚有晕厥之状。形寒怯冷，口干不多饮，苔黄腻，脉濡涩。新寒外束，宿瘀内阻。少腹乃厥阴之界，厥阴为寒热之脏，肝失疏泄，气滞不通，不通则痛矣。气为血之帅，气行则血行，行血以理气为先，旨哉言乎！

肉桂心五分　金铃子二钱　春砂壳后下，二钱　青橘叶一钱五分　小茴香八分　延胡索一钱　失笑散包，三钱　细青皮一钱　茺蔚子三钱　焦楂炭三钱　制香附一钱五分　酒炒白芍二钱　两头尖酒浸、包，一钱五分

另：食盐末二两，香附末四两，酒、醋炒，熨腹痛处。

吴右　女子二七而天癸至。年十六矣，经犹未行，面色㿠白，心悸跳跃，神疲乏力，营血亏耗，无以下注冲任使然，舌苔薄腻，脉象濡小无力。姑予和营通经。

全当归二钱　抱茯神三钱　青龙齿先煎，三钱　青橘叶一钱五分　京赤芍二钱　广橘白一钱　鸡血藤二钱　月季花八分　紫丹参二钱　茺蔚子三钱　嫩钩钩后入，三钱

沈右　脉象左弦右涩，舌质红绛、苔薄黄。见症气升呕吐，屡次举发，内热口干，经事愆期，行而不多，夜不安寐，此抑郁伤肝，肝气横逆，脾胃受制，中焦所生之血，既无以养心，又不能下注冲任也。《经》云："二阳之病发心脾，有不得隐曲，一传为风消，再传为息贲也。"肝为刚脏，非柔不克，胃以通为补，当宜柔肝通胃，养血调经。

生白芍二钱　紫丹参三钱　银柴胡一钱　朱茯神三钱　仙半夏二钱　左牡蛎先煎，三钱　左金丸包，七分　川石斛三钱　炒枣仁三钱　青龙齿先煎，三钱　茺蔚子三钱　广橘白一钱　生熟谷芽各三钱

郭右　胸闷纳少，腹痛便溏，脾胃不和，经事愆期，脉象濡迟。宜疏邪和中，祛瘀通经。

炒黑荆芥一钱　紫苏梗钱半　清水豆卷四钱　紫丹参二钱　赤茯苓三钱　炒扁豆衣三钱　陈广皮一钱　炒苡仁三钱　炒谷芽三钱　焦楂炭三钱　春砂壳后下，八分　茺蔚子二钱　干荷叶一角

刘右　血虚受寒，肝脾气滞，经事愆期，腰酸腹痛，腿足酸楚，舌苔薄腻，脉弦小而紧。宜温营理气，而调奇经。

全当归二钱　茺蔚子三钱　怀牛膝二钱　杜红花八分　紫丹参二钱　广艾绒八分　云茯苓三钱　青橘叶钱半　制香附钱半　春砂壳后下，八分　绛通草八分

经事超前

杨右　血虚有热，脾弱积湿下注，经事超前，行而甚多，纳少便溏，腿足浮肿，朝轻暮重。宜养血调经，崇土化痰。

当归身盐炒，二钱　大白芍二钱　连皮苓四钱　生白术三钱　陈广皮二钱　大腹皮二钱　陈木瓜二钱　川牛膝二钱　汉防己二钱　冬瓜皮四钱　生熟苡仁各五钱

汪右　肺阴已伤，燥邪痰热留恋，咳嗽已久，时轻时剧，经事超前，血室有热也。宜清肺化痰而调奇经。

霜桑叶三钱　光杏仁三钱　川象贝各二钱　瓜蒌皮三钱　抱茯神三钱　炙远志一钱　嫩白薇钱半　丹皮炭钱半　冬瓜子三钱　鲜藕二两　枇杷叶膏冲服，三钱

黄右　经事超前，淋漓不止，腑行燥结，冲任亏损，血室有热也。拟芩荆四物汤加减。

炒荆芥一钱　炒条芩一钱　当归身二钱　生白芍二钱　生地黄炒，三钱　阿胶珠钱半　侧柏炭二钱　川石斛三钱　抱茯神三钱　莲蓬炭三钱　藕节炭三枚　贯众炭三钱

张右　血室有热，经事超前，行而不多，带下绵绵。宜清营祛瘀，而化湿热。

小生地二钱　粉丹皮钱半　生赤芍钱半　赤茯苓三钱　生苡仁四钱　乌贼骨三钱　侧柏叶钱半　紫丹参二钱　茺蔚子三钱　藕节两枚　青橘叶钱半

汪右　血虚有热，带脉不固，经行超前，腰酸带下，肢节酸楚，宜养血清热，崇土束带。

全当归二钱　大白芍二钱　生地炭三钱　抱茯神三钱　炒丹皮钱半　嫩白薇钱半　厚杜仲三钱　乌贼骨三钱　西秦艽二钱　生白术钱半　陈广皮一钱　焦谷芽三钱

经事超前落后

乔右　经事超前落后，腹痛隐隐，多年不育，冲任亏损，肝脾不和，宜养血调经。

潞党参二钱　云茯苓三钱　生白术二钱　清炙草六分　全当归二钱　大白芍二钱　大熟地三钱　抚川芎八分　紫丹参二钱　茺蔚子三钱　月季花八分　红枣五枚

妇科八珍丸六两，间日服三钱。

朱右　营阴不足，肝阳上升，冲任不调，经行腹痛，或前或后，头眩眼花。宜养血柔肝，理气调经。

生白芍三钱　黑稆豆衣三钱　川石斛三钱　生石决先煎，六钱　朱茯神三钱　炒杭菊钱半　薄荷炭后下，八分　茺蔚子三钱　紫丹参二钱　生香附钱半　炒怀膝二钱　嫩钩钩后入，三钱　青橘叶钱半

经闭

吴右　脐腹胀渐减，胸脘胀依然，屡屡作痛，食入难化，头晕目花，血亏肝气横逆，犯胃克脾，浊气凝聚，经闭四月，气不通则血不行也。恙根已深，非易图治。再宜养血泄肝，健运分消。

全当归二钱　炒赤白芍各钱半　紫丹参三钱　春砂壳后下，八分　连皮苓四钱　陈广皮一钱　大腹皮二钱　茺蔚子三钱　瓜蒌皮三钱　薤白头一钱　仙半夏二钱　炒谷麦芽各三钱　陈葫芦瓢三钱　嫩钩钩后入，三钱

葛右　产后冲任亏损，脾弱不运，经事六载不行，形瘦便溏，脉象弦细，舌苔白腻。已成干血痨重症。姑拟培养中土，而调冲任。

炒潞党参一钱　熟附块八分　炮姜炭五分　清炙草四分　米炒於术二钱　云茯苓三钱　陈广皮一钱　大砂仁后下，八分　范志曲三钱　炙粟壳三钱　紫丹参二钱　炒谷麦芽各三钱　灶心黄土荷叶包煎，四钱

二诊　腹痛便溏渐见轻减，形瘦纳少，经事六载不行，头眩神疲，脉象细弱。冲任亏损，脾胃不运，干血痨重症。再宜培养中土，而调奇经。

炒潞党参钱半　熟附块八分　炮姜炭五分　清炙草四分　云茯苓三钱　米炒冬术二钱　炒怀山药三钱　带壳砂仁后下，八分　陈广皮一钱　炙粟壳三钱　紫丹参二钱　范志曲二钱　焦谷芽三钱　焦苡仁三钱　干荷叶一角

三诊　腹胀满，便溏泄，纳少形瘦，经闭六载，呕恶带血，脉象弦细。脾土败坏，肝木来侮，脉症参合，已入不治之条，勉方冀幸。

炒潞党参三钱　炮姜炭五分　怀山药三钱　米炒於术钱半　云茯苓三钱　炒谷芽三钱　带壳砂仁后下，八分　炒苡仁三钱　陈广皮一钱　炙粟壳三钱　范志曲三钱　清炙草五分　乌梅炭五分　干荷叶一角　金匮肾气丸包煎，五钱

徐右　类疟后脾胃两伤，无血以下注冲任，经闭三月，面色萎黄，屡屡头痛，脉象弦细，虑成干血痨重症。宜培养中土，以生营血。

炒党参二钱　云茯苓三钱　清炙草五分　全当归二钱　怀牛膝二钱　紫丹参二钱　广艾绒八分　绛通草八分　生於术二钱　大白芍二钱　茺蔚子二钱　藏红花八分　月季花八分

妇科八珍丸六两，每早服三钱，米饮汤送下。

许右　咳嗽音声不扬，形瘦经闭，盗汗颧红，脉象细数，腑行溏薄。肺脾肾三阴俱亏，无血以下注冲任也，已成损怯，恐难完璧。仍宜培土生金，和营通经。

蛤粉炒阿胶二钱　左牡蛎先煎，四钱　花龙骨先煎，二钱　川象贝各二钱　怀山药三钱　云茯苓三钱　紫丹参二钱　茺蔚子三钱　米炒於术钱半　炮姜炭三分　诃子皮二钱　御米壳二钱　浮小麦四钱

王右　冲任亏损，肝胃不和，经闭五月，纳少泛恶，形瘦神疲，此干血痨症也。宜培养气血，和胃平肝。

潞党参二钱　云茯苓三钱　生白术二钱　陈广皮一钱　紫丹参二钱　炒谷麦芽各三钱　茺蔚子三钱　全当归二钱　大白芍二钱　佛手八分

妇科八珍丸三两，间日服三钱。

戴右　血虚脾弱，宿瘀留恋，经事数月不行，腹痛便溏，形瘦潮热，脉象弦细。势成干血痨之重症，姑拟扶土养血，祛瘀通经。

炒潞党参二钱　生白术三钱　云茯苓三钱　紫丹参二钱　炮姜炭五分　清炙草六分　茺蔚子三钱　煨木香八分　延胡索一钱　焦楂炭三钱　杜红花八分　炒怀山药三钱　干荷叶一角　红枣五枚

陈右　新寒引动厥气，经行中止，血为气滞，少腹作痛拒按，日晡寒热，稍有咳嗽。姑拟疏邪理气，祛瘀生新。

紫丹参二钱　炒赤芍二钱　金铃子二钱　延胡索一钱　云茯苓三钱　制香附钱半　春砂壳后下，八分　生蒲黄包，三钱　五灵脂包煎，钱半　绛通草八分　光杏仁三钱　象贝母三钱　青橘叶钱半　两头尖酒浸包，钱半

二诊　少腹痛较减，腰脊酸痛，日晡寒热，稍有咳嗽，新寒外束。肝失疏泄，宿瘀交阻，不通则痛，再宜疏邪理气，祛瘀生新。

炒黑荆芥一钱　金铃子二钱　延胡索一钱　赤茯苓三钱　春砂壳后下，八分　制香附钱半　紫丹参二钱　生蒲黄包煎，三钱　五灵脂包煎，钱半　藏红花八分　光杏仁三钱　象贝母三钱　绛通草八分　两头尖酒浸包，钱半

刘右　头眩眼花，时轻时剧，经闭十月，内热口干。冲任亏损，肝阳易于升腾，姑宜养阴柔肝，和营通经。

阿胶珠二钱　生白芍二钱　熟女贞三钱　左牡蛎先煎，四钱　川石斛三钱　黑芝麻三钱　朱茯神三钱　炒枣仁三钱　月季花八分　潼蒺藜三钱　紫丹参二钱　茺蔚子三钱　怀牛膝二钱　妇科八珍丸六两，每日服四钱。

章右　右胁下痞块渐消，经事两月不行，胸闷脘胀，肝胃不和。宿瘀留恋，再宜泄肝理气，和营通经。

全当归二钱　紫丹参二钱　金香附钱半　云茯苓三钱　茺蔚子三钱　广艾炭六分　藏红花八分　怀牛膝二钱　桃仁泥钱半　月季花八分　青橘叶钱半

王右　肝失疏泄，湿热宿瘀留恋下焦，膀胱宣化失司，少腹作痛，经阻两月，小溲不利。宜泄肝理气，滋肾通关。

银柴胡一钱　炒赤芍二钱　金铃子二钱　延胡索一钱　赤茯苓三钱　制香附钱半　春砂壳后下，八分　细青皮一钱　茺蔚子三钱　紫丹参二钱　绛通草八分　炒谷麦芽各三钱　滋肾通关丸包，三钱

崩漏

丁右　血生于心，藏于肝，统于脾。肝脾两亏，藏统失司，崩漏已久。近来面浮足肿，纳少便溏，脉细，舌绛。此阴液已伤，冲任之脉失固，脾胃薄弱，水谷之湿不化。人以胃气为本，阴损及阳，中土败坏，虚象迭见，已入险途！姑拟益气生阴，扶土运中，以冀阳生阴长，得谷则昌为幸。

炒潞党参二钱　炙甘草五分　连皮苓四钱　生熟谷芽各三钱　米炒於术一钱五分　扁豆衣三钱　陈广皮一钱　炒怀山药三钱　干荷叶一角　炒苡仁四钱　炒补骨脂一钱五分

罗右　崩漏不止，形瘦头眩，投归脾汤不效。按脉细数，细为血少，数为有热，营血大亏，冲任不固，阴虚于下，阳浮于上，欲潜其阳，必滋其阴，欲清其热，必养其血。拟胶艾四物合三甲饮，滋养阴血而潜浮阳，调摄冲任而固奇经。

阿胶珠二钱　生地炭四钱　大白芍一钱五分　左牡蛎先煎，四钱　广艾炭八分　当归身二钱　丹皮炭一钱五分　炙龟板三钱　炙鳖甲三钱　贯众炭三钱　血余炭二钱　鲜藕切片，入煎，一两

王右　经事淋沥太多，有似崩漏之状，脉象弦细，冲任亏损，血不归经，宜胶艾四物合三甲饮加减。

阿胶珠三钱　广绒炭八分　当归身二钱　大白芍二钱　抱茯神三钱　生地炭三钱　活贯众炭三钱　左牡蛎先煎，四钱　花龙骨先煎，三钱　炙鳖甲三钱　陈棕炭三钱　莲蓬炭三钱　藕节炭三枚

李右 肝脾两亏，藏血统血两脏失司，经漏如崩，面色萎黄，按脉细小，腰骨酸楚。腰为肾府，肾主骨，肾虚故腰痛而骨酸。兹从心脾两经调治，拟归脾汤加味，俾得中气充足，力能引血归经。

潞党参三钱 清炙草五分 远志肉一钱 厚杜仲盐水炒，二钱 红枣两枚 炙黄芪三钱 抱茯神三钱 当归身二钱 川断肉二钱 桂圆肉二钱 甜冬术一钱五分 炒枣仁三钱 大白芍一钱五分 阿胶珠二钱 藕节炭两枚

曹右 肝虚不能藏血，脾虚不能统血，经行太多，似有崩漏之象，腰酸骨楚，头眩少寐，脉象细弱。拟归脾汤合胶姜饮加减。

潞党参二钱 生黄芪三钱 当归身二钱 陈广皮一钱 朱茯神三钱 炒枣仁三钱 生白术二钱 厚杜仲三钱 阿胶珠三钱 炮姜炭六分 大白芍二钱 活贯众炭三钱 红枣四枚 藕节炭三枚

钱右 冲任亏损，不能藏血，经漏三月，甚则有似崩之状。腰酸骨楚，舌淡黄，脉细涩。心悸头眩，血去阴伤，厥阳易于升腾。昔人云：暴崩宜补宜摄，久漏宜清宜通，因未尽之宿瘀留恋冲任，新血不得归经也。今拟胶艾四物汤，调摄冲任，祛瘀生新。

阿胶珠二钱 朱茯神三钱 大白芍二钱 紫丹参二钱 广艾叶八分 生地炭四钱 大砂仁研，后下，八分 百草霜包，一钱 当归身二钱 炮姜炭四分 炒谷麦芽各三钱

钱右 漏红带下，时轻时剧，便后脱肛，肛门坠胀，腑行燥结，腰腿酸楚，脉象虚弦。气虚不能摄血，血亏肝阳上升。拟补中益气，调摄奇经，冀望气能摄血，血自归经。

生黄芪三钱 当归身三钱 大白芍二钱 全瓜蒌切，四钱 吉林参须八分 朱茯神三钱 稆豆衣三钱 苦桔梗一钱 清炙草六分 炒枣仁三钱 柏子仁三钱 嫩钩钩后入，三钱 黑芝麻研、包，三钱 松子肉三钱

余右 冲任亏损，血不归经，经事淋漓不止，行而太多，有似崩漏之状。目白红赤，肝火升腾。姑拟调摄奇经而清肝火。

阿胶珠蒲黄四分同炒，三钱 当归身二钱 大白芍二钱 左牡蛎先煎，四钱 抱茯神三钱 荆芥炭一钱 花龙骨先煎，三钱 象贝母三钱 滁菊花二钱 青葙子钱半 陈棕炭三钱 血余炭包，三钱 藕节炭二枚 活贯众炭三钱

二诊 经行太过，似有崩漏之象，头眩心悸，胸闷纳少，脉象左弦右细，舌苔白腻。此冲任亏损，血不归经，肝气肝阳上升，胃失降和。仍宜养血柔肝，调摄奇经。

生白芍二钱 当归身二钱 阿胶珠二钱 朱茯神三钱 左牡蛎先煎，四钱 花龙骨先煎，三钱 黑稆豆衣三钱 潼蒺藜三钱 厚杜仲三钱 活贯众炭三钱 广橘皮一钱 生熟谷芽各三钱 藕节炭二枚 嫩钩钩后入，三钱

三诊 目白红赤已见轻减，崩漏虽减，未能尽止。冲任亏损，血不归经。仍宜调摄奇经，而清肝热。

清阿胶蒲黄炭同炒，三钱 当归身二钱 大白芍二钱 抱茯神三钱 左牡蛎先煎，四钱 花

龙骨先煎，三钱　厚杜仲三钱　陈棕炭三钱　血余炭包，钱半　乌贼骨三钱　贯众炭三钱　嫩白薇钱半　藕节炭三枚

方右　产后冲任亏损，经事淋沥不止，腰酸腹痛，脉象细弱。宜调摄冲任，而潜浮阳。

吉林参须一钱　抱茯神三钱　米炒白术二钱　清炙草六分　当归身二钱　大白芍二钱　生地炭三钱　厚杜仲三钱　川断肉三钱　阿胶珠二钱　春砂壳后下，八分　乌贼骨三钱　藕节炭二枚

陶右　经事淋漓不止，腰酸头眩，冲任亏损，血不归经；肝阳易于上升，兼之咳嗽。宜调摄奇经，清肺化痰。

阿胶珠三钱　左牡蛎先煎，四钱　花龙骨先煎，三钱　黑穞豆衣三钱　抱茯神三钱　厚杜仲三钱　炒杭菊三钱　冬瓜子三钱　冬桑叶二钱　光杏仁二钱　象贝母三钱　贯众炭三钱　藕节炭三枚

奚右　经事淋漓，头眩眼花，脉象细数，冲任亏损，血不归经，姑宜胶艾四物汤加减。

阿胶珠三钱　侧柏炭钱半　生白芍二钱　当归身二钱　朱茯神三钱　生地炭三钱　花龙骨先煎，三钱　左牡蛎先煎，四钱　黑穞豆衣三钱　贯众炭三钱　藕节炭二枚

严右　血藏于肝，赖脾气以统之，冲任之气以摄之。肝肾两亏，气不固摄，脉细小。当宜培养肝脾，调摄冲任，八珍汤加减。

潞党参二钱　炙甘草四分　当归身二钱　大白芍一钱五分　抱茯神三钱　阿胶珠二钱　血余炭二钱　川断肉二钱　炒於术一钱五分　生地炭四钱　葛氏十灰丸包煎，二钱

带下

费右　营虚肝旺，肝郁化火，脾虚生湿，湿郁生热，湿热郁火流入带脉，带无约束之权，以致内热溲赤，腰酸带下；湿热下迫大肠，肛门坠胀。郁火宜清，清火必佐养营；蕴湿宜渗，渗湿必兼扶土。

当归身二钱　赤茯苓三钱　厚杜仲二钱　六一散包，三钱　大白芍二钱　怀山药三钱　乌贼骨三钱　炒条芩一钱五分　黑山栀一钱五分　黄柏炭八分　生白术一钱五分　荸荠梗一钱五分

黄右　营血亏，肝火旺，挟湿热入扰带脉，带下赤白，头眩腰酸。予养肝化湿束带。

当归身二钱　云茯苓三钱　厚杜仲二钱　鲜藕切片，二两　生苡仁四钱　乌贼骨三钱　生白芍二钱　嫩白薇一钱五分　川断肉二钱　黄柏炭八分　粉丹皮一钱五分　福泽泻一钱五分　生白术三钱　震灵丹包，三钱

复诊　赤白带下，已见轻减。经事超前，营阴不足，肝火有余，冲任不调。再拟养血

柔肝，而调奇经。

前方去白薇，加炙鳖甲三钱。

徐右 血室有热，脾弱生湿，带下夹红，经事超前，大腹作胀，腑行燥结，头眩内热。宜养血清热，化湿束带。

阿胶珠钱半 当归身钱半 生白芍二钱 生地炭三钱 朱茯神三钱 炙远志一钱 炒枣仁三钱 象贝母三钱 左牡蛎先煎，四钱 光杏仁三钱 乌贼骨三钱 贯众炭三钱 炒黑荆芥炭一钱 炒竹茹钱半

二诊 带下夹红已止，纳谷减少，内热苔黄，血虚有热，脾虚有湿，仍宜养血清热，化湿束带。

阿胶珠钱半 朱茯神三钱 生地炭三钱 黄柏炭钱半 生白芍钱半 生苡仁三钱 当归身二钱 怀山药三钱 乌贼骨三钱 广橘白一钱 厚杜仲三钱 生熟谷芽各三钱 藕节二枚

倪右 痰饮逗留肺络，咳嗽已久，入夜更甚，带下绵绵，下部患疡痒痛。此脾肾本亏，湿热下注也，宜标本同治。

炙白苏子钱半 光杏仁三钱 象贝母三钱 云茯苓三钱 炙远志一钱 炙款冬钱半 生苡仁四钱 乌贼骨三钱 北秫米包，三钱 怀山药三钱 冬瓜子皮各三钱 核桃肉去紫衣，二枚

洗方：地肤子三钱 豨莶草三钱 白鲜皮三钱 苦参片钱半 六一散包，三钱

煎水洗痒处。

另用八宝月华丹掺疡上。

洪右 湿热宿瘀留恋下焦，膀胱宣化失司。经事行而复止，带下混浊，少腹作痛。宜祛瘀化湿，滋肾通关。

紫丹参二钱 茺蔚子三钱 清水豆卷四钱 赤茯苓三钱 金铃子二钱 延胡索一钱 杜红花八分 绛通草八分 两头尖包，钱半 青橘叶钱半 京赤芍二钱 通天草钱半 滋肾通关丸包煎，钱半

吴右 三阴不足，湿热下注，带下频频，阴挺坠胀，腑行不实，里急后重。拟益气升清，滋阴化湿。

生黄芪三钱 黄柏炭八分 小生地三钱 川升麻三分 蜜炙枳壳一钱 乌贼骨三钱 粉丹皮一钱 净槐米包，三钱 生甘草八分 苦桔梗一钱 福泽泻一钱五分 威喜丸包，三钱

池小姐 血虚肝火内炽，脾虚湿热入于带脉，带下绵绵，赤白相杂。宜养血清热，崇土束带。

当归身二钱 赤白芍各二钱 生地炭三钱 云茯苓三钱 生白术二钱 怀山药三钱 乌贼骨三钱 生苡仁四钱 黄柏炭一钱 粉草薢三钱 藕节炭三枚

胎 前

漏红

唐右　腰为肾府，胎脉亦系于肾。肾阴不足，冲任亦亏，妊娠四月，忽然腹痛坠胀，腰酸流红，脉细小而弦。胎气不固，营失维护，虑其胎堕。急拟胶艾四物汤养血保胎。

阿胶珠二钱　生白术一钱五分　厚杜仲二钱　大白芍一钱五分　广艾炭八分　炒条芩一钱五分　川断肉二钱　苎麻根二钱　当归身二钱　生地炭四钱　桑寄生二钱

朱右　怀孕足月，漏红迭见，是血有热，冲任不固。胎之生发由于血，今血溢妄行，胎萎不长，不能依时而产也。拟养血清热，而固胎元。

阿胶珠二钱　生地炭四钱　当归身二钱　炙黄芪三钱　苎麻根二钱　炒条芩一钱五分　嫩白薇一钱五分　大白芍一钱五分　西洋参一钱五分　藕节炭二枚

严右　咳嗽较减之后，忽然流红甚多，舌质淡红，脉弦小而数。怀麟七月，正属手太阴司胎，太阴原有燥邪，引动肝火，由气入营，血得热以妄行，颇虑热伤胎元，致成小产。急拟养营泄热以保胎，佐入滋水清肝而润肺。

蛤粉炒阿胶三钱　生地炭三钱　侧柏炭一钱五分　厚杜仲三钱　生白术一钱五分　光杏仁三钱　冬桑叶三钱　炒条芩一钱　川象贝各二钱　冬瓜子三钱　鲜藕去皮、切片、入煎，四两　枇杷叶露后入，四两

蔡右　怀麟八月，腰酸流红。疫喉痧四天，寒热不退，痧子隐隐，布而不透，咳嗽泛恶，咽喉焮红作痛，舌质红苔粉白，脉象濡滑而数。风温疫疠之邪，蕴袭肺胃二经，两两相衡，自以清温解疫为要。疫邪一日不解，则胎元一日不安，急拟辛凉汗解，宣肺化痰，不必安胎，而安胎止漏之功即在是矣。

薄荷叶后下，八分　苦桔梗一钱　连翘壳三钱　荆芥穗一钱五分　江枳壳一钱　光杏仁三钱　净蝉衣八分　轻马勃八分　象贝母三钱　淡豆豉三钱　熟牛蒡二钱　鲜竹茹二钱　芫荽子二钱五分

唐右　受寒停滞，脾胃为病，清浊混淆，腹痛泄泻，似痢不爽，有坠胀之状，胸闷不纳，舌光无苔，按脉濡迟。怀娠四月，颇虑因泻动胎。急拟和中化浊，佐保胎元。

藿香梗一钱五分　云茯苓三钱　六神曲三钱　陈广皮一钱　炒扁豆衣三钱　焦楂炭三钱　生白术一钱五分　大腹皮二钱　带壳砂仁后下，八分　焦谷芽四钱　陈莱菔子三钱　干荷叶一角

吴右　牙齿属胃，胃火循经上升，风热之邪未楚，左颧面肿红已退，右颧面漫肿又起。内热口干，心中嘈杂，舌质淡红，脉象滑数。怀麟足月，胎火内炽，拟辛凉清解，而

清胎热。

薄荷叶后下，八分　天花粉三钱　生赤芍二钱　熟牛蒡子二钱　生甘草八分　大贝母三钱　冬桑叶三钱　苦桔梗一钱　炙僵蚕三钱　甘菊花三钱　金银花三钱　连翘壳三钱　鲜竹叶三十张　活芦根去节，一尺

戴右　怀麟二十月，漏红五六次，腹已大，乳不胀，脉弦小而滑。冲任亏损，肝火入营，血热妄行，不得养胎，故胎萎不长，不能依期而产也。当宜益气养血，清营保胎，俾气能摄血，血足荫胎，胎元充足，瓜熟自然蒂落。

吉林参须一钱　生黄芪三钱　生地炭三钱　厚杜仲三钱　生白术二钱　当归身二钱　阿胶珠二钱　炒条芩一钱　侧柏炭一钱五分　生白芍二钱　桑寄生三钱　鲜藕切片入煎，一两

张右　妊娠九月，便溏旬余，漏红色紫，腰不酸，腹不坠，殊非正产之象。良由肝虚不能藏血，脾虚不能统血，中焦变化之汁，尽随湿浊以下注也。舌苔薄腻，脉象弦滑。当宜培养中土，而化湿浊。俾得健运复常，则生气有权，而胎元易充易熟矣。

生白术三钱　云茯苓三钱　春砂壳后下，八分　桑寄生二钱　炒怀山药三钱　陈广皮一钱　焦楂炭三钱　藕节炭二枚　炒扁豆衣三钱　煨木香五分　焦麦芽三钱　干荷叶一角

二诊　孕已足月，腹痛腰酸，谷道坠胀，中指跳动，正产之时已届。气足则易送胎，血足则易滑胎。惟宜大补气血，以充胎元，水足则舟行无碍之意。

炙黄芪五钱　抱茯神三钱　陈广皮一钱　大白芍一钱五分　大熟地五钱　菟丝子二钱　炒黑荆芥八分　生白术二钱　当归身三钱　大川芎五分　红枣五枚

许右　腰酸骨楚，漏红已延四五月，时轻时剧，脉象细弱，小便不利。冲任亏损，气化不及州都。宜益气摄血，滋肾通关。

生黄芪三钱　阿胶珠二钱　生地炭三钱　乌贼骨三钱　北沙参米炒，三钱　当归身二钱　厚杜仲三钱　桑寄生三钱　生白术二钱　生白芍二钱　川断肉三钱　黑芝麻三钱　滋肾通关丸包，钱半

臧右　怀麟三月，屡屡漏红，肝肾两亏，血室有热也。虑其堕胎，姑宜养血清热，以保胎元。

当归身二钱　大白芍二钱　生地炭三钱　阿胶珠二钱　侧柏炭二钱半　生白术二钱　炒条芩钱半　厚杜仲三钱　川断肉三钱　桑寄生三钱　鲜藕去皮入煎，二两

恶 阻

刘奶奶　经居五旬，胸闷泛恶，头眩且胀，脘胀纳少、恶阻，浊气上干，胃气不能降和，先宜泄肝理气，和胃畅中。

生白芍钱半　黑穭豆衣三钱　仙半夏钱半　左金丸包，七分　赤茯苓三钱　炒杭菊钱半　薄荷炭后下，八分　制香附钱半　陈广皮一钱　炒竹茹钱半　炒谷麦芽各三钱　春砂壳后下，八分　嫩钩钩后入，三钱　荷叶边一圈

王右　经居两月，脉象弦滑，妊娠恶阻之象。宜保生汤加减。

生白术二钱　炒条芩一钱　全当归二钱　云茯苓三钱　陈广皮一钱　大白芍二钱　制香附钱半　春砂壳后下，八分　焦谷芽三钱　佛手八分　桑寄生二钱

朱右　经居两月，胸闷泛恶，不思饮食，恶阻浊气上干，胃失降和，脉象弦小而滑。似妊娠之象。姑宜平肝和胃，辛开苦降。

仙半夏钱半　左金丸七分　陈广皮一钱　赤茯苓三钱　枳实炭八分　姜竹茹钱半　炒谷麦芽各三钱　佩兰梗钱半　白蔻壳后下，八分　佛手八分　柿蒂五枚

子嗽

施右　怀麟五月，胎火逆肺，清肃之令不行，咳嗽咯痰不爽，胸膺牵痛。宜清胎火润肺金。

桑叶皮各钱半　光杏仁三钱　川象贝各二钱　炒条芩钱半　抱茯神三钱　炙远志一钱　生甘草五分　肥知母钱半　瓜蒌皮二钱　炙兜铃一钱　冬瓜子三钱　北秫米包，三钱　干芦根一两　枇杷叶膏冲服，三钱

邱右　怀麟八月，风寒包热于肺，咳嗽音声不扬，内热口干。宜轻开肺邪，而化痰热。

净蝉衣八分　嫩射干八分　光杏仁三钱　象贝母三钱　抱茯神三钱　炙远志一钱　瓜蒌皮二钱　炙兜铃一钱　冬瓜子三钱　炒条芩一钱　鲜竹茹二钱　轻马勃八分　胖大海三枚

吴右　怀麟七月，手太阴司胎，胎火上升，风燥之邪袭肺，咳嗽两月，甚则吐血。宜祛风清金，而降肝火。

冬桑叶三钱　炒条芩一钱　光杏仁三钱　川象贝各二钱　瓜蒌皮二钱　茜草根二钱　侧柏炭钱半　鲜竹茹二钱　冬瓜子三钱　白茅花包，一钱　活芦根去节，一尺　枇杷叶露后入，四两

咳血

余右　风温燥邪，蕴袭肺胃，咳呛痰内带红，内热形寒，舌质红苔黄，脉濡滑而数。怀麟八月，宜辛凉清解，宣肺化痰。

炒荆芥一钱　嫩前胡钱半　光杏仁三钱　象贝母三钱　抱茯苓三钱　炒黄芩一钱　轻马勃八分　瓜蒌皮三钱　马兜铃一钱　冬瓜子三钱　水炙桑叶皮各钱半　鲜竹茹二钱　活芦根去节，一尺

李先生　去岁失红①后，今春又发，咳呛痰不爽，脉左弦小而数、右濡数，舌质红，苔薄黄。肾阴本亏，木火上升，肺金受制，阳络损伤。颇虑缠绵入于损途，姑拟养阴柔

---

① 失红：出血，此指咳血。

肝，清肺去瘀。

蛤粉炒阿胶二钱　川贝母二钱　瓜蒌皮三钱　甜光杏三钱　抱茯神三钱　旱莲草二钱　茜草根二钱　冬瓜子二钱　生牡蛎三钱　南沙参三钱　北秫米三钱　藕节三枚

咳呛头眩

杨右　怀麟五月，肝阳升腾，风燥之邪袭肺，咳呛咯痰不爽，头眩且痛。先宜清泄风阳，清肺化痰。

水炙桑叶皮各钱半　川贝母二钱　瓜蒌皮三钱　光杏仁三钱　抱茯神三钱　肥知母钱半　炙远志一钱　黑穭豆衣三钱　薄荷炭后下，八分　冬瓜子三钱　福橘络一钱

头痛不寐

薛太太　怀麟七月，肝气肝阳上升，时令之湿热内阻，阳明通降失司，以致头痛眩晕，胸闷不思饮食，且有甜味，甚则泛恶，舌质淡红、苔薄腻而黄，脉滑数。夜不安寐，胃不和则卧不安也。宜清泄风阳，和胃化湿。

冬桑叶二钱　滁菊花三钱　薄荷炭后下，八分　佩兰梗钱半　清水豆卷三钱　仙半夏二钱　水炙远志一钱　川雅连三分　枳实炭一钱　炒竹茹二钱　嫩钩钩后入，三钱　夜交藤三钱　荷叶边一圈

脚气浮肿

陈右　湿浊下受，脚气浮肿，步履重坠。少腹作胀，防上冲之险。怀麟三月，仿鸡鸣散意。

紫苏梗苦桔梗　连皮苓　陈广皮　陈木瓜　汉防己　大腹皮　淡吴萸　飞滑石包煎　连皮生姜三片　冬瓜皮一两　河水煎鸡鸣散

尿频涩痛

杨右　阴虚湿热下注，膀胱宣化失司，小便频数夹红，尿时管痛。宜清肺化湿，滋肾通关；怀麟八月，佐以保胎。

南沙参三钱　生草梢六分　炒条芩一钱　黑山栀二钱　生赤芍钱半　梗通草八分　蒲黄炭包，钱半　细川连四分　小生地三钱　小蓟根钱半　苦桔梗一钱　冬葵子三钱　滋肾通关丸包，三钱

过期不产

汪右　怀麟二十月，屡屡漏红，过期不产，此漏胎也。迩因风邪袭肺，形寒头胀，咳嗽则遗尿。本虚标实显然可见。先宜祛风化痰。

炒荆芥—钱　嫩前胡钱半　冬桑叶三钱　光杏仁三钱　象贝母三钱　炙远志—钱　苦桔梗—钱　薄橘红—钱　净蝉衣八分　冬瓜子三钱　荷叶边—圈

流痰

张右　据述病状，手臂腿足酸痛，胸际一块突起，如栗子大。良由血不养筋，气火挟痰蕴结，势成流痰之象。况怀麟足月，舌质红绛，阴分素亏可知。书云：胎前宜清肝化痰，和营通络治之。然此恙决非旦夕所能图功，姑勉一方。

南沙参三钱　川石斛三钱　炒条芩—钱　川象贝各二钱　瓜蒌皮三钱　海蛤壳三钱　全当归二钱　西秦艽二钱　甜瓜子三钱　鲜竹茹二钱　丝瓜络二钱　嫩桑枝三钱　指迷茯苓丸包煎，六钱

陈海蜇皮二两（漂淡），大荸荠二两，二味煎汤代水。

产　后

恶露不尽

蒋右　产后四月，恶露淋漓不止，腿足酸痛，头眩眼花。此冲任亏损，血不归经。宜调摄冲任，助以益气。

潞党参二钱　抱茯神三钱　米炒於术钱半　清炙草六分　当归身二钱　大白芍二钱　左牡蛎四钱　花龙骨三钱　阿胶珠二钱　川断肉三钱　厚杜仲三钱　潼蒺藜三钱　藕节炭三枚

二诊　产后四月，恶露淋漓不止，腿足酸楚，头眩眼花。此冲任亏损，血不归经，前投调摄奇经，尚觉获效，仍宜原法进步。

潞党参钱半　抱茯神三钱　米炒於术钱半　清炙草五分　左牡蛎先煎，四钱　花龙骨先煎，三钱　阿胶珠二钱　大白芍二钱　川断肉三钱　厚杜仲三钱　当归身二钱　活贯众炭三钱　石莲子三钱　莲蓬炭三钱

刘右　小产后恶露淋漓不止，腹胀纳谷减少。宿瘀未去，新血不得归经。宜加参生化汤加减。

吉林参须八分　炒荆芥—钱　全当归二钱　大川芎炒，八分　朱茯神三钱　紫丹参二钱　炮姜炭五分　炒谷麦芽各三钱　佩兰梗钱半　春砂壳后下，八分　广橘白—钱　藕节炭二枚

二诊　小产后恶露淋漓不止，纳少形寒，脉象虚弦。投剂合度，宜加参生化汤合胶姜汤出入。

前方加阿胶珠—钱五分、杜仲三钱、青龙齿三钱，去佩兰、春砂壳、全当归。

郑右　产后四旬，少腹作痛，痛甚拒按，舌苔薄腻，脉象濡迟。营血已亏，恶露未楚，气机不得流通，兼之咳嗽。宜和营祛瘀，宣肺化痰。

全当归二钱　大川芎八分　紫丹参二钱　杜红花八分　延胡索钱半　炮姜炭五分　嫩前

胡钱半　光杏仁三钱　象贝母三钱　炒竹茹钱半　薄橘红八分　冬瓜子三钱　益母草二钱

　　张右　新产后气血已亏，恶露未楚，感受时气氤氲之邪，引动先天蕴毒，由内达外，天痘已布，尚未灌浆，身热骨楚，苔薄腻，脉濡数。《经》云：邪之所凑，其气必虚。拟益气托浆，和营祛瘀。
　　生黄芪三钱　全当归二钱　杜红花八分　生甘草四分　京赤芍一钱五分　益母草三钱　桃仁泥包，一钱五分　紫丹参二钱　净蝉衣八分　鲜笋尖二钱　生姜一片　红枣二枚

　　庄右　未产之前，发热咳嗽，风温伏邪，蕴蒸气分，肺胃两经受病。今产后发热不退，更甚于前，恶露未楚，苔黄脉数。良由气血已亏，宿瘀留恋，伏邪不达，邪与虚热相搏，所以身热更甚也。投解肌药不效者，因正虚不能托邪外出也。今宗傅青主先生加参生化汤，养正达邪，去瘀生新，助入宣肺化痰之品。
　　吉林参须八分　大川芎八分　荆芥炭八分　炙桑叶三钱　炙甘草五分　炮姜炭四分　光杏仁三钱　全当归二钱　桃仁泥包，一钱五分　象贝母三钱　童便炖温冲服，一酒盅

　　张右　新产后营阴亏耗，恶露未楚，旧患便溏，脾土薄弱，胃呆纳少，舌苔薄腻，脉象濡缓。新邪旧恙，治宜兼顾。姑拟和营生新，扶土和中。
　　全当归二钱　云茯苓三钱　生白术一钱五分　益母草三钱　紫丹参三钱　杜红花五分　焦楂炭二钱　大川芎五分　炮姜炭四分　炒谷芽三钱　炒赤砂糖三钱　干荷叶一角
　　二诊　新产三朝，昨起寒热，至今未退，头痛骨楚，胸闷不思饮食，舌苔薄腻，脉象弦滑带数。此营血已亏，恶露未楚，氤氲之邪乘隙而入，营卫循序失常。姑拟清魂散合生化汤加味，一以疏邪外达，一以祛瘀生新。
　　紫丹参二钱　大川芎四分　炮姜炭三分　炒黑荆芥炭一钱五分　益母草二钱　杜红花六分　清水豆卷三钱　炒赤砂糖三钱　全当归二钱　焦楂炭三钱　炒谷芽四钱　炒白薇一钱　干荷叶一角
　　三诊　新产五朝，寒热轻而复重，头痛骨楚，胸闷不思饮食，舌苔腻布，恶露未止，脉象弦滑带数。宿瘀留恋，氤氲之邪挟痰滞交阻阳明为病。再拟清魂散合生化汤，复入疏散消滞之品。
　　紫丹参二钱　杜红花八分　枳实炭一钱　炒白薇一钱五分　炒黑荆芥一钱五分　全当归一钱五分　焦楂炭三钱　益母草二钱　淡豆豉三钱　大川芎五分　炒谷芽四钱　保和丸包煎，三钱
　　四诊　新产八朝，形寒身热，有汗不解，胸闷，饥不思纳，渴不多饮，舌苔薄腻而黄，脉象弦滑带数。客邪移于少阳，宿瘀未楚，营卫失常，有转疟之机括，还虑缠绵增剧。再拟小柴胡汤合清魂散、生化汤复方图治。
　　吉林参须五分　杜红花八分　清水豆卷四钱　嫩白薇一钱五分　软柴胡五分　全当归二钱　紫丹参二钱　大川芎四分　炒黑荆芥一钱　全瓜蒌切，三钱　炒谷芽三钱　益母草二钱　通草八分
　　五诊　新产十二朝，寒热得退，胸闷不纳如故，小溲短赤，舌苔薄腻。阴血已亏，蕴湿未楚，脾胃运化无权。再拟养正祛瘀，和胃化湿。

吉林参须五分　赤茯苓朱砂拌，三钱　全当归二钱　清水豆卷三钱　炒黑荆芥五分　福泽泻一钱五分　谷麦芽各三钱　益母草二钱　陈广皮一钱　紫丹参二钱　通草八分　佩兰梗一钱五分　大砂仁研、后下，五分　干荷叶一角

张右　新产十一天，恶露不止，少腹作痛，咳嗽声音不扬，风寒包热于肺，宿瘀留恋下焦，脉象浮濡带滑。姑拟祛瘀生新，开胃化痰。

全当归二钱　抱茯神三钱　光杏仁三钱　嫩射干五分　紫丹参二钱　金铃子二钱　象贝母三钱　春砂壳后下，八分　净蝉衣八分　延胡索一钱　藏红花八分　冬瓜子三钱

李右　产后二十四天，营血已虚，恶露未楚，腹痛隐隐，纳谷减少，畏风怯冷，有汗不解，旬日未更衣，舌无苔，脉象濡细。卫虚失于外护，营虚失于内守，肠中津液枯槁，腑垢不得下达也。仿傅青主加参生化汤意，养营祛瘀，和胃润肠。

吉林参须一钱　紫丹参三钱　春砂壳后下，八分　生熟谷芽各三钱　全当归三钱　藏红花四分　全瓜蒌切，四钱　益母草一钱五分　大川芎四分　炮姜炭三分　大麻仁研，四钱

寒热

薛右　产后气血两亏，宿瘀未楚，营卫循序失常，寒热迭发，已有数月，肢节酸痛，纳谷减少。宜扶正和解，调和营卫，不致延成劳症方吉。

潞党参钱半　炙柴胡五分　仙半夏二钱　云茯苓三钱　陈广皮一钱　象贝母三钱　生首乌三钱　煨草果一钱　紫丹参二钱　鹿角霜三钱　蜜姜二片　红枣四枚　净槐米包，四钱

朱右　产后八旬，寒热匝月，痰多纳减，脉象虚弦而数。气虚则寒，营虚则热，胃虚纳减，脾弱痰多，势成蓐痨。姑拟八珍汤加减，以望转机。

炒潞党参三钱　全当归二钱　银州柴胡八分　云茯苓三钱　大白芍二钱　嫩白薇一钱五分　米炒於术一钱五分　广橘白一钱　大熟地三钱　炮姜炭三分　生熟谷芽各三钱

朱右　产后未满百日。虚寒虚热，早轻暮重，已有匝月，纳少便溏，形瘦色萎，且有咳嗽，自汗盗汗，脉濡滑无力，舌苔淡白。此卫虚失于外护，营虚失于内守，脾弱土不生金，虚阳逼津液而外泄也，蓐劳渐著，恐难完璧。姑拟黄芪建中汤合二加龙骨汤加味。

清炙黄芪三钱　炒白芍二钱　清炙草六分　川桂枝五分　牡蛎先煎，四钱　花龙骨先煎，三钱　米炒於术三钱　云茯苓三钱　炒怀山药三钱　炒川贝二钱　浮小麦四钱　熟附片八分

二诊　前投黄芪建中二加龙骨，寒热较轻，自汗盗汗亦减。虽属佳境，无如昔日所服之剂，滋阴太过，中土受戕，清气不升，大便溏薄，纳少色萎，腹痛隐隐。左脉细弱，右脉濡迟，阳陷入阴，命火式微。脉诀云：阳陷入阴精血弱，白头犹可少年愁。殊可虑也，再守原意加入益火生土之品，冀望中土强健，大便结实为要着。

清炙黄芪三钱　炒白芍一钱五分　清炙草六分　熟附片八分　牡蛎先煎，三钱　花龙骨先煎，三钱　炒怀山药三钱　米炒於术三钱　云苓三钱　大砂仁研，后下，六分　炒补骨脂一钱五分　煨益智一钱五分　浮小麦四钱

三诊 寒热轻，虚汗减，便溏亦有结意，而咳嗽痰多，纳谷衰少，形瘦色萎，舌光无苔，脉来濡细，幸无数象。脾弱土不生金，肺虚灌溉无权，仍拟建立中气，培补脾土，能得谷食加增，不生枝节，庶可转危为安。

炒潞党参三钱 清炙黄芪二钱 炒白芍一钱五分 清炙草六分 熟附片八分 左牡蛎先煎，四钱 花龙骨先煎，三钱 米炒於术三钱 炒怀山药三钱 炒川贝二钱 大砂仁研，后下，五分 陈广皮一钱 浮小麦四钱 红枣五枚

张右 产后两月，营阴未复，重感新邪，内停宿滞，肺胃为病，形寒身热，有汗不解，脘痞作痛，纳少泛恶，且又咳嗽，经行色紫，舌苔白腻，脉象左弦右濡。标邪正在鸱张，不能见虚投补。姑拟疏邪消滞，和中祛瘀，病去则虚自复。

炒黑荆芥一钱五分 清水豆卷四钱 赤茯苓三钱 金铃子二钱 光杏仁三钱 仙半夏一钱五分 延胡索一钱 嫩前胡一钱五分 象贝母三钱 枳实炭一钱 茺蔚子二钱 带壳砂仁后下，八分 炒谷麦芽各三钱 佛手八分

二诊 形寒身热渐解，脘痞作痛，咳嗽则痛辄剧，纳少泛恶，小溲短赤，经行色紫，舌质红苔薄腻，脉左弦右濡。产后营阴未复，外邪宿滞，挟肝气横逆，肺胃肃降失司。投剂合度，仍拟宣肺化痰，理气畅中。

嫩前胡一钱五分 赤茯苓三钱 金铃子二钱 象贝母三钱 仙半夏二钱 炒枳壳一钱 延胡索一钱 茺蔚子三钱 川郁金一钱五分 光杏仁三钱 春砂壳后下，八分 绛通草八分 台乌药八分 炒谷麦芽各三钱

金右 产后寒热，汗多不解，大便溏泄，卫气不能外护，营虚失于内守，营卫不和，邪不易达，健运无权。当拟调和营卫，扶土和中。

川桂枝三分 云茯苓三钱 炙甘草五分 炒白芍一钱五分 扁豆衣三钱 炒苡仁三钱 生白术一钱五分 广陈皮一钱 谷麦芽各三钱 红枣二枚 生姜二片 干荷叶一角

腹痛

戴右 产后匝月，营血已亏，风寒乘隙而入，宿瘀交阻。少腹作痛拒按，形寒纳少，腑行溏薄。宜和营祛风，理气化瘀。

炒黑荆芥一钱 紫丹参二钱 炮姜炭四分 云茯苓三钱 延胡索一钱 藏红花五分 焦楂炭三钱 全当归二钱 大川芎八分 失笑散包，三钱 春砂壳后下，八分

邹右 产后腹痛，小溲淋沥，脉弦紧、右濡细，此营血已亏，宿瘀未楚，挟湿下注膀胱，宣化失司。拟和营祛瘀，通利州都。

全当归二钱 朱茯神三钱 泽兰叶一钱五分 荸荠梗一钱五分 紫丹参二钱 生草梢八分 益母草三钱 大川芎八分 绛通草八分 琥珀屑冲，六分

陈右 产后五朝，腹痛阵作，拒按，甚则泛恶，脉弦细而紧。新产营血已伤，宿瘀交阻，上冲于胃，胃失降和，凝滞于中，气机窒塞，所谓不通则痛也。产后以去瘀为第一要

义，当宜和营去瘀，盖瘀血去则新血可生，不治痛而痛自止。

全当归二钱　五灵脂包煎，三钱　延胡索一钱　杜红花八分　大川芎八分　陈广皮一钱　台乌药八分　桃仁泥一钱五分　益母草三钱　紫丹参二钱　炙没药一钱　制香附一钱五分　炮姜炭四分

痹痛

于右　人身之经络，全赖血液以滋养。产后阴血已亏，不能营养经脉，邪风入络，络有宿瘀，不通则痛，以致手不能举，足不能履，肢节痹痛，脉细涩。当宜养血祛风，去瘀通络。

全当归二钱　大川芎八分　青防风八分　大白芍一钱五分　木防己三钱　西秦艽二钱　陈木瓜二钱　茺蔚子三钱　紫丹参二钱　怀牛膝二钱　嫩桑枝酒炒，四钱

马右　未产之前，已有痛风，产后二十一天，肢节痹痛，痛处浮肿，痛甚于夜，不能举动，形寒内热，咳嗽痰多。风湿痰瘀，羁留络道，营卫痹塞不通，肺失清肃，胃失降和。病情夹杂，非易图治。姑拟和营祛风，化痰通络。

紫丹参二钱　朱茯神三钱　光杏仁三钱　木防己二钱　炒黑荆芥一钱　远志肉一钱　象贝母三钱　夜交藤四钱　炒白薇二钱　西秦艽二钱　藏红花八分　甜瓜子三钱　嫩桑枝四钱　泽兰叶二钱

痉厥

赵右　新产五日，陡然痉厥不语，神识时明时昧，脉弦滑，舌苔薄腻。良由气血亏耗，腠理不固，外风引动内风，入于经络。风性上升，宿瘀随之，蒙蔽清窍，神明不能自主，所以痉厥迭发，神糊不语，症势重险！勉拟清魂散加减，和营祛风，清神化痰。

吉林参须五分　炙甘草五分　琥珀屑冲，六分　嫩钩钩后入，三钱　紫丹参二钱　朱茯神三钱　鲜石菖蒲八分　泽兰叶一钱五分　炒黑荆芥炭八分　炙远志一钱　童便炖冲服，一酒盅

眩冒神昏

沈右　新产后去血过多，头眩眼花，神昏气喘，自汗肢冷，脉细如丝。此乃血去阴伤，阴不抱阳，阳不摄阴，正气难以接续，浮阳易于上越，气血有涣散之虑，阴阳有脱离之险，血脱重症，危在顷刻！勉仿《经》旨血脱益气之义，以冀万一之幸。

吉林参须一钱　全当归三钱　养正丹包煎，二钱

盗汗咳嗽

卢右　产后四旬，营血亏虚，虚阳迫津液而外泄，入夜少寐，盗汗甚多；加之咳嗽，风邪乘隙入肺也。宜养阴潜阳，清肺化痰。

167

当归身二钱　光杏仁三钱　炒枣仁三钱　浮小麦四钱　稆豆衣三钱　朱茯神三钱　象贝母三钱　苦桔梗一钱　霜桑叶三钱　炙远志一钱　瓜蒌皮二钱　冬瓜子三钱　糯稻根须煎汤代水，一两

肺燥痰湿

俞右　鼻鸣鼻干，干呕，咳嗽不爽，肺有燥邪也。胸闷不舒，口甜时苦，胃有湿热也。胸前板痛，按之更甚，痰滞阻于贲门也。自汗甚多，内热不清，遍体骨楚，正虚阴不足也。病起胎前，延及产后，诸药备尝，时轻时剧。良以体虚邪实，肺燥痰湿，攻既不得，补又不可，清则助湿，燥则伤阴，每有顾此失彼之忧，尤多投鼠忌器之虑。同拟两法并进，先投苦温合化，开其中隔之痰湿；继进甘凉生津，润其上焦之烦躁。是否有当，尚希高明裁政。

先服：水炒川雅连四分　竹沥半夏二钱　枳实炭一钱　淡干姜三分　橘白络各八分　生蛤壳六钱　薤白头酒炒，一钱五分　川贝母三钱　蔷薇花五分

后服：鳖血炒银柴胡一钱　天花粉三钱　鲜竹叶茹各一钱五分　炒地骨皮一钱五分　冬桑叶三钱　活芦根去节，一尺　鲜枇杷叶去毛、包，五张

咳喘浮肿

虞右　产后肺脾两亏，肃运无权，遍体浮肿，咳嗽气逆，难以平卧，脉象濡软而滑。《经》云：诸湿肿满，皆属于脾。脾虚生湿，湿郁生水，水湿泛滥，无所不到。肺为水之上源，不能通调水道，下输膀胱，聚水而为肿也。肺病及肾，肾气不纳，肺虚不降，喘不得卧，职是故也。喘肿重症。拟五苓、五皮合苏子降气汤，肃运分消，顺气化痰，以望转机。

生白芍一钱五分　肉桂心三分　炙白苏子二钱　淡姜皮六分　连皮苓四钱　化橘红八分　炙桑皮三钱　川椒目十粒　粉猪苓二钱　光杏仁三钱　象贝母三钱　济生肾气丸包煎，三钱

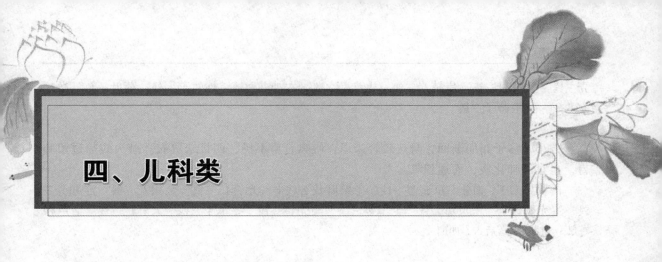

四、儿科类

麻疹

薛小　痧子后咳呛胸闷，不思饮食，咽喉干燥，渴不欲饮，舌质红，苔薄腻而黄，脉濡滑而数。阴分本亏，津少上承，余邪痰热逗留中焦，肺胃宣化失司。拟清肺化痰，和胃畅中。

川象贝各二钱　瓜蒌皮三钱　桑叶皮各钱半　朱茯神三钱　枳实炭一钱　炒竹茹钱半　通草八分　广橘白一钱　生熟谷芽各三钱　冬瓜子三钱　藏青果一钱　嫩白薇钱半　枇杷叶去毛，包，三张

洪小　风温时气引动伏邪，蕴袭肺胃两经。寒热头胀，咽痛咳嗽，痧子隐隐，布而不透，脉浮滑而数。邪势正在鸥张，虑其增剧，急宜清凉疏透，开肺化痰。

荆芥穗一钱　净蝉衣八分　薄荷叶后下，八分　熟牛蒡子二钱　苦甘草五分　苦桔梗一钱　嫩射干八分　轻马勃八分　连翘壳三钱　生赤芍二钱　光杏仁三钱　象贝母三钱　炒竹茹钱半　淡豆豉三钱

吴小　发热三天，咳嗽痰多，痧子布而不透，舌质红，苔粉白，脉滑数。伏温时气之邪，蕴袭肺胃，宜辛凉清解、宣肺化痰。

荆芥穗一钱　淡豆豉三钱　粉葛根一钱　薄荷叶后下，八分　净蝉衣八分　熟牛蒡子二钱　生赤芍二钱　炒竹茹钱半　光杏仁三钱　象贝母三钱　连翘壳三钱　冬瓜子三钱

痧子布而不透，冬桑叶不可用，茅根亦不宜早用。

王家桂　痧子布而不透，身灼热烦躁咽痛，甚则时明时昧，曾经泄泻，舌质红，脉滑数。温邪疫疠蕴袭肺胃，不得泄越于外，而返陷大肠。证势非轻，拟辛凉汗解。

粉葛根一钱　薄荷叶后下，八分　荆芥穗一钱　净蝉衣八分　生甘草六分　苦桔梗一钱　金银花三钱　连翘壳三钱　生赤芍二钱　轻马勃八分　鲜竹茹二钱　干荷叶一角　白茅根二扎

马幼　风温疫疠之邪，蕴袭肺胃，寒热无汗，咳嗽音声不扬，腹鸣泄泻，痧子隐隐，布而不透，脉象濡滑而数。宜辛凉汗解，宣肺化痰。

荆芥穗钱半　淡豆豉三钱　粉葛根二钱　赤茯苓三钱　苦桔梗八分　银花炭三钱　连翘

壳三钱　象贝母三钱　焦楂炭三钱　生赤芍二钱　六神曲三钱　炒竹茹一钱　荷叶一角　净蝉衣八分　熟牛蒡子三钱

方小　痧子布而渐回，身热较轻未退，咳嗽音声不扬，四日未更衣。痧火痰热逗留肺胃，再宜清肺化痰，而通腑气。

薄荷叶后下，四分　京玄参一钱　冬桑叶皮各钱半　光杏仁三钱　金银花三钱　连翘壳三钱　生赤芍钱半　象贝母二钱　全瓜蒌三钱　马兜铃一钱　冬瓜子三钱　大麻仁三钱　活芦根一尺　枇杷叶露后入，四两

朱小　身热十天，未曾得汗，痧子隐隐，布而不透，咳嗽音声不扬，甚则气逆鼻扇，时时迷睡，舌质红，苔干白而腻，脉象郁滑而数。此无形之风温伏邪，与有形之痰滞互阻，肺胃为病。痰浊上蒙清窍，清阳之气失旷，邪热不得从阳明而解，返由逆传厥阴之险，颇虑痉厥之变。宜涤痰清温，开肺达邪。

嫩射干八分　净蝉衣八分　薄荷叶后下，八分　枳实炭一钱　鲜竹茹钱半　生甘草六分　光杏仁三钱　象贝母三钱　冬瓜子三钱　连翘壳三钱　生赤芍二钱　淡竹沥一两　真猴枣粉冲服，五厘　活芦根一尺，去节，用蜜炙麻黄三分，入于芦根内扎好

二诊　痧子十三天，布而不透，隐而太早，咳嗽痰多，甚则气逆鼻扇，小溲渐清，迷睡依然，舌苔白而干腻，脉象沉细带滑。良由风温伏邪不得从阳明而解，而返陷入少阴，卫阳不得外达，气逆鼻扇，是肺阴暗伤，而痰浊不化，似有阴躁之象，手足逆冷，势成慢惊。迭进清解涤痰之剂，未曾一效，不得不改变方针，以冀弋效。今宜温经达邪，养肺化痰，是背城一战耳。

熟附片三分　蛤粉炒阿胶二钱　光杏仁三钱　炙远志一钱　水炙桑叶皮各钱半　川象贝母各二钱　九节菖蒲七分　淡竹沥一两，生姜汁二滴，炖温冲服　姜竹茹钱半

三诊　痧子十六天，温经达邪，已投三剂，迷睡已减，神识亦清。惟咳嗽痰多，微有泛恶。小溲浑浊亦清，舌中腻黄亦减，哭泣无泪，肺阴已伤，痰浊恋留肺胃，一时未易清彻。今拟滋养肺阴，和胃化痰。

蛤粉炒阿胶一钱　川象贝各二钱　光杏仁三钱　蜜炙马兜铃八分　竹沥半夏二钱　瓜蒌皮三钱　赤茯苓三钱　水炙远志一钱　炒竹茹二钱　水炙桑叶皮各钱半　冬瓜子三钱

丁小　痧子已布，身热不退，咽喉焮痛，项颈结块，咳嗽痰多。风温疫疠之邪，蕴袭肺胃两经，增剧可虑，急宜辛凉疏解。

薄荷叶后下，八分　熟牛蒡子二钱　荆芥穗一钱　净蝉衣八分　苦桔梗一钱　甜苦甘草各五分　象贝母三钱　炙僵蚕三钱　淡豆豉三钱　生赤芍二钱　鲜竹茹二钱

张小　痧子已回，身热已退，夜不安寐，稍有咳呛，脉象濡小而数，舌质淡红。阴液已伤，虚火易升，肺胃宣化失司。今拟仿吴氏蒌贝养营意，清养肺胃，而化痰热，更当避风节食，则不致反复为要。

川贝母二钱　瓜蒌皮三钱　京玄参钱半　天花粉三钱　朱茯神三钱　桑叶皮各钱半　光杏仁三钱　生赤芍二钱　冬瓜子三钱　嫩白薇钱半　生甘草八分　活芦根一尺　枇杷叶露后入，

四两

李幼　痧子后咳嗽音喑，咽痛蒂坠。痧火痰热蕴袭肺胃，证势非轻，姑拟轻开肺邪，而化痰热。

净蝉衣八分　嫩射干五分　桑叶皮各钱半　光杏仁二钱　象贝母二钱　生甘草五分　苦桔梗一钱　轻马勃八分　马兜铃八分　炒银花三钱　连翘壳二钱　鲜竹茹钱半　胖大海二枚

此证忌气喘。

周小　痧后身热不退，有汗不解，咳嗽音喑，烦躁不安，甚则气逆鼻扇，脉象濡数。此风温伏邪，挟湿热蕴蒸募原，少阳阳明为病。肺失清肃，治节无权，颇虑延成痧痨。拟小柴胡合竹叶石膏汤加减。

银柴胡一钱　嫩白薇钱半　生甘草五分　水炙桑皮叶各钱半　熟石膏打，三钱　淡竹叶三十张　光杏仁三钱　川象贝各二钱　炙兜铃一钱　净蝉衣八分　冬瓜子三钱　北秫米包，三钱　胖大海三枚

二诊　痧后身热退而复重，咳嗽音喑，脉象滑数。因食红枣，伏温复聚，少阳阳明为病，肺失清肃，还虑增变，再拟小柴胡汤合竹叶石膏汤加减。

银柴胡一钱　淡水豆卷四钱　嫩白薇钱半　净蝉衣八分　桑叶皮各钱半　熟石膏打，三钱　淡竹叶钱半　冬瓜子三钱　光杏仁三钱　川象贝各二钱　炙兜铃一钱　生甘草五分　胖大海二枚　荸荠汁一两，冲服

干女　痧子后误服补食，水谷之湿化热生痰，互阻于肺，肺不能通调水道，下输膀胱，致肾水泛滥横溢，咳嗽气急，遍体浮肿，身热口干，苔黄，脉濡滑而数。姑拟泻白散合五皮饮加减。

桑叶皮各钱半　光杏仁三钱　象贝母三钱　连皮苓三钱　陈广皮一钱　大腹皮二钱　肥知母钱半　冬瓜子皮四钱　六一散包，三钱　地枯萝三钱　枯碧竹三钱　福泽泻钱半　活芦根一尺

史小　痧起后脾胃为病，水湿泛滥，面浮肢肿，腹大饱满，且有咳嗽，姑拟疏运分消。

川桂枝五分　连皮苓四钱　生白术一钱　猪苓三钱　福泽泻钱半　陈广皮一钱　大腹皮三钱　水炙桑皮二钱　六神曲三钱　淡姜皮五分　冬瓜子三钱

何小　痧疹后身热不退，咳嗽痰多，口干不多饮，脉象弦细。寒凉迭进，邪陷三阴，在太阴则泄泻无度，在厥阴则四肢厥冷，在少阴则神识模糊，谵语郑声。自汗频频，趺阳不起，阳热变为阴寒，似有阴阳脱离之势，勿谓言之不预。急宜扶正敛阳，崇土和中。

炒党参钱半　煅牡蛎四钱　花龙骨先煎，三钱　云茯苓朱砂拌，三钱　山药三钱　川象贝各二钱　陈广皮一钱　生白术二钱　炮姜炭四分　熟附片八分　炙粟壳三钱　范志曲三钱　陈仓米包，五钱

朱小　身热呕恶，胸闷懊憹，咳呛咯痰不爽，胃中嘈杂，不思饮食，舌质红，苔薄黄，脉象濡数不静。痧后挟痰热逗留肺胃，厥气乘势横逆，胃受肝侮，通降之令失司。拟清解余邪，宣肺和胃。

薄荷叶四分　桑叶皮各钱半　光杏仁三钱　川象贝各二钱　枳实炭一钱　炒竹茹二钱　橘白络各八分　瓜蒌皮三钱　连翘壳三钱　炙兜铃一钱　白通草八分　冬瓜子三钱　肥知母钱半　活芦根一尺

枇杷叶露四两，两次冲服。

二诊　身热渐退，胸闷懊憹亦减，呕恶亦觉渐止，咳嗽咯痰不爽，临晚尤甚，口干不多饮，项颈结核，舌质淡红，脉象虚数。痧后余邪挟痰瘀逗留肺胃，阴液暗伤，虚火内炽，再宜生津清温，清肺化痰。

天花粉三钱　肥知母钱半　薄荷叶后下，四分　桑叶皮各钱半　光杏仁三钱　川象贝各二钱　全瓜蒌三钱　冬瓜子三钱　通草八分　橘白络各一钱　炙兜铃一钱　嫩白薇钱半　活芦根一尺　水炒竹茹钱半

枇杷叶露六两，两次冲服。

薛小　痧子后身热不清，咳痰不爽，腑行不实，小溲短赤，苔薄腻，唇焦，右手腕微肿疼痛，尾骶之上褥疮腐烂，形瘦骨立，脉象濡小而数。阴液暗伤，津少上承，风温伏邪挟痰热恋肺，清肃之令不行，还虑正不胜邪，致生变迁。宜生津清温，清肺化痰。尚希明正。

天花粉三钱　嫩白薇钱半　川象贝各二钱　抱茯神三钱　炒银花三钱　连翘壳三钱　桑叶皮水炙，各钱半　生赤芍钱半　丝瓜络二钱　活芦根一尺　枇杷叶露后入，四两

唐绍仪女公子　痧子后寒热往来，如疟疾之状，已延两月有余。咳嗽咯痰不爽，耳聋失聪，神疲肢倦，舌质红，苔薄黄，形肉消瘦，脉象濡小而数。气阴两伤，余邪留恋募原，营卫循序失常。渴喜热饮，挟湿故也。脉症参合，渐入痧痨一途。拟清养肺胃，以撤伏匿；调和营卫，而化痰湿。

南沙参三钱　蜜炙黄芪二钱　清炙草五分　抱茯神三钱　炙远志一钱　炒黑荆芥八分　肥玉竹二钱　炙鳖甲二钱　仙半夏钱半　桑叶皮水炙，各钱半　川象贝各二钱　甜光杏三钱　蜜姜两小片　红枣四枚

另，香谷芽露四两、枇杷叶露四两，二味后入。

渍形以为汗法：生黄芪五钱　熟附片八分　软柴胡钱半　生甘草钱半　炙鳖甲四钱　西秦艽二钱　净蝉衣钱半　荆芥穗钱半

上药煎水，温蒸肌肤，每日一次。

二诊　昨进清养肺阴，以撤伏匿；调和营卫，而化痰湿之剂，热度略减，咯痰不爽，耳聋失聪，神疲嗜卧，形肉消瘦，舌质红，苔薄腻而黄，脉濡小而数。卫虚失于外护，营虚失于内守，余邪痰湿逗留肺胃，清肃之令不行，还虑虚中生波。前方尚觉合度，仍守原意出入。

南沙参三钱　吉林参须八分　炒黑荆芥八分　抱茯神三钱　炙远志一钱　广橘白一钱　桑叶皮水炙，各钱半　鲜竹茹二钱　肥玉竹二钱　川象贝各二钱　甜光杏三钱　冬瓜子三钱

生熟谷芽各三钱　枇杷叶露后入，四两

　　三诊　痧子后寒热不解，已有两月之久，咳痰不爽，耳聋失聪，渴喜热饮，形瘦时寐，寐多醒少，舌质红，苔干白而腻，脉象濡小而数，左脉虚弦。杳不纳谷，卫虚失于外护则寒，营虚失于内守则热，肺虚则咳嗽，胃弱则不纳。仲圣云：少阴病，但欲寐。卫阳入阴不得外返则多寐，虚阳外越则头额多汗也。种种见症，颇虑正不支持，致阴阳脱离之变。勉拟助阳益阴，和胃化痰，尽人力以冀天佑。

　　吉林人参一钱　熟附片四分　炙鳖甲三钱　抱茯神三钱　炙远志一钱　嫩白薇钱半　川象贝各二钱　甜光杏三钱　广橘白一钱　清童便冲服，一杯　香稻叶露四两　枇杷叶露四两　野蔷薇露四两，三露煎药

　　唐宝宝　身热九天，有汗不解，咳嗽痰多，五日未更衣，苔薄腻微黄，脉濡滑而数。此无形之风温与有形之痰滞，互阻阳明为病，肺失输布之权。昨投疏解伏温、宣化痰滞之剂，尚觉合度，仍守原意出入，尚希明正。

　　清水豆卷四钱　净蝉衣八分　嫩前胡一钱五分　鸡苏散三钱　赤茯苓三钱　枳实炭一钱连翘壳三钱　全瓜蒌三钱　光杏仁三钱　象贝母三钱　福泽泻一钱五分　地枯萝三钱　保和丸包，三钱

　　王宝宝　痧子布而不透，身灼热，烦躁咽痛，神识时明时昧，曾经泄泻，舌质红，脉滑数。温邪疫疠，蕴袭肺胃，不得泄越，而反陷于大肠，证势非轻，再拟辛凉汗解。

　　粉葛根二钱　薄荷叶后下，八分　荆芥穗一钱　净蝉衣八分　生草节六分　苦桔梗一钱金银花四钱　天花粉三钱　连翘壳三钱　生赤芍二钱　轻马勃八分　鲜竹茹一钱五分　干荷叶一角　白茅根去心，二扎

　　朱宝宝　痧毒发于颈项，漫肿疼痛，右腿疳毒疮孔深陷，疮旁焮红作痒。皆由痧火湿热蕴结，荣卫不从，虑其缠绵增剧。姑拟清解托毒，尚希明正。

　　净蝉衣八分　生赤芍二钱　生草节六分　金银花三钱　连翘壳三钱　薄荷叶后下，四分大贝母三钱　炙僵蚕三钱　紫丹参二钱　杜赤豆一两　丝瓜络二钱

　　党宝宝　痧子已回，身热早轻暮重，咳嗽气逆，鼻扇音暗，时时迷睡，左脉弦细而数，右脉濡细无力，舌质淡红，苔微黄，腑行溏薄。阴液暗伤，痧火痰热留恋，下迫注泄，证势重险！姑拟清肺化痰，以滋化源，尚希明正。

　　炙兜铃一钱　净蝉衣五分　桑叶皮各一钱五分　川象贝各一钱五分　生甘草六分　银花炭三钱　抱茯神三钱　冬瓜子三钱　干芦根一两　枇杷叶去毛、包煎，三张　胖大海二枚　肥玉竹一钱五分　蛤粉炒阿胶一钱

　　王小宝　痧子后痧火蕴毒结于阳明，走马疳腐烂偏左，左颧面肿硬疼痛，身热不退，咳嗽痰多，舌质红，苔薄腻，脉象弦数，腑行溏薄。证势非轻，颇虑穿腮落牙之险！姑拟芦荟消疳饮合清疳解毒汤加减，尚希明正。

　　真芦荟八分　薄荷叶后下，七分　荆芥穗七分　熟石膏打，二钱　甘中黄八分　胡黄连五

分　银柴胡一钱　连翘壳三钱　苦桔梗一钱　京玄参一钱五分　生赤芍三钱　象贝母三钱　活芦根一尺　活贯众三钱

项童　痧后肺有伏邪，痰气壅塞，脾有湿热，不能健运，积湿生水，泛滥横溢，无处不到，以致面目虚浮，腹膨肢肿，咳嗽气逆，苔薄腻，脉濡滑，势成肿胀重症。姑宜肃运分消，顺气化痰。

嫩前胡一钱五分　猪苓三钱　生熟苡仁各三钱　炙桑皮三钱　光杏仁三钱　大腹皮二钱　地枯萝三钱　旋覆花包，一钱五分　清炙枇杷叶去毛、包，三钱　象贝母三钱　广陈皮一钱　枯碧竹一钱五分　鲜冬瓜皮一两，煎汤代水　连皮苓四钱　福泽泻三钱

孙童　痧后肺胃阴伤，伏邪留恋，身热不退，咳嗽咽痛，口渴欲饮，舌质绛苔黄，脉象滑数。伏热蕴蒸肺胃，津液灼而为痰，肺失清肃，胃失降和，咽喉为肺胃之门户，肺胃有热，所以咽痛。今拟竹叶石膏汤加味，清阳明，解蕴热，助以生津化痰之品。

鲜竹叶三十张　京玄参三钱　桑叶皮各三钱　粉丹皮二钱　熟石膏打，四钱　生甘草八分　甜杏仁三钱　金银花三钱　鲜石斛三钱　天花粉二钱　川象贝各三钱　通草八分　活芦根去节，一尺　枇杷叶露后入，四两

天痘

陈幼　天痘见点三天，点已满布，曾经寒热，舌苔薄腻。时气之邪引动先天蕴毒，由内达外，宜以疏解活血。

净蝉衣八分　熟牛蒡子二钱　清水豆卷四钱　京赤芍二钱　苦桔梗一钱　苦甘草六分　光杏仁三钱　象贝母三钱　杜红花五分　粉葛根钱半　鲜笋尖三钱

洪幼　天痘已布，咳嗽音声不扬，痘顶起绽，有灌浆之意。姑拟养正托浆，和营解毒。

生黄芪四钱　京赤芍二钱　全当归二钱　净蝉衣八分　苦甘草五分　苦桔梗一钱　大贝母三钱　光杏仁三钱　紫草茸一钱　鲜笋尖三钱　连翘壳三钱　薄荷叶后下，四分

水痘

吴幼　寒热渐退，水痘布而渐回，惟胸闷纳少、小溲淡黄，苔薄腻，脉濡数。余邪湿热未楚，脾胃不和，再宜清疏宣化。

清水豆卷四钱　净蝉衣八分　嫩前胡钱半　京赤芍二钱　赤茯苓三钱　陈广皮一钱　象贝母三钱　白通草八分　佩兰梗钱半　炒谷麦芽各三钱　地枯萝三钱　荷叶一角

疫喉痧

梁宝宝　喉痧两候虽回，里热尚炽，咽喉内关白腐，咳嗽音喑，胸高气粗，烦躁不

寐，脉象濡数模糊，舌苔糙黄。伏温挟痰热蕴蒸肺胃，肺炎叶举，清肃之令不行，证势危笃！勉拟清解伏温，开肺化痰，尽人力以冀天眷耳，尚希明正。

天花粉三钱　薄荷叶后下，四分　净蝉衣八分　甘中黄八分　金银花三钱　连翘壳三钱　熟石膏打，二钱　胖大海三枚　桑叶皮各一钱五分　川象贝各二钱　鲜竹叶三十张　活芦根一尺　枇杷叶露四两

严宝宝　时疫喉痧十二天，痧布未透，隐而太早，身热不退，痧毒生于项颈，肿硬疼痛，耳疳流脓，口舌糜腐，脉象濡数。疫疠之邪，挟痰热蕴袭肺胃两经，血凝毒滞，两足浮肿，邪无出路，荣卫不能流通，证势重险！宜败毒饮加减。

薄荷叶后下，八分　荆芥八分　熟石膏打，三钱　生草节六分　苦桔梗一钱　连翘三钱　赤芍二钱　大贝母三钱　僵蚕三钱　冬瓜子三钱　板蓝根二钱　通草八分　地枯萝三钱　活芦根一尺

陆童　痧后失音，咽喉内关白腐，气喘鼻扇，喉有痰声，苔黄脉数。痧火蕴蒸肺胃，肺津不布，凝滞成痰，痰热留恋肺胃，肺叶已损，气机不能接续，咽喉为肺胃之门户，肺胃有热，所以内关白腐，音声不扬，会厌肉脱，证势危笃。勉拟清温解毒，而化痰热。勒临崖之马，挽既倒之澜，不过聊尽人工而已。

金银花三钱　京玄参三钱　象贝母三钱　活芦根去节，一尺　连翘壳三钱　薄荷叶后下，八分　天花粉三钱　淡竹沥油冲，一两　甘中黄八分　京赤芍二钱　冬桑叶三钱　大麦冬二钱

刘幼　喉痧七天，痧子早没，发热无汗，咽喉内关肿痛白腐，项外漫肿，舌红绛，脉弦数。温邪疫疠化热生痰，蕴袭肺胃，厥少之火上升，证势危笃，再宜清解败毒。

薄荷叶后下，八分　甘中黄钱半　净蝉衣八分　大贝母三钱　熟石膏打，三钱　荆芥穗一钱　京玄参二钱　天花粉三钱　金银花六钱　京赤芍二钱　连翘壳三钱　板蓝根二钱　茅芦根去心节，各一两　鲜竹茹钱半　鲜竹叶三十张

二诊　喉痧八天，痧子早没，发热不退，项颈漫肿渐减，舌红绛，脉弦数。温邪袭里，化火生痰，蕴蒸肺胃，还虑增变，再宜清解败毒。

薄荷叶后下，八分　甘中黄八分　金银花四钱　大贝母三钱　熟石膏打，三钱　京玄参钱半　连翘壳三钱　京赤芍二钱　荆芥穗一钱　天花粉三钱　川雅连四分　粉葛根钱半　茅芦根去心节，各一两　板蓝根二钱　珠黄散吹喉

金小　风温疫疠引动伏邪，挟痰热蕴袭肺胃两经，疫喉肿红，内关白腐，气喘鼻扇，喉中痰声辘辘，脉象欲伏，舌苔薄黄。证势危笃，勉方冀幸。

净麻黄三分，先煎，去白沫　生石膏打，三钱　嫩射干八分　薄荷叶后下，八分　光杏仁三钱　生甘草八分　京玄参钱半　冬瓜子三钱　桑叶皮各钱半　马兜铃一钱　活芦根去节，一尺　淡竹沥一两，冲服　真猴枣粉二分，冲服

贴起泡膏，吹金不换。

林宝宝　风温时气之邪，引动伏邪，蕴袭肺胃两经，丹痧八天，布而渐回，身热咳

嗽，音声不扬，梦语如谵，咽喉焮痛，苔薄腻黄，脉象濡数。虑其增剧，姑拟辛凉清解，宣肺化痰，尚希明正。

荆芥穗一钱　薄荷叶后下，八分　净蝉衣八分　金银花四钱　连翘壳三钱　生赤芍二钱　光杏仁三钱　象贝母三钱　全瓜蒌切，三钱　冬瓜子三钱　马兜铃一钱　活芦根一尺　朱灯心二扎

李小　传染喉痧，痧子已布，寒热不退，咽痛焮红，风温时气蕴袭肺胃，腑行溏薄，肺移热于大肠也。宜辛凉清透，宣肺化痰。

薄荷叶后下，八分　净蝉衣八分　淡豆豉三钱　甜苦甘草各六分　苦桔梗一钱　轻马勃八分　金银花三钱　连翘壳三钱　生赤芍二钱　象贝母三钱　山楂肉二钱　鲜竹叶三十张　干荷叶一角

二诊　传染痧子，布而渐回，身热晚甚，有汗不解，右颐颊下，肿硬疼痛，口角腐烂。颇虑延成牙疳，急宜清温解毒。

薄荷叶后下，八分　京玄参钱半　炙僵蚕三钱　金银花四钱　连翘壳三钱　板蓝根三钱　生甘草六分　苦桔梗一钱　熟石膏打，三钱　生赤芍二钱　大贝母三钱　鲜竹叶三十张　活芦根去节，一尺　陈金汁一两，冲服

三诊　传染痧子，布而渐回，身热未退，颐颊漫肿渐减，口疮腐烂。阳明积火上升，痧毒未楚，再宜清温解毒。

薄荷叶后下，八分　连翘壳三钱　金银花四钱　京玄参二钱　甘中黄八分　生赤芍二钱　熟石膏打，三钱　苦桔梗一钱　大贝母三钱　炙僵蚕三钱　板蓝根三钱　鲜竹叶三十张　活芦根去节，一尺　陈金汁一两，冲服

四诊　传染痧子，布而渐回，身热渐退，咽喉内关白腐，咳嗽音暗，项颈漫肿疼痛。温邪疫疠化热，蕴袭肺胃，厥少之火上升。还虑变迁，再宜清温解毒。

薄荷叶后下，八分　京玄参钱半　金银花四钱　连翘壳三钱　甘中黄八分　生石膏打，四钱　生赤芍二钱　川象贝各二钱　炙僵蚕三钱　板蓝根二钱　鲜竹叶三十张　活芦根去节，一尺　陈金汁一两，冲服　淡竹沥一两，冲服

五诊　传染痧子，布而渐回，身热较轻未退，咽喉内关白腐，咳嗽痰多，项颈漫肿。温邪疫疠化热，蕴蒸肺胃，厥少之火上升。还虑增剧，再宜气血双清而解疫毒。

鲜生地三钱　京玄参钱半　薄荷叶后下，八分　甘中黄八分　金银花四钱　连翘壳三钱　大贝母三钱　炙僵蚕三钱　生石膏打，四钱　板蓝根二钱　陈金汁冲服，一两　淡竹沥冲服，一两　鲜竹叶三十张　活芦根去节，一尺

𪘏咳

蓝小　𪘏咳①痰多，已延匝月，食积化火，上逆于肺，宜清肺化痰。

水炙桑叶皮各钱半　光杏仁三钱　象贝母三钱　赤茯苓三钱　水炙远志一钱　瓜蒌皮三钱　马兜铃一钱　橘红一钱　冬瓜子三钱　炒竹茹二钱　莱菔子炒、研，二钱　十枣丸研，化服，一分

---

① 𪘏咳：𪘏（dǔn），整批。𪘏咳，即顿咳。

风温

邹小　风温疫疠之邪，挟痰热蕴袭肺胃两经。身热不扬，哮喘咳嗽，喉有痰声，音喑，苔腻黄，脉郁滑而数，咽喉焮红。证势非轻，姑拟麻杏石甘汤加味。

净麻黄先煎，去四分白沫，三钱　光杏仁三钱　熟石膏打，三钱　生甘草六分　嫩射干六分　马兜铃一钱　象贝母三钱　桑叶皮各钱半　冬瓜子三钱　胖大海三枚　活芦根去节，一尺

另：猴枣三分、淡竹沥一两，炖温冲服。

彭小　风温伏邪，太阳阳明为病，肺气窒塞不宣，寒热三天，咳嗽胸闷，膺痛泛恶，脉象浮滑而数，苔薄腻而黄。姑拟疏解宣肺，和胃化痰。

炒荆芥一钱　嫩前胡钱半　炒豆豉三钱　赤茯苓三钱　江枳壳一钱　苦桔梗一钱　黑山栀皮钱半　连翘壳三钱　光杏仁三钱　象贝母三钱　川郁金钱半　鲜竹茹钱半　炒谷麦芽各三钱

刘小　风温伏邪，蕴袭肺胃，身热不清，咳嗽痰多，腑行溏薄，宜疏邪化痰。

炒豆豉三钱　嫩前胡钱半　净蝉衣八分　象贝母三钱　赤茯苓三钱　炒枳壳一钱　苦桔梗一钱　焦楂炭三钱　炒黑荆芥八分　炒麦芽三钱　干荷叶一角　冬桑叶二钱

吴小　咳嗽痰多，甚则泛恶，舌苔薄腻。伏风痰滞化热，上逆于肺，宜祛风清金而化痰滞。

嫩前胡钱半　冬桑叶二钱　象贝母三钱　光杏仁三钱　赤茯苓三钱　水炙远志八分　薄橘红八分　仙半夏钱半　炙款冬钱半　冬瓜子三钱　枳实炭一钱　炒竹茹二钱　老枇杷叶去毛、包煎，二张

罗小　风温伏邪，挟痰滞逗留肺胃，身热时作，咳嗽痰多，甚则泛恶，舌苔薄腻。虑其增剧，姑拟疏邪化痰，宣肺和胃。

炒豆豉二钱　净蝉衣八分　嫩前胡钱半　光杏仁二钱　赤茯苓二钱　江枳壳八分　苦桔梗八分　象贝母二钱　熟牛蒡子二钱　莱菔子炒、研，二钱　薄橘红五分　炒麦芽三钱　炒竹茹一钱

郑童　风温伏邪，蕴袭肺胃，身热三候，咳嗽膺痛，脉象滑数，舌苔薄黄。形瘦神疲，颇虑外感而致内伤，致生变迁。姑拟清温化痰，宣肺和胃。

冬桑叶二钱　光杏仁三钱　象贝母三钱　抱茯神三钱　青蒿梗钱半　嫩白薇钱半　瓜蒌皮三钱　炙兜铃一钱　川郁金钱半　活芦根一尺　冬瓜子三钱　枇杷叶露后入，四两　银柴胡一钱

方小　风温伏邪，挟湿滞交阻，身热六天，咳嗽痰多，时时欲厥之状，腹鸣便泄，舌苔薄腻，虑其痉厥。姑宜辛凉疏解，而化痰滞。

淡豆豉三钱　　净蝉衣八分　　薄荷叶后下，八分　　嫩前胡钱半　　赤茯苓三钱　　苦桔梗一钱　　象贝母三钱　　焦楂炭三钱　　银花炭三钱　　连翘壳三钱　　大腹皮钱半　　炒竹茹钱半　　荷叶一角

李小　风温伏邪挟食滞交阻，太阴阳明为病，身热咳嗽，腹鸣泄泻。姑宜疏邪化痰，和胃畅中。

荆芥穗一钱　　淡豆豉三钱　　嫩前胡钱半　　薄荷叶后下，八分　　赤茯苓三钱　　苦桔梗一钱　　焦楂曲三钱　　大腹皮二钱　　六神曲三钱　　炒枳壳一钱　　象贝母三钱　　粉葛根钱半　　干荷叶一角

徐小宝宝　咳嗽已有数月，肺阴早伤，近来身热晚甚，有汗不解，舌前半淡红，中后白腻，脉象濡小而数，形瘦神疲。此先天本亏，风温伏邪，挟痰热逗留肺胃。前投清温化痰而宣肺气之剂，尚觉合度，仍守原意出入，尚希明正。

霜桑叶二钱　　光杏仁钱半　　川象贝各钱半　　抱茯神二钱　　炙远志八分　　金银花二钱　　连翘壳二钱　　嫩白薇炒，一钱　　通草五分　　活芦根去节，五寸　　冬瓜子三钱

刘小　身热咳嗽气喘，音暗，喉有痰声，腑行溏薄，舌苔干腻。风温伏邪挟痰滞交阻，脾胃为病。恙势尚在险途，急宜宣肺祛风，和胃畅中。

淡豆豉三钱　　净蝉衣八分　　嫩射干八分　　赤茯苓三钱　　银花炭三钱　　连翘壳三钱　　薄荷叶后下，七分　　象贝母三钱　　苦桔梗一钱　　焦楂炭三钱　　莱菔子炒、研，二钱　　胖大海二枚　　鲜荷叶一角　　炒竹茹钱半

程小宝宝　咽喉为肺胃之门户，饮食之道路，风寒包热于肺，挟痰交阻，肺气闭塞，肃降之令失司。乳蛾肿痛白点，妨于咽饮，气逆鼻扇，咳嗽音哑，喉中痰声辘辘，脉象郁滑而数，舌质红，苔黄。书云：气逆之为病，在肺为实，在肾为虚。病经三天，即气逆鼻扇，此肺实也，即肺闭也。金实不鸣，故音哑，非金破不鸣者可比。证势危笃，勉拟麻杏石甘汤加味，以冀一幸。

净麻黄三分　　光杏仁三钱　　熟石膏打，三钱　　炙僵蚕三钱　　生甘草六分　　嫩射干八分　　轻马勃八分　　马兜铃八分　　象贝母三钱　　净蝉衣八分　　胖大海三枚　　淡竹沥一两　　活芦根一尺　　真猴枣粉冲服，二分

春温

沃宝宝　春温伏邪蕴蒸阳明之里，少阳经邪不达，心脾之火内炽，身热十七天，烦躁少寐，梦语如谵，小溲频数不多，咳嗽咯痰不爽，稍有泛恶，舌质淡红，唇焦，脉象濡数。温为阳邪，最易伤阴，津少上承，邪热愈炽，颇虑内陷痉厥之变。急宜生津和解，清肺化痰，以望转机，尚希明正。

天花粉三钱　　银柴胡一钱　　粉葛根一钱　　朱茯神三钱　　金银花四钱　　连翘壳三钱　　川象贝各二钱　　冬桑叶二钱　　甘菊花三钱　　黑山栀二钱　　肥知母钱半　　光杏仁三钱　　鲜竹茹二钱　　活芦根一尺

二诊　伏温内蕴，由气入营，心肝之火内炽，阳明里热不解，身热晚甚，已有三候，

烦躁不寐，口干欲饮，鼻干耳聋，唇焦舌质淡红，小溲短赤，脉象濡小而数。一派炎炎之势，有吸尽西江之虑，急宜生津清温，清神涤痰。

鲜石斛四钱　天花粉三钱　肥知母钱半　京玄参二钱　冬桑叶三钱　粉丹皮二钱　金银花四钱　连翘壳三钱　光杏仁三钱　川象贝各二钱　朱茯神三钱　鲜竹茹二钱　活芦根一尺　朱灯心二扎

三诊　伏温三候，身热不退，耳聋鼻干，口干欲饮，唇焦烦躁少寐，小溲短赤，脉象弦小而数，舌质淡红。少阴阴液已伤，阳明伏温未解，还虑增变。今拟人参白虎汤加减，尚希明正。

西洋参钱半　鲜竹叶三十张　熟石膏打，四钱　肥知母二钱　朱茯神三钱　天花粉三钱　京玄参二钱　粉丹皮二钱　光杏仁三钱　川象贝各二钱　冬桑叶三钱　鲜石斛三钱　活芦根一尺　生谷芽三钱

四诊　伏温三候余，身灼热，耳聋鼻干，口干欲饮，唇焦，烦躁少寐，小溲渐通，舌质红绛，脉象弦小而数。少阴阴液已伤，阳明伏温未解，还虑变迁，再宜生津达邪，清温化痰，尚希明正。

鲜石斛四钱　天花粉三钱　生甘草六分　朱茯神三钱　金银花六钱　连翘壳三钱　川象贝各二钱　冬桑叶三钱　薄荷叶后下，八分　鲜茅芦根各一两　鲜竹叶茹各钱半

湿温

丁幼　秋温伏邪挟湿滞内阻，太阴阳明为病，身热有汗不解，腑行溏薄，时时迷睡，颇虑阳明之邪传入少阴，致成慢惊之变。急宜温经达邪，和中化浊。

熟附片八分　银柴胡一钱　粉葛根八分　赤茯苓三钱　生白术二钱　仙半夏二钱　焦楂炭三钱　春砂壳后下，八分　炒谷芽三钱　炒苡仁四钱　吉林参须五分，先煎、冲服

二诊　身热有汗不解，时时迷睡，口干欲饮，脉象濡小而数，舌苔白腻微黄。秋温伏邪始在阳明，继传少阴，昨投温经达邪之剂，尚觉合度，再守原意出入。

熟附片八分　银柴胡一钱　生白术钱半　赤茯苓三钱　煨葛根八分　焦楂炭三钱　春砂壳后下，八分　嫩白薇钱半　炒谷芽三钱　炒麦芽三钱　鲜荷叶一角　吉林参须五分，先煎、冲服

三诊　迷睡大减，身热有汗不解，朝轻暮重，咳嗽痰多，腑行不实，白痦布而不多，脉象濡小而数。少阴之邪已还，阳明挟湿，逗留募原，漫布三焦，能得不增变端，可望渐入坦途。

净蝉衣八分　银柴胡一钱　清水豆卷四钱　赤茯苓三钱　生白术钱半　生苡仁四钱　川象贝各二钱　焦楂炭三钱　冬桑叶二钱

甘露消毒丹四钱，荷叶包煎，刺孔。

服药后病势加重，仍然迷睡，复宗温经达邪、和中化浊之意进治。

四诊　湿温十七天，邪已入于三阴，昨投附子理中合小柴胡汤加减，身热较轻，便泄色青亦止，小溲频数清长，咳嗽痰多。既见效机，仍宜原意出入。

吉林参须八分，另先煎冲服　熟附片四分　生白术钱半　银柴胡一钱　炒扁豆衣三钱　炒怀山药三钱　仙半夏二钱　川象贝各二钱　焦楂炭三钱　陈仓米包，四钱　干荷叶一角

五诊　湿温十八天，邪已入于三阴，连进附子理中合小柴胡汤加减，身热大退，便泄亦止，惟咳嗽痰多，小便频数。再宗原法进步。

吉林参须八分　熟附片四分　生白术钱半　炒怀山药三钱　炒扁豆衣三钱　银柴胡一钱　嫩白薇炒，钱半　仙半夏二钱　川象贝各二钱　炒谷麦芽各三钱　干荷叶一角

六诊　湿温二十天，身热退而复作，咳嗽痰多，甚则鼻扇，大便溏薄，小溲色白。阴盛格阳，脾虚肺阴亦伤，慢惊重症。再仿理中地黄汤意。

吉林参须八分　熟附片六分　川象贝各二钱　蛤粉炒阿胶一钱　怀山药三钱　焦楂炭三钱　银柴胡一钱　干姜炭四分　生於术二钱　陈仓米包，四钱　干荷叶煎汤代水

张童　腑气已通，身热朝轻暮重，白㾦布而未回，鼻红口干，舌苔干腻微黄，脉象濡小而数。恙延数月，气阴两亏，伏温湿热，留于募原，还虑正不胜邪，致生变迁。再宜养正和解，淡渗湿热。

吉林参须五分　银柴胡钱半　青蒿梗钱半　朱茯神三钱　通草八分　嫩白薇钱半　炒谷麦芽各三钱　佩兰梗钱半　冬瓜子三钱　甘露消毒丹包煎，四钱

二诊　湿温月余，身热天明始退，白㾦布而渐回，脉象濡细而数。气阴暗伤，余邪湿热留恋募原，再宜扶正和解，淡渗湿热。

吉林参须一钱　银柴胡钱半　青蒿梗钱半　朱茯神三钱　川象贝各二钱　嫩白薇钱半　佩兰梗钱半　广橘白一钱　白通草八分　生苡仁三钱　炒谷麦芽各三钱　冬瓜子皮各三钱

严幼　湿温月余，身热午后尤甚，咳嗽痰多，脉象濡小，苔白腻微黄，白㾦隐隐。正虚脾弱，客邪湿热留恋。姑拟扶正和解，宣肺化痰。

炒潞党参一钱　象贝母三钱　陈广皮一钱　银州柴胡一钱　赤茯苓三钱　佩兰梗钱半　炒谷麦芽各三钱　生白术钱半　炒苡仁四钱　浮小麦四钱　鲜荷叶一角

赵宝宝　湿温十六天，有汗身热不解，朝轻暮重，口干欲饮，小溲短赤，腑行不实，舌前半淡红、中后灰腻而黄，脉象濡数，白㾦布而即隐。此无形之伏温，与有形之湿，蕴蒸募原，挟滞交阻，少阳阳明为病。阴液虽伤，邪湿不化，还虑增剧。今拟和解枢机，清化湿热，冀温从外达，湿从下趋，白㾦复布，邪始有出路。拟方明正。

银州柴胡一钱　粉葛根钱半　鸡苏散包，三钱　赤茯苓三钱　金银花三钱　连翘壳三钱　枳实炭一钱　方通草八分　净蝉衣八分　嫩白薇钱半　生熟谷芽各三钱　地枯萝三钱　白茅根去心，二扎

二诊　湿温十七天，身热早轻暮重，有汗不解，口干欲饮，小溲短赤，苔薄腻而黄，脉濡滑而数，白㾦布而渐多。伏温湿热蕴蒸募原，少阳阳明为病，湿不化则热不退，气不宣则湿不化，还虑增剧。昨投和解枢机，清温化湿，尚觉合度，仍守原意出入，尚希明正。

银柴胡一钱　粉葛根钱半　鸡苏散包，三钱　赤茯苓三钱　金银花三钱　连翘壳三钱　枳实炭一钱　通草八分　净蝉衣八分　嫩白薇钱半　冬瓜子三钱　生熟谷芽各三钱　白茅根去心，二扎

三诊　湿温十八天，汗渐多，白㾦布于胸腹之间，虽是佳兆，但身热不退，口干不多

饮，耳聋失聪，舌苔灰腻而黄，脉象滑数。温与湿合，蕴蒸募原，漫布三焦。叶香岩先生云："湿为黏腻之邪，最难骤化，所以身热而不易退也。"今拟苍术白虎汤加减，尚希前诊先生政之。

制苍术七分　生石膏打，三钱　鸡苏散包，三钱　赤茯苓三钱　枳实炭一钱　嫩白薇钱半净蝉衣八分　通草八分　冬瓜皮四钱　白茅根一扎　生谷芽四钱

四诊　湿温十九天，白㾦布而复隐，身热不退，口干欲饮，耳聋失聪，且有鼻衄，大便溏泄，舌苔干腻，脉象濡滑而数，跌阳脉濡软无力。是气阴暗伤，不能托邪外出，温与湿合，互阻募原，漫布三焦。欲燥湿则伤阴，欲滋清则助湿，大有顾此失彼之弊。还虑增变，今拟扶正和解，宣气化湿。白㾦复布，温从外解，湿从下趋则吉。

南沙参三钱　银柴胡一钱　粉葛根钱半　赤茯苓三钱　银花炭三钱　连翘壳三钱　鸡苏散包，三钱　炒扁豆衣三钱　陈广皮一钱　荷叶一角

五诊　湿温二十五天，身热较轻，而未能尽退，舌质红，苔干薄腻，口干欲饮，便溏亦结，白㾦又布于颈项之间，脉象左弦数、右濡数。此气阴两伤，津少上承，伏温湿热逗留募原，肺经输布无权。再宜养正生津，清温化湿，尚希明正。

南沙参三钱　生甘草五分　天花粉三钱　赤茯苓三钱　金银花三钱　连翘壳三钱　川象贝各二钱　嫩白薇钱半　通草八分　生熟谷芽各三钱　白茅根去心，二扎　香青蒿钱半　鲜荷叶一角

惊厥

杨幼　两目上视，时轻时剧，今晚角弓反张，脐腹疼胀，舌强呛乳不利，舌尖边淡红，中后薄腻，脉象细弱，哭泣音声不扬。气阴暗伤，虚风内动，痰热逗留肺胃，枢机窒塞，还虑增变，宜息风安神，宣肺化痰。

煅石决三钱　青龙齿先煎，三钱　净蝉衣五分　朱茯神三钱　炙远志一钱　炙僵蚕三钱　川象贝各二钱　陈木瓜一钱　山慈菇片八分　珍珠粉冲服，一分　嫩钩钩后入，三钱　金器①一具

吴幼　风痰堵塞肺络，清肃之令不得下行，痰多气逆咳嗽，声音不扬，虑成肺风痰惊，姑拟轻宣肺邪，而化痰热。

净蝉衣八分　嫩射干七分　光杏仁三钱　象贝母三钱　苦桔梗一钱　嫩前胡钱半　云茯苓三钱　炙紫菀八分　蜜炙麻黄二分　莱菔子炒、研，钱半

另：保赤丹二厘，白冰糖汤调下。

二诊　咳嗽气逆，甚则鼻扇，哭不出声。风痰堵塞肺络，清肃之令不得下行，还虑变迁，再宜开肺化痰，尚希明正。

净蝉衣八分　嫩射干八分　光杏仁三钱　象贝母三钱　抱茯神三钱　炙远志一钱　霜桑叶三钱　川郁金钱半　炙紫菀八分　炙兜铃一钱　冬瓜子三钱

卢小　脾胃败坏，运化失常，纳少泛恶，腑行溏薄，阴盛格阳，身热形瘦，土不生

---

①　金器：金戒指一类的黄金器物，能重镇安神除惊。

金，咳嗽痰多，势成慢惊疳痨。姑拟理中地黄汤加减。

炒党参钱半　熟附片四分　米炒於术钱半　炒怀山药三钱　炮姜炭四分　云茯苓三钱　仙半夏二钱　陈广皮一钱　蛤粉炒阿胶一钱　炒谷麦芽各三钱　焦楂炭三钱　炒川贝二钱　炙粟壳二钱　灶心黄土四钱，荷叶包

淋证

俞小　两天本亏，湿热滞内阻，脾胃运化失常，小溲淋涩不通，溺时管痛，胸闷纳少，大便溏薄，苔薄腻，脉濡滑。证势非轻，宜和中化湿，分利阴阳。

煨葛根钱半　赤猪苓各三钱　苦桔梗一钱　炒扁豆衣三钱　陈广皮一钱　大腹皮二钱　六神曲三钱　焦楂炭三钱　炒车前子包，三钱　干荷叶一角　滋肾通关丸包煎，二钱

童痨

高幼　阴虚潮热，纳少形瘦，脉象弦小而数，势成童痨。勉宜养正和解，而醒脾气。

南沙参三钱　银柴胡二钱　嫩白薇钱半　抱茯神三钱　怀山药三钱　青蒿子钱半　陈广皮一钱　焦谷芽三钱　冬瓜子三钱　干荷叶一角

泄泻

吴幼　感受时气之邪，挟乳滞内阻，太阴阳明为病，身热口干，腹鸣泄泻，苔薄腻黄，脉象滑数。证势非轻，姑拟疏邪和中而化湿滞。

荆芥穗八分　青防风八分　薄荷叶后下，四分　粉葛根一钱　藿香梗一钱　赤猪苓各二钱　细青皮一钱　大腹皮二钱　焦楂炭二钱　银花炭二钱　六神曲二钱　炒车前子包，三钱　干荷叶一角

周孩　得汗身热较减不退，大便溏泄。伏邪湿滞未楚，阳明经腑为病，今拟葛根黄芩黄连汤加减。

粉葛根一钱　酒炒黄芩一钱　象贝母三钱　赤猪苓各三钱　细青皮一钱　苦桔梗一钱　六神曲三钱　焦楂炭三钱　清水豆卷四钱　银花炭三钱　大腹皮二钱　炒车前子包煎，三钱　干荷叶一角

蒋小　初病太阳阳明为病，继则邪陷太阴，清浊混淆，身热无汗，腹满便泄，舌苔白腻，脉象濡数，防成慢惊。姑拟温经达邪，和中消滞。

熟附片五分　炮姜炭三分　生白术钱半　云茯苓三钱　细青皮一钱　大腹皮二钱　荆芥穗八分　青防风八分　粉葛根一钱　藿香梗一钱　焦楂炭二钱　象贝母三钱　灶心黄土干荷叶包煎，四钱

二诊　昨投温经达邪和中消滞之剂，身热略减，未曾得汗，腹满泄泻，苔白腻，脉濡数。邪陷三阴，阴盛格阳，还虑生变，既见效机，仍守原意出入。

熟附片六分　炮姜炭四分　生白术钱半　大腹皮二钱　云茯苓三钱　荆芥穗一钱　青防风八分　粉葛根八分　焦楂炭三钱　象贝母三钱　银柴胡一钱　灶心黄土干荷叶包煎，四钱

三诊　连投温经达邪、和胃消滞之剂；腹满泄泻渐减，寒热退而未清，咳嗽痰多。三阴之邪有外达之势，再守原意出入。

熟附片六分　炮姜炭四分　生白术钱半　嫩前胡钱半　赤茯苓三钱　细青皮一钱　大腹皮二钱　象贝母三钱　焦楂炭二钱　苦桔梗一钱　粉葛根一钱　银柴胡一钱　灶心黄土干荷叶包煎，四钱

痢疾

张小　湿热滞郁于曲肠，煅炼成积，腹痛痢下，赤白相杂，里急后重。姑拟和中化浊。

炒黑荆芥一钱　银花炭三钱　炒赤芍二钱　赤茯苓三钱　细青皮一钱　苦桔梗一钱　春砂壳后下，八分　六神曲三钱　焦谷芽三钱　炒赤砂糖三钱　干荷叶一角　荠菜花炭三钱

霍乱

周小　霍乱上吐下泻，手足逆冷，脉象沉细，渴喜热饮，寒疫客于三阴，阳气不能通达。证势重险，姑拟连萸汤加减。

熟附块八分　炮姜炭五分　淡吴萸三分　藿香梗钱半　制川朴一钱　炒川连四分　生白术钱半　仙半夏钱半　云茯苓三钱　大腹皮二钱　炒潞党参一钱　六神曲三钱　灶心土干荷叶包煎，一两

陈小　霍乱后纳谷减少，两足畏冷，苔白腻，脉沉细。少阴有寒，太阴有湿，脾胃运化失常，宜温经运脾，芳香化湿。

熟附片六分　赤茯苓三钱　春砂壳后下，八分　制川朴一钱　陈广皮一钱　福泽泻钱半　制苍术一钱　藿香梗钱半　炒谷麦芽各三钱　佩兰梗钱半　佛手八分

虫积

王女孩　脾阳胃阴两伤，湿郁生虫，腹痛阵阵，午后潮热，形瘦神疲，大腹胀满，势成疳积。宜健脾养胃，酸苦杀虫。

生白术钱半　川石斛三钱　连皮苓三钱　陈广皮一钱　银柴胡一钱　使君子三钱　嫩白薇钱半　陈鹤虱钱半　白雷丸钱半　炒谷麦芽各三钱　陈葫芦瓢三钱

二诊　腹痛较减，入夜潮热，腹满便溏，兼之咳嗽，脾土薄弱，湿郁生虫，燥邪入肺。今拟扶土和中，清肺杀虫。

生白术钱半　连皮苓四钱　炒扁豆衣三钱　陈广皮一钱　大腹皮二钱　象贝母三钱　炒怀山药三钱　六神曲三钱　使君子三钱　陈鹤虱钱半　白雷丸钱半　荷叶一角　陈葫芦瓢三钱

吴幼　新寒引动厥气，挟宿滞虫积交阻，脾胃不和，胸闷呕吐，腹痛阵阵，苔薄黄，脉弦小而紧。证势非轻，姑拟和中化浊，辛开苦降，佐以杀虫。

藿香梗一钱　仙半夏二钱　水炒川连五分　淡吴萸一分　赤茯苓三钱　陈广皮一钱　枳实炭一钱　六神曲三钱　使君子肉二钱　陈鹤虱三钱　白雷丸钱半　炒麦芽三钱　姜竹茹钱半

另：玉枢丹二分，开水磨冲服。

张童　腹痛时作时止。脾弱生湿，湿郁生虫，肝脾气滞，姑拟酸苦杀虫，而和肝脾。

大白芍二钱　金铃子二钱　延胡索一钱　云茯苓三钱　新会皮一钱　春砂壳后下，八分　使君肉三钱　陈鹤虱三钱　白雷丸钱半　开口花椒七粒　炙乌梅五分　煅瓦楞四钱

龚童　腹痛有年，陡然而来，截然而止，面黄肌瘦，舌光无苔，脉象虚弦。此脾虚生湿，湿郁生虫，虫日积而脾愈伤，脾愈伤而虫愈横也。当崇土化湿，酸苦杀虫，以虫得酸则伏、得苦则安之故。

生白术一钱五分　云茯苓三钱　大白芍二钱　乌梅肉五分　金铃子二钱　陈广皮一钱　使君肉三钱　陈鹤虱二钱　白雷丸一钱五分　开口花椒十粒

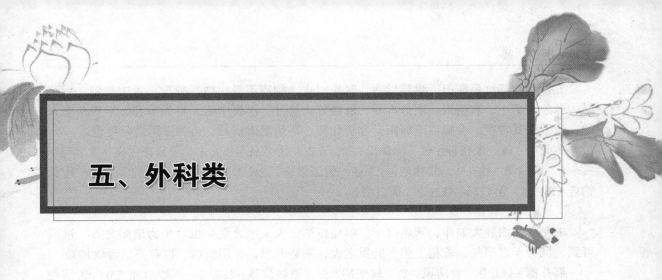

五、外科类

大头瘟①

沈右　重感氲氲之邪,引动伏温,外发温毒,满面红肿,透及后脑,耳根结块,久而不消,形寒身热,逾时得汗而解,胸闷不思饮食,舌苔薄腻微黄,脉象左弦数、右濡数,虑其缠绵增剧。姑拟清解伏温,而化痰瘀。

薄荷叶后下,八分　朱茯神三钱　荆芥穗八分　鲜竹茹一钱五分　清水豆卷四钱　熟牛蒡子二钱　江枳壳一钱　连翘壳三钱　大贝母三钱　净蝉衣八分　苦桔梗一钱　生赤芍二钱　板蓝根三钱

二诊　大头瘟复发,满面肿红焮痛,寒热日发两次,得汗而解,胸闷不思饮食,口干不多饮,耳根结块,久而不消,舌苔薄腻,脉象左弦数、右濡数。伏温时气,客于少阳阳明之络,温从内发,故吴又可云:治温有汗而再汗之例。体质虽虚,未可滋养,恐有留邪之弊。昨投普济消毒饮加减,尚觉获效,仍守原法为宜。

薄荷叶后下,八分　朱茯神三钱　金银花三钱　生草节四分　板蓝根二钱　熟牛蒡子二钱　苦桔梗一钱　连翘壳三钱　生赤芍二钱　净蝉衣八分　轻马勃八分　鲜竹茹二钱　通草八分

三诊　大头瘟之后,头面红色未退,睡醒后时觉烘热,逾时而平。舌苔干白而腻,脉象左弦数、右濡滑。余温留恋少阳阳明之络,引动厥阳升腾,所有之痰湿阻于中焦,阳明通降失司,纳谷减少,小溲短赤,职是故也。滋阴则留邪,燥湿则伤阴,有顾此失彼之弊。再拟清泄伏温为主,宣化痰湿佐之。

霜桑叶三钱　生赤芍二钱　赤茯苓三钱　夏枯草一钱五分　滁菊花三钱　连翘壳三钱　福泽泻一钱五分　枯碧竹三钱　薄荷炭后下,八分　轻马勃八分　象贝母三钱　鲜竹茹一钱五分　金银花露后入,六两

四诊　昨投清泄伏温,宣化痰湿之剂,头面红色略减,烘热稍平,纳谷减少,舌干白而腻。余湿留恋阳明之络,厥阳易于升腾,痰湿互阻中焦,脾胃运输无权。已见效机,仍守原意出入,阴分虽亏,不可滋养,俾得伏温速清,则阴分自复。

冬桑叶三钱　象贝母三钱　轻马勃八分　碧玉散包,三钱　滁菊花三钱　生赤芍二钱　赤茯苓二钱　广橘白一钱　薄荷叶后下,八分　连翘壳三钱　福泽泻一钱五分　鲜竹茹一钱五分　夏枯草一钱五分　金银花露后入,六两

---

① 大头瘟:亦称抱头火丹,相当于今之颜面丹毒。

　　五诊　面部红色渐退，烘热形寒，时作时止，胸闷不舒，纳谷减少，舌中微剥，后薄腻，脉象左濡小、右濡滑。阴分本亏，肝经气火易升，湿痰中阻，胃失降和，络中蕴湿未楚，营卫失其常度。今拟清泄厥阳，和胃化痰，待伏温肃清后，再为滋阴潜阳可也。

　　冬桑叶三钱　朱茯神三钱　珍珠母先煎，五钱　仙半夏一钱五分　滁菊花三钱　生赤芍一钱五分　嫩白薇一钱五分　北秫米包，三钱　碧玉散包，三钱　川象贝各二钱　通草八分　嫩钩钩后入，三钱　鲜竹茹一钱五分　橘白络各八分

　　朱左　头面肿大如斗，寒热口干，咽痛腑结，大头瘟之重症也。头为诸阳之首，惟风可到，风为天之阳气，首犯上焦，肝胃之火，乘势升腾，三阳俱病。拟普济消毒饮加减。

　　荆芥穗一钱五分　青防风一钱　软柴胡八分　酒炒黄芩一钱五分　酒炒川连八分　苦桔梗一钱　连翘壳三钱　炒牛蒡子二钱　轻马勃八分　生甘草八分　炙僵蚕三钱　酒制川军三钱　板蓝根三钱

　　二诊　肿势较昨大松，寒热咽痛亦减。既见效机，未便更张。

　　荆芥穗一钱五分　青防风一钱　薄荷叶后下，八分　炒牛蒡子二钱　酒炒黄芩一钱　酒炒川连八分　生甘草六分　苦桔梗一钱　轻马勃八分　大贝母三钱　炙僵蚕三钱　连翘壳三钱　板蓝根三钱

　　三诊　肿消热退，咽痛未愈，外感之风邪未解，炎炎之肝火未清也。再予清解。

　　冬桑叶三钱　生甘草六分　金银花三钱　甘菊花二钱　苦桔梗一钱　连翘壳三钱　粉丹皮一钱五分　轻马勃八分　黛蛤散包，五钱　鲜竹叶三十张

　　陶右　头面漫肿焮红，寒热日夜交作，前医投以承气，进凡三剂，病象依然不减。夫身半以上，天之气也，为诸阳荟萃之枢。外感风温之邪，引动少阳胆火上升，充斥清窍，清阳之地，遂如云雾之乡。承气是泻胃中之实热，病在上焦，戕伐无故，所以病势有进无退。东垣普济消毒饮，专为此病而设，加减与之，以观进退。

　　软柴胡八分　薄荷叶后下，八分　炒牛蒡子二钱　青防风一钱　生甘草八分　苦桔梗一钱　轻马勃八分　大贝母三钱　炙僵蚕三钱　炙升麻三分　酒炒黄芩一钱　酒炒川连五分　板蓝根三钱

　　杜左　巅顶之上，惟风可到，风温疫疠之邪，客于上焦，大头瘟头面焮红肿痛，壮热口干，溲赤便结，苔薄腻，脉郁滑而数。风属阳，温化热，如烟如雾，弥漫清空，蕴蒸阳明，症非轻浅。亟拟普济消毒饮加味，清彻风邪，而通腑气。仿《经》旨火郁发之，结者散之，温病有下不嫌早之例。

　　薄荷后下，八分　山栀一钱五分　马勃八分　银花三钱　豆豉三钱　大贝母三钱　牛蒡子二钱　生草八分　赤芍一钱五分　连翘三钱　桔梗八分　淡芩一钱五分　生军八分　板蓝根三钱
　　一剂腑通，去川军，服三剂愈。

　　陈左　大头瘟头面肿红焮痛，发热甚壮，口渴欲饮，头痛如劈，入夜谵语，舌灰糙，脉洪数。此时气疫疠客于上焦，疫邪化火，传入阳明之里，津液已伤，厥阳独亢，颇虑昏厥！亟拟生津清温，以制其焰。

鲜石斛三钱　薄荷后下，八分　银花三钱　生甘草八分　鲜竹叶三十张　天花粉三钱　牛蒡子三钱　连翘三钱　羚羊角片另冲服，五分　生石膏打，三钱　大青叶三钱　马勃八分

余奶奶　风湿疫疠之邪，客于上焦，大头瘟头面肿红焮痛，身热呕恶，口干不多饮。舌苔粉白而腻，脉象濡滑而数。邪势正在鸱张，虑其增剧，急宜普济消毒饮加减，尚希明正。

薄荷叶后下，八分　生草节五分　金银花三钱　天花粉三钱　熟牛蒡子二钱　川黄连五分　生赤芍二钱　轻马勃八分　苦桔梗一钱　炙僵蚕三钱　板蓝根三钱　鲜竹茹二钱　活芦根一尺　连翘壳三钱

二诊　大头瘟头面肿红焮痛，昨投普济消毒饮加减，呕恶渐止，口干亦止，形寒身热，时轻时剧，咳痰不爽，胸闷气粗。舌苔粉白而腻，脉象濡滑而数。风温疫疠之邪，客于上焦，肺胃宣化失司，还虑变迁。既见效机，仍守原法出入。

薄荷叶后下，八分　熟牛蒡子二钱　荆芥穗一钱　银柴胡一钱　生草节六分　苦桔梗一钱　轻马勃八分　象贝母三钱　金银花三钱　连翘壳三钱　炙僵蚕三钱　京赤芍二钱　板蓝根三钱　鲜竹茹钱半

王先生　瘟毒发于左耳，面漫肿焮红，临晚潮热，咳嗽咯痰不爽，时有气粗，口干欲饮，梦语如谵，舌质绛，苔粉腻，脉象左弦数、右濡数。阴液已伤，津少上承，伏温疫疠，客于上焦，痰热恋肺，肺炎叶举，清肃之令，不得下行，还虑增变。拟生津清温，清肺化痰，尚希明正。

鲜生地四钱　鲜石斛三钱　天花粉三钱　京玄参二钱　朱茯神三钱　金银花四钱　连翘壳二钱　鸡苏散包，三钱　川象贝各二钱　霜桑叶三钱　轻马勃八分　板蓝根四钱　滁菊花三钱　活芦根一尺　珠黄散冲服，二分　真猴枣粉冲服，一分　枇杷叶露四两

二诊　潮热十去七八，左耳肿红亦觉渐退，小溲短少，寐不安宁，咳嗽咯痰不爽，脉象小数，舌质光红。阴液已伤，厥阳升腾，余温痰热尚未清彻，仍宜生津清温，清肺化痰。

鲜石斛三钱　京玄参钱半　天花粉三钱　肥知母二钱半　鸡苏散包，三钱　朱茯神三钱　金银花三钱　夏枯花二钱半　连翘壳三钱　生石决先煎，八钱　生赤芍二钱　通草八分　板蓝根四钱　川象贝各二钱　活芦根一尺　珠黄散冲服，二分

三诊　瘟毒渐愈，复感新风，少阳余邪未楚，营卫循序失常，形寒微热，旋即得汗而解，舌尖碎痛，小溲短赤，阴液已伤，虚火上升，寐不安宁，心肾不得交通，舌光红，脉濡小带数。再宜生津和胃，清肺安神。

鲜石斛三钱　天花粉三钱　京玄参二钱　连翘壳三钱　生石决先煎，八钱　朱茯神三钱　银柴胡一钱　鸡苏散包，三钱　炒黑荆芥一钱　生赤芍二钱　金银花三钱　川象贝各二钱　活芦根去节，一尺　通草八分　枇杷叶露四两　白菊花露四两，二味后入

袁左　厥少之火上升，风温疫疠之邪外乘，始由耳疖起见，继则瘟毒漫肿疼痛，寒热晚甚。虑其增剧，姑拟普济消毒饮加减。

薄荷叶后下，八分　熟牛蒡子二钱　生赤芍二钱　生甘草五分　金银花三钱　炙僵蚕二钱

苦桔梗一钱　连翘壳三钱　轻马勃八分　黑山栀二钱　大贝母三钱　板蓝根二钱　鲜竹茹钱半
外敷如意散、玉露散，内用金丝荷叶汁，加冰片。

时毒

史左　时毒五天，寒热头痛，风邪挟痰瘀凝结，营卫不从。急拟疏散消解。

荆芥穗一钱　青防风一钱　薄荷叶后下，八分　炒牛蒡子二钱　生草节八分　苦桔梗一钱
轻马勃八分　大贝母三钱　炙僵蚕三钱　生蒲黄包，三钱　山慈菇片八分　万灵丹入煎，一
大粒

疔

傅左　风邪挟痰瘀凝结，头颅疡疔，肿硬疼痛。虑其增剧，宜疏散消解。

薄荷叶后下，八分　荆芥穗一钱　青防风一钱　生草节八分　苦桔梗一钱　京赤芍二钱
连翘壳三钱　大贝母三钱　炙僵蚕三钱　生蒲黄包，三钱　山慈菇片八分

蟮拱头[①]

朱幼　蟮拱破溃，脓水甚多，耳根结核，耳内流脓，寒热日作。厥少之火上升，湿热
蒸腾，风邪外乘，症情夹杂，非易速痊，姑拟消托兼施。

薄荷叶后下，八分　荆芥穗钱半　京赤芍二钱　生草节八分　苦桔梗一钱　连翘壳三钱
大贝母三钱　炙僵蚕三钱　银柴胡一钱　夏枯花钱半　通草八分

疔疮

人中疔

陈左　阳明结火上升，血凝毒滞，人中疔顶如粟，四围肿硬焮痛，症势非轻，急宜清
解托毒。

甘菊花八钱　地丁草五钱　薄荷叶后下，八分　熟牛蒡子二钱　生甘草节八分　苦桔梗一
钱　金银花六钱　生赤芍二钱　连翘壳三钱　大贝母三钱　炙僵蚕三钱　草河车三钱　生绿豆
衣三钱

外科蟾酥丸吞服三粒，泻毒丸五粒，另送，大便通后去之。

口角疔

周左　口角疔顶如粟，根脚肿硬疼痛，湿火蕴结，血瘀毒滞，宜清解托毒。

甘菊花三钱　地丁草三钱　轻马勃八分　薄荷叶后下，八分　生甘草六分　苦桔梗一钱
金银花三钱　连翘壳三钱　生赤芍二钱　大贝母三钱　炙僵蚕三钱　天花粉三钱　草河车三钱

---

① 蟮拱头：中医外科病证名，又名蝼蛄疖，以其头部疖疮形似曲蟮拱头之状而得名。

外用太乙膏，上釜墨，膏用朱峰散、酥料。

李右　口角疔顶如粟，根脚肿痛，湿火蕴结，血凝毒滞，虑其增剧，急宜清疏消解。

薄荷叶后下，八分　熟牛蒡子二钱　地丁草三钱　生草节六分　生赤芍三钱　金银花五钱
连翘壳三钱　草河车三钱　炙僵蚕三钱

另：外科蟾酥丸三粒，吞服。

蒋先生　口角疔顶溃得脓不多，根脚肿硬疼痛，日晡寒热。心火挟湿热蕴结，血凝毒滞，虑其增剧。急拟清解托毒，尚希明正。

甘菊花五钱　地丁草五钱　薄荷叶后下，八分　炙僵蚕三钱　生草节八分　苦桔梗一钱
生赤芍二钱　草河车三钱　金银花三钱　连翘壳三钱　大贝母三钱　外科蟾酥丸磨下，三粒

掌心疔

李右　掌心疔顶虽溃，未曾得脓，四围肿硬疼痛，湿火蕴结，血凝毒滞，症势非轻。急拟清解托毒。

甘菊花五钱　地丁草三钱　京赤芍二钱　薄荷叶后下，八分　生草节六分　大贝母三钱
炙僵蚕三钱　金银花三钱　连翘壳三钱　草河车一钱五分　丝瓜络二钱　外科蟾酥丸开水化服，二粒

外用九黄丹、太乙膏，四周用玉露散、菊花露调敷。

红丝疔

何右　阴虚体质，肝阳内炽，湿火入络，血凝毒滞，红丝疔起于左大指，连及手臂，肿红焮痛，虑其增剧，急宜清疏消解。

薄荷叶后下，八分　熟牛蒡子二钱　甘菊花三钱　地丁草三钱　生草节六分　金银花五钱
连翘壳三钱　大贝母三钱　天花粉三钱　朱茯神三钱　青龙齿先煎，三钱　草河车三钱　生绿豆一两

吴左　红丝疔直线已达肘弯，左手大指滋水淋漓，颇虑由外入内，蔓延走黄，急宜清火解毒。

甘菊花六钱　紫花地丁五钱　黄花地丁五钱　金银花八钱　连翘壳五钱　生草节六分
大贝母三钱　炙僵蚕三钱　生赤芍三钱　生绿豆一两

燕窠疮[1]

唐小　感受外邪，湿热内蕴，昨起寒热，胸闷纳少，小溲如泔，兼之燕窠疮浸淫痒痛，宜疏邪宣化。

荆芥穗一钱　净蝉衣八分　清水豆卷四钱　赤茯苓三钱　江枳壳一钱　苦桔梗一钱　制
川朴七分　制苍术七分　福泽泻钱半　炒谷芽三钱　炒苡仁三钱　佩兰梗钱半　粉萆薢三钱

---

[1]　燕巢疮：生于下颏部（下巴）的毛囊炎，好发于夏季。

臁疮①

朱先生 始由腰痛起见，继则形瘦骨立，内热口燥，神志不宁，谵语郑声，舌质红苔糙黄无津，脉象细数无神。臁疮腐烂，气虚阴液枯竭，神不守舍。《经》云："九候虽调，形肉已脱难治。"况脉象细数无神乎？颇虑气血涣散，阴阳脱离之兆，勉拟益气生津，敛阳安神，尽人力以冀天眷，尚希明正。

吉林人参另煎汁冲，钱半 煅牡蛎四钱 花龙骨先煎，三钱 朱茯神三钱 生黄芪三钱 川石斛三钱 川象贝各二钱 炙远志一钱 北秫米包，三钱 浮小麦四钱

发背②

宋左 中发背腐溃，得脓不多，大似覆碗，肉坚肿，疮顶深陷，临晚寒热不壮，纳谷减少，舌苔薄腻，脉象虚弦。背脊属督脉所生，脊旁为太阳之经，督阳已衰，太阳主寒水之化，痰湿蕴结，营血凝塞，此阴疽也，势勿轻视。急拟助督阳以托毒，和营卫而化湿，冀其疮顶高起，脓毒外泄，始能入于坦途。

生黄芪五钱 朱茯神三钱 陈广皮一钱 鹿角胶一钱五分 紫丹参三钱 仙半夏二钱 大贝母三钱 生草节五分 全当归三钱 红枣四枚 生熟谷芽各三钱

洗方：全当归二钱 生草节六分 独活二钱 大川芎二钱 石菖蒲二钱 鲜猪脚爪劈碎，一枚 煎汤洗之。

外用九黄丹、海浮散、阳和膏。

二诊 中发背腐溃，得脓不多，大如覆碗，疮顶不起，四围肿硬色紫，纳谷减少，舌苔薄腻，脉象濡滑。少阴阴阳本亏，痰湿蕴结太阳之络，营卫凝塞，肉腐为脓。前投助阳托毒、和营化湿之剂，尚觉合度，仍守原意出入。

生黄芪六钱 朱茯神三钱 陈广皮一钱 春砂壳后下，八分 生草节四分 紫丹参三钱 炙远志肉一钱 全当归三钱 生熟谷芽各三钱 鹿角胶三钱 仙半夏三钱 大贝母三钱 红枣四枚

三诊 中发背腐溃，腐肉渐脱，脓渐多，四围肿硬略减，舌苔薄腻，脉象虚弦而滑。少阴阴阳本亏，痰湿凝结太阳之络，营卫循序失常，仍拟助阳益气，化湿托毒，冀其正气充足，则脓自易外泄。

生黄芪六钱 朱茯神三钱 全当归三钱 生草节四分 紫丹参二钱 陈广皮一钱 春砂壳后下，八分 炙远志肉一钱 炒赤芍一钱五分 仙半夏二钱 红枣四枚 鹿角霜二钱 大贝母三钱 生熟谷芽各三钱

外用九黄丹、呼脓丹、海浮散、阳和膏。

四诊 中发背腐肉渐脱，脓亦多，根脚肿硬亦收，苔薄腻，脉虚滑。少阴阴阳两亏，痰湿稽留太阳之络，营卫循序失常。饮食喜甜，中虚故也。再拟助阳益气，化湿托毒，佐入和胃之品。

---

① 臁疮：下肢慢性溃疡。
② 发背：发于脊背肌肉部位痈疽之统称。

生黄芪六钱　云茯苓三钱　全当归三钱　光杏仁三钱　紫丹参二钱　炙远志肉一钱　陈广皮一钱　红枣五枚　生草节四分　仙半夏三钱　春砂壳后下，八分　鹿角霜二钱　川象贝各二钱　生熟谷芽各三钱

五诊　中发背腐肉渐脱，得脓亦多，根脚肿硬亦松，惟胃纳不旺，脉象左虚弦、右濡滑。少阴阴阳两亏，蕴毒痰湿，稽留太阳之络，脾胃运化失其常度。再拟益气托毒，和胃化湿。

生黄芪四钱　全当归二钱　仙半夏三钱　鹿角霜四钱　红枣五枚　紫丹参二钱　云茯苓三钱　陈广皮一钱　炙款冬一钱五分　生姜一片　生草节四分　炙远志肉一钱　春砂仁后下，一钱　生熟谷芽各三钱

六诊　中发背腐肉已去其半，得脓亦多，根脚肿硬亦松，胃纳不旺，脉象左虚弦、右濡滑。少阴阴阳两亏，蕴毒痰湿留恋，一时未易清彻。再拟益气托毒，和胃化痰。

生黄芪四钱　生草节四分　仙半夏一钱五分　紫丹参二钱　抱茯神三钱　陈广皮一钱　全当归二钱　鹿角霜三钱　生熟谷芽各三钱　杜赤豆五钱　红枣五枚

洗药方：全当归三钱　生草节三钱　石菖蒲一钱五分　猪脚爪劈碎，一枚　紫丹参三钱　生赤芍三钱　蜂房窠二钱　煎汤洗之。

外用：红肉：上补天丹、海浮散。腐肉：上桃花散、九黄丹。外贴阳和膏。

七诊　中发背腐肉已去其半，得脓亦多，四围根脚渐平，纳谷不旺，临晚足跗浮肿，牙龈虚浮，脉象左濡弦、右濡滑。气血两亏，脾胃不健，余毒蕴湿未楚，再拟益气托毒，崇土化湿。

生黄芪四钱　抱茯神三钱　全当归二钱　紫丹参二钱　陈广皮一钱　冬瓜皮三钱　生白术一钱五分　生草节四分　焦谷芽三钱　红枣五枚

外用海浮散、九黄丹、补天丹、九仙丹、阳和膏。

八诊　中发背腐肉十去七八，四围根脚，亦觉渐收，牙龈虚浮，临晚足跗微肿，脉象左虚弦不柔、右濡滑。气血两亏，浮火易升，脾弱清气下陷，余毒留恋。再拟益气托毒，崇土化湿。

生黄芪四钱　抱茯神三钱　怀山药三钱　冬瓜皮三钱　紫丹参三钱　全当归三钱　生白芍一钱　红枣五枚　生草节四分　陈皮一钱　生熟谷芽各三钱

外用海浮散、桃花散、九黄丹、补天丹、阳和膏。

九诊　中发背腐肉已去七八，根脚亦平，脓水亦少，惟纳谷不香，牙龈虚肿，面部虚浮，脉左虚弦、右濡滑。气血两亏，津少上承，脾胃不健，运化失常。再拟益气托毒，理脾和胃。

生黄芪四钱　云茯苓三钱　大贝母三钱　冬瓜子三钱　紫丹参二钱　陈广皮一钱　佩兰梗一钱五分　红枣四枚　全当归二钱　生草节四分　生熟谷芽各三钱

外用桃花散、九黄丹、补天丹、阳和膏。

十诊　中发背腐肉已除，新肉已生，纳谷衰少，口舌糜点，牙龈肿痛，妨于咽纳，便溏似痢，苔腻布，脉象左虚弦、右濡滑。此乃气阴两亏，无根之火，易于上升，脾胃不运，湿浊留恋。人以胃气为本。再拟和胃运脾，宣化湿浊。

炒怀山药三钱　炒扁豆衣三钱　佩兰梗一钱五分　藏青果一钱　云茯苓三钱　新会皮一钱五分　谷麦芽各三钱　干荷叶一角　野蔷薇花露二两　香稻叶露二两，两味后入

龙脑薄荷一支，剪碎泡汤，洗口舌糜腐处，再用珠黄散搽之。

十一诊　中发背腐肉已去七八，新肉已生，便溏似痢亦止，惟口舌糜点碎痛，牙龈虚浮，妨于咽饮，纳谷减少，苔薄腻，左脉弦象略缓，右部濡滑。此气阴两亏，虚火挟湿浊上浮，脾胃运化无权。人以胃气为本，再拟和胃清宣。

炒怀山药三钱　川象贝各二钱　通草八分　佩兰梗一钱五分　云茯苓三钱　陈广皮一钱　炒谷麦芽各三钱　香稻叶露三两　蔷薇花露三两，两味后入

十二诊　中发背腐肉虽去七八，新肉生长迟迟。皆由正气亏虚，不能生长肌肉，口舌糜腐碎痛，牙龈腐烂，妨于咽饮，谷食衰少，苔粉腻。虚火挟湿浊上浮，脾胃生化无权，还虑正虚不支，致生变迁。再拟和胃清化。

真芦荟八分　甘中黄五分　赤茯苓三钱　京玄参一钱五分　胡黄连五分　活贯众三钱　川象贝各二钱　通草八分　生熟谷芽各三钱　蔷薇花露三两　香稻叶露三两，两味后入

宋先生　中发背腐肉已除，新肉已生，纳谷衰少，口舌糜点，牙龈肿痛，妨于咽饮，便溏如痢，苔腻布，脉象左濡弦、右濡滑。此乃气阴两亏，无根之火易于上升，脾胃不运，湿浊留恋。人以胃气为本，再以和胃运脾，宣化湿浊，尚希明正。

炒怀山药三钱　云茯苓三钱　炒扁豆衣三钱　新会皮一钱　炒谷麦芽各三钱　佩兰梗一钱五分　藏青果一钱　干荷叶二角　野蔷薇露二两　香稻叶露二两，两味后入

龙脑薄荷一支，剪碎泡汤洗口，舌糜烂处用珠黄散搽。

二诊　中发背腐肉已去八九，新肉已生，便溏如痢亦止，口舌糜点碎痛，牙龈虚浮，妨于咽饮，纳谷减少，苔薄腻，左脉弦象略缓，右部濡滑。此气阴两亏，挟湿浊上浮，脾胃运化无权。人以胃气为本，再宜和胃清宣。

炒怀山药三钱　云茯苓三钱　川象贝各二钱　陈皮一钱　通草八分　炒谷麦芽各三钱　佩兰梗一钱五分　野蔷薇花露三两　香稻叶露三两，两味后入

三诊　中发背腐肉虽去八九，新肉生长迟迟，皆由正气亏虚，不能生长肌肉。惟口舌糜腐碎痛，牙龈腐烂，妨于咽饮，谷食衰少，苔粉腻。虚火挟湿浊上浮，脾胃生气无权，还虑正气不返，致生变迁。再宜和胃清解。

真芦荟八分　京玄参一钱五分　甘中黄五分　川象贝各二钱　胡黄连五分　通草八分　赤苓三钱　活贯众三钱　生熟谷芽各三钱　野蔷薇花露三两　香稻叶露三两，两味后入

上搭手[①]

寿左　上搭手腐去新生，口燥亦减，姑拟益气生新，调理脾胃。

生黄芪四钱　紫丹参二钱　生草节六分　抱茯神三钱　怀山药三钱　川石斛三钱　全当归二钱　川象贝各二钱　陈广皮一钱　丝瓜络三钱　红枣四枚

外用三妙膏、桃花散、海浮散。

中搭手[②]

潘左　中搭手破溃，得脓不多，四围肿硬疼痛，已见轻减，宜和营托毒。

---

① 上搭手：位于两肩胛部之动处的有头疽。
② 中搭手：位于背中部之动处的有头疽。

生黄芪五钱　生草节八分　云茯苓三钱　全当归二钱　紫丹参二钱　生苡仁四钱　大贝母三钱　忍冬藤三钱　飞滑石包煎，三钱　丝瓜络二钱　杜赤豆一两

痈疽

乳痈

林右　乳痈根株未除，肝火湿热未清，宜和荣托毒。

全当归二钱　京赤芍二钱　紫丹参二钱　生草节八分　大贝母三钱　全瓜蒌打，三钱　忍冬藤三钱　连翘壳三钱　蒲公英三钱　青橘叶钱半　丝瓜络二钱

肠痈

刘左　肠痈肿硬疼痛，右足屈而不伸，痰湿瘀凝，营卫不从，宜祛瘀消解。

当归须钱半　京赤芍二钱　桃仁泥三钱　生草节六分　全瓜蒌三钱　炙甲片三钱　泽兰叶钱半　忍冬藤三钱　连翘壳三钱　黑白丑八分　苏木八分　杜红花八分　醒消丸吞服，一钱

肛痈

郭左　肛痈坠胀疼痛，小溲不利，寒热渐退，胸闷不思饮食，苔薄腻，脉濡滑。湿热蕴结下焦，气机窒塞不通，还虑增剧，今宜疏散消解，滋肾通关。

清水豆卷八钱　荆芥穗钱半　苦桔梗三钱　赤茯苓三钱　福泽泻钱半　江枳壳一钱　京赤芍二钱　泽兰叶钱半　大贝母三钱　通草八分　炒谷麦芽各三钱　杜赤豆一两　滋肾通关丸包煎，三钱

二诊　小溲渐利，肛门坠胀亦减，临晚寒热，胸闷不思饮食，苔薄腻，脉濡滑。湿热逗留下焦，膀胱宣化失司，肺为水之上源，源不清则流不洁，再宜开肺达邪，滋肾通关。

光杏仁三钱　苦桔梗三钱　荆芥穗一钱　清水豆卷八钱　赤茯苓三钱　粉草薢二钱　福泽泻钱半　江枳壳一钱　冬葵子三钱　通草八分　泽兰叶钱半　炒谷麦芽各三钱　荸荠梗钱半　滋肾通关丸包煎，三钱

郑左　肛痈初起，肿红焮痛，日晡寒热，阴虚体质，营卫不从，湿热凝瘀，宜清疏消解。

清水豆卷四钱　黑山栀二钱　当归尾二钱　京赤芍二钱　生草节八分　金银花三钱　连翘壳三钱　大贝母三钱　通草八分　飞滑石包煎，三钱　泽兰叶钱半　丝瓜络二钱　杜赤豆一两

吕左　肛痈双发，破溃得脓不多，四围肿红疼痛，纳少苔腻，湿热蕴结下焦，营卫不从，症属缠绵，姑拟和营托毒而化蕴湿。

全当归二钱　京赤芍二钱　紫丹参二钱　忍冬藤二钱　茯苓皮三钱　通草八分　大贝母三钱　生苡仁四钱　丝瓜络二钱　杜赤豆一两　佩兰梗钱半

退消膏上黑虎丹、呼脓丹、九黄丹。

黄左 海底痈疮口渐敛,疮旁肿硬未消,小溲夹浊,舌质光红,脉象弦细。气阴两亏,引动湿热留恋,再宜益气托毒,和营化湿。

生黄芪三钱　全当归二钱　紫丹参二钱　抱茯神三钱　生草梢六分　京赤芍二钱　川石斛三钱　大贝母三钱　荸荠梗钱半　银柴胡一钱　琥珀屑饭丸吞服,五分

脑疽

张左 正脑疽两候,疮口虽大,而深陷不起,疮根散漫不收,色红疼痛,舌质光红,脉象濡缓。气虚血亏,不能托毒外出,痰湿蕴结,营卫不从,症势重险!再拟益气托毒,和营化湿,冀其疮顶高起,根脚收缩,始有出险之幸。

生黄芪八钱　全当归三钱　抱茯神三钱　生首乌四钱　生潞党参三钱　京赤芍二钱　炙远志肉一钱　白茄蒂一钱　生草节八分　紫丹参三钱　鹿角霜三钱　陈广皮一钱　大贝母三钱

外用黑虎丹、九黄丹、补天丹、阳和膏。

钱左 脑疽三日,红肿寒热,外邪客于风府,蕴热上乘,邪热相搏,血瘀停凝。法当疏散。

荆芥穗一钱五分　青防风一钱　全当归二钱　京赤芍二钱　大贝母三钱　炙僵蚕三钱　羌活一钱　大川芎八分　香白芷八分

外用金箍散、冲和膏,陈醋、白蜜调,炖温敷。

二诊 投剂后,得大汗,热退肿减,再用和解。

全当归二钱　京赤芍二钱　大川芎八分　生草节八分　苦桔梗一钱　大贝母三钱　炙僵蚕三钱　晚蚕砂包,三钱　丝瓜络二钱　香白芷六分　万灵丹入煎,一粒

仍用金箍散、冲和膏。

柯左 脑旁属太阳,为寒水之府,其体冷,其质沉,其脉上贯巅顶,两旁顺流而下。花甲之年,气血已亏,加之体丰多湿,湿郁生痰,风寒侵于外,七情动于中,与痰湿互阻于太阳之络,营卫不从,疽遂成矣。所喜红肿高活,尚属佳象,起居调摄,尤当自慎。

生黄芪三钱　青防风一钱　生草节八分　苦桔梗一钱　陈广皮一钱　仙半夏二钱　大川芎八分　大贝母三钱　炙僵蚕三钱　羌活一钱　小金丹陈酒化服,一粒

外用金箍散、金黄散、冲和膏,陈醋、白蜜调,炖温敷。

二诊 脑疽偏者较正者难治,前方连服三剂,根盘略收。疮顶高突,有溃脓之势。今症位虽偏,形势尚佳,所喜疮顶起发,胃纳健旺,人以胃气为本,有胃则生,书有明文。再拟消托兼施法。

生黄芪三钱　全当归二钱　京赤芍二钱　陈广皮一钱　仙半夏三钱　生草节八分　大贝母三钱　苦桔梗一钱　炙甲片一钱五分　皂角针一钱五分　笋尖三钱　炙僵蚕三钱　香白芷八分

外用金箍散、金黄散、冲和膏。

三诊 迭进提托之剂,得脓甚畅,四围根盘渐收,调养得宜,生机有庆。

生黄芪三钱　全当归二钱　京赤芍二钱　紫丹参二钱　陈广皮一钱　仙半夏三钱　云茯苓

三钱　制首乌三钱　生草节八分　红枣二枚

外用九黄丹、海浮散、阳和膏。

　　葛左　脑疽腐溃，根脚虽收，腐肉未脱，气虚不能托毒外出，痰湿蕴结不化，宜益气和营，化湿托毒。

生黄芪六钱　全当归二钱　生草节六分　抱茯神三钱　炙远志一钱　苦桔梗一钱　大贝母三钱　炙僵蚕三钱　鹿角霜三钱　香白芷四分　紫丹参二钱

琥珀蜡矾丸一钱，吞服。

另用：全当归三钱、大川芎一钱五分、生草节一钱五分、石菖蒲一钱五分、鲜猪脚爪一枚，劈碎，煎汤洗之。

外用九黄丹、补天丹、黑虎丹、阳和膏。

　　陈左　脑疽七天，顶虽溃未曾得脓，根脚肿硬疼痛，日晡寒热，湿邪凝结督阳之络，血凝毒滞，症势非轻，拟和营托毒。

生黄芪四钱　全当归二钱　生草节八分　苦桔梗一钱　川桂枝五分　京赤芍二钱　大贝母三钱　炙全虫三钱　陈广皮一钱　白茄蒂五枚

上黑虎丹，贴退消膏，敷用金箍散、冲和膏。

二诊　脑疽腐溃平坦，根脚散漫，肉色紫暗。气虚肝郁，挟痰湿蕴结督脉，血凝毒滞。症势非轻，姑拟和营托毒。

生黄芪四钱　全当归二钱　紫丹参二钱　生草节六分　苦桔梗一钱　大贝母三钱　炙僵蚕三钱　鹿角霜三钱　陈广皮一钱　白茄蒂一钱

琥珀蜡矾丸一钱，吞服。

外用阳和膏、九黄丹、黑虎丹。

如意散、蟾皮、金箍散以红茶白蜜调敷。

夭疽

　　唐左　夭疽①肿硬，位在左耳之后，证由情志抑郁，郁而生火，郁火挟血瘀凝结，营卫不从，颇虑毒不外泄，致有内陷之变。急与提托，冀其速溃速腐，得脓为佳。

银柴胡一钱　全当归二钱　京赤芍二钱　川象贝各二钱　陈广皮一钱　生草节八分　炙远志一钱　炙僵蚕三钱　炙甲片一钱五分　皂角针一钱五分　琥珀蜡矾丸开水化服，一粒

二诊　前投提托透脓之剂，疮顶红肿高活，有溃脓之象，是属佳兆。惟恙从七情中来，务须恬恬虚无，心旷神怡，胜乞灵于药石也。

生黄芪三钱　全当归二钱　京赤芍二钱　紫丹参二钱　生草节八分　银柴胡八分　生香附一钱　皂角针一钱五分　川象贝各三钱　炙僵蚕三钱　笋尖三钱　琥珀蜡矾丸开水化服，一粒

三诊　疽顶隆起，内脓渐化，旋理调护，可保无虑矣。

全当归二钱　京赤芍二钱　银柴胡八分　生草节八分　川象贝各三钱　炙僵蚕三钱　陈广皮一钱　半夏曲二钱　制首乌三钱　香白芷六分

---

① 夭疽：《灵枢·痈疽》：“发于颈，名曰夭疽。”中医外科一般将耳后痈疽称夭疽。

何右　夭疽匝月，色黑平塌，神糊脉细，汗多气急，阴阳两损，肝肾俱败，疡证中之七恶已见，虽华佗再世，亦当谢不敏也。勉方冀幸。

吉林参二钱　生黄芪六钱　血鹿片八分　生於术二钱　清炙草八分　云茯苓三钱　炮姜炭五分　川贝母三钱　大熟地四钱　五味子六分　左牡蛎先煎，四钱　半夏曲三钱

二诊　服药后，神清思食，脉象弦硬，此系孤阳反照，不足恃也。勉宗前法，以冀万一。

原方加熟附片一钱。

附骨流疽

钱左　腑气已通数次，脐腹胀势大减，口干不多饮，小溲不利，右髀部结块痹痛，痛引腿胯，不能步履，苔白，脉濡小而数。阴液本亏，肝失疏泄，湿热气滞互阻募原，一时未能清楚，痰湿邪风凝结络道，营卫不能流通，防成附骨流疽，内外夹杂之证，勿轻视之。宜化湿祛瘀，疏运分消。

连皮苓四钱　生熟苡仁各三钱　陈广皮一钱　大腹皮二钱　地枯萝三钱　枳实炭一钱　西秦艽二钱　木防己二钱　陈橘核打，三钱　益元散包，三钱　路路通钱半　冬瓜皮三钱　小活络丹研末冲服，一粒

环跳疽

吴童　环跳疽又发，脓水不多，疮旁又肿。良由两天不足，痰湿瘀凝，营卫不从，拟阳和汤加减。

净麻黄先煎、去白沫，三分　大熟地四钱　肉桂心四分　白芥子炒开，二钱　怀牛膝三钱　炮姜炭四分　陈广皮一钱　紫丹参二钱　鹿角胶三钱

二诊　流注破溃已久，内已成管，左髀部漫肿疼痛。症属缠绵，以丸代煎，缓图功效。

净麻黄二钱五分　大生地四两　怀牛膝一两五钱　炮姜炭五钱　肉桂心五钱　陈广皮一两　白芥子二两　鹿角胶二两　生草节一两　生黄芪二两

上药共研细末，加鹿角胶和透，炼蜜为丸。每早晚各服一钱五分。

股阴疽

罗左　股阴疽肿硬疼痛，日晡寒热。虑其增剧，姑宜祛瘀消解。

京赤芍二钱　荆芥穗钱半　青防风一钱　全当归二钱　泽兰叶钱半　杜红花八分　生草节六分　炙甲片一钱　嫩桑枝三钱　大贝母三钱　炙乳没各八分　炙僵蚕三钱

鹤膝疽

吴左　鹤膝疽已久，漫肿疼痛，皮色不变，难于步履。两天本亏，风邪痰湿稽留络道，营卫闭塞不通，姑拟益气祛风，化湿通络。

生黄芪五钱　全当归二钱　西秦艽二钱　怀牛膝二钱　晚蚕沙包，三钱　海桐皮三钱　木防己二钱　陈木瓜二钱　白茄根二钱　川独活七分　生苡仁四钱　藏红花七分　油松节切片，二钱

贴阳和膏。

二诊　两天本亏，风邪痰湿稽留络道，营卫痹塞不通，左膝漫肿痹痛，不便步履，防

成鹤膝，仍宜益气祛风，化湿通络。

生黄芪四钱　全当归三钱　怀牛膝二钱　西秦艽二钱　云茯苓三钱　生苡仁四钱　木防己二钱　广陈皮一钱　杜红花八分　虎胫骨炙酥，二钱　松节切片，二钱

肋疽

宋左　肋疽漫肿疼痛，已有三月之久，内已酿脓，肝郁挟痰湿凝结，证势非轻，姑宜消托兼施。

生黄芪五钱　全当归二钱　生草节六分　抱茯神三钱　炙远志一钱　苦桔梗一钱　大贝母三钱　炙僵蚕三钱　炙甲片一钱　陈广皮一钱

外贴阳和膏。

此证针破后有似脓非脓之油腻者，是内隔膜已坏，不治也。

二诊　肋疽漫肿疼痛，已延三月之久，内有酿脓之象，宜益气托毒，健运太阴。

生黄芪四钱　紫丹参二钱　生草节八分　赤茯苓三钱　生白术二钱　陈广皮一钱　六神曲三钱　炒扁豆衣二钱　大贝母三钱　炒赤芍二钱　炒谷芽三钱　炒苡仁三钱　香附钱半　干荷叶一角

少腹疽

罗右　少腹疽已成，内已溃脓，肿红疼痛。湿热瘀凝，营卫不从，虑其增剧，姑拟和营托毒。

生黄芪四钱　紫丹参二钱　生草节八分　全当归二钱　京赤芍二钱　忍冬藤三钱　连翘壳三钱　大贝母三钱　通草八分　飞滑石包煎，三钱　泽兰叶钱半　丝瓜络二钱　杜赤豆一两

退消膏上黑虎丹、九黄丹。

甘疽[1]

徐小　甘疽虽愈，根株未除，大腹微满，皆由两天不足，健运不能如常，再拟培养两天，加以伤风，佐入祛风化痰之品。

怀山药三钱　炙远志一钱　霜桑叶三钱　苦桔梗一钱　抱茯神三钱　嫩前胡钱半　光杏仁三钱　象贝母三钱　福橘络一钱　冬瓜子三钱　陈葫芦瓢三钱

陈右　甘疽成漏，脓水淋漓，气血两亏，不能托毒外出，症势缠绵，姑宜培养气血，拔管托毒。

拔管以七仙条，须痛二句钟即止，至第三日自出。

乳疽

王右　肝不条达，胃热瘀凝，左乳生疽，肿硬疼痛。虑其增剧，急宜祛瘀消解。

当归尾三钱　赤芍药三钱　银柴胡一钱　青陈皮各一钱　全瓜蒌三钱　生草节八分　忍冬藤三钱　连翘壳三钱　炙甲片一钱　蒲公英包，三钱　青橘叶钱半　丝瓜络二钱

---

[1]　甘疽：《灵枢·痈疽》有"发于膺，名曰甘疽"的记载。即发于胸部两侧肌肉较发达处的痈疽。

张右　外吹乳痈，初起结块疼痛，肝郁挟痰瘀凝结，营卫不从，宜解郁化痰。

全当归二钱　京赤芍二钱　银柴胡一钱　青陈皮各一钱　全瓜蒌打，四钱　生香附钱半　大贝母三钱　炙僵蚕三钱　蒲公英三钱　生草节八分

贴脑砂膏。

蛂螂疽[①]

张左　蛂螂疽漫肿疼痛，不能屈伸，肢节酸痛。脾弱生湿，湿郁生痰，稽留络道，宜理脾和胃，化湿通络。

生白术二钱　云茯苓三钱　陈广皮一钱　仙半夏二钱　紫丹参二钱　大贝母三钱　生赤芍二钱　炙枳壳一钱　杜红花八分　陈木瓜二钱　嫩桑枝四钱

小金丹一大粒，研细末化服。

顾小　疬痰破溃，蛂螂疽漫肿疼痛，形寒潮热，大腹胀满。内外夹杂之证，非易图功。

生白术钱半　连皮苓四钱　炒怀山药三钱　陈广皮一钱　大腹皮一钱　干蟾皮酒洗，钱半　炒香附二钱　鸡金炭钱半　使君肉三钱　陈葫芦瓢三钱　六君子丸包煎，三钱

谈左　蛂螂疽生于手指，漫肿疼痛，不能屈伸。脾弱生湿，湿郁生痰，稽留络道，营卫不从，宜理脾和胃，化湿通络。

生白术钱半　云茯苓三钱　仙半夏二钱　陈广皮一钱　炙枳壳一钱　生赤芍二钱　大贝母三钱　炙僵蚕三钱　风化硝后入，五分　嫩桑枝四钱　山慈菇片八分

缩脚阴痰[②]

高右　伤筋起见，变为缩脚阴痰，顶虽溃，未尝得脓，根脚肿硬疼痛，痛引少腹，小溲不利，腑行燥结，身热晚甚，口有甜味，舌苔薄腻，脉象濡滑。蕴湿缩瘀，凝结厥阴之络，营卫不从，证属缠绵。姑拟益气托毒，化湿通络。

生黄芪三钱　茯苓皮三钱　炙甲片一钱　清水豆卷四钱　当归尾三钱　福泽泻一钱五分　泽兰叶一钱五分　光杏仁三钱　桃仁泥一钱五分　赤芍药二钱　通草八分　象贝母三钱　苏木一钱五分　陈广皮一钱

外用九黄丹、阳和膏，并用金箍散、冲和膏，敷其四周。

二诊　伤筋起见，变为缩脚阴痰，肿硬疼痛，连及少腹，咳嗽则痛更甚，小溲不利，身热晚甚，舌苔薄腻。蕴湿凝结厥阴之络，营卫不从，缠绵之证。再拟和营去瘀，化湿通络。

清水豆卷四钱　藏红花八分　福泽泻一钱五分　通草八分　当归尾三钱　桃仁泥一钱五分　黑白丑八分　泽兰叶一钱五分　生赤芍三钱　连皮苓四钱　炙甲片八分　大贝母三钱　苏木一钱五分　醒消丸吞服，一钱

---

① 蛂螂疽：多指发于体虚之人手指关节的疽。

② 缩脚阴痰：又名缩脚流注，为阴疽之类，因发病后腿即逐渐吊紧，屈伸不利而得名。

三诊　缩脚阴痰，肿硬疼痛，上及少腹，下及腿侧，皮色不变，右足曲而不伸，寒热晚甚，舌苔薄腻，脉弦小而迟。寒湿痰瘀，凝结厥阴之络，营卫不从，缠绵之证也。今拟阳和汤加减，温化消解，冀望转阴为阳，始能出险入夷。

净麻黄三分　大熟地四钱，两味同捣　肉桂心五分　生草节一钱　炮姜炭五分　银柴胡一钱　炒白芥子研，三钱　鹿角胶陈酒化、冲服，二钱　醒消丸吞服，一钱

马刀痰[①]

吕左　疝气屡发，马刀痰肿硬不消，形寒纳少，苔腻脉弦滑。肝失疏泄，痰瘀凝结，缠绵之证，宜泄肝渗湿，化痰通络。

金铃子一钱　延胡索一钱　生赤芍二钱　陈橘核四钱　福泽泻钱半　炙荔枝核五枚　赤茯苓三钱　大贝母三钱　炙僵蚕三钱　山慈菇片八分　清水豆卷五钱　枸橘打，一枚

痰痰

何童　病痰肿硬，两天不足，痰瘀凝结，证势缠绵，姑拟崇土化痰而通络道。

全当归二钱　京赤芍二钱　银柴胡一钱　生草节六分　苦桔梗一钱　生香附二钱　川象贝各二钱　炙僵蚕三钱　淡昆布钱半　藏红花五分

小金丹一大粒，化服。

陈海蜇皮二两，漂淡，煎汤代水。

魏小　咽痛蒂坠，颔下结核，咳嗽涕多，肝胆火升，痰瘀凝结络道，风热外乘，防成病痰，姑拟清疏消解。

薄荷叶后下，八分　净蝉衣八分　生甘草六分　轻马勃八分　京玄参钱半　嫩前胡钱半　苦桔梗一钱　光杏仁三钱　连翘壳三钱　大贝母三钱　炙僵蚕三钱　藏青果一钱　京赤芍二钱　鲜竹叶三十张　竹茹钱半

腋痰

倪右　湿热痰瘀凝结，营卫不从，腋痰肿硬疼痛，日晡寒热，虑其酿脓，姑拟祛瘀消解。

当归尾二钱　京赤芍二钱　银柴胡一钱　清水豆卷四钱　赤茯苓三钱　仙半夏二钱　杜红花八分　大贝母三钱　炙僵蚕三钱　炙甲片一钱　嫩桑枝四钱　小金丹一大粒，化服。

赵小　腋痰溃后，脓水清稀，四围肿硬疼痛。痰湿凝结，营卫不从，缠绵之证，姑拟和营托毒。

生黄芪四钱　紫丹参二钱　生草节八分　赤苓三钱　赤芍二钱　当归二钱　六神曲三钱

---

① 马刀痰：多发于颈项，甚者连及胸腋的瘰疬。

制香附钱半　大贝母三钱　丝瓜络二钱

结核

刘小姐　伏温愈后，咳嗽未止，纳少形瘦，白㾦已回，大腿结核酸痛，左脉细弱，右脉濡滑。肺胃之阴已伤，痰热留恋，营卫循序失常，宜养正和胃，化痰通络。

南沙参三钱　川象贝各二钱　瓜蒌皮三钱　抱茯神三钱　炙远志一钱　怀山药三钱　甜光杏三钱　生苡仁四钱　冬瓜子三钱　浮小麦四钱　北秫米包，三钱　嫩桑枝三钱

谢右　瘰后阴虚，肝火挟痰热，蕴结络道，风邪外乘，项颈结核，乍有寒热。虑其增剧，姑拟疏散消解。

薄荷叶后下，八分　熟牛蒡子二钱　荆芥穗一钱　京赤芍二钱　生草节五分　苦桔梗一钱　连翘壳三钱　大贝母三钱　炙僵蚕三钱　山慈菇片八分　鲜竹茹钱半　清水豆卷四钱

流注[①]

史左　胸膺流注已成，漏管脓水淋漓，延今一载，气血两亏，不能生肌，虑入疮痨一途。

八珍丸三两，每日吞服三钱，每日用生黄芪三钱，煎汤化服。

戴左　风湿热稽留络道，血凝毒滞，右肘流注，漫肿疼痛，寒热不清。虑其增剧，姑拟疏散消解。

清水豆卷五钱　当归尾三钱　京赤芍三钱　杜红花八分　生草节八分　大贝母三钱　炙僵蚕三钱　忍冬藤三钱　连翘壳三钱　炙甲片钱半　嫩桑枝四钱　指迷茯苓丸包煎，八钱

乳岩[②]

庄右　脉左寸关弦数不静，右寸关濡滑而数，舌苔剥绛，乳岩肿硬已久，阴液亏而难复，肝阳旺而易升，血不养筋，营卫不得流通，所以睡醒则遍体酸疼，腰腿尤甚。连投滋阴柔肝，清热安神之剂，尚觉合度，仍守原意出入。

西洋参另煎汁冲服，二钱　朱茯神三钱　蛤粉炒阿胶一钱五分　丝瓜络二钱　霍山石斛三钱　生左牡蛎先煎，八钱　嫩白薇一钱五分　鲜竹茹二钱　大麦冬二钱　青龙齿先煎，三钱　全瓜蒌切，四钱　鲜枇杷叶去毛、包，三张　鲜生地四钱　川贝母二钱　生白芍一钱五分　香谷芽露后入，半斤

外用金箍散、冲和膏，陈醋、白蜜调敷。

二诊　脉象尺部细弱，寸关弦细而数，舌质红绛，遍体酸痛，腰膝尤甚，纳谷减少，

---

① 流注：肌肉深部浓肿，可随邪毒流窜发生，故名。
② 乳岩：乳房溃烂生出血水，溃烂深如岩穴，故名。近似于今之乳腺癌等病症。

口干不多饮，腑行燥结，小溲淡黄，乳岩依然肿硬不消，皆由阴液亏耗，血不养筋，血虚生热，筋热则酸，络热则痛。况肝主一身之筋，筋无血养，虚阳易浮，腹内作胀，亦是肝横热郁，阳明通降失司。欲清络热，必滋其阴；欲柔其肝，必养其血。俾得血液充足，则络热自清，而肢节之痛，亦当减轻矣。

西洋参另煎汁冲服，二钱　生左牡蛎先煎，八钱　蛤粉炒阿胶一钱五分　霍山石斛三钱　青龙齿先煎，二钱　羚羊角片另煎汁冲服，四分　大麦冬三钱　生白芍二钱　嫩白薇一钱五分　鲜生地四钱　甜瓜子三钱　鲜竹茹二钱　嫩桑枝一两　丝瓜络五钱，两味煎汤代水

另：真珠粉二分，用嫩钩钩三钱、金器一具，煎汤送下。

三诊　遍体酸疼，腰膝尤甚，溲黄便结，纳谷减少，口干不多饮，乳岩依然肿硬不消，皆由阴液亏耗，血不养筋，筋热则酸，络热则痛，病情夹杂，难许速效。再拟养血清络。

西洋参二钱　羚羊角片另煎汁冲服，八分　黑芝麻三钱　霍山石斛三钱　左牡蛎先煎，八钱　青龙齿先煎，三钱　蛤粉炒阿胶二钱　大地龙酒洗，三钱　大麦冬二钱　生白芍一钱五分　嫩桑枝一两　首乌藤三钱　鲜生地四钱　川贝母五钱　甜瓜子三钱　丝瓜络五钱，两味煎汤代水

另：真珠粉二分，用朱灯心二扎、金器一具，煎汤送下。

四诊　乳岩起病，阴血亏虚，肝阳化风入络，肢节酸疼，心悸气逆，时轻时剧，音声欠扬，舌质光红，苔薄腻黄，脉象左弦数、右濡数。病情夹杂，还虑增剧。姑拟养肝体以柔肝木，安心神而化痰热。

西洋参一钱五分　朱茯神三钱　川象贝各二钱　柏子仁三钱　黑芝麻三钱　霍山石斛三钱　青龙齿先煎，三钱　瓜蒌皮二钱　凤凰衣一钱五分　夜交藤四钱　真珠母六钱　生地蛤粉拌，三钱　嫩钩钩后入，三钱　蔷薇花露一两　香稻叶露四钱，两味后入

另：真珠粉二分，朱灯心二扎，煎汤送下。

王右　肝郁木不条达，挟痰瘀凝结，乳房属胃，乳头属肝，肝胃两经之络，被阻遏而不得宣通，乳部结块，已延三四月之久，按之疼痛，恐成乳岩。姑拟清肝郁而化痰瘀，复原通气饮合逍遥散出入。

全当归二钱　京赤芍二钱　银柴胡八分　薄荷叶后下，八分　青陈皮各一钱　苦桔梗一钱　全瓜蒌切，四钱　紫丹参二钱　生香附二钱　大贝母三钱　炙僵蚕三钱　丝瓜络三钱　青橘叶一钱五分

失营[1]

徐左　失营症破溃翻花，血水淋漓，内热口干，纳谷减少，阴分亏耗，肝郁挟痰瘀凝结，胃气不和，脉象细弱，已入不治之条，勉拟香贝养营汤加减。

川贝母三钱　生香附钱半　全当归二钱　大白芍二钱　紫丹参二钱　银柴胡一钱　川石斛三钱　粉丹皮钱半　广橘白一钱　生熟谷芽各三钱　藕节一两

马齿苋加平胬丹作饼贴之，一日一换。

---

[1]　失营：又名失荣，系外科四绝之一。多为颈部癌肿。

横痃[1]

徐左 湿热瘀凝，营卫不和，横痃肿硬疼痛，日晡寒热。宜消托兼施，消未成之毒，托已成之脓也。

生黄芪三钱 青防风一钱 当归尾三钱 京赤芍二钱 生草节八分 忍冬藤三钱 连翘壳三钱 杜红花八分 大贝母三钱 炙僵蚕三钱 炙甲片一钱 泽兰叶钱半 黑白丑八分

姚左 横痃溃后，得脓渐多，四围肿硬渐消，宜和营托毒。

全当归二钱 紫丹参二钱 生草节六分 赤茯苓三钱 炒赤芍二钱 福泽泻钱半 大贝母三钱 炙僵蚕三钱 生黄芪三钱 香白芷五分 陈广皮一钱 丝瓜络二钱

湿疮

王小 湿毒胎火，蕴袭脾肺两经，遍体湿疮，浸淫痒痛，头颅尤甚，身热咳嗽，入夜惊悸，虑其增剧，宜清化消毒。

西牛黄一分 胡黄连五分 甘中黄五分

共研末，和透，每服一分，白糖调下。

湿㾦

徐左 湿㾦发于遍体，浸淫作痒，延今已久。血虚生热生风，脾弱生湿，风湿热蕴蒸于脾肺两经也。姑拟清营祛风，而化湿热。

净蝉衣八分 小生地四钱 粉丹皮一钱五分 肥玉竹三钱 茯苓皮三钱 通草八分 六一散包，三钱 苦参片一钱五分 绿豆衣三钱

外用皮脂散，麻油调敷。

红㾦

罗左 风湿热蕴于脾肺两经，肌肤红㾦作痒，宜祛风清营，而化湿热。

净蝉衣八分 粉丹皮钱半 生赤芍二钱 肥知母钱半 茯苓皮三钱 通草八分 六一散包，三钱 制苍术钱半 苦参片二钱 肥玉竹三钱 生苡仁四钱 冬瓜子三钱 绿豆衣三钱

水㾦[2]

李左 遍体水㾦，头面尤甚，形寒内热，风湿热蕴袭脾肺两经，缠绵之证。宜清营祛

---

① 横痃：生于小腹两旁，大腿界中，硬如结核，是指各种性病所致的腹股沟淋巴结肿大。
② 水㾦：即湿疹，是临床常见的一种变态反应性疾病。

风而化湿热，以丸代煎，缓图功效。

净蝉衣五钱　荆芥穗五钱　小生地炒，二两　京赤芍炒，一两五钱　粉丹皮一两　茯苓皮烘，一两五钱　六一散包，一两五钱　小胡麻炒，一两五钱　制苍术五钱　苦参片炒，八钱　肥玉竹炒，一两五钱　紫丹参炒，一两　白鲜皮炒，一两　杜红花四钱　绿豆衣一两五钱　象贝母去心，一两五钱

上药各研末，加冬瓜皮四两，煎汤泛丸。每早服三钱，午后半饥时服一钱五分，开水送下。

流火①

金左　湿火下注，营卫不从，左腿足流火肿红焮痛，不便步履，寒热晚甚，姑拟清疏消解。

清水豆卷八钱　荆芥穗钱半　京赤芍二钱　当归尾三钱　茯苓皮三钱　通草八分　六一散包，三钱　金银花三钱　连翘壳三钱　大贝母二钱　丝瓜络二钱　桃仁泥钱半　杜赤豆一两
流火药冷粥汤调敷。

赤游丹②

蓝小　咳嗽气逆，咯痰不爽，吮乳呕吐，赤游丹发于面部，肿红色紫，胎火上升，痰热逗留肺胃，生甫月余，犹小舟之重载也。

净蝉衣八分　象贝母二钱　炒银花二钱　胖大海二枚　赤茯苓二钱　连翘壳二钱　生赤芍一钱　嫩钩钩后入，二钱　炙兜铃八分　薄橘红五分　炒竹茹一钱　淡竹沥冲服，五钱　真猴枣粉冲服，一分

葡萄疫③

陆右　牙龈渗血未止，葡萄疫发于腿足，红点满布，内热口燥。阴虚肝火内炽，疫疠之邪乘之，宜育阴清解。

小生地三钱　羚羊角片五分　生赤芍二钱　粉丹皮三钱　金银花三钱　连翘壳三钱　天花粉三钱　大贝母三钱　丝瓜络二钱　杜赤豆一两　茅芦根各一两　鲜藕四两

桃花癣④

笪女　桃花癣发于面部，焮红色紫。治风先治血，血行风自灭也。
净蝉衣八分　粉丹皮二钱　赤芍二钱　小生地三钱　茯苓皮三钱　鸡苏散包，三钱　黑芝

---

① 流火：系指下肢丹毒。
② 赤游丹：多指新生儿及婴儿期的丹毒。
③ 葡萄疫：遍身（尤其四肢）出现大小青紫或紫红斑点的证候，有似于今之过敏性紫癜。
④ 桃花癣：又名风癣。有似于今之面部单纯糠疹。

麻三钱　肥玉竹二钱　杜红花八分　桃仁泥一钱五分　通草八分　甘菊花三钱

麻风

章幼　风湿热蕴袭肌肤之间，血凝毒滞，遍体湿瘰如水痘状，肌肉麻木，久成麻风。治风先治血，血行风自灭也。

净蝉衣八分　粉丹皮二钱　紫丹参二钱　京赤芍二钱　黑荆芥一钱　杜红花八分　茯苓皮四钱　通草八分　苦参片钱半　六一散包，三钱　全当归二钱　白鲜皮钱半　黑芝麻三钱

钮扣风①

黄右　血虚生热生风，脾弱生湿，钮扣风嫩红起粟作痒。治风先治血，血行风自灭也。

京赤芍二钱　白通草八分　苦参片钱半　肥玉竹三钱　肥知母二钱　鸡苏散包，三钱　甘菊花三钱　黑芝麻三钱　小生地三钱　粉丹皮二钱　天花粉三钱　茯苓皮四钱

鸡肫疳②

余叟　鸡肫疳浮肿痒痛，久而不愈，高年气虚，积湿下注，宿瘀不化，宜益气生津，化痰祛瘀。

生黄芪四钱　青防风一钱　荆芥穗八分　皂荚子七粒　净蝉衣八分　生草节六分　飞滑石包煎，三钱　京赤芍二钱　大贝母三钱　通草八分　连翘壳三钱　黑山栀二钱　肥皂子七粒　清宁丸吞服，钱半

痔疮

吴左　外痔嫩痛已止，脱肛未收。气虚不能收摄，阴虚湿热下注，大肠不清，传导变化乏力，苔薄腻，脉濡滑。姑拟补中益气，育阴清化。

米炒南沙参二钱　蜜炙升麻五分　清炙黄芪二钱　炒扁豆衣三钱　朱茯神三钱　水炙桑叶三钱　净槐米包，三钱　生白术二钱　土炒当归三钱　杜赤豆一两　灶心黄土荷叶包，煎汤代水，一两

脱肛

李左　脱肛坠胀，燥粪结于直肠，气虚阴亏，肠中宿垢不得下达，胃呆纳少，宜理脾通胃，升清降浊。

---

① 钮扣风：多指生于颈下天突穴之间的皮肤病。
② 鸡肫疳：系指下疳之痛引睾丸，阴囊坠肿。

全当归三钱　炙升麻六分　淡苁蓉三钱　苦桔梗三钱　陈广皮一钱　炒谷麦芽各三钱　炙枳壳一钱　全瓜蒌切，三钱　郁李仁三钱　大麻仁四钱　白通草八分

杨右　气虚血亏，肝胃不和，肛门坠胀，欲解不得，胸闷纳少，甚则泛恶，舌苔薄腻。宜益气生津，和胃畅中。
生黄芪三钱　青防风一钱　蜜炙枳壳一钱　苦桔梗一钱　云茯苓三钱　仙半夏二钱　陈广皮一钱　春砂壳后下，八分　白蔻壳后下，八分　炒谷麦芽各二钱　佩兰梗钱半　通草八分　佛手八分

杨左　肛门坠胀疼痛，时轻时剧，大便或溏，皆由气虚肾亏。清阳不升。宜益气滋肾，升清化湿。
生黄芪四钱　潞党参三钱　炙升麻六分　生首乌三钱　蜜炙防己八分　生甘草六分　陈广皮一钱　净槐米包，三钱　炒枳壳八分　苦桔梗二钱　全当归二钱　大白芍二钱　干柿饼三钱

潘左　外痔焮痛，脱肛便血，气阴两虚，大肠湿热留恋。今拟调益气阴，清化湿热。
细生地四钱　粉丹皮一钱五分　京赤芍二钱　净槐米包，三钱　抱茯神三钱　地榆炭三钱　脏连丸包，一钱　橘白络各一钱　生苡仁三钱　全当归二钱　杜赤豆一两　干柿饼三钱
外用黄连膏。

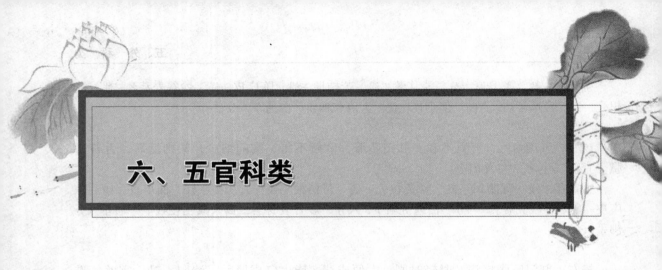

六、五官科类

眼　病

王左　风温时气客于上焦，引动厥少之火升腾，睛明珠肿红㶊痛，左目合缝，寒热苔腻。宜普济消毒饮加减。

薄荷叶后下，八分　熟牛蒡子二钱　荆芥穗一钱　甘菊花三钱　苦桔梗一钱　轻马勃八分　金银花三钱　连翘壳三钱　生赤芍二钱　炙僵蚕三钱　板蓝根三钱

犀黄醒消丸一钱，吞服。

李右　目为肝窍，神瞳属肾，肾虚精不上承，两目无光，目珠生衣，形瘦神疲。宜益肾养血，明目消翳。

川石斛三钱　潼蒺藜三钱　黑芝麻三钱　熟女贞三钱　抱茯神三钱　谷精珠钱半　怀山药三钱　稽豆衣三钱　石蟹三钱　象贝母三钱　夜明砂钱半

陈先生　耳为肾窍，目为肝窍，肝肾两亏，精气不能上充，厥阴易于上扰，肾阳不得下藏，是以耳鸣目眩，足趾畏冷，久而不除。食入之后，痰沫时有，中阳不运，水谷入胃，易于生湿生痰也。脉象细弱，舌中后薄腻。姑拟培土养阳，佐以化痰。

吉林人参一钱　熟附片四分　花龙骨先煎，三钱　云茯苓三钱　仙半夏二钱　煅牡蛎四钱　生於术二钱　甘杞子三钱　灵磁石先煎，三钱　补骨脂钱半，核桃肉二枚拌炒　淡苁蓉三钱　厚杜仲三钱　生姜一片　红枣四枚

鼻　病

鼻衄

金左　阴虚质体，风燥之邪袭肺，引动肝火上升，始而气短，继则鼻衄。先宜清燥润肺而化痰瘀。

冬桑叶二钱　粉丹皮二钱　甘菊花三钱　生石决先煎，八钱　茜草根二钱　侧柏炭钱半　川象贝各二钱　鲜竹茹二钱　薄荷炭后下，八分　黑稽豆衣三钱　白茅根二扎　白茅花包，一

206

钱　夏枯花钱半

鼻疔

沈右　风热外乘，肺火上升，鼻孔生疔，肿红焮痛，虑其增剧，急宜清疏消解。

薄荷叶后下，八分　甘菊花三钱　地丁草四钱　生草节八分　金银花四钱　连翘壳三钱　大贝母三钱　京赤芍二钱　天花粉三钱　夏桔草钱半　活芦根去节，一两三钱　苍耳子钱半　生石决先煎，五钱　净蝉衣八分　薄荷叶后下，八分　生甘草六分　天花粉三钱　夏枯花钱半

鼻渊①

吴右　阴虚肝胆火升，风燥外乘，鼻渊腥涕，内热口干。拟育阴清泄。

京玄参钱半　甘菊花桔梗一钱　冬桑叶三钱　陈辛夷八分　川象贝各二钱　活芦根一尺

另用：陈辛夷八分、苍耳子一钱半、炒薄荷八分、青葱管一钱半，煎汤熏鼻。

朱左　水亏不能涵木，肝阳上升清空，逼脑液而下流，鼻渊腥涕，头胀眩晕，心悸少寐，脉象弦小而数，舌光绛。宜育阴潜阳而安心神。

川石斛二钱　明天冬二钱　大生地三钱　花龙骨先煎，三钱　左牡蛎先煎，四钱　酸枣仁三钱　朱茯神三钱　天花粉三钱　肥知母钱半　灵磁石先煎，三钱　夏枯花钱半　金器一具
琥珀多寐丸钱半，吞服

鼻痔②

傅右　阳明湿浊上升，鼻痔壅塞，头目不清，畏风怯冷，肢体作酸，肺胃气虚。拟营卫并调，兼肃肺胃。

潞党参一钱五分　全当归二钱　大白芍一钱五分　陈辛夷八分　苍耳子一钱五分　大川芎八分　藿香梗一钱五分　云茯苓三钱　生白术一钱　陈广皮一钱　煨姜二片

外用柳花散，麻油调揉。

鼻疳③

贾左　肺胃积热，酿成鼻疳，迎香腐缺，鼻准已塌。内外之肿不消，防其崩陷，拟再造散加减。

羚羊角尖另煎汁冲服，一钱　大麦冬三钱　天花粉三钱　京玄参二钱　京赤芍二钱　酒炒

---

① 鼻渊：俗称脑漏，与今之急慢性副鼻窦炎相符。
② 鼻痔：今称鼻息肉，系鼻腔内赘生物。
③ 鼻疳：发生于鼻部的杨梅结毒，为梅毒晚期。

黄芩一钱　寒水石三钱　连翘壳三钱　大贝母三钱　夏枯草二钱　鲜竹叶三十片　干芦根去节，一两

外用治痔结毒灵类药。

耳 病

耳痔[1]

温左　耳痔焮痛流血，阴虚肝火湿热上蒸清窍所致。姑拟育阴清解。

小生地四钱　生赤芍二钱　粉丹皮二钱　薄荷叶后下，八分　生甘草八分　白通草八分　金银花四钱　连翘壳三钱　天花粉三钱　银柴胡一钱　大贝母三钱　黑山栀二钱　夏枯花钱半

外用八宝月华丹、硇砂散。

耳鸣

陈左　腰为肾腑，耳为肾窍，肾虚则腰酸耳鸣，阳胜则心悸跳跃，咽喉干燥。宜清上实下主治。

生白芍二钱　黑稆豆衣三钱　青龙齿先煎，三钱　左牡蛎先煎，四钱　朱茯神三钱　炙远志一钱　酸枣仁三钱　潼蒺藜三钱　熟女贞三钱　川石斛三钱　灵磁石先煎，三钱　嫩钩钩后入，三钱　黑芝麻三钱　金器一具

耳疳[2]

童幼　耳疳流脓痒痛，肝胆之火挟湿热上蒸，风邪外乘。宜柴胡清肝汤加减。

薄荷叶后下，八分　银柴胡一钱　赤茯苓三钱　六一散包，三钱　连翘壳三钱　熟牛蒡子二钱　生甘草一钱　通草八分　天花粉三钱　黑山栀二钱　淡黄芩一钱　象贝母三钱　滁菊花三钱

耳痛

李左　耳痛已减，耳鸣欠聪偏右，肾阴亏耗，肝阳上升，充塞清道。宜清上实下主治。

小生地六钱　粉丹皮钱半　生牡蛎先煎，六钱　生石决先煎，八钱　抱茯神三钱　怀山药三钱　甘杞子三钱　滁菊花三钱　潼蒺藜三钱　黑稆豆衣三钱　熟女贞三钱　灵磁石先煎，三钱　黑芝麻三钱

---

① 耳痔：泛指外耳道内长出的小肿块。
② 耳疳：类似于今之慢性化脓性中耳炎。

耳后发

钱左　瘰后蕴毒留恋，挟痰瘀凝结，耳后发肿硬疼痛，耳内流脓，稍有咳嗽。宜清解消散而化痰瘀。

薄荷叶后下，八分　熟牛蒡子二钱　荆芥穗钱半　熟石膏打，二钱　生草节八分　苦桔梗一钱　忍冬藤三钱　连翘壳三钱　大贝母三钱　炙僵蚕三钱　生蒲黄包，三钱　杜红花八分　板蓝根钱半

万灵丹一大粒，化服。

口 腔 病

牙痛

赵左　齿属肾，龈属胃，肾阴不足，胃火循经上升，牙痛内热。拟玉女煎加减。

大生地五钱　粉丹皮二钱　霜桑叶三钱　熟石膏打，四钱　生甘草八分　天花粉三钱　薄荷叶后下，八分　甘菊花三钱　大贝母三钱　青盐三分　鲜竹叶三十张　活芦根去节，一尺

黄左　齿乃骨之余，肾虚则齿酸，入夜更甚，不时头痛。宜育阴清降，引火下趋。

大生地四钱　粉丹皮二钱　川石斛三钱　抱茯神三钱　生石决先煎，六钱　黑稽豆衣三钱　川象贝各二钱　天花粉二钱　怀牛膝二钱　甘菊花三钱　青盐三分　生甘草六分

刘左　胃火循经上升，风热之邪外乘，牙痛龈肿，时轻时剧。宜清胃汤加减，清阳明疏风热。

小生地二钱　粉丹皮钱半　荆芥穗一钱　熟石膏打，三钱　生甘草七分　苦桔梗一钱　川雅连四分　薄荷叶后下，八分　连翘壳三钱　青盐三分　鲜竹叶三十张　活芦根去节，一尺

另用：川升麻三分，生石膏打，三钱，薄荷叶后下，八分，青盐三分，生甘草五分，细辛三分，煎水，含牙痛处。

牙衄

周右　心肝之火上升，疫疠之邪外乘，舌绛起泡，内热苔黄，齿衄口干，脉弦细而数。证势非轻，拟凉营解毒。

犀角尖五分，另磨汁冲服　鲜生地六钱　京玄参三钱　熟石膏后下，五钱　甘中黄八分　生赤芍二钱　大青叶钱半　活贯众三钱　粉丹皮二钱　细木通八分　川雅连六分　黑山栀二钱　陈金汁一两，冲服

张童　牙龈肿红，不时渗血，舌质淡红。此先天不足，胃火循经上升，当宜育阴

清胃。

小生地四钱　天花粉三钱　生赤芍二钱　生甘草五分　连翘壳三钱　粉丹皮二钱　大贝母三钱　冬桑叶三钱　甘菊花三钱　薄荷叶后下，八分　白茅根一扎　鲜藕二两

董左　齿属肾，龈属胃，肾阴亏耗，胃火循经上升，牙龈渗血，内热口燥。宜育阴清降。

鲜生地五钱　羚羊角片四分，另煎汁冲服　川石斛三钱　天花粉三钱　粉丹皮二钱　大麦冬青黛拌，三钱　冬桑叶三钱　怀牛膝二钱　川贝母二钱　生石决先煎，八钱　鲜竹茹三钱　鲜藕四两，去皮、切片，入煎　茅芦根各一两

牙疳[1]

谢左　肾主骨，齿为骨余，牙龈属胃。痘疹后，热毒内蕴肾胃两经，以致牙疳腐烂，苔黄，脉数。听其蔓延，恐有穿腮落齿之险，重症也。姑拟芦荟消疳饮加味，清阳明而解热毒。

真芦荟八分　甘中黄八分　金银花四钱　活贯众三钱　川升麻三分　胡黄连四分　黑山栀一钱五分　京玄参一钱五分　生石膏打，三钱　银柴胡八分　活芦根去节，一尺
外用走马牙疳散，桐油调敷。

王右　丹痧后阳明积火上升，牙疳腐烂，颧面肿痛，身热晚甚。虑其增剧，拟芦荟消疳饮加减。

真芦荟八分　京玄参钱半　荆芥穗一钱　活贯众三钱　熟石膏打，三钱　甘中黄八分　胡黄连六分　银柴胡一钱　薄荷叶后下，八分　金银花四钱　连翘壳三钱　犀角片磨、冲服，四分　川升麻四分　陈金汁冲服，一两　鲜竹叶三十张　活芦根去节，一尺
二诊　牙疳腐烂，颧面肿痛，身热咳嗽，手臂痧子隐隐。温邪疫疠蕴于阳明，积火上升，还虑穿腮落牙之变，再宜清温败毒。
前方去柴胡、升麻、陈金汁，加生赤芍。

艾左　先天不足，胃火循经上升，牙疳腐烂，牙龈渗血。宜芦荟消疳饮加减。
内搽丁氏走马牙疳药。
真芦荟八分　京玄参二钱　薄荷叶后下，八分　熟石膏打，四钱　甘中黄八分　胡黄连五分　银柴胡一钱　金银花四钱　连翘壳三钱　苦桔梗一钱　活贯众三钱　粉丹皮钱半　鲜竹叶三十张　活芦根去节，一尺

钱小　走马牙疳腐烂，颧面肿痛，身热不退。证势危笃，勉拟芦荟消疳饮清疳解毒，以尽人工。

真芦荟八分　京玄参钱半　荆芥穗一钱　熟石膏打，四钱　甘中黄八分　苦桔梗一钱　银

---

[1]　牙疳：亦称走马牙疳，以牙龈腐烂为主症。

柴胡一钱　连翘壳三钱　金银花四钱　胡黄连四分　鲜竹叶三十张　薄荷叶后下，八分　活贯众炭三钱　活芦根一尺

牙痈[1]

叶小　牙痈已成，内外肿痛，胃火上升，风热外乘。势将酿脓，宜清疏消解。

薄荷叶后下，八分　熟牛蒡子二钱　荆芥穗一钱　京赤芍二钱　生草节八分　苦桔梗一钱　轻马勃八分　连翘壳三钱　象贝母三钱　炙僵蚕三钱　忍冬藤三钱　生蒲黄包，三钱　活芦根去节，一尺

吹玉钥匙，敷如意散，醋、蜜调。

赵左　余毒湿热留恋，肝阳升腾，两耳响鸣失聪，牙痈溃脓，头痛眩晕。宜清解托毒而潜厥阳。

冬桑叶三钱　生赤芍二钱　甘菊花三钱　天花粉三钱　生草节八分　金银花四钱　连翘壳三钱　大贝母三钱　生石决先煎，八钱　京玄参二钱　灵磁石先煎，五钱　嫩钩钩后入，三钱　六味地黄丸包，八钱

牙岩[2]

何右　营血久亏，肝郁不达，郁从火化，火性上炎，致发牙岩，已延半载。虑其翻花出血，下部酸软乏力，拟养营清上。

小生地四钱　肥知母一钱五分　生甘草六分　粉丹皮二钱　京赤芍二钱　连翘壳三钱　川黄柏一钱五分　京玄参二钱　大贝母三钱　生蒲黄包，三钱　藕节四枚

舌疳[3]

黄右　舌疳腐烂偏左，痛引耳根，妨于咽饮，脉象细数。阴虚肝脾积火上升，证势沉重，宜育阴清降而化蕴毒。

吹金不换、柳花散、珠黄散。

小生地四钱　生石决先煎，八钱　甘中黄八分　金银花三钱　京玄参二钱　川象贝各二钱　胡黄连六分　天花粉三钱　肥知母钱半　藏青果一钱　通草八分　寒水石三钱　鲜竹叶三十张　活芦根去节，一尺

野蔷薇露漱口。

二诊　舌疳腐烂，头痛偏左，脉象弦小而数。阴分亏耗，积火上升，证势甚重，再宜育阴清降，佐入引火归原。

小生地四钱　生石决先煎，六钱　胡黄连四分　鲜竹叶三十张　瓜蒌皮二钱　生甘草八分

---

[1]　牙痈：实为齿龈脓肿。

[2]　牙岩：可能为牙龈癌肿。也可能系牙槽脓肿损及牙床骨后溃久不敛的"牙漏"。

[3]　舌疳：舌体溃疡腐烂。

川象贝各二钱　京玄参二钱　通草八分　金银花三钱　活芦根去节，一尺

滋肾通关丸一钱五分，包煎。

重舌①

孔宝宝　重舌肿势不消，舌根痛根脚渐收，顶已高起，有酿脓之象，身热渐轻未楚，咳嗽痰多，痧疹布而渐回，腑行溏薄，小溲色白，舌苔干腻，脉象濡数。先天本亏，风湿之邪挟痰瘀蕴结上焦，血凝毒滞，本虚标实，还虑增剧。再拟疏散消解，和中化痰，尚希明正。

薄荷叶后下，四分　炒荆芥八分　生赤芍二钱　赤茯苓三钱　银花炭三钱　苦桔梗一钱
川象贝各二钱　炙僵蚕三钱　银柴胡一钱　干荷叶一角　炒竹茹一钱五分

舌根痛

孔宝宝　心脾之火上升，风热之邪外乘，挟痰瘀凝结上焦，重舌、舌根痛内外肿硬疼痛，寒热咳嗽，痧疹隐隐不透，舌质红苔薄腻，脉象滑数。内外夹杂之证，宜辛凉清解而化痰瘀。

薄荷叶后下，八分　荆芥穗一钱　净蝉衣八分　生草节六分　苦桔梗一钱　连翘壳三钱
生赤芍二钱　象贝母三钱　炙僵蚕三钱　鲜竹茹钱半　山慈菇片八分

二诊　重舌肿势略减，舌根痛肿硬疼痛，连及颊车，身热有汗不解，咳嗽痰多，痧疹隐隐，布于背部，苔薄腻而黄，脉象滑数。风温时气挟痰瘀凝结上焦，血凝毒滞，再宜清疏消解而化痰瘀。

薄荷叶后下，八分　荆芥穗一钱　净蝉衣八分　生草节六分　苦桔梗一钱　连翘壳三钱
轻马勃八分　象贝母三钱　炙僵蚕三钱　鲜竹茹二钱　生赤芍二钱　生蒲黄包，三钱　白茅根
去心，一扎

施右　风邪挟痰瘀凝结，舌根痛肿硬疼痛。虑其增剧，宜疏散消解。

薄荷叶后下，八分　牛蒡子炒，二钱　京赤芍二钱　荆芥穗一钱　生草节八分　苦桔梗一
钱　轻马勃八分　象贝母三钱　连翘壳三钱　炙僵蚕三钱　生蒲黄包，三钱　山慈菇片八分
梅花点舌丹一粒，去壳，研末化服。

二诊　舌根痛硬疼痛，略见轻减，适值经行。再宜疏散消解，祛瘀通经。

前方去山慈菇、蒲黄、马勃，加杜红花、丹参、茺蔚子。

三诊　舌根痛肿硬疼痛较前大减，结核未能尽消，舌质淡红。肝火挟痰瘀凝络道，营卫不从，再宜祛瘀化痰而疏风热。

紫丹参二钱　京赤芍二钱　熟牛蒡子二钱　薄荷叶后下，八分　生草节六分　苦桔梗一钱
川象贝各二钱　炙僵蚕三钱　连翘壳三钱　杜红花八分　福橘络一钱　炒竹茹钱半　大荸荠
洗、打，五枚多

---

① 重舌：舌下静脉瘀血肿胀，或舌下痈疡肿势较剧，以致犹如多生一小舌者。

唇肿

端右　旧有便血，屡次举发，唇肿不消。胃火上升，湿热入营，拟清胃汤加减。

小生地三钱　熟石膏打，三钱　川升麻三分　生甘草八分　薄荷叶后下，八分　天花粉三钱　生赤芍二钱　大贝母三钱　甘菊花三钱　活芦根一尺　杜赤豆一两　苦桔梗一钱

屠右　传染毒火，右手臂肿红焮痛，不能举动，牙唇肿痛，寒热头胀。宜清火解毒。

薄荷叶后下，八分　熟牛蒡子二钱　甘菊花三钱　地丁草三钱　金银花四钱　连翘壳三钱　板蓝根二钱　天花粉三钱　生草节六分　大贝母三钱　炙僵蚕三钱　川雅连四分　白通草八分　活芦根去节，一尺

另：甘中黄四两，研细末，以金银花露、白蜜调敷手肿处。紫金锭五角，用菊花露磨涂作底。

吹药柳花散、玉钥匙。

胡左　人中肿红作痒，目胞亦痒，目光模糊。肝肾本亏，风湿热客于上焦，宜清营祛风而化湿热。

小生地三钱　粉丹皮钱半　肥知母钱半　茯苓皮四钱　通草八分　生赤芍二钱　光杏仁三钱　象贝母三钱　甘菊花三钱　生甘草五分　梧桐花钱半　黑芝麻三钱

口疮

邵小　口疮碎痛，妨于咽饮。阴虚胃火循经上升，风热之邪外乘。今拟导赤汤加味，引火下行。

鲜生地三钱　京玄参二钱　薄荷叶后下，八分　冬桑叶二钱　白通草八分　木通八分　甘中黄八分　川雅连四分　金银花四钱　连翘壳三钱　川象贝各二钱　竹叶三十张　活芦根一尺

骨槽痛

周奶奶　始由头痛咽痛起见，继则颊车肿硬疼痛，连及颏下，牙关拘紧，舌苔薄腻，脉象浮滑。胃火循经上升，风温之邪外乘，挟痰瘀凝结络道，血凝毒滞，势成骨槽痛之重症。急宜疏散消解而化痰瘀。

薄荷叶后下，八分　熟牛蒡子二钱　荆芥穗一钱　生草节六分　苦桔梗一钱　轻马勃八分　炙僵蚕三钱　连翘壳三钱　赤芍二钱　大贝母三钱　粉葛根二钱　青防风一钱　茵陈散包，三钱　生蒲黄包，三钱

蔡左　骨槽痛漫肿疼痛，牙关拘紧，胃火循经上升，风温外乘，虑其增剧，急宜疏散消解。

薄荷叶后下，八分　熟牛蒡子二钱　荆芥穗一钱　京赤芍二钱　生草节八分　苦桔梗一钱

大贝母三钱　抚川芎八分　炙僵蚕三钱　银柴胡一钱　粉葛根一钱　生蒲黄包，二钱　茵陈散包，三钱

外用如意散、干蟾皮、玉钥匙。

骨槽风[1]

周左　骨槽风肿硬不痛，牙关拘紧，缠绵二月余，此阴证也。位在少阳，少阳少血多气之脏，脉络空虚，风寒乘隙而入，痰瘀凝结，徒恃清凉无益也。法当温化，阳和汤主之。

净麻黄五分　肉桂心四分　大熟地二味同捣，四钱　炮姜炭五分　生草节八分　白芥子炒、研，一钱　鹿角霜三钱　小金丹陈酒化服，一粒

外用生姜切片，上按艾绒灸之，再覆以阳和膏。

朱右　骨槽风破溃经年，脓积成骨，流水清稀，气血两亏，不能载毒外出，缠绵之证也。法予补托。

潞党参三钱　生黄芪四钱　全当归二钱　京赤芍二钱　云茯苓三钱　炮姜炭五分　陈广皮一钱　川贝母三钱　炙僵蚕三钱　香白芷六分

朱左　骨槽风牙关拘急，牙龈腐烂。阴虚胃火上升，邪风挟痰入络所致。证属缠绵，姑拟和营祛风，化痰通络。

全当归二钱　京赤芍二钱　紫丹参二钱　生草节八分　苦桔梗一钱　大贝母三钱　炙僵蚕三钱　银柴胡一钱　粉葛根一钱　丝瓜络二钱

金右　骨槽风穿腮落齿，脓水臭秽。证属棘手。

西洋参二钱　北沙参三钱　川石斛四钱　赤白芍各一钱五分　金银花三钱　粉丹皮二钱　川贝母三钱　天花粉三钱　旱莲草二钱　黛蛤散包，六钱

徐右　风邪痰热入于少阳阳明之络，牙关拘紧不舒，开合不利。防成骨槽风，姑拟疏解。

薄荷叶后下，八分　熟牛蒡子二钱　粉葛根一钱　银柴胡一钱　生草节八分　苦桔梗一钱　青防风一钱　赤芍二钱　象贝母三钱　炙僵蚕三钱　抚川芎八分　福橘络一钱　茵陈散包，三钱

施左　颐肿坚硬，寒热交作，牙关开合不利，骨槽风之渐也。宜与疏散。

荆芥穗一钱五分　青防风一钱　薄荷叶后下，八分　炒牛蒡子二钱　生草节八分　苦桔梗一钱　大贝母三钱　炙僵蚕三钱　晚蚕沙包，二钱　山慈菇片八分　万灵丹入煎，一粒

外用消核锭，陈醋磨敷。

---

[1] 骨槽风：又名穿腮发、牙叉发，有似于今之颌骨骨髓炎。

二诊　寒热已退，肿硬渐消，此系风痰交阻络道所致。再与疏散。

荆芥穗一钱五分　青防风一钱　薄荷叶后下，八分　炒牛蒡子二钱　生草节八分　苦桔梗一钱　大贝母三钱　炙僵蚕三钱　小青皮一钱　光杏仁三钱　万灵丹入煎，一粒。

洪左　颊车漫肿焮红，且有寒热，肝胃之火升腾，风热之邪外乘。宜以清疏。

荆芥穗一钱五分　青防风一钱　薄荷叶后下，八分　炒牛蒡子二钱　生石膏打，四钱　生草节八分　苦桔梗一钱　京赤芍二钱　大贝母三钱　炙僵蚕三钱　金银花三钱　茅芦根去心、节，各一两

邹左　骨槽痛内外穿溃，腐烂已久，气阴两伤，少阴伏热上升，喉痹燥痛，蒂丁下坠，妨于咽饮，咳嗽痰浓夹红，舌质红绛，脉象濡小而数，加之手足浮肿，动则气喘，胸膺骨胀，肺络损伤，子盗母气，脾土薄弱。肺喜清润，脾喜香燥，治肺碍脾，治脾碍肺，棘手重症。勉拟培土生金，养肺化痰，未识能得应手否！

南沙参三钱　生甘草六分　瓜蒌皮二钱　猪肤刮去油、毛，三钱　怀山药三钱　苦桔梗一钱　生苡仁四钱　冬瓜子皮各三钱　连皮苓四钱　川象贝各二钱　藏青果一钱

外用金不换，吹喉搽腐。

穿腮毒

赵左　穿腮毒内外破溃，得脓不多，四围肿硬不消。肝郁挟痰，凝结少阳阳明之络，缠绵之症，拟和营托毒。

全当归二钱　京赤芍二钱　银柴胡一钱　云茯苓三钱　象贝母三钱　炙僵蚕三钱　生草节八分　苦桔梗一钱　福橘络一钱　山慈菇片八分　丝瓜络二钱

外用黑虎丹、九黄丹、冲和膏、金箍散。

颊车疽

童左　颊车疽虽溃，得脓不多，根脚肿硬疼痛。痰瘀凝结，营卫不从，姑拟和营托毒。

全当归二钱　京赤芍二钱　紫丹参二钱　生草节八分　苦桔梗一钱　忍冬藤三钱　炙僵蚕三钱　连翘壳三钱　大贝母三钱　山慈菇片八分　丝瓜络二钱　杜赤豆一两

张右　颊车疽成漏，脓水淋漓。宜益气和营，化痰托毒。

生黄芪四钱　全当归二钱　生草节六分　抱茯神三钱　炙远志一钱　苦桔梗一钱　紫丹参二钱　大贝母三钱　陈广皮一钱　红枣四枚　象牙屑焙，三钱

上腭痈

戴右　上腭痈虽溃，得脓不多，肿硬不消，左颧亦肿。肝火挟痰瘀蕴结阳明之络，血

凝毒滞，证势非轻，姑拟解肝郁而化痰瘀。

薄荷叶后下，八分　川象贝各二钱　炙僵蚕三钱　生草节八分　苦桔梗一钱　连翘壳三钱
生蒲黄包，三钱　紫丹参二钱　京赤芍二钱　合欢花钱半

大地栗洗、打，二两，陈海蜇皮二两，煎汤代水。

上腭碎痛

张左　上腭碎痛，咽饮不利，头眩屡发，舌质红苔黄，脉象濡数。阴虚厥少之火上升，风燥之邪外乘，宜育阴清解。

细生地四钱　京玄参二钱　大麦冬二钱　薄荷炭后下，六分　朱茯神三钱　生甘草八分
霜桑叶三钱　生石决先煎，六钱　青龙齿先煎，三钱　黑稽豆衣三钱　象贝母三钱　嫩钩钩后入，三钱　藏青果一钱　朱灯心二扎

二诊　上腭碎痛，咽饮不利，胸闷气塞，夜不安寐，脉象濡数。阴虚厥少之火上升，燥邪外乘，宜滋阴清肺而安心神。

鲜生地四钱　京玄参二钱　大麦冬二钱　薄荷叶后下，八分　朱茯神三钱　冬桑叶三钱
生甘草六分　川雅连四分　象贝母三钱　鲜竹叶三十张　活芦根去节，一尺　藏青果一钱　朱灯心二扎

内吹金不换。

口舌碎痛

叶小　心脾湿火上升，口舌碎痛。拟导赤汤加味，引热下趋。

鲜生地三钱　京玄参钱半　薄荷叶后下，八分　生甘草六分　小川连四分　白通草八分
连翘壳三钱　象贝母三钱　冬桑叶三钱　鲜竹叶三十张　灯心一扎

咽 喉 病

喉风

陈奶奶　喉风肿痛白点较前大减，寒热亦退，而头胀眩晕，纳谷减少，舌苔黄薄，脉濡数不静。余温痰热，尚未清彻，厥阳易于升腾。再拟滋阴清肺而泄风阳。

京玄参一钱五分　薄荷叶后下，五分　冬桑叶三钱　甘菊花三钱　生甘草五分　苦桔梗一钱　连翘壳三钱　大贝母三钱　冬瓜子三钱　通草八分　活芦根一尺　生赤芍二钱　嫩钩钩后入，三钱

吴左　疫喉风肿痛白腐，腑行燥结。形寒内热，疫疬之邪引动厥少之火，蕴袭肺胃两经，宜辛凉清解。

京玄参二钱　薄荷叶后下，八分　冬桑叶三钱　生甘草六分　细木通一钱　川雅连四分

金银花三钱　连翘壳三钱　象贝母三钱　生赤芍二钱　藏青果一钱　凉膈散包，三钱　鲜竹叶三十张　活芦根一尺

陆左　阴虚少阴伏热上升，疫疬之邪外乘，疫喉风白腐肿痛，身热晚甚，腑气不行，脉象数，舌苔黄。宜滋阴清肺而通腑气。

鲜生地五钱　冬桑叶三钱　川雅连五分　大贝母三钱　京玄参三钱　生甘草八分　金银花四钱　凉膈散包，三钱　薄荷叶后下，一钱　木通一钱　连翘壳四钱　黑山栀二钱　鲜竹叶三十张　活芦根去节，一尺

王左　阴虚少阴伏热上升，疫疬之邪外乘，喉风肿痛白点，妨于咽饮，入夜身热，急宜滋阴清肺而解疫毒。

鲜生地淡豆豉三钱同拌，四钱　京玄参二钱　薄荷叶后下，一钱　冬桑叶三钱　甘中黄八分　黑山栀二钱　细木通八分　川雅连五分　大贝母三钱　金银花三钱　连翘壳三钱　藏青果一钱　鲜竹叶三十张　活芦根去节，一尺

陈右　阴虚厥少之火上升，风热之邪外乘，喉风燉红肿痛，内关白点，纳少便溏，舌苔干腻，脉象濡滑。宜辛凉疏解。

京玄参钱半　薄荷叶后下，八分　荆芥穗一钱　冬桑叶二钱　苦桔梗一钱　甜苦甘草各五分　炒银花二钱　连翘壳三钱　象贝母三钱　生赤芍二钱　焦楂炭二钱　鲜竹茹钱半　藏青果一钱　通草八分

许左　少阴阴液本亏，厥少之火上升，喉风燉痛，妨于咽饮，延今一载。姑宜育阴清解。

小生地四钱　生甘草八分　金银花三钱　京玄参二钱　苦桔梗一钱　连翘壳三钱　大麦冬二钱　肥知母钱半　象贝母三钱　活芦根去节，一尺　藏青果一钱　猪肤刮去油、毛，三钱

顾左　阴虚少阴伏热上升，疫疬燥邪外乘，喉风燉痛白点，身热晚甚。先宜滋阴清肺而化燥邪。

京玄参钱半　薄荷叶后下，八分　淡豆豉三钱　生甘草八分　苦桔梗一钱　金银花三钱　连翘壳三钱　黑山栀二钱　通草八分　冬桑叶三钱　象贝母三钱　藏青果一钱　鲜竹叶三十张　活芦根去节，一尺

杨小　慢喉风肿红燉痛，妨于咽饮，已有旬余。厥少之火上升，风热之邪外乘，急宜辛凉清解。

薄荷叶后下，八分　京玄参二钱　冬桑叶三钱　苦桔梗一钱　连翘壳三钱　生赤芍二钱　大贝母三钱　藏青果一钱　鲜竹叶三十张　活芦根去节，一尺

喉痈

李右　喉痈偏左，肿硬疼痛，妨于咽饮，延今匝月。肝火挟痰瘀蕴结上焦，风热外

乘，急宜辛凉清解而化痰瘀。

薄荷叶后下，八分　冬桑叶三钱　嫩射干八分　大贝母三钱　熟牛蒡子二钱　甜苦甘草各六分　轻马勃八分　炙僵蚕三钱　京赤芍二钱　苦桔梗一钱　连翘壳三钱　生蒲黄包，三钱　鲜竹叶三十张　活芦根去节，一尺

贴起泡膏药，内吹玉钥匙。

严右　厥少之火上升，风热之邪外乘，喉痈肿痛偏左，妨于咽饮。证势非轻，急宜辛凉清解。

薄荷叶后下，八分　淡豆豉三钱　炙僵蚕三钱　轻马勃八分　熟牛蒡子二钱　甜苦甘草各八分　嫩射干八分　淡竹叶三十张　荆芥穗一钱　苦桔梗一钱　黑山栀二钱　连翘壳三钱　象贝母三钱　活芦根去节，一尺

六神丸临晚吞服十粒。

喉疳

陈左　喉疳咽喉内关白腐，内热口燥。少阴伏热上升，燥邪外乘，急宜滋阴清肺而解燥邪。

鲜生地六钱　薄荷炭后下，八分　甘中黄八分　通草八分　京玄参二钱　冬桑叶三钱　川雅连四分　天花粉三钱　金银花三钱　连翘壳三钱　大贝母三钱　凉膈散包，四钱　鲜竹叶三十张　活芦根去节，一尺

钱小　气喘渐平，咳嗽喉有痰声，咽喉内关白腐，项颈漫肿，脉数身热。还虑变迁，今拟清解伏邪，清肺化痰。

薄荷叶后下，八分　川象贝各二钱　金银花五钱　板蓝根二钱　桑白皮二钱　京玄参二钱　马兜铃一钱　京赤芍二钱　光杏仁三钱　生甘草八分　连翘壳三钱　冬瓜子三钱　茅芦根去心节，各一两

真猴枣末二分，用陈金汁、淡竹沥各一两，炖温冲服。

喉痹

陈右　喉痹燥痛，咳嗽咯痰不爽，头疼眩晕，产后阴液亏耗，厥少之火上升，肺失清肃，宜滋阴清肺而化痰热。

大生地三钱　京玄参二钱　大麦冬二钱半　蛤粉炒阿胶钱半　生甘草八分　苦桔梗一钱　霜桑叶三钱　川象贝各二钱　瓜蒌皮三钱　甜杏仁三钱　藏青果一钱　冬瓜子三钱　猪肤刮去油、毛，三钱　干芦根去节，一两

陶左　喉痹燥痛，咳嗽音声不扬，脉象细弱。肺肾阴亏，金碎不鸣，虑成肺损，宜培土生金，养肺化痰。

蛤粉炒阿胶二钱　川象贝各二钱　甜光杏三钱　蜜炙马兜铃一钱　抱茯神三钱　怀山药

三钱　南沙参三钱　净蝉衣八分　冬瓜子三钱　冬桑叶三钱　瓜蒌皮三钱　北秫米包，三钱　凤凰衣钱半　猪肤刮去油、毛，三钱

朱右　喉痹燥痛渐见轻减，色红未退，少阴阴伤，虚火易升，再宜育阴清解。
小生地四钱　霜桑叶二钱　苦桔梗一钱　瓜蒌皮二钱　京玄参钱半　生甘草六分　川象贝各二钱　白通草五分　藏青果一钱　北秫米包，三钱　猪肤刮去油、毛，三钱

黄右　阴虚少阴伏热上升，胎火内阻，咽痛焮红，内关白点，妨于咽饮，咳呛咯痰不爽。宜滋阴清肺而化痰热。
生地六钱　玄参二钱　薄荷后下，五分　川象贝各二钱　冬桑叶三钱　生甘草五分　淡条芩八分　天花粉三钱　金银花三钱　连翘壳三钱　肥知母二钱　藏青果一钱　鲜竹叶三十张　活芦根去节，一尺

李右　咽喉肿痛偏左，不时疼痛。肝火挟痰瘀蕴结，血凝毒滞，屡经清解化痰，未曾见效，今拟解肝郁消宿瘀。
银柴胡八分　生香附钱半　黛蛤散包煎，四钱　生赤芍二钱　甜苦甘草各六分　炙僵蚕二钱　山慈菇片八分　川象贝各二钱　苦桔梗一钱　瓜蒌皮二钱　生蒲黄包，三钱
陈海蜇皮一两，漂淡，煎汤代水。

秦左　阴虚厥少之火升腾，风热之邪外乘，喉痛焮红白点，口舌破碎，妨于咽饮，脉象滑数苔黄。证势非轻，宜滋阴清肺而疏风热。
鲜生地四钱　京玄参二钱　薄荷叶后下，八分　冬桑叶三钱　甘中黄八分　细木通八分　川雅连四分　金银花三钱　连翘壳三钱　生赤芍二钱　大贝母三钱　凉膈散包，三钱　活芦根去节，一尺　鲜竹叶三十张

郑左　蕴毒湿热留恋，肝阳上扰清空，咳嗽咯痰不爽，咽喉干痛。宜清泄厥阳，解毒宣肺。
京玄参二钱　薄荷叶后下，八分　冬桑叶三钱　甘菊花三钱　苦甘草六分　苦桔梗一钱　光杏仁三钱　象贝母三钱　生石决先煎，五钱　苍耳子钱半　嫩钩钩后入，三钱　藏青果一钱
二诊　蕴毒湿热留恋络道，肝阳化火升腾，肢节酸痛，腿足尤甚，咽痛头痛，咳嗽纳减。病情夹杂，非易速痊，再宜解毒通络，清泄厥阳。
京玄参二钱　生石决先煎，四钱　冬桑叶二钱　甘菊花三钱　朱茯神三钱　苦甘草六分　苦桔梗一钱　光杏仁三钱　川象贝各二钱　威灵仙钱半　川牛膝钱半　嫩钩钩后入，二钱　嫩桑枝三钱　活芦根一尺　五宝丹五分，吞服

李先生　喉痹燥痛已久，时轻时剧。厥阴之脉循喉，少阴之脉绕喉，少阴阴虚，厥阴之火升腾所致。内热口燥，夜不安寐，微有泛恶，大便不实，舌边红，苔干腻黄。火灼津液为痰，痰浊中阻，肝热胆寒，心肾不得交通也。病情夹杂，非易速痊，姑拟滋阴清肺，涤痰安神，尚希明正。

京玄参一钱　薄荷叶后下，七分　冬桑叶三钱　川象贝各二钱　朱茯神三钱　枳实炭一钱　鲜竹茹一钱五分　川雅连四分　银花炭三钱　连翘壳三钱　通草八分　炒山楂三钱　活芦根一尺　朱灯心二扎

乳蛾[①]

翁左　乳蛾双发，肿红焮痛，左甚于右，风火痰热蕴袭肺胃两经，厥少之火升腾，妨于咽饮。虑其增剧，仿《经》旨"火郁发之，结者散之"之意。

薄荷叶后下，八分　熟牛蒡子二钱　荆芥穗钱半　淡豆豉三钱　甜苦甘草各八分　苦桔梗一钱　嫩射干八分　炙僵蚕三钱　轻马勃八分　连翘壳三钱　大贝母三钱　黑山栀二钱　鲜竹叶三十张　活芦根去节，一尺

二诊　乳蛾双发，肿红焮痛，左甚于右，妨于咽饮。厥少之火上升，风邪外乘，痰热蕴袭肺胃，再宜辛凉清解而化痰热，去疾务尽之意。

前方去淡豆豉、黑山栀，加熟石膏四钱、生赤芍二钱。

陈奶奶　乳蛾双发，肿痛白点，妨于咽饮，寒热头胀眩晕，口干欲饮，舌质红苔黄，小溲短赤，三四日未更衣，脉象滑数不静。少阴伏热上升，风温痰热蕴袭肺胃两经，宜辛凉清解而通腑气，此表里双解之义。

薄荷叶后下，八分　冬桑叶三钱　甘菊花三钱　京玄参二钱　甘中黄八分　川雅连四分　通草八分　象贝母三钱　炙僵蚕三钱　生赤芍二钱　连翘壳三钱　凉膈散包，四钱　鲜竹叶三十张　活芦根去节，一尺

吴右　乳蛾肿痛白点，偏于左关，妨于咽饮，形寒发热。厥少之火上升，风热之邪外乘，姑拟辛凉清解。

京玄参一钱　荆芥穗一钱　连翘壳三钱　炙僵蚕三钱　薄荷叶后下，八分　甜苦甘草各八分　京赤芍二钱　藏青果一钱　冬桑叶二钱　金银花三钱　大贝母三钱　鲜竹叶三十张　活芦根去节，一尺

潘右　厥少之火上升，风热之邪外乘。乳蛾双发，焮红肿痛，形寒身热。急宜辛凉清解。

薄荷叶后下，八分　淡豆豉三钱　轻马勃八分　炙僵蚕三钱　熟牛蒡子二钱　甜苦甘草各六分　连翘壳三钱　生赤芍二钱　荆芥穗一钱　苦桔梗一钱　象贝母三钱　挂金灯八分　鲜竹茹钱半　活芦根去节，一尺

王幼女　乳蛾屡发，经事不行。营血本亏，厥少之火上升，风热之邪外乘，先宜清温化痰，和营通经。

薄荷叶后下，八分　熟牛蒡子二钱　京玄参二钱　冬桑叶三钱　苦桔梗一钱　连翘壳三钱　生赤芍二钱　象贝母三钱　紫丹参二钱　茺蔚子三钱　轻马勃八分　炙僵蚕三钱　藏青果一钱

---

① 乳蛾：又名蚕蛾，是以扁桃体红肿，表面有黄白色脓样分泌物，形如蚕蛾为特征的病证。

月季花八分

林童　痧子布而不透，咽喉内关白腐，项颈结块，身热无汗，咳嗽咯痰不爽，舌质红绛，脉象濡滑而数。风温伏邪蕴袭肺胃，营分之热已炽，卫分之邪不达。证势非轻，姑拟清温败毒，生津清肺，冀望应手为幸。

薄荷叶后下，八分　京玄参二钱　天花粉三钱　荆芥梗一钱　熟石膏打，三钱　生甘草六分　苦桔梗一钱　象贝母三钱　金银花四钱　连翘壳三钱　生赤芍二钱　板蓝根二钱　鲜竹叶三十张　活芦根去节，一尺

二诊　痧子布而不透，咽喉内关白腐，项颈结块，咳嗽喉有痰声，舌质绛，脉滑数。风温疫疬化热生痰，逗留肺胃，阴液暗伤。还虑变迁，再宜清营生津，清温败毒，而望转机为幸。

鲜生地五钱　京玄参二钱　薄荷叶后下，八分　熟石膏打，三钱　生甘草八分　天花粉三钱　金银花四钱　连翘壳三钱　象贝母三钱　生赤芍二钱　板蓝根二钱　冬桑叶三钱　鲜竹叶三十张　活芦根去节，一尺

另：陈金汁一两、淡竹沥一两、珠黄散二分，同冲，炖温服之。

锡类散同珠黄散和，吹喉。

任小　疫喉痧六天，痧子虽布，布而未透，咽喉肿痛白腐，妨于咽饮，汗泄不多，脉数，苔薄腻。湿邪疫疬蕴袭肺胃，厥少之火升腾，证势重险，急宜辛凉疏解。

荆芥穗一钱　薄荷叶后下，八分　净蝉衣八分　淡豆豉三钱　甜苦甘草各六分　苦桔梗一钱　金银花三钱　连翘壳三钱　生赤芍二钱　象贝母三钱　炙僵蚕三钱　挂金灯八分　鲜竹叶茹各钱半　白茅根一扎

王右　疫喉肿痛白点，妨于咽饮，寒热头眩。阴虚少阴伏热上升，风热之邪外乘。先宜辛凉清解。

薄荷叶后下，八分　冬桑叶三钱　京玄参钱半　荆芥穗一钱　淡豆豉三钱　生甘草六分苦桔梗一钱　金银花三钱　连翘壳三钱　象贝母三钱　藏青果一钱　金锁匙八分

程幼　咽喉为肺胃之门户，饮食之道路，风寒包热于肺，挟痰热交阻，肺气闭塞，肃降之令失司，乳蛾肿痛白点，妨于咽饮，气逆鼻扇，咳嗽音哑，喉中痰声辘辘，脉象郁滑而数，舌质红，苔薄腻。书云：气逆之为病，在肺为实，在肾为虚。病经三天，即气逆鼻扇，此肺实也，即肺闭也。证势危笃，勉拟麻杏石甘汤加味，以冀一幸。

蜜炙麻黄三分　光杏仁三钱　熟石膏打，二钱　炙僵蚕三钱　生甘草六分　射干六分　马勃八分　马兜铃八分　象贝三钱　蝉衣八分　胖大海三枚　淡竹沥一两　真猴枣二分　活芦根一尺，麻黄纳此内

童先生　《经》云："一阴一阳结，谓之喉痹。"痹者，闭也，即今之喉风乳蛾是也。一阴一阳之火上升，风温疫疬之邪外乘，挟痰热蕴袭肺胃两经，乳蛾双发，肿红疼痛，妨于咽饮，脉濡滑而数，大便溏泄，身热畏风，有汗不解，舌质红，苔罩白。肺邪不得外

达，而反陷于大肠也，颇虑痰壅气逆之险！急拟辛凉清解，而化痰热。仿《经》旨火郁发之、结者散之之义，尚希明正。

薄荷叶后下，八分　荆芥一钱五分　清水豆卷四钱　甜苦甘草各六分　桔梗一钱　嫩射干八分　轻马勃八分　连翘壳三钱　生赤芍三钱　大贝母三钱　炙僵蚕三钱　挂金灯八分　鲜竹茹一钱五分　活芦根一尺

二诊　乳蛾双发，肿红疼痛，妨于咽饮，寒热较轻，痰多鼻塞，舌质红，苔薄腻，脉濡滑而数。旧有便溏，厥少之火上升，风热之邪未楚。昨投辛凉清解而化痰热，既见获效，仍守原法进步，尚希明正。

薄荷叶后下，八分　荆芥穗八分　冬桑叶三钱　山豆根一钱五分　苦桔梗一钱　甜苦甘草各八分　轻马勃八分　炙僵蚕三钱　连翘壳三钱　生赤芍三钱　大贝母三钱　藏青果一钱五分　鲜竹叶三十张　活芦根一尺

锁喉毒[①]

王幼　锁喉痰毒，漫肿疼痛，牙关拘紧，妨于咽饮，寒热晚甚。风温时气之邪，挟痰瘀蕴结上焦。证势非轻，急宜疏散消解而化痰瘀。

薄荷叶后下，八分　熟牛蒡子钱半　荆芥穗一钱　生草节八分　苦桔梗一钱　轻马勃八分　连翘壳三钱　京赤芍二钱　大贝母三钱　炙僵蚕三钱　青防风一钱　生蒲黄包，三钱　六神丸十粒，分二次服

二诊　锁喉痰毒，漫肿疼痛，连及颊车，牙关拘紧，寒热晚甚，腑行溏薄。还虑增剧，再拟疏散消解而化痰瘀。

薄荷叶后下，八分　荆芥穗一钱　青防风八分　象贝母三钱　生草节八分　苦桔梗一钱　轻马勃八分　炒银花三钱　连翘壳三钱　京赤芍二钱　炙僵蚕三钱　生蒲黄包，三钱　茵陈散包，三钱，秘制

杨左　锁喉毒内外肿痛，厥少之火上升，风热之邪外乘，挟痰瘀凝结，妨于咽饮。急宜疏散消解。

薄荷叶后下，八分　荆芥穗一钱　象贝母三钱　轻马勃八分　熟牛蒡子二钱　苦桔梗一钱　炙僵蚕三钱　生蒲黄包，三钱　京赤芍二钱　连翘壳三钱　生甘草七分　山慈菇片八分
梅花点舌丹一粒，去壳，研末化服。

疫喉痧

唐世兄　风温疫疬之邪，引动厥少之火，蕴袭肺胃两经，疫喉痧四天。痧子虽布，布而不透，身灼热无汗，咽喉肿痛白腐，妨于咽饮，烦躁懊侬，难以名状，苔薄黄，脉濡数。汗少便泄，邪有内陷之象。证势危笃，急宜辛凉疏解而化疫毒，冀疫毒之邪，能得从气分而解为幸。

---

① 锁喉毒：又名锁喉风，其症状在咽喉突然疼痛、吞咽不舒、呼吸困难等基础上又见牙关紧闭、口襟如锁等。

薄荷叶后下，八分　净蝉衣八分　粉葛根二钱　荆芥穗一钱　生甘草八分　苦桔梗一钱　金银花五钱　连翘壳三钱　生赤芍二钱　大贝母三钱　炙僵蚕三钱　鲜石菖蒲八分　鲜竹叶三十张　鲜竹茹钱半　京玄参钱半

苏右　喉痧八天，痧子渐回，咽喉焮痛白腐，妨于咽饮，身热晚甚。温邪疫疠化热，蕴袭肺胃两经，证势非轻，宜滋阴清肺，而解疫毒。

鲜生地三钱　京玄参二钱　薄荷叶后下，八分　熟石膏打，三钱　生甘草五分　川雅连四分　白通草八分　金银花三钱　连翘壳三钱　川象贝各二钱　鲜竹叶三十张　活芦根去节，一尺　陈金汁冲服，一两　淡竹沥冲服，一两
吹金不换、锡类散。

叶少奶　疫喉痧四天，痧子布而不透，咽喉肿痛白腐，偏于右关，妨于咽饮，脉象濡数，舌苔灰黄。风温疫疠之邪，引动厥少之火，袭蕴肺胃两经，证势非轻。急拟辛凉清解，而化疫毒。尚希明正。

薄荷叶后下，八分　京玄参一钱五分　荆芥穗一钱　淡豆豉三钱　甜苦甘草各五分　苦桔梗一钱　金银花五钱　净蝉衣八分　连翘壳三钱　生赤芍三钱　大贝母三钱　藏青果二钱　鲜竹叶三十张　活芦根去节，一尺

郭世兄　疫喉痧四天，痧子虽布，额鼻不显，发热得汗不多，口干不多饮，泛泛呕恶，舌干燥无津，脉象濡滑而数。项颈痧毒偏左肿硬疼痛，咽喉焮红，内关白点。风温疫疠之邪化热蕴袭肺胃，厥少之火上升，阴液暗伤，津少上承。自服蓖麻油，大便溏泄，亦热迫湿泄也。证势非轻，急宜生津清温而解疫毒，尚希明正。

天花粉三钱　京玄参一钱五分　薄荷叶后下，八分　大贝母三钱　荆芥穗八分　熟石膏打，三钱　甜苦甘草各五分　炙僵蚕三钱　银花四钱　连翘壳三钱　净蝉衣八分　板蓝根二钱　鲜竹茹叶各一钱五分　活芦根一尺

二诊　疫喉痧五天，痧子布而渐多，身热得汗不畅，口干不多饮，咳嗽，腑行溏薄，项颈结块疼痛，舌质淡红，脉象濡滑而数。疫疠之邪，化热生痰，逗留肺胃，厥少之火升腾，阴液暗伤，津少上承，还虑增剧。仍宜辛凉清解疫毒，尚希明正。

天花粉三钱　京玄参一钱五分　薄荷叶后下，八分　蝉衣八分　荆芥穗八分　甜苦甘草各五分　金银花三钱　炙僵蚕三钱　连翘壳三钱　生赤芍三钱　大贝母三钱　板蓝根二钱　鲜竹叶茹各一钱五分　鲜茅芦根各一两

三诊　疫喉痧十天，痧已回，昨有鼻衄如涌，名曰红汗。身热较轻，不欲饮，舌质红绛无津。项颈颊车结块，肿硬疼痛，势成痧毒，虑其酿脓。痧火由气入营，逼血妄行，痰热蕴结阳明之络，血凝毒滞，还虑增变。今宜生津清营，解毒清温，尚希明正。

鲜石斛三钱　天花粉三钱　京玄参一钱五分　川象贝各二钱　冬桑叶二钱　粉丹皮二钱　生赤芍三钱　板蓝根二钱　甘中黄八分　金银花四钱　连翘壳三钱　犀角片三分　鲜竹叶三十张　鲜茅芦根各一两

郭小姐　痧子虽回，身热未退，项颈痧毒疼痛。阴液暗伤，疫疠化热生痰，蕴袭肺胃

两经，还虑增剧。姑拟辛凉清解，而化痰毒。

薄荷叶后下，八分　京玄参一钱五分　荆芥穗一钱　熟石膏打，三钱　甘中黄八分　金银花四钱　连翘壳三钱　板蓝根二钱　生赤芍三钱　大贝母三钱　炙僵蚕三钱　凉膈散包，四钱鲜竹叶三十张　活芦根去节，一尺

　　薛小姐　痧子十三天，痧回里热不清，咽喉内关白腐，肢节肿痛，脉象细数。少阴阴液已伤，阳明余热留恋，能得不生变端，可望转危为安。仍拟生津清温。

天花粉三钱　京玄参一钱五分　桑叶皮各一钱五分　川象贝各二钱　金银花三钱　嫩前胡一钱五分　连翘三钱　鲜竹茹一钱五分　生赤芍二钱　鲜石斛二钱　丝瓜络二钱　肥玉竹一钱五分　活芦根一尺　枇杷叶露后入，四两

　　二诊　痧子十五天，里热未清，咽喉内关白腐渐退，左手足肢节疼痛，脉象弦小而数。少阴阴液已伤，阳明余热留恋，还虑变迁。再宜生津清胃而通络道。至于牙齿脱落，亦胃热之故也，清其胃即是固其齿之意。

天花粉三钱　京玄参一钱五分　熟石膏打，二钱　嫩白薇一钱五分　肥知母二钱　桑叶皮各一钱五分　川象贝各三钱　鲜竹茹一钱五分　连翘壳三钱　生赤芍一钱五分　金银花三钱丝瓜络二钱　活芦根一尺

枇杷叶露、野蔷薇花露各二两，两味冲服。

　　三诊　痧子十七天，咽喉白腐渐愈，肢节疼痛亦减，而里热仍炽，续发红疹，布于胸膺脐腹之间，咳嗽不爽，舌质淡红，脉象濡数。阴液已伤，第二层之伏温渐渐外达，肺失清肃，再宜生津清温而通络道。

天花粉三钱　京玄参一钱五分　石膏打，二钱　生甘草五分　桑叶皮各一钱五分　光杏仁三钱　蝉衣七分　银花三钱　连翘三钱　川象贝各二钱　赤芍二钱　丝瓜络二钱　活芦根一尺

　　柳少奶　疫喉痧，痧虽布而鼻部不现，身灼热，汗泄不多，咽喉焮痛，内关白点，妨于咽饮，项外漫肿渐减，腑气亦通，口干不多饮，舌质红绛，脉濡滑而数。风温疫疠化热蕴蒸肺胃，厥少之火升腾，营热已炽，气分之温不达，阴液暗伤，津少上承，恙势尚在重途，还虑增变。仍宜生津清温而解疫邪，尚希明正。

天花粉三钱　京玄参二钱　薄荷叶后下，八分　甘中黄八分　荆芥穗八分　熟石膏打，三钱　净蝉衣八分　川雅连四分　生赤芍三钱　金银花三钱　连翘壳三钱　川象贝各三钱　鲜竹叶三十张　鲜茅芦根各一两

　　二诊　疫喉痧七天，痧子布而渐回，鼻部未透，身灼热略减，项核漫肿渐消，咽喉内关白腐，妨于咽饮，舌质红，脉濡滑而数。阴液暗伤，少阴伏热上升，风温疫疠之邪，蕴袭肺胃，一时非易清彻。再拟生津清温，而解疫毒。

天花粉三钱　京玄参二钱　薄荷叶后下，八分　甘中黄八分　荆芥八分　熟石膏打，三钱金银花四钱　连翘壳三钱　川雅连四分　生赤芍二钱　川象贝各二钱　冬桑叶三钱　鲜竹叶三十张　鲜茅芦根各一两

　　淞沪商埠督办丁文江令郎　疫喉痧六天，痧子已布，身灼热无汗，咽喉焮红肿痛，内关白腐，妨于咽饮，烦躁少寐，舌红绛无津，脉弦数。温邪疫疠化热，由气入营，伤阴劫

液，厥少之火内炽，阴液已伤，津少上承，邪势尚在重途，还虑变迁。今拟凉气清营而化疫毒，尚希明正。

犀角片另煎，冲服，四分　薄荷叶后下，八分　京玄参三钱　熟石膏打，八钱　生甘草八分　金银花五钱　连翘壳三钱　天花粉三钱　生赤芍三钱　川象贝各三钱　鲜生地四钱　陈金汁冲服，一两　鲜竹叶三十张　茅芦根各一两

李右　传染喉痧四天，痧子隐隐，布而不透，咽喉焮痛，寒热头胀，三四日未更衣。风温时气之邪，引动厥少之火上升，蕴袭肺胃两经，宜辛凉清解而通腑气。

薄荷叶后下，八分　熟牛蒡子三钱　藏青果一钱　京玄参二钱　甜苦甘草各六分　象贝母三钱　生赤芍二钱　苦桔梗八分　鲜竹叶三十张　金银花四钱　连翘壳三钱　凉膈散包，四钱

徐奶奶　疫喉痧四天，得汗身热轻，痧子布而不足，咽喉焮痛，内关白腐，妨于咽饮，舌质红，苔黄，脉象濡数。伏温疫疠，挟痰热蕴袭肺胃两经，厥少之火上升，阴液暗伤，津少上承，虑其增剧，姑拟生津清解而化疫疠之毒，尚希明正。

薄荷叶后下，八分　京玄参钱半　净蝉衣八分　天花粉三钱　生甘草六分　川雅连四分　通草八分　川象贝各二钱　金银花三钱　连翘壳三钱　生赤芍二钱　炙僵蚕三钱　鲜竹叶三十张　活芦根一尺

二诊　疫喉痧五天，痧子已布，身灼热亦减。惟咽喉肿红焮痛，内关白点，妨于咽饮，舌质红，苔灰黄，脉濡数。阴液已伤，厥少之火上升，伏温疫疠之邪，挟痰热蕴袭肺胃两经。还虑增剧，再宜清营凉气而解疫毒。

鲜生地三钱　京玄参二钱　薄荷叶后下，八分　熟石膏打，三钱　甘中黄八分　川雅连四分　通草八分　净蝉衣八分　金银花三钱　连翘壳三钱　川象贝各二钱　炙僵蚕三钱　鲜竹叶三十张　活芦根一尺

王左　疫喉痧四天，痧子虽布，头面不显，壮热头痛，汗泄不畅，胸闷懊憹泛恶，咽喉焮痛，妨于咽饮，舌苔粉白而腻，脉象濡滑而数。风温疫疠之邪，蕴袭肺胃，厥少之火升腾。还虑增剧，宜辛凉疏解，芳香化浊。

薄荷叶后下，八分　净蝉衣八分　荆芥穗一钱　淡豆豉三钱　苦桔梗一钱　苦甘草五分　连翘壳三钱　生赤芍二钱　象贝母三钱　炙僵蚕三钱　枳实炭一钱　藿香梗钱半　炒竹茹钱半　玉枢丹磨冲，一分

杨左　风温疫疠之邪，引动肝胆之火，蕴袭肺胃两经，发为喉痧。痧布隐隐，身热，咽喉肿红焮痛，内关白腐，舌苔薄黄，脉象郁滑而数。天气通于鼻，地气通于口，口鼻吸受天地不正之气，与肺胃蕴伏之热，熏蒸上中二焦。咽喉为肺胃之门户，肺胃有热，所以咽喉肿痛，而内关白腐也。邪势正在鸱张之际，虑其增剧。《经》云：风淫于内，治以辛凉。此其候也。

净蝉衣八分　苦桔梗一钱　金银花三钱　京赤芍二钱　荆芥穗八分　甜苦甘草各六分　连翘壳三钱　鲜竹叶三十张　淡豆豉三钱　轻马勃一钱　象贝母三钱　白茅根二扎　薄荷叶后下，八分　黑山栀一钱五分　炙僵蚕三钱

二诊　丹痧虽布，身灼热不退，咽喉肿痛白腐，脉洪数，舌绛。伏温化热，蕴蒸阳明，由气入营，销铄阴液，厥少之火，乘势上亢。证势沉重，急宜气血双清，而解疫毒。

犀角尖五分　甘中黄八分　象贝母三钱　鲜竹叶三十张　鲜生地四钱　苦桔梗一钱　连翘壳三钱　茅芦根去心节，各一两　生石膏打，四钱　轻马勃一钱　黑山栀一钱五分　鲜石斛三钱　粉丹皮一钱五分　陈金汁一两　枇杷叶露冲，四两

三诊　丹痧已回，身热不退，项颈漫肿疼痛，咽喉焮肿，内关白腐，舌薄黄，脉沉数。温邪伏热，稽留肺胃两经，血凝毒滞，肝胆火炽，一波未平，一波又起，殊属棘手。宜清肺胃之伏热，解疫疬之蕴毒。

薄荷叶后下，八分　甘中黄八分　京赤芍二钱　鲜竹叶茹各一钱五分　京玄参二钱　苦桔梗一钱　生蒲黄包，三钱　黑山栀一钱五分　连翘壳三钱　炙僵蚕三钱　淡豆豉三钱　象贝母三钱　益母草三钱　活芦根去节，一尺

陈左　温邪疫疬，郁而化火，肺胃被其熏蒸，心肝之火内炽，白喉腐烂焮痛，妨于咽饮，壮热烦躁，脉洪数，舌质红苔黄。《经》云：热淫于内，治以咸寒。当进咸寒解毒，清温泄热。

犀角尖四分　甘中黄八分　连翘壳三钱　京玄参一钱五分　鲜生地三钱　淡豆豉三钱　京赤芍一钱五分　大贝母三钱　天花粉三钱　薄荷炭后下，七分　金银花三钱　生石膏打，三钱　鲜竹叶三十张　白茅根去心，二扎

童小姐　昨投辛凉疏解，呕恶渐止，咽喉肿痛、白点亦减，惟身热无汗，痧子隐隐，布而未透，舌中糙，苔薄腻，脉濡滑而数。风温时气之邪，蕴袭肺胃，厥少之火升腾，再宜辛凉汗解。

薄荷叶后下，八分　熟牛蒡子二钱　荆芥一钱　淡豆豉三钱　甜苦甘草各五分　桔梗一钱　连翘壳三钱　净蝉衣八分　赤芍二钱　象贝母三钱　炙僵蚕三钱　粉葛根一钱五分　茅根二扎　淡竹茹二钱

锁喉疬痰

吴左　肝郁挟痰瘀凝结，时气之邪外乘，锁喉疬痰，肿硬疼痛，妨于咽饮。恙势非轻，姑拟消托兼施。

生黄芪三钱　全当归二钱　赤芍二钱　生草节六分　苦桔梗一钱　连翘壳三钱　大贝母三钱　炙僵蚕三钱　淡昆布钱半
陈海蜇皮二两，漂淡，煎汤代水。

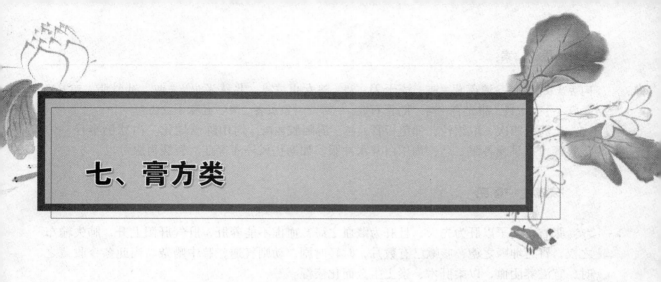

七、膏方类

冬咳

张先生　每冬必咳，气急不平，天暖则轻，遇寒则甚，此阳虚留饮为患也。阳为天道，阴为地道，人生贱阴而贵阳。《经》云：阳气者，若天与日，失其所则折寿而不彰。素体阳虚，脾肾两病，肾虚水泛，脾虚湿聚，水湿停留，积生痰饮，年深不化，盘踞成窠，阻塞气机，据为山险。上碍肺金右降之路，下启冲气上逆之机，不降不纳，遂为气急。饮为阴邪，遇寒则阴从阳属，虎借风威，遇暖则阴弱阳强，邪势渐杀矣。痰饮生源于土湿，土湿本源于水寒，欲化其痰，先燥土湿，欲燥土湿，先温水寒，书所谓外饮治脾，内饮治肾也。肺主气，胃为化气之源，肾为纳气之窟。肺之不降，责之肾纳，肾之不纳，责之火衰。欲降其肺，先和其胃，欲纳其肾，先温其阳，书所谓上喘治肺，下喘治肾是也。证属阳虚，药宜温补。今拟温肾纳气，温肾则所以强脾，和胃降逆，和胃功兼肃肺。但得土温水暖，饮无由生，胃降金清，气当不逆，气平饮化，咳自愈矣。证涉根本，药非一蹴能治，仿前贤方乃三思而定，略述病由，以便裁夺。

别直参三两　云茯苓四两　潜於术三两　清炙黄芪三两　清炙草八钱　炙远志肉一两　大熟地四两　川桂枝六钱　五味子淡干姜四钱同捣，八钱　熟附块一两　川贝母三两　甜光杏三两　蛤蚧尾酒洗，五对　砂仁末后下，八钱　范志曲三两　陈广皮一两　仙半夏三两　旋覆花包，一两五钱　代赭石煅，四两　补骨脂二两　核桃肉二十枚，两味拌炒　炙白苏子二两　怀山药三两　山萸肉三两　福泽泻一两五钱　厚杜仲三两　川断肉三两　甘杞子三两

上药煎四次，取极浓汁，加鹿角胶四两、龟板胶四两，均用陈酒炖烊，白冰糖半斤，熔化收膏。每早服三钱，临卧时服三钱，均用开水冲服。如遇伤风停滞等，暂缓再服可也。

哮喘、咳嗽

夏右　痰之标在肺胃，痰之本在脾肾，旧有哮喘，咳嗽气逆，屡次举发，其源实由于脾肾两亏，痰饮渍留肺胃。柯氏云："脾肾为生痰之源，肺胃为贮痰之器。"是也。当拟培养两天以治本，温化痰饮以治标。

别直参另煎汁收膏，一两　潞党参三两　米炒於术一两五钱　清炙草五钱　云茯苓三两　怀山药三两　大熟地砂仁末三钱拌，三两　蜜炙麻黄三钱　仙半夏二两　陈广皮一两　炙白苏子一两五钱　旋覆花包，一两五钱　炙远志一两　甘杞子三两　厚杜仲三两　川断肉三两　核桃

肉去紫衣，四两　潼蒺藜三两　淡干姜三钱　熟女贞三两　北秫米包，三两　补骨脂一两五钱　炙款冬一两五钱　甜光杏三两　鹅管石煅，一两　川象贝各二两　五味子三钱

上药煎四次，取浓汁，加龟板膏四两、清阿胶四两，均用陈酒炖化。白冰糖半斤，熔化收膏，每早晚各服二匙，均用白开水冲服。如遇伤风停滞等症，暂缓再服可也。

咳嗽、嘈杂

张右　女子以肝为先天，且肝为藏血之海，血虚不能养肝，肝气肝阳上升，肺失输布之权，胃乏坤顺之德，咳嗽已有数月，时轻时剧，动则气逆，脘中嘈杂。当此冬令收藏之时，宜滋养阴血，以柔肝木，崇土生金而化痰湿。

南北沙参各三两　当归身三两　潞党参三两　米炒於术一两五钱　抱茯神三两　怀山药三两　清炙草五钱　潼蒺藜三两　大白芍二两　川象贝各二两　瓜蒌皮三两　炙远志一两　甜光杏三两　仙半夏二两　炙款冬一两五钱　血燕根三两　肥玉竹三两　熟女贞三两　煅牡蛎四两　广橘白一两　冬瓜子三两　制首乌三两　生苡仁三两　北秫米包，三两　红枣四两　核桃肉去紫衣，四两

上药煎四次，取极浓汁。加龟板膏四两、清阿胶四两，均用陈酒炖烊。入白冰糖半斤，熔化收膏。每早晚各服二匙，均用开水化服。如遇伤风停滞等症，暂缓再服可也。

背冷、脑鸣

甘左　脊乃少阴之路，背为督脉所过之道，高年肾督亏虚，卫阳失于外护，以致脊背畏冷；肝阳上升，扰犯清空之所，则头脑响鸣；胃气不和，失其下降之职，则脘痛吞酸；脉象虚弦，弦为肝旺之征，虚乃阳衰之象。再宜补阴助阳，柔肝和胃。

别直参一两　熟附块一两　生於术二两　云茯苓三两　怀山药三两　陈广皮一两　砂仁末后下，六钱　全当归二两　仙半夏二两　桂枝六钱　桂心二钱　大白芍二两　厚杜仲三两　川断肉三两　杜狗脊三两　甘杞子三两　潼蒺藜三两　黑穞豆衣三两　煅牡蛎四两　花龙骨先煎，三两　制香附一两五钱　左金丸六钱　制首乌三两　肥玉竹三两　山萸肉三两　炙乌梅四钱　生姜二十片　红枣四两

上药煎四次，取极浓汁。加龟板膏四两、清阿胶四两、鹿角胶二两，均用陈酒炖烊。入白冰糖半斤熔化收成膏。每早晚各服二匙，均用开水化服。如遇伤风停滞等症，暂缓再服可也。

腰酸、头眩

陈左　腰为肾之府，耳乃肾之窍，肾虚血亏，筋骨失于营养，肝阳易升，扰犯清空之所，以致腰骨酸楚，头眩耳鸣也。血不养心，则心悸跳跃；津液不能上承，则咽喉干燥；津液无以下润大肠，而腑行燥结也。当宜滋益心肾之阴，以涵肝木；调和脾胃之气，而生津液。

西洋参另煎汁收膏，一两五钱　潞党参四两　大生熟地各砂仁末四钱同捣，三两　明天冬二

两　抱茯神三两　怀山药三两　生甘草六钱　山萸肉三两　左牡蛎先煎，四两　青龙齿先煎，三两　川石斛三两　当归身二两　黑穞豆衣三两　滁菊花一两五钱　熟女贞三两　珍珠母四两　大白芍二两　甘杞子三两　潼蒺藜三两　厚杜仲三两　川断肉三两　肥玉竹三两　杜狗脊三两　制首乌三两　血燕根三两　酸枣仁三两　柏子仁三两　广橘白一两　黑芝麻三两　全瓜蒌切，四两　白莲子四两　红枣四两

上药煎四次，取极浓汁。加清阿胶二两、龟板胶三两，均用陈酒炖烊。加白冰糖半斤，熔化收膏。每早晚各服二匙，均用开水化服。如遇伤风停滞之症，暂缓再服可也。

目涩、肢冷

杨左　目为肝之窍，赖精气以光明，四肢为脾之合，得阳气而温和。两目干涩，四肢尖冷，阳虚失运输之职，湿痰留恋，精少无上承之力，肝热有余也。当宜培益精气，以柔肝木；调理脾胃而化湿痰。

别直参另煎汁收膏，一两　潞党参四两　云茯苓三两　米炒於术一两五钱　清炙草五钱　大生熟地各三两　山萸肉三两　当归身二两　大白芍二两　甘杞子三两　滁菊花一两五钱　怀山药三两　潼白蒺藜各一两五钱　熟女贞三两　制首乌三两　粉丹皮一两五钱　福泽泻一两五钱　制黄精三两　肥玉竹三两　血燕根三两　怀牛膝二两　仙半夏一两　广橘皮一两　厚杜仲三两　川断肉三两　穞豆衣三两　炙粟壳一两五钱　龟板胶陈酒熔化，二两　黑芝麻三两　杜狗脊三两　紫丹参二两　嫩桑枝四两　红枣四两

上药煎四次，取浓汁，加清阿胶三两、鹿角胶二两，陈酒熔化，再入白冰糖半斤，烊化收膏。每早服三钱，伤风停滞，暂缓再服可也。

不寐

罗先生　始患痔漏，继则不寐，痔漏伤阴，阴伤及气，气阴不足，气不能配阳，阴虚及阳，故为不寐。不寐之因甚多，而大要不外乎心肾。离中一阴，是为阴根，阴根下降，是生水精。坎中一阳，是为阳根，阳根上升，则为火母。坎离交济，水火协和，阳入于阴则为寐，阳出于阴则为寤也。肾阴不足，水不济火，心火不能下通于肾，肾阴不能上济于心，阳精不升，水精不降，阴阳不交，则为不寐，此不寐之本也。肝为乙木，内寄阳魂，胆为甲木，内含相火。平人夜寐，魂归于肝，阳藏于阴也。肾阴亏耗，水不涵木，肝不能藏其阳魂，胆不能秘其相火，神惊火浮，亦为不寐，此不寐之兼见也。离处中宫，坎居下极，位乎中而职司升降者脾胃也。胃以通为补，脾以健为运，胃失流通，中宫阻塞，不能职司升降，上下之路隔绝，欲求心肾之交，不亦难乎。故《经》云：胃不和则卧不安，胃不和者，不寐之标也。道书云：离为中女，坎为中男，而为之媒介者坤土也，是为黄婆，其斯之谓乎。错综各说，奇偶制方，益气以吸阳根，育阴以滋水母，升戊降己，取坎填离，益气即所以安神，育阴亦兼能涵木，标本同治，以希弋获，是否有当，即正高明。

清炙黄芪四两　上潞党参四两　仙半夏二两　大生地四两　抱茯神朱砂拌，三两　大熟地四两　炙远志肉一两　清炙草六钱　酸枣仁三两　北秫米包，三两　明天冬一两五钱　大麦冬一两五钱　炒怀山药二两　甘杞子二两　生牡蛎先煎，四两　广橘白一两　当归身三两　大白

芍三两　花龙骨先煎，二两　青龙齿先煎，二两　紫石英三两　炙鳖甲三两　川石斛三两　马料豆三两　潼蒺藜三两　紫丹参二两　川贝母去心、另研末收膏，二两　制首乌六两　合欢花一两五钱　莲子二两　红枣六两　鸡子黄另打搅收膏，十枚

上药煎四次，取浓汁，加龟板膏四两、清阿胶四两，均用陈酒炖化，白冰糖半斤熔化。再将川贝、鸡子黄，依次加入，搅和收膏。每早晚各服二匙，均用白开水冲服。如遇伤风停滞等症，暂缓再服可也。

梦遗

徐先生　精气神者，人身之三宝也。论先天之生化，则精生气，气生神；论后天之运用，则神役气，气役精。人身五脏，各有所藏，心藏神，肾藏精，精藏于肾，而主于心，心君泰然，肾精不动，是为平人。尊体气阴两亏，坎离失济，心虚易动，肾虚不藏，神动于中，精驰于下，此梦遗旧恙所由起也。递进膏滋，遗泄渐减，药能应手，未始无功。惟是补牢已晚，亡羊难复，久遗之后，肾阴大伤。肾者主骨，骨中有髓，肾之精也。腰为肾之外候，脊乃肾之道路，肾精走失，骨髓空虚，脊痛腰酸，在所必见。肝为乙木，中寄阳魂，胆为甲木，内含相火。肾水既亏，岂能涵木，木失所养，水走火飞，相火不能潜藏，肝阳易于上亢。清空不空，则为头眩；清窍阻塞，则为耳鸣。阴虚于下，火浮于上，上实下虚，亦势所必然矣。症势各类，治本一途，挈要提纲，补精为重。补精必安其神，安神必益其气，治病必求其本也。壮水以涵其木，滋阴以潜其阳，子虚补母，乃古法也。仍宗前意，再订新方，补气安神，育阴固摄，仿乙癸同源之治，为坎离固济之谋，复入血肉有情，填益精髓，复元精之走失，补奇脉之空虚，为日就月将之功，作一劳永逸之计。是否有当，即正高明。

台参须一两五钱　潞党参三两　大熟地砂仁拌，六两　炙绵芪四两　炒怀药二两　朱茯神三两　酸枣仁三两　炙远志肉一两　清炙草六钱　明天冬二两　大麦冬二两　厚杜仲盐水炒，三两　甘杞子二两　川断肉盐水炒，二两　桑椹子三两　制首乌四两　陈广皮一两　仙半夏二两　北秫米炒，包，三两　淡子芩四两　煅牡蛎四两　紫贝齿四两　紫石英三两　胡桃肉盐水炒，去紫衣，十二枚　五味子六钱　金樱子包，一两　苏芡实三两　川黄柏一两　熟女贞二两　猪脊髓酒洗，二十条　红枣四两　鳔胶熔化收膏，二两

上药煎四次，取浓汁，加龟板胶四两、清阿胶四两，均用陈酒炖烊，再将鳔胶和入，白冰糖半斤熔化收成膏。每早晚各服二匙，均用开水化服。如遇伤风停滞等症，暂缓再服可也。

遗泄、阳痿

张左　肝为将军之官，肾司封藏之本，肾水不足，肝木失于条达，气滞中州，脾胃运化失常，胸闷嗳气虽减，屡屡吞酸，职是故也。君相火动，精关不固，精不充其力，阳事不振，以致遗泄而阳痿也。当宜益肾柔肝，固摄精关。

别直参另煎汁收膏，一两　潞党参四两　清炙草五钱　清炙黄芪三两　抱茯神三两　怀山药三两　米炒於术一两五钱　明天冬三两　山萸肉三两　当归身二两　大白芍二两　甘杞子三

两 厚杜仲三两 川断肉三两 杜狗脊三两 左牡蛎先煎，四两 大生熟地各三两 苏芡实三两 制黄精三两 覆盆子三两 菟丝子二两 肥玉竹三两 仙半夏一两五钱 春砂壳后下，八钱 广橘白一两 红枣四两 莲子去心，四两

上药煎四次，取极浓汁。加清阿胶一两五钱、鹿角胶一两五钱、龟板胶一两五钱，均用陈酒炖烊。白冰糖半斤，熔化收膏。每早晚各服二匙，均用开水冲服。如遇伤风停滞等症，暂缓再服可也。

痔疮、便血

张左 脾弱生湿，肾虚生热，湿热下注大肠，大肠为传导之官，化物出矣。糟粕与湿热互郁曲肠，化物失司，以致痔疮便血，屡次举发。烦劳则头眩，阴亏于下，阳易上浮也。舌苔厚白，脉象弦细。当拟培养脾肾，清化湿热。

别直参另煎汁收膏，一两 潞党参四两 炙黄芪三两 米炒於术一两五钱 清炙草五钱 云茯苓三两 怀山药三两 山萸肉三两 大生熟地各三两，砂仁末四钱拌 血燕根三两 潼蒺藜三两 熟女贞三两 左牡蛎先煎，四两 陈广皮一两 福泽泻一两五钱 全当归二两 生赤白芍各二两 甘杞子三两 厚杜仲三两 川断肉三两 槐花炭三两 制首乌三两 生苡仁三两 肥玉竹三两 炒黑荆芥八钱 侧柏炭一两 杜赤豆三两 柿饼四两 红枣四两 莲子四两

上药煎四次，取极浓汁，加龟板膏四两、清阿胶四两，均用陈酒炖化，白冰糖半斤熔化，收成膏。每早晚各服二匙，均用白开水冲服。如遇伤风停滞等症，暂缓再服可也。

膝酸、湿瘰

梁右 脾主肌肉，肾主骨髓，脾弱生湿，肾虚生热，营血不足，风湿热乘隙入络，两膝酸楚，湿瘰作痒；兼之咳嗽，根株未除，痰恋肺腑，肺气失于清润也。宜培养脾肾，以化痰湿；和营祛风而通络道。以丸代煎，缓图功效。

潞党参一两五钱 生黄芪一两五钱 炒於术一两 云茯苓一两五钱 陈广皮八钱 怀山药一两五钱 清炙草三钱 全当归一两 紫丹参一两 生苡仁一两 西秦艽八钱 怀牛膝一两 木防己一两 厚杜仲一两五钱 大川芎四钱 炒赤芍一两 仙半夏八钱 川象贝各一两 光杏仁一两 肥玉竹一两五钱

上药各研末，用桑枝四两、红枣四两，煎汤泛丸。

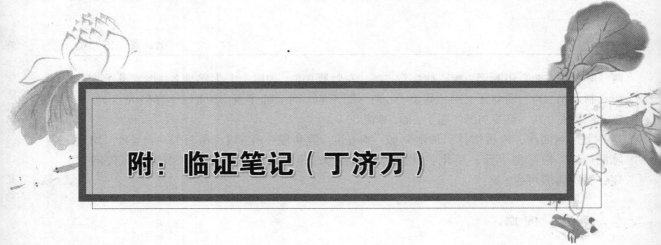

附：临证笔记（丁济万）

先祖立方，必详书脉案、舌苔、病状、病理，辨其阴阳表里，究其经络脏腑。尝谓济万云，若此五者，缺一不可。而于伤寒温病等类，尤当以六经为最要，明证之所在而治之，方能切中也。济万侍诊九载，自愧识浅，惟遇门诊出诊之奇险重杂者，记而录之，因医案之刊，而附于后，俾知先祖用意之所在，触类旁通云尔。

同孚路，余先生之子。年方九岁，初则出痘，继而疡疖遍生，经前医投以清凉解毒之剂，数十余剂，疡疖渐愈，而形肉日削，胃呆不纳，求治于先祖。见其来寓也，不能行走，环跳膝盖处浮肿，皮色不红，按之亦不痛，自云入夜酸胀异常，若筋粗强硬之状。诊其脉细，舌色淡白、质绛。余先生谓两房只此一子，承祧宗祀，倘有不测，奈何奈何。先祖云：此证乃痘浆未化之毒，混处血脉络间，寒凉太过，流入阴分，且脾胃生生之气已受损，健运受纳，均失其职，脾虚则生湿，胃弱而生痰，湿痰凝聚，营卫不得流通，证属流注、流痰之类，所虑者，破溃不敛，则成疮痨。此时尚可设法，冀其消散也。内服阳和汤：麻黄、熟地、肉桂、炮姜、芥子、生草节（或鹿角霜），加入党参、白术、陈皮、红花、牛膝、半夏。外用自制双料阳和膏，盖贴肿处，嘱服十剂。最近二次复诊，已不用背曳扶持，即能行走矣。并云：米粥一日可服四碗，视其面色，亦见光华，后改汤为丸，服半月余便愈。因思此证，虽不谓险谓奇，前后共诊两次，即收全功，妙在神速也。

岁在癸亥仲秋，后马路，益记号主方娃。延先祖诊治，由其夫人详述病因，先患吐血，症由初夏起见，方血之来也，盈盏成盆，初服芩连、生地、知母、石膏、白芍、黄柏，寒凉收涩之剂，两帖而血止。未逾五日，忽加咳嗽，改延他医，谓吐血之后，而见咳嗽者，每易入于损门，尝拟滋阴清降之剂，如是者，连服一月余，罔无效验，反增喘促、泄泻，入夜潮热，形瘦骨立，精神萎软，医告技穷，并云势将不起矣。先祖诊脉毕，处方用桑皮、桑叶、茯苓、甘草、桂枝、桃仁、地榆炭、紫菀、款冬、半夏、苡仁、枇杷叶，嘱服三剂，泄泻渐止，潮热亦减，但咳而音哑。再以桂枝、地榆，易杏仁、桔梗，服后音声亦扬。后用培土生金法，山药、茯苓、白术、甘草、陈皮、半夏、杏、贝等，调理痊愈。功成济万心有所疑，乃问于先祖，盖病起于吐红，更加潮热、喘促，明是阴亏火旺之象，滋阴降火之法，何以不验而转剧。先祖云：是证脉来左濡涩，右寸关大，病原固属于火，而寒凉太过，致离经之血，瘀凝于络，阳气被遏，不得流通，气滞生痰，痰瘀交并，肺气不利，而咳嗽声哑，是当温化去瘀，导血归经也。《脉经》云：涩为气滞，气乃血之帅，气滞则血凝，惟久病中土已伤，脾不健运，故一面去瘀化痰，一面温脾通阳，至于阴虚火动之潮热，脉当细数，今右脉滑大，非阴虚之潮热明矣。且两足欠温，两尺脉弱，寒凉激火而上行，中气既寒，在上之火，不能下降矣。因知医不难于用药，而难于识证，幸

232

也病痉，否则人必目余为偏见，又将何辨乎。

徐氏妇，年近三旬，寡居八载，住城内小木桥。于壬戌之春，患四肢肿痛，手掌足跗更甚，若触动之，则痛彻于心，且不能转侧稍移。如是者十余日，昼夜呼号，无有定时。延先祖治，出前方，尽是去风化湿，独活寄生汤之类，问有用玉屏风散者，服之口并不燥，胸亦不闷，惟肿痛反剧。诊其脉，两手均弦细而数，舌质淡红。自述痛处觉热。先祖云：此历节风也，俗名痛风。立方投桂枝白虎汤加减，而倍石膏（桂枝六分，石膏一两，知母钱半，大地龙三钱，酒洗，桑枝四钱），嘱服两剂，病势略减，乃更方，去桂枝，加用羚羊角、白薇两味，又服两剂，肿消其半，而痛亦十减六七，调理半月，得以痊愈。盖以寡居多郁，郁则木失条达之机，肝阴虚，而肝火易炽，火盛化风，特趋入络，耗伤营血所致。按历节风一证，有属寒者，有寒化热者，有完全属热者。考之《金匮》，寒者，乌头汤为主方，寒初化热者，桂枝芍药知母汤，化热已盛者，后贤借用桂枝白虎汤，若本体阴虚，肝火入络，病因乃完全属热者，则以千金羚羊角散为最妙，此证即仿千金法，故而得效。

方浜路，侯姓，年五十一，孤居已十年矣。病呃逆，医投丁香、柿蒂、旋覆花、代赭石，数剂不愈，改延西医亦无效。乃延先祖诊治，时先祖适以出诊蚌埠，为倪督军治病，乃由济万代诊，按脉洪数有力，右关尤甚，舌根黄腻，面赤如醉，呃声频频不断。问其大便，燥结不行者三四日矣，此乃胃热移肺，肺不受邪，邪正相拒，呃声乃作。右关属胃，胃为阳土，宜通宜降，土燥便结，出门不通，热气不得下行，反从上逆，旋覆花、代赭石虽能重镇，不能除热，热不去，则呃不止，丁香、柿蒂乃治呃之属于寒热夹杂者，尤不对症，故无效验。因用生石膏五钱、酒制大黄三钱、元明粉二钱，冲、肥知母钱半、黄芩钱半、竹叶三十张、枳实钱半。处方既竟，病家以方太峻，有难色。余曰病者体质阳素有余，加以孤居，亢阳尤甚，面赤虽似戴阳，然脉来洪数有力，实属胃家实热。仲圣云：面热如醉，乃胃热上冲，加大黄以利之，非虚证可比。虽属高年，当从实治，此方决无妨碍，病家方敢照方服药。一剂而腑气通，再剂而呃逆止，后以调养胃阴，渐渐而愈。

李益平、通州人，贩布至申，寓于新旅社二十七号。患少腹痛，痛处有一筋扛起，上冲则呕，下坠则利，绵延半月余。求治于先祖，出前方，有以谓疝气者，有以谓奔豚者，所服之方，尽属苦辛通降之剂，病势仍然，不进不退，惟得腹内响鸣，有矢气，则略觉松畅。视其面色黑暗，按其脉象濡涩，舌苔灰腻，痛处手不能近，先祖云：此寒瘀为患，已成积聚矣，久则必为疝癖，非大剂温通不可。乃投以附、桂、炮姜、红花、制军、枳实、金铃子、小茴香，并用香附末二两，食盐末二两，酒醋炒热，以熨其腹痛处。明日又来邀诊，谓昨夜服药之后，腹内响鸣异常，连得矢气数十，忽而便大泻，视所出之物，色灰黑而黏腻，其臭难当，共泻六次，今日病势已减十之六七，虽作亦微矣。因更方去制军炭、枳实，加砂壳八分、延胡索一钱，再服二剂，痛果全止，后调理旬余而痊。盖以其人，未病之前，宿娼者数次，且喜服水果，所以有寒瘀之积聚也。

刘左肾精下损，乏阴液以上承，浮阳上灼，咽痛不肿不红，妨于咽食。加以咳嗽喘促，是下焦丹田，不司收纳，冲脉之气上逆所致。前医迭投凉润，不下五十余剂，反而胃弱便溏，脉濡小，则知中土已绥，生气不振矣，又岂治咳嗽之可疗哉。故虽属治咳之良法，实为酿病之祸端也。今仿劳怯不复，当以固真扶胃，亦培土生金之意，冀望加谷则吉。

潞党参三钱　怀山药三钱　云茯苓三钱　广橘白一钱　生甘草六分　甘杞子二钱　五味子三分　生白术三钱　川象贝各二钱　熟谷芽四钱

香稻叶露一斤，煎汤代水，并每日另服四两代茶

二诊：服药十五剂，便溏结，纳谷亦增，喘虽平，而咳未止，脉仍濡软，咽痛稍瘥，中宫得运，胃气得醒矣。肺津尚未能输布，甘能生津，仍宗前法，倘逐步转机，或可许效。

此证，乃镇江刘姓慕先祖名，而来申诊治者，共诊三次，服药四十余剂，便告全功。因知久病劳损，扶养中土，为第一要法，所谓人以胃气为本，得谷自昌。

孙济万志

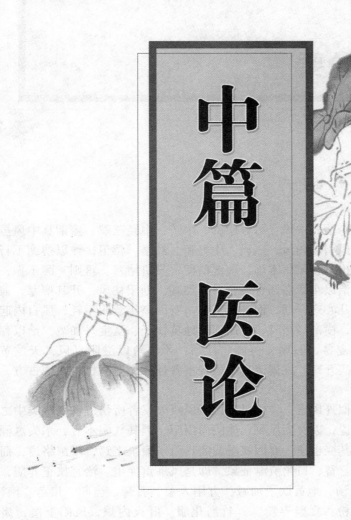

中篇 医论

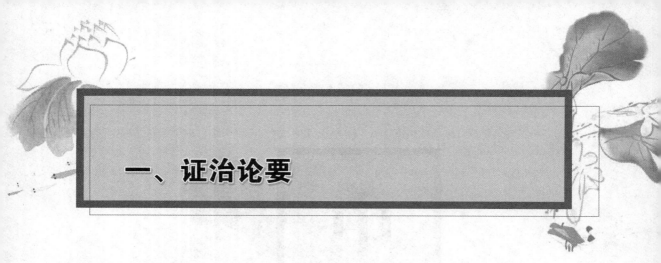

一、证治论要

论治中风

中风有真中类中之殊。论治真中风，可分中脏、中腑、中经三端。盖谓真中风虽因风从外来，实由脏腑内虚，外风引动内风，贼风入中脏腑、经络、营卫，致以痹塞不行，陡然跌仆成中，此之谓真中风也。若阳气本虚，痰湿稽留，灵机堵塞，重则一蹶不振，轻则嗜卧不醒，肢体偏枯。故急治以小续命汤合苏合香丸加减，助阳祛风，开其痹寒，兼通络道，加竹沥姜汁以涤痰，庶几心窍开通，而神明复苏。有因高年营阴亏耗，风自内起，外风引动，兼因痰热蒙蔽清窍，横窜经络者，方用河间地黄饮子、至宝丹加减。治以育阴息风、化痰清神者，用生地、麦冬、石斛、萸肉、牡蛎、羚羊角以滋阴息风，天竺黄、胆星、川贝、远志、菖蒲以化痰开窍。凡属诸真中风轻重各证，谨守病机，发挥古方，皆可获转危为安矣。

类中风，所云类者，有似外风也。类中风多因于风痰火三者所伤，皆明辨类中之病机也。至迩来叶氏阐明内风之说，以肝为风脏，体阴而用阳，因其气阴本亏，木失滋涵，虚风内动，故肝阳化风上扰，其变也速。有因痰湿或痰热阻于廉泉之窍，横窜络道，而见半体不用，足痿不良行，舌强言謇，口角流涎征象，即是风痹重症也。治宜扶正养阴，息风和络，仿《古今录验》续命汤、地黄饮子加减，方用人参、石膏、当归、川芎、南沙参、西洋参、石斛、麦冬、珍珠粉、真猴枣粉、鲜竹沥化服。肝火内炽，风阳上僭，痰热阻窍，神识不清者，方用羚羊角、石决明、青龙齿、天麻、僵蚕、蝎尾、钩藤及牛黄清心丸、至宝丹。若见阳明热盛者，可加石膏、知母；痰阻舌根者，加竹沥半夏、川贝、天竺黄、胆南星、蛇胆陈皮、远志、菖蒲；半身不遂，口眼歪斜，项强不能转侧者，用牵正散之竹节白附子、僵蚕、全蝎及当归、丹参、秦艽、木瓜、地龙、丝瓜络、嫩桑枝、虎潜丸、大活络丹等；痰盛气逆者，用礞石滚痰丸、竹沥、姜汁化服，以缓其急；正气虚而手足麻木无力者，用人参再造丸、指迷茯苓丸。总缘肝肾阴亏为其本，风阳痰热为其标，标急于本，先治其标，标由本生，缓图其本，实为上工之法度也。

论治肝气、肝阳

《经》云：肝为风木之脏，体阴而用阳，其性刚，主动主升，性喜条达畅遂，动而有静，乃得柔和之体，显条达之性，何病有之。但一有怫郁，则肝气郁遏，厥气横逆，性急而动，故治肝当以疏肝解郁为主。《经》云：肝为将军之官，刚劲之质，辄致木旺侮土，胃失降和，肝病其脉必弦。病邪在上，则脘胁胀痛，恶心呕吐；病邪在下，则腹胀疝坠，大便溏泄。肝气常用方药，以芍药、甘草、当归三味为肝气治本之要药。若用以疏肝散郁，为金铃子、延胡索、软柴胡、制香附、广郁金、合欢花、绿萼梅、木蝴蝶、青皮、佛手之类；用以平肝降逆，为旋覆花、代赭石、仙半夏、陈皮、云茯苓之类；用以柔肝健脾，为焦白芍、炙甘草、党参、炒白术、煨葛根之类。由于寒胜者，宜紫苏梗、佩兰叶、桂枝、吴茱萸、沉香、白檀香、附子、干姜、枸橘、香橼皮、荔枝核、小茴香、煅瓦楞、荜澄茄，以温散止痛；由于热胜者，宜川雅连、黑山栀、粉丹皮，以清肝泻火；由于肝气入络者，宜路路通、枳壳、橘络、丝瓜络，以行气通络；因湿火相杂，而用左金丸、戊己丸；因气滞血瘀，而用失笑散、逍遥散；因兼虫积，而用酸苦杀虫之乌梅丸。所引用诸药，皆不离乎《经》旨，所谓"肝苦急，急食甘以缓之，酸先入肝，肝欲散，急食辛以散之，用辛补之，酸泻之，木郁达之"之义也。

肝阳，即肝风肝火之类也。《经》云：东方生风，风生木，木生酸，酸生肝。因肝主藏血，内寄相火，体阴用阳，故顺其性则条达畅遂，逆其性则化为风火，上蒙清窍，发为眩晕头痛。正如《经》云：诸风掉眩，皆属于肝。而于妇女患此尤甚。若心肝火旺，暗吸肾阴，水不涵木，厥阳独亢，神明不安，挟痰火堵塞神机，则发为惊悸，甚则瘛疭癫狂。肝阳常用方药，初起多主柔肝潜阳，如生地、白芍、桑叶、滁菊、薄荷、钩藤、稽豆衣、白蒺藜、胡麻仁；肝血不足者，加制首乌、归身、女贞子、枸杞子；阴液亏耗者，加北沙参、西洋参、天麦冬、金石斛、天花粉；肾水亏损，肝阳上亢者，而欲潜其阳，必滋其阴。王太仆云：壮水之主，以制阳光。须用介类以镇之，如珍珠母、石决明、紫贝齿是也。又如重用清肝息风者，宜加羚羊角、明天麻、龙胆草、粉丹皮、夏枯草、地龙、僵蚕；惊悸癫狂者，宜加玳瑁片、珍珠粉、龙骨、龙齿、灵磁石、全蝎、金器；心肝火旺，彻夜不寐者，宜加黄连、阿胶、鸡子黄、淮小麦、夜交藤、琥珀；目糊赤肿者，加用杭白菊、女贞子、决明子、青葙子、谷精草、密蒙花；有用龟板、鳖甲、生牡蛎，乃取诸血肉有情品，有益养肝之体耳。挟痰浊痰热者，加用天竺黄、陈胆星、枳实、竹茹、竹沥半夏、北秫米，以和胃安神，皆有助肝之条达畅遂也。

论治咳嗽

咳嗽一证，始为微邪所伤，致病轻浅，但咳久不平，最为难治，须察其病因病机所在。《经》云：五藏六府，皆令人咳，非独肺也。六淫外感，七情内伤，皆能致咳。咳为气不顺，嗽为有黏痰，合称咳嗽，不离肺脏为患也。

若因于风寒客肺，肺气失宣，治宜辛散宣肺，如麻黄、杏仁、桔梗、甘草、紫菀、款冬、百部；风热犯肺，清肃失司，治宜辛凉苦降，如蝉衣、前胡、牛蒡子、桑叶皮；痰多湿重者，加姜半夏、橘红、莱菔子、白芥子；痰热恋肺者，加川贝母、黄芩、瓜蒌、海浮石、葶苈子、冬瓜子。若论五脏之咳，心咳，为心火烁金，用玄参、麦冬、甜杏仁、玉竹、百合、冬瓜子；肾咳，为劳心耗精，用熟地、山萸肉、冬虫夏草、蛤粉、山药；肝咳，为肝郁化火，木火刑金，用沙参、麦冬、石决明、阿胶、女贞子、木蝴蝶；脾咳，为肺虚内热，脾虚气陷，用培土生金法，如党参、白术、山药、诃子、白扁豆；肺虚久咳成痨者,《经》云:劳者温之,虚者补之。以补肺为主,如黄芪、桂枝、白芍、炙甘草、饴糖之类,建中补肺是也。

此外,有小儿顿咳者,宜肃肺止咳,如麻黄、杏仁、甘草、桑白皮、地骨皮、苏子、莱菔子之类。有妊娠七月而咳嗽者,因乎太阴司胎,胎火迫肺所致,宜清肺安胎,顺气止咳,如黄芩、生白术、桑叶皮、光杏仁、生甘草、炙兜铃、款冬花、前胡、川贝母、枇杷叶、生梨汁之类。如见咳甚,胎动漏红者,可加阿胶、苎麻根,以保胎止血也。

论治消渴

消渴证,古称三消为火病也,须分上中下治之。《经》云:二阳结谓之消。《金匮》云:厥阴之为病,消渴。消渴小便反多,以饮一斗,小便一斗。皆言其阴分不足,自上而下,阴虚行致。多饮为上消,多食为中消,多溲为下消,咸属肾虚火不归元。盖三消以肾为主,善治三消者,必补肾水真阴之虚,兼泻心火柔肝阳,除胃中燥热之邪,俾得水升火降,阴阳既济,则阴胜阳消,三消可治矣。

论三消病因病机,读许叔微书曰:一者,渴而饮水多,小便数,脂似麸片,甜者,消渴病也。二者,吃食多,不甚渴,小便少,似有油而数者,消中病也。三者,渴饮水不多,腿肿,脚先瘦小,阴痿弱,小便数,此肾消病也。特忌房劳。通常认为上消在肺,肺气焦满,水源告竭,咽燥烦渴,引水不休,肺火炽盛,阴液消亡,宜大剂清润之中佐以化痰之品,盖火盛则痰燥,其消烁之力,痰为之助也。如南北沙参、天麦冬、石斛、玉竹、胡黄连、蛤粉、贝母、二陈、枇杷叶、生梨汁等。中消属胃病,胃为阳土,痰入胃中与火相结,其力尤猛,食入即易消烁。《经》所谓除中,言常虚而不能满也。宜清胃润燥化痰,如鲜石斛、石膏、天花粉、北沙参、麦冬、山药、玉竹、二陈、蔗汁、人乳等。下消属肾,肾阴既耗,孤阳无依,水亏则火旺,于是饮一溲一,或饮一溲二,浑如膏脂而尿甜者,腿股枯瘦。宜培养真阴,加清利之品,如龟板、生地、天冬、五味子、沙参、牡蛎、蛤粉、知母、女贞子、黑料豆、山药、茯苓、泽泻、车前子、猪肾汤、鲜藕煎汤代水等。

《经》云:二阳之病发心脾,不得隐曲,女子不月,其传为风消。风消者,火盛而生风,渴饮而消水也。三消为水火失济,偏胜用事,阴液消烁干枯,久而不愈,必发痈疽外症。治消渴,总以养阴润燥、凉血清火为主,探其虚实,和协阴阳,斯为得法也。

论治虚劳

虚劳者损证也,其患大矣。书云:久虚不复谓之损,损极不复谓之劳。必其先虚损,久不愈而成虚劳。虚者,气血之虚也;损者,脏腑之损坏也。《难经·十四难》论五脏之损云:损其肺者,益其气;损其心者,调其营卫;损其脾者,调其饮食,适其寒温;损其肝者,缓其中,损其肾者,益其精。此治损之大法也。

张仲景于《金匮》述虚劳证治,颇为翔实。以建中崇土为主。《经》云:衰者补之,劳者温之,损者益之。然当以五脏分治之。凡自上至下者,先治其上;自下及上者,先治其下,过胃则亡。故治以温补五脏为主,尤以调理脾胃为急务。若劳伤心血,心肾失交者,用生熟地、酸枣仁、阿胶、麦冬、龙齿、石决明、珍珠母、川连、上肉桂、柏子仁、远志、夜交藤、怀山药、茯神；劳伤乎肺，气阴两伤者，用北沙参、西洋参、天麦冬、玄参、柿霜、蛤粉、阿胶、冬虫夏草、凤凰衣、猪肤、甜杏仁、石斛、燕窝、蛤蚧；劳伤乎脾，土不生金者，用党参、白术（於术）、炙甘草、桂枝、白芍、饴糖、龙骨、怀山药、附子、干姜、大枣；劳伤乎肝，气郁血瘀者，用当归、赤白芍、川芎、红花、制首乌、柴胡、金铃子、广郁金、白蒺藜；劳伤乎肾，精损于下者，用黄芪、熟地、苁蓉、山萸肉、熟女贞、鹿角霜、补骨脂、益智仁、潼沙苑、怀牛膝、秦艽、鳖甲、当归、知母、猪脊髓。可谓虚劳之治具备矣。然而尚有补充者，如阴虚甚者加人参；阳虚甚者加附子；汗多者加麻黄根、五味子、糯稻根、浮小麦、瘪桃干；潮热者加银柴胡、青蒿、地骨皮、白薇；胃弱中虚，不思食者，加砂仁、炙甘草、谷芽、鸡内金、白扁豆；步履艰难加怀牛膝、川断、杜仲；杀虫用百部、雷丸、使君子、水獭肝；便结用油当归、胡麻仁、松子仁；溏泄者加诃子皮、御米壳；痰红失音者，用茜草根、侧柏叶、炙兜铃、凤凰衣、木蝴蝶、冬瓜子、白茅花、藕节、枇杷叶；挟痰饮者，可用化痰饮之品，如苏子、白芥子、莱菔子、旋覆花、橘红。其他成药，如补中益气丸、《金匮》肾气丸、天王补心丹、归脾丸、六味地黄丸、八珍丸、人参养荣丸、香砂六君子丸、七味都气丸、全鹿丸、三才封髓丹、金锁固精丸、琼玉膏、十全大补膏等，可随证选用。

论治胸痹心痛

胸痹与胸痞不同，胸痹证《内经》未见，心痛则有记载，必其症见胸痹而心痛短气，方属本病也。张仲景言之甚详，有症脉，有方药，实为多见之证，辄被忽视。立方用药多主辛散温通法。《金匮》曰："胸痹而痛，所以然者，责其极虚也。今阳虚知在上焦，所以胸痹心痛者，以其阴弦故也。"因其阳衰阴弦，寒客中焦，是知其为胸中气塞短气，清阳失展。尤有甚者，心痛彻，背痛彻心，取法补虚散寒，温通气机，方用瓜蒌薤白白酒汤、瓜蒌薤白半夏汤、枳实薤白桂枝汤。三方鼎立，无与伦比。若见胸中气塞短气者，茯苓杏仁甘草汤主之，橘皮枳实生姜汤亦主之；心痛彻背者，乌头赤石脂丸主之；虚极者，人参汤亦主之。有见胸痞者，满而硬痛或不痛，此为结胸，此为痞，非属胸痹证，务须辨明勿误。

论治癫痫

癫痫证，癫痫有别。癫者可见狂，其病原同一也。癫狂为重，痫疾为轻，论癫痫则并称。其病多因心神有伤，水火失济，则心肾两亏，肝火上升无制，火灼津液为痰，痰热上蒙清窍所致。论其病机，书云：心为君主之官，神明出焉；肝为将军之官，谋虑出焉；脾为谏议之官，思出焉；肾为作强之官，伎巧出焉。五官作用于神志而病也，由于曲运神机，劳伤乎心；谋虑过度，劳伤乎肝；持筹握算，劳伤乎脾。病邪深入，心肝之阴耗伤，君相之火亢盛，则精关不固，于是暗吸肾阴，水不涵木，厥阳独亢，致脾虚不能为胃行其津液；水谷之湿聚而生痰，阳升于上，痰浊随之，蒙蔽清窍，堵塞灵机，而致神识失常，得之不易求近功也。若见狂发者，少卧不饥，或大怒骂詈，其候多急躁狂妄，登高而歌，弃衣而走。癫证，初发意有不悦，言语错乱，精神恍惚，或笑或哭，如醉如痴，神呆而昏沉。由于忧郁积压，病在心脾，痰血郁结，神情混淆。妇人患癫，可见月信失调。痫证，发作无时，卒然仆地作声，醒则口吐涎沫，甚则筋脉瘛疭是也。后人因其有似禽畜牲口呼叫声，而分马牛鸡羊猪五痫之名，但未分五痫治法。此述癫痫之大略耳。

癫痫治法，初起多主清肝解郁，调益心脾，化痰开窍，如南北沙参、石决明、珍珠母、天麻、钩藤、姜汁炒川连、全瓜蒌、川象贝、僵蚕、竹沥半夏、陈胆星、远志、菖蒲、茯神、枳实、竹茹、细木通、生甘草、蛇胆陈皮等。病沉重者，治宜清心火以安神明，滋肾水以平肝木，如川连、龙胆草、黄芩、羚羊角粉、珍珠粉、猴枣粉、玳瑁片、青龙齿、左牡蛎、麦冬、朱茯神、合欢皮、天竺黄、淮小麦、马宝粉、生铁落、金器等。治癫痫成药，有实证之白金丸、礞石滚痰丸、控涎丹、至宝丹、紫雪丹、清心丸、当归龙荟丸、秘方甘遂丸、妙功丸等；虚证之人参养荣丸、河车三才封髓丹等。对证投药，皆为治癫痫之要药。

论治惊风

惊风，又名痉证、惊厥。多发于儿童，成人亦有患之。但本病有急慢之别，急惊属风热火化，慢惊主虚寒阳越，不可不辨。

急惊风，病起突发痉厥，头项强痛，角弓反张，渴喜冷饮，神志不清，身热不解。急宜清热息风，开窍涤痰，重用羚羊角、石决明、明天麻、广郁金、天竺黄、鲜石菖蒲、竹沥半夏、橘皮络、川象贝、枳实、竹茹、黑山栀、钩藤、金器、淡竹沥、珍珠粉、猴枣粉、生姜汁、至宝丹等。欲达邪以退高热时，可重用葛根芩连汤、白虎汤、白虎加人参汤；甚则用犀角地黄汤合万氏牛黄清心丸以清热定惊。

慢惊风，病因吐泻交作，久病不愈，形体消瘦，目开惊搐，潮热肢冷。治宜温运脾肾，抑木和中，用四君子汤、附子理中汤，可加怀山药、木瓜、白扁豆、荷叶等。脾虚湿热交阻者，亦可加用黄连或香连丸、连理汤之剂。

论治崩漏

崩漏为妇女多见病。崩者为重，漏者为轻，皆月经失调之故。血热血崩者，因君相火动，心主血脉，冲任失固，而致血热妄行也。宜滋阴降火，清经止血，用芩连四物汤加鲜藕汁，或藕节炭。血虚血崩者，水亏不能制火，而月水错经妄行，潮热时作，头晕腰酸，所谓阴虚于下，阳浮于上者，可用归脾汤合左牡蛎、炙龟板、炙鳖甲同用，即三甲饮也。余如炒丹皮、杭白菊、生白芍、稽豆衣、嫩钩钩、怀牛膝炭、黑芝麻、白薇等均可加减用之。肾虚加川断、杜仲、菟丝子；湿胜者加米仁、怀山药；心悸加紫贝齿、麦冬等。气虚血崩者，因正气大伤，气不摄血，血脱宜益气引血归经法，可用归脾汤、补中益气汤、胶艾四物汤，加减药用贯众炭、血余炭、丝棉炭、陈棕炭等作药引。经漏不止者，因肾亏肝旺，奇经不固，宜滋肾清肝，用荆芩四物汤加黄柏、知母、炙龟板、白薇等。

论治血证

血证又名失血，有上下失血之别。概括言之，血证在上者，症见衄血、吐血、咯血；

血证在下者，症见便血、尿血、痔血。

《经》云：阳络伤则血外溢。又谓血上溢。如治衄血者，病因水亏不能涵木，肝火骤犯肺穴，则为鼻衄；相火上升，则为耳衄；心脾火升，则为舌衄；胃火上炎，则为齿衄，又称牙衄。上述各症须用北沙参、大麦冬、鲜石斛、鲜生地、粉丹皮、炒荆芥、薄荷炭、茜草根、怀牛膝、竹茹、鲜芦根、鲜茅根花、夏枯草、鲜藕、生白芍、生石决明等品，甚则用羚羊角、犀角、石膏大凉清营之品；如属虚火上僭，可加生牡蛎、龟板、淡秋石以清降止血，区别对待，辨证施治可也。治吐血者，病因肝火内炽，迫冲任之血而妄行于上，则为吐血，须用西洋参、大麦冬、生石决明、炒丹皮、冬桑叶、生白芍、茜草根、侧柏炭、山茶花、鲜竹茹、鲜茅根花、连翘、山栀、丹参、仙鹤草、鲜藕、枇杷叶露、蚕豆花露、黛蛤散等加减。若血色紫暗，此为有瘀血，宜用参三七粉三分，鲜藕汁冲服；如因风温伏邪犯肺，由营达气，增入炒荆芥、薄荷炭；咳嗽者，加入甜杏仁、川贝母、瓜子、瓜蒌皮、海蛤粉。

《经》云：阴络伤则血内溢。又谓血下溢。如治便血者，病因脾肾阴虚，湿热入营，肝藏血，脾不统血，血渗大肠，则内热便血，方用生地、粉丹皮、炒黑荆芥、炒赤白芍、炒当归、地榆炭、炒黄芩、银花炭、槐角、赤小豆、鲜藕、柿饼、脏连丸，甚则可加黄柏炭、白头翁，倘使便血如喷如溅而出，谓之肠风，加晚蚕沙、防风炭。若气阴两伤，气不摄血者，当加西洋参、炙黄芪、炒於术、清炙甘草、炒枣仁、茯神、白菊花、煅石决明、嫩钩钩、水炙远志、稽豆衣，或归脾汤法。肝经郁热者，加银柴胡、薄荷炭，亦用阿胶、地榆炭同炒，或阿胶、蒲黄炭同拌炒，均为养血清营之法，内痔便血与此相同，可加槐角、刺猬皮之品。正所谓便血之治，寒者温之，热者清之，脾虚者宜温经止血，可用熟附子、炮姜炭之品。《金匮》有云："下血先便后血，此远血也，黄土汤主之；下血先血后便，此近血也，赤小豆当归散主之。"为古方之不二法门也。治尿血，又名溲血，如溺血不痛者，为尿血，乃肾阴不足，君相之火下移小肠，逼血妄行也。王太仆云：壮水之主，以制阳光。宜育肾阴清相火，用山药、茯神、生地、丹皮、龟板、阿胶、炒川连、黄柏炭、蒲黄炭、生赤芍、生草梢、血余炭、藕节炭，及滋肾通关丸等。如因病本在肝脾，病标在膀胱，统藏不固，移热州都者，可进以归脾汤或丸剂，加琥珀屑同服。

论治肿胀[①]

《灵枢·胀论》谓：五脏六腑，皆各有胀，诸胀者。皆因厥气在下，营卫留止，寒气逆上，真邪相攻，两气相搏，乃合而为胀也。故凡治胀病，必会通圣经诸条之旨，然后能识脏腑之部分，邪气之盛衰，盖名曰厥气者逆气也，寒气者浊阴也，逆气下塞，浊阴上干，卫气滞留，营血凝止，营卫不调，寒邪得以乘虚而入，正邪相持，互结不解，脏虚邪即入脏，腑虚邪即入腑，故有五脏六腑诸胀之见症，治法分别列后。

心胀者，烦心短气，卧不安。心为君主之官，神明出焉，寒邪来犯，心阳郁遏，阴阳交战则短气，火被水克为心烦，心肾不交，则卧不安也。当宜发扬神明，以安心脏，俾离

---

① 本节内容在《丁甘仁临证医集》一书中，作为"医案篇·内科杂病类·肿胀"附录的内容，原名为"肿胀概论"。本书将其调整至此，以避免医案类中夹杂医论。

火空照，则阴翳自散。

川桂枝四分　光杏仁三钱　生甘草五分　朱茯神三钱　酸枣仁三钱　紫丹参三钱　炙远志一钱　川郁金一钱五分　琥珀屑冲服，六分　姜皮五分　沉香片四分　朱灯心二扎

肺胀者，虚满喘咳。肺为至高之脏，位主上焦，职司清肃。寒客于肺，肺气壅塞，清肃之令，不得下行。先哲云：喘咳之为病，在肺为实，在肾为虚，此肺金之实喘也。宜温肺散寒，射干麻黄汤加减，如寒包热者，麻杏石甘汤治之。

净麻黄四分　嫩射干八分　光杏仁三钱　生甘草六分　象贝母三钱　仙半夏二钱　薄橘红八分　桑白皮二钱　炙款冬一钱五分　瓜蒌皮二钱　清水炒枇杷叶去毛、包，二钱

脾胀者，善哕，四肢烦悗，体重不能胜衣，卧不安。脾为太阴而主四肢，脾弱生湿，湿阻中宫，真阳不运，土德日衰，寒邪乘之，浊阴凝聚而为哕，为体重，为烦悗也。脾与胃为表里，脾病胃亦病，胃不和则卧不安。宜温运太阴，而化湿浊。

熟附片一钱五分　生白术一钱五分　炮姜炭八分　云茯苓三钱　仙半夏二钱　青陈皮各一钱　大砂仁八分　炒薏仁八钱　炒谷麦芽各三钱　制川朴一钱

肝胀者，胁下满而痛引少腹。胁乃肝之分野，少腹乃厥阴之界，寒客厥阴，木失条达，厥气横逆鸱张，故胁满而少腹痛也。宜疏泄厥气，而散寒邪。

软柴胡一钱　炒赤白芍各一钱五分　金铃子二钱　延胡索一钱　细青皮一钱　春砂壳后下，八分　川郁金一钱五分　广木香六分　青橘叶一钱五分　小茴香八分　台乌药一钱　江枳壳一钱

肾胀者，腹满引背，央央然腰髀痛。肾为水脏，腰为肾府，寒着于肾，下元虚寒，真阳埋没，阴邪充斥，故腹满而腰髀痛也。宜温肾助阳而驱浊阴，俾得阳光普照，则阴霾自消。

熟附块一钱五分　生白术二钱　西秦艽二钱　川牛膝三钱　厚杜仲三钱　补骨脂一钱五分　青陈皮各一钱　台乌药一钱　小茴香一钱　广木香六分　嫩桑枝四钱　生姜三片

胆胀者，胁下痛胀，口中苦，善太息。胆为中正之官，决断出焉，惟其气血皆少，为清净之府，而内寄相火。寒客于胆，胆与肝为表里，胆病而肝亦病，胆汁上溢，故口苦；肝气怫郁，故胁痛胀善太息也。宜和解枢机，而泄厥阴。

柴胡一钱　当归二钱　白芍一钱五分　栀子皮一钱五分　白蒺藜三钱　云苓三钱　陈皮一钱　枳壳一钱　合欢皮二钱　川郁金一钱五分　佛手八分

由是观之，五脏六腑之胀，属寒者多而属热者少，属实者多而属虚者少。中满分消，治寒胀也；丹溪小温中丸，治热胀也；《金匮》攻在疾下，治实胀也；《济生》肾气，治虚胀也。为司命之职，苟不辨明清彻，而笼统处方，岂不自欺欺人乎？

胃胀者，腹满，胃脘痛，鼻闻焦臭，妨于食，大便难。胃为阳土，主司出纳，寒邪乘之，胃气不通，不通则痛。胃既受病，水谷停滞中宫，欲化不化，反变败浊，故鼻闻焦臭而妨碍饮食也。谷气不行，阳不通达，受盛传导，皆失所司，故大便难，与腑实便闭者不同。宜平胃散合脾约麻仁丸加减。

制苍术一钱　制川朴一钱　陈广皮一钱　细青皮一钱　江枳壳一钱　大砂仁研、后下，八分　广郁金一钱五分　全瓜蒌切，三钱　脾约麻仁丸包，五钱　广木香四分

小肠胀者，少腹䐜胀，引腰而痛。小肠为受盛之官，化物出焉。位居胃之下口，大肠之上口，寒客小肠，物无由化，水液不得渗于前，糟粕不得归于后，故为少腹䐜胀，引腰

而痛，小溲必不利也。宜通幽化浊、滑利二便。

细青皮一钱五分　赤茯苓三钱　台乌药一钱　细木通酒炒，一钱五分　瓜蒌仁研，三钱　车前子包煎，二钱　广木香六分　江枳壳二钱　青橘叶一钱五分　光杏仁三钱　生姜三片

大肠胀者，肠鸣而痛濯濯，冬日重感于寒，则飧泄不化。大肠为传导之官，变化糟粕而出焉，寒客大肠，变化无权，清浊混淆，则生飧泄；虚寒气滞，则肠鸣而痛濯濯也。宜温中化浊、分利阴阳。

熟附块八分　炮姜炭六分　生白术二钱　广木香八分　陈广皮一钱　猪茯苓各三钱　大砂仁研、后下，一钱　制川朴八分　大腹皮二钱　六神曲三钱

膀胱胀者，少腹满而气癃。膀胱为州都之官，津液藏焉，气化则能出矣。寒客膀胱，湿郁下焦，气化不及州都，水道窒塞不通，故少腹满而气癃，即今之癃闭也。宜开启上闸，以通下源，如提壶揭盖之意。

苦桔梗二钱　光杏仁三钱　云茯苓三钱　细木通八分　车前子包煎，三钱　瞿麦穗二钱　冬葵子四钱　怀牛膝二钱　滋肾通关丸包，三钱　荸荠梗三钱

三焦胀者，气满于皮肤中，轻轻然而不坚。三焦即募原，为决渎之官，水道出焉。寒气逆于三焦，决渎失职，气与水逆走腠理，其水不得从膀胱而泄。气本无形，水质不坚，故气满于皮肤中，轻轻然而不坚，与肤胀等耳。当行气利水，五苓五皮加减。

川桂枝五分　生白术一钱五分　桑白皮二钱　鲜姜皮一钱　陈广皮一钱　赤猪苓各三钱　江枳壳一钱　福泽泻一钱五分　大腹皮二钱　广木香六分　冬瓜皮一两煎汤代水

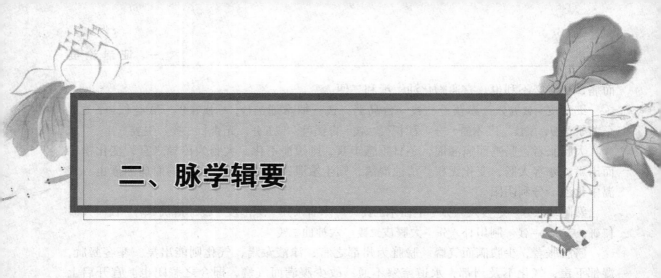

二、脉学辑要

自　序

　　盖闻泰西医用听声筒，审察疾病之器也。中国医重诊脉法，审察疾病之诀也。道固不同，学亦有异。医有中西之分，由来久矣。溯自《灵》《素》《甲乙》《难经》，创言脉诀，至晋王叔和先生，推著《脉经》，为脉法之大成。自后诸家论脉，各有至理，然皆词语繁重，旨意深远，纵能潜心考究，未易豁然贯通，所以然者，因未得易简之方耳。因念《经》称望闻问切，神圣功巧，莫近于切脉之道。而切脉之道，莫要于寸口之脉。盖百脉皆会于寸口，如江河之朝宗于海，苟能探得其要，而于今之疾病，思过半矣。予更近取譬之，以为人一身之经脉，犹电线也。电线设有阻梗，视电机能知损之所在，犹脏腑或有乖违，诊寸口能知病之所在。电机，寸口也，名虽不同，而理则一也。故诊寸口之脉，能知三因之百病。果能三部九候，指下分明，则病之浅深吉凶，人之穷通寿夭，皆可于二十七脉之中，决断其变化焉。人谓医道通乎仙道，非虚语也。吾乡费晋卿先生，兴于前清嘉道咸同间，名振大江南北。至其诊脉之神，出类拔萃，决断生死，历历不爽。盖深得蒋趾真先生之秘传脉诀者也。先生脉诀，世无刻本，先兄松溪，儒而习医，从学于晋卿先生之门，得趾真先生脉诀抄本，泽周咀嚼玩味，得其奥窍，不敢自私，恐滋淹没，用是厘订校正，加入李、陈两家脉法合编本。取其简而约，显而明，俾学生易于心领神会，胸中了然。若能熟读而深思之，则诊脉之理庶得其要领矣。爰述巅末，付诸剞劂，亦不忘趾真先生之苦心云尔。

丁巳孟秋七夕孟河甘仁丁泽周氏识于上海之思补山房

持脉之道

　　脉学为四诊之一，辨之不详，则临诊茫然。因考前贤所集，觉条理清真，有俾实用者，莫如李濒湖、蒋趾真、陈修园三家。濒湖取二十七脉体状、相类、主病，一一分注，而系以歌诗。趾真踵之，复将各脉主病，分左右寸、关、尺六部，而缕晰之。修园恐学者不易省记，更取浮、沉、迟、数、虚、实、大、缓八部为纲，而以兼见之脉分附之。由繁归约，仍包举靡遗，允推捷法。兹特首录陈说，继取李、蒋两家合订为一编。医门志土，熟而玩之，持脉之道其庶几乎。

诊脉歌

　　病人双腕仰，高骨定为关（依掌后之高骨定为关脉），寸脉量虎口，尺脉准臂弯（关前距虎口一寸，故曰寸。关后距臂弯一尺，故曰尺）。左寸心包络，左关胆与肝，左尺司何职，膀胱肾系焉。右寸胸中肺，胃脾属右关，要知大肠肾，右尺自昭然。口鼻一呼吸，脉来四五跳；此是无病者，平和气血调。三至为迟候，六至作数教；迟则寒之象，数则热之标。一二寒愈盛，七八热更饶；轻举得皮面，表邪脉故浮。若是病在里，重取须沉求；洪长征实健，细弱识虚柔，水湿并痰饮，滑利又弦遒；紧促气内乱，伏涩气凝留。妊娠中止代，失血中空芤（代脉中止，芤脉中空）；只此尚易见，其他渺以幽。

陈修园论脉篇

脏腑之分配（以濒湖为准，余作参考）

《内经》：左寸（心、膻中），左关（肝、胆），左尺（肾、腹中）；右寸（肺、胸中），右关（脾、胃），右尺（肾、腹中）。

王叔和：左寸（心、小肠），左关（肝、胆），左尺（肾、膀胱）；右寸（肺、大肠），右关（脾、胃），右尺（命门、三焦）。

李濒湖：左寸（心、膻中），左关（肝、胆），左尺（肾、膀胱、小肠）；右寸（肺、胸中），右关（脾、胃），右尺（肾、大肠）。

张景岳：左寸（心、膻中），左关（肝、胆），左尺（肾、膀胱、大肠）；右寸（肺、胸中），右关（脾、胃），右尺（肾、小肠）。

按：大小二肠，《经》无明训，其实尺里以候腹，大、小肠、膀胱俱在其中。王叔和以大、小二肠配于两寸，取心肺与二肠相表里之义也。李濒湖以小肠配于左尺，大肠配于右尺，上下分属之义也。张景岳以大肠配左尺，取金水相从之义；小肠配于右尺，取火归位之义也，皆有其理。当以病证相参，如大便秘结，右尺宜实，今右尺反虚，左尺反实，便知金水同病也。小便热淋，左尺宜数，今左尺如常，而右尺反数，便知相火炽盛也。或两尺如常，而脉应两寸，便知心移热于小肠，肺移热于大肠也。一家之说，俱不可泥如此。况右肾属火，即云命门亦何不可？三焦鼎峙两肾之间，以应地运之右转，即借诊于右尺，亦何不可乎。

脉法统论

何谓无病之脉？呼吸之间四五至是也。何谓五脏平脉？心宜洪，肺宜涩，肝宜弦，脾宜缓，肾宜沉，又兼一团冲和之气，谓之胃气也。何谓四时平脉？春宜弦，夏宜洪（《素问》谓钩），秋宜涩（《素问》谓毛，又谓浮），冬宜沉（《素问》谓石），四季之末宜和缓是也。何谓男女异脉？男为阳，宜寸大于尺；女为阴，宜尺大于寸是也。何以知妇人有孕之脉？尺寸而旺，或心脉大而旺是也（神门穴脉动甚为有子，一云心脉大为男，右尺大为女）。何以知妇人血崩？尺内虚大弦数是也。何以知妇人半产？诊得革脉是也。何以知妇人产期？曰脉离经常是也。何以知妇人无子？曰尺脉微弱涩小，腹冷身恶寒是也。小儿之脉曷别？曰以七至为准也。

八脉二十八字脉象

旧诀以浮、芤、滑、实、弦、紧、洪为七表，以沉、微、迟、缓、濡、伏、弱、涩为八里，以长、短、虚、促、结、代、牢、动、细为九道，不无可议。浮、沉、迟、数，为诊脉四大纲，旧诀竟遗去"数"字，谬甚。当就李濒湖、李士材二十七字外，更增入大脉方足。然病无定情，脉不单见，学无头绪，指下茫然。兹以浮、沉、迟、数、虚、实、大、缓八脉为主，而以兼见之脉附之，总括以诗，为切脉之捷法。

浮脉（浮兼芤、革、散三脉），轻手乃得，重手不见，为阳为表（除沉、伏、牢三脉之外，皆可互见）。浮而中空为芤（有边无中，如以指着葱之象），主失血；浮而搏指为革（似以指按鼓皮之状，视芤脉中更空而外更坚），主阴阳不交；浮而不聚为散（按之散而不聚，形似杨花，去来指下不明），主气散。

浮为表脉病为阳，轻指扪来指下彰；

芤似着葱知血脱，革如按鼓识阴亡。

从浮辨散形缭乱，定散非浮气败伤；

除却沉中牢伏象，请君象外更参详。

浮，不沉也，沉中诸脉不能兼见。

沉脉（沉兼伏、牢二脉），轻手不得，重按之至肌肉以下乃见，为阴为里（除浮、革、芤、散四脉之外，皆可互见）。沉至筋骨为伏（着骨始得，较沉更甚），主邪闭；沉而有力为牢（沉而强直搏指），主内实。

沉为里脉病为阴，浅按如无按要深；

伏则幽潜推骨认，牢为劲直着筋寻。

须知诸伏新邪闭，可悟诸牢内实侵；

除却浮中芤革散，许多活法巧从心。

沉，不浮也，浮中诸脉不能兼见。

脉（迟兼结、代二脉）；一息三至或二至，为在脏，为寒（除数、紧、促、动四脉之外，皆可互见）。迟而时止为结（迟中而时有一止也，但无定数），主气郁、血郁、痰滞，亦主气血渐衰；迟而更代为代（缓中一止不能自还而更代也，止有定数），主气绝，亦主经坠（似应为"隧"——编者注）有阻，妊妇见之不妨。

迟为在脏亦为寒，一息难逢四至弹；

结以偶停无定数，代因不返即更端。

共传代主元阳绝，还识结成郁气干；

除却数中紧促动，诸形互见细心看。

数脉（数兼紧、促、动三脉），一息五六至，为在腑，为热（除迟、结、代三脉之外，俱可兼见）。数而牵急为紧（如索绳转索之状），主寒邪而痛，亦主表邪；数而时止为促（数中时有一止，亦无定数），主邪气内陷；数见关中为动（形圆如豆，厥厥摇动见于关部），主阴阳相搏，主气与惊，男亡阳，女血奔（似应为"崩"——编者注）。

数为腑脉热居多，一息脉来五六科；

紧似转绳寒甫闭，动如摇豆气违和。

数中时止名为促，促里阳偏即是魔；

除却迟中兼结代，旁形侧出细婆娑。

数，不迟也，迟中诸脉不能兼见？

虚脉（虚兼弱、濡、微、涩、细、短六脉），不实也，应指无力，浮、中、沉三候皆有之。前人谓豁然空大，见于浮脉者非。主虚（有素禀不足，因虚而生病者；有邪气不解，因病而致虚者）。虚而沉小为弱（沉细而软，按至沉部乃得），主血虚（亦分阴阳胃气）；虚而浮小为濡（如絮浮水面，浮而甚软），主气虚，亦主外湿；虚而模糊为微（若有若无，指下不明，浮、中、沉三候皆是），主阴阳气绝；虚而艰滞为涩（往来干涩，如轻刀刮竹之象），主血虚，亦主死血；虚而形小为细（形如蛛丝之细，指下分明），主气冷；虚而形缩为短（寸不通鱼际，尺不通尺泽），主气损，亦主气郁。

虚来三候按如绵，元气难支岂偶然；
弱在沉中阴已竭，濡居虚分气之愆。
痨成脉隐微难见，病剧精干涩遂传；
冷气蛛丝成细象，短为形缩郁堪怜。

实脉（实兼滑、长、洪、弦四脉），不虚也，应指有力，浮、中、沉俱有之。《四言脉诀》云：牢甚则实，独附于沉脉者非。大抵指下清楚而和缓，为元气之实；指下逼逼而不清，为邪气之实，主实也。实而流利为滑（往来流利，圆滑如珠），主血治，亦主痰饮；实而迢长为长（上至鱼际，下至尺泽），主气治，亦主阳盛阴虚；实而涌沸为洪（应指满溢，如群波涌起之象），主热极，亦主内虚；实而端直为弦（状如弓弦，按之不移），主肝邪，亦主寒主痛。

脉来有力，指下清而不浊，滑长不洪弦之象，正气实也。如指下浊而不清，但见洪紧，不见滑长，是邪气实也。

实来有力象悠悠，邪正全凭指下求；
流利滑呈阴素足，迢遥长见病当瘳。
洪如浪涌邪传热，弦似弓张木作仇；
毫发分途须默领，澄心细辨得缘由。

大脉（大与洪不同），即洪脉而形兼阔大也。邪气盛则胃气衰，故脉大而不缓。旧本统于洪脉，今分别之。

大脉如洪不是洪，洪兼形阔不雷同；
绝无舞柳随风态，却似移兵赴敌雄；
新病邪强知正怯，宿疴外实必中空，
《内经》病进真堪佩，总为阳明气不充。

阳明胃气不充，故大而不缓：

缓脉，脉来一息四至，从容不迫，是谓胃气。大致和缓之缓，主正复；怠缓之缓，主中湿。

缓脉从容不迫时，诊来四至却非迟；
胃阳恰似祥光布，谷气原如甘露滋。
不问阴阳欣得此，任他久暂总相宜；
若还怠缓须当辨，湿中脾经步履疲。

胃气复则邪气退，脉缓而不大。缓者，主脉之气象从容不迫而言，非指往来之迟缓也。迟字对数字言，迟则不数，数则不迟也。缓之所包者广，迟中有缓，数中亦有缓，非浅人所能领会。故《内经》与大字对言，不与数字对言，其旨深哉。

陈修园补徐灵胎诊脉论诗

微茫指下最难知，条绪寻来悟治丝（旧诀以浮、芤、滑、实、弦、紧、洪为七表，沉、微、迟、缓、濡、伏、弱、涩为八里，以长、短、虚、促、结、代、牢、动、细为九道，共二十四字。李濒湖、李士材增入数、革、散，共二十七字，愈多则愈乱也。试观治丝者，必得其头绪而始有条不紊）；三部分持成定法（谓寸、关、尺三部），八纲易见是良规（浮、沉、迟、数、大、细、长、短八字显而易见，起四句总是切脉之大纲）。胃资水谷人根本（三部俱属于肺，而肺受气于胃），土具冲和脉委蛇（不坚直而和缓也，脉得冲和之生气如此，此以察胃气为第一要）；脏气全凭生克验（审脏气之生克为第二要，如脾病畏木弦，木克土也。肺病畏火洪，火克金也。反是则与脏气无害），天时且向逆从窥（推天运之顺逆为第三要，如春气属木，脉宜弦，夏气属火，脉宜洪之类，反是则与天气不应）。阳浮动滑大兼数（仲景以浮、大、动、滑、数为阳，凡脉之有力者俱是），阴涩沉弦弱且迟（仲景以沉、涩、弱、弦、迟为阴，凡脉之无力者皆是。此又提出阴阳两字，以启下四句，辨脉病之宜忌为第四要）；外感阴来非吉兆（外感之证，脉宜洪浮。而反细弱，则正不胜邪矣），内虚阳陷实堪悲（脱血之后，脉宜静细。而反洪大，则气亦外脱矣）。须知偏胜皆成病（偏阳而洪大，偏阴而细弱，皆病脉也），忽变非常即弗医（旧诀有雀啄、屋漏、鱼翔、虾游、弹石、解索、釜沸七怪之脉，总因阴阳离失，忽现出反常之象）；要语不烦君请记，脉书铺叙总支离（病之名有万，脉之象不过数十种，且一病而数十种之脉，无不可见。何能诊脉而即知为何病耶？脉书欺人之语，不可全凭）。

节录病机赋（修园重订）

赋曰：能穷浮、沉、迟、数、虚、实、大、缓八脉之奥，便知表、里、寒、热、盛、衰、邪、正八要名（表者，病不在内也。里者，病不在外也。盛者，本来气血不衰也。寒者，脏腑积冷也。热者，脏腑积热也。邪者，非脏腑正病也。正者，非外邪所中也）。八脉为诸脉纲领，八要是众病权衡（量度诸病由此八要）。虚为气血不实，举按无力，如兼弱涩之象（举者，轻手取之皮肤之上；按者，重手按之肌肉之内；无力，言指下举按应指无力。弱者，痿而不起也，主气虚；涩者，往来干涩也，主血少。虚脉兼此二象）。实为气血不虚，举按有力，且该长滑之形（长者，过于本位，主气有余；滑者，流利不滞，主血有余。实脉兼此二象。此以虚、实二脉，探血气盛衰之情也）。迟寒数热，纪至数之多少（平人脉以四至为准。不及曰迟，一息三至也。太过曰数，一息六至也。《经》云：数则为热，迟则为寒。此以迟、数二脉别其寒、热也）。浮表沉里，在下指之重轻（浮者，轻手即得，重按乃无。沉者，重按乃得，轻举却无。《经》云：浮为在表，沉为在里。此以浮、沉二脉别其表里也）。缓则正复，和若春风柳舞。大则病进，势如秋水潮生（邪退正复，故脉有胃气，如春柳之和而缓。病进而危，故脉大如秋涛之汹涌。此以缓、大二脉验其邪正也）。六脉同等者，喜其勿药（两手六部脉息调匀同等，不治自愈。王肯堂误解为大、小、浮、沉、迟、数同等，不可从也）；六脉偏盛者，忧其采薪（偏盛六脉中，哪一部独异也，又于哪一部推其于八脉中，见出哪一象也。王肯堂旧解亦误）。

七绝脉歌

雀啄连来三五啄（连连搏指，忽然止绝，少顷复来，如雀啄食，肝绝也），屋漏半日一滴落（如屋残漏下，半时一滴，胃绝也）；弹石硬来寻即散（沉于筋间，劈劈急硬，如指弹石，肾绝也），搭指散乱如解索（指下散乱，乍数作疏，如索之解，脾绝也）。鱼翔似有亦似无（本不动，而末强摇似有似无，如鱼之翔，心绝也），虾游静中忽一跃（浮于指下，始则冉冉不动，少焉而去，久之忽然一跃，进退难寻，如虾之游，大肠绝也）；更有釜沸涌如羹（浮于指下，有出无入，无复止数，如釜汤之沸，肺绝也），且占夕死不须药。

以上皆陈修园辑

李濒湖、蒋趾真论脉篇

此篇脉状主病及相类脉诸诗，皆出李氏。各脉分六部主病，逐条注释，皆出蒋氏。李诗便于诵读，蒋注便于详参。两家各有妙处，割爱殊难，故汇为一编，取全璧之意焉。

浮脉

浮脉体状

浮为阳，举之有余，按之不足，如微风吹鸟背上毛，厌厌聂聂，如循榆荚，如水漂木。

浮脉法天，有轻清上浮之象。在卦为乾，在时为秋，在人为肺，《素问》谓之毛。太过，则中坚旁实，如循鸡羽，病在外也；不及，则气来毛微，病在中也。

浮脉惟从肉上行，如循榆荚似毛轻，

三秋得令知无恙，久病逢之却可惊。

浮脉相类

浮而有力为洪，浮而无力为芤，浮而柔细为濡，浮而迟大为虚，虚甚为微。

浮如木在水中浮，浮大中空乃是芤；

拍拍而浮是洪脉，来时虽盛去悠悠。

芤脉轻平似捻葱，虚来迟大豁然空；

浮而柔细方为濡，散似杨花无定踪。

按：虚脉浮、中、沉三候皆见，此说专属浮分，未确当，从修园之说为是。又革脉却属于浮，此说遗之亦未合。

浮脉主病

浮为阳为表，得此脉或兼他脉，皆有表无里，邪盛正衰，内虚外实。

浮脉为阳表病居，迟风数热紧寒拘；

浮而有力多风热，浮而无力是血虚。

寸浮头痛眩生风，或有风痰聚在胸；

关上土衰兼木旺，尺中溲便不流通。

浮脉主表，有力表实，无力表虚，浮迟中风，浮数风热，浮紧风寒，浮缓风湿，浮濡伤暑，浮芤失血，浮洪虚热，浮散劳极。

左寸浮，有力则为外感头痛（邪气在上也），或为眩晕（木生火，兼火化也）；无力则为心血不足而有火（无力正气衰也，气衰血亦衰矣），为怔忡（血虚故也），为虚烦（有火也）。浮洪为躁怒（木旺），或面赤（火上升也）。浮滑为舌强，痰涎迷闷（痰随火上也）。浮紧浮弦，为心中隐痛心悬（血衰不能养心，故或痛或悬也）。浮数，口舌生疮（火上升也）。浮芤，失血之候（别有芤脉）。大浮为心之本脉。浮数之脉应发热，今反恶寒，若有痛处，当发痈疽也。

左关浮，肝气不和，胁下气满（邪在中焦）。浮大有力，眼珠赤痛（为实大）。浮弦为头眩头痛（肝风上升），或胁下痞痛（左为肝气），若与寸同浮弦有力，必主麻痹眩掉（火助木，木不畏金），久则致为中风、中气之症。浮数，肝热吐血（肝藏血，火盛则血妄行）。

左尺浮，有力为小便赤涩（邪火涸水），无力肾虚，为下部困乏（浮则肾气不固，况无力乎？肾主骨，故下部无力）。浮紧，耳聋（肾气通于耳，紧则气塞）。浮弦，腰痛。浮涩为伤精梦遗（火炎则浮，水少则涩）。

右寸浮，为肺之本脉。兼短涩，亦肺之本脉（五脏惟肺位最高，故其脉宜浮）。浮大为伤风，或头眩，或咳嗽（火烁金也），或耳鸣（木反侮金，金不能生水矣），或鼻塞浊涕（肺气不清也）。浮数为咽痛，或咽干（火伤肺也）。浮紧为伤寒头痛（表有邪也）。浮滑为吐逆（有痰），为胸中不宽（气逆）。弦亦为头痛（风邪），或风寒气促头眩。若同左关强硬有力，必主中风麻痹之症。

右关浮，浮大而濡，脾之本脉。浮实为痞胀，或胃痛（实邪），或呕逆（气滞）。浮滑口臭（气衰），或痰多，或呕逆（气衰），或吞酸（木克土）。浮弦为中焦痛（土受木克），或饮食难下，或恶心恶食，或痰饮窄痛（木气有余，则生痰火诸症）。浮滑无力，则脾虚不能化痰，亦主呕逆，当从虚治。

右尺浮，为命门病脉。浮弦为腰痛，或梦遗（相火），或耳鸣耳聋（真火不固使然）。浮滑，男子为溺有余沥（湿热下注），或小便赤涩（火邪），或小腹胀满；妇人为有子，女子为带下。浮大为小腹不宽（真气不固，相火上升），或膈噎，或二便秘结。浮涩为房劳过度，或梦泄（水衰），或虚汗自出（汗为肾之液）。浮数，男子为房劳之后（相火炽盛不宁），或远行方止，或下部无力（真气上越，则下无力）。尺脉宜沉，右尺尤宜，以命门相火贵收藏也。故浮在右尺，其病当剧，两尺俱不宜浮。

沉脉

沉脉体状

沉为阴，重手按至筋骨乃得，如绵裹砂，内刚外柔，如石投水，必极其底。

沉脉法地，有渊泉在下之象，在卦为坎，在时为冬，在人为胃，《素问》又谓之石。太过则如弹石，按之益坚，病在外也。不及则气来虚微，去如数者，病在内也。

水行润下脉来沉，筋骨之间耎滑匀；

女子寸兮男子尺，四时如此号为平。

沉脉相类

沉行筋骨，伏着骨上。沉而长大有力为牢，沉而细软如丝为弱。

沉帮筋骨自调匀，伏则推筋着骨寻；

沉细如绵真弱脉，弦长实大是牢形。

沉脉主病

沉为阴为里，得此脉者，有里无表，热少寒多，证属于阴，清气不能上升，气郁妇人多见之。三冬得之为平脉，痃疝得之为难治，咳嗽得之为难愈，诸病见之为朝轻暮重。

沉为水蓄阴经病，数热迟寒滑有痰；

无力而沉虚与气，沉而有力积并寒。

寸沉痰郁水停胸，关主中寒痛不通；

尺部浊遗并泄痢，肾虚号及下元痈。

沉脉主里，有力里实，无力里虚。沉则有气，又主水蓄，沉迟里寒，沉数内热，沉滑痰食，沉涩气郁，沉弱寒热，沉缓寒湿，沉紧冷痛，沉牢冷积。

左寸沉，为心气郁结，悒悒不乐，心气闭塞，精神不爽（清气不上升也）。沉濡，痰饮停于胸府（气不能运）。沉细，心血衰少，梦寐不安（心血不足，则邪火生）。沉弦，心中结痛（气滞）。沉迟，面无华色（血滞），身寒心惕（阳不足也）；沉数，心热烦渴（血少则内热）。沉紧，心中冷痛（寒气凝结），伤寒头痛（火为寒伏也）。

左关沉，肝气气不舒，中气下陷（木主升发，沉则木气不畅）。沉弦，肝胀痛（木郁），眼暗涩痛（肝血少也）。沉滞，腰冷足痛（阴气盛）。

左尺沉，沉缓而滑，肾之本脉。沉散，肾经气虚，腰酸尿难（肾宜敛，散则真气不足，而溺难）。沉实，膀胱热，小便不通（气郁）。沉弦，小腹作痛（气下陷），腰间沉重。沉滑，腰脚发热。

右寸沉滑，久嗽难痊，日轻夜重。沉弦为木反侮金，胸中闷痛（浊气不降），气喘痰壅，饮食难进。沉细而滑，骨蒸劳热，皮毛干涩（血衰阴火用事）。沉数，肺中郁热，小便迟难（肺病不能生肾水），咽中干燥（内热刑肺则干燥）。

右关沉，中气郁滞，脾气不升，饮食停滞（清浊不分）。沉滑，脾热，气粗口臭，胃热痰壅。沉实，吞酸气痛（浊气不降）。沉迟，寒痰冷积（有力为积，无力则为寒气凝滞）。沉紧，悬饮。

右尺沉，沉滑而缓，命门之本脉也，男子好淫，女子结孕。相火生土，胃强能食。沉滑而长，寿高强健（正脉）。沉实而长，六腑秘结。沉数，肠风时时下血（湿热下注）。沉迟，固冷内积，火衰食绝（真火衰弱），呕吐完谷及吐涎沫。

迟脉

迟脉体状

迟为阴脉，一息三至或二至，去来极慢，为阳不胜阴，故脉来不及。

迟来一息至惟三，阳不胜阴气血寒；

但把浮沉分表里，消阴须益火之源。

迟脉相类

一息三至为迟，小狭于迟为缓，迟细而难为涩，迟而有止为结，止有定数为代。

缓来四至驶于迟，迟细而难作涩持；

迟有停时知是结，停时有定代无疑。

黎氏曰：迟为阴盛阳衰，缓为卫盛营弱，宜别之。

迟脉主病

迟脉为阴，乃阳气萧索之状，为寒为虚，可温可补。

迟司脏病或多痰，沉痼癥瘕仔细看；

有力而迟为冷痛，迟而无力定虚寒。

寸迟必不上焦寒，关主中寒痛不堪；

尺是肾虚腰脚重，溲便不禁疝牵丸。

迟脉主脏，有力冷痛，无力虚寒，浮迟表寒，沉迟里寒。

左寸迟，心火气衰，精神困怠（心主火令），心腹暴痛（寒邪），或吐清涎（大抵迟脉不宜于心君）。

左关迟，肝胆气寒，如人将捕之，手足冷，胁下痛，筋脉寒急，恶食不食（凡此证皆宜补养心血）。

左尺迟，肾虚腰痛，不得俯仰（气寒），手足厥冷，面黧腹痛，耳鸣头倾（坎中有真阳，迟则阳气衰微，孤阴不能独生矣），肾虚便浊，女人不月。

右寸迟，恶寒颤掉（阳气不升），语言无力，喘嗽声嘶，鼻出清涕。

右关迟，饮食不化（火不能生土），见食则呕，或吐泻完谷，或四肢不举（凡此证皆宜温补）。

右尺迟，相火衰微，迟而无力，小腹引阴痛（寒气郁），迟而无力，为下虚逆冷（阳火衰也）。

数脉

数脉体状

数为阳脉，一息六至，或七八至，来去疾薄，为阴不胜阳，故脉来太过。

数脉息间常六至，阴微阳盛必狂烦；

浮沉表里分虚实，惟有儿童作吉看。

数脉相类

数而弦急为紧，数而流利为滑，数而时止为促，数而形圆如豆为动。

数且如珠滑脉名，紧来数急似弹绳；

数而时止知为促，圆似豆摇动脉形。

数脉主病

数脉为阳，有热无寒，有表有里，有虚有实。肺病见此，必殂于秋。虚损见之，必毙于夏。无病见此，必发痈疽。疮疡见此，主脓已成。惟小儿见此，号为平脉。

数脉为阳热可知，只将君相火来医；

实宜凉泻虚宜补，肺病秋深却畏之。

寸数咽喉口舌疮，吐红咳嗽肺生疡；

当关胃火并肝火，尺属滋阴降火良。

数脉主腑，有力实火，无力虚火，浮数表热，沉数里热，气口数实肺痈，数虚肺痿。

左寸数，为口舌生疮，或吐血狂烦，或不眠身热，或头目大痛（皆君火有余之证也）。

左关数，两胁胀满（木挟火邪），或善怒目赤，或心下坚满，甚则吐血（火甚伤母）。弦数则头眩骨痛（木旺血少），或寒热筋痛，或拘挛不便，或胁痛连小腹（皆肝之部分，木旺则兼金化矣，木生火而烁金也）。浮数，头面生疮。

左尺数，为阴虚亏损，足心蒸热，阴虚喘嗽汗出，舌燥咽干（水不足则火上升）。浮数，小便赤涩。

右寸数，肺热喘咳，咽干胸满，或为鼻赤，又为咽肿喉痹（凡肺脉见数，其病必深）。

右关数，胸膈烦闷（脾阴之火）。浮数，齿龈肿烂（胃火）。沉数，胃热吞酸（宜升阳散火），或为胀满。

右尺数，浮数，咽肿舌燥（虚火上炎），沉数，肠风体重骨蒸（血少），足心痛不能久立，足跟酸痛（阴虚），或舌根肿强，色白苔厚而滑（火不归原）。

滑脉

滑脉体状

滑为阳脉，往来前却，流利辗转，圆滑如珠，应指漉漉欲脱。

滑为阳气有余，故脉来流利如水，脉者血之府，血盛则脉滑，故肾脉宜之。

滑脉如珠替替然，往来流利却还前；

莫将滑数为同类，数脉惟看至数间。

滑则如珠，数则六至。

滑脉主病

滑脉为阳，主痰滞有余。兼浮洪为火盛，沉细为郁积，弱而滑者为胃气，女子见之为有孕，平人见之为无病。

滑脉为阳元气衰，痰生百病食生灾；

上为停饮下蓄积，女脉调时定有胎。

寸脉膈痰生呕吐，舌强咳嗽或吞酸；

当关宿食肝脾热，渴痢癫淋尺部看。

滑主痰饮，浮滑风痰，沉滑食痰，滑数痰火，滑短宿食。

左寸滑，五心烦热，喜笑恐悸（痰火）。浮滑，风痰，舌强语滞，或为肺痈，或头重眩晕（风火生痰）。沉滑，心经郁热，胃燥烦心。弦滑，心前隐痛（痰气）。

左关滑，浮滑，血热妄行（浮则上升，滑则为动）。沉滑，吞酸舌强（痰疾），或为胸膈膜胀（积为气遏），或为寒热骨蒸（内热）。弦滑，筋骨酸疼。弦细，阴虚少食。

左尺滑，沉滑，肾之本脉也，女人为有子。浮滑，舌燥咽肿（相火上升），小腹胀满，溺黄骨蒸（阴虚）。细滑，肾虚血热。弦滑，腰脚重。

右寸滑，胃膈浮热，恶心畏食（痰也）。滑数，痰火，咳嗽喘急（火伤肺），或咽喉肿痛。洪滑，热痰，喘嗽眩晕（热甚则生风生痰）。短滑，酒伤水逆（火为水折故短滑）。

右关滑，胃中痰热，胸中膜胀或宿食。沉滑，气郁，浮滑，呕逆。

右尺滑，沉滑，圆厚而和缓，命门之本脉也。浮滑，虚火上炎，上为头眩口渴，下为泄痢淋沥（火上升则下衰，故泄痢，俱宜引火归元），少年嗜色游思（相火），老人劳心思虑。

涩脉

涩脉体状

涩为阴脉，细而迟，缓而难，短而散，往来涩滞，如雨沾沙，如轻刀刮竹，如病蚕食叶。

涩为阴气有余，血少则气盛，故脉来蹇滞，惟肺脉宜之。

细迟缓涩往来难，散止依稀应指间；

如雨沾沙容易散，病蚕食叶慢而艰。

涩脉相类

迟细短散，时一止曰涩。极细而耎，重按若绝曰微。浮而柔细曰濡。沉而柔细曰弱。

参伍不调名曰涩，轻刀刮竹短而难；

微似杪芒微耎甚，浮沉不别有无间。

涩脉主病

涩脉为阴，主血少精伤之病，平人见之为不足，女人见之为不孕，有妊见之为胎痛。涩脉独见尺中，形同代者为死脉。

涩缘血少或伤精，反胃亡阳汗雨淋；

寒湿入营为血痹，女人非病定无经。

寸涩心虚痛对胸，胃虚胁胀察关中；

尺为精血俱伤候，肠结溲淋或下红。

左寸涩，为心血虚耗，或心痛，或恐畏，或情绪不宁（心主血，血少则心失所养）。沉涩，心腹隐痛。涩而大，阳火咽燥，或汗多亡阳。

左关涩，肝胆血虚，关节不利，或目暗生花（肝虚），或爪甲枯燥，或如人将捕之（胆虚）。涩大，骨蒸寒热，或两胁胀满（肝藏血，血少则肝失所养），或血痹作痛。细涩，筋骨疼痛（血不荣筋）。

左尺涩，足胫酸弱（阴虚亏损也），吸吸短气，或两耳虚鸣，或肌肉枯燥，或小便迟难（肾气衰弱），或面目黧黑。沉涩则体重骨蒸（血不足以养营），或腰背拘急，或喘嗽虚汗（阴火发越），或小便赤涩，或足心热痛（肾伤）。

右寸涩，浮涩而短，肺之本脉也。涩而大喘促咳嗽（气虚），咽中不利，少气不足以息。

右关涩，膈噎吞酸，或卒不下（胃无津液），或心胸闷塞（中气不足），或食无力，或反胃吐食（虚火上升故吐）。

右尺涩，命门气弱，阳痿（真火不足），或饮食不化，或小腹胀满，或两耳虚鸣（虚火），或呼吸少气，或大便秘结，或肠风下血，或小便淋沥，女子为月水不通（《经》云：脉滑者伤热，涩者中雾露金革）。

虚脉

虚脉体状

虚为阴脉，迟大而濡，按之无力，应指豁然而空，又云形大力薄，其虚可知。

举之迟大按之松，脉象无涯类谷空；

莫把芤虚为一例，芤来浮大似捻葱。

虚脉浮大而迟，按之无力。芤脉浮大，按之中空。虚为血虚，芤为脱血。

虚脉主病

虚脉为阴，虚缓无力，有不足，无有余，正气衰弱之候。《经》云：血虚脉虚，气来虚微为不及。又曰：久病脉虚者死。夏月得之为伤暑，六部得之为虚汗自出，血虚劳热。

脉虚身热为伤暑，自汗怔忡惊悸多；

发热阴虚须早治，养营益气莫蹉跎。

血不荣心寸口虚，关中腹胀食难舒；

骨蒸痿痹伤精血，却在神门两部居。

左寸虚，或心虚自汗，或怔忡梦寐多惊（血少）。虚数失血（虚火），心慌如捕。

左关虚，阴虚发热（肝藏血，虚则血少而发热），中气虚怯，无力运动，不得太息。

左尺虚，骨蒸痿痹（真水不足），男子伤精，女子带下。

右寸虚，少气不足以息（气虚），意思不乐。虚数为喘嗽（虚火灼金），为虚烦消息。虚迟，食难化（中气弱）。虚弦为中气虚痛。

右关虚，溏泻肠鸣（脾胃气虚），或语言无力，或食少胸满，或肢体困乏。虚滑，呕逆吞酸（痰疾）；虚弦，血虚胃痛（火证）。

右尺虚，丹田气少，阳气衰微。虚滑，梦遗精滑（相火动也），女子带下崩中。虚弦，精枯腰痛，虚浮为伤精，沉虚为气陷（两尺不宜见虚脉，见之为房劳过度）。

实脉

实脉体状

实脉为阳，浮、中、沉三候皆有力，有有余，无不足，大小匀平，愊愊应指。无病得此，为元气充实之象。然其性多火，色黑之人，多见此脉。

浮沉皆得大而长，应指无虚愊愊强；

热蕴三焦成相火，通肠发汗始安康。

实脉相类

浮沉有力为实，弦急弹指为紧，沉而实大弦长为牢。

实脉浮沉有力强，紧如弹索转无常；

须知牢脉绑筋骨，实大微弦更带长。

实脉主病

实为阳脉。《经》云：血实脉实。又曰：实者水谷之病。又曰：气来实强，是谓太过，病自外也。

实为阳脉火郁成，发狂谵语吐频频；

或为阳毒或伤食，大便如硬或气疼。

寸实应知面热风，舌强咽痛气填胸；

当关脾热中宫满，尺实腰疼胀不通。

左寸实，火郁狂躁，面热身热，或口舌生疮，或咽痛头疼，或舌强口臭，或口禁不省，或胸膈胀疼，或烦躁不眠，或发热谵语（君火太甚，所以逆折）。

左关实，两胁胀痛，痛引小腹，或气逆善怒，或项直背强（肝脉不宜实，见之必损胃气）。

左尺实，肠秘不通（邪火使然），小腹胀痛，腰背拘急，或小便赤涩淋痛。

右寸实，咽痛（火灼金）面赤，饮水无度，或肩背生疮。

右关实，善饥能食（火甚），或心腹膨胀，或食入即吐（有积），或伤食便秘，或发热谵语，或畏食不眠（皆可消积行滞）。

右尺实，多欲阳强（太过），便溺阻涩（火烁金宜滋阴）。

长脉

长脉体状

长为阳脉，不大不小，迢迢自若，如循长竿木梢（当为末梢——编者注），为平。如引绳，如循长竿，为病。

长脉有三，在时为春，在人为肝，在症为有余之病。又曰：心脉长，神强气旺；肾脉长，蒂固根深。《经》云：长则气治。皆言平脉也。

过于本位脉名长，弦则非然但满张；

弦脉与长争较远，良工尺度自能量。

实、牢、弦、紧皆兼长脉。

长脉主病

长脉主阳，为气有余而多血。《经》云：长则气治。若和平缓滑，人长脉长，皆为无病，兼见他脉，则为有病也。

长脉迢迢大小匀，反常为病似牵绳；

若非阳毒癫痫症，即是阳明热势深。

长主有余之病。

左寸长，神全气旺。洪数而长，热甚颠狂，或气疼闷乱（气有余即是火）。

左关长，弦缓而长，肝之本脉也。长而有力或弦，皆主胸胁急痛（肝气太过）。长而兼数，为伤寒发热（阳明胃经脉）。

左尺长，男主疝痛，女结癥瘕，经候愆期。

右寸长，痰郁胸中，上气喘逆（木反侮金）。若上过鱼际，主气郁火（火主痰），眩晕噎塞。

右关长，长而浮濡，脾胃气强（胃气平和）。长而兼弦，为气痛（木克土也），为痰积，或胀满少食。兼滑为食积。沉弦而长，痞气积聚（木盛则土郁）。若过关位，中风痰壅（木挟火邪）。

右尺长，寿高强健（命门为根本，脉长则气治）。兼数为二便秘结，腹痛引阴（火也）。

浮洪而长，热极颠狂。

短脉

短脉体状

短脉为阴，不及本位，应指而还，不能满部，只见尺寸，不可见于两关；若关中见短，上不及寸，下不及尺，为阴阳隔绝之脉，必死。故关不诊短。

黎居士云：长短未有定位，诸脉按之而过于本位者，为长。不及本位者，为短。长脉属肝，宜于春。短脉属肺，宜于秋。但诊肝肺，长短自见。

两头缩缩名为短，涩短迟迟细且难；

短涩而浮秋见喜，三春为贼有邪干。

涩微动结，皆兼动脉。

短脉主病

短脉主阴，为气滞血凝之病。《经》云：短则气病。气病则血亦凝矣。气虚不充，主胀痛虚吐，或短气不足以息，或宿食壅滞，气郁不舒。

短脉惟于尺寸寻，短而滑数酒伤神；

浮为血涩沉为痞，寸主头疼尺腹疼。

短主不及之病。

左寸短，为心气不足，见事多惊（心血虚），志意不乐。弦短为头痛（清气不升）。

右寸短，浮涩而短，肺之本脉也，宜于秋时，宜于肺病。沉短亦主痰厥头痛（肺气抑塞）。

两尺短，为小腹引阴而痛（虚寒），足冷筋急。沉滑而短，为元气收敛之脉。细涩而短，则血气俱衰之极。

洪脉

洪脉体状

洪为阳脉，指下极大，来盛去衰，在卦为离，在时为夏，在人为心。《素问》谓之大，亦曰钩。

脉来洪盛去还衰，满指滔滔应夏时；

若在春秋冬月分，清阳散火莫狐疑。

洪脉相类

来盛去衰为洪，去来均盛为实。

洪脉来时拍拍然，去衰来盛似波澜；

欲知实脉参差处，举按弦长愊愊坚。

洪脉主病

洪脉为阳，主阳盛阴虚之病，泄痢失血久嗽者忌之。《经》云：脉大则病进。又曰：

形瘦脉大，多气者死。

脉洪阳盛血应虚，相火炎炎热病居；

胀满胃翻须早治，阴虚泄痢可踌躇。

寸洪心火上焦炎，肺脉洪时金不堪；

肝火胃虚关内察，肾虚阴火尺中看。

左寸洪，洪缓而平，为心之本脉。洪大有力，为上焦火炎（实火），心烦狂躁，头疼口渴，疮疡发热。

左关洪，肝胆热甚（子令母实），失血骨蒸（火涸水），头目赤痛，或胁痛气胀，或伤寒壮热，阳盛狂躁。

左尺洪，肾虚阴火咳嗽（真水不足，邪火用事，水不胜火也），二便秘结（火秘）。

右寸洪，为火克肺金，咳嗽咯血，焦躁烦渴，面赤气粗，或咽喉噎塞。浮洪，感风头疼（木挟火以侮金），气急咳涕稠黏。沉洪，内热，夜重日轻（金虚则失生化之源）。

右关洪，脾胃有热，非呕则泻，或为痞结。

右尺洪，相火妄炎（虚火）。沉洪，二便秘结，沉滑洪缓，为命门气旺，老人得之，期颐可决（缓滑真火能生土也）。

微脉

微脉体状

微为阴脉，极细而耎，按之如欲绝，若有若无，细而稍长。《素问》谓之小。又曰：气血微则脉微。

轻诊即见，重按如欲绝者，微也。往来如丝而常有者，细也。

仲景曰：脉瞥瞥如羹上肥者，阳气微。萦萦如蚕丝细者，阴气衰。长病得之死，卒病得之生。

微脉轻微瞥瞥乎，按之欲绝有如无；

微为阳弱细阴弱，细比微兮略较粗。

微脉主病

微脉为阴，主久虚血弱之病。阳微恶寒，阴微发热，男子为劳损，女子为崩带。

气血微兮脉亦微，恶寒发热汗淋漓；

男为劳极诸虚候，女作崩中带下医。

寸微气促或心惊，关脉微时胀满形；

尺部见之心血弱，恶寒消痹痛呻吟。

左寸微，惊悸盗汗。微数，心烦多汗（虚热），微弦，血虚隐痛。

左关微，血虚发热，或胁胀，或崩漏（中气虚）。微弦，筋骨牵痛（血痛）。

左尺微，败血不止，男子遗精阴汗，女人带下崩中。

右寸微，中寒少气，冷痰不化，困怠恶寒，虚喘微咳。

右关微，困急少食（胃火衰），面色萎黄（气血两虚），肌瘦乏力（脾虚），四肢恶寒（脾主四肢）。

右尺微，精衰阳痿，脏寒泄泻，脐下冷痛（气虚则真火不足）。

紧脉

紧脉体状

紧为阳脉（似应为"阴脉"——编者注），往来有力，左右弹人手，如转索无常数，如切绳。

紧乃热为寒束之脉，故急数如此，要有神气，《素问》谓之急。

举如转索切如绳，脉象因之得紧名；

总是寒邪来作寇，内为腹痛外身疼。

紧脉主病

紧脉主阴，为寒为痛，为风邪结搏，伏于荣卫之间。浮紧为伤寒身痛。沉紧为肠中寒痛，为风痫，为痛痹，为寒郁（凡冬月正伤寒，无汗身疼拘急，必见此脉）。

紧为诸痛主于寒，喘咳风痫吐冷痰；

浮紧表寒须发越，紧沉温散自然安。

寸紧人迎气口分，当关心腹痛沉沉；

尺中有紧为阴冷，定是奔豚与疝疼。

诸紧为寒为痛，人迎紧盛伤寒，气分紧盛伤食。尺紧痛在腹，中恶浮紧，咳嗽沉紧，皆主死症。

左寸紧兼浮，伤寒无汗身疼（寒主表）。紧而沉，心中气逆寒痛。

左关紧，心腹满痛，胁痛拘急。紧而盛，伤寒偏身痛。紧而实，痃癖。浮紧，筋痛，沉紧，寒栗。

左尺紧，阴冷疝疼，或奔豚攻痛。

右寸紧而浮，为伤风，恶风头痛，或浊涕稠黏，鼻塞声重，或喘促膈壅。紧而洪，咽肿喉痹（实火）。紧而沉滑，肺实咳嗽。

右关紧，胃脘切痛（有火）。沉紧，停寒积食。

右尺紧，浮紧，耳聋（风火上升）。沉紧，胫疼，腹痛，或小便急涩。细紧，小肠气痛（寒郁则气不行）。

缓脉

缓脉体状

缓脉为阴，去来小驶于迟，一息四至，如丝在经，不卷其轴，应指和缓，往来甚匀，如初春杨柳舞风之象，如微风轻飐柳梢。

缓脉阿阿四至通，柳梢袅袅飐轻风；

欲从脉里求神气，只在从容和缓中。

缓脉主病

缓脉在卦为坤，在时为四季，在人为脾。阳寸阴尺，上下同等，浮大而软，无有偏盛者，平脉也。缓而和匀，不浮不沉，不疾不徐，不微不弱者，即为胃气。若非和缓而为迟缓，则主风虚之病，为痹为痛为弱，在上为项强，在下为脚弱。浮缓为风。沉缓为血虚，气弱为湿。

缓脉营衰卫有余，或风或湿或脾虚；

上为项强下痿痹，分别浮沉大小区。

寸缓风邪项背拘，关为风眩胃家虚；

神门濡泄或风秘，或是蹒跚足力迁。

左寸缓，浮缓，风虚眩冒（表虚），盗汗，或项背拘痛，或伤风自汗。沉缓，多忘（心气不足）。

左关缓，风虚，眩晕。沉缓，郁结不舒，胸膈沉滞（湿痰）。

左尺缓，浮缓，足痿（风痰）。沉缓，小便数（气虚下陷），女人经水暴下（气下陷故血亦随之）。

右寸缓，伤风自汗（表虚），或为短气（里虚）。

右关缓，不浮不沉，从容和缓，脾胃之本脉也。缓而有力腹痛（木克土）。缓而无力湿痰。沉缓，不欲食（脾虚不能运化）。

右尺缓，沉缓而滑，命门本脉也。缓而无力，下寒脚弱，风气秘滞。浮缓，肠风泄泻。沉缓，小腹感冷，足痿无力（真元不足）。

芤脉

芤脉体状

芤为阳中阴脉，浮大而软，按之中央空，两边实，状如捻葱，诊在浮举重按之间。

刘三点云：芤脉何似，绝似捻葱，指下成窟，有边无中。

芤形浮大奭而空，边实中虚似按葱；

火犯阳经血上溢，热侵阴络下流红。

芤脉相类

边实中空为芤，芤而迟大为虚，芤兼弦急为革。

边实中空芤脉居，奭而迟大却虚呼；

芤兼弦急名为革，芤是血亡革血虚。

芤脉主病

芤脉为失血之候。戴同父云：营行脉中，脉以血为形，芤脉中空，血脱之象也。大抵气有余，血不足，故虚而大为芤之状也。瘀血未去，不见芤脉者，瘀血在中，犹实也。

寸芤积血在于胸，关内逢芤肠胃痛；

尺部见之多下血，赤淋红痢漏崩中。

左寸芤，心血妄行，为吐为衄（心肺之血出之速）。

左关芤，胁间气痛血痛，或腹瘀血，亦为吐血目暗。

左尺芤，小便血，女人月事为病。

右寸芤，胸中积血，为衄为呕。

右关芤，肠痈瘀血，及吐血不食（脾胃之血出之难）。

右尺芤，大便血。《经》云：前大后细，脱血也，非芤而何。

芤与革相似，然芤濡而革弦。芤濡主之虚，可以峻补。革弦则邪气未尽，正气又衰，难以措手，故革似芤而难治。

弦脉

弦脉体状
弦为阳中阳脉，其来端直以长，如循长竿末梢，和柔不劲，从中直过，指下挺然。

弦脉在卦为雷，在时为春，在人为肝。轻虚以滑者平，实滑如循长竿者病，劲急如新张弓弦者死。池氏曰：弦紧而数为太过，弦紧而细为不及。戴同父曰：弦而奘，其病轻；弦而硬，其病重。

弦脉迢迢端直长，肝经木旺土应伤；

怒气满胸常欲叫，翳蒙瞳子泪淋浪。

弦脉相类
直而和柔为弦，直而急硬为紧，直而沉硬为牢。

弦来端直似丝弦，紧则如绳左右弹；

紧言其力弦言象，牢脉弦长沉伏间。

弦脉主病
弦为阳中伏阴，为木盛之病。浮弦支饮外溢，沉弦悬饮内病。疟脉自弦。弦数多热，弦迟多寒。弦大主虚，弦细拘急。阳弦头痛，阴弦腹痛。双弦寒痼，单弦饮癖。若不食者，为木来克土，必难治也。

弦应东方肝胆经，饮痰寒热疟缠身；

浮沉迟数须分别，大小单双有重轻。

寸弦头痛腹多痰，寒热癥瘕察左关；

关右胃寒心腹痛，尺中阴疝脚拘挛。

左寸弦，为风邪头痛（风火），心惕，或劳伤盗汗，多痰，或痰饮迷闷（木因火炽，风痰上攻）。

左关弦，为疟疾，寒热往来，胁肋痛，痃癖。弦紧为疝瘕。弦小为寒癖，或悬饮、咳嗽，或背胁恶寒，痛引缺盆（少阳经本病）。

左尺弦，疝痛或挛急（肝气太盛），或小腹引阴而痛。弦滑，腰脚痛。弦细，肾虚血少。弦数，阴虚发热或恶寒。

右寸弦，痰厥头痛（清气不升），或咳不得眠，或膈多痰。浮弦，支饮目肿（木旺金衰）。

右关弦，胃气撑痛（木克土），脾胃伤冷，宿食不化，心腹冷痛，或伏饮呕吐，或久疟痞积（弦脉不宜见于右关，见之中宫必虚）。沉弦，体重（脾虚不化）。

右尺弦，腰膝挛急（血虚），脐下急痛不安，下焦停水。

革脉

革脉体状
革为阴脉，其来芤弦而软，如按鼓皮，有浮无沉，与牢相反。

革脉主病

革脉外实内虚，为气盛血虚之脉。仲景曰：弦则为寒，芤则为虚，虚寒相搏，此名为革。男子亡血失精，妇人半产漏下。《脉经》云：三部脉革，长病得之死，卒病得之生。

革脉形如按鼓皮，芤弦相合脉虚寒；

女人半产并崩漏，男子营虚或梦遗。

两寸革，衄血咯血（其脉上甚，火自妄行，此为无根之火）。

两关革，虚痞中满（脾虚则邪气愈甚，切不可作有余治）。

两尺革，为崩漏（其脉下虚，故必崩中）。

牢脉

牢脉体状

牢为阴中阳脉，似沉似伏，实大而长。微弦，有里无表，与革相左。

弦长实大脉牢坚，牢位常居沉伏间；

革脉芤弦自浮起，革虚牢实要详看。

牢脉主病

牢而长者肝也。仲景曰：寒则牢坚，有牢固之象，故着于骨肉之分。主心腹痛，癞疝癥瘕之病，凡阴虚失血之证，见此脉者必危，因虚证见实脉，正虚邪盛故也。

寒则牢坚里有余，腹心寒痛木乘脾；

癥瘕癞疝何愁也，失血阴虚却忌之。

两寸牢，心肺气郁（清气不升），胀闷气促，或饮食难下，或上焦气疼。

两关牢，腹胀胁痛，肝胃气痛，或癥瘕积聚（浊气填于中宫）。

两尺牢，奔豚癞疝。

濡脉

濡脉体状

濡为阴脉，极耎而浮，如帛在水中，轻手可得，重按有无，与弱相反。

濡形浮细按须轻，水面浮绵力不禁；

病后产中犹有药，平人若见是无根。

濡脉相类

浮细如绵曰濡，沉细如绵曰弱，浮而极细如绝曰微，沉而极细不断曰细。

浮而柔细知为濡，沉细而柔作弱持；

微则浮微如欲绝，细来沉细近于微。

濡脉主病

濡为血虚气弱之候，为疲损，为自汗盗汗，骨蒸劳热（营卫俱虚，故自汗发热），为下冷，为痹，又为伤湿。

濡为亡血阴虚病，髓海丹田暗已亏；

汗雨夜来蒸入骨，血山崩倒湿侵脾。

寸濡阳微自汗多，关中其奈气虚何；

尺伤精血虚寒甚，温补真阴可起疴。

左寸濡，心惊自汗，阳微气短（气血虚也）。

左关濡，荣卫不和，精神离散，体虚少力目暗，或发热盗汗（肝血虚也）。

左尺濡，自汗伤精，阴痿，小便数，妇人血崩。

右寸濡，气微汗多。

右关濡，脾弱不化物，胃虚不进食，或停饮，或痰湿。

右尺濡，下元冷惫，肠虚泄泻（火衰）。

弱脉

弱脉体状

弱为阴脉，极奠而沉，细按之乃得，举之无有，与濡相反。

弱来无力按之柔，柔细而沉不见浮；

阳陷入阴精血弱，白头犹可少年愁。

弱脉主病

弱脉沉极无力，阳虚之至，其人怏怏不乐，由精气不足，其病为冷痛，为烦热，为泄精，为虚汗。《素问》曰：脉弱而滑，是为胃气；脉弱而涩，久病老弱见之顺，平人少壮得之逆，兼之他脉，寒热别焉。

弱脉阴虚阳气衰，恶寒发热骨筋痿；

多惊多汗精神减，益气调营急早医。

寸弱阳虚病可知，关为胃弱与脾衰；

欲求阳陷阴虚病，须把神门两部推。

左寸弱，阳虚恶寒，心悸自汗，健忘不寐（心血虚也），或情绪不乐。弱而兼迟，时吐清涎（虚寒故）。

左关弱，筋痿无力，烦闷。弱而兼数，爪枯筋挛，目暗生花（肝血寒），或寒热时作（内伤），或妇人产后客风面肿。

左尺弱，小便数，肾气不固，肾虚腰痛，耳聋，骨肉酸疼，骨痿。弱而兼数，阴汗耳鸣（相火上冲）。右寸弱，气虚困乏，言语无力，或颤掉缓弱（金衰不能平木），或咳嗽气短，或皮毛焦枯（肺衰）。弱而兼数，咽干引饮（虚火）。弱而兼迟，鼻流清涕（肺寒）。

右关弱，四肢重着，肠鸣溏泄，或恶闻人声（土为木伤）。弱而兼数，中焦郁热（阴火）。弱而兼迟，胃寒少食。弱而兼滑，湿痰（火衰则脾胃虚，食不化而生痰）。弱而兼弦，痰饮胃痛（脾气不行）。

右尺弱，阴痿，下焦冷痛，大便滑，足酸，溺出虚努（气衰）。

散脉

散脉体状

散为阴脉，其形大而散，有表无里，散漫不收，至数不齐，或来多去少，或来少去多，轻薄不能承指，如杨花散漫之状。

散似杨花散漫飞，去来无定至难齐；

产为生兆胎为堕，久病逢之不必医。

散脉相类

散脉无拘散漫然，濡来浮细水中绵；

浮而迟大为虚脉，芤脉中空有两边。

散脉主病

散为气血耗散，根本脱离之脉，最忌独见一脏，见则一脏将绝。故《难经》云：散脉独见则危。产妇得之生，孕妇得之堕。

左寸怔忡右寸汗，溢饮左关应涣散；

右关耍散胕胕肿，散居两尺魂应断。

左寸散，浮大而散者，心之本脉，然亦主怔忡（心血虚）。

左关散，气郁不舒，胸胁虚闷（下元无火，浊气上升）。或目眩生花，溢饮身重。

右寸散，虚汗倦乏。

右关散，脾虚胫肿。

两尺散，根本脱离，必见危殆。

细脉

细脉体状

细为阴脉，细小如丝，沉而不浮，应指直细而耎，分明不断。

细来累累细如丝，应指沉沉无绝期；

春夏少年俱不利，秋冬老弱却相宜。

细脉主病

细脉主诸虚劳损，七情伤感，或湿气，或腰痛，或伤精盗汗。在左为血少，在右为气虚。若兼弦数，则为危候。

细脉萦萦血气衰，诸虚劳损七情乖；

若非湿气侵腰肾，即是伤精泄汗来。

寸细应知呕吐频，当关腹胀胃虚形；

尺逢定是丹田冷，泄痢遗精号脱阴。

左寸细，心血衰少，健忘多惊。细兼数，面热口疮（阴火上炎），或五心烦热（血少），呕吐食少（心主弱不能生土，而肝木反乘之）。

左关细，筋脉挛缩，关节不利（血少），胁下坚胀（木失其养），时发寒热，或为癥瘕。细兼数，爪枯发槁（血枯则不能荣血之余）。

左尺细，手足厥冷（气衰），腰背切痛（血少），或恶风恶寒，或脱精，或骨痿，或寒湿。细兼数，两耳虚鸣，肌肉如削，或骨节烦痛（皆虚损之证）。

右寸细，元气不足，行动无力，言语无神，呼吸短气，虚嗽无力（阴火动也）。细兼数，咽干涩痛，烦渴引饮无度（虚火上炎）。

右关细，胃腹干燥，隐隐牵痛（津枯），或呕清涎，或泄（脾虚）。细兼滑，胃火虚胀。

右尺细，命门火衰，精虚骨痿，或梦遗泄痢。

伏脉

伏脉体状

伏为阴脉，轻手取之，绝不可见，重按着骨，指下才动。

外阴内阳，脉多伏，关隔闭塞，不通之候也。

伏脉推筋着骨寻，指间才动隐然深；

伤寒欲汗阳将解，厥逆脐疼证属阴。

伏脉主病

伤寒，一手脉伏曰单伏，两手脉伏曰双伏。不可以阳证见阴脉为诊，乃火邪内郁，不得发越，阳极似阴，故脉伏，必有大汗而解。正如久旱将雨，六合阴晦，雨后万物皆苏之义。又有夹阴伤寒，先有伏阴在内，外复感寒，阴盛阳衰，四肢厥逆，六脉沉伏，须必姜附，及灸关元，乃复出也。若太溪、冲阳皆无脉者，必死。

伏脉之病为积聚，为疝痛，为霍乱，为水气，为停寒、停饮、停食、停积，为荣卫气寒而厥。关前得之为阳伏，关后得之为阴伏，或三阴伤寒，或伤寒将汗，或脐腹冷痛，或痰饮积聚，或四肢逆冷。又呕吐甚者，脉亦伏。

刘元宾曰：火邪内郁，阳不得发，故脉伏，必有大汗乃解。然非可以药饵发散，必俟阴阳和，自然汗出而解，故伏脉不可发汗。《脉诀》言徐徐发汗，洁古以附子细辛麻黄汤主之，皆非也。

伏为霍乱吐频频，腹痛多缘宿食停；

畜饮老痰成积聚，散寒温里莫因循；

食郁胸中双寸伏，欲吐不吐常兀兀；

当关腹痛困沉沉，关后疝疼破阴浊。

左寸伏，心气不足，神不守常，沉忧抑郁，食停胃脘（清气不升）。

左关伏，血冷腰脚痛，及胁下有寒气。

左尺伏，肾寒精虚，疝瘕寒痛。

右寸伏，胸中气滞，寒痰冷积。

右关伏，中脘积块作痛，脾有停滞，腹痛作泄。

右尺伏，脐下冷痛，下焦虚寒，腹中痼冷疝瘕。

动脉

动脉体状

动为阳脉，乃数脉见于关上下，无头无尾，状如大豆，厥厥动摇。

仲景曰：阴阳相搏名曰动，阳动则汗出，阴动则发热，形冷恶寒。

成无己曰：阴阳相搏，则虚者动。故阳虚则阳动，阴虚则阴动。

庞安常曰：关前三分为阳，关后三分为阴，关位半阳半阴，故动随虚见。《内经》云：

妇人手少阴动甚者，妊子也。据此则尺寸皆有动脉，不得谓但见于关矣。总之，动脉形圆如豆，见于一部，不与别部相同者便是，不必定限于关也。

动脉摇摇数且团，无头无尾豆形圆；

其原本是阴阳搏，虚者摇兮胜者安。

动脉主病

动脉乃有火不能宁静之象，为痛为惊，为虚劳体痛，为崩脱，为泄痢。

动脉专司痛与惊，汗因阳动热因阴；

或为泄痢拘挛病，男子亡精女血崩。

左寸动，心神不安，惊悸恐怖，自汗盗汗，或思虑过多。

左关动，谋虑过度，脱血虚劳（血不循经），或拘挛掣痛。

左尺动，男子亡精，女人发热（阴虚火动），或为血崩。

右寸动，表热自汗。

右关动，泄痢腹痛（湿热攻注）。

右尺动，火甚发热，小便赤淋。

促脉

促脉体状

促为阳脉，来去数而时一止复来，如蹶之趋，徐疾不常。

促脉数而时一止，此为阳极欲亡阴；

三焦郁火炎炎盛，进必无生退可生。

促脉主病

促为阳盛，而阴不能相和也，或怒气上逆，或发痈疽，或郁火，或喘咳，或气痛，或气热脉数，或瘀血发狂。又云：促为气、为痰、为血、为饮、为食。盖先以气热脉数，五者或有一留滞其间，则因之而促，非恶脉也。虽然，退则生，加即死，亦宜细审。

促脉惟将火病医，其间有五细推之；

时时呕咳皆痰积，或发狂斑与毒疽。

促主阳盛之病，促结之因，皆有气、血、痰、饮、食五者之别，一有留滞，则脉必见止也。

两寸促，狂躁闷乱（痰也），喘咳见之，随呼吸而止（心火刑金）。

两关促，痰结中焦（火也）。

两尺促极则危候。

结脉

结脉体状

结为阴脉，来往缓而时一止复来。

结脉缓而时一止，独阴偏盛欲亡阳；

浮为气滞沉为积，汗下分明在主张。

结脉主病

结为阴盛而阳不能入也，或癥结，或积聚，或七情所郁，或老痰凝滞。又云：浮结为寒邪滞经，沉结为积聚在内，又为气、为血、为饮、为痰、为食。盖先以气寒脉缓，而五者或有留滞其间，则因之而脉结，故结与促皆为病脉。

结脉皆因气血凝，老痰结滞苦沉吟；

内生积聚外痈肿，疝瘕为殃病属阴。

结主阴盛之病。越人曰：结甚则积甚，结微则积微，浮结外有痛积，伏结内有积聚。

两寸结，气血凝塞不和。

两关结，老痰畜血，积聚痈疽。

两尺结，为疝瘕（无此症，则为危候矣）。

代脉

代脉体状

代为阴脉，动而中止，不能自还，脉至还入尺，良久方来，非若促结之止而即来也。

脉一息五至，肺、心、肝、脾、肾五脏之气皆足，五十动而不止，合大衍之数，谓之平脉。反此则止乃见焉，肾气不能至，则四十动一止；肝气不能至，则三十动一止。盖一脏之气衰，而他脏之气代至也。《经》云：代则气衰。滑伯仁曰：若无病羸瘦脉代者，危脉也。有病而气血乍损，气不能续者，代为病脉。伤寒心悸，脉代者复脉汤主之；妊娠脉代者，其胎为三月，生死不可不辨。

动而中止不能还，复动因而作代看；

病者得之犹可疗，平人却与寿相关。

代脉相类

促结之止无常数，或二动一止，或三五动一止，即复来。代脉之止有常数，必依数而止，还入尺中，良久方来。

数而时止名为促，缓止须将结脉呼；

止不能回方是代，结生代死自殊途。

代脉主病

代为元气衰败之脉，诸病见之，皆为不治。惟女子见之，为孕成三月。

代脉原因脏气衰，腹疼泄痢下元亏；

或为吐泻中宫病，女子怀胎三月兮。

代脉可决寿限

五十不止身无病，数内有止皆知定；

四十一止一脏绝，四年之后多亡命。

三十一止即三年，二十一止二年应；

十动一止一年殂，更观气色兼形证。

此代之缓者也，又有其急者。

两动一止三四日，三四动止应六七；

五六一止七八朝，次第推之自无失。

类似脉辨

脉有类似，细辨乃得。

迟、缓之别

一息三至，脉小而衰者为迟，主阴盛阳微。

一息四至，脉大而慢者为缓，主卫强营弱。

沉、伏之别

沉者轻举则无，重按乃得，主证在里，邪气在脏。

伏者重按亦无，推筋乃见，真气不行，邪气郁结。

数、紧、滑之别

数者，往来急迫，呼吸六至，主热。

紧者，左右弹手，状如切绳，主寒。

滑者，往来流利，圆活如珠，一息五至，主血热。

浮、虚、芤之别

浮者，举之有余，按之不足，为表，为风。

虚者，举之迟大，按之空软，为损，为惊。

芤者，沉浮可见，中候则无，状如葱管，为损血。

濡、弱之别

濡者，细耎而浮，主气虚汗多。

弱者，细耎而沉，主血少骨疼。

细、微之别

细者，应指细细，状如一线，而稍胜于微，为阴气虚。

微者，若有若无，状如蛛丝，而更不及细，为阳气衰。

弦、长之别

弦如弓弦，端直挺然，而不搏指，病为劳风。

长如长竿，过于本位，而来搏指，病为邪热。

短、动之别

短为阴脉，无头无尾，其来迟滞，主风虚，短脉只见于尺寸。

动者阳脉，无头无尾，其来滑数，主崩损，动脉只见于两关。

洪、实之别

洪如洪水，盛大满指，重按稍减，为溢热烦蒸。

实乃充实，应指有力，举按皆然，为邪气壅盛。

牢、革之别

牢者，沉而实大弦长，牢守其位，为积聚疼痛。

革者，浮而虚大弦急，如按鼓皮，内虚外坚，为亡血失精。

促、结、涩、代之别

促者，急促数而暂止，病为停痰。

结者，凝结迟而暂止，病为郁气。

涩者,迟短涩滞,漏下带止,三五不调,刮竹相似,病为少血。

代者,动而中止,不能自还,止数有常,非暂之比,病为危亡。

相对脉

脉有对举,按之昭然。

浮沉,升降也,以别阴阳表里,浮法天之轻清,沉法地之重浊。

迟数,至数之多寡也,四至为平,五至必形气壮盛,或闰太息,皆为无病之象。不及为迟,太过为数。迟为阴,数为阳。数在上为阳中之阳,数在下为阴中之阳;迟在上为阳中之阴,迟在下为阴中之阴。又性急脉急,性迟脉迟,各因人体而言也。

虚实,占内之有余不足也,以按而知。

长短,盈缩也。长脉见于尺寸,通贯三部而有余;短脉见于尺寸,寻之两头而不足。又人长脉长,人短脉短。

滑涩,通滞也。涩者,阳气有余;滑者,阴气有余。《千金》云:滑者,血多气少;涩者,血少气多。脉者,血之府。荣行脉中,血多故流利圆活。气多则血少,故虽涩不散。

促结,阳盛则促,如疾趋而蹶,疾而时止者也;阴盛则结,如行远之疲,徐而时止者也。

洪微,血热而盛,气随以溢,满指洪大,冲勇有余,故洪为盛;气虚而寒,血随以涩,应指细微,欲绝非绝,故微为衰。

紧缓,张弛也。紧为伤寒,寒性收束,荣卫之气,与之激搏,故紧急;缓为伤风,风邪阻遏,荣卫之行,不能疾速,故缓慢。

动伏,出处也。动者出现于外,形圆如豆而动数;伏者处藏于内,深至筋骨而潜伏。

代、牢、弦,革、芤、濡、细、弱,八脉虽不可以对举,而亦可以对醒(指本脉可正反相对——编者注)也。弱与强对,细与粗对,濡与硬对,芤与中坚对,革与不革对,弦与不弦对,牢与不牢对,代与不代对。

又《经》云:前大后小,前小后大;来疾去徐,来徐去疾;来盛去不盛,来不盛去反盛;乍大乍小,乍长乍短,乍数乍疏。此皆二脉偶见,亦对峙之说也。

兼至脉

脉有兼至

有合众脉之形为一脉者,如似沉似伏,实大弦长之合为牢,及软浮细之合为濡者是也。

有合众脉之形为一症者,如浮缓为不仁,浮滑为饮,浮洪大而长为风癫眩晕之类是也。有两脉合者,有三四脉合者。

有一脉独见而为病不一者。如浮为风,又为虚,又为气,一脉而兼诸证者是也。

真脏脉

真肝脉至，中外急，如循刀刃，责责然，如张琴瑟弦，色青白不泽，毛折乃死。

真心脉至，坚而搏，如循薏苡子，累累然，色赤黑不泽，毛折乃死。

真脾脉至，弱而疏数（弱而乍数乍疏也），色黄不泽，毛折乃死。

真肺脉至，大而虚，如以毛羽中人，肤色赤白不泽，毛折乃死。

真肾脉至，搏而绝，如指弹石辟辟然，色黄黑不泽，毛折乃死。

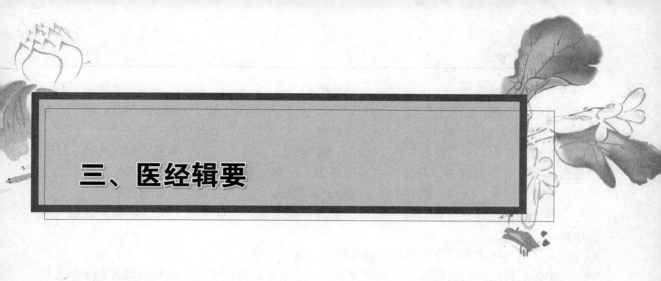

三、医经辑要

自　序

《素问》二十四卷、《灵枢》十二卷为黄帝与诸臣阐发医理之书，后世称为《内经》。固学医者所不可不全读者也。惟书各八十一篇，通贯三才，包括万变，闳深奥衍。非特《灵枢》备详经络俞穴，浅学无由记忆。即《素问》指示病源治要，骤窥之亦已茫无津涯。自张景岳《类经》书出，于是若《素》《灵》阐注《内经知要》《医经原旨》各编纷纷继续，汗牛充栋。顾其书，或失之繁芜，或失之简略，且有坊间自行割裂成文，嫁名古贤，以欺世者，无足取也。泽周既与同志筹设中医学校，以为医学之精蕴无不囊括与二经，欲使肄校诸生易于领悟，于是采集经中精要之语，以类相从，分为七卷，名曰《医经辑要》，非敢争胜于前人，亦以稍便于初学云尔，是为序。

民国五年丙辰孟秋月常州武进甘仁丁泽周

卷之一　藏　象

脏腑名官

心者，君主之官也，神明出焉。肺者，相傅之官，治节出焉。肝者，将军之官，谋虑出焉。胆者，中正之官，决断出焉。膻中者，臣使之官，喜乐出焉。脾胃者，仓廪之官，五味出焉。大肠者，传道之官，变化出焉。小肠者，受盛之官，化物出焉。肾者，作强之官，伎巧出焉。三焦者，决渎之官，水道出焉。膀胱者，州都之官，津液藏焉，气化则能出矣。凡此十二官者，不得相失也。故主明则下安，以此养生则寿。主不明则十二官危，使道闭塞而不通，形乃大伤。

心为一身之君主，禀虚灵而含造化，具一理以应万机。脏腑百骸，惟所是命，故曰神明出焉。

肺与心皆居膈上，位高近君，犹之宰辅，故称相傅之官。肺主气，则营卫脏腑，无所不治，故曰治节出焉。节，制也。

肝属风木，性动而急，故为将军之官。木主发生，故为谋虑所出。胆禀刚果之气，故为中正之官，而决断所出。胆附于肝，相为表里。肝气虽强，非胆不断。肝胆相济，勇敢乃成，故曰决断出焉。

膻中在上焦，亦名上气海，为宗气所积之处，主奉行君相之令而布施气化，故为臣使之官。《胀论》曰："膻中者，心主之宫城也。"贴近君主，故称臣使。脏腑之官，莫非王臣。此独泛言臣，又言使者，使令之臣，如内侍也。按十二脏内，有膻中而无胞络；十二经内，有胞络而无膻中，乃知膻中即胞络也。况喜笑属火，此云喜乐出焉，其配心君之府，较若列眉矣。注注：两乳中间名膻中，为气海。气舒则喜乐，不舒则悲愁。

脾主运化，胃主受纳，通主水谷，皆为仓廪之官。五味入胃，脾实转输，故曰五味出焉。

大肠居小肠之下，主出糟粕，故为肠胃变化之传道。

小肠居胃之下，受盛胃中水谷而分清浊。水液由此而渗于前，糟粕由此而归于后。脾气化而上升，小肠化而下降，故曰化物出焉。

肾属水而藏精，精为有形之本。精盛形成，则作用强，故为作强之官。水能化生万物，精妙莫测，故曰伎巧出焉。伎，技同。

三焦主气，气化则水行，故为决渎之官。决，通也。渎，水道也。上焦不治，则水泛高原；中焦不治，则水留中脘；下焦不治，则水乱二便。三焦气治，则脉络通而水道利矣。

膀胱位居最下，三焦水液所归，是同都会之地，故曰州都之官，津液藏焉。膀胱有下口而无上口，津液之入者为水，水之化者由气，有化而入，而后有出，是谓气化则能出矣。然气之原，居丹田之间，是名下气海。天一元气，化生于此。元气足则运化有常，水道自利，所以气为水母。知气化能出之旨，则治水之道，思过半矣。

以上十二官之注解：陈注云："此以脾胃合为一官，恐错简耳。"《刺法补遗篇》云：脾者，谏议之官，知周出焉。胃者，仓廪之官，五味出焉。补此方足十二官之数也。

脏腑华充

心者，生之本，神之变也，其华在面，其充在血脉，为阳中之太阳，通于夏气。肺者，气之本，魄之处也，其华在毛，其充在皮，为阳中之太阴，通于秋气。肾者，主蛰，封藏之本，精之处也，其华在发，其充在骨，为阴中之少阴，通于冬气。肝者，罢极之本，魂之居也，其华在爪，其充在筋，以生血气，此为阳中之少阳，通于春气。脾胃大肠小肠三焦膀胱者，仓廪之本，营之居也，名曰器。能化糟粕，转味而入出者也。其华在唇四白，其充在肌，其味甘，其色黄，此至阴之类，通于土气。凡十一脏，皆取决于胆也。

心为君主而属阳。阳主出，万物系之以存亡，故曰生之本。心藏神，神明由之以变化，故曰神之变。心主血脉，血足则面容光彩。脉络满盈，故曰其华在面，其充在血脉。心属火，以阳脏而通于夏气，故为阳中之太阳。

肺统气，气之本也。肺藏魄，魄之舍也。肺轻而浮，故其华其充乃在皮毛也。以太阴之经，居至高之分，故为阳中之太阴，通于秋气。

肾者，胃之关也，位居亥子，开窍二阴，而司约束。冬令之时，阳气封闭，蛰虫深藏。肾主冬藏，犹之蛰虫也。肾为水藏，受五脏六腑之精而藏之，故曰精之处也。发为血之余，精足则血足而发盛，故其华在发。肾之合骨也，故其充在骨。以少阴之经，居至下之地，故为阴中之少阴，通于冬气。

肝主筋，人之运动由乎筋力。筋劳曰罢，运动过劳，筋必罢极。肝藏魂，故为魂之居。爪者，筋之余，故其华在爪，其充在筋。肝为血海，自应生血。肝主春生，亦应生气。肝属木，木旺于春。阳犹未壮，故为阳中之少阳，通于春气。

脾、胃、大小肠、三焦、膀胱六经，皆受水谷，故均有仓廪之名。血为营，水谷之精气也，故为营之所居。器者，譬诸盛物之器也。胃受五谷，名之曰入。脾与大小肠、三焦、膀胱皆主出也。唇四白者，唇之四围白肉际也。唇者，脾之荣。肌者，脾之合。脾以阴中之至阴，而分王四季，故通于土气。六经皆为仓廪，悉统于脾，故曰此至阴之类。

五脏六腑共为十一藏，何为皆取决于胆乎？胆为奇恒之府，通全体之阴阳，况胆为春升之令。万物之生长收藏，皆于此托初禀命也。又薛注云：五脏主藏精而不泻，故五脏皆内实。六腑主化物而不藏，故六腑皆中虚。惟胆以中虚，故属于腑，然藏而不泻，又类乎脏，故足少阳为半表半里之经，亦曰中正之官，又曰奇恒之府，所以能通达阴阳，而十一脏皆取决于此也。

肝脏德用

东方生风，风生木，木生酸，酸生肝。肝生筋，筋生心，肝主目。其在天为玄，在人为道，在地为化，化生五味。道生智，玄生神。神在天为风，在地为木，在体为筋，在脏为肝，在色为苍，在音为角，在声为呼，在变动为握。在窍为目，在味为酸，在志为怒。怒伤肝，悲胜怒。风伤筋，燥胜风。酸伤筋，辛胜酸。

风者，天地之阳气。东者，日升之阳方。阳生于春，春王于东，故曰东方生风。风动则木荣，故曰风生木。《洪范》五行，首先言味。曲直作酸，凡物之味酸者，皆木气所化，故曰木生酸。酸先入肝，故曰酸生肝。肝主筋，故曰肝生筋。木生火，故曰筋生心。目者，肝之官也，故曰肝主目。玄，深微也。天道无穷，东为阳升之方，春为发生之始，故曰在天为玄。道者，天地之生意也。人以道为主，而知其所生之本，则可与言道矣，故曰在人为道。化，生化也。有生化而后有万物，有万物而后有终始。凡自无而有，自有而无，总称曰化。化化生生，道归一气，因于东方首言之，故曰在地为化。万物化生，五味具矣，故曰化生五味。生意日新，智慧出矣，故曰道生智。玄冥之中，无有而无不有也。神神奇奇，所从生矣。在天为玄六句，他方皆无，而东独言之。以春贯四时，元统四德，盖兼五行六气而言，非独指东方也，故曰玄生神。飞扬散动，风之用也。鼓之以雷霆，润之以雨露，无非天地之神也，而风则神之一者。又风为六气之首，以应东方，故曰神在天为风，五行在地，东方成木，故曰在地为木。筋属众体之木，故曰在体为筋。肝属五脏之木，故曰在脏为肝。苍属五色之木，故曰在色为苍。角属五音之木，故曰在音为角。怒则叫呼，故曰在声为呼。握同搐搦，筋之病也，故曰在变动为握。强则好怒，肝之志也，故曰在志为怒。怒生于肝，过则伤肝，故曰伤肝。悲忧为肺金之志，能胜肝木之怒，悲则不怒，是其征也，故曰悲胜怒。同气相求，风能伤筋，故曰风伤筋。燥为肺气，金胜木也，故曰燥胜风。酸走筋，过则伤筋而拘挛，故曰酸伤筋。辛为金味，胜木之酸，故曰辛胜酸。

又添注：神在天为风四句，陈氏引《天元纪大论》曰：阴阳不测谓之神。神在天风，在地为木；在天为热，在地为火；在天为湿，在地为土；在天为燥，在地为金；在天为寒，在地为水。故在天为气，在地成形。形气相感而化生万物矣。此阴阳不测之变化。是以在天，则为风、为热、为湿、为燥、为寒；在地，则为木、为火、为土、为金、为水；在体，则为筋、为脉、为肉、为皮毛、为骨；在藏，则为肝、为心、为脾、为肾、为肺；在声，则为呼、为笑、为歌、为哭、为呻；在变动，则为握、为忧、为哕、为咳、为栗；在窍，则为目、为舌、为口、为舌、为耳；在色，则为苍、黄、赤、白、黑；在味，则为酸、苦、甘、辛、咸；在音，则为宫、商、角、徵、羽；在志，则为喜、怒、忧、思、悲。此皆阴阳应象之神化也。

心脏德用

南方生热，热生火，火生苦，苦生心。心生血，血生脾，心主舌。其在天为热，在地为火。在体为脉，在脏为心，在色为赤，在音为徵，在声为笑，在变动为忧。在窍为舌，在味为苦，在志为喜。喜伤心，恐胜喜。热伤气，寒胜热。苦伤气，咸胜苦。

南方主夏令生热，阳极于夏，夏王于南，故曰南方生热。热极则生火，故曰热生火。火炎上，炎上作苦，物之味苦者，由火气之所化，故曰火生苦。苦先入心，味为阴，脏亦为阴，味能生脏，故曰苦生心。心主血脉，血乃中焦之汁，奉心神而化赤。血为神气也，故曰心生血。火能生土，由本脏之所生，而生及相生之脏，故曰血生脾。舌为心之官，心气通于舌，心和则舌能知五味，故曰心主舌。风寒暑湿燥火，天之阴阳也，故曰在天为热。木火土金水，地之阴阳也，故曰在地为火。脉属众体之火，故曰在体为脉。心属五脏之火，故曰在脏为心。赤属五色之火，故曰在色为赤。徵为火音，和而美也，故曰在音为徵。喜则发笑，心之声也，故曰在声为笑。心藏神，神有余则笑，不足则忧，故曰在变动为忧。心中和乐则喜，故曰在志为喜。喜出于心，过则伤心，故曰喜伤心。恐为肾水之志，能胜心火之喜，故曰恐胜喜。壮火食气，又热则气泄，故曰热伤气。有亢害则有承制，阴阳五行之自然也。水能胜火，故曰寒胜热。苦从火化，能伤肺气，火克金也。又如阳气性升，苦味性降，气为苦遏，则不能舒伸矣，故曰苦伤气。咸为水味，能胜火之苦，气为苦伤，而用咸胜之，此自五行相制之理。若以辛助金，而以甘泄苦，亦是捷法。盖气味以辛甘为阳，酸苦咸为阴。阴胜者制之以阳，阳胜者制之以阴，胜复之妙，在乎用之权变耳。

脾脏德用

中央生湿，湿生土，土生甘，甘生脾，脾生肉，肉生肺，脾主口。其在天为湿，在地为土，在体为肉，在脏为脾，在色为黄，在音为宫，在声为歌，在变动为哕。在窍为口，在味为甘，在志为思。思伤脾，怒胜思。湿伤肉，风胜湿。甘伤肉，酸胜甘。

土王中央，其气化湿，故曰中央生湿。润则土气王而万物生，故曰湿生土。土爱稼穑，稼穑作甘，凡物之味甘者，皆土气之所化，故曰土生甘。地食人以五味，甘先入脾，故曰甘生脾。脾之精气，主生肌肉，故曰脾生肉。五行之相生者，以所生之气而相生也，土能生金，故曰肉生肺。脾气通于口，脾和则口能知谷味矣，故曰脾主口。肉属众体之土，脾属五脏之土，黄属五色之土，宫属五音之土，故曰在体为肉，在脏为脾，在色为黄，在音为宫也。得意则歌，脾之声也，故曰在声为歌也。胃之上，肺之下，乃脾之分。气逆于肺胃之间，则呃逆，故曰在变动为哕也。脾主运用，所志在思，思伤脾。怒为肝木之志，胜脾土之思，怒则不思，故曰怒胜思。脾主肌肉而恶湿，故曰湿伤肉。风乃木气能胜土湿，故曰风胜湿也。甘伤肉者，过于甘也。酸胜甘者，酸为木味，胜土之甘也。

肺脏德用

西方生燥，燥生金，金生辛，辛生肺，肺生皮毛，皮毛生肾。肺主鼻，其在天为燥，在地为金，在体为皮毛，在脏为肺，在色为白，在音为商，在声为哭，在变动为咳，在窍为鼻，在味为辛，在志为忧。忧伤肺，喜胜忧。热伤皮毛，寒胜热。辛伤皮毛，苦胜辛。

金王西方，其气化燥，故曰西方生燥。燥则刚劲，金气所生也。因气而生形，故曰燥生金。因形而成味，味辛者皆金气之所化，故曰金生辛。因味而生脏，辛先入肺，故曰辛生肺。因脏而生形，肺主皮毛，故曰肺生皮毛。肺气通于鼻，肺和则鼻能知香臭矣，故曰肺生鼻也。形气相感而化生万物。人为万物之灵，感天地之形气而化生也。气化于天，在西为燥。皮毛属体之金，肺属五脏之金，故曰在天为燥，在地为金，在体为皮毛，在脏为肺也。白属五色之金，故曰在色为白。西方之音轻而动，商属五音之金，故曰在音为商。在声为哭也，悲哀则哭，肺之声也。在变动为咳者，邪伤于肺，其病为咳也。在窍为鼻者，鼻者肺之窍也。在味为辛者，金之味也。在志为忧者，精气并于肺则忧。忧伤肺，忧则气消，故伤肺也。喜胜忧者，喜为心火之志，能胜肺金之忧，喜则神畅而气散也。热伤皮毛者，热胜则津液耗而伤皮毛，火克金也。寒胜热者，水制火也。辛伤皮毛者，辛散气也。苦胜辛者，苦为火味，故胜金之辛也。

肾脏德用

北方生寒，寒生水，水生咸，咸生肾。肾生骨髓，髓生肝。肾主耳，其在天为寒，在地为水，在体为骨，在脏为肾，在色为黑，在音为羽，在声为呻，在变动为栗，在窍为耳，在味为咸，在志为恐。恐伤肾，思胜恐。寒伤血，燥胜寒。咸伤血，甘胜咸。

北方主水生寒，故曰北方生寒。寒生水者，形生气而气生形也。水生咸，水味咸也。咸生肾者，味之咸者主乎养肾也。肾生骨髓者，肾之精气所生长也。髓生肝者，肾之精髓复生肝木也。肾主耳者，肾气通于耳，肾和则耳能闻五音矣。为寒、为水、为骨、为肾者，天地人之成象成形，皆本于阴阳不测之变化也。在色为黑者，色有阴阳也。在音为羽者，声有阴阳也。呻者，伸也。肾气在下，故声欲太息而出之也。栗，战栗貌，寒水之气变也。在窍为耳者，肾开窍于耳也。在志为恐者，肾藏志而为作强之官，故虑事而时怀惕厉也。

李注：恐则足不能行，恐则遗尿，恐则阳痿，是其伤也。思胜恐者，思虑深，则处事精详，故思胜恐。寒伤血者，寒甚则血凝也。《阴阳应象大论》云：寒伤形。血为有形，形即血也。燥胜寒者，燥则水涸，故燥胜寒。若五行之常，宜土湿胜水寒。然湿与寒同类，不能制也。过咸走血，故曰咸伤血。甘为土味，土能胜水，故曰甘胜咸。

脏腑所合

肺合大肠，大肠者，传道之府也。心合小肠，小肠者，受盛之府也。肝合胆，胆者，中清之府也。脾合胃，胃者，五谷之府也。肾合膀胱，膀胱者，津液之府也。少阳属肾，肾上连肺，故将两藏。三焦者，中渎之府也，水道出焉，属膀胱，是孤之府也，是六腑之所与合者。

此言脏腑各有所合，是为一表一里。肺与大肠为表里，心与小肠为表里，肝与胆为表里，脾与胃为表里，肾与膀胱为表里，故相合也、将领也。独肾将两藏者，以手少阳三焦正脉出指端散于胸中，而肾脉亦上连于肺。三焦之下腧，属于膀胱，而膀胱为肾之合，故三焦者亦合于肾也。然三焦为中渎之府，膀胱为津液之府，肾以水藏而领水府，理之当然，故肾得兼将两脏。《本脏论》曰"肾合三焦、膀胱"是也。

中渎者，身中之沟渎也。水之入于口而出于便者，必历三焦，故曰中渎之府，水道出焉。《形志篇》曰：少阳与心主为表里。盖在下者为阴，属膀胱而合肾水；在上者为阳，合胞络而通心火。三焦所以际上极下，象同六合，而无所不包。十二脏中惟三焦独大，诸脏无与匹者，故称孤府也。《灵枢》曰：上焦如雾，中焦如沤，下焦如渎。薛注曰：肺合大肠，皆金也；心合小肠，皆火也；肝合胆，皆木也；脾合胃，皆土也；肾合膀胱，皆水也。惟三焦者，虽为水渎之府，而实总护诸阳；亦称相火，是又水中之火府，故曰三焦属膀胱也。观六腑之别，极为明显。以其皆有盛贮，因名为腑。而三焦曰中渎之府，是孤之府，分明确有一府。盖即脏腑之外，躯体之内，包罗诸脏，一腔之大府也，故有中渎是孤府之名，而亦有府之形。《难经》谓其有名无形，诚一失也。是盖譬之探囊以计物，而忘其囊之为物耳。汪注：腔内上中下空处为三焦。《灵枢》曰：密理厚皮者三焦厚，粗理薄皮者三焦薄。又曰：勇士者，三焦理横；怯士者，三焦理纵。

五脏所藏

心藏脉，脉舍神。心气虚则悲，实则笑不休。肺藏气，气舍魄。肺气虚则鼻塞不利，少气；实则喘喝，胸盈仰息。肝藏血，血舍魂。肝气虚则恐，实则怒。脾藏营，营舍意，脾气虚则四肢不用，五藏不安；实则腹胀，经溲不利。肾藏精，精舍志，肾气虚则厥，实则胀。是谓五藏所藏。

心恶热，肺恶寒，肝恶风，脾恶湿，肾恶燥，是谓五脏所恶。心为汗，肺为涕，肝为泪，脾为涎，肾为唾，是谓五脏化液。

心主脉藏神，神有余则笑，神不足则悲。肺藏魄。气有余则喘咳上气，不足则息短少气。喘喝者，气促声粗也。胸盈，满胀也。仰息者，仰面而喘也。肝藏魂，人卧则血归于肝，血有余则怒，不足则恐。脾藏营，营舍意，即脾藏意也。脾虚则四肢不用，五脏不安。以脾主四肢而为五藏之原也。太阴脉入腹络肾，故脾实则腹胀，经溲不利。营出中焦，受气取汁，变化而赤，是谓血。肾藏精舍志，志有余则腹胀飧泄，不足则厥。

五脏所伤

心怵惕思虑则伤神，神伤则恐惧自失，破䐃脱肉，毛悴色夭，死于冬。脾忧愁而不解则伤意，意伤则悗乱；四肢不举，毛悴色夭，死于春。肝悲哀动中则伤魂，魂伤则狂妄不精，不精则不正，当人阴缩而挛筋，两胁骨不举，毛悴色夭，死于秋。肺喜乐无极则伤魄，魄伤则狂，狂者意不存人，皮革焦，毛悴色夭，死于夏。肾盛怒而不止则伤志，志伤则喜忘其前言，腰脊不可以俛仰屈伸，毛悴色夭，死于季夏。恐惧而不解则伤精，精伤则骨酸痿厥，精时自下。是故五脏主藏精者也，不可伤，伤则失守而阴虚，阴虚则无气，无气则死矣。

心藏神，神伤则心怯，故恐惧自失。心者脾之母，心虚则脾亦薄，肉乃消瘦也。毛悴者，憔悴也。色夭者，心之色赤，赤欲如白裹朱，不欲如赭。火衰畏水，故死于冬。䐃，音窘，䐃谓肘膝后肉如块者，一说腹中胎；又音肫，谓腹中结聚成形块膜也。脾气不舒，则不能运行，故悗闷而乱。四肢禀气于胃，而不得至经，必因于脾乃得禀也。故脾伤，则四肢不举也。忧本伤肺，今以属脾者，母子气通也。脾之色黄，黄欲如罗裹雄黄，不欲如黄土。土衰畏木，故死于春。悗，音懑，废忘也。肝藏魂，悲哀过甚则伤魂，魂伤则为狂为妄而不精明，精明失则邪妄不正。其人当阴缩挛急，肝主筋也。两胁者肝之分，肝败则不举。肝色青，青欲如苍璧之泽，不欲如蓝。木衰畏金，故死于秋。悲哀亦肺之志。而伤肝者，金伐木也。肺藏魄，魄伤则不能镇静而狂，意不存人者，旁若无人也。肺主皮，故皮革焦也。肺色白，白欲如鹅羽，不欲如盐。金衰畏火，故死于夏。喜乐本属心，而伤肺者，火乘金也。肾藏志，志伤则喜忘其前言。腰为肾之府，脊为肾之路，肾伤则不可俛仰屈伸。肾色黑，黑欲如重漆色，不欲如地苍。水衰畏土，故死于季夏。怒者肝志，而伤肾者，子母相通也。肾主骨，精伤则骨酸。酸者阳之痿，厥者阳之衰。闭藏失职，则不因交感，精时自下矣，此亦肾伤也。特伤于本脏之志，为异于前耳。恐则气下，故精伤。

此篇言情志所伤之病，而死各有时也。五脏各有其精，伤之则阴虚，以五脏之精皆阴也。阴虚则无气，以精能化气也。气聚则生，气散则死。然则死生在气，而气本于精，年四十而阴气自半者，正指此阴字也。

五合五味

心之合脉也，其荣色也，其主肾也。肺之合皮也，其荣毛也，其主心也。肝之合筋也，其荣爪也，其主肺也。脾之合肉也，其荣唇也，其主肝也。肾之合骨也，其荣发也，其主脾也。是故多食咸，则脉凝泣而色变；多食苦，则皮槁而毛拔；多食辛，则筋急而爪枯；多食酸，则肉胝䐢而唇揭；多食甘，则骨痛而发落，此五味之所伤也。故心欲苦，肺欲辛，肝欲酸，脾欲甘，肾欲咸，此五味之所合，五脏之气也。

心生血，血行脉中，故合于脉。血华在貌，故荣于色。心属火，受水之制，故以肾为主也。肺属金，皮得金之坚，故合于皮。毛得皮之养，故荣于毛。五脏之应天者肺，故肺主皮毛。凡万物之体，其表必坚，正合乾金之象，所谓物之一太极也。金受火之制，故肺以心为主也。肝属木，木曲直而柔，筋体象之，故合于筋。爪者筋之余，故荣于爪。木受金之制，故肝以肺为主也。脾属土，肉象地之体，故合肉也。脾气通于唇，故荣唇也。土受木之制，故脾以肝为主也。肾属水，肾藏精，骨藏髓，髓精同类，故肾合骨、发为精血之余，精髓充满，其发必荣，故荣在发。水受土之制，故肾以脾为主也。

咸从水化，水能克火，故病在心之脉与色也，禁咸。泣，涩同。苦从火化，火能克金，故病在肺之皮毛也，禁苦。辛从金化，金能克火，故病在肝之筋爪也，禁辛。胝，皮厚也，手足胼胝之谓。酸从木化，木能克土，故病在脾之肉与唇也，禁酸。胝，音支；脗，音绉。甘从土化，土能克水，故病在肾之骨与发也，禁甘。

心欲苦者，合于火也。肺欲辛者，合于金也。肝欲酸者，合于木也。脾欲甘者，合于土也。肾欲咸者，合于水也。凡此皆五味之合于五脏者也。

五脏藏精六腑传化

脑、髓、骨、脉、胆、女子胞，此六者，地气之所生也，皆藏于阴而象于地，故藏而不泻，名曰奇恒之府。胃、大肠、小肠、三焦、膀胱，此五者，天气之所生也。其气象天，故泻而不藏。此受藏浊气，名曰传化之府。此不能久留，输泻者也。魄门亦为五藏使，水谷不得久藏。所谓五藏者，藏精气而不泻也，故满而不能实。六府者，传化物而不藏，故实而不能满也。所以然者，水谷入口，则胃实而肠虚（食未下也）；食下，则肠实而胃虚（水谷下也）。故曰实而不满，满而不实也。

脑、髓、骨、脉、胆、女子胞，此六者，原非六府之数。以其藏蓄阴精，故曰地气所生，皆称为府。然胆居六府之一，独藏而不泻，与他府之传化者为异。女子之胞；恒，常也。

胆、胃、大肠、小肠、三焦、膀胱，此六者是名六府。胆称奇恒，则此惟五矣。若此五腑，包藏诸物而属阳，故曰天气所生。传化浊气而不留，故曰泻而不藏。因其转输运动，故曰其气象天。

魄门，肛门也。大肠与肺为表里，肺藏魄而主气。肛门失守，则气陷而神去，故曰魄门不独是也。虽诸腑糟粕，固由其泻。而脏气升降，亦赖以调。故亦为五脏使也。

五脏主藏精气，六腑主传化物。精气质清，藏而不泻，故但有充满，而无所积实。水谷质浊，传化不藏，故虽有积实，而不能充满。

精神津液血脉

两神相搏，合而成形。常先身生，是谓精。上焦开发，宣五谷味，熏肤充身泽毛，若雾露之溉，是谓气。腠理发泄，汗出溱溱，是谓津。谷入气满，淖泽注于骨。骨属屈伸，泄泽，补益脑髓，皮肤润泽，是谓液。中焦受气取汁，变化而赤，是为血。壅遏营气，令无所避，是谓脉。

精脱者，耳聋；气脱者，目不明；津脱者，腠理开，汗大泄；液脱者，骨属屈伸不利，色夭，脑髓消，胫酸，耳数鸣；血脱者，色白，夭然不泽，其脉空虚。此其候也。

两神相搏，即阴阳交媾。精互而成形，精为形先也。《本神篇》曰：两神相搏谓之神。此又曰：两神云云者，盖神为精宰，精为神用，神中有精，精中亦有神也。盖以见神之虚灵,无在不有。精且先身而生,神复先精而立。前乎无始,后乎无终。知此者,可与言神。

气属阳,本乎天者亲上。故在上焦,开发宣布,上焦如雾者是也。《邪客篇》云:宗气积于胸中,出于喉咙,以贯心肺而行呼吸焉。《刺节真邪论》曰:真气受于天,与谷气并而充身者也。《营卫篇》曰:人受气于谷。谷入于胃,以传于肺,五脏六腑皆以受气,故能熏肤充身泽毛。液者,阴之精。谷入于胃,气满而化液,故能润骨。骨受润,故能屈伸。经脉流,故能泄泽。内而补脑髓,外而润皮肤,皆液也。水谷必入于胃,故中焦受谷,运化精微,变而为汁,又变而为赤,以奉生身,是名谓血。壅遏者,堤防也,犹道路之界,江河之岸也。俾营气无所避,而必行其中者,谓之脉。脉者,非气非血,所以行气行血者也。耳为肾窍,精脱则耳失其用矣。脏腑之阳气皆上注于目,气脱则目失其用矣。汗,阳津也。汗过多则津必脱,故曰汗多亡阳。液脱则骨髓枯,故屈伸不利。脑消胫酸,色亦枯夭也。耳鸣者,液脱则肾虚也。色之荣者血也,血脱者色必枯白也。

脉髓筋血气所属

诸脉皆属于目,诸髓皆属于脑,诸筋皆属于节,诸血属于心,诸气皆属于肺。此四支八溪之朝夕也。故人卧血归于肝,肝受血而能视,足受血而能步,掌受血而能握,指受血而能摄。卧出而风吹之,血凝于肤者为痹,凝于脉者为泣,凝于足者为厥。此三者,血行而不得反其孔,故为痹厥也。人有大谷十二分,小溪三百五十三名,少十二俞,此皆卫气之所留止,邪气之所客也。

脉为血府,故久视伤血。目者,宗脉之所聚也。按:膀胱脉起目内眦,胃脉系目系,胆脉起目锐眦,小肠、三焦脉至目锐眦,心脉系目系,肝脉连目系是也。脑为髓海。节有三百六十五会,而筋络其间,故久行伤筋。心生血,为血海。朝夕,即潮液之义。每支有二溪。肝藏血,动则运,静则藏也。视听言动,以血为主。目为肝窍,故受血而能视也。血能养筋骨,利关节,故能步、能握、能摄也。痹,顽痹也。泣,音涩。厥逆,冷也。孔,经隧也。大经所会为大谷,十二分,十二经之部分也。小络所会为小溪,穴有三百六十五,除十二俞,止三百五十三名也。十二俞者,膀胱经之肺俞、心俞、脾俞、肝俞、肾俞、厥阴俞、胆俞、胃俞、三焦俞、大肠俞、小肠俞、膀胱俞也。

饮食入胃之气化

《经脉别论》曰:食气入胃,散精于肝,淫气于筋。食气入胃,浊气归心,淫精于脉。脉气流经,经气归于肺。肺朝百脉,输精于皮毛。毛脉合精,行气于府。府精神明,留于四脏。气归于权衡。权衡以平,气口成寸,以决死生。饮入于胃,游溢精气,上输于脾。脾气散精,上归于肺。通调水道,下输膀胱。水精四布,五经并行。合于四时、五脏、阴阳,揆度以为常也。

精者,食之轻清者也。肝主筋,故胃散谷气于肝,则浸淫滋养于筋也。浊者,食之厚浊者也。心主血脉,故食气归心,则精气浸淫于脉也。淫于脉者,必流于经。经脉流通,必由于气。气主肺,而为五脏之华盖,故为百脉之朝会。皮毛者,肺之合也,是以输精。

肺主毛，心主脉。肺藏气，心主血。一气一血，奉以生身。一君一相，皆处其上，而行气于气府。府者，气聚之府也，是谓气海，亦曰膻中。宗气积于肺，神明出于心。气盛则神王，故气之精为神明。神王则脏安，故肺、肝、脾、肾四脏，无不赖神明之留，以为主宰。然后脏气咸得其平，而归于权衡矣。权衡，平也。脏腑之气，既得其平，则必变见于气口而成尺寸，可于此以决死生也。

上言食气入胃，下言食入于胃。入胃之饮，精气上输于脾。脾气散精，上归于肺，盖脾为胃行其津液者也。肺应天而主气，故能通水道而下输膀胱，所谓天气降而为雨也。水精四布者，气化则水行，故四布于皮毛。五经并行者，通贯于五脏之经。《平脉篇》曰：谷入于胃，脉道乃行。水入于经，而血乃成。故先论食而后论饮焉，五脏五行之气也。揆度，度，数也。总结上文而言，经脉之道，合于四时五行之次序。阴阳出入之度数，以为经脉之经常。

脏腑精气上注于目

《大惑论》曰：五脏六府之精气，皆上注于目而为之精。精之窠为眼，骨之精为瞳子，筋之精为黑眼，血之精为络，其窠气之精为白眼，肌肉之精为约束，裹撷筋骨血气之精，而与脉并为系。上属于脑，后出于项中，故邪中于项，因逢其身之虚，其入深，则随眼系以入于脑，则脑转。脑转则引目系急，目系急则目眩以转矣。精散则视歧，视歧见两物。目者，五脏六府之精也，营卫魂魄之所常营也，神气之所生也。故神劳则魂魄散，志意乱。是故瞳子黑眼法于阴，白眼赤脉法于阳也，故阴阳合传而精明也。目者，心使也。心者，神之舍也，故神精乱而不转，卒然见非常处，精神魂魄不相得，故曰惑也。

精神魂魄等说

《灵枢》曰：天之在我者德也，地之在我者气也，德流气薄而生者也。故生之来谓之精，两精相搏谓之神，随神往来者谓之魂，并精而出入者谓之魄。所以任物者谓之心。心之所忆谓之意，意之所存谓之志，因志而存变谓之思，因思而远慕谓之虑，因虑而处物谓之智。

理赋于天者德也，形成于地者气也。天地絪缊，德下疏而气上薄，人乃生焉。来者，所从来也。生之来，即有生之初也。阴阳二气，各有其精。精者，即天一生水，地六成之，为五行之最初。故万物初生，其来皆水。《易》曰：男女媾精，万物化生是也。两精者，阴阳也。相搏者，交媾也。神者至灵至变，无形无象。奈何得之精搏之后乎？《天元纪大论》曰：阴阳不测谓之神。《易》曰：知变化之道者，其知神之所为乎？神者，即虚极之本，生天生地者也。弥满乾坤，无之非是。故《易》曰"神无方"，即天之所以为天，地之所以为地也。二五妙合之后，宛然小天地矣，故曰两精相搏谓之神。阳神曰魂，阴神曰魄。人之生也，以气养形，以形摄气。气之神曰魂，形之灵曰魄。生则魂载于魄，魄检其魂；死则魂归于天，魄归于地。魂喻诸火，魄喻诸镜。火有光焰，物来便烧，镜虽照见，不能烧物。夫人梦有动作，身常静定。动者魂之用，静者魄之体也。夫精为阴，神为阳。魂为阳，魄为阴。故随神往来，并精出入，各从其类也。

人身之四海

《海论》曰：人有髓海，有血海，有气海，有水谷之海。凡此四者，以应四海也。胃者，水谷之海。其输上在气冲，下至三里。冲脉者，为十二经之海。其输上在于大杼，下出于巨虚之上下廉。膻中者，为气之海。其输上在于骨之上下，前在人迎。脑为髓之海，其输上在于其盖，下在风府。

气在腹者，止之背俞。水谷之海，上通于天气，而下通于经水。故曰上应于气冲，下至三里也。冲脉之外通于天气，而内通于经水，故曰上在大杼，下出上下廉也。气海在膺胸之内，宗气之所聚也。宗气流于海，其下者注于气街，其上者走于息道。故气在胸者，止之膺与背俞，故其输上在背之天柱，前在膺胸之人迎，是气海之上通于天，而下通于经水也。气在头者止之于脑，故其输上在于其盖，下在督脉之风府。是髓海之上通于天，而下通于经水也。

汪注：输，穴俞也。气街，即气冲。腹下夹脐，相去四寸，动脉应手。《素问》曰乃冲脉所起。《灵枢》曰：冲脉起于肾下，出于气街。三里者，本经穴在膝下三寸，胻骨外大筋宛宛中也。大杼者，膀胱经穴，项后第一椎下，两旁各一寸五分也。胃经穴上巨虚，一名上廉，在三里下三寸；下巨虚则上廉下三寸。《五味篇》：谷始入胃，其精微者，先出于胃之两焦（两焦上中二焦也），以溉五藏，别出两行营卫之道。其大气之搏而不行者，积于胸中，名曰气海。两行营卫，谓行中焦生营，行下焦生卫也。大气，即宗气也。柱骨者，督脉天柱骨，项后发际，颈大筋外廉陷中也。人迎者，喉旁动脉，属胃经也。其盖者，督脉经，项后百会穴也。风府者，一名舌本，督脉经，项后入发一寸五分大筋中也。

人身通天地之气

《阴阳应象论》曰：天气通于肺，地气通于嗌，风气通于肝，雷气通于心，谷气通于脾，雨气通于肾。六经为川，肠胃为海，九窍为水注之气。以天地为之阴阳，阳之汗，以天地之雨名之；阳之气，以天地之疾风名之。暴气象雷，逆气象阳。故治不法天之纪，不用地之理，则灾害至矣。

天气，四时之温热凉寒也。肺主气，故受无形之天气。地气，臊焦香腥腐也。嗌者，喉也。故口所受者，皆有形之地气也。六经，手足三阴三阳也。疾，疾速。暴，暴悍（以上原注）。肺藏属乎乾金，位乃至高，主周身之气，故与天气相通。嗌为胃府之门，主受湿浊之气以入胃，故与地气相通。风生木，木主肝，外内之气相通也，雷火之发声也。心为火藏，气相感召，故与心相通。脾为土藏，主司转运，谷气通山谷之气也，故与脾气相通。肾为水藏，雨气寒水之气也，故相通。六经，手足三阴三阳之经脉也，内外环转，如川流之不息焉。肠胃受盛水谷，如海之无所不容；又胃水谷之海，而外合海水，肠为受盛之官也。九窍为水注之气者，清气出上窍，水浊出下窍也。（以上陈注）

故人之一身，即当以天地之气化，为一身之阴阳，何也？盖阳气之发泄为汗，一天地之雨泽也，则以天地之雨泽名之。真阳之为气疾速，一天地之疾风也，则以天地之疾风名之。他如暴悍之气，勃然而起，则象雷之愤发。上逆之气，蒸然炎上，如阳之升腾。所以治理人形者，必别列脏腑，察四时之阴阳，以候其表里之雌雄，而晰乎为内为外之形能也。苟师心自用，不法天之八纪，以辨其主客之乘除；不用地之五理，以相其生克之胜负，则外灾内害必并至矣。

音声机关

《忧恚无言论》曰：咽喉者，水谷之道也。喉咙者，气之所以上下者也。会厌者，音声之户也。口唇者，音声之扇也。舌者，音声之机也。悬雍垂者，音声之关也。颃颡者，分气之所泄也。横骨者，神气所使，主发舌者也。故人之鼻洞涕出不收者，颃颡不开，分气失也。是故厌小而薄，则发气疾，其开阖利，其出气易。其厌大而厚，则开阖难，其气出迟，故重言也。人卒然无音者，寒气客于厌，则厌不能发，发不能下，其开阖不致，故无音。

胃之上脘为咽喉，主进水谷，在喉咙之后。肺之上管为喉咙，主气之呼吸出入，在咽喉之前。会厌者，在咽喉之上，乃咽喉交会之处。凡人饮食，则会厌掩其喉咙，而后可入于咽。此喉咙之上管，故为音声之户，谓声气之从此而外出也。脾开窍于口，唇口开阖，而后语句清明，故为音声之扇。心开窍于舌，足少阴之脉，上挟舌本，舌动而后能发言，故为音声之机。悬雍者，喉间之上腭，有如悬雍之下垂，声从此而出，故为音声之关。肝脉循喉咙入颃颡者，腭之上窍，口鼻之气及涕吐从此相通，故为分气之所泄，谓气之从此而分出于口鼻者也。横骨者，在舌本内，心存神而开窍于舌，骨节之交，神气之所游行出入，故为神气之所使，主发舌者也。盖言横骨若弩，舌之发机，神气之所使也。颃颡乃腭之上窍，口鼻之气及唾涕皆从此而相通者也。会厌者，为开为阖，主声气之出入，是以薄小则发声疾，厚大则发声难。重言者，口吃而期期也。寒气者，足少阴寒水之气也。盖少阴之脉上系于舌，络于横骨，终于会厌。其正气上行，而后音声乃发。如寒气客于厌，则厌不能发，谓不能开也；发不能下，谓不能阖也。是以至其开阖不致，而无音声矣。

调和脏腑要语

《本脏》曰：人之血气精神者，所以奉生而周于性命者也。经脉者，所以行血气，而营阴阳，濡筋骨，利关节者也。卫气者，所以温分肉，充皮肤，肥腠理，司开阖者也。志意者，所以御精神，收魂魄，适寒温，和喜怒者也。是故血和则经脉流行，营复阴阳，筋骨劲强，关节清利矣。卫气和，则分肉解利，皮肤润柔，腠理致密矣。志意和，则精神专直，魂魄不散，悔怒不起，五脏不受邪矣。寒温和，则六府化谷，风痹不作，经脉通利，肢节得安矣。此人之常平也。五脏者，所以藏精、神、血、气、魂、魄者也。六府者，所以化水谷而行津液者也。

卷之二 经 络

肺手太阴经脉及病

《灵枢·经脉》篇曰：人始生，先成精，精成而脑髓生。骨为干，脉为营，筋为刚，肉为墙，皮肤坚而毛发长。谷入于胃，脉道以通，血气乃行。所以经脉能决死生，调虚实，不可不明也。

肺手太阴之脉，起于中焦，下络大肠，还循胃口，上膈属肺，从肺系横出腋下，下循臑内，行少阴心主之前。下肘中，循臂内，上骨下廉，入寸口，上鱼，循鱼际，出大指之端。其支者，从腕后直出次指内廉，出其端。是动则病肺胀满，膨膨而喘咳，缺盆中痛，甚则交两手而瞀，是为臂厥，是主肺所生病者。咳上气，喘渴烦心，胸满，臑臂内前廉痛，厥，掌中热。气盛有余，则肩背痛，风寒汗出中风，小便数而欠；气虚则肩背痛寒，少气不足以息，溺色变。为此诸病，盛则泻之，虚则补之，热则疾之，寒则留之，陷下则灸之。不盛不虚，以经取之。盛者，寸口大三倍于人迎。虚者，则寸口反小于人迎也。

十二经脉所属。肺为手太阴经也。中焦当胃中脘，在脐上四寸三分。手之三阴，从脏走手，故手太阴脉发于此。凡后手三阴经皆自内而出也。按十二经者，即营气也。营行脉中，而序必始于肺经者。以脉气流注，经气归于肺。肺朝百脉，以行阴阳，而五脏六腑，皆以受气。故十二经以肺经为首，循序相传，尽于足厥阴肝经，而又传于肺。终而复始，是为一周也。肺与大肠相表里，故络大肠。凡十二经相通，各有表里。在本经者曰属，他经者曰络。故在手太阴，则曰属肺络大肠；在手阳明，则曰属大肠络肺。彼此互文，皆以本经为主也。

上膈属肺：人有膈膜，居心肺之下，前齐鸠尾，后齐十一椎。周围相着，所以遮隔浊气，不使上熏心肺也。属者，所部之谓也。

从肺系横出腋下：肺系，喉咙也。喉以通气，下连于肺。膊之上，胁之下，曰腋。腋下，即中府之旁也。

下循臑内：膊之内侧，上至腋，下至肘。嫩耎白肉曰臑，天府、侠白之次也。循，巡绕也。臑，音儒。

行少阴心主之前：少阴心经也，心主手厥阴经也。手之三阴，太阴在前，厥阴在中，少阴在后也。

下肘中循臂内：膊与臂之交曰肘中，穴名尺泽。肘下曰臂内，内侧也。行孔最、列缺、经渠之次也。

上骨下廉入寸口：骨，掌后高骨也。下廉，骨下侧也。寸口，关前动脉也，即太渊穴处。

上鱼循鱼际：手腕之前，大指本节之间。其肥肉隆起，形如鱼者，统谓之鱼。寸口之前，鱼之后，曰鱼际穴。

出大指之端：端，指尖也，即少商穴。手太阴肺经止于此。

其支者，从腕后直出次指内廉：支，如木之有枝。此以正经之外，而复有旁通之络也。臂掌之交曰腕。此本经别络，从腕后上侧列缺穴，直出次指之端，交商阳穴，而接乎手阳明经也。

缺盆：在结喉两旁之高骨，形圆而踝，如缺盆然。瞀，目垂貌。汪注：瞀，音茂。迷乱也。臂厥者，臂气厥逆也。渴者，金不生水也。烦心者，心脉上肺也。胸满者，脉贯膈布胸中也。臑臂内前廉痛者，脉循臑臂也。厥，臂厥也。掌中热者，心包部分，脉行少阴心主之前也。气盛肩背痛者，背为手太阴部分也。小便数而欠者，脉热则便数而短，母病及子也。少气不足以息者，本经病也。溺色变者，母邪及子也。

盛泻虚补：虽以针言，药亦然也。热则疾之，气至速也。寒则留之，气至迟也。陷下则灸之，阳气内衰，脉不起也。不盛不虚，以病有不因血气之虚实，而惟逆于经者，则当随经所在，或饮药，或刺灸以取之也。以后各经之治，与此同义。故以后从略不录也。

寸口主阴。肺为大肠之脏，手太阴经也。故肺气盛者，寸口大三倍于人迎，虚则反小也。人迎者，足阳明之动脉，在结喉傍一寸五分，乃三阳脉气之至也。

附：手太阴肺经诸穴歌左右二十二穴

手太阴肺十一穴，中府云门天府诀，侠白尺泽孔最存，列缺经渠太渊涉，鱼际少商如韭叶。

大肠手阳明经脉及病

大肠手阳明之脉，起于大指次指之端，循指上廉，出合谷两骨之间，上入两筋之中。循臂上廉，入肘外廉，上臑外前廉，上肩，出髃骨之前廉，上出于柱骨之会上，下入缺盆，络肺，下膈，属大肠。其支者，从缺盆上颈，贯颊，入下齿中。还出挟口，交人中，左之右，右之左，上挟鼻孔。是动则病齿痛，颈肿。是主津液所生病者，目黄口干，鼽衄喉痹，肩前臑痛，大指次指痛不用。气有余，则当脉所过者热肿；虚则寒栗不复。为此诸病，盛者人迎大三倍于寸口，虚者人迎反小于寸口也。

大肠手阳明之脉，起于大指次指之端：大肠为手阳明经也。大指次指，即食指之端也，穴名商阳。手之三阳，从手走头，故手阳明脉发于此。凡后三阳经皆然也。

循指上廉，出合谷两骨之间：上廉，上侧也。凡经脉阳行于外，阴行于内，后诸经皆同。循指上廉，二间、三间也。合谷穴名，两骨即大指次指后歧骨间，俗名虎口也。

上入两筋之中：腕中上侧，两筋陷中，阳溪穴也。循臂上廉，入肘外廉者，循阳溪等穴，以上曲池也。

上臑外前廉，上肩，出髃骨之前廉：上臑外前廉，行肘髎、五里、臂臑也。肩端骨罅为髃骨，以上肩髃、巨骨也。髃，隅同。

上出于柱骨之会上：肩背之上，颈项之根，为天柱骨。六阳皆会于督脉之大椎，是为会上也。

下入缺盆，络肺，下膈，属大肠：自大椎而前，入足阳明之缺盆，络于肺中。复下膈，当脐旁天枢之分，属于大肠，与肺相为表里也。

其支者，从缺盆上颈贯颊，入下齿中：耳中曲处曰颊。颈中之穴，天鼎、扶突也。

还出挟口，交人中，左之右，右之左，上挟鼻孔：人中，即督脉之水沟穴。由人中而左右互交，上挟鼻孔者，自禾髎以交于迎香穴也，手阳明经止于此。乃自山根交承泣穴，而接乎足阳明经也。

是动则病齿痛者，脉入齿缝也。颈肿者，脉上颈也。是主津液所生病者，大肠主津也。目黄者，大肠内热也。口干者，无津也。鼽者，鼻流清涕也。衄者，鼻血也。喉痹者，金燥也。肩前臑痛，大指次指痛不用者，不能举用，皆脉所过也。陈注：大肠传道水谷，变化精微，故主所生津液。病则精液竭而火热盛，故为目黄、口干、鼽衄、喉痹诸症。人迎主阳，大肠为肺之府，手阳明经也，故盛则人迎大于寸口，虚则人迎小于寸口也。

附：手阳明大肠经穴歌左右四十穴

手阳明穴起商阳，二间三间合谷藏。阳溪偏历温溜长，下廉上廉手三里。

曲池肘髎五里近，臂臑肩髃巨骨当。天鼎扶突禾髎接，鼻旁五色号迎香。

胃足阳明经脉及病

胃足阳明之脉，起于鼻之交頞中，旁纳太阳之脉。下循鼻外，入上齿中，还出挟口、环唇，下交承浆。却循颐后下廉，出大迎，循颊车，上耳前，过客主人，循发际，至额颅。其支者，从大迎前下人迎，循喉咙，入缺盆，下膈属胃络脾。其直者，从缺盆下乳内廉，下挟脐，入气街中。其支者，起于胃口，下循腹里，下至气街中而合。以下髀关，抵伏兔，下膝膑中，下循胫外廉，下足跗，入中指内间。其支者，下廉三寸而别，下入中指外间。其支者，别跗上，入大指间出其端。是动则病洒洒振寒，善呻数欠，颜黑。病至则恶人与火，闻木声则惕然而惊，心欲动，独闭户塞牖而处。甚则欲上高而歌，弃衣而走，贲响腹胀，是为骭厥。是主血所生病者，狂疟温淫，汗出，鼽衄，口喎唇胗，颈肿喉痹，大腹水肿，膝膑肿痛，循膺乳、气街、股、伏兔、骭外廉、足跗上皆痛，中指不用。气盛则身以前皆热，其有余于胃，则消谷善饥，溺色黄。气不足，则身以前皆寒栗，胃中寒则胀满。为此诸病。盛者，人迎大三倍于寸口；虚者，人迎反小于寸口也。

胃足明之脉，起于鼻之交頞中：胃为足阳明经也。頞，鼻茎也，亦曰山根。交頞，其脉左右交互也。足之三阳，从头走足，故足阳明脉发于此。凡后足三阳经皆然也。

旁纳太阳之脉：纳，入也。足太阳起于目内眦，睛明穴与頞相近。阳明由此下行，故入之也。

下循鼻外，入上齿中：鼻外即承泣、四白、巨髎之分也。

还出挟口环唇，下交承浆：环，绕也。承浆，经脉穴也。

却循颐后下廉，出大迎：腮下为额，额中为颐。由地仓以下大迎也。

循颊车上耳前，过客主人，循发际，至额颅：颊车本经穴，在耳下。上耳前，下关也。客主人，足少阳经穴，在耳前。循发际以上头维，至额颅，会于督脉之神庭。额颅，发际前也。

其支者，从大迎前下人迎，循喉咙，入缺盆，下膈属胃络脾：人迎、缺盆，俱本经穴。属胃，谓本经之所属也。络脾，胃与脾为表里也。此支自缺盆入内下膈，当上脘中脘之分，属胃络脾也。

其直者，从缺盆下乳内廉：直者，直下而外行也。从缺盆下行气户等穴，以至乳中根也。

下挟脐：天枢等穴也。

入气街中：自外廉等穴，下入气街，即气冲也。在毛际两旁，鼠鼷上一寸也。

其支者，起于胃口，下循腹里，下至气街中而合：胃口，胃之下口，当下脘之分，《难经》谓之幽门者是也。循腹里，过足少阴肓腧之外，此即上文支者之脉。由胃下行，而与直者复合于气街之中也。

以下髀关，抵伏兔，下膝膑中，下循胫外廉，下足跗，入中趾内间：髀，股也。抵，至也。髀关、伏兔，皆膝上穴名，自此由阴市诸穴以下。膝盖曰膑，骭骨曰胫，足面曰跗，此三者即犊鼻、巨虚、冲阳等穴之次。乃循内庭，入中趾内间，而出厉兑，足阳明经止于此也。

其支者，下廉三寸而别，下入中趾外间。其支者，别跗上，入大趾间出其端。廉，上廉也。下廉三寸，即丰隆穴，是为阳明别络，故下入中趾外间。又其支者，自跗上冲阳穴次，别行入大趾间，斜出足厥阴行间之次，循大趾出其端，而接乎足太阴经也。

是动则病洒洒振寒者，阳明虚则寒栗鼓颔也。善呻数欠颜黑者，土克水也。病至则恶人与火者，《阳明脉解篇》曰：阳明气血盛，热甚则恶人与火也。闻木声则惕然而惊，心欲动者，阳明土恶木也。独闭户塞牖而处者，阴阳相薄也。阳尽而阴盛，故欲独闭户牖而处也。甚则欲上高而歌，弃衣而走者，四支乃诸阳之本，阳盛则四支实，实则能登高也。热盛于身，故弃衣而走也。贲响腹胀者，脉循腹里，水火相激，故有声及胀也。是为骭厥者，胫骨为骭也。狂疟温淫汗出者，阳明法多汗也。鼽衄者，胃热上行也。口喎唇胗者，胗，胗同，唇疡也，脉挟口环唇也。颈肿者，脉循颐出大迎也。喉痹者，脉循喉咙也。大腹水肿者，胃衰土不制水也。膝膑肿痛者，脉下膝膑也。循膺乳者，乳中、乳根皆本经穴。气街、股、伏兔、骭外廉、足跗上皆痛，中趾不用者，皆经脉所过也。气盛则身以前皆热者，阳明行身之前也。其有余于胃则消谷善饥者，火盛中消也。溺色黄者，胃热下入膀胱也。足阳明为太阴之表，三阳也，故盛衰见于人迎。

附：足阳明胃经诸穴歌左右九十穴

四十五穴足阳明，头维下关颊车停，承泣四白巨髎经。

地仓大迎对人迎，水突气舍连缺盆。气户库房屋翳屯，膺窗乳中延乳根。

不容承满梁门起，关门太乙滑肉门。天枢外陵大巨存，水道归来气冲次。

髀关伏兔走阴市，梁丘犊鼻足三里。上巨虚连条口位，下巨虚跳上丰隆。

解溪冲阳陷谷中，内庭厉兑经穴终。

脾足太阴经脉及病

脾足太阴之脉，起于大趾之端，循趾内侧白肉际，过核骨后，上内踝前廉。上腨内，循胫骨后交出厥阴之前。上膝股内前廉，入腹属脾络胃。上膈挟咽，连舌本，散舌下。其支者，复从胃别上膈，注心中。是动则病舌本强，食则呕，胃脘痛，腹胀，善噫，得后与气则快然如衰，身体皆重。是主脾所生病者，舌本痛，体不能动摇，食不下，烦心，心下急痛，溏，瘕泄，水闭，黄疸，不能卧，强立，股膝内肿，厥，足大趾不用，为此诸病。盛者，寸口大三倍于人迎；虚者，寸口反小于人迎也。

脾足太阴之脉，起于大趾之端：脾为足太阴经也，起于足大趾端隐白穴。足之三阴，从足走腹，故足太阴脉发于此。凡后足三阴经皆然也。

循趾内侧白肉际，过核骨后，上内踝前廉：循指内侧白肉际，行大都、太白等穴。核骨，即大趾本节后，内侧圆骨也。踝，北人所谓孤拐也。核骨惟一，踝骨则有内外之分也。

上腨内，循胫骨后，交出厥阴之前：腨，足肚也，亦名腓肠。自漏谷上行，交出厥阴之前，即地机，阴陵泉也。腨，音短。《玉篇》曰：足跟也。一作踹，音善。

上膝股内前廉：股，大腿也。一曰髀内为股。前廉，上侧也，当血海、箕门之次。

入腹属脾络胃：自冲门穴入腹内行。脾与胃为表里，故于中脘、下脘之分，属脾络胃也。

上膈挟咽，连舌本，散舌下：咽以咽物，居喉之后。自胃脘上行至此，连舌本，散舌下，而终本根也。

其支者，复从胃别上膈，注心中：足太阴外行者，由腹之内行上府舍、腹结等穴，散于胸中，而止于大包。其内行而支者，自胃脘别上膈注心中，而接乎手少阴经也。

是动则病舌本强者，脉连舌本故强也。合则呕者，脾虚不运也。胃脘痛、腹胀、善噫者，脾脉入腹络胃，故为痛为胀。阴盛而上走阳明，故气滞为噫也。得后与气则快然如衰者，得大便转矢气，气通故快也。身体皆重者，脾主肌肉，脾主湿，湿伤则体重也。舌本痛，体不能动摇者，即主文体重而甚者也。食不下者，脾主食也。烦心者，脉注心中也。心下急痛者，即胃脘痛也。溏者，便溏也。瘕泄者，瘕积泄泻也。水闭黄疸者，土病不能治水，湿热壅而为疸。黄，脾色也。不能卧者，胃不和则卧不安也。强立股膝内肿者，脾主四支，脉行股膝也。厥，足大指不能用者，脾脉起于足拇以上，膝股肿与厥之所由生也。足太阴为阳明之里，三阴也。故脉之盛衰，候于气口。

附：足太阴脾经穴歌左右四十二穴

二十一穴脾中州，隐白在足大趾头。大都太白公孙盛，商丘三阴交可求。
漏谷地机阴陵泉，血海箕门冲门开。府舍腹结大横排，腹哀食窦连天溪，
胸乡周荣大包随。

心手少阴经脉及病

心手少阴之脉，起于心中，出属心系，下膈，络小肠。其支者，从心系上挟咽，系目系。其直者，复从心系，却上肺，下出腋下，下循臑内后廉，行太阴心主之后。下肘内，循臂内后廉，抵掌后锐骨之端，入掌内后廉，循小指之内，出其端。是动则病咽干，心痛，渴而欲饮，是为臂厥。是主心所生病者，目黄胁痛，臑臂内后廉痛，厥，掌中热痛。为此诸病。盛者，寸口大，再倍于人迎；虚者，寸口反小于人迎也。

心手少阴之脉，起于心中：心为手少阴经，故脉发于心中也。

出属心系：心当五椎之下，其系有五。上系连肺，肺下系心，心下三系连脾肝肾，故心通五藏之气，所以为之主也。

下膈络小肠：心与小肠为表里。故下膈，当脐上二寸下脘之分，络小肠也。

其支者，从心系上挟咽，系目系：支者，从心系出任脉之外，上行挟咽，系目系，以合于内眦也。

其直者，复从心系，却上肺，下出腋下：直者，经之正脉也。此自前心系复上肺，由足少阳渊腋之次，出腋下，上行极泉穴。手少阴经行于外者始此也。

下循臑内后廉，行太阴心主之后：臑内后廉，青灵穴也。手之三阴，少阴居太阴、厥阴之后也。

下肘内，循臂内后廉：少海、灵道等穴也。

抵掌后锐骨之端：手腕下踝为锐骨，神门穴也。

入掌内后廉，循小指之内，出其端：少府、少冲也，手少阴经止于此。乃交小指外侧，而接乎手太阳经也。心为君，尊于他藏，散其交经授受，不假支别也。

支者，从心系上咽，故咽干、心痛，火炎故渴。脉循臂内，故为臂厥。脉系目系，故

目黄。出腋下，故胁痛。循臂入掌，故有热痛等症。手少阴为太阳之里，三阴也。故脉之盛衰，见于寸口。

附：手少阴心经诸穴歌左右十八穴

九穴午时手少阴，极泉清灵少海深。灵道通里阴郄遂，神门少府少冲等。

小肠手太阳经脉及病

小肠手太阳之脉，起于小指之端，循手外侧上腕。出踝中，直上循臂骨下廉，出肘内侧两筋之间。上循臑外后廉，出肩解，绕肩胛，交肩上。入缺盆，络心，循咽下膈，抵胃，属小肠。其支者，从缺盆循颈上颊，至目锐眦，却入耳中。其支者，别颊上䪼，抵鼻，至目内眦，斜络于颧。是动则病咽痛颔肿，不可以顾，肩似拔，臑似折。是主液所生病者，耳聋目黄，颊肿，颈、颔、肩臑、肘臂外后廉痛，为此诸病。盛者，人迎大再倍于寸口；虚，人迎反小于寸口也。

小肠手太阳之脉，起于小指之端：小肠为手太阳经也。起于小指外侧端，少泽穴也。

循手外侧上腕，出踝中：前谷、后溪、腕骨等穴也。

直上循臂骨下廉，出肘内侧，两筋之间：循臂骨下廉，阳谷等穴。出肘内侧两骨尖陷中，小海穴也。此处捺之，应于小指之上。

上循臑外后廉：行手阳明少阳之外也。

出肩解，绕肩胛，交肩上：肩上骨缝曰肩解，即肩贞穴也，肩胛臑腧、天宗等处也。肩上，秉风、曲垣等穴也。左右交于两肩之上，会于督脉之大椎。按：脊两旁为膂，膂上两角为肩解。肩解下成片骨为肩胛，即肩膊也。胛，音甲。

入缺盆络心：自缺盆由胸下行，入膻中络心。心与小肠为表里也。

循咽下膈，抵胃，属小肠：自缺盆之下，循咽下膈，抵胃下行，当脐上二寸之分，属小肠。此本经之行于内者也。

其支者，从缺盆循颈上颊，至目锐眦，却入耳中：其支行于外者。出缺盆，循颈中之天窗，上颊后之天容，由颧髎以入耳中听宫穴也。手太阳经止于此。

其支者，别颊上䪼，抵鼻，至目内眦，斜络于颧：目下为䪼，目内角为内眦。颧，即颧骨下颧髎穴。手太阳自此交目内眦，而接乎足太阳经也。䪼，音拙。

经脉循咽下鬲，支者循颈上颊，循臑绕肩，故为病如右所谓咽痛颔肿，不可以顾，肩似拔，臑似折也。小肠分水谷，故主液也。耳聋、目黄、颊肿、颈颔肩臑肘臂外后廉痛者，皆经所及也。手太阳为少阴之表，故候在人迎。

附：手太阳小肠经诸穴歌左右三十八穴

手太阳穴一十九，少泽前谷后溪数。腕骨阳谷养老绳，支正小海外辅肘。

肩贞臑俞按天宗，髎外秉风曲垣首。肩外俞连肩中俞，天窗乃与天容偶。

锐骨之端上颧髎，听宫耳前珠上走。

膀胱足太阳经脉及病

膀胱足太阳之脉，起于目内眦，上额交巅。其支者，从巅至耳上角。其直者，从巅入络脑，还出别下项，循肩膊内，挟脊，抵腰中，入循膂络肾，属膀胱。其支者，从腰中下挟脊，贯臀，入腘中。其支者，从膊内左右，别下贯胛，挟脊内，过髀枢，循髀外，从后廉下合腘中，以下贯腨内，出外踝之后，循京骨，至小指外侧。是动则病冲头痛，目似脱，项如拔，脊痛，腰似折，髀不可以曲，腘如结，腨如裂，是为踝厥。是主筋所生病者，痔、疟、狂颠疾，头颅项痛，目黄，泪出，鼽衄，项背、腰尻、腘腨脚皆痛，小指不用，为此诸痛。盛者，人迎大再倍于寸口；虚者，人迎反小于寸口也。

膀胱足太阳之脉，起于目内眦：膀胱为足太阳经，起于目内眦睛明穴也。

上额交巅：由攒竹上额，历曲差、五处等穴，自络却穴左右斜行，而交于顶巅之百会也。

其支者，从巅至耳上角：由百会旁行至耳上角，过足少阳之曲鬓、率谷、天冲、浮白、窍阴、完骨。此六穴者，皆为足太阳少阳之会也。

其直者，从巅入络脑：自百会行通天络，却玉枕，入络于脑中也。

还出别下项，循肩膊内，挟脊抵腰中：自脑复出别下项，由天柱而下，会于督脉之大椎、陶道，却循肩膊内，分作四行。而下言内两行者，夹脊两旁，各相去一寸半。自大杼行风门，及藏府诸腧，而抵腰中等穴也。中行椎骨曰脊，臀骨上曰腰也。

入循膂，络肾属膀胱：自腰中入膂，络肾前属膀胱，肾与膀胱相为表里也。夹脊两旁之肉曰膂。

其支者，从腰中下挟脊，贯臀，入腘中：从腰中循髋骨下夹脊，历四髎穴，贯臀之会阳，下行承扶、殷门、浮郄、委阳，入腘之委中也。尻旁大肉曰臀。膝后曲处曰腘。髎，音辽。

其支者，从膊内左右，别下贯胛，挟脊内：此支言肩膊内大杼下，外两行也，左右贯胛，去脊各三寸。别行历附分、魄户、膏肓等穴，挟脊下行，由秩边而过髀枢也。

过髀枢，循髀外，从后廉下合腘中：过髀枢，会于足少阳之环跳，循髀外后廉，去承扶一寸五分之间，下行复与前之入腘中者相合也。

以下贯腨内，出外踝之后，循京骨，至小指外侧：由合阳以下承筋、承山等穴，故曰贯腨内也。出外踝者，出外踝之后昆仑、仆参、申脉、金门等穴也。小趾本节后大骨曰京骨，小趾外侧端曰至阴，足太阳经穴止此。乃交于小趾之下，而接乎足少阴经也。是动则病冲头痛者，本经脉上额入脑，故邪气冲而头痛也。目似脱，项如拔，脊痛，腰似折，髀不可以曲，腘中结，腨如裂，是为踝厥者，皆经脉所及之病也。周身之筋，惟足太阳至多至大，故凡筋症皆足太阳水亏耳，故曰是主筋所生病者。脉入肛故为痔，经属表故为疟，邪入太阳故为狂癫也。头颅项痛，目黄，泪出，鼽衄，项背、腰尻、腘腨脚皆痛，小指不用者，皆本经所过之症也。清涕曰鼽，鼻血曰衄，太阳经气不能循经上冲于脑，故下为鼽衄。足太阳为少阴之表，故候在人迎。

附：足太阳膀胱经诸穴歌一百三十四穴

足太阳经六十七，睛明目内红肉藏，攒竹眉冲与曲差。

五处上寸半承光，通天络却玉枕昂。天柱后际大筋外，大杼背部第二行。

风门肺俞厥阴四，心俞督俞膈俞强，肝胆脾胃俱挨次，三焦肾气海大肠。

关元小肠到膀胱，中膂白环仔细量。自从大杼至白环，各各节外寸半长。

上髎次髎中复下，一空二空腰踝当。会阳阴尾骨外取，附分侠脊第三行。

魄户膏肓与神堂，譩譆膈关魂门九，阳纲意舍仍胃仓，肓门志室胞肓续。
二十椎下秩边场，承扶臀横纹中央。殷门浮郄到委阳，委中合阳承筋是。
承山飞扬踝附阳，昆仑仆参连申脉，金门京骨束骨忙，通谷至阴小指旁。

肾足少阴经脉及病

肾足少阴之脉，起于小指之下，斜走足心，出于然谷之下，循内踝之后，别入跟中，以上腨内，出腘内廉，上股内后廉，贯脊，属肾，络膀胱。其直者，从肾上贯肝膈，入肺中，循喉咙，挟舌本。其支者，从肺出络心，注胸中。是动则病饥不欲食，面如漆柴，咳唾则有血，喝喝而喘，坐而欲起，目䀮䀮如无所见，心如悬，若饥状，气不足则善恐，心惕惕如人将捕之，是为骨厥。是主肾所生病者，口热舌干，咽肿，上气，嗌干及痛，烦心，心痛，黄疸，肠澼，脊股内后廉痛，痿厥，嗜卧，足下热而痛。为此诸病。盛者，寸口大再倍于人迎；虚者，寸口反小于人迎也。

肾足少阴之脉，起于小指之下，斜走足心：肾为足少阴经，其脉起于小指下，斜走足心之涌泉穴也。

出于然谷之下，循内踝之后，别入跟中：然谷在内踝前大骨下，内踝之后，别入跟中，即太溪、大钟等穴也。

以上腨内，出腘内廉：自复溜、交信过太阴之三阴交，以上腨内之筑宾，出腘内廉之阴谷也。

上股内后廉，贯脊，属肾络膀胱：上股内后廉，结于督脉之长强以贯脊中。而后属于肾前，当关元中极之分，而络于膀胱，以其相为表里也。或谓由阴谷上股内后廉，贯脊会于脊之长强穴，还出于前，循横骨、大赫、气穴、四满、中注、肓俞，当肓俞之所脐之左右，属肾。下脐过关元、中极，而络膀胱也。

其直者，从肾上贯肝膈，入肺中，循喉咙，挟舌本：其直行者，从肓俞属肾处，上行循商曲、石关、阴都、通谷诸穴，贯肝上，循幽门，上膈历步廊入肺中。循神封、灵墟、神藏、彧中、俞府而上循喉咙，并人迎挟舌本而终也。因其由脊里上注心肺而散于胸中，故曰冲脉起于气街，并少阴之经，挟脐上行至胸中而散。又云冲脉，足少阴之会也。

其支者，从肺出络心，注胸中：其支者，自神藏之际，从肺络心，注胸中。以上俞府诸穴，足少阴经止于此，而接乎手厥阴经也。胸中当两乳之间，亦曰膻中。

病饥不欲食者，水中有火。为脾之母，真火不生土，则脾虚，虽饥不能食矣。

面如漆柴，咳唾则有血，喝喝而喘者，肾之本色见矣，精衰故也。吐血与喘，乃水虚而火刑金也。

坐而欲起，目䀮䀮如无所见者。坐而欲起，阴虚则不能静也。肾虚则瞳神昏眩，故无所见也。

心如悬若饥状者，相火不宁，君主亦不自安，如悬若饥，心肾不交也。

气不足则善恐，心惕惕如人将捕之，是为骨厥者，肾志恐如捕，肾主骨故为骨厥也。是主肾所生病者，口热舌干，咽肿上气，嗌干及痛，烦心心痛者，经脉之病也。

黄疸肠澼者，咎由湿热，水虚者多有之也。

脊股内后廉痛，痿厥嗜卧，足下热而痛者，皆经脉所及之病。精竭者神疲，故嗜卧。

身半以下，肾所主也，故足痛。汪注：痿者，骨痿。厥者，下不足则厥而上也。

足少阴为太阳之里，故候在寸口。

附：足少阴肾经诸穴歌左右五十四穴

足少阴穴二十七，涌泉然谷太溪溢，大钟水泉通照海，

复溜交信筑宾实，阴谷膝内跗骨后，已上从足走至膝。横骨大赫联气穴，

四满中注肓俞脐。商曲石关阴都密，通谷幽门寸半关。折量腹上分十一，

步廊神封膺灵墟，神藏彧中俞府毕。

心主手厥阴心包络经脉及病

心主手厥阴心包络之脉，起于胸中，出属心包络。下膈，历络三焦。其支者，从胸中出胁，下腋三寸，上抵腋下。循臑内，行太阴少阴之间。入肘中下臂，行两筋之间，入掌中，循中指出其端。其支者，别掌中，循小指、次指出其端。是动则病手心热，臂肘挛急，腋肿。甚则胸胁支满，心中憺憺大动，面赤目黄，喜笑不休。是主脉所生病者，烦心心痛，掌中热。为此诸病。盛者，寸口大一倍于人迎；虚者，寸口反小于人迎也。

心主手厥阴心包络之脉，起于胸中：心主者，心之所主也。心本手少阴，而复有手厥阴者，心包络之经也。心者，五脏六腑之大主也。诸邪之在心者，皆在心之包络。包络者，心主之脉也。其脉之出入屈折，行之疾徐，皆如手少阴心主之脉行也。

出属心包络，下膈，历络三焦：心包络，包心之膜络也，包络为心主之外卫。三焦为脏腑之外卫，故为表里而相络。诸经皆无"历"字，独此有之，盖指上中下而言。上即膻中，中即中脘，下即脐下，故任脉之阴交穴为三焦募也。

其支者，从胸出胁，下腋三寸：胁上际为腋，腋下三寸天池也，手厥阴经穴始此。

上抵腋下，循臑内，行太阴少阴之间：上抵腋下之天泉，循臑内行太阴少阴之间，以手之三阴厥阴在中也。

入肘中，下臂，行两筋之间：入肘中，曲泽也。下臂行两筋之间，郄门、间使、内关、大陵也。

入掌中，循中指出其端：入掌中，劳宫也。中指端中冲也，手厥阴经止于此。

其支者，别掌中，循小指次指出其端：小指次指，谓小指之次指，即无名指也。其支者，自劳宫别行名指端，而接乎手少阳经也。

是动则病手心热，臂肘挛急，腋肿。甚则胸胁支满，心中憺憺大动：皆经脉之所及也。

面赤目黄，喜笑不休：心之华在面，在声为笑，故见症如此。

是主脉所生病者：心主血脉也。

烦心，心痛，掌中热：经脉病也。手厥阴为少阳之里，故候在寸口。

附：手厥阴心包络经穴歌左右十八穴

九穴心包手厥阴，天池天泉曲泽深。郄门间使内关对，大陵劳宫中冲侵。

三焦手少阳经脉及病

三焦手少阳之脉，起于小指次指之端，上出两指之间，循手表腕，出臂外两骨之间。

上贯肘，循臑外上肩，而交出足少阳之后。入缺盆，布膻中，散络心包。下膈，循属三焦。其支者，从膻中上出缺盆，上项，系耳后，直上出耳上角，以屈下颊至𫞩。其支者，从耳后入耳中，出走耳前，过客主人前交颊，至目锐眦。是动则病耳聋，浑浑焞焞，嗌肿喉痹。是主气所生病者，汗出，目锐眦痛，颊肿，耳后肩臑肘臂外皆痛，小指次指不用。为此诸病。盛者，人迎大一倍于寸口；虚者，人迎反小于寸口也。

三焦手少阳之脉，起于小指次指之端：三焦手少阳经也，起于无名指端关冲穴。

上出两指之间：即小指次指之间，液门、中渚穴也。

循手表腕，出臂外两骨之间：手表之腕阳池也，臂外两骨间，外关、支沟等穴也。

上贯肘，循臑外上肩，而交出足少阳之后：上贯肘之天井，循臑外行手太阳之前、手阳明之后，历清冷渊、消泺、臑会、上肩髎，过足少阳之肩井，自天髎而交出足少阳之后也。

入缺盆，布膻中，散络心包，下膈，循属三焦：其内行者入缺盆，复由足阳明之外，下布膻中，散络心包，相为表里。乃自上焦下膈，循中焦下行，并足太阳之正入络膀胱，以约下焦。故足太阳经委阳穴，为三焦下辅腧也。

其支者，从膻中，上出缺盆，上项，系耳后，直上出耳上角，以屈下颊至𫞩：其支行于外者，自膻中上行出缺盆，循天髎上项，会于督脉之大椎。循天牖，系耳后之翳风、瘛脉、颅息，出耳上角之角孙，过足少阳之悬厘、颔厌，下行耳颊至𫞩，会于手太阳颧髎之分。

其支者，从耳后入耳中，出走耳前，过客主人前，交颊，至目锐眦：此支从耳后翳风入耳中，过手太阳之听宫，出走耳前之耳门，过足少阳之客主人，交颊，循和髎，上丝竹空，至目锐眦，会于瞳子髎穴。手少阳经止于此，而接乎足少阳经也。

是动则病耳聋，浑浑焞焞，嗌肿喉痹：经脉所过之病。

是主气所生病者：三焦为水府，水病必由于气。

汗出，目锐眦痛，颊肿，耳后、肩臑、肘臂外皆痛，小指次指不用：三焦出气以温肌肉，充皮肤，故为汗出诸病，皆经脉所过也。手少阳，厥阴之表，故候在人迎。

附：手少阳三焦经诸穴歌左右四十六穴

二十三穴手少阳，关冲液门中渚旁，阳池外关支沟正。

会宗三阳四渎长，天井清冷渊消泺。臑会肩髎当天髎，天牖翳风瘛脉责。

颅息角孙丝竹张，和髎耳门听有常。

胆足少阳经脉及病

胆足少阳之脉，起于目锐眦，上抵头角。下耳后，循颈行手少阳之前，至肩上，却交出手少阳之后，入缺盆。其支者，从耳后入耳中，出走耳前，至目锐眦后。其支者，别锐眦，下大迎，合于手少阳，抵于𫞩，下加颊车。下颈，合缺盆。以下胸中，贯膈，络肝属胆。循胁里，出气街，绕毛际，横入髀厌中。其直者，从缺盆下腋，循胸过季胁，下合髀厌中，以下循髀阳，出膝外廉。下外辅骨之前，直下抵绝骨之端，下出外踝之前，循足跗上，入小指次指之间。其支者，别跗上，入大指之间。循大指歧骨内出其端，还贯爪甲，出三毛。是动则病口苦，善太息，心胁痛，不能转侧。甚则面微有尘，体无膏泽，足外反热，是为阳厥。是主骨所生病者，头痛颔痛，目锐眦痛，缺盆中肿痛，胁下肿，马刀侠瘿，汗出，振寒，疟，胸胁肋髀膝外至胫绝骨外踝前及诸节皆痛，小指次指不用。为此诸病。盛者，人迎大一倍于寸口；虚者，人迎反小于寸口也。

胆足少阳之脉，起于目锐眦：胆为足少阳经也。目锐眦，瞳子髎穴，目之外角曰锐眦。

上抵头角，下耳后：自目锐眦，由听会、客主人，上抵头角，循颔厌，下悬颅、悬厘，从耳上发际。入曲鬓、率谷，历手少阳之角孙，外折下耳后，行天冲、浮白、窍阴、完骨。又自完骨外折上行，循本神前至阳白。复内折上行，循临泣、目窗、正营、承灵、脑空，由风池而下行也。

循颈，行手少阳之前，至肩上，却交出手少阳之后，入缺盆：自风池循颈，过手少阳之天牖，行少阳之前，下至肩上。循肩井，复交出手少阳之后，过督脉之大椎，会于手太阳之秉风，而前入于足阳明缺盆之外。

其支者，从耳后入耳中，出走耳前，至目锐眦后：其支者，从耳后颞颥间，过手少阳之翳风，入耳中。过手太阳之听宫，出走耳前。复自听会，至目锐眦后瞳子髎之分。

其支者，别锐眦，下大迎，合于手少阳，抵于䪼：其支者，别自目外眦瞳子髎，下足阳明大迎之次，由手少阳之丝竹、和髎，而下抵于䪼也。

下加颊车，下颈，合缺盆：其下于足阳明者，合于下关。乃自颊车下颈，循本经之前，与前之入盆者相合，以下胸中。

以下胸中，贯膈络肝属胆。循胁里，出气街，绕毛际，横入髀厌中：其内行者，由缺盆下胸，当手厥阴天池之分，贯膈。足厥阴期门之分，络肝。本经日月之分，属胆而相为表里。乃循胁里，由足厥阴之章门下行，出足阳明之气街，绕毛际合于足厥阴，以横入髀厌中之环跳穴也。

其直者，从缺盆下腋，循胸过季胁，下合髀厌中：其直下行而行于外者，从缺盆下腋，循胸，历渊腋、辄筋、日月，过季胁，循京门、带脉等穴下行。由居髎入足太阳之上髎、中髎、下髎下行，复与前之入髀厌者相合。

以下循髀阳，出膝外廉，下外辅骨之前：髀阳，髀之外侧也。辅骨，膝下两旁高骨也。由髀阳行太阳阳明之中，历中渎、阳关，出膝外廉。下外辅骨之前，自阳陵泉以下阳交等穴也。

直下抵绝骨之端，下出外踝之前，循足跗上，入小指次指之间：外踝上骨际曰绝骨。绝骨之端，阳辅穴也。下行悬钟，循足面上之丘墟、临泣等穴，乃入小指次指之间，至窍阴穴，足少阳经止于此。

其支者，别跗上，入大指之间，循大指歧骨内出其端。还贯爪甲，出三毛：足大指次指本节后骨缝为歧骨。大指爪甲后二节间，为三毛。其支者，自足跗上，别行入大指，循歧骨内出大指端，还贯入爪甲，出三毛，而接乎足厥阴经也。

是动则病口苦，善太息：胆病汁溢，故口苦。胆郁则太息。

心胁痛，不能转侧：别脉贯心循胁也，为肝胆往来之道。盖太阳行身后，阳明行身前，少阳行身侧也。

甚则面微有尘，体无膏泽：别脉散于面，胆受金残，则燥症见矣。

足外反热，是为阳厥：本经脉出外踝之前，故足外反热。热上逆，名阳厥。

是主骨所生病者：胆而主骨病者，乙癸同源也。

头痛颔痛，目锐眦痛，缺盆中肿痛，腋下肿，马刀侠瘿：马刀，瘰疬也。侠瘿，侠颈之瘤也。

汗出，振寒，疟：少阳居三阳之中，半表半里。故阳胜则汗出，风胜则振寒而为疟也。

胸胁肋髀膝，外至胫绝骨外踝前及诸节皆痛，小指次指不用：皆经脉所过之病也。足少阳为厥阴之表，故候在人迎。

附：足少阳胆经诸穴歌左右四十八穴

少阳足经瞳子髎，四十四穴行迢迢。听会上关颔厌集，悬颅悬厘曲鬓翘。
率谷天冲浮白次，窍阴完骨本神邈，阳白临泣目窗辟，正营承灵脑空摇。
风池肩井渊腋部，辄筋日月京门标。带脉五枢维道续，居髎环跳风市招。
中渎阳关阳陵泉，阳交外丘光明消，阳辅悬钟丘墟外，足临泣地五侠溪，
第四指端窍阴毕。

肝足厥阴经脉及病

肝足厥阴之脉，起于大指丛毛之际，上循足跗上廉，去内踝一寸，上踝八寸，交出太阴之后。上腘内廉，循股阴入毛中，过阴器，抵小腹，挟胃属肝络胆。上贯膈，布胁肋，循喉咙之后，上入颃颡，连目系，上出额，与督脉会于巅。其支者，从目系下颊里，环唇内。其支者，复从肝别贯膈，上注肺。是动则病腰痛不可以俛仰，丈夫㿉疝，妇人少腹肿。甚则嗌干，面尘脱色。是肝所生病者，胸满，呕逆，飧泄，狐疝，遗溺，闭癃。为此诸病。盛者，寸口大一倍于人迎；虚者，寸口反小于人迎也。

肝足厥阴之脉，起于大指丛毛之际：肝为足厥阴经也，起于足大指，去爪甲横纹后，丛毛际大敦穴。丛毛，即三毛也。

上循足跗上廉，去内踝一寸：足跗上廉，行间、太冲也。内踝前一寸，中封也。

上踝八寸，交出太阴之后，上腘内廉：上踝过足太阴之三阴交，历蠡沟、中都，复上一寸，交出太阴之后，上腘内廉，至膝关、曲泉也。

循股阴入毛中，过阴器：股阴，内侧也。循股内之阴，包五里、阴廉，上会于足太阴之冲门府舍，入阴毛中之急脉，遂左右相交，环绕阴器，而会于任脉之曲骨。

抵小腹，挟胃属肝络胆：自阴上入少腹，会于任脉之中极、关元。循章门至期门之所，挟胃属肝，下足少阳日月之所，络胆，而肝胆相为表里也。

上贯膈，布胁肋：自期门上贯膈，行足太阴食窦之外，大包之里，散布胁肋，上足少阳渊腋、手太阴云门之下，足厥阴经穴止于此。

循喉咙之后，上入颃颡，连目系，上出额，与督脉会于巅：颃颡。咽颡也。目内深处为目系。其内行而上者，自胁肋间由足阳明人迎之外，循喉咙之后，入颃颡。行足阳明大迎、地仓、四白之外，内连目系，上出足少阳阳白之外，临泣之里，与督脉相会于顶巅之百会。

其支者，从目系下颊里，环唇内：此支者，从前目系之分，下行任脉之外，本经之里，下颊里，交环于口唇之内。

其支者，复从肝别贯膈，上注肺：又其支者，从前期门属肝，所行足太阴食窦之外，本经之里，别贯膈，上注于肺。下行至中焦，挟中脘之分，复接于手太阴肺经，以尽十二经之一周，终而复始也。

是动则病腰痛不可以俛仰：支别者，与太阴少阳之脉同结腰踝，故腰痛。

丈夫癩疝，妇人少腹肿：脉循阴器，故控睾而痛为疝症。妇人少腹肿，亦疝也。

甚则嗌干，面尘脱色：脉循喉上额，支者从目系下颊，故其病如此。

是肝所生病者，胸满、呕逆、飧泄、狐疝、遗溺、闭癃：上行者，挟胃贯膈；下行者，过阴器，故为是诸病。

附：足厥阴肝经诸穴歌左右二十六穴

一十三穴足厥阴，大敦行间太冲侵，中封蠡沟中都近，

膝关曲泉阴包临，五里上接阴廉穴，章门常对期门深。

奇经脉及病一

任脉者，起于中极之下，以上毛际，循腹里，上关元，至咽喉上颐，循面入目。冲脉者，起于气街，并少阴之经，挟脐上行，至胸中而散。任脉为病，男子内结七疝，女子带下瘕聚。冲脉为病，逆气里急。督脉为病，脊强反折。督脉者，起于少腹以下骨中央，女子入系廷孔。其孔，溺孔之端也。其络循阴器，合篡间，绕篡后，别绕臀，至少阴与巨阳中络者合少阴，上股内后廉，贯脊属肾。与太阳起于目内眦，上额交巅，上入络脑，还出别下项，循肩膊内，侠脊抵腰中，入循膂，络肾。其男子循茎，下至篡，与女子等。其少腹直上者，贯脐中央，上贯心，入喉，上颐，环唇，上系两目之下中央。此生病，从少腹上冲心而痛，不得前后，为冲疝。女子不孕、癃、痔、遗溺、嗌干。督脉生病，治督脉，治在骨上，甚者在脐下营。

任脉者，起于中极之下，以上毛际，循腹里，上关元，至咽喉上颐，循面入目：任、冲、督、跷，皆奇经也。无表里配合，故谓之奇。中极，任脉穴，在脐下四寸。中极之下为胞宫，任、冲、督三脉皆起于胞宫，而出于会阴穴。任由会阴而行腹，督由会阴而行背，冲由会阴出，并少阴而散胸中。

冲脉者，起于气街，并少阴之经，挟脐上行，至胸中而散：起者，外脉所起，非发源也。气街即气冲，在毛际两旁。起于气街，并足少阴之经，会于横骨、大赫等十一穴，挟脐上行，至胸中而散，此冲脉之前行者也。然少阴之脉上股内后廉，贯脊属肾。冲脉亦入脊内伏冲之脉，然则冲脉之后行者，当亦并少阴无疑也。

任脉为病，男子内结七疝，女子带下瘕聚：任脉自前阴上毛际，行腹里，故男女之为病若此也。汪注：七疝，寒、水、筋、血、气、狐、瘕也。又《灵》《素》有心疝、肺疝、肝疝、脾疝、肾疝，及厥疝、冲疝、癃疝、癩疝、狐疝。是则五脏皆有疝，不独肾阴也。带下瘕聚，即妇人之疝。

冲脉为病，逆气里急：冲脉挟脐上行至胸，气不顺则逆，血不和则急也。汪注：冲脉行腹里，故病在内。气有余故逆，血不足故急。

督脉为病，脊强反折：督脉行背，故病如此。汪注：督脉行背，故病在脊。冲、任、督之脉，一源而三歧，皆起于胞中，故《经》亦有谓冲脉为督脉者。古图经有以任、冲循

背者谓之督，自少腹直上者谓之任，亦谓之督也。今人率以行身后者为督脉，身前者为任，从中起者为冲也。

督脉起于少腹以下骨中央，女子入系廷孔：少腹乃胞宫之所居。骨中央者，横骨下近外之中央也。廷，正也，直也。廷孔，溺孔也。

其孔，溺孔之端也，其络循阴器，合篡间，绕篡后：女人溺孔在前阴中横骨之下，孔之上际谓之端，乃督脉外脉之所。虽言女子，然男子溺孔亦在横骨之下中央。第为宗筋所函，故不见耳。篡者，交篡之义，即前后二阴之间也。

别绕臀，至少阴与巨阳中络者，合少阴，上股内后廉，贯脊属肾：足少阴之脉，上股内后廉。足太阳之脉，外行者，过髀枢；中行者，挟脊贯臀。故此督脉之别，绕臀至少阴之分，与巨阳中络者，合少阴之脉并行而贯脊属肾也。

与太阳起于目内眦，上额交巅，上入络脑。还出别下项，循肩膊内，侠脊抵腰中，入循膂络肾：此亦督脉之别络，并足太阳经。上头下项，侠背抵腰，复络于肾。其直行者，自尻上脊，下头，由鼻而至人中也。

其男子循茎，下至篡，与女子等。其少腹直上者，贯脐中央，上贯心，入喉，上颐环唇，上系两目之下中央：此自小腹上者，皆任脉之道，而此列为督脉。启玄子引古经曰：任脉循脊，复谓之督。脉自少腹直上者谓之任脉，亦谓之督脉。汪注云：此督脉并任脉而行者。由此观之，三脉异名而同体也。

此生病，从少腹上冲心而痛，不得前后，为冲疝：此督脉自脐上贯心，故为病如此。名为冲疝，实兼冲任而为病也。

其女子不孕，癃、痔、遗溺、嗌干：冲为血海，任主胞胎，二经病故不孕。督脉为病，同于冲任者。以其脉上循喉咙，下循阴器，合篡间，绕篡后，故然也。所谓任者，女子得之以任养也。冲者，其气上冲也。督者，督领经脉之海也。

督脉生病治督脉，治在骨上，甚者在脐下营：骨上，谓曲骨上毛际中；脐下营，谓脐下一寸阴交穴也，皆任脉之穴。而治督脉之病，正以脉虽有三，论治但言督脉，而不云任、冲。所用之穴，亦以任为督。可见三脉同体，督即任、冲之纲领，任督，即督之别名耳。

奇经脉及病二

跷脉者，少阴之别，起于然谷之后，上内踝之上，直上循阴股入阴，上循胸里，入缺盆。上出人迎之前，入烦，属目内眦，合于太阳阳跷而上行。气并相还则为濡目，气不荣则目不合。

跷脉有二，曰阴跷，曰阳跷。少阴之别，肾经之别络也。然谷之后，照海穴也，在足内踝大骨之下。此但言阴跷，未及阳跷。惟《缪刺论》曰：邪客于足阳跷之脉，刺踝外之下半寸。盖阳跷为太阳之别，故《难经》曰：阳跷脉起于跟中，循腹踝上行，入风池。阴跷者，亦起于跟中，循内踝上行，至咽喉，交贯冲脉。故阴跷为足少阴之别，起于照海穴。阳跷为足太阳之别，起于申脉穴。庶得其详也。申脉穴，在外踝下五分陷中。

自内踝直上入阴，循胸，皆并足少阴上行也。然足少阴之直者，循喉咙而挟舌本。此则入缺盆，上出人迎之前，入颃，属目内眦，以合于足太阳之阳跷。是跷脉有阴阳之异也。阴跷阳跷之气，并行回环，而濡润于目。若跷气不荣，则目不能合。

按：阴维脉起于诸阴之交，其脉发于足少阴筑宾穴，为阴维之郄，在内踝上五寸腨肉分中。上循股内廉，上行入少腹，会足太阴、厥阴、少阴、阳明于府舍。上会足太阴于大横、腹哀，循胁肋，会足厥阴于期门，上胸膈，挟咽，与任脉会于天突、廉泉，上至顶泉而终。阳维脉，起于诸阳之会。其脉发于足太阳金门穴，在足外踝下一寸五分。上外踝七寸，会足少阳于阳交，为阳维之郄。循膝外廉，上髀厌，抵小腹侧，会足少阳于居髎。循胁肋，斜上肘，上会手阳明、足太阳于臂臑。过肩前，与手少阳会于臑会、天髎。却会手足少阳、足阳明于肩井，入肩后，会手太阳、阳跷于臑俞。上循耳后，会手足少阳于风池。上脑空、承灵、正营、目窗、临泣，下额，与手足少阳、手阳明三脉会于阳白。循头入耳，上至本神而止。

带脉起于季胁，足厥阴之章门穴。同足少阳循带脉围身一周，如束带然。又与足太阳会于五枢、维道。

二跷为病，苦癫痫，寒热，皮肤淫痹，少腹痛里急，腰及髋窌下相连阴中痛。男子阴疝，女人漏下。

二维为病，阴阳不能相维，则怅然失志，溶溶不能自收持。阳维为病，寒热；阴维为病，苦心痛。阳维主表，阴维主里。

带脉为病，腹满，腰溶溶如坐水中，妇人小腹痛，里急后重，瘕疝，月事不调，赤白带下。濒湖云：奇经八脉，阴维也，阳维也，阴跷也，阳跷也，冲也，任也，督也，带也。阳维起于诸阳之会，由外踝而上行于卫分；阴维起于诸阴之交，由内踝而上行于营分，所以为一身之纲维也。阳跷起于跟中，循外踝上行于身之左右；阴跷起于跟中，循内踝上行于身之左右，所以使机关之跷捷也。督脉起于会阴，循背而行于身之后，为阳脉之总督，故曰阳脉之海。任脉起于会阴，循腹而行于身之前，为阴脉之承任，故曰阴脉之海。冲脉起于会阴，夹脐而行，直冲于上，为诸脉之冲要，故曰十二经之海。带脉则横围于腰，状如束带，所以总约诸脉者也。是故阳维主一身之表，阴维主一身之里，以乾坤言也。阳跷主一身左右之阳，阴跷主一身左右之阴，以东西言也。督主身后之阳；任冲主身前之阴，以南北言也。带脉横束诸脉，以六合言也。是故医而知乎八脉，则十二经、十五络之大旨得矣。

按直行曰经，旁支曰络。经有十二，手之三阴三阳、足之三阴三阳也；络有十五者，十二经各有一别络，而脾又有一大络，并任、督二络为十五络也，合计二十七气。如泉之流，不舍昼夜。阴脉营于五脏，阳脉营于六腑，终而复始，如环无端。其流溢之气，入于奇经，转相灌溉。八脉无表里配合，不成偶，故曰奇也。正经犹沟渠，奇经犹湖泽。譬之雨降沟盈，溢于湖泽也。脏腑者，经络之本根。经络者，脏腑之枝叶。谙于经络，则阴阳表里、气血虚实，了然于心目。初学者，必先于是；神良者，亦不外于是。第粗工昧之，诋其迂远不切。智士察之，谓其应变无穷耳。

附：督脉诸穴歌

督在脊背之中行，二十七穴始长强，舞穴俞兮歌阳关，入命门兮悬枢当。

脊中筋束造至阳，灵台神道身柱维，陶道大椎至痖门，风府脑户强间分。

后顶百会兮前顶，囟会上星兮神庭，素髎至水沟于鼻下，兑端交龈交于内唇。

附：任脉诸穴歌

任脉二十四，穴行腹与胸。会阳始兮曲骨从，中极关元石门通。

气海阴交会，神关水分逢。下脘建里兮中脘上脘，巨阙鸠尾兮中庭膻中。

玉堂上紫宫华盖，璇玑上天突之宫。饮彼廉泉，承浆味融。

脾之大络及十五络

脾之大络，名曰大包，出渊腋下三寸，布胸胁。实则身尽痛，虚则百节尽皆纵。此脉若罗络之血者，皆此脾之大络脉也。

渊腋，腋下穴也，属胆经。《经脉》本篇又曰：手太阴之别曰列缺，手少阴之别曰通里，手心主之别曰内关，手太阳之别曰支正，手阳明之别曰偏历，手少阳之别曰外关，足太阳之别曰飞扬，足少阳之别曰光明，足阳明之别曰丰隆，足太阴之别曰公孙，足少阴之别曰大钟，足厥阴之别曰蠡沟。任脉之别曰尾翳，督脉之别曰长强。合脾之大包，名十五络。

脾之大络：夫脾之有大络者，脾主为胃行其津液，灌溉于五脏。四旁从大络而布于周身，是以病则一经尽痛，百节皆纵。而血络之若罗络，纵横而络于周身。足太阴之大络者，上并经而行，散血气于本经之部分，是以足太阴脾脏之有二络也。

大包：乃脾经之穴名。在足少阳胆经渊腋之下三寸。

胃之大络

胃之大络名曰虚里，贯膈络肺，出于左乳下。其动应衣，脉宗气也。盛喘数绝者则病在中，结而横，有积矣。绝不至曰死。乳之下其动应衣，宗气泄也。

宗，尊也，主也。土为物母，为十二经脉之宗也。宗气泄者，动甚则气泄也。

陈注：此言五脏之脉，质生于胃。而胃气之通于五脏者，乃宗气也。宗气者，胃府水谷之所生，积于胸中。上输喉咙，以司呼吸。行于中焦经隧之中，为脏腑经脉之宗，故曰宗气。胃之大络，贯膈络肺，出于左乳下。而动应衣者，乃胃府宗气之所出，此脉以候宗气者也。

前内之其动应衣，跟着脉宗气而言。言乳下之应衣而动者，此宗气所出之脉也。后句之其动应衣，跟着宗气泄也而言。言动而应衣，此宗气外泄，盖动之甚者也。

足三阴三阳

圣人南面而立，前曰广明，后曰太冲。太冲之地，名曰少阴。少阴之上，名曰太阳。太阳根起于至阴，结于命门，名曰阴中之阳。中身而上，名曰广明。广明之下，名曰太阴。太阴之前，名曰阳明，阳明根起于厉兑，名曰阴中之阳。厥阴之表，名曰少阳。少阳根起于窍阴，名曰阴中之少阳。是故三阳之离合也，太阳为开，阳明为阖，少阳为枢。三经者，不得相失也。搏而勿浮，命曰一阳。外者为阳，内者为阴。然则中为阴，其冲在下，名曰太阴。太阴根起于隐白，名曰阴中之阴。太阴之后，名曰少阴。少阴根起于涌泉，名曰阴中之少阴。少阴之前，名曰厥阴。厥阴根起于大敦，阴之绝阳，名曰阴之绝阴。是故三阴之离合也，太阴为开，厥阴为阖，少阴为枢。三经者，不得相失也。搏而勿沉，名曰一阴。

圣人南面而立，前曰广明，后曰太冲：南方火位，阳气盛大，故曰广明。在人则心藏在南故谓前。太冲即冲脉，在下在北，故曰后。少阴肾脉与之合而盛大也。

太冲之地，名曰少阴。少阴之上，名曰太阳：肾藏为阴，脉行足小指之下；膀胱府为阳，脉行足小指外侧，相为表里。

太阳根起于至阴：穴在足小指外侧。

结于命门：《灵枢》曰：目也，即睛明穴。

名曰阴中之阳。中身而上，名曰广明。广明之下，名曰太阴：腰以上为天，腰以下为地。广明心藏下，即太阴脾藏也。

太阴之前，名曰阳明：阳明胃脉行太阴脾脉之前，相为表里。

阳明根起于厉兑：穴在足大指次指之端。

名曰阴中之阳。厥阴之表，名曰少阳：胆脉行肝脉之分外，肝脉行胆脉之位内，相为表里。

少阳根起于窍阴：穴在足小指次指之端。

名曰阴中之少阳，是故三阳之离合也：行表行里谓之离，阴阳配偶谓之合。

太阳为开，阳明为阖，少阳为枢：太阳在表，敷布阳气。阳明在表之里，收纳阳气。少阳在表里之间，转输阳气。

三经者不得相失也，搏而勿浮，命曰一阳：搏手冲和，无复三阳之别。

外者为阳，内者为阴：阳脉行表，阴脉行里。

然则中为阴：阴主内也。

其冲在下，名曰太阴：脾脉在冲脉之上。

太阴根起于隐白：穴在足大指端。

名曰阴中之阴。太阴之后，名曰少阴：肾脉行脾之后。

少阴根起于涌泉：穴在足心。

名曰阴中之少阴。少阴之前，名曰厥阴：厥阴肝脉上踝八寸，交出太阴脾经之后，始行少阴肾经之前。前此则否。

厥阴根起于大敦：穴在足大指三毛中。

阴之绝阳：厥阴主十月，为阳之尽。

名曰阴之绝阴：三阴三阳，至此经为尽处。

是故三阴之离合也，太阴为开，厥阴为阖，少阴为枢：太阴为至阴，敷布阴气。厥阴阴之尽，受纳阴气，肾气不充，则开阖失常，故为枢。

三经者不得相失也。搏而勿沉，命曰一阴：阴阳数之可千，推之可万，然其要则本之一阴一阳。张子所谓一故神，两故化也。

脉行顺逆

脉行之顺逆奈何？手之三阴，从脏走手。手之三阳，从手走头。足之三阳，从头走足。足之三阴，从足走腹。足少阴之脉独下行，何也？曰：夫冲脉者，五脏六腑之海也，五脏六腑皆禀焉。其上者，出于颃颡，渗诸阳，灌诸精。其下者，注少阴之大络，出于气街，循阴股内廉，入腘中。伏行骭骨内，下至内踝之后属而别。其下者，并于少阴之经，渗三阴。其前者，伏行出跗，属下，循跗入大指间。渗诸络而温肌肉，故别络结，则跗上不动，不动则厥，厥则寒矣。

脉之行有自上而下者，自下而上者。手太阴肺，从中府而走手大指之少商穴。少阴心，从极泉而走手小指之少冲穴。厥阴心包，从天池而走手中指之中冲穴。故曰手之三阴，从藏走手也。

手之三阳，从手走头：手阳明大肠，从手四指商阳而走头之迎香。太阳小肠，从手小指少泽而走头之听宫。少阳三焦，从手四指关冲而走头之丝竹空。

足之三阳，从头走足：足太阳膀胱，从头睛明而走足小指之至阴。阳明胃，从头维而走足次指之厉兑。少阳胆，从头瞳子髎而走足四指之窍阴。

足之三阴，从足走腹：足太阴脾，从足大指隐白而走腹之大包。少阴肾，从足心涌泉，而走腹之俞府。厥阴肝，从足大指大敦而走腹之期门。

少阴之脉独下行，何也？足之三阴，从足走腹，独少阴肾脉下行，与肝脾直行者别。

曰：夫冲脉者，五脏六腑之海也，五脏六腑皆禀焉：冲为血海，故脏腑皆禀气。

其上者，出于颃颡：咽，颡也。

渗诸阳，灌诸精：自下冲上，故曰冲。

其下者，注少阴之大络：肾脉下行者，正以冲脉与少阴之大络起于肾下，出于气街，循阴股下胫骨内廉，并少阴之经至行下足也。

出于气街：冲脉起于肾下，出于阳明气冲穴，即气街。

循阴股内廉，入腘中：膝后曲处曰腘。

伏行骭骨内，下至内踝之后属而别。其下者，并于少阴之经，渗三阴：肝脾肾也。

其前者，伏行出跗，属下，循跗入大指间：循足而下涌泉，入足大指。

渗诸络而温肌肉：冲脉上灌下渗如是，所以为脏腑之海，而肾脉因之下行也。

少阴之脉独下行，何也？至别络结则跗上不动，不动则厥，厥则寒矣。附陈注：此言血气行于脉外，以应天之道也。夫司天在上，在泉在下。水天之气，上下相通，应人之血气。充肤热肉，澹渗皮毛，而肌肉充满。若怯然少气者，则水道不行而形气消索矣。夫冲脉者，五脏六腑之海也。五脏六腑之气，皆禀于冲脉而行。上者出于颃颡，渗诸阳贯阴。其下者，注少阴之大络，下出于气街。此五脏六腑之血气，皆从冲脉而渗灌于脉外皮肤之间，应各随气而运行于天表也。夫少阴主先天之水火，水火者精气也。冲脉少阴之经，渗之阴，循跗入大指间。渗诸络而温肌肉，是少阴之精气，又从冲脉而运行出入于经脉、皮肤之外内者也。故别络结，则少阴之气不能行于跗上，而跗上不动矣。不动者乃少阴之气厥于内，故厥则寒矣。此气血结于脉内，而不能通于脉外也。

天禀常数与六合

夫人之常数，太阳常多血少气，少阳常少血多气，阳明常多气多血，少阴常少血多气，厥阴常多血少气，太阴常多气少血，此天禀之常数。

十二经气血，各有多少不同，乃天禀之常数。凡治病当详察血气而为之补泻也。按：屡言血气之数，三阳皆同，三阴皆异。考之他条，疑有舛误，当以此节为正。

足太阳与少阴为表里，少阳与厥阴为表里，阳明与太阴为表里，是为足之阴阳也。手太阳与少阴为表里，少阳与心主为表里，阳明与太阴为表里，是为手之阴阳也。知手足阴阳所苦，去其苦，伺之所欲，泻有余，补不足。燮理铮铮矣。

足太阳膀胱也，足少阴肾也，是为一合。足少阳胆也，足厥阴肝也，是为二合。足阳明胃也，足太阴脾也，是为三合。阳为腑，经行于足外侧。阴为脏，经行于足之内侧。此足之表里也。

手太阳小肠也，手少阴心也，是为四合。手少阳三焦也，手心主厥阴也，是为五合。手阳明大肠也，手太阴肺也，是为六合。阳为腑，经行于手之外侧。阴为脏，经行于手之内侧。此手之表里也。

营卫阴阳

人受气于谷，谷入于胃，以传于肺。五脏六腑，皆以受气。其清者为营，浊者为卫。营在脉中，卫在脉外。营周不休，五十而复大会。阴阳相贯，如环无端。卫气行于阴二十五度，行于阳二十五度。分为昼夜，故气至阳而起，至阴而止。故曰日中而阳陇为重阳，夜半而阴陇为重阴。故太阴主内，太阳主外，各行二十五度，分为昼夜。夜半为阴陇，夜半后而为阴衰。平旦阴尽，而阳受气矣，日中为阳陇，日西而阳衰。日入阳尽，而阴受气矣。夜半而大会，万民皆卧，命日合阴。平旦阴尽，而阳受气。如是无已，与天地同纪。

人受气于谷，谷入于胃，以传于肺。五脏六腑，皆以受气：人之生由乎气。气者，所受于天与谷气并而充身者也。故谷食入胃而化为气，是为谷气，亦曰胃气。此气出自中焦，传化于脾，上归于肺。积于胸中气海之间，乃为宗气。宗气之行以息往来，通达三焦。而五脏六腑，皆以受气，是以胃为水谷气血之海。而人所受气者，亦唯谷而已。故谷不入，半日则气衰，一日则气少矣。

其清者为营，浊者为卫：谷气出于卫，而气有清浊之分。清者水谷之精气也，浊者水谷之悍气也。清者属阴，其性精焉，故化生血脉而周行于经隧之中，是为营气。浊者属阳，其性慓疾滑利，故不循经络而直达肌表，充实于皮毛分肉之间，是为卫气。然营气、卫气，无非资借于宗气。故宗气盛则营卫和，宗气衰则营卫弱矣。

营在脉中，卫在脉外：营，营运于中也。卫，护卫于外也。脉者，非气非血，其由气血之橐钥也。营属阴而主里，卫属阳而主表。故营在脉中，卫在脉外。其浮气之不循经者为卫气，其精气之循于经者为营气。

营周不休，五十而复大会，阴阳相贯，如环无端：营气之行，周流不休。凡一昼一夜，五十周于身，而复为大会。其十二经脉之次，则一阴一阳，一表一里，迭行相贯，终而复始，故曰如环无端也。

卫气行于阴二十五度，下于阳，二十五度分为昼夜。故气至阳而起，至阴而止：卫气之行，夜则行阴分二十五度，昼则行阳分二十五度。凡一昼一夜，亦五十周于身。气至阳而起，至阴而止，昼兴夜息之义。

故曰日中而阳陇为重阳，夜半而阴陇为重阴：此分昼夜之阴阳，以明营卫之行也。

陇，盛也。昼为阳，日中为阳中之阳，故曰重阳。夜为阴，夜半为阴中之阴，故曰重阴。

故太阴主内，太阳主外，各行二十五度，分为昼夜：太阴手太阴也，太阳足太阳也。内言营气，外言卫气。营气始于手太阴，而复会于太阴，故太阴主内。卫气始于足太阳，而复会于太阳，故太阳主外。营气周流十二经，昼夜各二十五度；卫气昼则行阳，夜则行阴，亦各二十五度，以分昼夜也。

夜半为阴陇，夜半后而为阴衰，平旦阴尽，而阳受气矣。日中为阳陇，日西而阳衰，日入阳尽，而阴受气矣：夜半后为阴衰，阳生于子也。日西而阳衰，阴生于午也。平旦至日中天之阳，阳中之阳也。日中至黄昏，天之阳，阳中之阴也。合夜至鸡鸣，天之阴，阴中之阴也。鸡鸣至平旦，天之阴，阴中之阳也，故人亦应之。

夜半而大会，万民皆卧，命曰合阴。平旦阴尽，而阳受气。如是无已，与天地同纪：大会，言营卫阴阳之会也。营卫之行，表里异度，故常不相值。惟于夜半子时，阴气已极，阳气将生。营气在阴，卫气亦在阴，故万民皆瞑而卧，命曰合阴。合阴者，营卫皆归于脏，而会于天一之中也。平旦阴尽，而阳受气，故民皆张目而起。此阴阳消息之道，常如是无已，而与天地同其纪。所谓天地之纪者，如天地日月，各有所会之纪也。

井荥输经合

五脏五腧，五五二十五腧。六腑六腧，六六三十六腧。经脉十二，络脉十五，凡二十七气以上下。所出为井，所溜为荥，所注为输，所行为经，所入为合。二十七气所行，皆在五腧也。节之交，三百六十五会。所言节者，神气之所游行出入也，非皮肉筋骨也。

五藏五腧：五脏，肝心脾肺肾也。腧，穴也。五者，井、荥、输、经、合也。

六腑六腧：六府者，胆、胃、大肠、小肠、三焦、膀胱也。

经脉十二：六脏六腑之经脉也。六脏，肝、心、脾、肺、肾、加心包络也。

络脉十五：脏腑之十二大络及督脉之长强，任脉之尾翳，脾之大包也。

凡二十七气以上下：二十七脉之血气，出入于上下手足之间。

所出为井：如水始出为井穴，肺少商，心少冲，肝大敦，脾隐白，肾涌泉，心包中冲，为木。大肠商阳，小肠少泽，胆窍阴，胃厉兑，膀胱至阴，三焦关冲，为金。

所溜为荥：流如小水为荥穴，肺鱼际，心少府，肝行间，脾大都，肾然谷，心包劳宫，为火。大肠二间，小肠前谷，胆侠溪，胃内庭，膀胱通谷，三焦液门，为水。

所注为输：一作腧。从此而注为输穴，肺太渊，心神门，肝大冲，脾太白，肾太溪，心包大陵，为土。大肠三间，小肠后溪，胆临泣，胃陷谷，膀胱束骨，三焦中渚，为水。此下六腑多原穴，大肠合谷，小肠腕骨，胆丘墟，胃冲阳，膀胱京骨，三焦阳池。

所行为经：又从而行为经穴，肺经水渠，心灵道，肝中封，脾商丘，肾复溜，心包间使，为金。大肠阳溪，小肠阳谷，胆阳辅，胃解溪，膀胱昆仑，三焦支沟，为火。

所入为合：从此会合为合穴，肺尺泽，心少海，肝曲泉，脾阴陵，肾阴谷，心包曲泽，为水。大肠曲泉，小肠少海，胆阳陵泉，胃足三里，膀胱委中，三焦天井，为土。

二十七气所行，皆在五腧也。节之交，三百六十五会。所言节者，神气之所游行出入也，非皮肉筋骨也：欲行针者当守其神，欲守神者当知其节。此言刺法。然经穴所过，凡医者皆当知之，故次于此。

卷之三　病　机

诸病所属

夫百病之生也，皆生于风寒暑湿燥火之变化也。盛者泻之，虚者补之。审察病机，无失其宜。诸风掉眩，皆属于肝。诸寒收引，皆属于肾。诸气膹郁，皆属于肺。诸湿肿满，皆属于脾。诸热瞀瘛，皆属于火。诸痛痒疮，皆属于心。诸厥固泄，皆属于下。诸痿喘呕，皆属于上。诸禁鼓栗，如丧神守，皆属于火。诸痉项强，皆属于湿。诸逆冲上，皆属于火。诸腹胀大，皆属于热。诸躁狂越，皆属于火。诸暴强直，皆属于风。诸病有声，鼓之如鼓，皆属于热。诸病胕肿，疼酸惊骇，皆属于火。诸转反戾，水液浑浊，皆属于热。诸病水液，澄澈清冷，皆属于寒。诸呕吐酸，暴注下迫，皆属于热。谨守病机，各司其属。有者求之，无者求之。盛者责之，虚者责之。必先五胜，疏其血气，令其调达，而致和平。

诸风掉眩，皆属于肝：风类不一，故曰诸风。掉，摇也。眩，运也。风主动摇，木之化也，故属于肝。其虚其实，皆能致此。如发生之纪，其动掉眩巅疾。厥阴之复，筋骨掉眩之类者，肝之实也。又如阳明司天，掉振鼓栗，筋痿不能久立者，燥金之盛，肝受邪也。太阴之复，头痛头重，而掉瘛尤甚者，木不制土，湿气反胜，皆肝之虚也。下虚则厥，上虚则眩。实者宜凉宜泻，虚则宜补宜温。反而为之，祸不旋踵矣。余治仿此。掉，提料切。

诸寒收引，皆属于肾：收，敛也。引，急也。肾属水，其化寒。凡阳气不达，则荣卫凝聚，形体拘挛，皆收引之谓。如太阳之胜，为筋肉拘苦，血脉凝泣。岁水太过，为阴厥，为上下中寒，水之实也。岁水不及，为足痿清厥。涸流之纪，其病癃闭，水之虚也。水之虚实，皆本于肾。

诸气膹郁，皆属于肺：膹，喘急也。郁，否闷也。肺属金，其化燥。燥金胜，则清邪在肺而肺病有余。如岁金太过，甚则喘咳，逆气之类是也。金气衰则火邪胜之而肺病不足，如从革之纪，其发喘咳之类是也。肺主气，故诸气膹郁者，其虚其实，皆属于肺也。膹，音愤。

诸湿肿满，皆属于脾：脾属土，其化湿，土气实则邪盛行。如岁土太过，则病发中满食减，四支不举之类是也。土气虚则风木乘之，寒水侮之。如岁木太过，脾土受邪，民病肠鸣腹支满。卑监之纪，其病留满否塞。岁水太过，甚则腹大胫肿之类是也。脾主肌肉，故诸湿肿满等症，虚实者皆属于脾。

诸热瞀瘛，皆属于火：瞀，昏闷也。瘛，抽掣也。邪热伤神则瞀，亢阳伤血则瘛，故皆属于火。然岁火不及，则民病两臂内痛，郁冒蒙昧。岁火太过，则民病身热烦心躁悸，渴而妄冒。此又火之所以有虚实也。

诸痛痒疮，皆属于心：热甚则痛，热微则痒。心属火，其化热，故痒疮皆属于心也。然赫曦之纪，其病疮疡，心邪盛也。太阳司天，亦发为痈疡，寒水胜也。火盛则心实，水盛则心虚，于此可见。

诸厥固泄，皆属于下：厥，逆也。厥有阴阳二症，阳衰于下，则为寒厥；阴衰于下，则为热厥。固，前后不通也。阴虚则无气，无气则清浊不化，寒闭也。火盛则水亏，水亏则精液干涸，热结也。泄者，二阴不固也。命门火衰，则阳虚失禁，寒泄也。命门水衰，则火迫注遗，热泄也。下，肾也。盖肾居五脏之下，为水火阴阳之宅，开窍于二阴。故诸厥固泄，皆属于下也。

诸痿喘呕，皆属于上：痿有筋痿、肉痿、脉痿、骨痿之辨，故曰诸痿。凡肢体痿弱，多在下部，而曰属于上者，如五脏使人痿者。因肺热叶焦，发为痿躄也。肺居上焦，故属于上。气急曰喘，病在肺也。吐而有物有声曰呕，病在胃口也，逆而不降，是皆上焦之病也。

诸禁鼓栗，如丧神守，皆属于火：禁，噤也。寒厥，咬牙曰禁。鼓，鼓颔也。栗，战也。凡病寒战而精神不能主持，如丧失神守者，皆火之病也。然火有虚实之辨，若表里热甚，而外生寒栗者，所谓热极生寒，重阳必阴也；心火热甚，亢极而战，反兼水化制之，故为寒栗者，皆言火之实也。若阴盛阳虚而生寒栗，阳虚则外寒，阴胜则内寒，寒则真气去，去则虚，虚则寒搏于皮肤之间，皆言火之虚也。有伤寒将解而为战汗者，其人本虚，是以作战。有痰疟之为寒栗者，疟之发也。始则阳并于阴，既则阳复阴仇，并于阳则阳胜，并于阴则阴胜。阴胜则寒，阳胜则热，更寒更热更实更虚也。由此观之，可见诸禁鼓栗，虽皆属火，必有虚实之分耳。

诸痉项强，皆属于湿：痉，风强病也。项，为足之太阳。湿兼风化而侵寒水之经，湿之极也。然太阳所至，为屈伸不利。太阳之复，为腰脽反痛，屈伸不便者，是又为寒水反胜之虚邪矣。

诸逆冲上，皆属于火：火性炎上，故诸逆冲上者，皆属于火。然诸脏诸经皆有逆气，则其阴阳虚实有不同矣。其在心脾胃者，太阴所谓上走心为噫者，阴盛而上走于阳明，阳明络属心，故曰上走心为噫也。有在肺者，肺苦气上逆也。有在脾者，足太阴厥气上逆则霍乱也。有在肝者，肝脉若搏，令人喘逆也。有在肾者，少阴所谓咳逆上气喘者，阴气在下，阳气在上。诸阳气浮，无所依从也。有在奇经者，如冲脉为病，逆气里急；督脉生病从少腹上冲心而痛，不得前后，为冲症也。凡此者，皆诸逆冲上之病。虽诸冲上皆属于火，但阳盛者火之实，阳衰者火之虚。治分补泻，于此详之。

诸腹胀大，皆属于热：热气内盛者，在肺则胀于上，在脾胃则胀于中，在肝肾则胀于下。此以火邪所至，乃为烦满，故曰诸胀腹大，皆属于热。如岁火太过，民病胁支满。少阴司天，肺膜腹大满，膨膨而喘咳；少阳司天，身面胕肿，腹满仰息之类，皆实热也。然岁火太过，民病腹大胫肿。岁火不及，民病胁支满，胸腹大。流衍之纪，其病胀。火郁之发，善厥逆，痞坚腹胀。太阳之胜，腹满食减。阳明之复，为腹胀而泄。又如过寒凉者胀，脏寒生满病，胃中寒则胀满，是皆言热不足，寒有余也。腹满不减，减不足，言须当下之，宜与大承气汤，言实胀也。腹胀时减，复如故，此为寒，当与温药，言虚胀也。治此者安可不察乎。

诸躁狂越，皆属于火：躁，烦躁不宁也。狂，狂乱也。越，失常度也。热盛于外，则支体躁扰。热盛于内，则神志躁烦。盖火入于肺则烦，火入于肾则躁。躁烦为热之轻，躁为热之甚耳。如少阴之胜，心下热呕逆烦躁；少阳之复，心热烦躁，便数憎风之类，是皆火盛之躁也。然有所谓阴躁者，如岁水太过，寒气流行，邪害心火，民病心热烦，心躁悸，阴厥谵妄之类，阴之胜也，是为阴盛发躁，名曰阴躁。凡内热而躁者，有邪之热也，病多属火。外热而躁者，无根之火也，病多属寒。此所以热躁宜寒，阴躁宜热也。狂，阳病也。邪入于阳则狂，重阳者狂。如赫曦之纪，血流狂妄之类，阳狂也。然复有虚狂者，如悲哀动中则伤魂，魂伤则狂妄不精；喜乐无极则伤魄，魄伤则狂，狂者，意不存人。阳重脱者阳狂，石之则阳气虚，虚则狂。是狂亦有虚实补泻，不可误用也。

诸暴强直，皆属于风：暴，猝也。强直，筋病强劲，不柔和也。肝主筋，其化风。风气有余，如木郁之发，善暴僵仆之类，肝邪实也。风气不足，如委和之纪，其动缓戾拘缓之类，肝气虚也。此皆肝木本气之化，故曰属风，非外来虚风八风之谓。凡诸病风而筋为强急者，正以风位之下，金气乘之，燥逐风生，其躁益甚。治宜补阴以制阳，养营以润燥。故曰治风先治血，气行风自灭，此最善之法也。设误认为外感之邪，而用疏风愈风等剂，则益其燥。非惟不能去风，而适所以致风矣。

诸病有声，鼓之如鼓，皆属于热：鼓之如鼓，胀而有声也，为阳气所逆，故属于热。然胃中寒则腹胀，肠中寒则肠鸣、飧泄。中气不足，肠为之苦鸣，此又皆寒胀之有声者也。

诸病胕肿，疼酸惊骇，皆属于火：胕肿，浮肿也。胕肿疼酸者，阳实于外，火在经也。惊骇不宁者，热乘阴分，火在脏也。故如少阴少阳司天，皆为疮疡胕肿之类，是火之实也。然伏明之纪，其发病，太阳司天为胕肿，身后痈；太阴所至，为重胕肿；太阳在泉，寒复内余，则腰尻股胫足膝中痛之类。皆以寒湿之胜而为肿为痛，是又火之不足也。至于惊骇虚实亦然，如少阴所至为惊骇，君火盛也，若委和之纪，其发惊骇。阳明之复，亦为惊骇，此又以木衰金胜，肝胆受伤，火无生气，阳虚所致。当知也。

诸转反戾，水液浑浊，皆属于热：诸转反戾，转筋拘挛也。水液，小便也。热气燥烁于筋，则挛瘛为痛。火主燔灼，燥动故也。小便浑浊者，天气热则浑浊，寒则清洁，水体清而火体浊故也。又如清水，为汤则自然浊也，此所谓皆属于热，宜从寒者是也。然其中亦各有虚实之不同者。如伤暑、霍乱而为转筋之类，宜用甘凉调和等剂，清其亢烈之火者，热之属也，大抵热胜者必多烦躁焦渴。寒胜者，必多厥逆畏寒。故太阳之至为痉，太阳之复为腰脽反痛，屈伸不便。水郁之发，为大关节不利，是皆阳衰阴胜之病也。水液之浊，虽为属火，然思虑伤心，劳倦伤脾，色欲伤肾，三阴亏损者，多有是病。又中气不足者，溲为之变。则阴阳盛衰，又未可尽为实热也。

诸病水液，澄澈清冷，皆属于寒：水液者，上下所出皆是也。水体清，其气寒，故凡或吐或利，水谷不化而澄澈清冷者，皆得寒水之化。如秋冬寒冷，水必澄清也。

诸呕吐酸，暴注下迫，皆属于热：胃膈热甚则为呕，火气炎上之象也。酸者，肝木之味也。由火盛制金，不能平木，则肝木自盛，故为酸也。暴注者，卒暴注泄也。肠胃热甚而传化失常，火性疾速，故如是也。下迫后重，里急迫痛也。火性急速而能燥物故也。是皆就热为言，亦属暴病故耳。或有属虚属寒属湿，又当久病。宜临病而察之，不可拘执从事也。

谨守病机，各司其属。有者求之，无者求之。盛者责之，虚者责之。必先五胜，疏其血气，令其调达，而致和平：上文十九条，皆病机也。机者，要也，变也，病变所由出也。凡或有或无，皆谓之机。有者言其实，无者言其虚。求之者，求有无之本也。夫大寒而甚，热之不热，是无火也，当助其心。大热而甚，寒之不寒，是无水也。热动复止，倏忽往来，时动时止，是无水也，当助其肾。内格呕逆，食不得入，是有火也。病呕而吐，食入反出，是无火也。暴速注下，食不及化，是无水也。溏泄而久，止发无恒，是无火也。故心盛则生热，肾盛则生寒，肾虚则寒动于中，心虚则热收于内。热不得寒，是无水也。寒不得热，是无火也。夫寒之不寒，责其无水。热之不热，责其无火。热之不久，责心之虚。寒之不久，责肾之亏。有者泻之，无者补之。虚者补之，盛者泻之。适其中外，疏其壅塞，令上下无碍。气血通调，则寒热自和，阴阳调达矣。是以方有治热以寒，寒之而饮食不入；攻寒以热，热之而昏躁以生。此则气不疏通，壅而为是也。纪于水火，余气可知。故曰有者求之，无者求之。盛者责之，虚者责之。令其通调，妙之道也。五胜，谓五行更胜也。先以五行，寒暑温凉湿，酸咸甘辛苦，相胜为法也。

阴阳之生杀升降

《阴阳应象大论》曰：阴阳者，天地之道也。万物之纲纪，变化之父母，生杀之本始，神明之府也，治病必求其本。故积阳为天，积阴为地。阴静阳躁，阳生阴长，阳杀阴藏。阳化气，阴成形。寒极生热，热极生寒。寒气生浊，热气生清。清气在下，则生飧泄。浊气在上，则生䐜胀。此阴阳反作，病之逆从也。故清阳为天，浊阴为地；地气上为云，天气下为雨。雨出地气，云出天气。故清阳出上窍，浊阴出下窍；清阳发腠理，浊阴走五脏；清阳实四肢，浊阴归六腑。

阴阳者，天地之道也，万物之纲纪：太极动而生阳，静而生阴。天主于动，地主于静。《易》曰：一阴一阳之谓道，阴阳本道体以生。道者，由阴阳而显也。故阴阳为天地之道，总之为纲，大德敦化也；纷之为纪，小德川流也，故阴阳为万物之纲纪。

变化之父母：《经》曰：物生谓之化，物极谓之变。《易》曰：在天为象，在地成形，变化见矣。朱子曰：变者，化之渐；化者，变之成。阴可变为阳，阳可变为阴。然变化虽多，靡不统于阴阳也，故阴阳为变化之父母。

生杀之本始，神明之府也：天以阳生阴长，地以阳杀阴藏。又阴阳交则物生，阴阳隔则物死。阳来则物生，阴至则物死。故万物之生杀，莫不以阴阳为本始也。变化不测之谓神，品物流形之谓明。府者言变化流形，皆从此出，故阴阳为神明之府也。

治病必求其本：人之脏腑、气血、表里、上下，皆本乎阴阳。而外淫之风寒暑湿、四时五行，亦总属阴阳之二气。至于治病之气味，用针之左右，诊别色脉，引越高下，皆不出乎阴阳之理。故知病变无穷，而阴阳为之本。《经》曰：知其要者，一言而终是也。但明虚实，便别阴阳。然疑似之间，大难剖别。如至虚有盛候，反泻含冤；大实有羸状，误补益疾。阴症似阳，清之者必败；阳症似阴，温之者必亡。气主煦之，血主濡之。气药有生血之功，血药无益气之理。病在腑而误攻其脏，谓之引贼入门；病在脏而误攻其腑，譬之隔靴搔痒。惟能洞察阴阳，直穷病本，庶堪司命。若疑似之际，混而弗明；攻补之间，畏而弗敢，实实虚虚之祸，尚忍言耶。

故积阳为天，积阴为地。阴静阳躁，阳生阴长，阳杀阴藏：积者，汇萃之称也。合一切之属于阳者，莫不本乎天。合一切之属于阴者，莫不本乎地。阴主静，阳主躁，其性然也。阳之和者为发育，阴之和者为成实，故曰阳生阴长，此阴阳之治也。阳之亢者为焦枯，阴之凝者为封闭，故曰阳杀阴藏，此阴阳之乱也。《天元纪大论》曰：天以阳生阴长，地以阳杀阴藏。夫天为阳，阳主于升，升则向生，故曰天以阳生阴长，阳中有阴也。地为阴，阴主于降，降则向死，故曰地以阳杀阴藏，阴中有阳也。此言岁纪也，上半年为阳升，天气主之，故春生夏长；下半年为阴降，地气主之，故秋收冬藏也。或曰阳不独立，得阴而后成。如发生赖于阳和，而长养由乎雨露，故曰阳生阴长。阴不自专，因阳而后行。如闭藏因于寒冽，而肃杀出乎风霜，故曰阳杀阴藏。

阳化气，阴成形。寒极生热，热极生寒：阳无形，故化气。阴有质，故成形。冬寒之极，将生春夏之热。冬至以后，自复而之乾也。夏热之极，将生秋冬之寒。夏至以后，自垢而之坤也。

寒气生浊，热气生清。清气在下，则生飧泄。浊气在上，则生䐜胀：寒属阴，故生浊。热属阳，故生清。清阳主升，阳陷于下而不能升，故为飧泄，完谷不化也。浊阴主降，阴逆于上而不能降，故为䐜胀，胸膈胀满也。

清阳为天，浊阴为地。地气上为云，天气下为雨：此以下明阴阳之升降，天人一理也。阴在下者为精，精即水也，精升则化为气，云因雨而出也。阳在上者为气，气即云也，气降即化为雨，雨由云而生也。自下而上者，地交于天，故地气上为云。自上而下者，天交于地，故天气下为雨。就天地而言，谓之云雨。就人身而言，谓之精气。人身一小天地，讵不信然。

故清阳出上窍，浊阴出下窍；清阳发腠理，浊阴走五脏；清阳实四肢，浊阴归六腑：上有七窍，耳、目、口、鼻也；下有二窍，前阴、后阴也。此言人之阴阳，犹云之升、雨之降，通乎天地之气也。腠者，三焦通会元真之处。理者，皮肤脏腑之文理。阳位乎外，阴位乎内。腠理四肢，皆在外者，故清阳居之。五脏六腑，皆在内者，故浊阴居之。陈注：此言饮食所生清阳，充实于四肢；而浑浊者，归于六腑也。

阴阳之和平偏盛

水为阴，火为阳。阳为气，阴为味。味归形，形归气。气归精，精归化。精食气，形食味。化生精，气生形。味伤形，气伤精。精化为气，气伤于味。阴味出下窍，阳气出上窍。味厚者为阴，薄为阴之阳。气厚者为阳，薄为阳之阴。味厚则泄，薄则通。气薄则发泄，厚则发热。

水为阴，火为阳。阳为气，阴为味。味归形，形归气：此以水火而征兆气味之阴阳也。水润下而寒故为阴，火炎上而热故为阳。炎上者欲其下降，润下者欲其上升，谓之水火交而成既济。火不制其上炎，水不禁其就下，谓之水火不交而成未济。肾者水也，水中生气，即真火也。心者火也，火中生液，即真水也。阴中有阳，阳中有阴。水火五脏阴阳交体，此又不可不知也。气无形而升，故为阳。味有质而降，故为阴。味归形者，五味入口，生血成形也。形归气者，血皆有赖于气，气旺则能生血，气伤而血因以败也。

气归精，精归化。精食气，形食味。化生精，气生形。味伤形，气伤精。精化为气，气伤于味：此论饮食之阴阳气味，以生精气之阴阳，而养此形也。气者，先天之元气与后天之谷气并而充身者。肺金主之，金施气以生水，水即精也。精者坎府之真铅，天一之最先也。精施则能化生，万化之本元也，故曰气归精，精归化也。食者，子食母乳之义。气为精母，味为形本，故曰精食气，形食味也。万化之生，必本于精；形质之生，必本于气，故曰化生精，气生形也。味本归形，味或不节，则反伤形；气本归精，气或不调，则反伤精，故曰味伤形，气伤精也。气本归精，气为精母也。此云精化为气者，精亦能生气耳。如不好色者，气因以旺。水火互为之根，即上文天地云雨之义也。味不节则伤形，而气不免焉。如味过于酸，肝气以津，脾气乃绝之类。故曰精化为气，气伤于味也。

阴味出下窍，阳气出上窍。味厚者为阴，薄为阴之阳。气厚者为阳，薄为阳之阴。味厚则泄，薄则通。气薄则发泄，厚则发热：味有质，故下流于便溺之间。气无形，故上出于呼吸之门。味属阴，味厚为纯阴，味薄为阴中之阳。气属阳，气厚为纯阳，气薄为阳中之阴。此阴阳之中又分阴阳也。味厚为阴中之阴，降也，故主下泄。味薄为阴中之阳，升也，故主宣通。气薄为阳中之阴，升也，故主发泄。气厚为阳中之阳，升也，故主发热。此节论气味之阴阳升降。

阴阳之所以致病

壮火之气衰，少火之气壮。壮火食气，气食少火。壮火散气，少火生气。气味，辛甘发散为阳，酸苦涌泄为阴。阴胜则阳病，阳胜则阴病。阳胜则热，阴胜则寒。重寒则热，重热则寒。寒伤形，热伤气。气伤痛，形伤肿。故先痛而后肿者，气伤形也；先肿而后痛者，形伤气也。喜怒伤气，寒暑伤形。

壮火之气衰，少火之气壮。壮火食气，气食少火。壮火散气，少火生气：火者，阳气。天非此火不能发育万物，人非此火不能生养命根，是以物生必本于阳。但阳和之火则生物，亢烈之火则害物，故火太过则气反衰，火和平则气乃壮。壮火散气，故云食气。少火生气，故云食火。阳气者，身中温暖之气也，此气绝则身冷而毙矣。运行三焦，熟腐五谷，畴非真火之功。是以《内经》谆谆反复，欲人善养此火。但少则壮，壮则衰，特须善为调剂。世之喜用苦寒，好行疏伐者，岂非岐黄之罪人哉。

夫气为阳，火为阳，合而言之，气即火也。少阳三焦之气，生于命门，游行于外，内合于包络，而为相火。然即少阳初生之气也，归于上焦而主纳，归于中焦而主化，纳化水谷之精微而生此精，以养此形。如五味太过，则有伤于气。而阴火太过，亦有伤于气矣。盖气生于精，而精之所生，由气之所化。形食其味，而味之入胃，亦由气化以养此形，是气不可伤也，故曰壮火之气衰，少火之气壮。盖阳亢则火旺，而生气反衰。阳和则火平，而气壮盛矣。如火壮于内则食气，气盛于内则食火。食，犹入也。言火壮则气并于火，气盛则火归于气，气火之合一也。如火壮于外则伤气，火平于外则生气，故曰相火为元气之贼。欲养此精气形者，又当平息其相火焉。

气味，辛甘发散为阳，酸苦涌泄为阴。阴胜则阳病，阳胜则阴病。阳胜则热，阴胜则寒：用酸苦之味至于太过，则阴胜矣。阴胜则吾人之阳分不能敌阴寒，而阳斯病也。用辛甘之味至于太过，则阳胜矣。阳胜则吾人之阴分不能敌阳热，而阴斯病也。盖阴阳和则得其平，一至有偏胜，病斯作矣。

重寒则热，重热则寒：苦化火，酸化木，久服酸苦之味，则反有木火之热化矣。辛化金，甘化土。久服辛甘之味，则反有阴湿之寒化矣。

阴阳之变，水极则似火，火极则似水。阳盛则格阴，阴胜则格阳。故有内真寒而外假热，内真热而外假寒之症。不察其变，妄轻投剂，如水益深，如火益热，虽有智者，莫可

挽救矣。（二注均精当）

寒伤形，热伤气。气伤痛，形伤肿：寒属阴，形亦属阴，故寒则形消。热为阳，气亦为阳，故热则气散。气喜宣通，气伤则壅闭而不通，故痛。形为质象，形伤则稽留而不化，故肿。

故先痛而后肿者，气伤形也。先肿而后痛者，形伤气也：气伤而后及于形，气伤为本，形伤为标也。形先伤而后及于气，形伤为本，气伤为标也。陈注：以上论气味阴阳寒热偏胜之为病也如此。

喜怒伤气，寒暑伤形：举喜怒而悲恐忧统之矣。内伤人情，如喜则气缓，怒则气上，悲则气消，恐则气下，忧则气结，故曰伤气。举寒暑而风湿燥统之矣。外伤天气，如风胜则动，热胜则肿，燥胜则干，寒胜则浮，湿胜则泻，故曰伤形。

时令与人身之阴阳

平旦至日中，天之阳，阳中之阳也。日中至黄昏，天之阳，阳中之阴也。合夜至鸡鸣，天之阴，阴中之阴也。鸡鸣至平旦，天之阴，阴中之阳也。夫言人之阴阳，则外为阳，内为阴。言人身之阴阳，则背为阳，腹为阴。言人身之脏腑中阴阳，则脏者为阴，腑者为阳。肝、心、脾、肺、肾，五脏皆为阴。胆、胃、大肠、小肠、膀胱、三焦，六腑皆为阳。故背为阳，阳中之阳，心也。背为阳，阳中之阴，肺也。腹为阴，阴中之阴，肾也。腹为阴，阴中之阳，肝也。腹为阴，阴中之至阴，脾也。夫阳气者，若天与日，失其所则折寿而不彰，故天运当以日光明。凡阴阳之要，阳密乃固。两者不和，若春无秋，若冬无夏，因而和之，是谓圣度。故阳强不能密，阴气乃绝。阴平阳秘，精神乃治。阴精所奉其人寿，阳精所降其人夭。

子午卯酉，天之四正也。平旦至日中，自卯至午也。日中至黄昏，自午至酉也。合夜至鸡鸣，自酉至子也。鸡鸣至平旦，自子至卯也。以一日分四时，则子午当二至，卯酉当二分。日出为春，日中为夏，日入为秋，夜半为冬也。人身脏腑之形体，地象也。阳经行于背，阴经行于腹。心肺为背之阳，肝脾肾为腹之阴，何也？心肺在膈上，连近于背，故为背之二阳脏；肝脾肾在膈下，附近于腹，故为腹之三阴脏。然阳中又分阴阳者，心象人身之日，故为阳中之阳；肺象人身之天，天体虽阳，色玄而不自明，包藏阴德，比之太阳有间，故肺为阳中之阴。阴中又分阴阳者，肾属水，故为阴中之阴；肝属木，故为阴中之阳；脾属坤土，故为阴中之至阴也。

人生全赖乎阳气。日不明则天为阴晦，阳不固则人为夭折，皆阳气之失所者。故天不自明，明在日月；月体本黑，得日乃明，此天运当以日光明也。太阳在午则为昼，而日丽中天，显有象之神明，离之阳在外也。太阳在子则为夜，而火伏水中，涵无形之元气，坎之阳在内也。天之运化惟日为本，天无此日，则昼夜不分，四时失序，晦冥幽暗，万物不彰矣。在于人者，亦惟此阳气为要。苟无阳气，孰分清浊，孰布三焦，孰为呼吸，孰为运行，血何由生，食何由化，与天之无日等矣。欲保天年，其可得乎。《内经》一百六十二篇，惟此节发明天人大义，最为切要，读者详之。

阴主内守，阳主外护。阳密于外，则邪不能侵，而阴得以固于内也。不和者，偏也。偏于阳，若有春而无秋；偏于阴，若有冬而无夏。和之者，泻其太过，补其不足，俾无偏胜。圣人之法度也。

阳密则阴固，阳强而亢，岂能密乎？阴气被扰，将为煎厥而竭绝矣。故曰阳强不能密，阴气乃绝也。

阴血平静于内，阳气秘密于外。阴能养精，阳能养神，精足神全，命之曰治。此"阴平阳秘，精神乃治"之说也。

阴精所奉其人寿，阳精所降其人夭。何谓也？岐伯本论，东南阳方，其精降下而多夭。西北阴方，其精向上而多寿。余尝广之，此阴阳之至理，在人身中者亦然。血为阴，虽肝藏之，实肾经真水之属也。水者，先天之本也。水旺则阴精充而奉上，故可永年，则补肾宜亟也。气属阳，虽肺主之，实脾土饮食所化也。土者，后天之本也。土衰则阳精败而下陷，故当夭折，则补脾宜亟也。先哲云：水为天一之元，土为万物之母。千古而下，薛立斋深明此义。多以六味地黄丸壮水，为奉上之计；兼以补中益气汤扶土，为降下之防。盖洞窥升降之微，深达造化之旨者欤。

寒暑湿气诸因

阳气者，若天与日，失其所，则折寿而不彰，故天运当以日光明，是故阳因而上卫外者也。因于寒，欲如运枢，起居如惊，神气乃浮。因于暑，汗，烦则喘喝，静则多言，体若燔炭，汗出而散。因于湿，首如裹。湿热不攘，大筋缓短，小筋弛长，缓短为拘，弛长为痿。因于气，为肿，四维相代，阳气乃竭。

日不明，则天为阴晦；阳不固，则人为夭折，故阳气不可失所也。天不自明，明在日月；月体本黑，得日乃明，此天运必以日光明也。日，即阳也；阳，即明也。阳之所在，明必随之。明之所及，阳之至耳。阳、明一体，本无二也。然阳在午则为昼，而日丽中天，著有象之神明，离之阳在外也。阳在子则为夜，而火伏水中，化无形之元气，坎之阳在内也。君火以明，相火以位。曰君曰相，无非阳气之所在。苟或失序，欲保天年，岂可得乎。

清阳为天，包覆万物，故因子上而卫于外。人之卫气，亦犹是也。欲其运枢周旋，不已不息。若举动躁妄，则神气浮越，即不能固其阳气，而邪乃侵之矣。

感寒邪则发热，得汗而解，南人曰伤寒，北人曰热病。其所感，阴阳虚实，经络脏腑，即病不即病，传变不传变，惟仲景书当为圣经，所当玩索者也。

暑有阴阳二证：阳证因于中热，阴证因于中寒。但感在夏至之后者，皆谓之暑耳。暑是热中之凉气，非即热也。暑伤于阳者，汗出烦躁为喘，为大声呼喝，若其静者，亦不免于多言。盖邪伤于阴，故言无伦次也。故曰静而得之为中暑，动而得之为中热。中暑者阴证，中热者阳证。避暑热于深堂大厦，得之者名曰中暑。其病必头痛恶寒，身形拘急，肢节疼痛而烦心，肌肤火热无汗。此为房室之阴寒所遏，使周身气不得伸越也。又有触热太过，气不得伸，面垢闷倒，名曰中暍。若行人或农夫与日中劳役得之者，名曰中热。其病必苦头痛，发躁热，恶热，扪之肌肤大热，必大渴引饮，汗大泄，无气以动，乃为天热外伤肺气也。一中于热，一中于寒，皆谓之暑。但治寒宜散，必汗出而解。治热宜凉，必热清而愈。然夏月浮阳在外，伏阴在内。若人以饮食情欲伤其内，冒暑贪凉劳役伤其外，及元气素虚之辈，最易患此，香薷等岂宜泛用，要当以调补元气为主。然后察其寒热，而佐以解暑之剂。若果为阴寒所中，则附子、姜、桂，先哲每多用。不可因炎热在外，而忽舍时从证之良法也。

湿土用事，虽属长夏之气，然土王四季，则感发无时。但湿之中人，有内外上下之辨。湿伤外者，雨露阴湿之属也。湿伤内者，酒浆乳酪之属也。湿在上则首如裹，谓若以物蒙裹然者。凡人行瘴雾之中，及酒多之后，觉胀壅头面，即其状也。湿热，湿郁成热也。攘，退也。湿热不退，而下及肢体，大筋受之，则血伤，故为缩短；小筋受之，则血弱，故为弛长。缩短，故拘挛不伸；弛长，故痿弱无力。

因于气者，凡卫气营血脏腑之气，皆气也，一有不调皆能致疾。四维，四肢也，相代更迭而病也。因气为肿，气道不行也。四肢为诸阳之本，胃气所在，病盛而至于四维相代，乃内闭九窍，外壅肌肉，卫气解散之候，其为阳气之竭也可知矣。

煎厥痛肿等疾

阳气者，烦劳则张，精绝，辟积于夏，使人煎厥。目盲不可以视，耳闭不可以听，溃溃乎若坏都，汩汩乎不可止。阳气者，大怒则形气绝而血菀于上，使人薄厥。有伤于筋，纵其若不容，汗出偏沮，使人偏枯。汗出见湿，乃生痤疿。高粱之变，足生大疔，受如持虚。劳汗当风，寒薄为皶，郁乃痤。开阖不得，寒气从之，乃生大偻。陷脉为瘘，留连肉腠。俞气化薄，传为善畏，及为惊骇。营气不从，逆于肉理，乃生痈肿。魄汗未尽，形弱而气烁，穴俞已闭，发为风疟。

阳春主生发之气，此言春令之邪也。气方生而烦劳太过，则气张于外，精绝于内。春令邪辟之气，积久不散，至夏未痊，则火旺而真阴如煎，火炎而虚气逆上，故曰煎厥。按《脉解》篇曰：肝气失治善怒者，名曰煎厥，则此节指春令无疑。

目盲耳闭，九窍废也。溃溃，坏貌。都，城郭之谓。汩汩，逝而不返也。阴以阳绝，精因气竭。精神日销，渐至衰败。真溃溃乎若都邑之坏。汩汩乎，其去不可绾也。

怒气伤肝，肝为血海，怒则气上，气逆则绝，所以血菀上焦也。相迫曰薄，气逆曰厥。气血俱乱，故为薄厥。盖积于上者，势必厥而吐也。薄厥者，气血之多而盛者也。怒伤形气，必及于筋。肝主筋也，筋伤则纵缓不收，手足无措，其若不能容者。

沮，伤也，坏也。有病偏汗者，或左或右，浸润不止，气血有所偏沮，久之则卫气不固于外，营气失守于内，故当为半身不遂，偏枯之患也。汗方出则玄府开，若见湿气，或沃凉水，必留肤腠，甚者为痤，微者为疿。痤，小疖也。疿，暑疹也。

高粱，即膏粱，肥甘也。足，多也，能也。厚味太重，蓄为内热，其变多生大疔。热侵阳分，感发最易。如持空虚之器以受物，故曰受如持虚也。形劳汗出，坐卧当风，寒气薄之，液凝为皶，即粉刺也。若郁而稍重，乃成小疖，其名曰痤。皶，音渣。

开，谓皮腠发泄；阖，谓玄府封闭，皆卫气为之主也。玄府即气门，所以通行营卫之气也。若卫气失所，则当开不开，当闭不闭，不得其宜。为寒所袭，结于经络之间，缨急不伸，则形为偻俯矣。阳急则反折，阴急则俯不伸，即此之谓也。陷脉者，寒气自筋络而陷入脉中也。瘘，鼠瘘之属，邪结不散，则留连肉腠，蔓延日甚矣。寒气自脉渐深，流于经俞，气化内薄，则侵及脏腑，故传为恐畏惊骇也。邪气陷脉，则营气不从。营行脉中也，不从则不顺，故逆于肉理，聚为痈肿也。肺主皮毛，汗之窍也。肺实藏魄，故名魄汗。汗出未止，卫气未固。其时形气正在消弱，而风寒薄之，俞穴随闭，邪气留止，郁而为疟。以所病在风，故名风疟。夏暑汗不出者，秋成风疟，亦言俞穴之闭也。

邪气传著之由

喜怒不节则伤脏，脏伤则病起于阴也。清湿袭虚则病起于下，风雨袭虚则病起于上，是谓三部。至于其淫泆，不可胜数。然风雨寒热，不得虚邪，不能独伤人。卒然逢疾风暴雨而不病者，盖无虚故邪不能独伤人。必因虚邪之风，与其身形，两虚相得，乃客其形；两实相逢，众人肉坚。其中于虚邪也，因于天时，与其身形，参以虚实，大病乃成。气有定舍，因处为名，上下中外，分为三员。

从后来者为虚风，伤人者也。从所居之乡来者为实风，主生长养万物者也。若人气不虚，虽遇虚风，不能伤人，故必以身之虚，而逢天之虚，两虚相得，乃客其形也。若天有实风，人有实气，两实相逢，而众人肉坚，邪不能入矣。三员如虚，邪之中人，病因表也。积聚之已成，病因内也。情欲之伤脏，病在阴也。

邪气由表入经

是故虚邪之中人也，始于皮肤，皮肤缓则腠理开，开则邪从毛发入，入则抵深，深则毛发立，毛发立则渐然，故皮肤痛。留而不去，则传舍于络脉。在络之时，痛于肌肉，其痛之时息，大经乃代。留而不去，传舍于经。在经之时，洒淅喜惊。留而不去，传舍于输。在输之时，六气不通四肢，则肢节痛，腰脊乃强。

此言邪传舍之次也。邪之中人，必由表入里。始于皮肤，表虚则皮肤缓，故邪得乘之。邪在表则毛发竖立，因而洒然。寒邪伤卫，则血气凝滞，故皮肤为痛。凡寒邪所袭之处，必多酸痛。察系何经，在阴在阳，或深或浅，从可知矣。诊表证者，当先知此也。

邪在皮毛，当治于外。留而不去，其入渐深，则传舍于络脉。络浅于经，故痛于肌肤之间。若肌肉之痛，时作时息，是邪将去络而深，大经代之矣。

络浮而浅，经隐而深。邪气自络入经，犹为在表，故洒淅恶寒。然经气连藏，故又喜惊也。凡诸输穴，皆经气聚会之处。其所留止，必在关节溪谷之间。故邪气自经传舍于输，则六经为之不通，而肢节腰脊，为痛为强也。

邪气入里淫泆

留而不去，传舍于伏冲之脉。在伏冲之时，体重身痛。留而不去，传舍于肠胃。在肠胃之时，贲响腹胀，多寒则肠鸣飧泄，食不化；多热则溏出糜。留而不去，传舍于肠胃之外，募原之间，留著于脉，稽留而不去，息而成积。或著于孙脉，或著于络脉，或著于经脉，或著于输脉，或著于伏冲之脉，或著于膂筋，或著于肠胃之募原，上连缓筋。邪气淫泆，不可胜论。

伏冲之脉，即冲脉之在脊者，以其最深，故曰伏冲。邪自经输留而不去，深入于此，故为体重身痛等病。

邪气自经入脏，则传舍于肠胃，而为贲响腹胀之病。寒则澄澈清冷，水谷不分，故为肠鸣飧泄，食不化。热则浊垢下注，故为溏为糜，以糜秽如泥也。

肠胃之外，募原之间，谓皮里膜外也，是皆隐蔽曲折之所，气血不易流通。若邪气留著于中，则止息成积，如疟痞之属也。

邪气所著，淫泆多变。故其著也，或无定处耳。募原，如手太阴中府为募，太渊为原之类也。缓筋，支别之柔筋也。

邪气成积分别

其著于孙络之脉而成积者，其积往来上下臂手，孙络之居也。浮而缓，不能句积而止之，故往来移行肠胃之间。水凑渗注灌，濯濯有音，有寒则䐜满雷引，故时切痛。其著于阳明之经，则挟脐而居，饱食则益大，饥则益小。其著于缓筋也，似阳明之积，饱食则痛，饥则安。其著于肠胃之募原也，痛而外连于缓筋，饱食则安，饥则痛。其著于伏冲之脉者，揣之应手而动，发手则热气下于两股，如汤沃之状。其著于脊筋，在肠后者，饥则积见，饱则积不见，按之不得。其著于输之脉者，闭塞不通，津液不下，孔窍干壅。此邪气之从外入内，从上下也。

凡络脉之细小者，皆孙络也。句，拘也。邪著孙络成积者，其积能往来上下。盖积在大小肠之络，皆属手经。其络浮而浅，缓而不急，不能拘积而留止之，故移行于肠胃之间。若有水则凑渗注灌，濯濯有声。若有寒则为胀满及雷鸣相引，时为切痛也。句，音垢。

足阳明经挟脐下行，故其为积，挟脐而居也。阳明属胃，受水谷之气，故饱则大，饥则小也。缓筋在肌肉之间，故似阳明之积，饱则肉壅，故痛；饥则气退，故安也。肠胃募原，痛连缓筋。饱则内充外舒，故安；饥则反，是故痛也。

伏冲其上行者，循背里，络于督脉。其下行者，注少阴之大络，出于气街，循股内廉入腘中。故揣按于股，则应手而动；若起其手，则热下行于两股间，此邪著伏冲之验也。脊，脊骨也。脊内之经曰脊筋，故在肠胃之后。饥则肠空，故积可见；饱则肠满蔽之，故积不可见，按之亦不可得也。输脉者所以通血气，若闭塞不通，则津液干壅矣。

以上总结上文，邪脉之起于阳者，必自外而内，从上而下也。

因寒因食成积

积之始生，得寒乃生，厥乃成积也。厥气生足悗，悗生胫寒。胫寒则血脉凝涩，血脉凝涩则寒气上入于肠胃。入于肠胃则䐜胀，䐜胀则肠外之汁沫，迫聚不得散，日以成积。

卒然多食饮，则肠满。起居不节，用力过度，则络脉伤。阳络伤则血外溢，血外溢则衄血。阴络伤则血内溢，血内溢则后血。肠胃之络伤，则血溢于肠外。肠外有寒汁沫，与血相搏，则并合凝聚不得散，而积成矣。

首节，言寒气下逆成积者也。厥气，逆气也。寒逆于下，故生足悗，谓肢节痛滞不便利也。由胫寒而血气凝滞，则寒气自下而上，渐入肠胃。肠胃寒则阳气不化，故生䐜胀。而肠外汁沫迫聚不散，则日已成积矣。

二节，言食饮起居失节之成积者也。卒然多食饮，谓食不从缓，多而暴也。肠胃运化不及，则汁溢膜外，与血相搏，乃成食积。如婴童痞疾之类是也。又或起居用力过度，致伤阴阳之络，以动其血，瘀血得寒汁沫相聚于肠外，乃成血积。此必纵肆口腹，及举动不慎者，多有之也。

七情内伤成积

卒然外中于寒，若内伤于忧怒，则气上逆。气上逆，则六输不通，温气不行，凝血蕴裹而不散。津液涩渗，著而不去，而积皆成矣。

其生于阴者，忧思伤心，重忧伤肺，忿怒伤肝，醉以入房，汗出当风伤脾。用力过度，若入房汗出，浴则伤肾。

首节，言情志内伤而挟寒成积者也。寒邪既中于外，忧怒复伤其内。气因寒逆，则六经之输不通，煖气不行，则阴血凝聚，血因气逆而成积。此必惰性乖戾者，多有之也。

二节，言情欲伤脏，病起于阴也。伤心者病在阳，伤肺者病在气，伤肝者病在血，伤脾者病在营卫，伤肾者病在真阴。凡伤脏者，皆病生于阴也。

标本之化生

六气标本，所从不同。有从本者，有从标者，有不从标本者也。少阳太阴从本，少阴太阳从本从标，阳明厥阴不从标本，从乎中也。

故从本者化生于本，从标本者有标本之化，从中者以中气为化也。有脉从而病反者。脉至而从，按之不鼓，诸阳皆然。诸阴之反，脉至而从，按之鼓甚而盛也。

首节，言六气风寒暑湿燥火也。标，末也。本，原也。六气少阳为相火，是少阳从火而化。故火为本，少阳为标。太阴为湿土，是太阴从湿而化。故湿为本，太阴为标。二气之标本同，故经病之化皆从乎本也。少阴为君火，从热而化，故热为本，少阴为标，是阴从乎阳也。太阳为寒水，从寒而化，故寒为本，太阳为标，是阳从乎阴也。二气之标本异，故经病之化，或从乎标，或从乎本也。阳明为燥金，从燥而化，故燥为本，阳明为标。厥阴为风木，从风而化。故风为本，厥阴为标。但阳明与太阴为表里，故以太阴为中气，而金从湿土之化。厥阴与少阳为表里，故以少阳为中气，而木从相火之化，是皆从乎中也。

二节，言六气之太过不及，皆能为病。病之化生，必有所因。或从乎本，或从乎标，或从乎中气。知其所从，则治无失也。脉之阴阳，必从乎病。然亦有脉病不应而相反者，如阳病见阳脉，脉至而从也。若浮洪滑大之类，本皆阳脉，但按之不鼓，指下无力，便非真阳之候，不可误认为阳。凡诸阳证得此者，似阳非阳皆然也。故有为假热，有为格阳等证，此脉病之为反也。又如阴病见阴脉，脉至而从也。若脉虽细小，而按之鼓甚有力者，此则似阴非阴也。凡诸阴病而得此，有为假寒，有为格阴，表里异形，所以为反。凡此相反者，皆标本不同也。如阴脉而阳证，本阴标阳也。阳脉而阴证，本阳标阴也。故治病必求其本耳。

标本之从逆

百病之起，有生于本者，有生于标者，有生于中气者，有取本而得者，有取标而得者，有取中气而得者，有取标本而得者，有逆取而得者，有从取而得者。逆，正顺也。若顺，逆也。知标与本，用之不殆。明知顺逆，正行无问。不知是者，不足以言，足以乱经。故曰：粗工嘻嘻，以为可知。言热未已，寒病复始。同气异形，迷诊乱经，此之谓也。

中气，中见之气也。如少阳厥阴，互为中气；阳明太阴，互为中气；太阳少阴，互为中气，以其相为表里，故其气互通也。取，求也。病生于本者，必求其本而治之。病生于标者，必求其标而治之。病生于中气者，必求中气而治之。或生于标，或生于本者，必或标或本而治之。取有标本，治有逆从。以寒治热，治真热也；以热治寒，治真寒也，是为逆取。以热治热，治假热也；以寒治寒，治假寒也，是为从取耳。

病热而治以寒，病寒而治以热，于病似逆，于治为顺，故曰逆，正顺也。病热而治以热，病寒而治以寒，于病若顺，于治为逆，故曰若顺，逆也。逆者，正治；从者，反治。用，运用也。殆，危也。正行，执中而行，不偏不倚。无问，无所疑问也。嘻嘻，自得貌。妄谓道之易知，故见标之阳，辄从火治。假热未除，真寒复起。虽阴阳之气若同，而变见之形则异。粗工昧此，未有不迷者也。

标本之治法

治反为逆，治得为从。先病而后逆者治其本，先逆而后病者治其本。先寒而后生病者治其本，先病而后生寒者治其本。先热而后生病者治其本，先热而后生中满者治其标。先病而后泄者治其本，先泄而后生他病者治其本。必且调之，乃治其它病。先病而后生中满者治其标，先中满而后烦心者治其本。

首二句，释逆从为治之义。得，相得也，犹言顺也。有因病而致血气之逆者，有因逆而致变生之病者，有因寒热而生为病者，有因病而生为寒热者，但治其所因之本，原则后生之标病，可不治而自愈耳。诸病皆先治本，惟中满者先治其标。盖以中满为病，其邪在胃。胃者，脏腑之本也。胃满则药食之气不能行，而脏腑皆失其所禀。故先治此，亦所以治本也。

标本之间甚

人有客气，有同气。小大不利治其标，小大利治其本。先小大不利而后生病者治其本。

病发而有余，本而标之，先治其本，后治其标。病发而不足，标而本之，先治其标，后治其本。谨察间甚，以意调之，间者并行，甚者独行。

首节，客气者，流行之运气也。往来不常，故曰客气。同气者，四时之主气也。岁岁相同，故曰同气。气有不和，则客气同气，皆令人病矣。无论客气、同气之为病，即先有他病而后为小大不利者，亦先治其标。诸皆治本，此独治标。盖二便不通，乃危急之候。虽为标病，必先治之，此所谓急则治其标也。凡诸病而小大利者皆当治本，无疑矣。至于先小大利而后生病治其本者，二便不利为急证，故无论标本，即当先治耳。按：治本者十之八九，治标者惟中满以及小大不利二者而已。盖此二者，亦不过因其急而不得不先之也。如治病必求于本"必"字，即中满及小大不利二证。亦有急与不急之分，而先后乎其间者。何今之医动称急则治其标，缓则治其本？正不知孰为可缓，孰为最急，颠倒错认，但见其举手误人耳。况二便之治，小便尤难，但知气化则能出矣之意。则大肠之血燥者，不在硝黄；而膀胱之气闭者，又岂在五苓之类乎？

二节，此以病气强弱而言标本也。如病发之气有余，则必侮及他脏他气，而因本以传标，故必先治其本也。病发之气不足，则必受他脏他气之侮，而因标以传本，故必先治其标也。盖亦治所从生耳。间者，言病之浅。甚者，言病之重。病浅者可以兼治，故曰并行。病甚者难容杂乱，故曰独行。盖治不精专，为法之大忌，故当加意以调之也。

又病轻者，邪气与元气互为出入，故曰并行。病甚者，邪专旺而肆虐，故曰独行。

气味所入

草生五色，五色之变，不可胜视。草生五味，五味之美，不可胜极。嗜欲不同，各有所通。天食人以五气，地食人以五味。五气入鼻，藏于心肺，上使五色修明，音声能彰。五味入口，藏于肠胃，味有所藏，以养五气。气和而生，津液相成，神乃自生。五味入胃，各走其所喜。谷味酸，先走肝。谷味苦，先走心。谷味甘，先走脾。谷味辛，先走肺。谷味咸，先走肾。谷气津液已行，营卫大通，乃化糟粕，以次传下。其精微者，先出于胃之两焦，以溉五脏，别出两行营卫之道。其大气之抟而不行者，积于胸中，出于肺，循喉咽，故呼则出，吸则入。天地之精气，其大数常出三入一。故谷不入半日则气衰，一日则气少矣。

青黄赤白黑，五色之正也。然色有浅深间杂之异，故五色之变不可胜视。酸辛甘苦咸，五味之正也。然味有厚薄优劣之殊，故五味之美不可胜极。五气者，臊气入肝，焦气入心，香气入脾，腥气入肺，腐气入肾也。五味者，酸先入肝，苦先入心，甘先入脾，辛先入肺，咸先入肾也。清阳化气出乎天，浊阴成味出乎地，此即天地之道。阳阴之化，而人形之所以成也。

五气入鼻，由喉而藏于心肺，以达五脏。心气充则五色修明，肺气充则声音彰著。盖心主血，故华于面。肺主气，故发于声也。五味入口，由咽而藏于肠胃。胃藏五味以养五脏之气，而化生津液以成精。精气充而神自生，人生之道止于是耳。而其所以成之者，则在天之气、地之味。气味之通于用者，则在乎药食之间而已。

五脏嗜欲不同，各有所喜。故五味之走，亦各有所先。然既有所先，必有所后，而生克佐使，五脏皆有相涉矣。谷气入于营卫，糟粕降为便溺，以次下传而出大肠、膀胱之窍。谷之精气先出于胃，即中焦也，而后至上下两焦，以溉五脏。溉，灌注也。两行，言精者入营，营行脉中；浊者入卫，卫行脉外。故营主血而濡于内，卫主气而布于外，以分营卫之道。

大气，宗气也。抟，聚也。盖人有三气，营气出于中焦，卫气出于下焦，宗气积于上焦，出于肺由喉咙而为呼吸出入。故膻中曰气海，人之呼吸通天地之精气，以为吾身之真气。故真气者所受于天，与谷气并而充身也。然天地之气从吸而入，谷食之气从呼而出，总计出入大数，则出者三分，入止一分，出多入少。故半日不食则谷化之气衰，一日不食则谷化之气少矣。知气为吾身之宝，而得养气之玄者，可以语道矣。

气味宜忌

谷之五味，秔米甘，麻酸，大豆咸，麦苦，黄黍辛。果之五味，枣甘，李酸，栗咸，杏苦，桃辛。畜之五味，牛甘，犬酸，猪咸，羊苦，鸡辛。菜之五味，葵甘，韭酸，藿咸，薤苦，葱辛。

脾病者，宜食秔米饭、牛肉、枣、葵。心病者，宜食麦、羊肉、杏、薤。肾病者，宜食大豆黄卷、猪肉、栗、藿。肝病者，宜食麻、犬肉、李、韭。肺病者，宜食黄黍、鸡肉、桃、葱。

五禁者，肝病禁辛，心病禁咸，脾病禁酸，肾病禁甘，肺病禁苦。

肝色青，宜食甘，秔米饭、牛肉、枣、葵皆甘。心色赤，宜食酸，犬肉、麻、李、韭皆酸。脾色黄，宜食咸，大豆、豕肉、栗、藿皆咸。肺色白，宜食苦，麦、羊肉、杏、薤皆苦。肾色黑，宜食辛，黄黍、鸡肉、桃、葱皆辛。

首节，言谷果畜菜之五味，各有合于五行者。秔，俗作粳。麻，芝麻也。大豆，黄黑青白等豆，均称大豆。黍，糯小米也，可以酿酒，北人呼为黄米，又曰黍子。秔，音庚。藿，大豆叶也。薤，野蒜也。薤，似韭而无实。薤，音械。

二节，言脏病所宜之味也。脾属土，甘入脾，故宜用此甘物。心属火，苦入心，故宜用此苦物。肾属水，咸入肾，故宜用此咸物。肝属木，酸入肝，故宜用此酸物。肺属金，辛入肺，故宜用此辛物。皆用本藏之味，治本藏之病也。

三节，言藏病之所忌之味。辛味属金克木，故肝病禁之。咸味属水克火，故心病禁之。酸味属木克土，故脾病禁之。甘味属土克水，故肾病禁之。苦味属火克金，故肺病禁之。

四节，言藏气所宜之味。肝色青，宜食甘，即"肝苦急，急食甘以缓之"之意也。心色赤，宜食酸，即"心苦缓，急食酸以缓之"之意也。脾色黄，宜食咸，此乃调利机关之义。肾与胃合，故假咸柔耎，以利其关。关利而胃气乃行，胃行而脾气方化，故脾之宜味与他藏不同，亦即"脾苦湿，急食苦以燥之"之意也。肺色白，宜食苦，即"肺苦气上逆，急食苦以泄之"之意也。肾色黑，宜食辛，即"肾苦燥，急食辛以润之"，开腠理致津液以通气也。

多食酸咸之病

五味入于口也，各有所走，各有所病。酸走筋，多食之令人癃。咸走血，多食之令人渴。辛走气，多食之令人洞心。苦走骨，多食之令人变呕。甘走肉，多食之令人悗心。盖谓酸入于胃，其气涩以收，上之两焦，弗能出入也。不出即留于胃中，胃中和温，则下注膀胱。膀胱之脆薄以懦，得酸则缩绻，约而不通，水道不行，故癃。阴者，积筋之所终也，故酸入而走筋矣。咸入于胃，其气上走中焦，注于脉，则血气走之。血与咸相得则凝，凝则胃中汁注之，注之则胃中竭，竭则咽路焦，故舌本干而善渴。血脉者，中焦之道也，故咸入而走血矣。

上之两焦弗能出入，谓上中二焦涩结不舒也。绻，不分也。约，束也。癃，小水不利也。味至酸，则上中两焦弗能出入。若留于胃中，则为吞酸等疾。若胃中温和不留，则下注膀胱。膀胱得酸则缩，故为癃。膀胱之"胞"，音抛，溲脬也，俗名尿脬。阴者，阴器也。积筋者，宗筋之所聚也。肝主筋，其味酸，故内为膀胱之癃而外走肝经之筋也。酸走筋，筋病无多食酸。

血为水化，咸亦属水，咸与血相得，故走注血脉。若味过于咸，则血凝而结。水液注之，则津竭而渴。然血脉必化于中焦，故咸入中焦而走血。咸走血，血病无多食咸。

多食辛苦甘之病

辛入于胃，其气走于上焦。上焦者，受气而营诸阳者也。姜韭之气熏之，营卫之气不时受之，久留心下，故洞心。辛与气俱行，故辛入而与汗俱出。苦入于胃，五谷之气皆不能胜苦。苦入下脘，三焦之道皆闭而不通，故变呕。齿者，骨之所终也。故苦入而走骨，故入而复出，知其走骨也。甘入于胃，其气弱小，不能上至于上焦，而与谷留于胃中者，令人柔润者也。胃柔则缓，缓则蛊动。蛊动则令人悗心，其气外通于肉，故甘走肉。

洞心，透心若空也。营诸阳，营养阳分也。辛味属阳，故走上焦之气分。过于辛，则开窍而散，故为洞心，为汗出。辛走气，气病无多食辛。

苦味性坚而沉，故走骨。味过于苦，则抑遏胃中阳气，不能运化。故五谷之气，不能胜之，三焦之道闭而不通，所以入而复出，其变为呕。又如齿，为骨之所终。苦通于骨，内不能受其气，复从口齿而出，正因其走骨也。苦走骨，骨病无多食苦。

甘性柔缓，故其气弱小，不能至于上焦。味过于甘，则与谷气留于胃中，令人柔润而缓。久则甘从湿化，致生诸虫，虫动于胃。甘缓于中，心当悗矣。悗，闷也。甘入脾，脾主肉，故甘走肉。甘走肉，肉病无多食甘。

四时五味所伤

凡阴阳之要，阳密乃固。两者不和，若春无秋，若冬无夏。因而和之，是谓圣度。故阳强不能密，阴气乃绝。阴平阳秘，精神乃治。阴阳离决，精气乃绝。

因于露风，乃生寒热。春伤于风，邪气留连，乃为洞泄。夏伤于暑，秋为痎疟。秋伤于湿，上逆而咳，发为痿厥。冬伤于寒，春必温病。四时之气，更伤五脏。阴之所生，本在五味。阴之五宫，伤在五味。味过于酸，肝气以津，脾气乃绝。味过于咸，大骨气劳，短肌，心气抑。味过于甘，心气喘满，色黑，肾精不衡。味过于苦，脾气不濡，胃气乃厚。味过于辛，筋脉沮弛，精神乃殃。是故谨和五味，骨正筋柔，气血以流，腠理以密，如是则骨气以精。谨道如法，长有天命矣。

阳为阴之卫，阴为阳之宅。必阳气闭密于外，无所妄耗，则邪不能害，而阴气完固于内，此培养阴阳之要也。若阳强而亢，孤阳独用，不能固密，则阴气耗而竭矣。人生所赖，惟精与神。精以阴生，神从阳化。故阴气平静，阳气固秘，则精神治。有阳无阴则精绝，有阴无阳则气绝。两相离决，非病则亡，正以见阴阳不可偏废也。

次节言因于露风者，寒邪外侵，阳气内拒，阴阳相搏，故生寒热。春伤于风，木邪胜也，留连既久，则克制脾土，故为洞泄。夏伤于暑邪，若不即病，而留延至秋，寒郁为热，故寒热交争，而为痎疟。痎者，疟之通称，非有别义。秋伤于湿者，湿土用事于长夏之末，故秋伤于湿也，秋气通于肺，湿郁成热，则上乘肺金，故气逆而为咳嗽。伤于湿者，下先受之，则为痿为厥。痿多属热，厥则因寒也。或谓土旺四季之末，秋末亦可伤湿。冬伤于寒邪，则寒毒藏于阴分，至春夏阳气上升，新邪外应，乃为温病。藏精者生，不藏者死。风暑寒湿，迭相胜负。故四时之气，更伤五脏。然时气外伤阳邪也，五脏内应阴气也。惟内不守而后外邪得以犯之，所以明阴气不守之为病。

脏腑传病

二阳之病发心脾，有不得隐曲，女子不月。其传为风消，其传为息贲者，死不治。三阳为病，发寒热，下为痈肿，及为痿厥腨痛。其传为索泽，其传为癫疝。一阳发病，少气，善咳，善泄。其传为心掣，其传为隔。二阳一阴发病，主惊骇，背痛，善噫，善欠，名曰风厥。二阴一阳发病，善胀，心满，善气。三阴三阳发病，为偏枯痿易，四肢不举。

二阳，阳明也，为胃与大肠二经。然大肠小肠皆属于胃，此节所言则独重在胃耳。盖胃与心，母子也。人之情欲，本以伤心，母伤则害及其子。胃与脾表里也。人之劳倦，本以伤脾，脏伤则病连于腑。故凡内而伤精，外而伤形，皆能病及于胃。此二阳之病，所以发于心脾也。不得隐曲，阳道病也。宗筋会于气街，而阳明为之长。既病则阳道外衰，故为不得隐曲。其在女子当为不月者，心主血，脾统血，胃为血气之海，三经病而血闭矣。风，木气也，消，枯瘦也。贲，急迫也。胃家受病，久而传变则木邪胜土，故肌体风消。胃病则肺失所养，故气息奔急。气竭于上，由精亏于下，败及五脏，故死不治。

三阳，太阳也，为膀胱、小肠二经。三阳为表，故病发寒热，及为痈肿。足太阳之脉，从头下背，贯臀入腘，循腨抵足，故其为病则足膝无力曰痿，逆冷曰厥，足肚酸痛曰腨痛也。痛，写与切，痛病也。阳邪在表为热，则皮肤润泽之气，必皆消散，是为索泽也。癫疝者，小腹控引睾丸而痛也。

一阳，少阳也，为胆与三焦二经。胆属风木，三焦属相火。其为病也，壮火则食气。伤肺故为少气为咳。木强则侮土，故善泄。心为君火，而相火上炎，则同气相求。邪归于心，心动不宁，若有所引，名曰心掣。又其传者，以木乘土，脾胃受伤，乃为膈证。

二阳，胃与大肠也。一阴，肝与心主也。肝胃二经，皆主惊骇，背痛者，手足阳明之筋皆夹脊也。噫，嗳气也，其主在心。欠，呵欠也。欠虽主于肾，又足阳明病为数欠。肝与心包风热为邪，而阳明受之，故病名风厥。

二阴，心与肾也。一阳，胆与三焦也。胆经邪胜则侮脾，故善胀。肾经邪胜则乘心，故心满。三焦病则上下不行，故善气也。

三阳，膀胱小肠也。三阴，脾肺也。膀胱之脉，自头背下行两足。小肠之脉，自两手上行肩胛。且脾主四肢，肺主诸气。四经俱病，故当为偏枯，为痿易，为四肢不举。痿易者，痿弱不支，左右相掉易也。

阴阳结邪见症

所谓生阳死阴者，肝之心谓之生阳，心之肺谓之死阴，肺之肾谓之重阴，肾之脾谓之辟阴，死不治。结阳者，肿四肢。结阴者，便血一升，再结二升，三结三升。阴阳结邪，多阴少阳，曰石水，少腹肿。二阳结，谓之消。三阳结，谓之隔。三阴结，谓之水。一阴一阳结，谓之喉痹。

得阳则生，失阳则死，故曰生阳死阴也。自肝传心，以木生火，得其生气，是谓生阳，不过四日而愈。心传肺者，为火克金，阴气散亡，故曰死阴，不过三日而死。肺金肾水，虽曰子母相传，而金水俱病，故曰重阴，无阳之候也。土本制水，而水反侮土，水无所畏，是谓辟阴，故死无所治。辟，犹僻也。

阳，六阳也。四肢为诸阳之本，故结阳四肢肿也。此下皆言邪聚诸经为病。阴，六阴也。阴主血，邪结阴分，则血受病，故当便血。浅者便血一升，则结邪愈。若不愈而再结，邪甚于前矣，故便血二升。仍不愈则更甚，故曰三结三升也。阴阳诸经皆能结聚水邪，若多在阴经，少在阳经，名曰石水。石水者，沉坚在下，其证则少腹肿也。

二阳结，谓胃与大肠经病也。阳邪结于肠胃，则成三消之症。多饮而渴不止为上消，多食而饥不止为中消，多溲而膏浊不止为下消。三阳结，谓膀胱、小肠二经病也。小肠属火，膀胱属水。邪结小肠，则阳气不化；邪结膀胱，则津液不行。下不通则上不运，故为隔塞之病。

二阴结，谓脾肺二经病也。脾土所以制水，土病则水反侮之；肺金所以生水，气病则水为不行，故寒结三阴，而水胀之症生矣。一阴，肝与心主也。一阳，胆与三焦也。肝胆属木，心主三焦属火，四经皆从热化，其络并络于喉，故为喉痹。痹者，闭也。

虚实寒热

阳虚则外寒，阴虚则内热。阳盛则外热，阴盛则内寒。盖阳气受于上焦，以温皮肤分肉之间。今寒气在外，则上焦不通。上焦不通，则寒气独留于外，故寒慄，所谓阳虚则外寒也。有所劳倦，形气衰少，谷气不盛，上焦不行，下脘不通，胃气热，热气熏胸中，故内热。所谓阴虚则内热也。上焦不通，则皮肤致密，腠理闭塞，玄府不通，卫气不得泄越，故外热。所谓阳盛则外热也。厥气上逆，寒气积于胸中而不泻，不泻则温气去，寒独留，则血凝泣，凝则脉不通，其脉盛大以涩，故中寒，所谓阴盛则内寒也。邪气盛则实，精气夺则虚。

阳虚外寒者，阳气卫外而为固者也，阳虚则无气以温皮肤，命曰无火。上焦所以不通，独有寒气而已矣。阴虚内热者，阴气营于内者也，有所劳倦，则脾胃受伤。脾主肌肉，亦主运化谷气，以生真气。土衰则形肉与中气俱衰，谷气减少，脾虚下陷，则上焦不行，下脘不通矣。脾阴不足则胃热，肺居胸中，热上熏肺，则内热也。此言劳倦伤脾，故见症如上。若色欲所伤，真水耗竭，火无所畏，亢而刑金。此等内热，尤为难疗。阳盛外热者，阳主在上，又主在表，故阳亢则上壅而表热，此伤寒之候也。阴盛内寒者，寒气入脏，则阳气去矣。寒独留者，如冬令严寒，万物闭蛰之象，故脉不通而涩，此内伤之候也。

邪气盛则实，精气夺则虚，此二语为医宗之纲领，万世之准绳。其言若浅而易明，其旨实深而难究。夫邪气者，风寒暑湿燥火。精气，即正气，乃谷气所化之精微。盛则实者，邪气方张，名为实症。三候有力，名为实脉。实者泻之，重则汗吐下，轻则清火降气是也。夺则虚者，亡精失血，用力劳神，名为内夺。汗之、下之、吐之、清之，名为外夺。气怯神疲，名为虚症。三候无力，名为虚脉。虚者补之，轻则温补，重则热补也。无奈尚子和、丹溪之说者，辄曰泻实；尚东垣、立斋之说者，辄曰补虚。各成偏执，鲜获圆通。此皆赖病合法耳，岂所为法治病乎。精于法者，辨虚实二字而已。其中大实大虚，小实小虚，似实似虚，更贵精详。大虚者补之宜峻，缓则无功也。大实者攻之宜猛，迟则生变也。小虚者七分补而三分攻，开其一面也。小实者七分攻而三分补，防其不测也。至于似虚似实，举世淆讹。故曰至虚有盛候，反泻含冤；大实有羸状，误补益疾。辨之不可不精，治之不可不审也。或攻邪而正始复，或养正而邪自除。千万法门，只图全其正气耳。嗟乎！实而误补，固必增邪，尚可解救，其祸犹小。虚而误攻，真气立尽，莫可挽回，其祸至大。生死关头，良非渺小，司命者其慎之哉。

虚实生死

气实形实，气虚形虚。谷盛气盛，谷虚气虚。脉实血实，脉虚血虚，此其常也，反此者病。如何而反？气虚身热，气盛身寒。谷入多而气少，谷不入而气多。脉盛血少，脉少血多。此谓反也。气盛身寒，得之伤寒。气虚身热，得之伤暑。谷入多而气少者，得之有所脱血。湿居下也。谷入少而气多者，邪在胃及与肺也。脉小血多者，饮中热也。脉大血少者，人有风气，水浆不入。此之谓也。夫实者，气入也。虚者，气出也。气实者，热也。气虚者，寒也。又有五实死，五虚死。脉盛，皮热，腹胀，前后不通，闷瞀，此谓五实。脉细，皮寒，气少，泄利前后，饮食不入，此谓五虚。其时有生者，浆粥入胃，泄注止，则虚者活；身汗得后利，则实者活。此其候也。

形立于外，气充于内，形气相合是谓和平。故气实者形实，气虚者形虚，此禀赋之常也。若形气相反，则偏虚偏实之病生矣。人受气于谷，谷入于胃，以传于肺。五脏六腑，皆以受气。此气生于谷也，是谓谷气。故谷气盛衰，候常相应，不应则为病矣。脉之盛衰者，所以候血气之虚实也。故脉之与血相应者为常，不相应者反而为病也。

气虚者，阳虚也，当为身寒，而反病热者，阴虚于内，阳邪盛于外也，此形气相逆之反也。谷实多，乃二阳有余。气少，乃三阴不足。谷不入乃胃腑受邪，气多乃邪及于肺也。脉盛血少者，阳实阴虚也；脉少血多者，阳虚阴实也。皆谓之反也。

气盛身寒，得之伤寒者，寒伤形也。气虚身热，得之伤暑者，暑伤气也。人之伤于寒也，则病热。何以身寒者为伤寒，身热者为伤暑？不知四时皆有伤寒，而伤暑惟在夏月。至于夏至之后，有感寒暑而同时为病者，则不可不察其阴阳也。盖阴邪中人，则寒集于表，气聚于里，故邪气盛实，而身本因寒也。暑邪中人，则热伤于外，气伤于中，故正气疲困，而因热无寒也。此夏月寒暑之辨，故以二者并言。非谓凡患伤寒者，皆身寒无热也。

谷入多者，胃热善于消谷也。脱血者，亡其阴也。湿居下者，脾肾之不足，亦阴虚也。阴虚则无气，故谷虽入多而气则少也。邪在胃则不能食，邪在肺则息喘满，故曰谷入少而气多也。脉小者血应少，而反见其多，必或酒或饮，中于热而动之也。风为阳邪，居于脉中，故脉大。水浆不入，则中焦无以生化，故血少也。气入者，充满于内，所以为实。气出者，漏泄于中，所以为虚。气为阳气，实则阳实，故热。气虚则阳虚，故寒也。

五实者，五脏之实也。五虚者，五脏之虚也。五实五虚，具者皆死。然气虚至尽，尽而死者，理当然也。若五实者，何以亦死？盖邪之所凑，其气必虚，不脱不死，仍归于气尽耳。然虚实俱有真假，所当辨耳。

脉盛者，心所主也。皮热者，肺所主也。腹胀者，脾所主也。前后不通，肾开窍于二阴也。闷瞀者，肝脉贯鬲，气逆于中也。瞀，目不明也。脉细，心虚也。皮寒，肺虚也。气少，肝虚也。泄利前后，肾虚也。饮食不入，脾虚也。治之者，能使浆粥入胃，则脾渐苏，泄渐止，则肾渐固，根本气回，故虚者治。得身汗则表邪解，得利后则里邪除，内外通和，故实者活也。

虚实要注一

当今之人，实者少而虚者多。病实者其来速，其去亦速，故其治易。病虚者损伤有渐，不易复元，故其治难。实者少壮新邪，则可攻可拔。虚者根本有亏，则倏忽变幻，可无虑乎？夫人之虚实，有先天不足者，有后天不足者。先天者由于禀受，宜倍加谨慎，急以后天人事培补之，庶可延年。使觉之不早，而慢不为意，则未有不夭折者矣。后天者由于劳伤，宜速知警省，即以性情药食调摄之。使治之不早，而迁延讳疾，则未有不噬脐者矣。

虚实要注二

凡劳伤之辨，劳者劳其神气，伤者伤其形体。如喜怒思虑则伤心，忧愁悲哀则伤肺，是皆劳其神气也。饮食失度则伤脾，起居不慎则伤肝，色欲纵肆则伤肾，是皆伤其形体也。损其肺者伤其气，为皮焦而毛槁；损其心者伤其神，为血脉少而不营于脏腑，此自上而伤者也。损肝者伤其筋，为筋缓不能自收持；损其肾者伤其精，为骨髓消灭，痿弱不能起，此自下而伤者也。损其脾者，伤其仓廪之本，为饮食不为肌肤，此自中而伤者也。心肺损而神色败，肝肾损而形体痿，脾胃损而饮食不化。感此病者，皆损之类也。

虚实要注三

所损虽分五脏。而五脏所藏，则无非精与气耳。精为阴，人之水也。气为阳，人之火也。水火得其正，则为精为气。水火失其和，则为热为寒，气因偏损，所以致有偏胜。故水中不可无火，无火则阴胜而病寒；故火中不可无水，无水则阳胜而病热。当详辨阴阳，则虚损之治，无余义矣。水亏者大补真阴，切不可再伤阳气。火虚者大补元阳，切不可再伤阴气。盖阳既不足，而复伐其阴，阴亦损矣。阴已不足，而再损其阳，阳亦亡矣。实者，阴阳因有余，但去所余，则得其平。虚者，阴阳有不足，再去所有，则两者俱败，其能生乎。

虚实要注四

故治虚之要，凡阴虚多热者，最嫌辛燥，恐助阳邪也；尤忌苦寒，恐伐生阳也。性喜纯甘壮水之剂，阴以配阳，则刚为柔制，虚火自降，而阳归乎阴矣。阳虚多寒者，最嫌凉润，恐助阴邪也；尤忌辛散，恐伤阴气也。只宜甘温益火之品，补阳以配阴，则柔得其主，沉寒自敛，而阴从乎阳矣。是以气虚者宜补其土，精虚者宜补其下，阳虚者宜补而兼暖，阴虚者宜补而兼清，此固阴阳之治辨也。其有气因精而虚者，自当补精以化气。精因气而虚者，自当补气以生精。又如阳失阴而离者，非补阴何以收散亡之气；水失火而败者，非补火何以救随寂之阴，此又阴阳相济之妙用也。故善补阳者，必于阴中求阳，则阳得阴助，而生化无穷；善补阴者，必于阳中求阴，则阴得阳升，而泉源不竭。故以精气分阴阳，则阴阳不可离；以寒热分阴阳，则阴阳不可混，此又阴阳邪正之离合也。知阴阳邪正之治，则阴阳和而生道得矣。

慧安加甚之理

夫百病之所始生，必起于燥湿寒暑，风雨阴阳，喜怒饮食居处。气合而有形，得脏而有名。多以旦慧昼安，夕加夜甚。如四时之气使然。一日分为四时，朝则为春，日中为夏，日入为秋，夜半为冬。朝则人气始生，病气衰，故旦慧；日中人气长，长则胜邪，故安；夕则人气始衰，邪气始生，故加；夜半人气入脏，邪气独居于身，故甚也。其有反者，是不应四时之气，独藏主其病也。是必以脏气之所不胜时者甚，以其所胜时者起也。

不应四时之气者，以藏气独主其病，有所胜所不胜也。所不胜者，如脾病畏木，肾病畏土，肝病畏金，心病畏水。值其时日，故病必甚也。所胜时者，如脾病喜火土，肺病喜土金，肾病喜金水，肝病喜水木，心病喜木火。值其时日，故病当起也。

肝病死生之期

顺天之时，而病可与期。合人形以法四时五行而治。定五藏之气，然后知从逆衰王，间甚之时，死生之期也。如肝主春，足厥阴少阳主治，其日甲乙。肝苦急，急食甘以缓之。病在肝，愈于夏。夏不愈，甚于秋。秋不死，持于冬，起于春。禁当风。肝病者，愈在丙丁。丙丁不愈，加于庚辛。庚辛不死，持于壬癸，起于甲乙。肝病者，平旦慧，下晡甚，夜半静。肝欲散，急食辛以散之，用辛补之，酸泻之。

厥阴肝，乙木也。少阳胆，甲木也。二藏相为表里，故主治同也。其日甲乙者，甲为阳木，乙为阴木，皆东方之干。内应肝胆，即年月日时，无不皆然也。他仿此。肝为将军之官，其志怒，其气急。急则自伤，反为所苦。故宜食甘以缓之，则急者可平，柔能制肝也。肝病夏愈者，夏属火，木所生也。肝木畏金，火能平之，子制其邪，故愈。余同。

夏不愈甚于秋者，胜己者也。秋不死，持于冬者，得母气以养之，生我者也，故可执持无害矣。余持同。起于春者，木旺之时也。禁当风者，风气通于肝，故禁之勿犯。肝病愈于丙丁者，同前夏气能制胜己者也。丙丁不愈加于庚辛者，同前秋气金伐木也。庚辛不死持于壬癸者，同前冬气得所生也。起于甲乙者，同前春气，逢其旺也。平旦慧者，寅卯木旺时也，故爽慧。下晡申酉，金之胜也，故加甚。夜半亥子，木得生也，故安静。木不宜酸，故欲以辛散之。顺其性者为补，逆其性者为泻。肝喜散而恶收，故辛为补、酸为泻也。

心病死生之期

心主夏，手少阴太阳主治，其日丙丁。心苦缓，急食酸以收之。病在心，愈在长夏。长夏不愈，甚于冬。冬不死，持于春，起于夏。禁温食热衣。心病者，愈在戊己。戊己不愈，加于壬癸。壬癸不死，持于甲乙，起于丙丁。心病者，日中慧，夜半甚，平旦静。心欲耎，急食咸以耎之。用咸补之，甘泻之。

少阴心，丁火也；太阳小肠，丙火也。二脏表里，故治同。其日丙丁者，丙为阳火，丁为阴火，南方之干也。心苦缓者，心藏神，其志喜，喜则缓而心虚神散，故宜食酸以收之。愈在长夏者，长夏土火之子也。冬不死持于春者，火得所生也。起于夏者，火之旺也。禁温食热衣者，恐助火邪也。心病愈在戊己者，应长夏也。戊己不愈加于壬癸者，应冬气也。壬癸不死持于甲乙者，应春气也。起于丙丁者，应夏气也。日中慧者，巳午火旺时也。夜半甚者，亥子水之胜也。平旦静者，寅卯火得生也。

心欲耎者，心火太过则为躁越，故急宜食咸以耎之。盖咸从水化，能相济也。心欲耎，故以咸耎为补。心苦缓，故以甘缓为泻也。

脾病死生之期

脾主长夏，足太阴阳明主治，其日戊己。脾苦湿，急食苦以燥之。病在脾，愈在秋。秋不愈，甚于春。春不死，持于夏，起于长夏。禁温食饱食，湿地濡衣。脾病者，愈在庚辛。庚辛不愈，加于甲乙。甲乙不死，持于丙丁，起于戊己。脾病者，日昳慧，日出甚，下晡静。脾欲缓，急食甘以缓之，用苦泻之，甘补之。

阳明胃，太阴脾，戊己土也，表里治同。其日戊己者，戊为阳土，己为阴土，中宫之干也。苦湿急食苦者，脾以运化水谷制水为事，湿胜则反伤脾土，故宜食苦温以燥之。愈在秋者，秋属金，土之子也。秋不愈甚于冬者，土不胜水也。春不死持于夏者，土得火生也。起于长夏者，土之旺也。禁温食饱食、湿地濡衣者，温言非热，防滞也；湿地濡衣，阴寒也，皆能病脾，故当禁之。脾病愈在庚辛者，应愈在秋也。庚辛不愈加于甲乙者，应甚于春也。甲乙不死持于丙丁者，应持于夏也。起于戊己者，应起于长夏旺时也。日昳为土旺也，故慧。日出寅卯，木胜土也，故甚。日晡申酉，其子乡也，故静。昳，音迭。

脾贵充和温厚，其性欲缓，故急食甘以缓之。脾喜甘而恶苦，故苦为泻，而甘为补也。

肺病死生之期

肺主秋，手太阴阳明主治，其日庚辛。肺苦气上逆，急食苦以泄之。病在肺，愈于冬。冬不愈，甚于夏。夏不死，持于长夏，起于秋。禁寒饮食寒衣。肺病者，愈在壬癸。壬癸不愈，加于丙丁。丙丁不死，持于戊己，起于庚辛。肺病者，下晡慧，日中甚，夜半静。肺欲收，急食酸以收之。用酸补之，辛泻之。

太阴肺，辛金也；阳明大肠，庚金也，表里同治。其日庚辛者，庚为阳金，辛为阴金，西方之干也。肺主气，行治节之令，气病则上逆于肺，故急宜食苦以泄之也。肺病冬愈者，金之子乡也。冬不愈甚于夏者，金所不胜也。夏不死持于长夏者，金气得生也。起于秋者，金气旺也。禁寒饮食寒衣者，形寒饮冷则伤肺也。肺病愈在壬癸者，应愈在冬也。壬癸不愈加于丙丁者，应甚于夏也。丙丁不死持于戊己者，应持于长夏也。起于庚辛者，应起于秋也。下晡金旺故慧，日中火盛故甚。夜半水乡，则子能制邪，故静。

肺应秋气，主收敛，故宜食酸以收之。肺气宜聚，不宜散，故酸收为补，辛散为泻也。

肾病死生之期

肾主冬，足少阴太阳主治，其日壬癸。肾苦燥，急食辛以润之，开腠理，致津液，通其气也。病在肾，愈于春。春不愈，甚于长夏。长夏不死持于秋，起于冬。禁犯焠㷅热食温炙衣。肾病者，愈在甲乙。甲乙不愈，甚于戊己。戊己不死，持于庚辛，起于壬癸。肾病者，夜半慧，四季甚，下晡静。肾欲坚，急食苦以坚之。用苦补之，咸泻之。夫邪气之客于身也，以胜相加，至其所生而愈，至其所不胜而甚。至其所生而持，自得其位而起。必先定五脏之脉，察其从逆衰旺。乃可言间甚之时，死生之期也。

少阴肾，癸水也；太阳膀胱，壬水也，表里同治。其日壬癸者，壬为阳水，癸为阴水，北方之干也。肾为水脏，藏精者也。阴病苦燥，故宜食辛以润之。盖辛从金化，水之母也。其能开腠理致津液者，以辛能通气也。水中有真气，惟辛能达之，故可以润肾之燥也。肾病愈在春者，水之子乡也。春不愈甚于长夏者，水不胜土也。长夏不死持于秋者，水得生也。起于冬者，水所旺也。焠㷅，烧燥之物也。肾恶燥烈，故当禁此。焠，音翠；㷅，音哀。肾病愈在甲乙者，应愈在春也。甲乙不愈，甚于戊己者，应甚于长夏也。戊己不死，持于庚辛者，应持于秋也。起于壬癸者，应起于冬也。夜半水旺，故慧。四季土胜之，故甚。下晡金旺，水得所生，故静也。

肾主闭藏，气贵周密，故肾欲坚。愈宜食苦以坚之也。苦能坚，故为补。咸能耍坚，故为泻也。

邪气客于身以下，乃总结上文愈、甚、持、起之由然也。凡内伤外感之加于人者，皆曰邪气。外感六气，盛衰有时。内伤五情，间甚随藏，必因胜以侮不胜，故曰以胜相加也。至其所生而愈者，我所生也。以时而言，下同。至其所不胜而甚者，我不胜彼，被克者也。至其所生而持者，生我之时也。自得其位而起者，自旺之时也。欲知时气逆顺，必须先察脏气。欲察脏气，必须先定五脏所病之脉。如肝主弦，心主钩，肺主毛，肾主石，脾主代。脉来独至，全无胃气，则其间甚，死生之期，皆可得而知之矣。如上文所论者是矣。

卷之四 类 证

五病五发五乱

五气所病：心为噫，肺为咳，肝为语，脾为吞，肾为欠、为嚏，胃为气逆、为哕、为恐，大肠、小肠为泄，下焦溢为水肿，膀胱不利为癃、不约为遗溺，胆气郁为怒，是谓五病。五病所发：阴病发于骨，阳病发于血，阴病发于内，阳病发于冬，阴病发于夏，是谓五发。五邪所乱：邪入于阳则狂，邪入于阴则痹，搏阳则为巅疾，搏阴则为瘖，阳入之阴则静，阴出之阳则怒，是谓五乱。

心为噫：噫，嗳气也。心痹者，嗌干善噫。又太阴病，善噫善呕。阴盛上走阳明，阳明络属心，故太阴上走心为噫。又寒气客胃，厥逆从下而上散，复出于胃，故噫。由是观之，心脾胃皆有是证。总由火土郁，气不舒也。唐注：噫与呃异，呃是气厄于胸而出于口，噫是胸中结气，哽之使出。二者均病在胸前，属心之部位，故皆属心。柿形象心，而蒂苦涩，治呃降心气也。心满噫气，是肺胃痰火，仲景旋覆、麦冬治之，而必用赭石，破心血，降心气也。久病闻呃为胃绝，火不生土，心气逆也。心病不止一噫，然见噫气便知属心，用药乃知方向。余仿此。

肺为咳：肺主气属金，邪夹金声，故病为咳也。唐注：五脏六腑皆有咳症，而无不聚于胃关于肺。盖肺主气管，气管中非痰饮，即风寒火燥，令其气逆。故咳有从皮毛口鼻入气管者，有从肠胃膈膜入气管者，当分别治之。按：齁、咳二字，道路不同。鼻主吸气，齁字从鼻，是吸入之气管不利也。咳字从欠，欠者口气下垂。口主出气，是呼出之气管不利也。此管在胸膈，故咳时胸前痒滞。

肝为语：语出于肝，象木有枝条，多委曲也。唐注：谵语属阳明燥热，郑声属心神虚恍。而此云肝为语者，盖燥热乃木火克土，神恍乃肝火不清，因而心神扰惑，故皆宜泻木火、安魂也。

脾为吞：脾受五味，故为吞象。唐注：脾主化谷生津，凡口中津液少者，常作吞引之状。若反吞为吐，则是水谷不下之故，皆属脾病，可以互勘。

肾为欠为嚏：阳未静而阴引之，故欠。阳欲达而阴发之，故嚏。阴盛于下，气化于水，故属肾。唐注：阴引阳入，故呵欠至而欲寐。阳引阴出，故喷嚏出而人醒。二者皆根于气海，故肾病则见此二证。

胃为气逆，为哕为恐：阳明主纳，其气以下行为顺，气逆则反其令也。冲脉丽于阳明，冲逆亦属阳明胃。哕者，吐秽恶之气也。吞酸嗳腐之类，皆反其纳物之令也。恐者，肾之志也。胃属土，肾属水。土邪伤肾则为恐，故恐亦属胃。

大肠、小肠为泄：大肠为传道之府，小肠为受盛之府。小肠之清浊不分，则大肠之传道不固，故为泄利。唐注：泄多是脾胃中焦之证，然总出于肠中也。小肠属火以化谷，火虚则谷不化而飧泄。大肠属金以燥粪，燥气不足，则粪溏泻也。然小肠火甚，则胶结为痢；大肠燥甚，则秘结不便，此又为泄之变态矣。

下焦溢为水肿：下焦为分注之所，气不化则津液不行，故溢于肌肉而为水肿。唐注：

三焦乃决渎之官，另有详注。此但云下焦者，因上焦连心肺，中焦连脾胃，多兼心肺脾胃之证。尚非三焦专责，惟下焦当膀胱上口，为水入膀胱之路。此处不和，则水溢于上，达于外而发水肿。下焦属肾属肝，治宜疏泄肝肾。又肺居高能御下，主通调水道，非开利肺气，不能治下焦也。

膀胱不利为癃、不约为遗溺：膀胱下为溺管，溺管淋涩不通为癃。肺主水道，由肺气闭，则宜清利也。肝脉绕茎，由肝血滞，则宜滑利也。据西医说，以为溺管发炎肿塞，或砂淋内塞，究之皆肺肝两端所致也。又溺管之后为精窍，精窍有败精死血，亦能挤塞溺管，法当利肾。夫肺以阴气下达膀胱，通调水道，而主治节。使小便有度，不得违碍。肝肾以阳气达于膀胱，蒸登水气，使其上腾，不得直泻。若阳气不能蒸发，则水无约束，发为遗溺，治宜温胞。盖膀胱如釜，胞如灶，温胞室者，釜底添薪也。参看医判十二官条自见。

胆气郁为怒：胆怒为肝志，而胆亦然者，肝胆为表里，其气皆刚，而肝取决于胆也。唐注：胆为木生之火也。西医论胆，专言汁，不知有汁即有气，故《内经》均以气立论。木气条畅，火气宣达，则清和朗润，其人和平。若木郁生火，火郁暴发，则为震怒。凡病之易怒者，皆责于胆气也。

五发：阴病发于骨者，骨属肾，肾者阴中之阴也。阳病发于血者，血属心，心者阳中之阳也。阴病发于肉者，肉属脾，脾者阴中之至阴也。阳病发于冬者，阴胜则阳病也。阴病发于夏者，阳胜则阴病也。

五邪所乱：言邪入阳分则为阳邪，邪热炽盛故病为狂。阴不胜其阳，则脉流薄疾，并乃狂。邪入阴分则为阴邪，阴胜则血脉凝涩不通，故为病痹。邪搏于阳，则阳气受伤，故为癫疾。上文言邪入于阳则狂者，邪助其阳，阳之实；此言搏阳则为癫疾者，邪伐其阳，阳之虚也，故有癫狂之分。又邪入于阳，转则为癫疾。言转入阴分，故为癫也。邪搏于阴，则阴气受伤，故声为瘖痖。阴者，五藏脏之阴也。盖心主舌，而手少阴心脉上走喉咙，系舌本；手太阴肺脉，循喉咙；足太阴脾脉，上行结于咽，连舌本，散舌下；足厥阴肝脉，循喉咙之后，上入颃颡，而筋脉络于舌本；足少阴肾脉，循喉咙，系舌本，故皆主病瘖也。又邪入于阴，转则为瘖；言转入阳分，则气病，故为瘖也。阳入之阴则静者，阳敛则藏，故静也。阴出之阳则怒者，阴发则躁，故怒也。

五劳五脉五邪

五劳所伤：久视伤血，久卧伤气，久坐伤肉，久立伤骨，久行伤筋，是谓五劳所伤。五脉应象：肝脉弦，心脉钩，脾脉代，肺脉毛，肾脉石，是谓五脏之脉。五邪所见：春得秋脉，夏得冬脉，长夏得春脉，秋得夏脉，冬得长夏脉。名曰阴出之阳，病善怒不治，是谓五邪，皆同命，死不治。（此课五脉之小注当并读之）

久视则劳神，故伤血。血者，神气也。久卧则阳气不伸，故伤气。久坐则血脉滞于四体，故伤肉。立者之劳在骨，行者之劳在筋，故久立久行各有所伤也。

肝脉弦者，耎弱而滑，端直以长，其应春也。心脉钩者，来盛去衰，外实内虚，故应夏也。脾脉代者，代，更代也。脾脉和耎，分旺四季，如春当和耎而兼弦，夏当和耎而兼钩，秋当和耎而兼毛，冬当和耎而兼石，随时相代，故曰代，非中止之谓也。肺主毛者，脉来浮虚，轻如毛羽，其应秋也。肾脉石者，沉坚如石，其应冬也。

五邪所见，至命死不治。注：所谓阴者，真脏也。所谓阳者，胃脘之阳也。凡此五邪，皆以真脏脉见，而胃气绝，故曰阴出之阳。阴盛阳衰，土败木贼，故病当善怒，不可治也。五邪皆同命，死不治。此明五脉皆然也。

九气见症

百病生于气也，怒则气上，喜则气缓，悲则气消，恐则气下，寒则气收，炅则气泄，惊则气乱，劳则气耗，思则气结。九气不同。怒则气逆，甚则呕血及飧泄，故气上矣。喜则气和志达，营卫通利，故气缓矣。悲则心系急，肺布叶举而上焦不通，荣卫不散，热气在中，故气消矣。恐则精却，却则上焦闭，闭则气还，还则下焦胀，故气不行矣。寒则腠理闭，气不行，故气收矣。炅则腠理开，营卫通，汗大泄，故气泄矣。惊则心无所倚，神无所归，虑无所定，故气乱矣。劳则喘息，汗出，外内皆越，故气耗矣。思则心有所存，神有所归，正气留而不行，故气结矣。

气之在人，和则为正，不和则为邪，故百病皆生于气也。怒则肝气逆上，气逼血升，故甚则呕血。肝木乘脾，故为飧泄。肝为阴中之阳，气发于下，故气上矣。下乘则飧泄，上犯则呕血，而气逆也。

气脉和调，故志畅达。营卫通利，故气徐缓。然喜盛则气过于缓，而渐至涣散，故喜则气下。又喜乐者，神惮散而不藏也。

悲生于心，则心系急；并于肺，则肺叶举，故精气并于肺则悲也。心肺居膈上，故为上焦不通。肺主气而行表里，故为营卫不散。悲哀伤气，故气消矣。

恐惧伤肾，则伤精，故精却。却，退也。精却则升降不交，故上焦闭。上焦闭则气归于下，病为胀满而气不行，故曰恐则气下也。又曰忧愁者气闭塞而不行，恐惧者神荡惮而不收。

寒束于外，则玄府闭密，阳气不能宣达，故收敛于中，而不得散也。腠，肤腠也。理，肉理也。热则流通，故腠理开。阳从汗散，故气亦泄。

大惊卒恐，则神志散失，血气分离，阴阳破散，故气乱矣。疲劳过度，则阳分动于阴分，故上奔于肺而为喘，外达于表而为汗。阳动则散，故内外皆越，而气耗矣。思之无已，则系恋不释，神留不散，故气结也。

风邪所病（风症一）

天有八风，经有五风。八风发邪，以为经风，触五脏，邪气发病。所谓得四时之胜者，春胜长夏，长夏胜冬，冬胜夏，夏胜秋，秋胜春，所谓四时之胜也。东风生于春，病在肝，俞在颈项；南风生于夏，病在心，俞在胸胁；西风生于秋，病在肺，俞在肩背；北风生于冬，病在肾，俞在腰股；中央为土，病在脾，俞在脊。

经，经脉也。五风，五脏之风也。八风，八方之风也。八风不得其正，则发为邪气。其中于人，则入为五经之风。特以所伤之异，故名亦异耳。风自外入，则循经而触于五脏，故发病也。四时五气，互有克胜。所胜为邪，则不胜者受之。天之运气，人之脏气，无不皆然。

次节注：上文言四时之胜者，能为病。此下言邪气，随时之为病也。春气发荣于上，故俞应于颈项。心脉循胸出胁，而南方之气主于前，故俞在胸胁。肺居上焦，附近肩背，故俞应焉。腰为肾之府，与股接近，故俞应焉。脊居体中，故俞应于上也。

八风方名，如东北为凶风，在卦为艮☶，在时为立春也。正东为婴儿风，在卦为震☳，在时为春分也。东南为弱风，在卦为巽☴，在时为立夏也。正南为大弱风，在卦为离☲，在时为夏至也。西南为谋风，在卦为坤☷，在时为立秋也。正西为刚风，在卦为兑☱，在时为秋分也。西北为折风，在卦为乾☰，在时为立冬也。正北为大刚风，在卦为坎☵，在时为冬至也。

又《灵枢·九宫八风》篇云：风从所居之乡来者为实风，主生长养万物。从其冲后来者，为虚风伤人者也，主杀主害，又为虚邪贼风。如月建在子，对冲之风从南来，火反侮水也。月建在卯，对冲之风从西来，金即克木也。月建在午，对冲之风从北来，水即克火也。余可类推。

四时善病（风症二）

故春气者病在头，夏气者病在脏，秋气者病在肩背，冬气者病在四支。故春善病鼽衄，仲夏善病胸胁，长夏善病洞泄寒中，秋善病风疟，冬善病痹厥。故冬不按跷，春无鼽衄及以上四时之病而汗出也。夫精者，身之本也。故藏于精者，春不病温，夏暑汗不出者，秋风成疟。此平人脉法也。

春气病在头，阳气上升也。夏气病在脏，在脏言心，心通夏气，为诸脏之主也。秋气病在肩背，肺之应也。冬气病在四支，上文北方言其腰股，此言在四支者，盖腰股属阴，四支气薄，皆易于受寒者也。

春善病鼽衄，风邪在头也。唐注：鼽，是鼻塞流涕。衄，是流鼻血。鼽属气分，春阳发泄，为阴所闭，则鼻塞不通，治宜疏散其寒也。衄属血分，春木生火，动血上冲，干犯清道。鼻为肺窍，木火侮肺，故发衄，治宜清降其火。善病者，谓此种病多也。

仲夏善病胸胁，胸胁近心也。唐注：胸是两乳中间，属心。胁是两乳旁边，属三焦。心是君火，三焦是相火，皆与夏气相应。故仲夏善病胸胁，以火有余，多发逆满也。

长夏善病洞泄寒中，风寒犯脾也。唐注：长夏未月，湿土主气。脾主湿而恶湿，湿甚则发洞泻。阳极于外，无以温养中土，故发寒中之病。观冬月井水温，夏月井水冷，则知夏月中宫多寒矣。

秋善病风疟，暑汗不出，风寒袭于肤腠也。唐注：风属肝，疟属少阳，因风致疟。本系木火为病，而多发于秋金者，木火侮金也。盖秋当肺金主气之时，金气清肃，则皮毛自敛，膜腠自和。设风气鼓动，则为皮毛不得敛，而发寒热。风火相扇，则膜腠不得和，而战栗溺赤。知此理者，可得治疟之法矣。

冬善病痹厥，寒邪在四支也。唐注：痹是骨节疼痛，厥是四支逆冷。肾中阳气，能达于骨节，充于四支，则无病。冬令寒水气盛，往往肾阳不足，故多此病也。

按跷，为按摩肢节，以行导引也。三冬元气伏藏在阴，此时扰动筋骨，则精气泄越，以致春夏秋冬，各生其病。故冬宜养藏，则春时阳气虽升，阴精自固，何有鼽衄及夏秋冬之各病乎？按蹻且不可，则冒寒妄劳，益可知矣。

人身之精，真阴也，为元气之本。精耗则阴虚，阴虚则阳邪易犯，故善病温。此正谓冬不按蹻，则精气伏藏，阳不妄升，则春无温病，又何虑虬虬颈项等病哉。

夏月伏暑而汗不出，则暑邪内畜，以致秋凉凄切之时，寒热相争，乃病风疟。故曰暑当与汗皆出，勿止也。以上二层，一言冬宜闭藏，一言夏宜疏泄。阴阳启闭，时气宜然。此举冬夏言，则春秋在其中矣。凡四时之气，顺之则安，逆之则病，是即平人之脉法。脉法者，言经脉受邪之由然也。

热中寒中诸病（风症三）

风之伤人也，或为寒热，或为热中，或为寒中，或为疠风，或为偏枯，或为风也。其病各异，或内至五脏六腑，其名不同。风气藏于皮肤之间，内不得通，外不得泄。风者，善行而数变。腠理开则洒然寒，闭则热而闷。寒则衰食饮，热则消肌肉，故使人怢栗而不能食，名曰寒热。风气由与阳明入胃，循脉而上至目内眦。肥者风气不得外泄，则为热中而目黄。瘦者外泄而寒，则为寒中而泣出。

风之伤人，若惟一证。及其为变，无所不至。盖风虽阳邪，气则寒肃。是风之与寒，本为同类，但有阴阳之辨耳。欲辨之者，当详察此下诸篇之义。不通不泄者，言风寒袭于肤腠，则玄府闭封，故内不得通，外不得泄。此外感之始也，腠理开则寒，闭则热者。风邪本阳邪，阳主疏泄，故令腠理开。闭则卫气不固，故洒然寒。若寒胜则腠理闭，闭则阳气内壅，故烦热而闷。

寒气伤阳，则胃气不化，故饮食衰少。热邪伤阴，则津液枯涸，故肌肉消瘦。寒热交作，则振寒，故为怢栗不食。由"风气藏于皮肤之间"，至"名曰寒热"句为止，皆以明风为寒热也。

风气客于阳明，则内入于胃。胃居中焦，其脉上行，系于目系。人肥则腠理致密，邪不得泄，留为热中，故目黄也。人瘦则肌肤疏浅，风寒犯之，阳气易泄，泄则寒中而泣出。此明风气之变，或为热中，或为寒中也。

疠风偏风诸症（风症四）

风气与太阳俱入，行诸脉俞，散于分肉之间，与卫气相干。其道不利，故使肌肉愤膜而有疡；卫气有所凝而不行，故其肉有所不仁也。疠者，有营气热附，其气不清，故使其鼻柱坏而色败，皮肤疡溃，风寒客于脉而不去，名曰疠风，或名曰寒热。风中五脏六腑之俞，亦为脏腑之风，各入其门户所中，则为偏风。风气循风府而上，则为脑风。风入系头，则为目风，眼寒。饮酒中风，则为漏风。入房汗出中风，则为内风。新沐中风，则为首风。久风入中，则为肠风飧泄。外在腠理，则为泄风。故风者百病之长也，至其变化乃为他病也。无常方，然致有风气也。

风邪由太阳经入者，自背而下。凡五脏六腑之俞皆附焉，故邪必行诸脉俞而散于分肉也。分肉者，卫气之所行也。卫气昼行于阳，自足太阳始，风与卫气相抟，俱行于分肉之间。故气道涩而不利，不利则风邪抟聚，故肉肿如愤膜，而为疮疡。或卫气不行，则体有不仁。故凡于痛痒寒热，皆有所不知也。

疠风者，风寒客于血脉，久留不去，则营气化热，皮肤胕肿，气血不清，败坏为疠，故曰脉风成为疠也。风中五脏六腑之俞，即十二经脏腑之风也。随俞左右而偏中之，则为偏风，故有偏病之证也。

脑风者，风府督脉穴，自风府而上，则入脑户，故为脑风也。目风者，风自脑户入，系于头，则合于足之太阳。太阳之脉，起于目内眦。风邪入之，故为目风。则或痛或痒，或眼寒，而畏风羞涩也。

漏风者，酒性温散，善开玄府，酒后中风，则汗漏不止，故曰漏风，亦谓之酒风。内风者，内耗其情，外开腠理，风邪乘虚人之，故曰内风也。首风者，沐头面中风也，一曰沐浴。

肠风者，久风不散，传变而入于肠胃之中。热则为肠风下血，寒则水谷不化，而为飧泄泻痢。泄风者，风在腠理，则汗泄不止，故曰泄风。

或为风者，自风气循风府而上，至则为泄风。共七种，皆所以明或为风也，故有其病各异，其名不同之义。无常方然，言变化之多。而其致之者，则皆因于风气耳。

肺心肝脾诸风（风症五）

以春甲乙伤于风者为肝风，以夏丙丁伤于风者为心风，以季夏戊己伤于邪者为脾风，以秋庚辛中于邪者为肺风，以冬壬癸中于邪者为肾风。五脏之风形状不同：肺风之状，多汗恶风，色皏然白，时咳短气，昼日则瘥，暮则甚。诊在眉上，其色白。心风之状，多汗恶风，焦绝善怒吓，赤色。病甚则言不可快，诊在口，其色赤。肝风之状，多汗恶风，善悲，色微苍，嗌干善怒，时憎女子。诊在目下，其色青。脾风之状，多汗恶风，身体怠惰，四支不欲动，色薄微黄，不嗜食。诊在鼻上，其色黄。

此明风邪内至于脏也，以四时十干之风分属五脏，非谓春必甲乙而伤肝，夏必丙丁而伤心也。凡一日之中，亦有四时之气。十二时之中，亦有十干之分。故得春之气则入肝，得甲乙之气亦入肝。当以类求，不可拘泥，诸气皆然也。曰伤，曰中，本为互言，初无轻重之别，后世则以中风为重，伤风为轻矣。

肺风注：多汗者，阳受风气，开泄腠理也。恶风者，伤风恶风也。下文诸脏皆同。皏然，浅白貌，金色白也。肺主气，在变动为咳，风邪迫之，故时咳短气也。昼则卫气在表，风亦随之，故觉其瘥。暮则卫气入阴，邪应于内，故为甚也。眉上，乃阙庭之间，肺之候也，故肺病则白色见于此。皏，普梗切。

心风，多汗恶风，义如前。焦绝者，唇舌焦燥，津液干绝也。风化木，心属火，风薄于心，则木火合邪。神志溃乱，故或为善怒，或为惊吓。心主舌，病甚则舌本强，故言不可快。心和则舌能知味，故诊当在口。口者，兼唇而言，色当赤也。

肝风注：气并于肺，肝病而肺气乘之，故善悲。色微苍，肝之色也。足厥阴脉，循喉咙之后，上入颃颡，故嗌干也。善怒，肝之志也。肝为阴中之阳，其脉环阴器，强则好色，病则妒阴，故时憎女子也。肝气通于目，故诊在目下，色当青也。

脾风注：身体怠惰，四支不用者，脾主肌肉四支也。色薄微黄，土之色也。不嗜食，脾病不能化也。鼻为面王，主应脾胃，故色诊当见于鼻上。

肾胃首漏泄诸风（风症六）

肾风之状，多汗恶风，面疣然浮肿，脊痛不能正立。其色始，隐曲不利。诊在肌上，其色黑。胃风之状，颈多汗恶风，食饮不下，膈塞不通，腹善满。失衣则膜胀，食寒则泄，诊形瘦而腹大。首风之状，头面多汗恶风，当先风一日则病甚，头痛不可以出内，至其风日则病少愈。漏风之状，或多汗，常不可单衣，食则汗出，甚则身汗，喘息恶风，衣常濡，口干善渴，不能劳事。泄风之状，多汗，汗出泄衣上，口中干，上渍。其风不能劳事，身体尽痛则寒。

肾风注：疣然浮肿貌。风邪入肾，则挟水气上升，故面为浮肿。肾脉贯脊属肾，故令脊痛，不能正立。始，烟始也。隐曲，阴道也。肾主水，故色黑如始。肾开窍于二阴，故为隐曲不利。肌肉本主于脾，今其风水合邪，反侮乎土，故诊在肌上，色当黑也。

胃风注：胃脉从大迎前下人迎，循喉咙，入缺盆。故胃风之状，颈必多汗恶风。胃主受纳水谷，而风邪居之，故食饮不下，隔塞不通。胃脉循腹里，故善满。失衣，则阳明受寒于外，故为膜胀。食寒，则胃气受伤于内，故为泄泻。胃者肉其应，胃病故形瘦。腹者胃所居，邪实故腹大。此下当详明六腑之病，而止言胃风者，以胃为六腑之长，即如所谓大肠小肠，皆属于胃之意，胃病则腑在其中矣。

首风注：首为诸阳之会。因沐中风，则头面之皮腠疏，故多汗恶风。凡患首风者，止作无时。故凡于风气将发，必先一日而病甚头痛。以阳邪居于阳分，阳性先而速也。先至必先衰，是以至其风日则疾少愈。内，谓房室之内。不可出者，畏风寒也。

漏风注：漏风之病，因于饮酒中风也。风邪挟酒，则阳气散越，故多汗。阳胜则身热恶寒，故不可以单衣。食入于阴，长气于阳，故热则汗出。甚则阳浮于上，故喘息。汗出不止，故衣濡。阳甚阴虚，津亡于内，所以口干善渴，身不能劳也。能，耐也。

泄风注：泄风者，表不固也。上渍者，身半以上汗多如渍也。口中干，津液涸也。液涸则血虚，故不能耐劳，而身尽痛。汗多则亡阳，故令人寒也。

风寒传脏之次（风症七）

是故风寒初客，毫毛毕直，皮肤闭而为热，此时可汗而发也。或痹不仁肿痛，此时可汤熨及火灸刺而去之。弗治，病入于肺，名曰肺痹，发咳上气。弗治，肺传于肝，名曰肝痹，一名曰厥。胁痛出食，此时可按若刺耳。弗治，肝传之脾，名曰脾风。发瘅，腹中热，烦心，出黄，此时可按可药可浴。弗治，脾传于肾，病名曰疝瘕，少腹冤热而痛，出白，一名曰蛊，此时可按可药。弗治，肾传于心，心主血脉，血燥则筋脉相引而急，病名曰瘈。此时可灸可药。弗治，满十日，法当死。若元气足，不即死者，邪复传于肺，发寒热，病当三岁死，此顺传所胜之次也。

风寒客于皮肤，则腠理闭密，故毫尽直。寒束于外，则阳气无所疏泄，故郁而为热。斯时也，寒邪初中在表，故可取汗而愈。

邪在皮毛，不亟去之，则入于经络，故或为诸痹，或为不仁，或为肿痛。故当用汤熨灸刺之法，以去经络之病。

肺痹注：风寒自表入脏，必先于肺。盖肺合皮毛，为脏之长也。邪入于阴，则痹。故肺受风寒，则病为肺痹。而其变动为咳，咳则喘息，故为上气。

肝痹注：在肺弗治，则肺金乘木，故及于肝，是为肝痹。肝气上逆，故一名曰厥。厥在肝经，故胁痛；厥而犯胃，故出食。可按若刺，则厥逆散而肝邪平矣。

脾风注：在肝弗治，则肝木乘土，风热入脾，病名脾瘅。其在内，则腹中热而烦心；在外，则肌体出黄。可按可药可浴，在解其表里之风热耳。

疝瘕注：在脾弗治，则土邪乘肾，病名疝瘕。邪居下焦，故少腹冤热而痛，溲出自浊也。热结不散，亏蚀真阴，如蛊之吸血，故亦名蛊也。

瘛症注：肾邪克火，则传于心。心主血脉，心病则血燥，血燥则筋脉相引而急，手足挛掣，病名曰瘛。邪气至心，其病已极，此而弗治，故不出十日当死也。

三岁死注：若肾传于心，未至即死。而邪未尽者，当复传于肺。而金火交争，金胜则寒，火胜则热，故发寒热。三岁死者，凡风邪传遍五脏，本当即死。其不死者，以元气未败，势犹在缓。故肺复受邪，再一岁则肺病及肝，二岁则肝病及脾，三岁则脾病及肾。三阴俱败，故当死也。此即顺传所胜之次第也。

病不以次相乘

然其卒发者，不必治于传，或其传化有不以次。不以次入者，忧恐悲喜怒，令不得以其次，故令人有大病矣。因而喜大虚则肾气乘矣，怒则肝气乘矣，悲则肺气乘矣，恐则脾气乘矣，忧则心气乘矣，此其道也。故病有五，五五二十五变，及其传化。传，乘之名也。

病有发于仓卒者，随气为患，不以次而入，亦不必依此次以治其传。此又于逆传顺传之外，而复有不次相乘者矣。

五志之发无常，随触而动，故生病亦不以次也。喜则气下，故伤心，心伤而大虚，则肾气乘之，水胜火也。怒则气逆于肝，而乘于脾，木胜土也。悲则气并于肺，而乘于肝，金胜木也。恐伤肾而肾气虚，则脾气乘之，土胜水也。忧伤肺则心气乘之，火胜金也。

此其道者，或以有余而乘彼，或以不足而被乘，皆乘所不胜，此不次之道也。脏惟五，而五脏之传，又能各兼五脏，则有二十五也。传变者，以此传彼；乘者，以强凌弱，故有曰传、曰乘之异名耳。

风厥与劳风

有病身热汗出烦满，烦满不为汗解。夫汗出而身热者风也，汗出而烦满不解者厥也，病名曰风厥。巨阳主气，故先受邪，少阴与其为表里也，得热则上从之，从之则厥也。劳风为病，法在肺下。其为病也，使人强上冥视，唾出若涕，恶风而振寒，此为劳风，治之以救俛仰。巨阳引精者三日，中年者五日，不精者七日。咳出青黄涕，其状如脓，大如弹丸，从口中若鼻中出。不出则伤肺，伤肺则死也。

不为汗解，汗后烦热不散也。风为阳邪，故汗出身仍热也。巨阳主气，气言表也。表病则里应，故少阴得热，则阴分之气，亦从阳而上逆，逆则厥矣，故名风厥。风厥之义不一，此言太阳少阴病也。又有二阳一阴发病，名曰风厥，言胃与肝也。人之善病风厥漉汗者，肉不坚，腠理疏也。

劳风者，因劳伤风也。肺下者，在内则胸膈之间，在外则四椎五椎之间也。风受于外，则病应于内。凡人之因于劳者，必气喘，此劳能动肺可知。邪在肺下，则为喘逆，故令人强上，不能俛首。风热上壅，则畏风羞明，故令人瞑目而视。

风热伤阴，则津液稠浊，故唾出若涕。肺主皮毛，卫气受伤，故恶风伤寒。风之微甚，证在俛仰之间也，故当先救之。然救此者，必先温肺，温肺则风散，风散则俛仰安矣。若温散不愈，郁久成热，然后可以清解。温清失宜，病必延甚。

引精注：风邪之病肺者，必由足太阳膀胱经风门、肺俞等穴，内入于脏。太阳者，水之腑，三阳之表，故当引精上行，则风从咳散。若巨阳气盛，引精速者，应在三日；中年精衰者，应在五日；衰年不精者，应在七日，当咳出青黄痰涕而愈。如咳涕不出者，即今人所谓干咳嗽也，甚至金水亏竭，虚劳之候，故死。肾气劳竭，肺气内虚，阳气迫之，故不出则伤肺而死也。

肾风名风水

有病肾风者，面胕痝然，壅害于言。少气时热，时热从胸背上至头，汗出手热，口干苦渴，小便黄，目下肿，腹中鸣，身重难以行，月事不来，烦而不能食，不能正偃，正偃则咳，病名风水。盖因邪之所凑，其气必虚。阴虚者阳必凑之，故少气时热而汗出也。小便黄者，少腹中有热也。不能正偃者，胃中不和也。正偃则咳甚，上迫肺也。诸有水气者，微肿先见于目下也。水者阴也，目下阴也。腹者至阴之所居，故水在腹者，必使目下肿也。

胕，浮肿也。痝然，失色貌。壅者，重浊不清也。肾脉循喉咙挟舌本，病风则肾脉不和，故壅害于言语。肾主水，风在肾经，即名风水。邪必因虚而入，故邪之所凑，其气必虚也。阴虚则无气，故为少气。时热，阳主散而凑于阴分，故汗出也。少腹有热，邪在阴，故小便黄也。正偃，仰卧也。肾脉贯肝离入肺中，其支者注胸中。肾邪自下而上，则胃气逆而不和，故正偃则咳甚，而上迫于肺也。目下肿如卧蚕者，其腹必有水气也。

肾风（续前课）附酒风

真气上逆，故口苦舌干，卧不得正偃，正偃则咳出清水也。诸水病者，故不得卧。卧则惊，惊则咳甚也。腹中鸣者，病本于胃也。薄脾则烦，不能食。食不能下者，胃脘隔也。身重难以行者，胃脉在足也。月事不来者，胞脉闭也。胞脉者，属心而络于胞中。今气上迫肺，心气不得下通，故月事不来也。痝然如有水状，切其脉大紧，身无痛者，形不瘦，不能食。食少，病生在肾，名为肾风。肾风而不能食，善惊，惊已心气痿者死。

有病身热解惰，汗出如浴，恶风少气，病名酒风。治以泽泻、术各十分，麋衔五分，合以三指为后饭。

水邪留滞于脏，故为气逆，气逆则不得正卧，故惊而咳甚也。脾胃属土，所以制水。土弱则寒，水反侮之，故腹中鸣而食不下。胃主肌肉，其脉行于足。水气居于肉中，故身重不能行也。胞，即子宫，相火之所在也。心主血脉，君火之所居也。阳气上下交通，故胞脉属心而络于胞中，以通月事。今气上迫肺，则阴邪遏绝阳道，心气不得下行，故胞脉闭而月事断也。

如有水状，谓其瘇然浮肿，似水而实非水也。脉大者阴虚也，脉紧者寒气也。身无痛，形不瘦者，邪气在脏不在表也。风挟肾邪，反伤脾胃，故不能食。所以风有内外之分，不可不辨。

风生于肾，则反克脾土，故不能食。肾邪犯心，则神气失守，故善惊。惊后而心气痿弱，不能复者，心肾俱败，水火俱困也，故死。酒风，即前所谓漏风也。酒性本热，过饮而病，故令身热。湿热伤于筋，故解㑊。湿热蒸于肤腠，故汗出如浴。汗多则卫虚，故恶风。卫虚则气泄，故少气。因酒得风而病，故曰酒风也。泽泻味甘淡，性微寒，能渗利湿热；白术味甘苦，气温，能补中燥湿止汗；麋衔即薇衔，一名无心草，南人呼为吴风草，味苦平，微寒，主治风湿。十分者倍之也，五分者减半也。合以三指，用三指撮合，以约其数为煎剂也。饭后药先，故曰后饭。

风证要注一

八风自外而入，必有发热恶寒，头疼身痛等症。此因于外者，显然有可察也。五风由内而病，则绝无外证，而忽病如风，其由内伤可知也。如诸暴强直，皆属于风；诸风掉眩，皆属于肝之类。盖言有所中者，谓之中外感也；无所中者，谓之属内伤也。外感者，邪袭肌表，故多阳实。内伤者，由于酒色、劳倦、七情、口腹，致伤脏气，故由阴虚。凡脏气受伤，脾败者，病在肢体，或多痰饮；肾病者，或在骨髓，或在二阴；心病者，或在血脉，或在神志；肺病者，或在营卫，或在声音；肝病者，或在筋爪，或在胁肋。此五脏之类风，未有不由阴虚而然者。

风证要注二

类风因阴虚，惟东垣独得其义，曰：有中风者，卒然昏愦，不省人事，此非外来风邪，乃本气自病也。凡人年逾四十，气衰者多有此疾。盖人年四十而阴气自半，故多犯之。岂非阴虚之病乎？夫人生于阳而根于阴，根本衰则人必病，根本败则人必危矣。所谓根本者，即真阴也。人知阴虚惟一，而不知阴虚有二。如阴中之水虚，则病在精血；阴中之火虚，则病在神气。盖阳衰则气去，故神志为之昏乱，非火虚乎？阴亏则形坏，故肢体为之废弛，非水虚乎？今以神离形坏之症，而犹以风治，鲜不危矣。

风证要注三

故凡治类风者，专宜培补真阴，以救根本，使阴气复则风燥自除矣。然外感者，非曰绝无虚证，气虚则虚也。内伤者，非曰必无实证，有滞则实也。治虚者，当察其在阴在阳，而直补之。治实者，但察其因痰因气，而暂开之。此于内伤外感及虚实攻补之间，最当察其有无微甚，而酌其治也。甚至有元气素亏，猝然仆倒，上无痰，下失禁，瞑目昏沉，此厥竭之症，尤与风邪无涉。使非大剂参、熟，或七年之艾，破格挽回，又安望复真气于将绝之倾哉。倘不能辨其表里，又不能察其虚实，但以风之为名，多用风药。不知风药皆燥，燥复伤阴；风药皆散，散复伤气。以内伤作外感，以不足为有余，是促人之死也。

厥证要注

厥证之起于足者，厥发之始也，甚至猝倒暴厥，忽不知人，轻则渐苏，重则即死，最为急候。后世以手足寒热为厥，又有以脚气为厥，则谬之甚也。虽仲景有寒厥、热厥之分，亦以手足为言。盖以辨伤寒之寒热耳，非谓厥也。暴厥者，不知与人言，血之与气并走于上，则为大厥，厥则暴死。气复反则生，不反则死。手足少阴、太阴，足阳明，五络俱竭，令人身脉皆重，而形无知也。其状若尸，曰尸厥。若此者，岂止于手足寒热及脚气之谓耶。今人多不知厥症，而皆指为中风也。夫中风者，病多经络之受伤；厥逆者，直因精气之内夺。表里虚实，病情当辨。名义不正，以风治厥。医中之害，莫此为甚。今将风厥并列，以便参观。

寒厥之由

厥之寒热者，何也？阳气衰于下，则为寒厥；阴气衰于下，则为热厥。热厥之为热也，必起于足下者。阳气起于足五趾之表，阴脉者集于足下而聚于足心，故阳气胜则足下热也。寒厥之为寒也，必从五趾而上于膝者。阴气起于五趾之里，集于膝下而聚于膝上，故阴气胜则从五趾至膝上寒。其寒也，不从外，皆从内也。寒厥何失而然也？前阴者，宗筋之所聚，太阴阳明之所合也。春夏则阳气多而阴气少，秋冬则阴气盛而阳气衰。此人者质壮，以秋冬夺于所用，下气上争，不能复，精气溢下，邪气因从之而上也。气因于中，阳气衰，不能渗营其经络。阳气日损，阴气独在，故手足为之寒也。

厥者，逆也。气逆则乱，故忽为眩仆脱绝，是名为厥，精气内夺使然也。凡物之生气，必自下而升，故阴阳之气衰于下，则寒厥、热厥由此而生也。足趾之端曰表，三阳之所起也。足下足心，三阴之所聚也。若阳气盛则阴气虚，阳乘阴位，故热厥必从足下始。凡人病阴虚者，所以足心多热也。

五趾之里，里言内也，亦足下也。若阴气盛则阳气虚，阳不胜阴，故寒厥必起于五趾，而上寒至膝。然其寒也，非从外入，皆由内而生也。故凡病阳虚者，必手足多寒，皆从趾端始。厥之将发，手足先寒者，是为寒厥。

前阴者，阴器也。宗筋者，众筋之所聚也。如足之三阴，阳明、少阳及冲、任、跻，筋脉皆聚于此，故曰宗筋。此独言太阴、阳明之合者，重水谷之脏也。盖胃为水谷气血之海，主润宗筋。又阴阳总宗筋之会，会于气街，而阳明为之长。故特言之，以发明下文之义。四时之气，有阴阳、多少、盛衰之殊，天人之道皆然也。质壮者有所恃，当秋冬阴胜之时，必多情欲之用，以夺肾中之精气。精虚于下，则取足于上，故下气上争也。去者太过，生者不及，故不能复也。精溢则气去，气去则阳虚，阳虚则阴胜为邪，故寒气因而上逆矣。

气因于中者，气即上之精气、邪气也。精气之原本于水谷，水谷之化，出于脾胃。故凡病为寒厥，为下气上争，为精气溢下，皆气因于中也。然水谷在胃，命门在肾。以精气言，则肾精之化因于胃。以火土言，则土中阳气根于命门。阴阳颠倒，互有所关，故上文云厥起于下，此云气因于中，正以明上下相因之义。

阳气衰注：阳气者，即阳明胃气也。四支皆禀气于胃，故阳虚于中，则不能渗营经络，而手足寒也。

热厥之由

热厥何如而然也？酒入于胃，则络脉满而经脉虚。脾主为胃行其津液者也。阴气虚则阳气入，阳气入则胃不和，胃不和则精气竭，精气竭则不营其四支也。此人必数醉若饱以入房，气聚于脾中不得散，酒气与谷气相薄，热盛于中，故热遍于身，内热而溺赤也。夫酒气盛而慓悍，肾气日衰，阳气独胜，故手足为之热也。厥或令人腹满，或令人暴不知人，或至半日远至一日乃知人者。阴气盛于上则下虚，下虚则腹胀满，阳气盛于上，则下气重上而邪气逆，逆则阳气乱，阳气乱则不知人也。

厥之将发，手足皆热者，是为热厥也。酒为熟谷之液，其气悍而疾，故先充络脉。络满而经虚者，酒能伤阴，阳盛则阴衰也。脾主为胃行其津液，故酒入于胃，必归于脾。湿热在脾，则脾阴虚，阳独亢而胃不和矣。脾胃俱病，则精气竭，故不能营其经络四支也。

数醉若饱入房者，既伤其脾，复伤其肾，皆阴虚也，故手足为热。寒热二厥，一由恃壮，以秋冬夺于所用，故阳气衰而为寒厥；一由数醉若饱入房，故精气竭而为热厥。厥者皆因于酒色，致伤真元，乃为是病。首言其所由，然则厥之轻重，于兹可见矣。阴气盛于上，则不守于下，故下虚。阴虚于下，则脾肾之气不化，故腹为胀满。重，并也。邪气，气失常也。阳气盛于上，则下气并而上行，并则逆，逆则乱，阳气乱则神明失守，故暴不知人也。

六经厥状

其六经脉之厥状病能。巨阳之厥，则肿首头重，足不能行，发为眩仆。阳明之厥，则癫疾欲走呼，腹满不得卧，面赤而热，妄见而妄言。少阳之厥，则暴聋颊肿而热，胁痛，胻不可以运。太阴之厥，则腹满䐜胀，后不利，不欲食，食则呕，不得卧。少阴之厥，则口干溺赤，腹满心痛。厥阴之厥，则少腹肿痛，腹胀，泾溲不利，好卧屈膝，阴缩肿，胻内热。盛则泻之，虚则补之。不盛不虚，取经调之。

病能，犹病形也。前言病厥之本，此明各经之状。眩，目眩乱也。仆，猝倒也。足太阳之脉，起于目内眦，上额交巅入络脑，故为肿首、头重、眩仆。其下行之支者，合腘中贯腨内，故为足不能行。

阳明胃脉也，为多气多血之经。气逆于胃，则阳明邪实，故为颠狂之疾，而欲走且呼也。其脉循腹里，故为腹满。胃不和则卧不安，故为不得卧。阳明之脉行于面，故为面赤而热。阳邪盛则神明乱，故为妄见妄言。

厥在足少阳者，其脉入耳中，故暴聋。下加颊车，故颊肿而热。下腋循胸，过季胁，故胁痛。下出膝外廉，下外辅骨之前，故胻不可以运。胻，音杭。

足太阴之脉，入腹属脾络胃，故厥则腹满腹胀。逆气在脾，故后便不利，且令不欲食，而食则呕。脾与胃为表里，胃不和者卧不安，脾亦然也。

厥逆在足。少阴者，其脉循喉咙，挟舌本，故口干。肾脉络膀胱，故溺赤。其直者，从肾上贯肝膈。其支者，从肺出络心，注胸中，故腹满心痛。

足厥阴之脉，抵少腹挟胃，故厥则少腹肿痛而腹胀。其脉环阴器，故经溲不利，阴缩而肿。肝主筋，为罢极之本，故足软，好卧而屈膝。其下者，行足胫内侧，故胻内为热。

盛泻虚补。不盛不虚者，惟逆气在经，而无关于虚盛也，故但取其经而调之。

足手六经厥逆

太阴厥逆，胻急挛，心痛引腹。少阴厥逆，虚满呕变，下泄清。厥阴厥逆，挛腰痛，虚满前闭，谵言。三阴俱逆，不得前后，使人手足寒，三日死。太阳厥逆，僵仆，呕血善衄。少阳厥逆，机关不利，机关不利者，腰不可以行，项不可以顾，发肠痈，不可治，惊者死。阳明厥逆，喘咳身热，善惊，衄呕血。手太阴厥逆，虚满而咳，善呕沫。手心主少阴厥逆，心痛引喉，身热，死不可治。手太阳厥逆，耳聋泣出，项不可以顾，腰不可以俛仰。手阳明少阳厥逆，发喉痹，嗌肿，痉。

此节重申前义，以明足与手六经之厥逆也。少阴厥逆不得前后者，或闭结不通，或遗失不禁，不得其常之谓也。三阴俱逆，则脏气绝。所谓厥逆连经则生，连脏则死也。肠痈发于少阳厥逆者，相火之结毒也，故不可治。若有惊者，其毒连脏，故当死。

手太阴之脉，起于中焦，循胃口上膈属肺，故见病为虚满而咳呕沫也。手心主厥阴之脉，起于胸中，出属心胞络；手少阴心脉，从心系上挟嗌，皆令人心痛引喉。二经属火，其主血脉，故为身热。心为五脏六腑之大主，故逆之则死，不可治也。

手太阳小肠之脉，至目之内外眦，入耳中，故厥则耳聋泣出。其支者，从缺盆循颈，故项不可以顾。邪在小肠者，连睾系，属于脊，故腰不可以俛仰也。

手阳明大肠之脉，从缺盆上颈贯颊；手少阳三焦之脉，上出缺盆上项，故皆发喉痹。嗌肿痉者，谓手臂肩项强直也。以上不言死者，可视其虚实，治其主病者也。

各厥及有余不足

人有病头痛数岁不已。当有所犯大寒，内至骨髓。髓者，以脑为主，脑逆故令头痛，齿亦痛，病名曰厥逆。有癃者，一日数十溲，此不足也。身热如炭，颈膺如格，人迎躁盛，喘息，气逆，此五有余也。太阴脉细微如发者，此不足也。病在太阴，其盛在胃，颇在肺，病亦名曰厥，死不治。此所谓外得五有余，内得二不足也。欲泻其邪，则阴虚于里。欲补其虚，则阳实于外。救里不可，治表亦不可，即阳证阴脉之类，有死而已，不能为也。

髓以脑为主，诸髓皆属于脑也。故大寒至髓，则上入头脑而为痛。其邪深，故数岁不已。髓为骨之充，故头痛齿亦痛。是因邪逆于上，故亦名曰厥逆。

癃者，小水不利也。一日数十溲，数欲便而所出不多也。如炭者，热之甚也。颈，言咽喉，应言胸臆。如格者，上下不通，若有所格也。人迎躁盛者，足阳明动脉在结喉两旁，所以候阳也。喘息者，呼吸急促也。气逆者，治节不行也。太阴脉微细者，即两手寸口之脉，所以候阴也。

病在太阴者，脾肺二脏，皆属太阴。下文"颇在肺"，此则专言脾阴也。太阴之脉细微者，正以气口亦太阴也，脏气不足，则脉见于此。又中气不足，溲便为之变。今其癃而数十溲者，亦由中气之不足耳，故其病在脾阴。

其盛在胃者，上云身热如炭，胃主肌肉也。颈膺如格者，胃脉循喉咙入缺盆下膈也。人迎躁盛者，一盛二盛三盛四盛，且大且数，名曰溢阳也。凡上三者皆属阳明，故曰其盛在胃也。颇在肺者，即喘息气逆也。阴不入阳，故其盛在胃；阳不入阴，故太阴细微，病亦名曰厥者，阴阳皆逆也，故死不可治。

外得五有余者，一身热如炭，二颈膺如格，三人迎躁盛，四喘息，五气逆也。内得二不足者，一癃而一日数十溲，而太阳脉细微如发也。若其五病者，邪气有余也。二病者，正气不足也。

厥脉及治法

病厥者，诊右脉沉而紧，左脉浮而迟，不知病主安在。然冬诊之，右脉固当沉紧，此应四时；左脉浮而迟，此逆四时。在左当主病在肾，颇关在肺，当腰痛也。何以言之？少阴脉贯肾络肺，今得肺脉肾为之病，故肾为腰痛之病也。有病膺肿颈痛，胸满腹胀，亦名厥逆。灸之则瘖，石之则狂，须其气并，乃可治也。何以然？阳气重上，有余于上，灸之则阳气入阴，入则瘖；石之则阳气虚，虚则狂。须其气并而治之，可使全也。

此言厥逆而为腰痛者，其病在肾也。右脉左脉，皆以两尺为言。冬气伏藏，故沉紧者为应时，浮迟者为逆，逆则厥矣。在左者当主病在肾，此正以尺为言也。然浮者为肺脉，故云颇关在肺。

肾脉本络于肺，今以冬月而肺脉见于肾位，乃肾气不足，故脉不能沉而见浮迟。此非肺病，病在肾也。腰为肾之府，故肾气逆者，当病为腰痛也。

膺肿颈痛，胸满腹胀，皆在上中二焦。此以阴并于阳，下逆于上，故病亦名厥逆也。瘖，失音也。石，总针石而言。阳气有余于上，而复灸之，是以火济火也，阳极乘阴，则阴不能支，故失声为瘖也。

阳并于上，其下必虚。以石泄之，则阳气随刺而去，气去则上下俱虚，而神失其守，故为狂也。气并而治之者，谓阴阳既逆之后，必渐通也。盖上下不交，因而厥逆。当其乖离而强治之，恐致偏绝，故必须其气并，则或阴或阳，随其盛衰，察而调之，可使保全也。

伤寒一二三日（伤寒一）

今夫热病者，皆伤寒之类也。或愈或死，其死皆以六七日之间，其愈皆以十日以上者，何也？曰：巨阳者，诸阳之属也，其脉连于风府，故为诸阳主气也。人之伤于寒也，则为病热，热虽甚不死；其两感于寒而病者，必不免于死。伤寒一日，巨阳受之，故头项痛、腰脊强。二日阳明受之,阳明主肉,其脉侠鼻络于目,故身热、目疼而鼻干,不得卧也。三日少阳受之,少阳主胆,其脉循胁络于耳,故胸胁痛而耳聋。三阳经络皆受其病,而未入于藏者,故可汗而已。

伤寒者,中阴寒杀厉之气也。寒盛于冬,中而即病者,是为伤寒。其不即病者,至春则名为温病,至夏则名为暑病。然有四时不正之气,随感随发者,亦名伤寒。寒邪束于肌表,则玄府闭,阳气不得散越,乃郁而为热。故凡系外感发热者,皆伤寒之类也。

巨阳者,巨,大也。太阳为六经之长,统摄阳分,故诸阳皆其所属也。风府者,督脉穴。太阳经脉覆于巅背之表,故主诸阳之气也。人伤于寒,而传为热者,寒甚则生热也。寒散则热退,故热甚不致死。若表里俱受,是谓两感。两感者,不免于死矣。

一日巨阳受之,巨阳,足太阳也,为三阳之表,而脉连风府。故凡病伤寒者,多从太阳始。太阳之经,从头项下肩髆,挟脊抵腰中,故其为病如此。仲景曰:太阳之为病,脉浮,头项强痛而恶寒。人身经络,三阳为表,三阴为里。三阳之序,则太阳为三阳,阳中之阳也;阳明为二阳,居太阳之次;少阳为一阳,居阳明之次,此三阳为表也。三阴之序,则太阴为三阴,居少阳之次;少阴为二阴,居太阴之次;厥阴为一阴,居少阴之次,此三阴为里也。其次序之数,则以内而外,故各有一二三之先后者如此。邪之中人,必自外而内。邪客于皮,则腠理开,开则邪入,客于络脉。络脉满则注于经脉,经脉满则入于腑脏。此所以邪必先于皮毛,经必始于太阳,而后三阴三阳五脏六腑皆受病也。

二日阳明,至不得卧注:伤寒多发热,而此独云身热者,阳明主肌肉,身热尤甚也。邪热在胃则烦,故不得卧。余症皆本经之所及。仲景曰:阳明之为病,胃家实也。

三日少阳,至末句注:邪在少阳者,三阳已尽,将入太阴,故为半表半里之经。其经脉出耳前后,下循胸胁,故为胁痛耳聋等症。仲景曰:伤寒,脉弦细,头痛发热者,属少阳。少阳之病,口苦、咽干、目眩也。又曰:太阳病不解,转入少阳者,胁满,硬,干呕不能食,往来寒热。盖邪在阴则寒,邪在阳则热,邪在表则无呕满等症,邪在里则胸满干呕不能食。故成无己曰:少阳之邪在半表半里之间也。

三阳可汗注:三阳为表里属腑,邪在表而未入于三阴之脏者,皆可汗而可散也。

伤寒四五六日(伤寒二)

四日太阴受之,太阴脉布胃中,络于嗌,故腹满而嗌干。五日少阴受之,少阴脉贯肾,络于肺,系舌本,故口燥舌干而渴。六日厥阴受之,厥阴脉循阴而络于肝,故烦满而囊缩。三阴三阳,五脏六腑皆受病,营卫不行,五脏不通,则死矣。

注曰:伤寒邪在经络,本为表症。经尽气复,自当渐解。若六经传遍而邪不退,则深入于腑,腑不退则深至于脏,故五脏六腑皆受病矣。邪盛于外,则营卫不行;气竭于内,则五脏不通,故六七日间致死也。善治此者,必不使其邪入内,必不使其脏气竭也。知斯二者,近于神矣。

四日云云注:邪在三阳,失于汗解,则入三阴,自太阴始。仲景曰:伤寒脉浮而缓,手足自温者,系在太阴。太阴之为病,腹满而吐,食不下,自利益甚,时腹自痛也。

五日云云注:肾经属水,而邪热涸之,故口舌为之干渴。仲景曰:少阴之为病,脉微细,但欲寐也。

六日云云注：六经传遍，乃至厥阴。邪热甚于阴分，故为烦满。仲景曰：厥阴之为病，气上撞心，心中疼热，饥而不欲食，则吐蛔，下之利不止。按伤寒一病，传变无穷，此不过言传经之常，而未及于变。自仲景而后，诸大家俱有名言可法，学者所当尽读而精思之。然义多出于仲景，于仲景书又当闭户深求者也。

止言足经，不言手者：以伤寒为表邪，欲求外症，但当察于周身。而周身上下脉络，惟足六经则尽之矣，手经无能遍也。且手经所至，足经无不至者，故但言足经，则其左右前后阴阳诸证，无不可按而得，而手经亦在其中，不必言矣。

伤寒不两感之汗泄（伤寒三）

伤寒不两感于寒者，七日巨阳病衰，头痛少愈。八日阳明病衰，身热少愈。九日少阳病衰，耳聋微闻。十日太阴病衰，腹减如故，则思饮食。十一日少阴病衰，渴止不满，舌干已而嚏。十二日厥阴病衰，囊纵少腹微下，大气皆去，病日已矣。治之各通其脏脉，病日衰已。其未满三日者，可汗而已；满三日者，可泄而已。

注曰：各通脏脉，随经分治也。传经之邪在表，故可汗；满三日则传里，故可下，然此言大概耳。按脉大浮数，病为在表，可汗；脉实沉数，病为在里，可下。故日数虽多，但有三阳表症而脉浮大者，犹宜汗之。日数虽少，但有三阴里症而脉沉实者，即当下之。汗下但以表里为据，有不可执一也。

两感之表里同病（伤寒四）

伤寒两感于寒者，病一日则巨阳与少阴俱病，头痛口干而烦满；二日则阳明与太阴俱病，腹满身热，不欲食，谵言；三日则少阳与厥阴俱病，耳聋囊缩而厥，水浆不入，不知人，六日死。五脏已伤，六腑不通，营卫不行，如是之后，三日乃死，何也？阳明者，十二经脉之长也，其血气盛，故不知人。三日其气乃尽，故死矣。注曰：两感者，本表里之同病，似皆以外邪为言，而不尽然。内外俱伤，便是两感。今见少阴先溃于内，而太阳继病于外，即纵情肆欲之两感也。太阴受伤于里，而阳明重感于表，即劳倦竭力，饮食失调之两感也。厥阴气逆于脏，少阳复病于腑，必七情不慎，疲筋败血之两感也。人知两感为伤寒，不知伤寒之两感，内外俱困，病斯剧矣。但伤有轻重，医有贤不肖，则死生系之。或谓两感之症不多见者，盖亦见之不广，而义有未达耳。

两感者，表里同病也。足太阳与少阴为表里，故在太阳则为头痛，在少阴则为口干烦满也。阳明与太阴为表里，二经同病，阳明病则身热谵言，太阴病则腹满不欲食。谵言，妄言也。少阳厥阴表里同病，少阳病则为耳聋，厥阴病则为囊缩而厥。至是则三阴三阳俱受病，故水浆不入，昏不知人，于六日之际当死也。

伤寒之温暑食复（伤寒五）

凡病伤寒而成温者，先夏至日者为病温，后夏至日为病暑。暑当与汗皆出，勿止。热病已愈，时有所遗者。热甚而强食之，故有所遗也。若此者，皆病已衰，而热有所藏，因其谷气相薄，两热相合。治之视其虚实，调其逆从，可使必已。当何禁之？病热少愈，食肉则复，多食则遗，此其禁也。

寒邪中人，而成温病、暑病者，在时则以夏至前后言，在病则以热之微甚言，故凡温暑病，皆伤寒也。暑气侵人，当令有汗，则暑随汗出，故曰勿止。温病暑病，后贤另有成书，所当详考。

病虽衰而余热未除，尚有所藏，因而强食，则病气与食气相并，两热合邪，以致留连不解，故名曰遗。食滞于中者病之实，脾弱不能运者病之虚。实则泻，虚则补。虚实勿失，则逆从可调，病必已矣。

复者，病复作。遗，则延久也。凡病后脾胃气虚，未能消化饮食，故于肉食之类，皆当从缓。若犯食复，为害非浅。其有挟虚内馁者，又不可过于禁制，所以贵得宜也。

伤寒成温之三死（伤寒六）

有病温者，汗出辄复热，而脉躁疾，不为汗衰，狂言不能食，病名阴阳交，交者死也。人所以汗出者，皆生于谷，谷生于精。今邪气交争于骨肉而得汗者，是邪却而精胜也。精胜，则当能食而不复热。复热者，邪气也。汗者，精气也。今汗出而辄复热者，是邪胜也。不能食者，精无俾也。病而留者，其寿可立倾也。汗出而脉尚躁盛者死。今脉不与汗相应，此不胜其病也，其死明矣。狂言者是失志，失志者死。今见三死，不见一生，虽愈必死也。

汗者，阴之液。身热脉躁者，阳之邪。病温汗出之后，则当邪从汗解，热退脉静矣。今其不为汗衰者，乃阳盛之极，阴气不能复也，故为狂言，为不食。正以阳邪交入阴分，则阴气不守，故曰阴阳交，交者死也。

谷气内盛则生精，精气外达则为汗。惟精胜邪，所以能汗，邪从汗散，则当能食，不复热矣。俾，使也。精，阴气也。五脏所以藏精藏气，虚则不能使人饮食，故曰精无俾也。病气留而不退，则元气日败，必致损命矣。

凡汗后脉当迟静，而反躁盛者，真阴竭而邪独盛也，故病必死。脉不与汗相应，精气不胜病气也，狂言失志死。此总五志为言。夫志舍于精，精不胜邪，则五脏之志皆失，故致狂言者多死。

汗后辄复热，不能食者，一死；汗后脉尚躁盛者，二死；汗后反狂言失志者，三死。有此三者，则必死之候也。

肝心脾热之见症（伤寒七）

肝热病者，小便先黄，腹痛，多卧身热。热争则狂言及惊，胁满痛，手足躁，不得安卧，庚辛甚，甲乙大汗。气逆则庚辛死，刺足厥阴少阳。其逆则头痛员员，脉引冲头也。心热病者，先不乐，数日乃热。热争则卒然心痛，烦闷善呕，头痛面赤，无汗，壬癸甚，丙丁大汗。气逆则壬癸死，刺手少阴太阳。脾热病者，先头重颊痛，烦心颜青，欲呕身热。热争则腰痛不可用俛仰，腹满泄，两颔痛，甲乙甚，戊己大汗。气逆则甲乙死，刺足太阴阳明。

肝脉环阴器，故小便黄。抵少腹，故腹痛。肝主筋，筋热则㬣，故多卧。邪在厥阴经，则行于股阴腹胁，故身热。前言伤寒，此下即所以治伤寒也。但前分伤寒之大经，此详伤寒之五脏，正彼此相为发明耳。观后节之复言两感，概可知矣。凡欲察伤寒之理者，毋忽此义。

热入于脏，则邪正相胜，故曰争。以下同。气争于肝，则肝气乱，故狂言而惊，肝病主惊骇也。肝脉布胁肋，故胁为满痛。热极则生风，风淫四末，故手足躁扰。木邪乘土，必及于胃，胃不和则卧不安。庚辛属金，肝所畏也，故甚而死。甲乙属木，肝所旺也，故汗而愈。刺足厥阴少阳者，少阳为厥阴之表，皆可泻其热邪。药法皆然，下同此义。肝脉与督脉会于巅，故气逆于上，则头痛员员，脉引冲于头也。员员，靡定貌。

心者，神明之所出。邪不易犯，犯必先觉之。故热邪将入于脏，则先有不药之兆。热与心气分争，故卒然心痛而烦闷，心火上炎故善呕。头者，精明之府。手少阴之脉上出于面，故头痛面赤。汗为心液，心热则液亡，故无汗。壬癸属水，心所畏也。丙丁属火，心之旺也。手太阳为少阴之表，故皆当刺之也。

脾胃相为表里，脾病必及于胃也。阳明胃脉循颊车，上耳前，至额颅，故头重颊痛。脾脉注心中，故烦心。脾病则肝木乘之，故颜上色青。脾胃受邪，则饮食不纳，故欲呕。太阴阳明主肌肉，故邪盛则身热。腰者，肾之府。热争于脾，则土邪乘肾，必注之于腰，故为腰痛，不可俛仰。太阴之脉，入腹属脾络胃，故腹满而泄。阳明脉循颐后下廉，出大迎，故两颔痛。甲乙木，脾所畏也；戊己土，脾之旺也。刺足太阴阳明者，表里俱当取之，以去其热也。

肺肾热之见症（伤寒八）

肺热病者，先淅然厥起毫毛，恶风寒，舌上黄，身热。热争则喘咳，痛走胸膺背，不得太息，头痛不堪，汗出而寒，丙丁甚，庚辛大汗，气逆则丙丁死，刺手太阴阳明，出血如大豆立已。肾热病者，先腰痛胻酸，苦渴数饮，身热。热争则项痛而强，胻寒且酸，足下热，不欲言。其逆则项痛，员员澹澹然，戊己甚，壬癸大汗，气逆则戊己死，刺足少阴太阳。诸汗者，至其所胜日汗出也。

肺主皮毛，热则畏寒，故先淅然，恶风寒起毫毛也。肺脉起于中焦，循胃口，肺热入胃，则胃热上升，故舌上黄而身热。热争于肺，其变动则为喘为咳。肺者，胸中之脏；背者，胸中之腑，故痛走胸膺及背，且不得太息也。喘逆在肺，气不下行，则三阳俱壅于上，故头痛不堪。热邪在肺，则皮毛不敛，故汗出而寒。丙丁属火，克肺者也。庚辛属金，肺所旺也。太阴阳明二经，表里俱当刺之。出血者，取其络脉之盛者也。

足少阴之络，贯腰脊，故先为腰痛。其脉循内踝之后，以上踹内，故为胻酸。又其直者，循喉咙，挟舌本，邪火耗伤肾水，故苦渴数饮。肾与太阳为表里，太阳之脉，从巅下背，抵腰足，故为身热。热争在表，则太阳经也。太阳之脉别下项，故项痛而强。热争在里，则少阴经也。少阴之脉斜走足心，上踹内，挟舌本，故为胻寒且酸、足热、不言等病。澹澹，精神短少貌，阴虚无气之候也。戊己土，克肾者也。壬癸水，肾所旺也。刺足少阴太阳者，水脏之表里也。气旺之日，即所胜也，旺则胜邪，故汗出而愈。

热病望色及治法（伤寒九）

肝热病者，左颊先赤。心热病者，颜先赤。脾热病者，鼻先赤。肺热病者，右颊先赤。肾热病者，颐先赤。病虽未发，见赤色者刺之（用药先及之），名曰治未病。热病从部所起者，至期而已。其刺之反者，三周而已（药之亦然）。重逆则死。诸治热病，以饮之寒水，乃刺之，必寒衣之，居止寒处，身寒而止也。热病先胸胁痛，手足躁，刺足少阳，补足太阴。病甚者，为五十九刺。

此下言面部五脏之色也。肝属木，应在东方，故肝热者左颊当先赤。心属火，其应南方。颜，额也，亦曰庭。脾属土，其应中央，故鼻先赤。肺属金，其应西方，故右颊先赤。肾属水，应在北方，故两颐先赤。病虽未见，而赤色已见于五部，则为病之先兆。当求其脏而预治之，所谓防于未然也。

次节：此下言诸热病并刺治之法也。从部所起者，至期而已。谓如肝色先见于左之类，至甲乙日即当汗解之类是也。余脏同义。反谓泻虚补实也，病而反治，其病必甚，其愈反迟三周者，谓三遇所胜之日而后已。一误者尚待三周，再误者安得不死，故曰重逆则死也。先饮寒水而后刺，欲太阴气自内达表，而泄热于外也。故必寒衣寒处，皆取其避温就凉耳。用药方法，亦须仿此也。足少阳之脉，下胸中，循胁里，故为胸胁痛。脾主四支，而甲木乘之，则风淫末疾，故手足躁扰也。木强土弱，所以当泻足少阳之实，补足太阴之虚。胸胁痛，丘墟主之，补足太阴之脉，当于井荥取也。五十九刺其义别详。

热病治法（续前课）（伤寒十）

热病始手臂痛者，刺手阳明太阴而汗出止。热病始于头首者，刺项太阳而汗出止。热病始于足胫者，刺足阳明而汗出止。热病先身重骨痛，耳聋好暝，刺足少阴。病甚为五十九刺。热病先眩冒而热，胸胁满，刺足少阴少阳。

手臂痛，列缺主之。列缺者，手太阴之络也。欲汗出，商阳主之。商阳，手阳明井也。刺项太阳，天柱主之。刺足阳明可汗出，当是内庭、陷谷二穴。肾主骨，在窍为耳。热邪居之，故为身重骨痛耳聋。热伤真阴，则志气昏倦，故好暝。仲景曰：少阴之为病，但欲寐也，义与此同。刺足少阴者，本无正主，当补泻井荥耳。若其病甚，则当用五十九刺。

头脑运转曰眩。脑者，骨之充也。眼目蒙昧曰冒。瞳子者，骨之精也。皆主于肾。又足少阳之脉，起目锐眦，循胁里，皆为此症。故当取足少阴少阳而刺之，亦井荥也。

两感脉色一（伤寒十一）

太阳之脉，色荣颧骨，热病也。营未交，曰今且得汗，待时而已。与厥阴脉争见者，死期不过三日。

注曰：此言太阳热病，兼见厥阴之脉症也。荣，发见也。太阳之脉起于目内眦，太阳之筋下结于九颀，故太阳热病者，赤色当荣于颧骨也。营未交者，谓邪犹在卫，未交于营，其气不深，故曰今且得汗，可待时而已也。如肝待甲乙，心待丙丁，脾待戊己，肺待庚辛，肾待壬癸，病必已矣。脉义有二：以寸口之脉言，则太阳之脉浮，厥阴之脉弦而细；以经脉之病言，则太阳为头项痛，腰脊强；厥阴为烦满而囊缩。今以太阳热病与厥阴脉症争见者，阴阳俱病，当不过三日而死矣。何也？盖此言两感之邪也。两感于寒者，一日则巨阳少阴俱病，二日则阳明太阴俱病，三日则少阳厥阴俱病。故六经热病之序，其始太阳，其终厥阴。今终始争见，则六经两感，俱已传遍，故当三日而死。

两感脉色二（伤寒十二）

其热病内连肾，少阳之脉色也。少阳之脉，色荣颊前，热病也。营未交，曰今且得汗，待时而已。与少阴脉争见者死，期不过三日。

注曰：此言肾经热病，兼见少阳之脉色，皆两感也。夫太阳与少阴为表里，少阳与厥阴为表里。以太阳而见厥阴，则未有不由少阴者。以肾病而见少阳，则未有不至厥阴者。少阳之脉弦，少阴之脉沉而微。少阳症为胸胁痛而耳聋，少阴症为口燥舌干而渴。今以少阳热病，而与少阴脉症争见者，亦当三日死，皆两感传遍也。上篇太阳厥阴争见，太阳为传表之始，厥阴为传里之终，自始而终也。此篇少阳少阴争见，少阳为传表之终，少阴为传里之始，自终而始也。言始言终，六经遍矣，故不必言阳明太阴之争见也。

寒热原因

人身非常温也，非常热也。为之热而烦满者，阴气少而阳气胜，故热而烦满也。人身非衣寒也，中非有寒气也，寒从中生，是人多痹气也。阳气少阴气多，故身寒如从水中出。人有四肢热，逢风寒如灸如火者，是人者阴气虚，阳气盛。四肢者阳也，两阳相得而阴气虚少，少水不能灭盛火，而阳独治。独治者不能生长也，独胜而止能为热耳。逢风而如灸如火者，是人当肉烁也。

非常所有，故曰非常。阴虚者阳必凑之，阳邪实于阴分，故热而烦满也。无所因而寒者，寒生于中也。痹者，正气不行也。阳少阴多，则营卫不能充达，故寒从中生，所谓寒痹之属也。凡有内热而风寒外束之，则热必愈盛，故如灸如火也。四肢者，诸阳之本也。风者，阳气也。以四肢之热，而逢风于外，是谓两阳相得，况乎阴气衰少，则水不胜火，故病为阳。独治，言独旺也。阳独治者，孤阳也，故不能生长，而止能为热耳。肉者，阴也。阳胜则伤阴，故令人肌肉消烁也。

寒热骨痹

人有身寒，汤水不能热，厚衣不能温，然不冻栗，是为素肾气胜，以水为事。太阳气衰，肾脂枯不长，一水不能胜两火。肾者水也，而生于骨。肾不生则髓不能满，故寒甚至骨也。所以不能冻栗者，肝一阳也，心二阳也，肾孤脏也，一水不能胜二火，故不能冻栗也。病名曰骨痹，是人当挛节也。

肾气素胜者，必恃胜而多欲，故以水为事。太阳者，少阴之长，阴中之阳也。欲多则精伤于肾，而脂枯不长。脂枯则水不胜火，火胜则肾水愈虚。骨髓不充，气涸于内，故寒甚至骨也。

肝有少阳之相火，心为少阴之君火，肾一水也。一水已竭，二火犹存，是阴气已虚于中，而浮阳独胜于外。故身骨虽寒，而不至冻栗，病名骨痹。然水不胜火，则筋骨皆失所滋，故肢节当为拘挛也。

寒热肉苛

人之肉苛者，虽近于衣絮，犹尚苛也，是为营气虚、卫气实也。营气虚则不仁，卫气虚则不用，营卫俱虚则不仁且不用，肉如故也。人身与志不相有，曰死。有病热而有所痛者也。病热者，阳脉也，以三阳之动也。人迎一盛，少阳二盛，太阳三盛，阳明入于阴也。夫阳入于阴，故病在头与腹，乃膜胀而头痛也。

苛，音呵，顽木沉重之谓。不仁者，不知痛痒寒热也。不用者，不能举动也。营气者，阴气也，主里。卫气者，阳气也，主表。上言卫气实者，言肌肉本无恙也。下言卫气虚者，正言卫气之病也。营卫俱虚，则气血俱病。血虚故为不仁，气虚故为不用。人之身体在外，五志在内，虽肌肉如彼，而神气失守。则外虽有形，而中已无主。若彼此不相有也，故当死。

阳脉者，火邪也。凡病热者必因于阳，故三阳之脉其动甚也。人迎，足阳明脉，所以候阳也。人迎一盛，病在足少阳；一盛而躁，病在手少阳。人迎二盛，病在足太阳；二盛而躁，病在手少阳。人迎三盛，病在足阳明；三盛而躁，病在手阳明也。凡邪热在表，三阳既毕，则入于阴分矣。头主阳，腹主阴。阳邪在头，则头痛；及其入于阴分，则腹为膜胀也。

脏腑移寒

五脏六腑，寒热相移者。肾移寒于脾，痈肿少气。脾移寒于肝，痈肿筋挛。肝移寒于心，为狂与隔中。心移寒于肺，为肺消。肺消者，饮一溲二，死不治。肺移寒于肾，为涌水。涌水者，按腹不坚，水气客于大肠，疾行则鸣，濯濯如囊裹浆，水之病也。

相移者，以此病而移于彼也。肾中寒气移于脾者，乃为痈肿。凡痈肿之病，寒热皆能为之，热者为阳毒，寒者为阴毒。盖脾主肌肉，得寒则气聚而坚，坚而不散，则为肿为痈也。夫痈者，壅也。肾以寒水之气，反传所胜，侵侮脾土，故壅为浮肿也。少气者，寒胜则阳虚于下，阳虚则无以化气也。

脾中寒甚，则反传于肝。脾寒则肉寒，故为痈肿。肝寒则筋寒，故为筋挛。

肝移寒于心，传其所生也。心主火，其藏神，受肝邪之寒逆，故神乱而为狂也。心脉，出属心系，下膈。阳为阴抑，则气有不行，故隔塞不通也。

心与肺，二阳脏也。心移寒于肺者，君火之衰耳。心火不足，则不能温养肺金。肺气不足，则不能行化津液，故饮虽一，而溲则倍之。夫肺者水之母也，水去多则肺气从而索矣，故曰肺消。门户失守，本元日竭，故死不能治也。

涌水者，水自下而上，如泉之涌也。水者阴气也，其本在肾，其末在肺。肺移寒于肾，则阳气不化于下。阳气不化，则水泛为邪，而客于大肠，以大肠为肺之合也。但按腹不坚，而肠中濯濯有声者，即是其候也。

脏腑移热

脾移热于肝，则为惊衄。肝移热于心，则死。心移热于肺，传为鬲消。肺移热于肾，传为柔痓。肾移热于脾，传为虚，肠澼，死不可治。胞移热于膀胱，则癃，溺血。膀胱移热于小肠，鬲肠不便，上为口糜。小肠移热于大肠，为虑瘕，为沉。大肠移热于胃，善食而瘦，又谓之食亦。胃移热于胆，亦曰食亦。胆移热于脑，则辛頞鼻渊。鼻渊者，浊涕下不止也。传为衄蔑瞑目，故得之气厥也。

脾移热于肺者，反传所胜，热之甚也。肝藏血，病主惊骇。邪热胜之，则风火交作，故为惊，为鼻中出血也。心本属火，而肝以风热移之，木火相燔，犯及君主，故当死也。肺属金，其化本燥。心复以热移之，则燥愈甚，而传为鬲消。鬲消者，鬲上焦烦，饮水多而善消也。上篇言肺消者因于寒，此言鬲消者因于热，可见消有阴阳二症，不可不辨也。柔，筋软无力也。痓，骨强直也。肺主气，肾主骨，肺肾皆热，则真阴日消，故传为柔痓也。痓，音翅。

肾移热于脾者，阴火上炎也。邪热在下，真阴必亏，故传为虚损。肾本水脏，而挟热侮脾，故为肠澼，下利脓血。阴虚反克，则水土俱败，故死不治也。胞，子宫也。在男则为精室，在女则为血室。膀胱，津液之府也，俗名谓之溲胞。命门火盛，则胞宫移热于膀胱，故小便不利为癃，甚则为溺血。常见相火妄动，逆而不通，多患此者，即其证也。

膀胱之热上行，则移于小肠。小肠之脉，循咽下鬲抵胃。其支者，循颈上颊，故受热为鬲肠之病，则否塞不通。受热于咽颊之间，则上为口糜也。小肠之热下行则移于大肠，热结不散，则或气或血留聚于曲折之处，是为虑瘕。虑瘕者，谓其隐伏秘匿，深沉不易取也。虑，伏同。

大肠移热于胃，燥热之气上行也，故善于消谷。阳明之肌肉，而热烁之，则虽食亦病而瘦，所以谓之食亦也。阳明胃热而移于胆，则木火合邪，不生脾土，故亦当善食而瘦也。

胆经之脉，起于目锐眦，上抵头角，下耳后，曲折布于脑后。故胆移热于脑，则为辛頞鼻渊之病。辛，酸辛也。頞，音遏，鼻茎也。脑热不已，则传为此症。衄、蔑，皆为鼻血，但甚者为衄，微者为蔑。热伤阴血，则目无所养，故令瞑目，以羞明不能开也。蔑，音灭。

气厥者，气逆也。此总结一篇之义，皆由气逆所致耳。

乳子病脉

乳子而病热，脉悬小。手足温则生，寒则死。乳子中风热，喘鸣肩息者，脉实大也，缓则生，急则死。

注曰：病热脉悬小者，阳症阴脉，本为大禁。但小而缓者，邪之微也，其愈则易；小而急者，邪之甚也，为可虑耳。以小儿稚阳之体，而加之热病，脉不当小。若脉虽小，而手足温者，以四支为诸阳之本，阳犹在也，故生；若四支寒冷，则邪胜其正，元阳去矣，故死。谓从者手足温，逆者手足寒也。中风热，言外感也。风热中于阳分，为喘鸣肩息者，脉当实大。但大而缓则胃气存，邪渐退，故生；实则急，则真脏见，病日进，故死也。又曰：儿脉但求于大小、缓急、虚实，六者之间可以尽之。

此见古人之诊小儿，未尝不重在脉也。即虽初脱胞胎，亦自有脉可辨。何后世幼科，如《水镜诀》及《全幼心鉴》等书，别有察三关之说，于脉则全置不问？夫三关，乃手阳明之浮络，原不足以候脏腑之气。且凡在小儿，无论病与不病，此脉皆紫白而兼乎青红，虽时有浓淡之异，而此四色长不相离也。何以辨其紫为风、红为寒、青为惊、白为疳？又何以辨其雷惊、人惊、木惊、兽惊之的确乎？近代医家习此为常，全不知脉，欲济其危，胡可得也。遍考并无三关名目，惟经脉有察手鱼之色者，若乎近之。然乃概言诊法，亦非独为小儿也。则三关之说，特后世之异端，不足凭也。故凡欲诊小儿者，在必察气口之脉、面部之色、呼吸之声，或兼察手鱼亦可。且小儿之脉，原非大方可比，不必多歧，但求于大小、缓急、虚实，六者之间，可以尽之。诊得其真，取如反掌。既明且易，岂不大愈于彼哉。

疟疾原因

疟疟皆生于风，其畜作有时。其始发也，先起于毫毛，伸欠乃作寒栗鼓颔，腰脊俱痛，寒去则内外皆热，头痛如破，渴欲冷饮。阴阳上下交争，虚实更作，阴阳相移也。阳并于阴，则阴实而阳虚。阳明虚则寒栗鼓颔也，巨阳虚则腰背头项痛，三阳俱虚则阴气胜，阴气胜则骨寒而痛。寒生于内，故中外皆痛。阳盛则外热，阴虚则内热，外内皆热则喘而渴，故欲冷饮也。此皆得之夏伤于暑，热气盛，藏于皮肤之内，肠胃之外，此营气之所舍也。此令人汗空疏，腠理开，因得秋气，汗出遇风，及得之以浴，水气舍于皮肤之内，与卫气并居。卫气者，昼行于阳，夜行于阴，此气得阳而外出，得阴而内薄，内外相薄，是以日作。

疟，皆也。疟，残疟之谓。疟症虽多，皆谓之疟，故曰疟疟。诸解不一，皆未为得。观疟疟皆生于风，盖总诸疟为言。于此皆字，义可知矣。畜，言邪畜于经，有时而伏也。作，言病见于外，不期而发也。疟，音皆。

起于毫毛，憎寒而毛竖也。伸者，伸其四体，邪动于经也。欠，呵欠也，阴阳引而然也。阳气者下行极而上，阴气者上行极而下。邪气入之，则阴阳上下交争矣。阳虚则外寒，阴虚则内热；阳盛则外热，阴盛则内寒。邪之所在，则邪实正虚，故入于阴则阴实阳虚，入于阳则阳实阴虚。虚实更作者，以阴阳相移易也。

阳并于阴，则阴邪胜，阴胜则寒也。阳明者，胃气之所出，其主肌肉，其脉循颐颊，故阳明虚则为寒栗鼓颔。鼓者，振悚之谓也。腰背头项，皆太阳经也。阳虚则外邪居之，故为痛。三阳者，兼阳明、少阳而言。阴气盛则阳气不行，血脉凝滞，故骨寒而痛也。中外皆寒，表里阴邪皆胜也。

邪自阴分而复并于阳分。并于阳则阳胜，阳胜则外内皆热，而喘渴喜冷。暑伤于夏，其时则热甚，其邪则风寒也，故曰疟疟皆生于风。又曰夏暑汗不出者，秋成风疟。可知风寒在表，必郁而为热，其藏于皮肤之内，肠胃之外，即经脉间耳。营行脉中，故曰此营气之所舍也。暑气能开肌表，故令人汗孔疏，腠理开。

暑邪内伏者，阴邪也。秋气水气，亦阴气也。新邪与卫气并居，则内合伏暑，故阴阳相薄，而疟作矣。伤暑为疟，何为阴邪？盖阳暑伤气，其证多汗，感而即发，邪不能留。其留藏不去者，惟阴暑耳，以其无汗也。故凡患疟者，必因于盛暑之时，贪凉取快，不避风寒，或浴以凉水，或澡于河流，或过食生冷。壮者邪不能居，未必致病。怯者畜于营卫，则所不免。但外感于寒者多为疟，内伤于寒者多为痢。使能慎此二者，则疟痢何由来也。

风寒自表而入，则于卫气并居，故必随卫气以为出入。卫气一日一周，是以新感之疟，亦一日一作。然则日作之疟，邪在卫耳，其气浅，故其治亦易耳。

间日疟早晏之故

其间日而作者，气之舍深，内薄于阴，阳气独发，阴邪内著。阴与阳争不得出，是以间日而作也。其作日晏与日早者。邪气客于风府，循膂而下，卫气一日一夜大会于风府，其明日日下一节，故其作也晏。此先客于脊背也，每至于风府则腠理开，腠理开则邪气入，邪气入则病作，以此日作稍益晏也。其出于风府，日下一节，二十五日下至骶骨，二十六日入于脊内，注于伏膂之内。其气上行，九日出于缺盆之中，其气日高，故作日益早也。

其气之舍深，则邪居营气之间，连乎脏矣。营为阴，卫为阳。阳气独发者，其行本速。阴邪内著者，其行则迟。一迟一速，相拒而争，则阴邪不得与卫气俱出，故间日而作也。风府，督脉穴。膂，吕同。脊骨曰膂，象形也。一曰夹骨两旁之肉曰膂，下者下行至尾骶也。卫气每至期旦则出于足太阳之睛明穴，而大会于风府。此一日一夜，卫气周行之常度也。若邪气客于风府，必循膂而下，其气渐深，则日下一节。自阳就阴，其会渐迟，故其作渐晏也。

先客于脊背，言初感之伏邪也。每至于风府，则腠理开，言卫气邪气之会也。会则病作，晏则因邪之日下也。

项骨三节，脊骨二十一节，共二十四节。邪气自风府日下一节，故于二十五日下至尾骶复自后而前，故于二十六日入于脊肉，以注伏膂之脉中。脉之循背者，伏行脊膂之间，故曰伏膂也。

邪在于伏膂之脉，循脊而上，无关节之窒，故九日而出缺盆。其气日高，则自阴就阳，其邪日退，故作渐早也。

又《经》曰：间日发者，由邪气内薄于五脏，横连募原也。其道远，其气深，其行迟，不能与气俱行，不得皆出，故间日乃作也。卫气每至于风府，腠理乃发。发则邪气入，入则病作。今卫气日下一节，其气之发也，不当风府，又何所会而病日作也。此邪气客于头项，循膂而下者也，故虚实不同。邪中异所，则不得当其风府也。故邪中于头项者，卫气至头项而病。中于其背者，气至背而病。中于腰脊者，气至腰脊而病。中于手足者，气至手足而病。卫气之所在，与邪气相合，则病作。故风无常府，卫气之所发，必开其腠理。邪气之所合，则其府也。夫风之与疟，相似同类，而风独常存，疟得有时而休者。风气留其处，故常在；疟气随经络沉以内薄，故卫气应乃作。

寒温瘅三疟分别

疟先寒而后热者，夏伤于大暑，其汗大出。腠理开发，因遇夏气，凄沧之水寒，藏于腠理皮肤之中。秋伤于风，则病成矣。夫寒者，阴气也。风者，阳气也。先伤于寒，后伤于风，故先寒而后热也。病以时作，名曰寒疟。先热而后寒者……此先伤于风，而后伤于寒，故先热而后寒也。亦以时作，名曰温疟。其但热而不寒者，阴气先竭，阳气独发，则少气烦冤，手足热而欲呕，名曰瘅疟。有余者泻之，不足者补之。今热为有余，寒为不足。夫疟者之寒，汤火不能温也；及其热，冰水不能寒也。必须其自衰乃刺之。故当其时，药法饮食，皆不可犯也。

凄沧之水寒，谓浴水乘凉之类也。因暑受寒，则腠理闭，汗不出，寒邪先伏于皮肤之中。得清秋之气，而风袭于外，则病发矣。先受阴邪，后受阳邪，故先寒后热。人之患疟者，多属此症。先受阳邪，后受阴邪，故先热后寒，而为温疟。瘅，热也。阳气独亢，故但热不寒，而烦冤少气。表里俱病，故手足热而欲呕，以热邪及于胃也。

当其时宜避其锐，药饵法则皆不可犯。至于饮食，尤所宜慎。故《经》曰：无刺熇熇之热，无刺浑浑之脉，无刺漉漉之汗。故为其病逆，未可治也。注：熇熇，热正盛也。浑浑之脉，阴阳虚实未定，不得其真，恐有所误。漉漉，汗大出也，其时邪正未定也。于此三者而刺之，是逆其病气也。

疟之虚实及治法

夫疟之始发也，阳气并于阴。当此之时，阳虚而阴盛，外无气，故先寒栗也。阴气逆极，则复出之阳，阳与阴复并于外，则阴虚而阳实，故先热而渴。夫疟气者，并于阳则阳胜，并于阴则阴胜。阴胜则寒，阳胜则热。疟者，风寒之气不常也，病极则复。至病之发也，如火之热，如风雨不可当也。治其盛时必毁，因其衰也，乃昌。夫疟之未发也，阴未并阳，阳未并阴。因而调之，真气得安，邪气乃亡。故工不能治其已发，为其气逆也。

卫气并于阴分则表虚，故曰外无气。此阴有余，阳不足也。气极于里，则复出于外。阴虚阳实，故热而渴也。阴胜则寒，阳胜则热，此疟症或寒或热之故也。或阴或阳，疟本不常。有先寒后热者，阴极则复于阳也；有先热后寒者，阳极则复于阴也。病邪方盛之时，真气正衰，辄加攻治，必致毁伤，故当因其衰止，而后取之，则邪气去而事大易矣。天下凡事何独不然。

邪气正发，乃阴阳气逆之时，故不可以强治。重言申之，至深切矣。

《经》曰：攻之早晏何如？疟之且发也，阴阳之且移也，必从四末始也。阳已伤，阴从之，故先其时坚束其处，令邪气不得入，阴气不得出。审候见之，在孙络盛坚而血者皆取之，此真往而未得并者也。注：阴阳且移，必从四末始者，十二经井原之气，皆本于四支也。故凡疟之将发，则四支先有寒意，此即其候。故治之者，当于先时未发之顷，坚束其处，谓四关之上也。使邪气不得流行，乃察其孙络之坚盛者，皆取之。今北人多行此法，砭出其血，谓之放寒，其义即此。故可令真气自为往来，而邪则能无并也。

疟脉及疟形

疟不发，其应何如？疟气者，必更盛更虚，当气之所在。病在阳，则热而脉躁；在阴，则寒而脉静；极则阴阳俱衰，卫气相离，故病得休。卫气集，则复病也。时有间二日，或至数日发，或渴或不渴。其间日者，邪气与卫气客于六府，而有时相失，不能相得，故休数日乃作也。疟者，阴阳更胜也，或甚或不甚，故或渴或不渴。夏伤于暑，秋必病疟。此应四时者也。（今疟有不必应）其病异形者，反四时也。其以秋病者寒甚，以冬病者寒不甚，以春病者恶风，以夏病者多汗。

疟不发，谓其未作时也。欲察其应，当求气之所在。故但于证之寒热，脉之躁静，可辨其病之阴阳也。疟之或在阴，或在阳，阴阳盛极，气必俱衰，故与卫气相离，而病得休止。及卫气再至，则邪正分争，病复作矣。客，犹言会也。邪在六府，则气远会希，故或间二日，或休数日乃作也。此言疟之间二日，及数日发者，以邪气深客于府，时与卫气相失而然，其理甚明也。

阳胜则热甚故渴，阴胜则否也。夏伤于暑，秋必病疟，此应四时者也。其于春夏冬而病疟者，则病形多异。正以四时之气，寒热各有相反，皆能为疟也。秋以盛热之后，而新凉束之，阴阳相激，故病为寒甚也。阳气伏藏于内，故冬病者，虽寒不甚也。春时阳气外泄，腠理渐疏，余寒未去，故多病恶风也。夏时热甚，熏蒸肌表，故病此者多汗也。

温疟与瘅疟

温疟者，得之冬中于风，寒气藏于骨髓之中，至春则阳气大发，邪气不能自出。因遇大暑，脑髓烁，肌肉消，腠理发泄，或有所用力，邪气与汗皆出。此病藏于肾，其气先从内出之外也。如是者，阴虚而阳盛，阳盛则热矣。衰则气复反入，入则阳虚，阳虚则寒矣。故先热而后寒，名曰温疟。瘅疟者，肺素有热，气盛于身，厥逆上冲，中气实而不外泄。因有所用力，腠理开，风寒舍于皮肤之内，分肉之间而发，发则阳气盛，阳气盛而不衰则病矣。其气不及于阴，故但热而不寒。气内藏于心，而外舍于分肉之间，令人消烁脱肉，故命曰瘅疟。

肾应冬，其主骨髓，故冬中风寒而不即病者，则邪气藏于骨髓之中。或遇春温，或遇大暑，随触而发，故自内达外而为病也。自阴出阳，则阴虚阳实，故曰阳胜则热也。阳极而衰，故复入阴分。此以冬中于寒，发为温疟，即伤寒之属，故伤寒有温疟一症。盖本诸此。

肺素有热者，阳盛气实之人也。故邪中于外，亦但在阳分，而不及于阴，则但热不寒也。气藏于心，阳之藏也。热在肌肉之间，故令人消烁。然则瘅疟之所舍者，在肺心两经耳。

足三阳之状疟

足太阳之疟，令人腰痛头重，寒从背起，先寒后热，熇熇暍暍然。热止汗出，难已，刺郄中出血。足少阳之疟，令人身体解㑊，寒不甚，热不甚，恶见人，见人心惕惕然。热多汗出甚，刺足少阳。侠溪主之。足阳明之疟，令人先寒，洒淅洒淅，寒甚久乃热。热去汗出，喜见日、月、光、火气乃快然，刺足阳明跗上。冲阳主之。

此下言足六经之疟刺也。头背腰皆足太阳经之所行，故为是病。熇熇、喝喝，皆热甚貌。邪在三阳，盛于表也，汗不易收，故曰难已。刺郄中者，委中也。盖古法以郄中为委中也。

少阳疟状。解，懈也。㑊，迹也。身体懈㑊，谓不耐烦劳形。迹，困倦也。寒不甚，热不甚者，病在半表半里也。见人惕惕然者，邪在胆也。少阳为木火之经，故热多于寒，而汗出甚也。当刺足少阳之经，侠溪主之。

阳明疟状。阳明虽多血多气之经，而寒邪胜之，故先为寒，久乃热。热去则邪解，故汗出。阳明病至，则恶人与火。今反喜见日月光，及得火气，乃快然者，何也？盖阳明受阳邪，胃之实也，故恶热。阳明受阴邪，胃之虚也，故喜暖耳。跗上，即本经之冲阳穴。

足三阴之状疟

足太阴之疟，令人不乐，好太息，不嗜食，多寒热，汗出。病至则善呕，呕已乃衰，即取之。井俞及公孙也。足少阴之疟，令人呕吐甚，多寒热，热多寒少，欲闭户牖而处，其病难已。当取大钟、太溪。足厥阴之疟，令人腰痛，少腹满，小便不利如癃状，非癃也，数便，意恐惧气不足，腹中悒悒，刺足厥阴。太冲主之。

太阳疟状：脾者，心之子。脾病则心气不舒，故不乐。脾不化，则上焦痞塞，故好太息，而不嗜食。太阴主里，邪不易解，故多寒热汗出。脾脉络胃上鬲挟咽，故病至则善呕。然必待其病已呕衰，方可取之，取之井俞及公孙也，皆属本经，故曰即取之。

少阴疟状：肾脉上贯肝鬲，入肺中，循喉咙。阴邪上冲，故为呕吐甚。肾病则阴虚，阴虚故热多寒少。病在阴者喜静，故欲闭户牖而处。肾为至阴之藏，而邪居之，故病深难已。此不言刺者，必取本经之大钟、太溪穴耳。

厥阴疟状：肝脉过阴器，抵少腹，布胁肋，故为腰腹小便之病。凡小水不利为癃，今日如癃非癃也。盖病不在水，而在于肝邪之陷，故亦如小便不利，而急数欲便也。意恐惧者，肝气不足也；腹中悒悒，不畅之貌，皆当刺足厥阴之经，太冲主之。

脏腑之疟状

肺疟者，令人心寒，寒甚复热，热间善惊，如有所见者，刺手太阴阳明（列缺、合谷主之）。心疟者，令人烦心甚，欲得清水，反寒多，不甚热，刺手少阴（神门主之）。肝疟者，令人色苍苍然，太息，其状若死，刺足厥阴见血（中封主之）。脾疟者，令人寒，腹中痛，热则肠中鸣，鸣已汗出，刺足太阴（商丘主之）。肾疟者，令人洒洒然，腰脊痛宛转，大便难，目眴眴然，手足寒，刺足太阳少阴（取穴如前）。胃疟者，令人且病也，善饥而不能食，食而支满腹大，刺足阳明太阴横脉出血。阳明则厉兑、解溪、三里主之，太阴则商丘主之。以上言刺法，而现症甚详，用药者所当推也。

此下言五藏疟刺，而并及于胃也。肺者，心之盖也。以寒邪而乘所不胜，故肺疟者令人心寒。寒甚复热，而心气受伤，故善惊，如有所见。当刺其表里二经，以泻阳明之实，补太阴之虚也。手太阴之络列缺、阳明之原合谷主之。

心疟状：疟邪在心，故烦心，甚欲得水以解也。心本阳藏，为邪所居，则阳虚阴盛，故反寒多，而不甚热。手少阴，即神门穴也。

肝疟状：肝属木，故色苍苍然。肝郁则气逆，故太息。木病则坚强，故其状若死。刺足厥阴见血者，中封主之。上已言足厥阴等疟，而此重言之，盖上所言者经病也，故复明藏病之详如此。以下脾胃肾藏义同。

脾疟状：脾以至阴之藏，而疟邪居之，故令人寒。脾脉自股入腹，故为腹中痛。寒已而热，则脾气行，故肠中鸣。鸣已则阳气外达，故汗出而解也。刺足太阴者，商丘也。

肾疟状：洒洒，寒栗貌。督脉贯脊属肾，开窍于二阴，故腰脊之痛，苦于宛转而大便难也。眴眴然，眩动貌，目视不明，水之亏也。手足寒，阴之厥也。刺足太阳少阴之表里，取穴如前。

胃疟状：府有六而此独言胃者，以胃为六府之长也。邪在阳明，则胃病及脾，故善饥不能食，而支满腹大也。当兼刺阳明之表里，厉兑、解溪、三里，足阳明取此三穴也。足太阴刺其横脉出血者，谓足内踝前斜过大脉，则太阴之经即商丘也。

水火争胜之似疟

夫热复恶寒发热，有如疟状，或一日发，或间数日发。胜复之气，会遇之时，有多少也。阴气多者，阳气少，则其发日远；阳气多而阴气少，则其发日近。此胜复相薄，盛衰之节，疟亦同法。注曰：真疟有邪，由卫气之会以为止作。似疟无邪，由水火争胜以为盛衰。一责在表，一责在里。一治在邪，一治在正。勿谓法同而治亦同也。

凡病寒热，多由外感。然有不因风寒，而火热内盛者，亦为恶寒发热。其作有期，状虽似疟，而实非疟也。

夫寒热者，阴阳之气也。迟速者，阴阳之性也。人之阴阳，则水火也，营卫也。有热而反寒者，火极似水也。寒而反热者，阴极似阳也。阴阳和则气血匀，表里治。不和则胜复之气，会遇之时，各有多少矣。故阳入之阴，则阴不胜阳，而为热；阴出之阳，则阳不胜阴，而为寒。又若阴多阳少，则阴性缓而会遇迟，故其发日远；阳多阴少，则阳性速而会遇早，故其发日近。此胜复盛衰之节，虽非疟症，而多变似疟，发亦同然。所谓同者，皆阴阳出入之理也。然同中自有不同，则曰是疟，曰非疟。是疟非疟者，在有邪无邪之辨耳。真疟有邪，由卫气之会，以为止作。似疟无邪，由水火争胜，以为盛衰。此则一责在表，一责在里。一治在邪，一治在正。勿谓法同而治亦同也。同与不同之间，即杀人生人之歧也，学者于此可不慎欤。

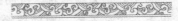 ## 卷之五　类　病

诸咳原因

（人知）肺之令人咳，（不知）五藏六府皆令人咳，非独肺也。夫皮毛者，肺之合也。

皮毛先受邪气，邪气以从其合也。其寒饮食入胃，从胃脉上至于肺则肺寒，肺寒则外内合邪，因而客之，则为肺咳。五藏各以其时受病，非其时各传以与之。人与天地相参，故五藏各以治时。时感于寒则受病，微则为咳，甚则为泄为痛。乘秋则肺先受邪，乘春则肝先受之，乘夏则心先受之，乘至阴则脾先受之，乘冬则肾先受之。

邪气风寒也，皮毛先受之，则入于肺，所以从其合也。肺脉起于中焦，循胃口上鬲属肺，故胃中饮食之寒，从胃脉上于肺也。所谓形寒、寒饮则伤肺者，此之谓也。五藏各以其时受病者，如肝当受病于春，以其时也。然有非木令之时，而肝亦病者。正以肺先受邪，而能传以与之也。凡诸藏府之非时受邪者，其义皆然。所以五藏六府虽皆有咳，然无不由于肺者。

治时，治令之时也。上文言外内合邪，此即其症。邪微者，浅而在表，故为咳；甚者，深而入里，故为泄为痛也。乘秋则肺先受邪以下数句，即治时受病也。故当其时者，必先受之。

五脏咳状

肺咳之状，咳而喘息有音，甚则唾血。心咳之状，咳则心痛，喉中介介如梗状，甚则咽肿喉痹。肝咳之状，咳则两胁下痛，甚则不可以转，转则两胠下满。脾咳之状，咳则右胠下痛，阴阴引肩背，甚则不可以动，动则咳剧。肾咳之状，咳则腰背相引而痛，甚则咳涎。

肺主气而司呼吸，故喘息为音。唾血者，随咳而出。其病在肺，与呕血者不同。心脉起于心中，出属心系，上挟于咽，故病喉中梗介，咽肿喉痹也。介介如有所梗，妨碍之意。肝脉布胁肋，故病如是。胠，腋下胁也。

脾脉上鬲挟咽。其支者，复从胃别上鬲，故为胠下痛而阴阴然痛引肩背。脾应土，其性静，故甚者不可以动，动则增剧也。脾咳则右胠下痛者，盖阴土之气，应于坤出西南也。胃之大络名曰虚里，贯鬲络肺，出于左乳下，岂非阳土之气应于艮而出东北乎。人与天地相参也。

肾脉贯脊，系于腰背，故相引而痛。其直者，入肺中循喉咙，故甚则咳涎。盖肾为水藏，主涎者也。

六腑咳状

六腑之咳，又安所受病。夫五藏之咳久，乃移于六府。脾咳不已，则胃受之。胃咳之状，咳而呕，呕甚则长虫出。肝咳不已，则胆受之。胆咳之状，咳呕胆汁。肺咳不已，则大肠受之。大肠咳状，咳而遗矢。心咳不已，则小肠受之。小肠咳状，咳而失气，气与咳俱失。肾咳不已，则膀胱受之。膀胱咳状，咳而遗溺。久咳不已，则三焦受之。三焦咳状，咳而腹满，不欲食饮。此皆聚于胃，关于肺，使人多涕唾而面浮肿气逆也。治脏者治其俞，治腑者治其合，浮肿者治其经。

五脏之咳久不已，则病必及于腑，皆各因其合而表里相移也。脾与胃合，故脾咳不已，胃必受之。胃不能容，则气逆为呕。长虫，蛔虫也，居肠胃之中，呕甚则随气而上出也。蛔，音回。胆汁，苦汁也。遗矢，遗屎也。

小肠之下，则大肠也。大肠之气，由于小肠之化，故小肠受邪，而咳则下奔失气也。膀胱为津液之府，故邪气居之，则咳而遗溺。久咳不已，则上中下三焦俱病，出纳升降皆失其和，故腹满不能食饮也。

诸咳皆聚于胃，关于肺者，以胃为五脏六腑之本，肺为皮毛之合。如上文所云，皮毛先受邪气，及寒饮食入胃者，皆肺胃之候也。阳明之脉起于鼻，会于面，出于口，故使人多涕唾而面浮肿。肺为脏腑之盖，而主气，故令人咳而气逆。脉之所注者为俞，所入者为合，所行者为经，诸脏腑皆然也。

治咳要注一

咳有内伤、外感之分，自肺而传于五藏者有之，自五藏而传于肺者亦有之。如风寒暑湿伤于外，则必先中于皮毛，皮毛为肺之合，而受邪不解，此则自肺而传于诸藏也。劳欲情志伤于内，则藏气受伤，先由阴分而病及上焦，此自诸藏而后传于肺也。但自表而入者，其病在阳，故必自表而出之，治法宜辛宜温，求其属而散去外邪，则肺气清而咳自愈矣。自内而生者，伤其阴也。阴虚于下，则阳浮于上，水涸金枯则肺苦于燥，肺燥则痒，痒则咳不能已。治此者，宜甘以养阴，润以养肺，使水壮气复，而肺自宁矣。

治咳要注二

治咳大法：治表邪者，药不宜静，静则留连不解，久必变生他病，故最忌寒凉收敛之剂。治里症者，药不宜动，动则虚火不宁，真阴不复，燥痒愈增，病必日甚，故最忌辛香助阳等剂。然治表者，虽宜从散；若形气病气俱虚者，又当补其中气，而助以温解之药。若专于解散，恐肺气益弱，腠理益疏，外邪乘虚而入，病益甚也。治里虽宜静以养阴，若命门阳虚，不能纳气，则参、姜、桂、附之类亦所必用。否则气不化水，终无济于阴也。

治咳要注三

又咳之因于火者宜清，因于湿者宜利，因于痰者降其痰，因于气者理其气。虽方书条目极多，而病本惟风寒劳损而已。风寒者，责在阳实；劳损者，责在阴虚，此咳证之纲领也。其他治表之法，亦不过随其所见之证，而兼以调之则可，原非求本之法也。至于老年久嗽，元气既虚，本难全愈，多宜温养脾肺。或兼治其标，保其不致羸困则善矣。若求奇效，而必欲攻之，非计之得也。

诸喘所出

人之居处动静勇怯，脉亦为之变动。凡人之惊恐恚劳动静，皆为变也。是以夜行则喘出于肾，淫气病肺。有所堕恐，喘出于肝，淫气害脾。有所惊恐，喘出于肺，淫气伤心。度水跌仆，喘出于肾与骨。当是之时，勇者气行则已，怯者则着而为病也。故诊病之道，观人勇怯、骨肉、皮肤，能知其情，以为诊法也。

脉以经脉、血气统言之也。此下四条言喘者，喘属气，病在阳也。肾者，至阴也。阴气受于夜，夜行则劳骨伤阴，故喘出于肾。淫气者，阴伤则阳胜，气逆为患也。肺肾为母子之藏，而少阴之脉上入肺中，故喘出于肾，则病苦于肺。

有所堕坠而恐者，伤筋损血，故喘出于肝。肝气淫则害于脾，木乘土也。有所惊恐，则神气散乱。肺藏气，故喘出于肺。心藏神，故淫气伤之。

水气通于肾，跌仆伤于骨，故喘出焉。以上有病、有不病者，因气有强弱不同也。诊病之道，勇可察其有余，怯可察其不足。骨可以察肾，肉可以察脾，皮肤可以察肺。望而知其情，即善诊者也。

诸汗所出

饮食饱甚，汗出于胃。惊而夺精，汗出于心。持重远行，汗出于肾。疾走恐惧，汗出于肝。摇体劳苦，汗出于脾。故春秋冬夏，四时阴阳，生病起于过用，此为常也。

人有热饮食下胃，其气未定，汗则出。或出于面，或出于背，或出于身半，其不循卫气之道而出也。外伤于风，内开腠理，毛蒸理泄，卫气走之，此气慓悍滑疾，见开而出，故不得从其道，命曰漏泄。

此五条言汗。汗属精，病在阴也。饮食饱甚，则胃气满而液泄，故汗出于胃。惊则神散，神散则夺其精气，故汗出于心。持重远行则伤骨，肾主骨，故汗出于肾。肝主筋而藏魂，疾走则伤筋，恐惧则伤魂，故汗出于肝。摇体劳苦，则肌肉四支皆动，脾所主也，故汗出于脾。又醉饱行房，汗出于脾。

五脏受气强弱各有常度，若勉强过用，必损其真，则病之所由起也。饮食入胃，其气各有所行。如散精于肝，淫气于筋，浊气归心，淫精于脉之类是也。卫气之道，昼行于阳，夜行于阴，有常度也。今有热饮食者，方入于胃，其气之留行未定，而汗辄外泄，出无方所，是不循胃气之道也。风为阳邪，有外热也。热食气悍，因内热也。热之所聚，则开发腠理。所以毛蒸理泄，而卫气走之，故不循其常道也。热食之气，出不由度，故曰漏泄。

鼓胀原因

有病心腹痛，旦食则不能暮食，名为鼓胀，治之以鸡矢醴，一剂知，二剂已。其时有复发者，此饮食不节，故时有病也。虽然其病且已，时故当病，气聚于腹也。

应于寸口，其脉大坚以涩者，胀也。何以知脏腑？阴为脏，阳为腑也。夫气之令人胀也，血脉之中，藏府之内，三者皆存焉。然非胀之舍也。（胀之舍）在于脏腑之外，排脏腑而郭胸胁，胀皮肤，故命曰胀。藏府之在胸胁腹里之内也，若匣匮之藏禁器也。各有次舍，异名而同处一域之中，其气各异。盖胸腹者，藏府之郭也。

内伤脾胃，留滞于中，则心腹胀满，不能再食，其胀如鼓，故名鼓胀。鸡矢之性，能消积下气，通利大小二便，盖攻伐实邪之剂也。一剂可知其效，二剂可已其病。凡鼓胀由于停积，及湿热有余者，皆宜用之。若脾肾虚寒发胀，及气虚中满等症，最所忌也，误服则死。鸡矢醴法：用羯鸡矢一升，研细，炒焦色，地上出火毒，以百沸汤淋汁。每服一大盏，调木香、槟榔末各一钱，日三服，空腹服，以平为度。又有用干羯鸡矢八合，炒微焦，入无灰好酒三碗，共煎至一半许，用布滤取汁。五更热饮，则腹鸣；辰巳时，行二三次，皆黑水也。次日觉足面渐有皱纹，又饮一次，则渐皱至膝上，而病愈矣。此二法似用后者为便。

鼓胀之病，本因留滞，故不可复纵饮食，纵则复发也。病虽将愈，而复伤其脾，则其气必复发也。

脉大者，邪之盛也。脉坚者，邪之实也。涩因气血之虚，而不能流利也。大都洪大之脉，阴气必衰。坚强之脉，胃气必损。故大坚以涩，则病当为胀。

涩而坚者为阴，其胀在藏。大而坚者为阳，其胀在府。一曰脉病在阴，则胀在藏。脉病在阳，则胀在府。排挤于藏府之外，以胸胁为郭，而居于皮肤之中，是即胀之所舍。舍者，言留止之处也。胸腹所以保障五内，故为藏府之郭。

脉胀肤胀

膻中者，心主之宫城也。胃者，太仓也。咽喉小肠者，传送也。胃之五窍者，闾里门户也。廉泉、玉英者，津液之道也。故五藏六府者，各有畔界。其病各有形状，营气循脉，卫气逆为脉胀。卫气并脉，循分为肤胀。三里而泻，近者一下，远者三下。无问虚实，工在疾泻。

膻中者，胸中也。肺覆于上，膈膜障于下，为清虚周密之宫，心主之所主也，故曰宫城。胃为水谷之海，故曰太仓。咽喉传送者，谷气自上而入小肠。传送者，清浊自下而出也。闾巷，门也。里，邻里也。五家为比，五比为闾，盖二十五家为闾也。五家为轨，十轨为里，盖五十家为里也。胃之五窍，为闾里门户者，非言胃有五窍。正以上自胃脘，下至小肠、大肠，皆属于胃。故曰闾里门户，如咽门、贲门、幽门、阑门、魄门，皆胃气之所行也。故总属于胃，谓之五窍。

廉泉、玉英二穴，俱属任脉。玉英即玉堂。畔界各有所属，故病之形见可按也。清者为营，营在脉中，其气精专，未即致胀。浊者为卫，卫行脉外，其气慓疾滑利，而行于分肉之间，故必由卫气之逆，而后病及于营，则为脉胀。是以凡病胀者，皆发于卫气也。卫气逆而并于脉，复循分肉之间，故为肤胀。三里，足阳明经穴。阳明为五藏六府之海，而主肌肉。故胀在肌肤者，当以针泻之。一下三下，谓一次、二次、三次也。盖邪有远近，故泻有难易耳。

脏腑胀状

心胀者，烦心短气，卧不安。肺胀者，虚满而喘咳。肝胀者，胁下满而痛引小腹。脾胀者，善哕，四肢烦悗，体重不能胜衣，卧不安。肾胀者，腹满引背，央央然，腰髀痛。胃胀者，腹满胃脘痛，鼻闻焦臭，妨于食，大便难。大肠胀者，肠鸣而痛濯濯，冬日重感于寒，则飧泄不化。小肠胀者，少腹膜胀，引腰而痛。膀胱胀者，少腹满而气癃。三焦胀者，气满于皮肤中，轻轻然而不坚。胆胀者，胁下痛胀，口中苦，善太息。

此五脏六腑之胀也。悗，闷乱也。央央然，困苦貌。濯濯，肠鸣水声也。飧泄不化，完谷而泄也。气癃，膀胱气闭，小水不通也。

胀症治法

卫气之在身也，常然并脉，循分肉。行有逆顺，阴阳相随，乃得天和。五藏更始，四时循序，五谷乃化。此卫气之常度也。厥气在下，营卫留止，寒气逆上，真邪相攻，两气相搏，乃合为胀也。此卫气之逆也。合之于真，三合而得。无问虚实，工在疾泻。近者一下，远者三下。其有三而不下者焉。下者陷于肉肓，而中气穴者也。不中气穴，则气内闭。针不陷肓，则气不行，上越中肉，则卫气相乱，阴阳相逐。其于胀也，当泻不泻，气故不下，三而不下，必更其道，气下乃止，不下复始。针药不二。必审其脉，当泻则泻，当补则补，如鼓应桴，恶有不下者乎。

厥逆之气，自下而上。营卫失常，故真邪相攻，而合为胀也。胀虽由于卫气，然有合于血脉之中者，在经络也。有合于藏者，在阴分也。有合于府者，在阳分也。三合既明，得其真矣。

一下三下者，言针当必陷于肉肓，亦必中于气穴，然后可以取效也。不中穴，不陷肓，则妄中于分肉间矣。故卫气相乱，而阴阳之邪，反相逐以乘之也。三而不下，未必得其所也，故当更穴再刺之。针与药其法一也。

水与肤胀鼓胀

水始起也，目窠上微肿，如新卧起之状。其颈脉动，时咳，阴股间寒，足胫肿，腹乃大，其水已成矣。以手按其腹，随手而起，如裹水之状，此其候也。肤胀者，寒气客于皮肤之间，瞉瞉然不坚，腹大，身尽肿，皮厚，按其腹窅而不起，腹色不变，此其候也。鼓胀者，腹胀身皆大，大与肤胀等也。色苍黄，腹筋起也。

此课及下课症，病异而形相似，故宜有以别之。目之下，为目窠。微肿如新卧起之状者，形如卧虫也。颈脉，足阳明人迎也。阳明之脉，自人迎下循腹里，而水邪乘之，故为颈脉动。水之标在肺，故为时咳。

凡按水囊者，必随手而起，故病水者亦若是。以上皆水肿之候，故曰此其候也。瞉瞉，鼓声也。寒气客于皮肤之间者，阳气不行，病在气分，故有声若鼓。气本无形，故不坚。气无所不至，故腹大身尽肿。若因于水，则有水处肿，无水处不肿，此为可辨。然有水则皮泽而薄，无水则皮厚。寒气在肤腠之间，按散之则不能猝聚，故窅然不起，腹色不变，即皮厚故也。以手按其腹，随手而起者属水，窅而不起者属气，此固然也。然按气囊者，亦随手而起。又水在肌肉之中，按而散之，猝不能聚；如按糟囊者，亦窅而不起，故未可以起与不起为水气之之辨。但当察其皮厚色苍，或一身尽肿，或自上而下者，多属气；若皮薄色泽，或肿有分界，或自下而上者，多属水也。窅，音夭，深也。

鼓胀注：腹胀身皆大，与上文肤胀者证同。色苍黄者，亦皮厚腹色不变之义，但腹有筋起为稍异耳。盖此亦病在气分，故名鼓胀也。

肠覃石瘕

肠覃者，寒气客于肠外，与卫气相搏，气不能荣，固有所系，癖而内着，恶气乃起，瘜肉乃生。其始生也，大如鸡卵，稍以益大。至其成，如怀子之状，久者离岁，按之则坚，推之则移，月事以时下也。石瘕生于胞中，寒气客于子门，子门闭塞气不得通，恶血当泻不泻，衃以留止，日以益大，状如怀子，月事不以时下。皆生于女子，可导而下。肤胀鼓胀（亦可刺），先泻其胀之血络，后调其经，刺去其血络也。

覃，延布而深也。寒气与卫气相搏，则搐积不行，留于肠外，有所系着，故癖积起，瘜肉生，病日以成矣。瘜肉，恶肉也。离岁，周岁也。寒邪客于肠外，不在胞中，故无妨于月事，其非血痛可知。盖由汁沫所聚而生，此肠覃之候也。

胞中，即子宫也，男女皆有之。男谓之精室，女谓之血海。子门，即子宫之门也。衃血，凝败之血也。子门闭塞，则衃血留止，其坚如石，故曰石瘕。月事不以时下，惟女子有之也，故可以导血之剂下之。衃，铺杯切。

先泻其胀之血络，谓无论虚实，凡有血络之外见者，必先泻之，而后因虚实以调其经也。刺去其血络，即重明先泻之义。言肤胀、鼓胀亦可刺，盖兼前课数证而统言之也。

五液之属一

水谷入于口，输于肠胃，其液别为五。天寒衣薄，则为溺与气；天热衣厚，则为汗；悲哀气并，则为泣；中热胃缓则为唾。邪气内逆，则气为之闭塞而不行，不行则为水胀（何也）……水谷皆入于口，其味有五，各注其海，津液各走其道。故三焦出气，以温肌肉，充皮肤，为津，其流而不行者为液。天暑衣厚则腠理开，故汗出。寒留于分肉之间，聚沫则为痛。天寒则腠理闭，气湿不行，水下留于膀胱，则为溺与气。

五液者，阴精之总称也。溺、汗、泣、唾、水，故名为五。五藏化液，心为汗，肺为涕，肝为泪，脾为涎，肾为唾，是为五液。精、气、津、液、血、脉，其辨有六；涕、唾、精、津、汗、血、液，其名则七，无非五液之属耳。

水谷入口，五液之所由其也。五味之入，各有所归，各注其海者。人身有四海，脑为髓海，冲脉为血海，膻中为气海，胃为水谷之海也。五藏四海，各因经以受水谷之气味，故津液随化而各走其道。

津液有辨。宗气积于上焦，营气出于中焦，卫气出于下焦。达于表者，阳之气也。故三焦出气，以温肌肉，充皮肤，而为其津，津属阳也。营于里者，阴之气也。故周流于血脉之间而不散，行于外，注于藏府，益于精髓，而为之液，液属阴也。津液之为汗也，热蒸于表，则津泄，故腠理开而汗出。或为寒邪所感，则液凝留于肌肉之间，故汁液聚而为痛。

津液之为溺气也，腠理闭密，则气不外泄，故气化为水。水必就下，故流于膀胱。然水即气也，水聚则气生，气化则水注，故为溺与气。

五液之属二

五脏六腑，心为之主。耳为之听，目为之视，肺为之相，肝为之将，脾为之卫，肾为之主外。故五藏六府之津液，尽上渗于目。心悲气并，则心系急，心系急则肺举，肺举则液上溢。夫心系与肺，不能常举，乍上乍下，故咳而泣出矣。中热则胃中消谷，消谷则虫上下作，肠胃充郭故胃缓，胃缓则气逆，故唾出。五谷之津液，和合而为膏者，内渗入于骨空，补益脑髓，而下流于阴股。

津液之为涕、泣也。心总五藏六府，为津液之主，故耳、目、肺、肝、脾、肾，皆听命于心。是以耳之听、目之视，无不由乎心也。肺朝百脉，而主治节，故为心之相。肝主谋虑决断，故为心之将。脾主肌肉，而护养藏府，故为心之卫。肾主骨，而成立其形体，故为心之主外也。

心为脏腑之主，故五脏之系，皆入于心。心之总系，复上贯于肺，通于喉，而息由以出。故心悲则系急而肺叶举液，即随之而上溢然。心系与肺本，不常举，故有乍上乍下，当其气举而上，则为咳、为泣也。凡人之泣甚，而继以嗽者，正以气并于上，而奔迫于肺耳。目者，宗脉之所聚也，上液之道也。口鼻者，气之门户也。故悲哀愁忧则心动，心动则五藏六府皆摇，摇则宗脉感，液道通，故涕泣出焉。

津液之为唾也。虫为湿热所化，常居肠中。胃热则消谷中空，虫行求食，故或上或下，动作于肠胃之间。充郭者，纵满之谓。肠郭则胃缓，胃缓则气逆上行，涎随而溢，故多唾也。肾为唾，而此曰胃为唾，是胃之与肾皆主为唾。盖土郁之唾在胃，水泛之唾在肾也。

津液之为精髓也。精液和合为膏，以填补于骨空之中，则为脑、为髓、为精、为血。故上至巅顶，得以充实；下流阴股，得以交通也。

五液之属三

阴阳不和，则使液溢，而下流于阴。髓皆减而下，下过度则虚，虚则腰背痛而胫酸。阴阳气道不通，四海塞闭，三焦不泻，津液不化，水谷并于肠胃之中，别于回肠，留于下焦，不得渗膀胱，则下焦胀。水溢则为水胀，此津液五别之逆顺也。注曰：津液之为水胀也，三焦为决渎之官，膀胱为津液之府，气不化则水不行。所以三焦不能泻，膀胱不能渗，而肿胀之病所由作。故治此者，当以气化为主。试观水潦为灾，使非太阳照临，则阴凝终不能散，泥泞终不能干。能知此义，则知阴阳气化之道矣。

阴阳不和，则精气俱病。气病则不摄，精病则不守。精气不相统摄，故液溢于下，而流泄于阴窍。精髓皆减，输泄过度，则真阴日虚，故为腰痛胫酸等病。此劳瘵之所由作也。

阴阳和，则五液皆精，而充实于内。阴阳不和，则五精皆液，而流溢于外，此其所谓顺逆也。

水疸消瘅阴阳病

颈脉动，喘疾咳，曰水。目裹微肿如卧蚕起之状，曰水。溺黄赤安卧者，黄疸。已食如饥者，胃疸。面肿曰风，足胫肿曰水，目黄者曰黄疸。消瘅，脉实大，病久可治；脉悬小坚，病久不可治。热中消中，不可服高粱芳草石药，石药发癫，芳草发狂。阴阳交合者，立不能坐，坐不能起。三阳独至，期在石水。三阴独至，期在盛水。

颈脉，谓结喉旁动脉，足阳明之人迎也。水气上逆，反侵阳明，则颈脉动。水溢于肺，则喘急而疾咳也。目裹者，目之下胞也，胃脉之所至，脾气之所至。若见微肿如卧蚕起之状，是水气淫及脾胃也。水者，阴也；目下，亦阴也；腹者，至阴之所居。故水在腹中者，必使目下肿也。

疸，黄病也。身痛而色微黄，齿垢黄，爪甲上黄，黄疸也。安卧，小便黄赤，脉小而寒者，不嗜食，谓之劳瘅，以女劳得之也。已食如饥者，是胃热也，善消谷食，故曰胃疸。脉小而涩者，不嗜食，言中寒也。所以治疸者，当知阴阳之辨。

风为阳邪，故面肿者曰风，阳受风气也。水为阴邪，故足胫肿者曰水，阴受湿气也。目者，宗脉之所聚也。诸经有热，则上熏于目，故黄疸者其目必黄。

消瘅者，三消之总称，谓内热消中，而肌肤消瘦也。邪热在内，脉当实大为顺，故病虽久，犹可治。若脉悬小，则阳实阴虚，脉证之逆也，故不可治。五藏皆柔弱者，善病消瘅，又热则消肌肤，亦为消瘅也。

多饮数溲谓之热中，多食数溲谓之消中。多喜曰癫，多怒曰狂。秋气将敛未敛，故有阴阳交合为病者，则或精或气，必有所伤，而致动止不利。盖阳胜阴，故立不能坐；阴胜阳，故坐不能起也。三阳独至，即三阳并至，阳亢阴竭之候也。阴竭在冬，本无生意，而孤阳遇水，终为扑灭，故期在水坚如石之时也。三阴独至，有阴无阳也。盛水者，正月雨水之候，孤阴难以独立。故遇阳胜之时，则不能保其存也。

十二经脉之终

太阳脉终，戴眼，反折瘛疭，其色白，绝汗乃出，出则死矣。少阳终者，耳聋，百节皆纵，目𥉂绝系，绝系一日半死。其死也，色先青白，乃死矣。阳明终者，口目动作，善惊妄言，其上下经盛，不仁，则终矣。少阴终者，面黑，齿长而垢，腹胀闭，上下不通而终矣。太阴终者，腹胀闭不得息，善噫善呕，呕则逆，逆则面赤，不逆则上下不通，不通则面黑，皮毛焦而终矣。厥阴终者，中热嗌干，善溺心烦，甚则舌卷卵上缩而终矣。此十二经之所败也。

戴者，戴于上也，谓目精仰视，而不能转也。反折，腰脊反张也。瘛者，筋之急也。疭者，筋之缓也。绝汗者，暴出如油，不能收也。足太阳之脉，起于目内眦，上额交巅，入络脑，下项夹脊，抵腰中，下至足之小趾。手太阳之脉，起于小指之端，循臂上肩。其支者，循颈上颊，至目之外眦，故其为病如此。然太阳为三阳之表，故主色白，汗出其色白。绝皮乃绝汗，绝汗则终矣。亦主表之谓。

手足少阳之脉，皆入于耳中，亦皆至于目锐眦，故为耳聋目𥉂也。𥉂者，直视如惊貌。因少阳之系绝，不能旋转，故若此也。胆者，筋其应。少阳气绝，故百节皆纵也。木之色青，金之色白。金木相贼，则青白先见，此少阳之死候也。𥉂，音琼。

手足阳明之脉，皆挟口入目，故为口目动作，而牵引歪斜也。闻木音则惕然而惊，是阳明善惊也。骂詈不避亲疏，是阳明妄言也。黄者，土色外见也。上下经盛，谓头颈手足阳明之脉皆躁动而盛,是胃气之败也。不知疼痛,谓之不仁,是肌肉之败也。此皆阳明气竭之候。

手少阴气绝,则血败;足小阴气绝,则色如炲,故面黑也。肾主骨,肾败则骨败,故齿根不固,长而垢也。手少阴之脉,下鬲络小肠;足少阴之脉,络膀胱贯肝鬲,故为腹胀闭。上下不通则心肾隔绝,此少阴之终也。

足太阴脉,入腹属脾,故为腹胀闭。手太阴脉,上鬲属肺,而主呼吸,故为不得息。胀闭则升降难,不得息则气道滞,故为噫为呕。呕则气逆于上,故为面赤;不逆则否塞于中,形为上下不通。脾气败则无以制水,故黑色见于面。肺气败则治节不行,故皮毛焦而终矣。

手厥阴心主之脉,起于胸中,出属心包络,下鬲,历络三焦;足厥阴肝木,循喉咙之后,上入颃颡,其下者循股阴入毛中,通阴器,故为中热嗌干,善溺心烦等病。又舌者,心之官也。肝者,筋之合也。筋者,系于阴器,而脉络于舌本,故甚则舌卷卵缩,而厥阴之气终矣。手足六经,各分表里,是十二经也。

妊娠声瘖

何以知怀子之且生也?身有病而无邪脉也。人有重身,九月而瘖。胞之络脉绝也。胞络者,系于肾。少阴之脉,贯肾,系舌本,故不能言。无治也,当十月复。无损不足,益有余,以成其瘖。无损不足者,身赢瘦,无用镵石也。无益其有余者,腹中有形而泄之,泄之则精出,而病独擅中,故曰瘖成也。

身有病,谓经断、恶阻之类也。身病者,脉亦当病,或断续不调,或弦涩细数,是皆邪脉,则真病也。若六脉和滑,而身有不安者,其为胎气无疑矣。重身,怀孕也。瘖者,声哑不能出也。胎怀九月,儿体已长,故能阻胞中之络脉。

胞中之络,冲任之络也。胞络者,系于肾而上会于咽喉。故胞中之络脉绝,则不能言。十月子生,而胞络复通,则能言矣,故不必治。瘖者,疾也。不当治而治,反成疾也。九月则身重疲劳,养胎力困,正虚赢不足之时,必不可用针石,复伤其气。胎元在胞而刺之,则精气泄而胎伤。病独专于中,是益其有余,故瘖成也。

胎孕要注一

胎孕之道。一月为胞胎,精血凝也。二月为胎形,始成胚也。三月阳神为三魂,四月阴灵为七魄,五月五行分五脏也,六月六律定六府也。七月精开窍,通光明也。八月元神具,降真灵也。九月宫室罗布,定生人也。十月受气足,万象成也。生后六十日,瞳子成,能咳笑,应和人。百五十日,任脉成,能自反复。百八十日,髋骨成,能独坐。二百一十日,掌骨成,能扶伏。三百日,髌骨成,能行也。若不能依期者,必有不平之处。

胎孕要注二

巢元方曰:妊娠一月名胎胚,足厥阴脉养之。二月命始膏,足少阳脉养之。三月名始胎，手心主脉养之。当此之时，血不流行，形象始化。未有定仪，因感而变。欲子端正庄严，常口谈正言，身行正事；欲子美好，宜配白玉；欲子贤能，宜看诗书，是谓外象而内感者也。四月始成其血脉，手少阳脉养之。五月始成其气，足太阴脉养之。六月始成其筋，足阳明脉养之。七月始成其骨，手太阴脉养之。八月始成肤革，手阳明脉养之。九月始成毛发，足少阴脉养之。十月，五藏六府关节人神皆备。此其大略也。

胎孕要注三

薛按前注：常推其理。若足厥阴者肝脉也，足少阳者胆脉也，此一藏一府之经也。余皆如此。凡四时之令，必始春木，故十二经之养，始于肝胆，所以养胎在一月二月。手心主包络也，手少阳三焦也，属火而旺夏，所以养胎在三月四月。足太阴脾也，足阳明胃也，属土而旺长夏，所以养胎在五月六月。手太阴肺也，手阳明大肠也，属金而旺秋，所以养胎在七月八月。足少阴肾也，属水而旺冬，所以养胎在九月。至十月，儿于母腹之中，受足诸藏之气，然后待时而生也。然十二经中，惟手少阴心脉，手太阳小肠脉，及足太阳膀胱脉，皆不言养胎者。盖九月之养在肾，则膀胱亦在其中矣。惟心与小肠为表里，心为五藏六府之主，虽其尊而无为。然藏气所及，则神无不至，所以皆不主月，而实无月不在也。胎孕之道，无出此矣。

胎孕要注四

胎有男女，则成有迟速。体有阴阳，则怀分向背。故男动在三月，阳性早也。女动在五月，阴性迟也。女胎背母而怀，故母之腹软。男胎面母而怀，故母之腹硬也。至于既生之后，儿之寿夭，其因有二，一则由于禀赋，一则由于抚养。夫禀赋为胎元之本，精气之受于父母者是也。抚养为寿夭之本，居处寒温饮食得失者是也。凡少年之子，多有羸弱者，欲动而精薄也。老年之子，反多强壮者，欲少而精全也。多欲者子多不育，以孕后不节，则盗泄母阴，夺养胎之气也。此外，如饥饱劳逸，五情六气，无不各有所关，是皆所谓禀赋也。

胎孕要注五

至于抚养之法，俗传有云"若要小儿安，须带三分饥与寒"，此言殊为未当。恐饮食之过伤脾，而积聚生，故当防。其放肆无度，迭进而骤，脾不及化。必使饮食匀调，节其生冷，何病之有？若云带饥，则不可也。至于"寒"之一字，关系非浅。圣人避风如避箭，则风寒之为害大也。婴儿以未成之血气，嫩薄之肌肤。较之大人，相去百倍，顾可令其带寒耶？新产之儿，多生惊风抽搐等病。盖其素处腹中，裹护最密。及胞胎初脱，极易感邪。而收生者迟慢不慎，则风寒袭之，多致不救。及其稍长，每多发热。轻则为鼻塞咳嗽，重则为小儿伤寒。幼科不识，一概呼为变蒸，误药致毙者此也。

胎孕要法六

或因寒气伤藏，则为吐为泻。或因生热，则为惊为疳。种种变生，多由外感。虽禀赋素盛，不畏风寒，亦所常有。但强者三之一，弱者三之二。伤热者十之三，伤寒者十之七。矧膏粱贫贱，气质本自不同。医家不能察本，但知见热攻热；婴儿不能言，病家不能辨；徒付之命，诚可叹也。又有谓小儿为纯阳之体，多宜清凉之治者，此说尤为误人。女子二七，男子二八，而后天癸至。夫天癸者，阴气也。小儿之阴气未至，故曰纯阳。原非阳气有余之谓，特稚阳耳。稚阳之阳其阳几何？使阳本非实，而误认为火，用寒凉妄攻其热，阴既不足，又伐其阳，多致阴阳俱败，脾肾俱伤。又将何所借赖，而望其生乎？又曰小儿无补肾法。夫小儿之阴气未成，即肾虚也。或父母多欲，而所禀水亏，亦肾虚也。阴既不足，而不知补之，阴绝则孤阳亦灭矣，何谓无可补耶。

血枯症治

病有胸胁支满者，妨于食，病至则先闻腥臊臭，出清液，先唾血，四支清，目眩，时时前后血，病名血枯。此得之年少时，有所大脱血，若醉入房中，气竭肝伤，故月事衰少不来也。治之何术？以四乌鲗骨一芦茹，二物并合之，丸以雀卵，大如小豆。以五丸为后饭，饮以鲍鱼汁，利肠中及伤肝也。

注曰：后饭者，先药后饭也。血枯与血隔相似，皆经闭不通之疾。然枯者，血虚之极。隔者，阻也，血本不虚，或气或寒或积，有所逆也。隔者病发于暂，其证则或痛或实，通之则血行而愈，可攻者也。枯者其来也渐，冲任内竭，其症无形，不可攻也。

血枯者，月水断绝也。大脱血，如胎产既多，及血崩、血淋、吐衄之类皆是也。醉后气盛血热，以房纵肆，则阴精尽泄，精去则气生，故中气竭也。夫肾主闭藏，肝主疏泄，不惟伤肾，而且伤肝。久则三阴俱亏，故有支满等症。支满者，满如支膈也。肺主气，其臭腥。肝主血，其臭臊。肺气不能平肝，则肝肺俱逆于上。浊气不降，清气不升。故闻腥臊，而吐清液，口中吐血，血不归经也。四支清冷，气不能周也。头目眩晕，失血多而气随血去也。血气既乱，故于前阴后阴血不时见，而月信反无期矣。

乌鲗，即乌贼也，骨名海螵蛸，其气味咸温下行，故主女子白带漏下，及血闭血枯。其性涩，故亦能令人有子。芦茹，亦名茹芦，即茜草也，气味甘寒无毒，能止血治崩，又能益精气，活血通经脉。雀，即麻雀，其卵气味甘温，能补益精血，主男子阴痿不起，故可使多精有子，及女子带下，便溺不利。鲍鱼，即今之淡干鱼也，诸鱼皆可为之，惟石首、鲫鱼者为胜，其气味辛温无毒。鱼本水中之物，故其性能入水藏，通血脉，益阴气。煮汁服之，能同诸药通女子血闭也。以上四药，皆通血脉。血主于肝，故凡病伤肝者，亦皆可用之。

癫狂症治

癫疾，脉搏大滑，久自已；脉小坚急，死不治。故又曰：癫疾之脉，虚则可治，实则死。人生而有病癫疾者，何得之？病名为胎病。此得之在母腹中时，其母有所大惊，气上不下，精气并居，故令子发为癫疾也。病有怒狂者，生于阳也。阳气者，因暴折而难决，故善怒也，名曰阳厥。阳明者常动，巨阳少阳不动，不动而动大疾，此其候也，夺其食即已。夫食入于阴，长气于阳，故夺其食即已，使之服以生铁洛为饮。夫生铁洛者，下气疾也。

博大而滑为阳脉，阳胜气亦盛，故久将自已。若小坚而急，则肝之真藏脉也，全失中和而无胃气，故死不治。虚则柔缓，邪气微也，故生。实则弦急，邪气盛也，故死。惊则气乱而逆，故气上不下。气乱则精亦随之，故精气并及于胎，令子为癫疾。初生未犯邪气，即有斯疾，故为胎病也。

怒狂，多怒而狂也，即骂詈不避亲疏之谓也。阳气宜于畅达，若暴有折挫，则志无所伸；或事有难决，则阳气被抑，逆而上行，故为怒狂，病名阳厥也。

阳明常动者，谓如下关、地仓、大迎、人迎、气冲、冲阳之类，皆有脉常动者也。巨阳少阳不动，谓巨阳惟委中、昆仑，少阳惟听会、悬钟，其脉虽微动，而动不甚也。于其不甚动者，而动且大疾；则其常动者，更甚矣，此即阳厥怒狂之候。

食少则气衰，故节夺其食，不使胃火复助其阳邪，则阳厥怒狂者，可已也。生铁洛，即炉冶间锤落之铁屑，用水研浸，可以为饮。其属金，其气寒而重，最能坠热开结，平木火之邪，故可以下气疾，除狂怒也。凡药中用铁精、铁华粉、针砂、铁锈水之类，皆同此意。

寒痛症六种

寒气客于脉外则脉寒，脉寒则缩踡，缩踡则脉绌急，绌急则外引小络，故卒然而痛，得炅则痛立止。因重中于寒，则痛久矣。寒气客于经脉之中，与炅气相薄则脉满，满则痛而不可按也。寒气稽留，炅气从上，则脉充大而血气乱，故痛甚不可按也。寒气客于肠胃之间，膜原之下。血不得散，小络急引故痛。按之则气血散，故按之痛止。寒气客于侠脊之脉，则深按之不能及，故按之无益也。

踡，不伸也。绌，屈曲也。炅，热也。寒气客于脉外者，邪不甚深，卫气不得流通，则外引小络而卒然为痛。故但得炅暖之气，其痛则立止也。

重中于寒，则不易解散也。阳气行于脉中，而寒袭之，则寒热相薄，留而不行，则邪实于经，故脉满而痛，不可按也。

炅气从上，阳主升也。寒邪遏之，则脉充于内，而血气乱，故其痛必甚。膜，筋膜也。原，肓之原也（义详后肠胃之间）。膜原之下，皆有空虚之处。血不散而小络满，则急引而痛。按之则寒气可散，小络可缓，故其病止。非若经脉之无罅隙者，按之则愈实而愈痛也。其着于肠胃之募原也，饱食则安，饥则痛。侠脊者，足太阳经也。其最深者，则伏冲伏膂之脉，故按之不能及其处也。

寒痛症四种

寒气客于冲脉，冲脉起于关元，随腹直上，寒气客则脉不通，脉不通则气因之，故喘动应手矣。寒气客于背俞之脉则脉泣，脉泣则血虚，血虚则痛。其俞注于心，故相引而痛。按之则热气至，热气至则痛止矣。寒气客于厥阴之脉，厥阴之脉者，络阴器，系于肝，寒气客于脉中，则血泣脉急，故胁肋与少腹相引痛矣。厥气客于阴股，寒气上及少腹，血泣在下相引，故腹痛引阴股。

关元，任脉穴，在脐下三寸。冲脉起于胞中，即关元也。其脉并足少阴肾经，夹脐上行，会于咽喉。而督脉上连于肺，若寒气客之，则脉不通，脉不通则气亦逆，故喘动应手也。

背俞，五藏俞也，皆足太阳经穴。太阳之脉，循脊当心入散，上出于项。故寒气客之，则脉涩血虚，为背与心相引而痛，因其俞注于心也。按之则热至而痛止者，正以血虚故耳。

肝经脉循阴股入毛中，抵少腹，布胁肋也。

厥气，寒逆之气也。少腹阴股之间，乃足三阴、冲脉之所由行也。寒气犯之，皆相引而痛。

寒热痛症五种

寒气客于小肠膜原之间，络血之中，血泣不得注于大经，血气稽留不得行，故宿昔而成积矣。寒气客于五藏，厥逆上泄，阴气竭，阳气未入，故卒然痛，死不知人，气复反则生矣。寒气客于肠胃，厥逆上出，故痛而呕也。寒气客于小肠，小肠不得成聚，故后泄腹痛矣。热气留于小肠，肠中痛，瘅热焦渴，则坚干不得出，故痛而闭不通矣。

小肠为受盛之府，化物所出。若寒气客其膜原络血之间，则血涩不行。故不得注于大经，稽留渐久，因成积也。

寒伤脏气，则气不得降，而厥逆上泄。乃致真阴暴竭，阳气未能遽入，故卒然痛死。必待藏气复反，则生矣。

肠胃，亦言腑也。水谷之在六腑，必自上而下，乃其顺也。若寒气客之，则逆而上出，故为痛为呕。

小肠为丙火之腑，而寒邪胜之，则阳气不化，水谷不得停留，故病为后泄腹痛矣。

热留小肠，是阳藏阳病也，故为瘅热焦渴，坚干痛闭之疾。

治痛要注

治痛之法。有曰痛无补法者；有曰通则不痛，痛则不通者；有曰痛随利减者，人相传诵，以为妙法。凡是痛症，无不执而用之。不知痛随利减，"利"字训作"通"字，非下也。假令在表者实，汗而利之；在里者实，下而利之；在气血者实，散之行之而利之，则得治实之法也。然痛症亦有虚实，治法亦有补泻，辨之不可不详。凡痛而胀闭者多实，不胀不闭者多虚；痛而拒按者为实，可按者为虚；喜寒者多实，爱热者多虚；饱而甚者多实，饥而甚者多虚；脉实气粗者多实，脉虚气少者多虚。

新病壮年者多实，愈攻愈剧，愈剧者多虚。痛在经者脉多弦大，痛在藏者脉多沉微，必兼脉症而察之，则虚实自有明辨。实者可利，虚者亦可利乎？不当利而利之，则为害大矣。故凡治表虚而痛者，阳不足也，非温经不可。治里虚而痛者，阴不足也，非养荣不可。上虚而痛者，心脾受伤也，非补中不可。下虚而痛者，脱泄亡阴也，非速救脾肾，温补命门不可。夫以温补而治痛者，古人非不多也，惟薛立斋尤善。奈何明似丹溪，亦曰诸痛不可补气，局人意见如此。

痹症原因

风寒湿三气杂至，合而为痹。其风气胜者，为行痹；寒气胜者，为痛痹；湿气胜者，为着痹也。其有五者何也？曰：以冬遇此者为骨痹，以春遇此者为筋痹，以夏遇此者为脉痹，以至阴遇此者为肌痹，以秋遇此者为皮痹。其内舍于五藏六府者何也？五藏皆有合病久而不去者，内舍于其合也。故骨痹不已，复感于邪，内舍于骨。筋痹不已，复感于邪，内舍于肝。脉痹不已，复感于邪，内舍于心。肌痹不已，复感于邪，内舍于脾。皮痹不已，复感于邪，内舍于肺。所谓痹者，各以其时，重感于风寒湿之气也。

痹者，闭也。一阴一阳结谓之喉痹，食痹而吐，是皆闭塞之义也，即痛风不仁之属。风者，数行善变故为行痹，凡走注历节，疼痛之类皆是也。阴寒之气客于肌肉筋骨之间，则凝结不散，阳气不行，故痛不可当，即痛风也。着痹者，肢体重着不移，或为疼痛，或为顽木不仁。湿从土化，病多发于肌肉。

遇此者，指上文之三气也。皮肉筋骨脉，皆有五藏之合，病在外而不治，则各因其合，而内连于藏矣。舍者，邪入而居之也。时谓气吐之时，五藏各有所应也。病久不去，而复感于邪气，必更深，故内舍其合，而入于藏也。

脏腑痹状

肺痹者，烦满，喘而呕。心痹者，脉不通，烦则心下鼓，暴上气而喘，嗌干善噫，厥气上则恐。肝痹者，夜卧则惊，多饮，数小便，上为引如怀。肾痹者，善胀，尻以代踵，脊以代头。脾痹者，四支解堕，发咳呕汁，上为大塞。肠痹者：数饮而出不得，中气喘争，时发飧泄。胞痹者，少腹膀胱按之内痛，若沃以汤，涩于小便，上为清涕。阴气者，静则神藏，躁则消亡。饮食自倍，肠胃乃伤。

肺在上焦，其脉循胃口，故为烦满，喘而呕也。心合脉，而痹气居之，故脉不通。心脉起于心中，其支者，上挟咽；其直者，却上肺，故病此诸症。厥气，阴气也，心火衰则邪乘之，故神怯而恐也。肝藏魂，肝气痹则魂不安，故主夜卧惊骇。肝脉下者，过阴器，抵少腹，上者循喉咙之后，上入颃颡，故为病如此。

肾者胃之关，肾气痹则阴邪乘胃，故腹善胀。尻以代踵者，足挛不能伸也。脊以代头者，身偻不能直也。以肾脉入跟中，上腨内，出腘内廉，贯脊属肾，故为是病。

脾主四支，故令解堕。其脉属脾络胃，上膈挟咽，今其气痹不行，故发咳呕汁；甚则上焦否隔，为大塞不通也。肠痹者，兼大小肠而言。小肠为心之府，而主小便。邪痹于小肠，则火热郁于上，而为数饮：下为小便不得出也。大肠为肺之府，而主大便，故上则为中气喘争，而下为飧泄也。

胞，膀胱之府也。膀胱气闭，故按之则内痛。水闭不行，则畜而为热，故若沃以汤，且涩于小便也。膀胱之脉，从巅入络脑，故上为清涕。

阴气者，脏气也。五藏者，所以藏精神、魂魄、志意者也。人能安静，则邪不能干，故精神完固而内藏。若躁扰妄动，则精气耗散，神志消亡，故外邪得以乘之，五藏之痹，因而生矣。六府者，所以受水谷而化物者也，过用不节，致伤肠胃，则六府之痹，因而生矣。

痹病浅深

淫气喘息，痹聚在肺。淫气忧思，痹聚在心。淫气遗溺，痹聚在肾。淫气乏竭，痹聚在肝。淫气肌绝，痹聚在脾。诸痹不已，亦益内也。其风气胜者，其人易已也。痹，其时有死者，或疼久者，或易已者，何也？曰：其入藏者死，其留连筋骨间者疼久，其留皮肤间者易已。其客于六府者何也？曰：此亦其食饮居处，为其病本也。六府亦各有俞，风寒湿气中其俞，而食饮应之。循俞而入，各舍其腑也。

此申明阴气躁亡，而痹聚于脏也。淫气者，阴气淫佚，不静藏也。夫寒湿者，天之阴邪，伤人经俞筋骨。风者，天之阳邪，伤人皮肤气分。是以三邪中于脏腑之俞，而风气胜者其性善行，可从皮肤而散，故其人易已。

入脏者死，伤真阴也。留连筋骨者疼久，邪之深也。留皮肤者易已，邪之浅也。水谷之寒热，感则害及六府。居处之邪，感则伤及六阳。故食饮居处，为六府致病之本。俞，言周身之穴。凡邪可入，皆谓之俞。食伤于内，邪中于外。表里相应，故得乘虚而入舍于腑。

痹痛分别

荣卫之气，亦令人痹乎？曰：痛者，寒气多也，有寒故痛也。其不痛不仁者，病久入深，营卫之行涩，经络时疏，故不痛。皮肤不营，故为不仁。其寒者，阳气少，阴气多，与病相益，故寒也。其热者，阳气多，阴气少，病气胜，阳遭阴，故为热痹。其多汗而濡者，此逢湿盛也，阳气少，阴气盛，两气相感，故汗出而濡也。夫痹之不痛者何也？曰：痹在于骨则重，在于脉则血凝而不流，在于筋则屈不伸，在于肉则不仁，在于皮则寒。具此五者，则不痛也。凡痹之类，逢寒则虫，逢热则纵。

寒多则血脉凝滞，故必为痛。凡病寒者，不必尽由于外寒。但阳气不足，阴气有余，则寒从中生，与病相益，故为寒症。阳盛遭阴，则阴气不能胜之，故为痹热。

湿者，天之阴邪也。感天地之阴寒，而吾身之阴气又盛，两气相感，故汗出而濡也。具此五者，则筋骨皮肉血脉之间，气无不痹，故不得为痛也。五痹之类，如逢吾身之阴寒，则如虫行皮肤之中，逢吾身之阳热，则筋骨并皆放纵。

五脏合痿

五脏各有所合，皆能使人痿。故肺热叶焦，则皮毛虚弱急薄，着则生痿躄也。心气热则下脉厥而上，上则下脉虚，虚则生脉痿，枢折挈，胫纵而不任地也。肝气热则胆泄口苦筋膜干，筋膜干则筋急拘挛，发为筋痿。脾气热则胃干而渴，肌肉不仁，发为肉痿。肾气热则腰脊不举，骨枯而髓减，发为骨痿。

痿者，痿弱无力，举动不安也。肺痿者，皮毛痿也。盖热乘肺金，在内则为叶焦，在外则皮毛虚弱，而为急薄。若热气留着不去，而及于筋脉骨肉，则病生痿躄。躄者，足弱不能行也。

心痿者，脉痿也。心气热则火独炎上，故三阴在下之脉，亦皆厥逆而上。上逆则下虚，乃生脉痿。脉痿者，凡四支关节之处，如枢纽之折而不能提挈，足胫纵缓而不能任地也。

肝痿者，筋痿也。胆附于肝，肝气热则胆汁溢泄，故口苦。筋膜受热，则血液干燥，故拘急而挛，为筋痿也。

脾痿者，肉痿也。脾与胃以膜相连，而开窍于口，脾气热则胃干而渴。脾主肌肉，今热畜于内，则精气耗伤，故肌肉不仁，发为肉痿也。

肾痿者，骨痿也。腰者肾之府，其脉贯脊，其主骨髓，故肾气热则见症如此。五藏合痿，何以得之，详见下篇。

痿之原因

肺者，脏之长也，为心之盖也。有所失亡，所求不得，则发肺鸣。鸣则肺热叶焦，发为痿躄。悲哀太甚，则胞络绝。胞络绝则阳气内动，发则心下崩，数溲血也。故大经空虚，发为肌痹，传为脉痿。思想无穷，所愿不得，意淫于外，入房太甚，宗筋弛纵，发为筋痿，及为白淫。故曰：筋痿者，生于肝使内也。有渐于湿，以水为事，若有所留，居处相湿，肌肉濡渍，痹而不仁，发为肉痿。故曰：肉痿者，得之湿地也。有所远行劳倦，逢大热而渴，渴则阳气内伐，内伐则热舍于肾。肾者，水藏也。今水不胜火，则骨枯而髓虚，故足不任身，发为骨痿。故曰：骨痿者，生于大热也。

肺位最高，故谓之长。覆于心上，故为之盖。肺志不伸，则气郁生火，故喘息有声，发为肺鸣。金藏病则失其清肃之化，故热而叶焦，五藏之阴，皆为之不足。此痿躄之生于肺也。

胞络者，子宫之络脉也。胞脉属心，而络于胞中。故悲哀太甚，则心系急，而胞络绝。上下不交，亢阳内动，逼血下崩，令人数为溺血也。

血失则大经空虚，无以渗灌肌肉，荣养脉络，故先为肌肉顽痹，而后传为脉痿者，生于心也。

思想无穷，所愿不得，欲不遂也。意淫于外，入房太甚，阴气必伤，故宗筋弛纵，发为筋痿。宗筋者，聚于前阴。精伤于内，气陷于下，故为内淫。今之所谓带浊也。

肝主筋，故使内而筋痿者，生于肝也。有渐于湿者，清湿地气之中于下也。以水为事者，好饮水浆，湿浊之留于中也。若有湿浊之所留，而居处之又兼卑下，外内并湿为病矣，相并也。脾主肌肉，而恶湿。湿着于肉，则卫气不荣，故肌肉顽痹，而为肉痿。地之湿气，感之则害皮肉筋脉，病生于脾也。

远行劳倦，最能生热，阳盛则内伐真阴，水不胜火，故主于肾。热甚则精髓干涸，故骨枯而为痿，病生于肾也。

痿之见症

肺热者，色白而毛败。心热者，色赤而络脉溢。肝热者，色苍而爪枯。脾热者，色黄而肉蠕动。肾热者，色黑而齿槁。言治痿者，独取阳明。以阳明，为五藏六府之海，主润宗筋，宗筋主束骨而利机关也。冲脉者，经脉之海也，主渗灌溪谷，与阳明合于宗筋。阴阳总宗筋之会，会于气街，而阳明为之长，皆属于带脉，而络于督脉。故阳明虚则宗筋纵，带脉不引，故足痿不用也。治之各补其荣而通其俞，调其虚实，和其逆顺，筋脉骨肉。各以其时受月，则病已矣。

阳明胃脉也，主纳水谷，化气血，以资养表里，故为五脏六腑之海而下润宗筋。宗筋者，前阴所聚之筋也，为诸筋之会。凡腰脊溪谷之筋，皆属于此，故主束骨而利机关也。

经脉之海者，冲脉为十二经之血海也，故主渗灌溪谷。冲脉起于气街，并少阴之经，夹脐上行。阳明脉亦夹脐旁，去中行二寸，下行，故皆会于宗筋。

宗筋聚于前阴。前阴者，足之三阴、阳明、少阳及冲、任、督、跷，九脉之所会也。九者之中，则阳明为五藏六府之海，冲为经脉之海。此一阴一阳，总乎其间，故曰阴阳总宗筋之会也。会于气街者，气街为阳明之正脉，故阳明独为之长。带脉者起于季胁，围身一周。督脉者起于会阴，分三岐为任冲，而上行腹背。故诸经者，皆联属于带脉，支络于督脉也。

阳明虚则血气少，不能润养宗筋，故至弛纵。宗筋纵则带脉不能收引，故足痿不为用。此所以当治阳明也。

诸经之所溜为荣，所注为俞。补者所以致气，通者所以行气。上文云独取阳明，此复云各补其荣而通其俞。盖治痿者当取阳明，又必察其所受之经，而兼治之也。陈注：各补其荣者，补五脏之真气也。通其俞者，通利五脏之热也。调其虚实，虚则补之，热实则泻之也。和其顺逆，和其气之往来也。筋脉骨肉，内合五藏之气，外应四时，各以其四时受气之月，随其浅深而取之，其病已矣。

肠澼脉辨死生

肠澼便血，身热则死，寒则生。肠澼下白沫，脉沉则生，脉浮则死。肠澼下脓血，脉悬绝则死，滑大则生。肠澼之属，身不热，脉不悬绝，亦得滑大者曰生，悬涩者曰死，以脏期之。

注曰：便血，赤利也。身热者，阳胜阴败，故死。寒则荣气未伤，故生也。白沫，白利也。病在阴而见阴脉者，为顺，故生；见阳脉为逆，故死也。下脓血者，见赤白而言也。悬绝者，谓太过则坚而搏，不足则微而脱，皆胃气去，而真藏见也。邪实正虚，势须悬绝，故死。滑因血盛大以气充，气血未伤，故生也。

肠澼一症，即今所谓痢疾，又谓之滞下，利而不利之谓也。以藏期之者，肝见庚辛死，心见壬癸死，肺见丙丁死，脾见甲乙死，肾见戊己死也。

伏梁之逆从

病有少腹盛，上下左右皆有根，名曰伏梁。裹大脓血，居肠胃之外，不可治，治之每切按之致死。何也？此下则因阴，必下脓血；上则迫胃脘，生鬲，侠胃脘内痛。此久病也，难治。居脐上为逆，居脐下为从，勿动亟夺。又曰：人有身体髀股胻皆肿，环脐而痛，病名伏梁，此风根也。其气溢于大肠，而着于肓，肓之原在脐下，故环脐而痛也。不可动之，动之为水溺涩之病。

伏，脏腑也。梁，僵梁，坚硬之谓。按，抑也。切按之者，谓过于妄攻也，故必致死。此病居三阴、冲带之间，裹大脓血，而伏于肠胃之外，其上下左右皆有根系，故下行者，能下脓血；上行者，能迫胃脘，或生鬲胃间。痈，疡也。

此病延积既久，根蒂日深，故不易治。居脐上，则渐逼心肺，故为逆。居脐下，则其势犹缓，故为从。此既云"脐上为逆，脐下为从"。下文又云"环脐而痛，病名伏梁"，是不独以心积为伏梁也。盖凡积有内伏而坚强者，皆得名之。独言伏梁者，其总诸积为言也。动动大便也，夺夺土郁也，皆下之之谓；言勿过妄攻，而数夺其胃气。不及于病，徒伤无益也。

次节注：此亦在冲脉之分，而结于脐腹者也。冲脉之在上者，出颃颡，循背里；在中者侠脐腹；在下者伏行股足之间，故其为病如此。风根，即寒气也。如积之始生，得寒乃生，厥乃成积，即此谓也。肓之原，在脐下，即下气海也，一名下肓。病在冲脉，则与大小肠附，而当气海之间，故其为病如此。

不当动而妄下之，则反伤其阴，阴伤则积气愈壅于下，而水道为之不利也。

息积治法

病胁下满气逆，二三岁不已，病曰息积。此不妨于食，不可灸刺。积为导引服药，药不能独治也。

注曰：积不在中，而在胁之下者，初起微小，久而至大，则胁满气逆，喘促气难，故名息积。今人有积在左胁之下，俗名为痞者，其即此症，惟小儿为尤多。盖以胃之大络名曰虚里，贯鬲络肺，出于左乳下，其动应衣，为阳明宗气所出之道也。若饮食过伤，脾不及化，则余气留滞，而结聚于此，其根正在胁间。阳明病剧则上连于肺，此其所以为息积也。喘者忌灸，恐助火邪。赢者忌刺，恐泻胃气。导引服药，并行始愈。不易治也。

积不在胃，故不妨于食也。必渐次积为导引，久久行之，以开其滞。仍用药饵，以和其气。二者并行，斯病可愈。若专恃于药，而不积为导引，则药亦不能独治之，可见治之不易也。

猛疽

寒气客于经络之中，则血泣，血泣则不通，不通则卫气归之，不得复反，故痈肿。寒气化为热，热胜则腐肉，肉腐则为脓，脓不泻则烂筋，筋烂则伤骨，骨伤则髓消，不当骨空，不得泄泻，血枯空虚，则筋骨肌肉不相荣，经脉败漏，熏于五藏，藏伤故死矣。试言痈疽之形与忌日名。痈发于嗌中，名曰猛疽。猛疽不治化为脓，脓不泻塞咽，半日死。其化为脓者，泻则合豕膏，冷食，三日已。

卫气归之，不得复反，言其留聚不散也。痈毒由浅至深，伤藏则死。如下文所言猛疽等，猛疽言为害之急也。若脓已泻，当服豕膏，可以愈之，即猪脂之炼净者也。万氏方有治肺热暴瘖者，用猪脂一斤，炼过，入白蜜一斤，再炼少顷，滤净冷定。不时挑服一匙，即愈。若无疾服此，最能润肺润肠，即是豕膏之属。

天疽脑烁疵痈米疽

发于颈，名曰天疽。其痛大以赤黑，不急治，则热气下入渊腋。前伤任脉，内熏肝肺，熏肝肺十余日而死矣。阳气大发，消脑留项，名曰脑烁。其色不乐，项痛而如刺以针。烦心者，死不可治。发于肩及臑，名曰疵痈。其状赤黑，急治之。此令人汗出至足，不害五藏，痈发四五日，逞焫之。发于腋下赤坚者，名曰米疽。治之以砭石，欲细而长，疏砭之。涂以豕膏，六月已，勿裹之。其痛坚而不溃者，为马刀侠瘿，急治之。

颈，前颈也。色赤黑者，其毒必甚。渊腋，足少阳经穴。其发在颈，则连于肺系，下入足少阳，则及乎肝藏矣，故至于死。

阳气大发，邪热之甚也。色有不乐，伤乎神也。痛如刺以针，毒之锐也。烦心者，邪犯其藏也，故不可治。

肩髆下软白肉处曰臑，此非要害之所，故不及五藏。逞，疾也；焫，艾灸也，谓宜速灸以除之也。

砭石欲细者，恐伤肉也；欲长者，用在深也，故宜疏不宜密。坚而不溃为马刀侠瘿，此即瘰疬也。欲急治者，恐迟则伤人也。

井疽甘疽败疵

发于胸，名曰井疽。其状如大豆，三四日起，不早治，下入腹。不治，七日死矣。发于膺，名曰甘疽。色青，其状如谷实蒌蒌，常苦寒热，急治。去其寒热，十岁死，死后出脓。发于胁，名曰败疵。败疵者，女子之病也。灸之，其病大痈脓。治之，其中乃有生肉，大如赤小豆，锉蔆翘草根各一升，以水一斗六升，煮之竭，为取三升，则强饮，厚衣坐于釜上，令汗出至足已。

发于胸者，能熏心肺。若不早治，使之入腹，毒尤甚矣，故死期之速如此。膺者，胸旁之高肉处也。谷实，兼五谷而言。谓痈所结聚，形如谷实之累累也。蒌蒌，瓜蒌也。软而不陷，中有所蓄如子也。此症延绵难愈，盖即乳痈之属。

蔆，芰也。翘，连翘也。二草之根，俱能解毒，各用一升。大约古之一升，得今之三合有零。以水一斗六升煮取三升，俱折数类此。

股胫疽锐疽赤施

发于股胫，名曰股胫疽。其状不甚变，而痛脓搏骨，不急治，三十日死矣。发于尻，名曰锐疽。其状赤坚大，急治之。不治，三十日死矣。发于股阴，名曰赤施。不急治，六十日死。在两股之内，不治，十日而当死。发于膝，名曰疵痈。其状大痛，色不变，寒热，如坚石。勿石，石之者死。须其柔，乃石之者生。诸痈疽之发于节而相应者，不可治也。发于阳者，百日死。发于阴者，三十日死。

股胫，大股也。状不甚变，言外形不显也。痈脓搏骨，言脓着于骨，即今所谓贴骨痈也。毒甚而深，能下蚀三阴、阳明之大经，故不为急治则死也。

尻者，尾骶骨也。穴名长强，为督脉之络，一名气之阴郄，故不治则死。股阴，大股内侧也。当足太阴箕门、血海，及足厥阴五里、阴包之间，皆阴器所聚之处，故不治则死。若两股俱病，则伤阴之极，其死尤速。

膝痈未成而石之者，伤其筋之府，故致于死。若柔则脓成矣，砭石之无害也。今之泛施刀针者，不知此也。

诸节者，神气之所游行出入也，皆不宜有痈毒之患。若其相应，则发于上而应于下，发于左而应于右，其害尤甚，为不可治。然发于三阳之分者，毒浅在府，其死稍缓。发于三阴之分者，毒深在藏，不能出一月也。

兔啮走缓四淫厉痈脱痈

发于胫，名曰兔啮。其状赤至骨，急治之，不治害人也。发于内踝，名曰走缓。其状痈也，色不变，数石其输而止，其寒热不死。发于足上下，名曰四淫。其状大痈，急治之，百日死。发于足傍，名曰厉痈。其状不大，初如小指，发急治之。去其黑者，不消辄益，不治百日死。发于足趾，名曰脱痈。其状赤黑，死不治，不赤黑不死。不衰，急斩之，否则死矣。

胫，足胫也。兔啮，如有所啮伤也。数石其输，砭其所肿之处也。阳气受于四末，而大痈淫于其间，阳毒之盛极也。时气移易，则真阴日败，故逾三月而死。

不消辄益，谓初如小指，而不治，则日以益大也。

六经原腧，皆在于足，所以痈发于足者，多为凶候。至于足趾，又皆六井所出。而痈色赤黑，其毒尤甚。若无衰退之状，则急当斩去其趾，庶得保生。否则毒气连藏，必至死矣。

痈疽浅深及治法

痈与疽，何以别之？荣卫稽留于经脉之中，则血泣而不行，不行则卫气从之而不通，壅遏而不得行，故热。大热不止，热胜则肉腐，肉腐则为脓。然不能陷，骨髓不为焦枯，五藏不为伤，故命曰痈。热气浮盛，下陷肌肤，筋髓枯，内连五藏，血气竭，当其痈下，筋骨良肉皆无余，故命曰疽。疽者，上之皮夭以坚，上如牛领之皮；痈者，其皮上薄以泽，此其候也。

要知诸痈肿，筋挛骨痛，此皆安生。乃寒气之肿，八风之变也。治之如何？此四时之病，以其胜治之，愈也。

此下辨痈疽之轻重也。痈毒浮浅在表，不能陷骨，则髓不为枯，五藏不为伤，故病痈者可无虑也。痈浅疽深，毒有微甚。故内连五脏，外败筋骨良肉者，是谓之疽，乃可畏也。

天以色言，黑黯不泽也。此即皮色之状，可以辨其浅深矣。病痈肿有兼筋挛骨痛者，惟风寒之变在经，所以兼筋骨之痛。今有病大项风、虾蟆瘟之属，或为头项咽喉之痛，或为支节肌肉之肿，正此类也。

四时之病，即实时气也，治之以胜。寒者热之，热者寒之，温者清之，清者温之，散者收之，抑者散之，燥者润之，急者缓之，坚者软之，脆者坚之，衰者补之，强者泻之。各安其气，必清必静，则病气衰去，此之谓也。

胃脘痛颈痛

人病胃脘痛者，何以诊之？诊此者当候胃脉，其脉当沉细。沉细者气逆，逆者人迎甚盛，甚盛则热。人迎者，胃脉也。逆而甚，则热聚于胃口而不行，故胃脘为痛也。有病颈痛者，或石治之，或针灸治之，而皆已。其真安在？此同名异等者也。夫痛气之息者，宜以针开除去之。夫气盛血聚者，宜石而泻之，此所谓同病异治也。

胃脉见于右关，所谓中附上，右外候胃也。胃为多气多血之府，脉当洪大，而反见沉细，故为胃气之逆。胃气逆而人迎盛，逆在藏而热在经也。人迎甚盛，病在阳明之谓：人迎在结喉旁，足阳明动脉也。阳明气逆而盛，则热邪聚于胃脘，故留结为痛。其真安在，言孰为正治之法也。痛疽之名虽同，而症则有异，故治亦各有所宜。

息，止也。痛有气结而留止不散者，治宜用针，以开除其气，气行则痛愈矣。欲泻其血，宜用砭石。血泄则气衰，而痛亦愈。此病同而治异也。

痈疽五逆

以小治小者其功小，以大治大者多害。故其已成脓血者，其唯砭石铍锋之所取也。多害者，其可不全乎？惟在逆顺焉……以为伤者，其白眼青黑眼小，是一逆也；内药而呕者，是二逆也；腹痛渴甚，是三逆也；肩项中不便，是四逆也；音嘶色脱是五逆也，除此五者为顺矣。夫顺与逆岂特治身已哉。

此言痈疽不能治之于早，已有脓血而后治之。针小者功小，针大者多害。恐有所伤，故惟砭石及铍针、锋针，皆可以取痈疽之脓。

五脏身有五部：伏兔一，腓二，背三，五藏之腧四，项五，此五部有痈疽者死，是亦五逆之属也。凡事逆者坏，顺者治，不特治病，治天下亦然也。

瘰疬原因

寒热瘰疬在于颈腋者，此皆鼠瘘寒热之毒气也，留于脉而不去者也。鼠瘘之本，皆在于藏。其未上出于颈腋之间，其浮于脉中，而未内着于肌肉，而外为脓血者，易去也。从其本引其末，可使衰去，而绝其寒热，审按其道以予之，徐往徐来以去之。其如小麦者，一刺知三刺而已。决其生死：反其目视之，其中有赤脉，上下贯瞳子。见一脉一岁死，见一脉半一岁半死，见二脉二岁死，见二脉半二岁半死，见三脉三岁死。见赤脉不下贯瞳子，可治也。

瘰疬者，其状累然而历贯上下也。故于颈腋之间，皆能有之。因其形如鼠穴，塞其一复穿其一，故又名鼠瘘。盖以寒热之毒留于经脉，所以联络不止。一曰结核连续者，为瘰病；形长如蚬蛤者，为马刀；又曰胁肋下者，为马刀。

从本引末，谓去其致之之本，则外见之末，自可引而衰也。审按其道，审脉气所由之道也。予与之针也，徐往徐来即补泻之法。所谓徐而疾则实，疾而徐则虚也。

小如麦者，其初起也。故一刺即知其效，三刺其病可已。所以治之宜早，不可因小而忽之也。

瘰疬要注

瘰疬必起于少阳，而后延及阳明二经，表里相传，乃至厥阴太阴，俱能为痛。大抵因郁气之积，食味之厚，或风热之毒，结聚而成。故其所治之本，皆出于藏，而标则见颈腋之间也。若其毒之未甚，则但浮见脉中，尚未着于肌肉以化脓血者，去之犹易。若其脓血已成，则为力较难也。目者，宗筋之所聚也。瞳子者，骨之精也。赤脉下贯瞳子，以邪毒之陷，深入阴分而然，死之征也。然脉见二三者，其气散而缓。脉聚为一者，其毒锐而专。此又死期迟速之有异也。又有诊寒热者，亦同此法。

五脏失守

五脏者，中之守也。中盛藏满，气盛伤恐者，声如从室中言，是中气之湿也。言而微，终日乃复言者，此夺气也。衣被不敛，言语善恶不避亲疏者，此神明之乱也。仓廪不藏者，是门户不要也。水泉不止者，是膀胱不藏也。得守者生，失守者死。

五脏各有所藏，藏而弗失，则精神完固，故为中之守也。中，胸腹也。藏，藏府也。盛满胀急也，气胜喘息也。伤恐者，肾受伤也。声如从室中言，混浊不清也。是皆水气上逆之候，故为中气之湿症，此脾肺肾三藏之失守也。

言微终日复言，气虚之甚，故声不接续，肺藏失守也。神明乱，乃神明将脱，故昏乱若此，心藏之失守也。

门户不要者，要，约束也。幽门、阑门、魄门，皆仓廪之门户。门户不能固，则肠胃不能藏，所以泄利不禁，脾藏之失守也。

膀胱与肾为表里，所以藏津液。水泉不止而遗溲失禁，肾藏之失守也。五藏得守，则无以上各病，故生。失守，则神去而死矣。

形气失守

夫五脏者，身之强也。头者精明之府，头倾视深，精神将夺矣。背者胸中之府，背曲肩随，府将坏矣。腰者肾之府，转摇不能，肾将惫矣。膝者筋之府，屈伸不能，行则偻俯，筋将惫矣。骨者髓之府，不能久立，行则振掉，骨将惫矣。得强则生，失强则死。

此言形气不守，而内应乎五脏也。脏气充则形体强，故五脏为身之强也。五脏六腑之精气，皆上升于头，以成七窍之用，故头为睛明之府。头低者，低垂不能举也。视深者，目陷无光也。脏气失强，故精气之夺如此。

背乃脏俞所系，故为胸中之府。背曲肩随，亦脏气之失强也。

筋虽主于肝，而维络关节。以立此身者，惟膝腘之筋为最，故膝为筋之府。筋惫若是，则诸筋之失强也。

髓充于骨，故骨为髓之府。髓空则骨弱无力，此肾脏之失强也。

脏强则气强，故生。失强则气竭，故死。此不专言夫病者，人不至于是不止，可胜悼哉！

五逆见症

诸病皆有逆顺。腹胀身热，脉大，是一逆也（注曰：此表里邪俱盛也）；腹鸣而满，四支清泄，其脉大，是二逆也（注曰：此阴症得阳脉，脉症相反也）；衄而不止，脉大，是三逆也（注曰：鼻衄在阴，脉大为阳，此阳实阴虚也）；咳且溲血，脱形，其脉小劲，是四逆也（注曰：此正气已衰，邪气仍在，邪正不相当也）；咳，脱形，身热，脉小以疾，是谓五逆也（注曰：此真阴已亏，而火犹不清，邪盛正衰之候也）。如是者，不过十五日而死矣（注曰：一节之更，时移气易，客强主弱，则不能胜，故不过十五日而死）。

五逆急症

其腹大胀，四末清脱，泄甚，是一逆也（注曰：腹大胀者，最忌中虚。若见四支清冷，而脱形泄甚者，脾元败而阳气去也）；腹胀便血，其脉大，时绝，是二逆也（注曰：腹胀便血，阴病也。脉大时绝，孤阳将脱也）；咳，溲血，形肉脱，脉搏，是三逆也（注曰：咳而溲血者，气血俱病。形肉脱者，败在脾。脉搏者，真藏也，败在胃气也）；呕血，胸满引背，脉小而疾，是四逆也（注曰：呕血胸满，引于背者，藏气连乎背也。脉见细小疾数，则真元大亏矣）；咳，呕，腹胀，且飧泄，其脉绝，是五逆也（注曰：上为咳呕，中为胀满，下为飧泄，三焦俱病。而脉至于绝者，有邪无正也）。如是者，不及一时而死矣。工不察此者，是为逆治。

病不可治，而强治之，非惟无益，适以资害，是谓逆治也。此篇言五逆之急症也。

胃逆肺逆

人有不得卧而息有音者，是阳明之逆也。足三阳者下行，今逆而上行，故息有音也。阳明者胃脉也，胃者六腑之海，其气亦下行。阳明逆不得从其道，故不得卧也。故曰：胃不和则卧不安，此之谓也。

起居如故而息有音者，此肺之络脉逆也。络脉不得随经上下，故留经而不行。络脉之病人也微，故起居如故而息有音也。

足之三阳，其气皆下行。足之三阴，其气皆上行。亦天气下降，地气上升之义。故阳明上行者为逆，逆则气上连于肺，而息有声，此胃气之不降也。阳明为水谷之海，气逆不降，则奔迫而上，所以不得卧。卧不安者，反复不宁之谓。今人有过于饱食，或病胀满者，卧必不安，此皆胃气不和之故。不得卧而息无音者，义亦同此。

次节注：病不在胃，亦不在藏，故起居如故。气逆于肺之络脉，病浅而微，故但为息有音耳。有得卧行而喘者，义亦类此。

喘出于肾

不得卧，卧则喘者，是水气之客也。水者，循津液而流也。肾者，水藏，主津液，主卧与喘也。注曰：水病者，其本在肾，其末在肺，故为不得卧，卧则喘者，标本俱病也。凡论喘息不得卧，有肺、胃、肾三藏之异。在肺络者，起居如故而息有音，病之微者也；在胃者，不得卧而息有音，甚于肺者也；在肾者，不得卧，卧则喘，又甚于胃者也。夫息有音者，即喘之渐。喘出于肾，病在根本矣，故愈深者愈甚。凡虚劳之喘，义亦犹此，不可不察也。

不卧理由及治法

卧而有所不安者，藏有所伤及精有所失，则神有不安也。人之不得偃卧者，肺为脏之盖。肺气盛则脉大，脉大则不得偃卧也。邪气之客人也，或令人目不瞑，不卧出者。五谷入胃，其糟粕、津液、宗气，分为三隧。宗气积于胸中，出于喉咙，以贯心脉，而行呼吸焉。营气者，泌其津液，注之于脉，化以为血，以荣四末，内注五脏六腑，以应刻数焉。卫气者，出其悍气之慓疾，先行于四末、分肉、皮肤之间，而不休者也。昼日行于阳，夜行于阴，常从足少阴之分间，行于五脏六腑。今厥气客于脏腑，则卫气独卫其外，行于阳不得入于阴，行于阳则阳气盛，阳气盛则阳跷陷，不得入于阴，阴虚故目不瞑。治之，补其不足，泻其有余，调其虚实，以通其道，而去其邪。饮以半夏汤，一剂阴阳已通，其卧立至。此所谓决渎壅塞，经络大通，阴阳和得者也。其方以流水千里以外者八升，扬之万遍，取其清五升煮之，炊以苇薪，火沸，置秫米一升，治半夏五合，徐炊，令竭为一升半，去滓。饮汁一小杯，日三稍益，以知为度。故其病新发者，覆杯则卧，汗出则已矣。久者，三饮而已也。

五脏受伤，皆能使卧不安。如七情劳倦，饮食风寒之类，皆是也。肺气盛者，邪气实也，故令脉大。邪盛于肺，偃卧则气促而急也。邪气感人，令寐无从生，故云不卧出也。宗气，大气也。隧道也，糟粕之道出于下焦，津液之道出于中焦，宗气之道出于上焦，故分为三隧。喉咙为肺之系，而下贯于心，故通宗气而行呼吸。

荣气出于中焦。中焦者，受水谷之气，泌其津液，变化以为血脉。外而四肢，内而藏府，无所不至。故其运行之数，与刻数皆相应也。卫气者，水谷之悍气也。其气慓疾滑利，不能入于脉中，故先行于四末、分肉、皮肤之间而不休者也。昼行于阳，常从足太阳始。夜行于阴，常从足少阴始。

邪气逆于藏府，则卫气不得入阴分，故偏盛于阳。阳偏盛则阳跷陷，陷者受伤之谓。阳盛阴虚，故目不瞑也。治之补泻，以针法言，则补其不足，即阴跷所出，足少阴之照海也。泻其有余，即阳跷所出足太阳之申脉也。以药法言，则阴盛阳虚而多卧者，自当补阳泻阴矣。凡不卧之症，有邪实者多属外因，有营虚者多属内因。此半夏汤一法，盖专为春邪者设耳。

古今量数不同。大约古之黍量一斗，合今之铁斛数三升二合。然则云八升者，即今之二升五合六勺。云五升者，即今之一升六合许耳。火沸者，先以火沸其水，而后置药于中也。秫米，糯小米也，即黍米之类，而粒小于黍，可以作酒，北人呼为小黄米，其性味甘黏微凉，能养营补阴。半夏，味辛性温，能和胃散邪，除腹胀。目不得瞑，故并用之。

不瞑目闭多卧少卧

病而不得卧者，卫气不得入于阴，常留于阳，留于阳则阳气满，阳气满则阳跷盛，不得入于阴则阴气虚，故目不瞑矣。

病目而不得视者，卫气留于阴，不得行于阳。留于阴则阴气盛，阴气盛则阴跷满，不得入于阳则阳气虚，故目闭也。

人之多卧者，此人肠胃大而皮肤湿，而分肉不解焉。肠胃大则卫气留久，皮肤湿则分肉不解，其行迟。夫卫气者，昼日常行于阳，夜行于阴，故阳气尽则卧，阴气尽则寤。故肠胃大则卫气行留久，皮肤涩，分肉不解，则行迟，留于阴也久。其气不精，则欲瞑，故多卧矣。其肠胃小，皮肤滑以缓，分肉解利，卫气之留于阳也久，故少瞑焉。其非常经也，卒然多卧者。邪气留于上焦，上焦闭而不通，已食若饮汤，卫气留久于阴而不行，故卒然多卧焉。治诸如何？先其藏府，诛其小过，后调其气。盛者泻之，虚者补之。必先明知其形志之苦乐，定乃取之。

卫气昼行于阳，夜行于阴。行阳则寤，行阴则寐，此其常也。若失常则或留于阴，或留于阳，留则阴阳有所偏胜，有偏胜则有偏虚，而寤寐亦失其常矣。

次节注：因病而目不能开视，及病而多寐者，以卫气留于阴分，阴跷满而阳气虚耳。阴跷、阳跷，阴阳相交。阳入阴，阴出阳，交于目内眦。阳气盛则瞠目，阴气盛则瞑目。

三节注：此合下一节，言有不因于病，而为多卧少卧之异者也。解，利也。人之藏府在内，内者阴也。皮肤分肉在外，外者阳也。肠胃大，则阴道迂远，肉理湿滞，不利则阳道舒迟。故卫气之留于阴分者久，行于阳分者少，阳气不精，所以多瞑卧也。今人有饱食之后即欲瞑者，正以水谷之悍气暴实于外，则卫气盛于阴分，而精阳之气有不能胜之耳。世俗但呼为疲倦，而不知其有由然也。

四节注：肠胃小，则卫气之留于阴者少，皮肤滑以缓，分肉解利，则卫气之留于阳者久，故少瞑也。

五节注：非常经者，言其变也，盖以明邪气之所致然者。邪气居于上焦，而加之食饮，则卫气留闭于中，不能外达阳分，故卒然多卧。然有因病而不能瞑者，盖以邪客于藏，则格拒卫气，不得内归阴分耳。

六节注：治诸者，统言也。先其藏府者，欲辨阴阳之浅深也。诛其小过者，言此诸症，虽非重大之疾，亦不可不除之也。然人之致此，各有所由，故于形志苦乐，尤所当察。盖苦者忧劳，多伤心脾之阳。乐者纵肆，多伤脾肾之阴。必有定见，然后可以治之。

卷之六 治 则

求本顺志

阴阳者，天地之道也，万物之纲纪，变化之父母，生杀之本始，神明之府也，治病必求其本。顺其志，故临病人问所便。夫中热消瘅则便寒，寒中之属则便热。胃中热则消谷，令人悬心善饥。脐以上皮热，肠中热，则出黄如糜；脐以下皮寒，胃中寒，则腹胀。肠中寒则肠鸣飧泄，胃中寒肠中热则胀而且泄，胃中热肠中寒则疾饥、小腹痛胀。胃欲寒饮，肠欲热饮。禁之则逆其志，顺之则加其病，告之以其败，导之以所便。春夏先治其标，后治其本。秋冬先治其本，后治其标。便其相逆，饮食衣服，适其寒温。寒无凄怆，暑无出汗。食饮者，热无灼灼，寒无沧沧。寒温中适，故气将持，乃不致邪僻也。

凡天地万物，变化生杀，神明之道，总不外乎阴阳之理，故阴阳为万事之本。万事万变，既皆本于阴阳，而病机、药性、脉息、治则，则最切于此。故凡治病者，在必求于本。或本于阴，或本于阳，求得其本，然后可以施治也。顺其志者，因其势而利导之，通变之士也。问病人之所便，即取顺之道也。如中热者，中有热也。消瘅者，内热为瘅，善饥渴而日消瘦也。凡热在中，则治便于寒；寒在中，则治便于热，是皆所以顺病情而救之也。消谷者，食易消也。悬心者，胃火上炎，心血被烁，而悬悬不宁也。胃热，消谷故善饥。脐以上，乃胃与小肠之分。此处皮热，肠中亦热也。出黄如糜，糜，腐烂也。以胃中湿热之气，传于小肠所致。脐以下皮寒，以肠胃中寒也。胃中寒则不能运化，而为腹胀；肠中寒则阴气留滞，不能泌别清浊，而为肠鸣飧泄。肠中有热泄、寒泄之不同，热泄谓之肠垢，寒泄谓之鹜溏。胃中热则善消谷，故疾饥。肠中寒则阴气聚结不行，故小腹切痛而胀。胃中热者欲寒饮，肠中寒者欲热饮。缓急之治，当有先后。而喜恶之欲，难于两从。是以贵人多任性，此顺之所以难。而治之当有法，有难以顺其私欲，而可为假借者。故特举标本之治，以言其概耳。春夏发生，宜先养气以治标。秋冬收藏，宜先固精以治本也。

便其相逆者，委曲以便其情也，适当也。此言于便之中，而欲得其当也。即如饮食衣服之类，法不宜寒，欲寒但可令其微寒，而勿使至于凄怆；法不宜热，欲热但可令其微热，而勿使至于汗出。又如饮食之欲热者，亦不宜灼灼之过；欲寒者，亦不宜凄怆之甚。寒热适其中和，则元气得以执持，邪僻无由而致，是即用顺之道也。

求本要注

"本"之一字，合之则惟一，分之则无穷。所谓合之惟一者，阴阳也。未有不明阴阳，而能知事理者。亦未有不明阴阳，而能知疾病者。此天地万物之大本，必不可不知也。所谓分之无穷者，有变必有象，有象必有本。凡事有必不可不顾者，即本之所在也。死以生为本，欲救其死，勿伤其生。邪以正为本，欲攻其邪，必顾其正。阴以阳为本，阳在则生，阳尽则死。静以动为本，有动则活，无动则止。血以气为本，气来则行，气去则凝。证以脉为本，脉吉则吉，脉凶则凶。先者后之本，从此来者须从此去。急者缓之本，孰急可忧，孰缓无虑。内者外之本，外实者何伤，中败者堪畏。下者上之本，滋苗者先固其根，伐下者必枯其上。虚者实之本，有余者拔之无难，不足者攻之何忍。真者假之本，浅陋者只知现在，精妙者疑似独明。至若医家之本，在学力，学力足以尽求本之妙，始可与言治矣。

制方主治

大要曰：君一臣二，奇之制也。君二臣四，偶之制也。君二臣三，奇之制也。君二臣六，偶之制也。近者奇之，远者偶之。汗者不以偶，下者不以奇。补上治上制以缓，补下治下制以急。急则气味厚，缓则气味薄。适其至所，此之谓也。病所远，而中道气味之者，食而过之，无越其制度也。是故平气之道，近而奇偶，制小其服也。远而奇偶，制大其服也。大则数少，小则数多。多则九之，少则二之。奇之不去，则偶之，是谓重方。偶之不去，则反佐以取之，所谓寒热温凉，反从其病也。

大要古法也。主病之谓君，君宜倍用。佑君之谓臣，臣以助之。奇者阳数，即古所谓单方也。偶者阴数，即古所谓复方也。故君一臣二，其数三；君二臣三，其数五，皆奇之制也。君二臣四，其数六；君二臣六，其数八，皆偶之制也。奇方属阳而轻，偶方属阴而重。近者为上为阳，故用奇方，用其轻而缓也。远者为下为阴，故用偶方，用其重而急也。汗者不以偶，阴沉不能达表也。下者不以奇，阳升不能降下也。举奇偶、阴阳以分汗下之概，则气味之阴阳，又岂后于奇偶哉。

补上治上制以缓，欲其留布上部也。补下治下制以急，欲其直达下焦也。故欲急者须气味之厚，欲缓者须气味之薄。若制缓方而气味厚，则峻而去速。用急方而气味薄，则柔而不前。惟缓急、厚薄得其宜，则适得其病至之所，而治得其要矣。此制方主治之要领也。

病所有深远，而必由于胃。没用之无法，则药未及病，而中道先受其气味矣。故当以食为节，而使其远近皆达，是过之也。如欲其远者，药在食前，欲其近者，药在食后，由此类推。则服食之疾徐，根梢之升降，以及汤、膏、丸、散，各有所宜，必无越其制度也。平气之道，平其不平之谓也。如在上为近，在下为远。远者、近者，各有阴阳、表里之分。故远方、近方，亦各有奇、偶相兼之法。如方奇而分量偶，方偶而分量奇，皆互用之妙则。故近而奇偶，制小其服。小则数多而尽于九。盖数多则分量轻，分量轻则性力薄，而仅及近处也。远而奇偶，制大其服，大则数少而止于二。盖少则分两重，分两重则性力专，而直达深远也。是皆奇偶兼用之法。若病近而大其制，则药胜于病，是谓诛伐无过。病远而小其制，则药不及病，犹风马牛不相及耳。近者奇之，远者偶之，言法之常也。近而奇偶，远而奇偶，言用之变也。知常知变，则应变可以无方矣。

圆融通变之法。如始而用奇，其病不去，必有未合也，当变为偶。奇偶迭用，是曰重方，即后世所谓复方也。若偶之仍不去，则当求其微甚、真假，而反佐以取之。反佐者，如以热治寒，而寒拒热，则反佐以寒药而入之；如以寒治热，而热格寒，则反佐以热药而入之。又如寒药热用，借热以行寒；热药寒用，借寒以行热，皆反佐变通之妙用。盖欲因其势而利导之耳。

微甚逆从

寒者热之，热者寒之。微者逆之，甚者从之。坚者削之，客者除之，劳者温之，结者散之，留者攻之，燥者濡之，急者缓之，散者收之，损者益之，逸者行之，惊者平之。上之下之，摩之浴之，薄之劫之，开之发之，适事为故。逆者正治，从者反治。从少从多，观其事也。

治寒以热，治热以寒，此正治也。病之微者，如阳病则热，阴病则寒，真形易见，其病则微，故可逆之，逆即正治也。病之甚者，如热极反寒，寒极反热，假病难辨，其病则甚，故当从治，从即反治也。

温之，温养之也。逸者，奔逸溃乱也。行之，行其逆滞也。平之，安之也。上之，吐之也。摩之，按摩之也。薄之，追其阴藏也。劫之，夺其强盛也。适事为故，适当其所事之故也。正治反治，详见上注。从少谓一同而二异，从多谓二同一异。必观其事之轻重，而为之增损。然则宜于全反者，自当尽同无疑矣。

真寒真热要注一

治有逆从者，以病有微甚。病有微甚者，以证有真假也。寒热有真假，虚实亦有真假。真者正治，假者反治。寒热之真假者：真寒，则脉沉而细，或弱而迟，为厥逆，为呕吐，为腹痛，为飧泄下利，为小便清频，即有发热，必欲得衣。此浮热在外，而沉寒在内也。真热，则脉数有力，滑大而实，为烦躁喘满，为声音壮厉，或大便秘结，或小水赤涩，或发热掀衣，或胀痛热渴，此皆真病。真寒者，宜温其寒；真热者，宜解其热，是当正治者也。

假寒假热要注二

假寒者，阳证似阴，火极似水也。外虽寒而内则热，脉数而有力，或沉而鼓击；或身寒恶衣，或便热秘结，或烦渴引饮，或肠垢臭秽。此则恶寒非寒，明是热证。所谓热极反兼寒化，亦曰阳盛隔阴也。假热者，阴证似阳，水极似火也。外虽热而内则寒，脉微而弱，或数而虚，或浮大无根，或弦芤断续；身虽炽热，而神则静；语言谵妄，而声则微；或虚狂起倒，而禁之则止；或蚊迹假斑，而浅红细碎；或喜冷水，而所用不多；或舌胎虽赤，而衣被不撤；或小水多利，或大便不结。此则恶热非热，明是寒证。所谓寒极反兼热化，亦曰阴盛隔阳也。此皆假病，假寒者清，其内热内清，则浮阴退舍矣；假热者，温其真阳，中温则虚火归原矣，是当从治者也。

真假虚实要注三

又如虚实之治：至虚有盛候，则有假实矣；大实有羸状，则有假虚矣。总之，虚者，正气虚也。为色惨形疲，为神衰气怯；或自汗不收，或二便失禁，或梦遗精滑，或呕吐隔塞，或病久攻多，或气短似喘，或劳伤过度，或暴因失志，虽外证似实，而脉弱无神者，皆虚证之当补也。实者，邪气实也。或外闭于经络，或内结于藏府，或气壅而不行，或血留而凝滞，必脉病俱盛者，乃实证之当攻也。然则虚实之间，最多疑似，有不可不辨其真耳。若正气既虚，则邪气虽盛，亦不可攻。盖恐邪未去，而正先脱。呼吸变生，措手无及。故治虚邪者，当先顾正气。正气存，则不致于害，且补中自有攻意。盖补阴即所以攻热，补阳即所以攻寒也。未有正气复而邪气不退者，亦未有正气竭而命不倾者，如必不得已，亦当酌量缓急，权衡多少，寓战于守斯可矣。

寒热异同内外先后

热因寒用，寒因热用。塞因塞用，通因通用。必伏其所主，而先其所因。其始则同，其终则异。可使破积，可使溃坚，可使气和，可使必已。逆之从之，逆而从之，从而逆之。疏气令调，则其道也。方制有君臣。主病之谓君，佐君之谓臣，应臣之谓使，非上下三品之谓也。所以善恶之殊贯也。病有中外，从内之外者，调其内；从外之内者，治其外；从内之外而盛于外者，先调其内，而后治其外；从外之内，而盛于内者，先治其外，而后调其内；中外不相及，则治主病。

热因寒用者，如大寒内结，当治以热，然寒甚格热，热不得前，则以热药冷服。下嗌之后，冷体既消，热性便发。情且不违，而致大益。此热因寒用之法也。

寒因热用者，如大热在中，以寒攻治则不入，以热攻治则病增，乃以寒药热服。入腹之后，热气既消，寒性遂行，情且协和，而病以减。此寒因热用之法也。

治热以寒，温而行之；治寒以热，凉而行之，亦寒因热用、热因寒用之义。

塞因塞用者，如下气虚乏，中焦气壅，欲散满则更虚其下，欲补下则满甚于中。治不知本，而先攻其满，药入或减，药过依然，气必更虚，病必渐甚。乃不知少服则资壅，多服则宣通。峻补其下，以疏启其中，则下虚自实，中满自除。此塞因塞用之法也。

通因通用者，如大热内蓄，或大寒内凝，积聚留滞，泻利不止。寒滞者以热下之，热滞者以寒下之。此通因通用之法也。

以上四治，必伏其所主者，制病之本也。先其所因者，求病之由也。既得其本，而以真治真，以假治假，其始也类治似同，其终也病变则异矣。是为反治之法，故可使溃积、破坚、气和，而病必已也。

逆之从之，逆而从之，从而逆之，疏气令调，则其道也：气调而得者，言气本调和，而偶感于病。则或因天时，或因意料之外者也，其治法无过逆从而已。或可逆者，或可从者，或先逆而后从者，或先从而后逆者，但疏其邪气，而使之调和，则治道尽矣。

方制有君臣：主病者，对症之要药也，故谓之君。君者味数少而分量重，赖之以为主也。佐君者谓之臣，味数稍多，而分量稍轻，所以匡君之不逮也。应臣者谓之使，数可出入，而分量更轻，所以备通行向导之使也。此君臣佐使之义，非上中下三品，如善恶殊贯之谓也。

中外不相及，则治主病：中外不相及，谓既不从内，又不从外，则但求其见在所主之病而治之。此即三因之义也。

千般疢难，不越三条。一者，经络受邪，入脏腑为内所因也；二者，四肢九窍，血脉相传，壅塞不通，为外皮肤所中也；三者，房室金刃，虫兽所伤也。故三因方，有内因、外因、不内外因，盖本此耳。

中外调和

调气之方，必别阴阳，定其中外，各守其乡。内者内治，外者外治，微者调之，其次平之，盛者夺之，汗之下之，寒热温凉，衰之以属，随其攸利。病在中而不实不坚，且聚且散，无积者求其藏。虚则补之，药以祛之，食以随之，行水渍之。和其中外，可使毕已。

阴阳之道，凡病治脉药，皆有关系，故必当详别之中外表里也。微者调之，谓小寒之气，和之以温；小热之气，和之以凉也。其次平之，谓大寒之气，平之以热；大热之气，平之以寒也。盛者夺之，谓邪之甚者，当直攻而取之。如甚于外者汗之，甚于内者下之。凡宜寒宜热，宜温宜凉，当各求其属。以衰去之，惟随其所利而已。

积者，有形之病。有积在中，则坚实不散矣。今其不实不坚，且聚且散者，无积可知也。无积而病在中者，藏之虚也。故当随病所在，求其藏而补之。药以祛之，去其病也；食以随之，养其气也；行水渍之，通其经也，若是则中外调和而病可已矣。祛者，非攻击之谓。凡去病者，皆可言祛。

衰王宜明

治寒以热，治热以寒，绳墨也。有病热者，寒之而热；有病寒者，热之而寒，二者皆在新病复起，是治王气，所以反也。而不知"诸寒之而热者，取之阴；热之而寒者，取之阳，所谓求其属也"。不治王而热者，五味之属，治有不当也。"夫五味入胃，各归所喜攻"，"久而增气，物化之常也。气增而入，夭之由也"。

病有阴阳，气有衰王。不明衰王，则治之反盛。如阳盛阴衰者，阴虚火王也。治之者，不知补阴以配阳，专用苦寒，是治火之主也。

阳衰阴盛者，气弱生寒也。治之者，不知补阳以配阴，专用辛温，是治阴之王也。如夏令本热，而伏阴在内，每多中寒。冬令本寒，而伏阳在内，每多内热。设不知此，而必欲用寒于夏，治火之王；用热于冬，治寒之王，则有中寒隔阳者，服寒反热；中热隔阴者，服热反寒矣。是皆治王之谓。而病之所以反也，春秋同法。

诸寒之而热者，谓以苦寒治热，而热反增。非火之有余，乃真阴之不足也。阴不足，则阳有余而为热。故尝取之于阴，不宜治火也。只补阴以配其阳，则阴自复，而热自退矣。

热之而寒者，谓以辛热治寒，而寒反甚。非寒之有余，乃真阳之不足也。阳不足，则阴有余而为寒，故尝取之于阳，不宜攻寒也。但补水中之火，则阳气复，而寒自消也。益火之源，以消阴翳；壮水之主，以治阳光。藏府之原，有寒热温凉之主。取心者，不必齐以热；取肾者，不必齐以寒。但益心之阳，寒亦通行。强肾之阴，热之犹可。故或治热以热，治寒以寒，所谓求其属也。属者，根本之谓。水火之本，则皆在命门之中耳。

不因治王，而病不愈者。以五味之属，治有不当也。凡五味，必先入胃，而后各归所喜攻之藏。喜攻者，谓五味五藏，各有所属也。如病在筋无食酸，病在气无食辛，病在骨无食咸，病在血无食苦，病在肉无食甘。犯之者，即所谓五味之属不当也。

五味之性，各有所入。若味有偏用，则气有偏病。偏用既久，其气必增，此物化之常也。气增久则藏有偏胜，藏有偏胜则必绝矣，此致夭之由也。

前言寒热者，言病机也。后言五味者，言药饵也。药饵、病机，必审其真。设有谬误，鲜不害矣。

诊治诸法

邪风之至，疾如风雨，故善治者治皮毛，其次治肌肤，其次治筋脉，其次治六腑，其次治五藏。治五藏者，半死半生也。天之邪气，感则害人五藏；水谷之寒热，感则害于六腑；地之湿气，感则害皮肉筋脉。善诊者，察色按脉，先别阴阳；审清浊，而知部分；视喘息，听音声，而知所苦；观权衡规矩，而知病所主。按尺寸，观浮沉滑涩，而知病所生。无过以诊，则不失矣。

邪风中人甚疾，其初浅在皮毛，尚易奏功。浸假由皮毛而肌肤，而筋脉，而六腑，而五藏，邪愈深则治愈难。故上工救其萌芽，下工救其已成。用力多，而成功少，吉凶相半矣。

天之邪气，即风寒暑湿燥火，受于有形者也。喉主天气，而通于藏，故感则害人五藏。水谷之寒热，即谷食之气味，受于有形者也。咽主地气，而通于腑，故感则害于六腑。人之应土者，肉也。湿胜则营卫不行，故感则害于皮肉筋骨。

色者，神之华也。故可望颜察色，审清浊而知部分。如病人有气色见于面部，鼻头色青，腹中痛，苦冷者死；鼻头色微黑者，有火气；色黄者，胸上有寒；色白者，亡血也；设微赤非时者死。又色青为痛，色黑为劳，色赤为风，色黄者便难。色鲜明者，有留饮之类是也。

病苦于中，声发于外。故可视喘息，听音声，而知其苦也。如病人语声寂然喜惊呼者，骨节间病；语声暗暗然不彻者，心膈间病；语声啾啾然细而长者，头中痛。息摇肩者，心中坚；息引胸中，上气者，咳息张口短气者，肺痿。唾沫吸而微数，其病在中焦实也，下之则愈；虚者，不治。在上焦者，其息促；在下焦者，其吸远，此皆难治。呼吸振振动摇者，不治。总之，声由气发，气充则声壮，气衰则声怯。阳候多语，阴证无声。多语者易济，无声者难荣。然则音声不惟知所苦，而且可知死生矣。

权衡规矩包者多。权言其重，衡言其轻，规言其圆，矩言其方，能明方圆轻重之理，则知变通之道也。

过失也，言细参诸法则，治亦可无失矣。

因病为治

因其轻而扬之，因其重而减之，因其衰而彰之。形不足者，温之以气；精不足者，补之以味。其高者，因而越之；其下者，引而竭之；中满者，泻之于内。其有邪者，渍形以为汗；其在皮者，汗而发之；其慓悍者，按而收之；其实者，散而泻之。审其阴阳，以别柔刚。阳病治阴，阴病治阳。定其血气，各守其乡。血实宜决之，气虚宜掣引之。

轻者，浮于表，故宜扬之，扬者散也。重者，实于内，故宜减之，减者泻也。衰者气血虚，故宜彰之，彰者，补之益之，而使气血复彰也。于此三者，而表里虚实之治尽之矣。

形不足者温之以气，精不足者补之以味：此正言彰之之法，而在于药食之气味也。以形精言，则形为阳，精为阴。以气味言，则气为阳，味为阴。阳者，卫外而为固也；阴者，藏精而起亟也。故形不足者，阳之衰也，非气不足，以达表而温之。精不足者，阴之衰也，非味不足，以实中而补之。阳性暖，故曰温。阴性静，故曰补。

其高者因而越之，其下者引而竭之：越，发扬也，谓升散之，溢涌之，可以治其上之表里也。竭，祛除也，谓荡涤之，疏利之，可以治其下之前后也。

中满者泻之于内：中满二字最宜详察，即痞满大实坚之谓，故常泻之于内。若外见浮肿而胀，不在内者，非中满也。妄行攻泻，必至为害。此节之要，在一"中"字。

其有邪者，渍形以为汗：邪在肌表，故当渍形以为汗。渍，浸也。如许胤宗用黄芪防风汤，数十斛置于床下，以蒸汗。张苗烧地加桃叶于上以蒸汗。或用药煎汤，熏之，浴之，皆渍形之法也。

其在皮者，汗而发之：前言有邪者，兼经络而言，言其深也。此言在皮者，言其浅也，均为表证，故皆宜汗。

其慓悍者，按而收之：此兼表里而言。凡邪气之急利者，按得其状则可收而制之矣。如今之刮痧、踹摩推拿、收惊之类，亦其遗也。

其实者散而泻之：阳实者宜散之，阴实者宜泻之。

审其阴阳以别柔刚：形证有柔刚，脉色有柔刚，气味尤有柔刚。柔者属阴，刚者属阳。知柔刚之化者，知阴阳之妙用矣，故必审而别之。

阳病治阴，阴病治阳：阳胜者阴必病，阴胜者阳必病。如诸寒之而热者取之阴，热之而寒者取之阳；壮水之主以制阳光，益火之原以消阴翳之类，皆阳病治阴，阴病治阳之道也。

定其血气，各守其乡：病之或在血分，或在气分，各察其处，不可乱也。

血实以决之，气虚宜掣引之：决，设泄去其血。掣，挽也。气虚者，无气之渐，元气则死矣。故当挽回其气，而引之使复也。如上气虚者，升而举之；下气虚者，纳而归之；中气虚者，温而补之也。

东西异治

一病而治各不同，皆愈者，地势使然也。故东方之域，天地之所始生也。鱼盐之地，海滨傍水，其民食鱼而嗜咸，皆安其处，美其食。鱼者，使人热中；盐者，胜血，故其民皆黑色疏理，其病皆为痈疡，其治宜砭石。故砭石者，亦从东方来。西方者，金玉之域，沙石之处，天地之所收引也。其民陵居而多风，水土刚强，其民不衣而褐荐，华食而脂肥，故邪不能伤其形体，其病生于内。其治宜毒药，故毒药者亦从西方来。

地势不同，则气习有异，故治法亦不一也。天地之气，自东而升，为阳生之始。故发生之气，始于东方，而在时则为春也。地不满东南，故东南低下而多水，鱼盐海滨皆傍水之地利。鱼生水中，水体外阴而内阳，故能热中。然水从寒化，亦脾寒者所忌。食盐者渴，乃胜血之征。血弱故黑色疏理，热多故为痈疡。砭石，石针也，即磁锋之属。东方之民疏理而痈疡，其病在肌表，故用砭石。砭石者，其治在浅也。砭，音边。

地之刚在西方，故多金玉砂石。然天地之气，自西而降，故为天地之收引，而在时则应秋也。陵居高处也，故多风。金气肃杀，故水土刚强。不衣者，不事服饰也。褐，毛布也。荐，草茵也。华，浓厚也，谓酥酪膏肉之类，饮食华厚，故人多脂肥也。水土刚强，饮食肥厚，肌肉充实，肤腠闭密，故邪不能伤其外。而惟饮食男女七情，病多生于内也。病生于内，故非针灸按导所能治，而宜用毒药也。毒药者，总括药饵而言。凡能除病者，皆可称为毒药。然治此辈，正不宜纯甘至静也。

北南异治

北方者，天地所闭藏之域也。其地高陵居，风寒冰冽，其民乐野处而乳食，藏寒生满病，其治宜灸焫。故灸焫者，亦从北方来。南方者，天地所长养，阳之所盛处也。其地下，水土弱，雾露之所聚也。其民嗜酸而食胕，故其民皆致理而赤色，其病挛痹，其治宜微针。故九针者，亦从南方来。

天之阴在北，故其气闭藏，而在时则应冬。地高陵居，西北之势也。风寒冰冽，阴气胜也。野处乳食，北人之性，胡地至今犹然。地气寒，乳性亦寒，故令人藏寒。藏寒多滞，故生胀满等病。灸焫，艾灸火灼也，亦火针之属。凡治牛马，类行此法，北人宜用之。焫，如瑞切。

天之阳在南，故万物长养，而时应夏。南方低下而湿，故水土弱而多雾露。胕，腐也，如豉鲊面酱之属。嗜酸者收，食胕者湿，故其民致理而挛痹。挛痹者，湿热盛而病在筋骨也。南方属火，故其色赤致密也。病在经络，故宜用九针。

中央异治

中央者，其地平以湿，天地所以生万物也众。其民食杂而不劳，故其病多痿厥寒热，其治宜导引按跷。故导引按跷者，亦从中央出也。故圣人杂合以治，各得其所宜，治虽异而病皆愈者，得病之情，知治之大体也。

土体平，土性湿。土旺于四方之中，而为万物之母，故其生物也众。四方辐辏，万物所归，故民食杂。土性和缓，故不勤劳也。土气脾脾，而主四肢，故湿滞则为痿，寒热则为厥。中央者，四方之气交相集，故或寒或热也。导引，谓摇筋骨，动肢节，以行气血也。按，捏按也。跷，即阳跷、阴跷之义。盖谓推拿溪谷跷穴，以除疾病也。病在肢节，故用此法也。

杂合五方之治，而随机应变，则各得其宜矣。故治法虽异，而病无不愈。知变通之道者，即圣人之能事也，岂特治病而已哉。

形志异治

形乐志苦，病生于脉，治之以灸刺。形乐志乐，病生于肉，治之以针石。形苦志乐，病生于筋，治之以熨引。形苦志苦，病生于咽嗌，治之以甘药。形数惊恐，筋络不通，病生于不仁，治之以按摩醪药。是谓五形志也。

形苦者，身多劳。志乐者，心无虑。劳则伤筋，故病生于筋。熨以药熨，引谓导引。

形苦志苦，必多忧思。忧则伤肺，思则伤脾。脾肺气伤，则虚而不行，气必滞矣。脾肺之脉，上循咽嗌，故病生于咽嗌。如人之悲忧过度，则喉咙哽咽，食饮难进。思虑过度，则上焦否隔，咽中核塞，即其征也。隔则闭绝，上下不通，则暴忧之病也。病在嗌者，因损于藏，故当以甘药调补之。

惊者气乱，恐者气下。数有惊恐，则气血散乱，而经络不通，故病不仁。不仁者，顽痹瘦弱也，故治宜按摩以道气行血，醪药以养正除邪。醪药，药酒也。醪。音劳。

攻伐宜慎

病有久新，方有大小，有毒无毒，固宜常制。大毒治病，十去其六；常毒治病，十去其七；小毒治病，十去其八；无毒治病，十去其九，谷肉果菜，食养尽之，无使过之，伤其正也。不尽，行复如法，必先岁气，无伐天和。无盛盛，无虚虚，而遗人夭殃。无致邪，无失正，绝人长命。其久病者，有气从不康，病去而瘠。化不可代，时不可违。养之和之，静以待时，谨守其气，无使倾移，其形乃彰，生气以长。妇人重身，毒之？有故无殒，亦无殒也。大积大聚，其可犯也，衰其大半而止，过者死。

病重者宜大，病轻者宜小；无毒者宜多，有毒者宜少，皆常制也。药性有大毒、常毒、小毒、无毒之分，去病有六分、七分、八分、九分之制者。盖以治病之法，药不及病，则无济于事；药过于病，则反伤其正，而生他患矣。故当知制，而进止有度也。

病已去其八九，而有余未尽者，则当以谷肉果菜饮食之类，培养正气，而余邪自尽矣。如饮食亦贵得宜，皆不可使之太过，过则反伤其正也。不尽行，复如法者，谓如此而犹有未尽，则再行前法，以渐除之，宁从乎慎也。

五运有纪，六气有序，四时有令，阴阳有节，皆岁气也。人气应之，以生长收藏，即天和也。谓不知岁气变迁，而妄呼寒热，则邪正盛衰无所辨，未免于犯岁气，伐天和矣。天亡之由，此其为甚。

邪气盛者，复助之，盛其盛矣。正气夺者复攻之，虚其虚矣。以致真气日消，病气日甚。遗人夭殃，医之咎也。盛其盛是致邪也，虚其虚是失正也，重言之以深戒之也。夫伐天和而绝人长命，以见岁气不可不慎也。

化，造化也。时，时候也。养者，养以气味。和者，和以性情。静以待时者，预有修为，而待时以复也。如阳虚者喜春夏，阴虚者喜秋冬；病在肝者愈于夏，病在心者愈于长夏，病在脾者愈于秋，病在肺者愈于冬，病在肾者愈于春，皆其义也。谨守其气，无使倾移，则固有弗失，日新可期。是即复原之道，而生气可渐长矣。

重身，孕妇也。毒之，谓峻利药也。故有是，故而用是药。所谓有病则病受之，故孕妇可以无殒，而胎气亦无殒也。殒，伤也。身虽孕而有大积大聚，非用毒药不能攻，亦无害，故可犯也。然但宜衰其大半，便当止药。如大毒治病，十去其六者是也。若或过用，则病未必尽，而胎已受伤，多致死矣。

揆度奇恒

揆度奇恒，所指不同。揆度者，度病之浅深也；奇恒者，言奇病也。五色脉变，揆度奇恒，道在于一。神转不回，回则不转，乃失其机。至数之要，迫近以微。容色见上下左右，各在其要。其色见浅者，汤液主治，十日已；其见深者，药剂主治，二十一日已；其见大深者，醪酒主治，百日已；色夭面脱，不治，百日尽已。脉短气绝死，病温虚甚死。

揆度，揣度也。奇恒，异常也。所指不同，有言疾病者，有言脉色者，有言藏府，有言阴阳者也。奇病，异常之病也。病而异常，非揣度浅深之详，不易知也。

色脉奇恒，其变虽多，其道则一。神者，阴阳之变也。转者，运行不息也。回逆而邪也，神机之用，循环无穷。故在天在人，无不赖之以成化育之功者，皆神转不回也。设其回而不转，则至数逆，生机失矣。故曰神去则机息，又曰失神者亡也。

至数，即神之机也。要在乎机，机在乎神。神机之道，纤毫无间，至精至微，无往不切，故曰迫近以微。天之神机，见于气候。人之神机，见于脉色。凡此上下左右，及下文浅深、逆从、日数之类，皆色脉至数之要，不可不察也。

色浅则病微，故可以汤液主治，而愈亦速也。汤液者，五谷之汤液。盖调养之道，非后世汤药之谓。色深则病深，故当以药剂主治，而愈稍迟也。色太深者病尤甚，故以醪酒主治。醪酒，药酒也，如鸡矢醴之类。色夭面脱者，神气已去，故不可治，百日尽。则时更气易，至数尽而已。上言病已，此言命已也。脉形气绝者，中虚阳脱也，故死。病温邪有余，虚甚正不足，正不胜邪，故死。

奇恒之色脉

色见上下左右，各在其要。上为逆，下为从。女子右为逆，左为从；男子左为逆，右为从。易，重阳死，重阴死。阴阳反作，治在权衡相夺。奇恒事也，揆度事也。搏脉痹躄，寒热之交。脉孤为消气，虚泄为夺血。孤为逆，虚为从。行奇恒之法，以太阴始。行所不胜曰逆，逆则死；行所胜曰从，从则活。入风四时之胜，终而复始，逆行一过，不复可数，论要毕矣。

要，即逆从之要也。其色上行者病益甚，其色下行如云彻散者病方已。故上为逆，下为从。女为阴，右亦为阴，色在右则阴病甚矣，故又以右为逆。男为阳，左亦为阳，色在左则阳病甚矣，故男子以左为逆。此虽以色为言，而病之逆从亦犹是也。

易，变易也。男以右为从，而易于左，则阳人阳病，是重阳也。女以左为从，而易于右，则阴人阴病，是重阴也。重阳重阴者，阴阳偏胜也。有偏胜则有偏绝，故不免于死矣。

反作，反顺为逆也，逆则病生矣。治在权衡相夺，谓度其轻重而夺之使平，犹权衡也。阴阳反作者，即奇恒事也。权衡相夺者，即揆度事也。

奇恒之脉，如搏脉者，搏击于手也，为邪盛正衰，阴阳乖乱之脉。故为痹为躄，为或寒或热之交也。痹，顽痹也，躄足不能行也。

脉孤者，孤阴孤阳也。孤阳者，洪大之极，阴气必消；孤阴者，微弱之甚，阳气必消，故脉孤为消气也。脉虚兼泄者必亡其阴，阴亡则血虚，故虚泄为夺血也。孤者，偏绝之谓，绝者不可复生，故为逆。虚者不足之称，不足者犹可补，故曰从。

肺为百脉之朝会，故脉变奇恒之辨，当以太阴始。太阴者，手太阴之气口也。行所不胜，克我者也。如以木见土，以土见水之类是也。八风之至，随四时之胜。至数有常，则终而复始，此顺常之令也。

设或气令失常，逆行一过，是为回则不转。而至数紊乱，无复可以数计矣。过失也，喻言人之色脉，一有失调，则奇恒反作，变态百出，亦不可以常数计也。此则天人至数之要，在逆从之间，察其神而毕矣。

脏阳已竭

其有不从毫毛生，而五藏阳以竭也。津液充郭，其魄独居孤精于内，气耗于外，形不可与衣相保。此四极急而动中，是气拒于内，而形施于外。平治于权衡，去宛陈莝，是以微动四极，温衣，缪刺其处，以复其形。开鬼门，洁净府。精以时服，五阳已布，疏涤五脏，故精自生，形自盛，骨肉相保，巨气乃平。

不从毫毛生，病生于内也。五脏阳已竭，有阴无阳也。津液，水也。郭，形体胸腹也。阴无阳不行，水无气不化。今阳气既竭，不能通调水道，故津液妄行，充于郭也。魄者，阴之属。形虽充而气则去，故其魄独居也。精中无气，则孤精于内。阴内无阳，则气耗于外。三焦闭塞，水道不通，皮肤胀满，身体羸败，故形不可与衣相保也。四支者，诸阳之本。阳气不行，故四极多阴而胀急也。胀由阴滞，以胃中阳气不能制水。而肺肾俱病，喘咳继之，故动中也。此以阴气格拒于内，故水胀形施于外，而为是病也。

宛，积也。陈，久也。莝，斩草也。谓去其水气之陈积，欲如斩草而渐除之。四极，四支也。微动之，欲其流通而气易行也。温衣，欲助其肌表之阳，阴凝易散也。然后缪刺之，以左取右，以右取左，而去其大络之留滞也。鬼门，汗孔也。肺主皮毛，其藏魄，阴之属也，故曰鬼门。净府，膀胱也。上无入孔而下有出窍，滓秽所不能入，故曰净府。邪在表者散之，在里者化之，故曰开鬼门，洁净府也。水气去，则真精服。服，行也。阴邪除则五阳布，五阳，五藏之胃气也。由是精生形盛，骨肉相保，而巨气可平矣。

补平治于权衡注：平治之法，当如权衡者，欲得其平也。且水胀一症，其本在肾，其标在肺。如五藏阳已竭，魄独居者，其主在肺。肺主气，气须何法以化之？津液充郭，孤精于内，其主在肾。肾主水，水须何法以下之？然肺金生于脾，肾水制于土，故治肿胀者，必求脾肺肾三藏。随盛衰，而治得其平，是为权衡之道也。

脱营失精

凡诊病者，必问尝贵后贱，虽不中邪，病从内生，名曰脱营。尝富后贫，名曰失精。五气留连，病有所并。医工诊之，不在藏府，不变躯形。诊之而疑，不知病名。身体日减，气虚无精，病深无气，洒洒然时惊。病深者，以其外耗于卫，内夺于营。良工所失，不知病情，此亦治之一过也。

尝贵后贱者，其心屈辱，神气不伸。虽不中邪，而病生于内。营者，血气也。营行脉中，心之所主。心志不舒，则血无以生，脉日以竭，故为脱营。尝富后贫者，忧煎日切，奉养日廉，故其五藏之精日加消败，是为失精。精失则气衰，气衰则不运，故为留聚，而病有所并矣。如此二证者，求之内证，则藏府无可凭；求之外证，则形躯无所据。诊者不明其故，则未有不疑而莫识其为何病也。

其病渐深，则体为瘦减；其气日虚，则精无以生。及其病深，则真气消索，故曰无气。无气则阳虚，故洒然恶寒也。阳虚则神不足，故心怯而惊也。精气俱损，则表里受困，故外耗于卫，内夺于营，此其所以为深也。

七情治法

凡诊病者，必问饮食居处，暴乐暴苦，始乐后苦，皆伤精气。精气竭绝，形体毁沮，暴怒伤阴，暴喜伤阳，厥气上行，满脉去形。愚医治之，不知补泻。不知病情，精华日脱，邪气乃并，此治之二过也。善为脉者，必以比类奇恒，从容知之。为工而不知道，此诊之不足贵，此治之三过也。

饮食，有膏粱、藜藿之殊。居处，有寒温、燥湿之异。因常知变，必详问而察之。乐则喜，喜则气缓。苦则悲，悲则气消。故苦乐失常，皆伤精气，甚至竭绝，则形体毁沮。沮，坏也。怒伤肝，肝藏血，故伤阴。喜伤心，心藏神，故伤阳。厥气，逆气也。凡喜怒过度，而伤其精气者，皆能令人气厥。逆而上行，气逆于脉，故满脉。精脱于中，故去形。不明虚实，则不知补泻。不察所困，故不知病情，以致阴阳败竭，故精华日脱。阳脱者，邪并于阴；阴脱者，邪并于阳，故曰邪气乃并。此愚医之所误，过之二也。

比类，比别例类也。奇恒，异常也。从容，安详静察也。凡善诊者，比类相求，故能因阴察阳，因表察里，因正察邪，因此察彼。是以奇恒异常之脉证，皆自从容之法而知之矣。引而伸之，触类而长之，天下之能事毕矣。

诊有三常

诊有三常，必问贵贱，封君败伤，及欲侯王。故贵脱势，虽不中邪，精神内伤，身必败亡。始富后贫，虽不伤邪，皮焦筋屈，痿躄为挛。医不能严，不能动神，外为柔弱，乱至失常，病不能移，则医事不行，此治之四过也。凡诊者，必知终始，有知余绪，切脉问名，当合男女。离绝菀结，忧恐喜怒，五藏空虚，血气离守，工不能知，何术之语。

三常，即常贵贱、常贫富、常苦乐之义。封君败伤者，追悔已往；及欲侯王者，妄想将来，皆致病之因。抑郁不伸，故精神内伤，迷而不达，不亡不已也。始富后贫者，忧愁思虑，则心肺俱伤，气血俱损，故为皮焦筋屈等病。

戒不严则无以禁其欲，言不切则无以动其神。又其词色外为柔弱，而委随从顺，任其好恶，则未有不乱而至失其常者。如是则病不能移，其于医也何有，此过误之四也。必知终始，谓原其始要其终也。有知余绪，谓察其本知其末也。切其脉，必问其名，欲得其素履之详也。男女有阴阳之殊，脉色有顺逆之别，必辨男女而察其所合也。离者，失其亲爱。绝者，断其所怀。菀，谓思虑抑郁。结，谓深情难解。忧则气沉，恐则气怯，喜则气缓，悲则气逆。凡此皆伤其内，故令五藏空虚，血气离守。医不知此，何术之有。

受术不通

尝富大伤，斩筋绝脉，身体复行，令泽不息，故伤败结，留薄归阳，脓积寒炅。粗工治之，亟刺阴阳，身体解散，四肢转筋，死日有期。医不能明，不闻所发，唯言死日，亦为粗工，此治之五过也。凡此五者，皆受术不通，人事不明也。

故治病也，必知天地阴阳，四时经纪，五藏六府，雌雄表里，刺灸砭石，毒药所主，从容人事，以明经道。贵贱贫富，各异品理。问年少长、勇怯之理，审于分部，知病本始。八正九候，诊必副矣。治病之道，气内为宝。循求其理，求之不得，过在表里。

大伤，谓甚劳甚苦也。故其筋如斩，脉如绝，以耗伤之过也。虽身体犹能复旧而行，然令泽不息矣。泽，精液也。息，生长也。故，旧也。言旧之所伤，有所败结，血气留薄不散，则郁而成热。归于阳分，故脓血蓄积，令人寒热交作也。

粗工不知寒热为脓积所生，脓积以劳伤所致，乃治以常法。急刺阴阳，夺而又夺，以致气血复伤，故身体解散，四肢转筋，则死日有期，谓非粗工之误者耶。

但知死日，而不知致死者由于施治者之不当，此过误之五也。不通者，不通于理也。物理不通，焉知人事。故以上五过，不可不知也。

阴阳气候之变，人身应之，以为消长，此天道之不可不知也。藏府有雌雄，经络有表里，刺灸药石各有所宜，此藏象之不可不知也。经道，常道也。不从容于人事，则不知常道。不能知常，焉能知变。人事有不齐，品类有同异，知之则随方就圆，因变而施，此人事之不可不知也。

八正，八节之正气也。副，称也。能察形色于分部，则病之本始可知。能察邪正于九候，则脉之顺逆可据。明斯二者，诊必称矣。此色脉之不可不知也。

气内者，气之在内者也，即元气也。凡治病者，当先求元气之强弱。元气既旺，大意见矣。求元气之病而无所得，然后察其过之在表在里，以治之，斯无误也。

按：气有外气，天地之六气也；有内气，人身之元气也。气失其和，则为邪气。气得其和，则为正气，亦曰真气。但真气所在，其义有三：上有气海，曰膻中也，其治在肺；中有水谷气血之海，曰中气也，其治在脾胃；下有气海，曰丹田也，其治在肾，人之所赖惟此气耳；气聚则生，气散则死，故曰气内为宝。此诚最重之辞，医家最切之旨也。

心与胆通

心与胆通。心病怔忡，宜温胆为主。胆病战栗，颠狂，宜补心为主。唐注：旧说君相二火，一气相通。此解"通"字，与以下各"通"字不合。盖所谓通者，必有相通之道路。唐宋后凭空说理，不按实迹。西医虽详形略气，然如此等道路，非借西说不能发明。西医云，人之脏腑全有连网相联，其连网中全有微丝管，行血行气，据此则知心与胆通，其道路亦在膜网之中。盖胆附于肝，肝系着脊，上循入肺系，连及于心胆。与心通之路，即在其系中。故心痛怔忡，宜温胆。胆病战栗颠狂，宜补心，非空论矣。又"温"字、"补"字有辨，《经》言温之以气，补之以味。《内经》言以苦补心，是泻心火，即是补心，以益其阴也。温之以气，是益其阳也。

肝与大肠通

肝与大肠通。肝病宜疏通大肠，大肠病宜平肝经为主。唐注：肝内膈膜，下走血室，前连膀胱，后连大肠。厥阴肝脉，又外行绕肛门。大肠传导，全赖肝疏泄之力。以理论，则为金木交合。以形论，则为血能润肠，肠能导滞之故。所以肝病宜疏通大肠，以行其郁结也。大肠病如痢症、肠风、秘结、便毒等症，皆宜平肝、和血、润肠以助其疏泄也。

脾与小肠通

脾与小肠通。脾病宜泄小肠火，小肠病宜润脾为主。唐注：西医图绘，脾居连网之上，小肠通体皆与连网相附连，网中皆有微丝管相通。据此则《内经》所言，道路显然。西医不知《内经》，妄诋轩岐，以为未见藏府，此不足怪。独怪中国，趋好洋学，舍古圣之书，而弗深考，岂不谬哉！脾病多是小肠之火，蒸动湿气，发肿胀，作泻满，小便浑浊，故当泻小肠。至于小肠所以化物不滞，全赖脾湿有以濡之，西医所谓甜肉汁，入肠化物是矣。故小肠病痢及秘结、阑门不开、膈食等症，皆宜润脾也。

肺与膀胱通

肺与膀胱通。肺病宜清理膀胱水，膀胱病宜清肺气为主。唐注：肺主通调水道，下输膀胱，其道路全在三焦膜中。故肺与膀胱，相隔甚远，而实相通。肺病则水停为痰饮，故宜清利膀胱以泻之。膀胱病多由肺之上原不得疏通，故宜清肺气为主。

肾与三焦通

肾与三焦通。肾病宜调和三焦，三焦病宜补肾为主。唐注：三焦之原，即发于肾系，故肾与三焦相通；三焦为肾行水化气，故肾病宜调和三焦。譬如肾气丸，用苓、泽以利三焦之水；保元汤，用黄芪以充三焦之气是矣。三焦病不能行水，则宜滋肾阴；不能化气，则宜补肾阳。近医不知三焦为何物，西医名连网，不名三焦。且又不知肾系为三焦之根，安知人生气化哉。

肾气丸，即六味地黄丸加桂、附也。《时方歌括》此方列于补方，歌曰：六味滋阴益肾肝，萸薯丹泽地苓丸；再加桂附扶真火，八味功同九转丹。

六味丸，乃山茱肉、薯蓣（又名山药）各四两，丹皮、泽泻、茯苓各三两，熟地黄八两，炼蜜丸。每服二钱，淡盐汤送下。前方加肉桂一两、附子一大板（炮），名八味地黄丸，原名肾气丸，此丸于水中补火。柯韵伯曰：水体本静，而川流不息者，气之制，火之用也。命门有火，则肾有生气，故不名温肾，而名肾气也。

六味地黄丸主治：肾精不足，虚火上炎，腰膝痿软，骨节酸痛，足跟痛，小便淋秘，或不禁，遗精梦泄，水泛为痰，自汗盗汗，失血消渴，头目眩晕，耳聋齿摇，尺脉虚大者。桂附地黄丸主治：命门火衰，不能生土，以至脾胃虚寒，饮食少思，大便不实；或下元衰惫，脐腹疼痛，夜多溲溺等症。

陈修园曰：六味补肾水，八味丸补肾气，而其妙则在于利水。凡肾中之真水不足，真火衰微者，其溺必多。二方非补肾正药，不可因薛立斋之臆说而信之。《近效》白术附子汤极佳，其方列于热剂，宜细玩之。肾气丸，即八味丸。《金匮要略》凡五见：一见于第五篇，云治脚气上入，小腹不仁；再见于第六篇，云治虚劳腰痛，小便不利；三见于第十二篇，云夫气短有微饮，当从小便去之，肾气丸主之；四见于第十三篇，云治男子消渴，小便反多，饮一斗，小便亦一斗；五见于第廿二篇，云治妇人转胞不得溺，但利小便则愈。现此五条，皆泻少腹膀胱之疾为多，不可以通治火衰之症。且此方《金匮》不入于五水之门，今人谓治水通用之剂，更为可怪。

唐注：方解云：肾为水藏，而其中一点真阳，便是呼吸之母。阳足阳秘，则呼吸细而津液调。如真阳不秘，水泛火逆，则用苓、泽以行水饮，用地、萸以滋水阴；用怀药入脾，以输水于肾；用丹皮入心，以清火安肾。得六味以滋肾，而肾水足矣。然水中一点真阳，又恐其不能生化也，故用附子、肉桂以补之；若加牛膝，便引火归元之功；若加知、柏，又治上热下寒之法；如去桂、附，加麦冬、五味，则纯于滋阴，兼治肺金。

保元汤，《时方歌括》列于补方，歌曰：补养诸汤首保元，参芪桂草四般全。大人虚损儿科痘，三气持纲语不烦。

此方主治气血虚弱之总方也，小儿惊、痘家、虚甚最宜。其药为黄芪三钱，人参二钱，甘草一钱，肉桂春夏三分、秋冬六七分，水煎服。

柯韵伯曰：保元者，保守其元气之谓也。气而已，主肾，为先天真元之气；主胃，为后天水谷之气，此指发生而言也。又水谷之精气，行于经隧为荣气；水谷之悍气，行于脉外为卫气；大气之积于胸中，而司呼吸者，为宗气，是分后天运用之元气而为三也。又外应皮毛，协荣卫，而生一身之表者，为太阳膀胱之气；内通五藏，司治节，而主一身之里者，为太阴肺金之气；通行内外，应腠理而主一身之半表半里者，为少阳三焦之气，是以先天运行之元气而为三也。此方用黄芪固表，人参固里，甘草和众，三气治而元气足矣。昔李东垣以此三味能泻火补金培土，为除烦热之圣药。镇小儿惊，效如桴鼓。魏桂岩得之以治痘家阳虚顶陷，血虚浆清，及皮薄发痒，难灌难敛者，始终用之。以为血脱须补气，阳生则阴长，有起死回生之功，故名之为保元也。又少佐肉桂，分四时之气而增损之。谓桂能治血以推动其毒，扶阳益气，以充达周身。血在内，引之出里，则气从内托；血外散，引之归根，则气从外护。参、芪非桂引导，不能独树其功。桂不得甘草和平，血气亦不能绪其条理。要非浅见寡闻者能窥其万一也。四君中不用白术，避其燥；不用茯苓，恐其渗也。用桂而不用四物者，恶芎之辛散、归之湿润、芍之苦寒、地黄之泥滞也。如宜燥则加参、术，宜润则加阳。除烦加芍，散表加芎，斯又当理会矣。

唐注：保元汤者，即人参、黄芪、黑枣各三钱，炙甘草二钱，煨姜三片是也。方解曰：草与黑枣，大补中土。再加煨姜以温之，黄芪以鼓之，人参以滋之，总使土气冲和，上生肺金，肺阳布护，阴翳自消，一切寒怯虚悸之症自除。此为温补肺阳法，与滋肺阴法有一寒一热之异。

大方小方要注

七方者，大小缓急奇偶复也。七方出于岐伯，谓气有多少，形有盛衰，治有缓急，上下内外之不同，故立七方以制之。如大方者，以病有兼症，邪有强盛，非大力不能克之。如仲景之大承气汤、大青龙汤，一汗一下，皆取其分量重，药味多，胜于小承气、小青龙也。学者可以类推。小方者，以病无兼症，邪气轻浅，药少分量轻，中病而止，不伤正气。如仲景小承气之微下，小建中小温经之微温，小柴胡之微散，皆取其中病而止，力不太过也。余仿此。

缓方急方要注

缓方者，以虚延之症，剽劫不能成功，须缓药和之。有以甘缓之者，炙甘草汤、四君子汤，治虚劳是也；有以丸缓之者，乌梅丸治久痢是也；有多其物以牵制，使性不得骋，而缓治之者，薯蓣丸治诸气百病、侯氏黑散填补空窍、须服四十九日是也；有徐徐服以取效，如半夏苦酒煎徐徐呷之、甘蜜半夏汤徐徐咽下是也。急方者，以病势急则方，求速效，如仲景急下之宜大承气；急救之，宜四逆汤之类。盖发表欲急，则用汤散；攻下欲急，则用猛峻。审定病情，合宜而用。

奇方偶方要注

奇方者，单方也。以病有定形，药无牵制，意取单锐，见功尤神。如仲景少阴病，咽痛用猪肤汤。后世补虚用独参汤、独附汤。又如五苓、五物、三物、七气，皆以奇数以名方。七枚、五枚等，各有意义，然奇方总是药味少而锐利者也。偶方者，偶对单言，以单行力孤，不如多品力大。譬如仲景用桂枝、麻黄，则发表之力大。若单用一味，则力弱矣。又如桂枝汤，单用桂枝，而必用生姜以助之，是仍存偶之意也。肾气丸，桂、附同用；大建中，椒、姜同用；大承气，硝、黄同用，皆是此意。

复方要注

复方者，重复之义。两证并见，则两方合用。数证相杂，则化合数方而为一方也。如桂枝二越婢一汤，是两方相合；五积散，是数方相合。又有本方之外，别加药品，如调胃承气汤，加连翘、薄荷、黄芩、栀子，为凉膈散；再加麻黄、防风、白术、枳壳、厚朴，为通圣散。病之繁重者，药亦繁重也。岐伯言：奇之不去，则偶之，是复方，乃大剂期于去病矣。又云：偶之不去，则反佐以取之，所谓寒热温凉，反从其病也。夫微小寒热，折之可也。若大寒热，则必能与异气相格，是以反佐以同其气，复令寒热参合，使其始同终异。是七方之外，有反佐之法也。

补可扶弱要注

十剂，出于北周徐之才。谓十种是药之大体，详之则靡遗失。惟十剂内缺寒、热两端，后人又加寒、热二剂，足成十二剂。医者熟此七方十二剂之法，可以通治百病也。补可扶弱者，如先天不足宜补肾，六味丸、肾气丸、二仙胶之类是也；后天不足宜补脾，四君子汤、归脾汤、补中汤之类是也；气弱者宜补肺，人参是也；血弱者宜补肝，当归是也；神弱者宜补心，枣仁是也。再审阴阳轻重治之，则妙于补矣。

重可镇怯要注

重可镇怯者，如怯则气浮，重以镇之。有四等：惊气乱，宜琥珀、至宝丹之类；恐气下，宜二加龙骨汤、磁珠丸；怒气逆，宜生铁落饮、芦荟丸、滚痰丸之类；虚气浮，宜安神丸之类。其余代赭石汤、风引汤、黑锡丹之类，皆当推究。

轻可去实要注

轻可去其实者，如风寒之邪中于人身，痈疮疥痤发于肢体，宜轻而扬之，使从外解。仲景用麻、桂，今人用人参败毒散、香苏饮，香薷、白芷、薄荷、荆芥之类。又小柴胡为和散之总方，加减用之，可以和营卫而去诸邪，当类推焉。

宣可去壅要注

宣可去壅者，如头目鼻病，牙噤喉塞，实痰在胸，水火交结，气逆壅满，法宜宣达。或嚏、或吐、或令布散，皆谓之宣。取嚏，如通关散；取吐，如胆矾、甘草、薄荷；令其布散，如越鞠丸、逍遥散之类；又如四逆散、九气丸、皆是散意。

通可行滞要注

通可行滞者，如火气郁滞，宜用通剂。利其小便，滞于气分，用木通、滑石、六一散之类；滞于血分，用防己、导赤饮、五淋散之类。凡味淡者，皆利小便，得金水之性也。凡药白皮通茎，皆理小便，象三焦之纹理也。

泄可去闭要注

泄可去闭者，如邪盛则闭塞，必以泄剂，从大便夺之。备急丸泻寒实，承气汤泻热实，葶苈泻肺汤是泄其气，桃仁承气汤是泄其血，十枣汤泄水，秘方化滞丸攻积。由此求之，凡宜破利者，皆泄之类也。

滑可去著要注

滑可去著。著，谓留而不去也。痰黏喉，溺浊淋，大肠痢等症皆是，宜滑泽以涤之。瓜霜、冬葵子散、榆皮饮、痢症三方之类是也。

涩可固脱要注

涩可固脱。脱如开肠洞泻、溺遗精滑、大汗亡阳之类。宜用涩剂以收敛之。理中汤、桃花汤止利，参芪术附汤止汗，六黄汤止盗汗，固精丸、天雄散止滑精，术附汤止小便。大约龙骨、牡蛎、海鳔蛸，其质收涩；五味、诃子，其味收涩；莲房、棕灰、麻黄根其性收涩，随加寒热气血诸品，乃为得宜。

湿可润燥要注

湿可润燥。燥者，枯也。风热怫郁，则血液枯竭而为燥病。上燥则渴，或为肺痿，宜人参白虎加花粉、琼玉膏、救肺汤；下燥则结，麻仁丸、苁蓉丸；肠燥则膈食，宜当归芝麻丸；筋燥则缩挛，宜阿胶竹茹汤。总之，养血则当归、地黄，生津则麦冬、花粉，益精则枸杞、菟丝。在用者广求之。

燥可去湿要注

燥可去湿者，外感之湿，宜神术汤汗之；湿泛为痰，宜二陈汤降之；湿停不溺，宜五苓散利之；胃湿宜平胃散，脾湿宜肾着汤，皆治寒湿也。又有湿热之症，反忌燥药，当以苦坚清利治之，知母防己汤、黄柏散相宜。

寒能胜热要注

寒能胜热。寒热者，证治之大端也。热症，如伤寒、温疟、虚痨，何一不有，当以寒药治之。其间进退出入，在人审矣。甘寒之剂，白虎汤、甘露饮之类；苦寒之剂，金花汤、龙胆泻肝汤之类。大抵肺胃肌热，宜银翘、石膏；心腹热，宜芩连；肝肾热，宜黄柏、知母、胆草。

热可制寒要注

热可制寒。寒者，阴气也。积阳生热，能制寒症，辛温之品是矣。附子汤、附子细辛汤，治太阳、少阴之寒；四逆汤、理中汤，治脾肾之寒；吴萸汤、乌梅丸，治肝寒；青龙汤，治肺寒；薤白，治心胸之寒；回阳救急汤，统治里寒；桂枝汤，统治表寒。方难尽录，读书者当遍查之。

附：七方十二剂及方药举例

大承气汤治阳明病，大实大满，大便不通，腹痛大热，其脉沉实者。此《内台方》，原文与《伤寒论》大同小异。《长沙方歌括》此方列入阳明方。

歌曰：大黄四两朴半斤，枳五硝三急下去。朴枳先熬黄后入，去渣硝入火微熏。

芒硝三合（《内台方》三两），大黄四两，酒洗枳实五枚，炙厚朴半斤（去皮炙）。上四味，以水一斗，先煮枳朴，取五升，去滓；纳大黄，煮取二升，去滓；纳芒硝，更上微火一两沸。分温再服，得下，余勿服。

陈古愚云：承气汤，有承死回生之功。惟善读仲景书，方知其妙。庸医以滋润之脂麻油、当归、火麻仁、郁李仁、肉苁蓉代之，徒下其粪，而不能荡涤其邪，则正气不复，不能大泻其火，则真阴不复，往往死于粪出之后。于是，咸相戒曰：润肠之品，且能杀人，而大承气汤更无论矣。甚矣哉！大承气汤之功用，尽为庸耳俗目所掩也。

张隐庵曰：伤寒六经，止阳明、少阴有急下证。盖阳明秉悍热之气，少阴为君火之化。在阳明而体热太甚，缓则阴绝矣；在少阴而火气猛烈，勿戢将自焚矣，非肠胃之实满也。若实在肠胃者，虽十日不更衣，无所苦也。仲师所云急下六证，若识有不到，不敢急下，致病此者，鲜有能生之。且予尝闻之曰：痞满燥实坚，五症皆备，然后可下。噫！当下者，全不在此五证也。

小承气汤治阳明病，潮热，大便难，脉沉而滑，及内实腹痛者。（《内台方》原文）（此方《长沙方歌括》列入阳明方）

歌曰：朴二枳三四两黄，小承微结好商量。长沙下法分轻重，妙在同煎切勿忘。

大黄四两，厚朴二两（炙去皮），枳实三枚（炙）。上三味，以水四升，煮取一升二合，去渣。分温二服。初服汤当更衣，不尔者尽饮之，若更衣者勿服之。

陈古愚曰：三承气，俱阳明之正方。调胃承气，其方已载于太阳篇，兹不复赘。《伤寒论》云：阳明病，不吐不下，心烦者，可与调胃承气汤。言阳明病者，胃不和也。言不吐不下者，胃不虚也。胃络上通于心，阳明之燥火与少阴之君火相合，故心烦。可与此汤，解见本方下。至于大承气取急下之义，阳明谵语，午热，胃中有燥屎五六枚；及二阳并病，潮热；及阳明下后，心中懊恼而烦，胃有燥屎；及大下后六七日不大便，烦不解，腹满痛，本有宿食；及少阴证，口燥舌干；或自利清水，色纯青等证，俾奏功于顷刻。

小承气，取微和胃气，勿令大泄下之义。阳明病热未潮，大便大鞕，恐有燥屎，少与此汤，转失气者，可与大承攻之；若不转失气者，不与。及太阳病汗吐下后，微烦，小便数，大便因鞕者，令邪去而正不伤。论中逐条，俱有深义。张令韶曰：胃与大肠、小肠交相贯通者也。胃接小肠，小肠接大肠。胃主消磨水谷，化其精微，内灌溉于藏府，外充溢于皮毛，其糟粕下入于小肠。小肠受其糟粕，复加运化，传入于大肠，大肠方变化传道于直肠而出。故曰小肠者，受盛之官，化物出焉；大肠者，传道之官，变化出焉。是大承气者，所以通泄大肠，而上承热气者也。故用朴实以去留滞，大黄以涤腐秽，芒硝上承热气。小承气者，所以通泄小肠，而上承胃气者也。故曰微和胃气，是承制胃府太过之气者也。不用芒硝，而亦名承气者以此。若调胃承气，乃调和胃气而上承君火之热者也。以未成糟粕，故无用枳朴之消留滞。此三承气之义也。承者制也，谓制其太过之气也。故曰亢则害，承乃制。

柯韵伯曰：诸痛皆因于气。秽物之不去，由于气之不顺也。故攻积之剂必用气分之药，因以承气名汤。方分大小，有二义焉。厚朴倍大黄，是气药为君，名大承气。大黄倍厚朴，是气药为臣，名小承气。味多性猛，制大其服，欲令大泄下也；味寡性缓，制小其服，欲微和胃气也，大小之分以此。且煎法更有妙义，大承气用水一斗，煮枳朴，取五升；纳大黄，再煮取二升；去渣，纳芒硝，何哉？盖生者气锐而先行，熟者气钝而和缓。仲景明使芒硝先化燥屎，大黄继通地道，而后枳朴除其痞满。若小承气以三味同煎，不分次第。同一大黄，而煎法不同，此可见微和之义也。

大青龙汤治太阳中风，脉浮紧，发热恶寒，身疼痛，不汗出，而烦躁者。（《长沙方歌》此方列入太阳方）

歌曰：二两桂甘三两姜，膏如鸡子六麻黄，枣枚十二五十杏，无汗烦而且躁方。

一本，杏仁四十枚，甘草三两。许宏方义曰：温粉者，只用白术、藁本、川芎、白芷各一两，米粉三两，为细末。扑其身，则汗止。

麻黄六两（去节），桂枝二两（去皮），甘草二两（炙），杏仁五十枚（一本四十枚），石膏如鸡子大（碎），生姜一两，大枣十二枚。上七味，以水九升，先煮麻黄，减二升，去上沫，纳诸药，煮取三升。去滓，温服一升，取微似汗。汗出多者，温粉扑之。一服汗者，停后服。

陈古愚曰：太阳底面，便是少阴。少阴证，本无汗，而烦躁证，少阴与太阳俱有之。若太阳中风脉浮，为肌病，有欲汗之势。紧为表实，仍不得有汗，是表与肌兼病也。发热为太阳之标病，恶寒为太阳之本病，是标与本俱病也。太阳之气，主周身之毫毛。太阳之经，挟脊抵腰，身疼痛，是经与气俱病也。风为阳邪，病甚而汗不出，阳邪内扰，不可认为少阴之烦躁。以致议温有四逆汤，议寒有黄连阿胶之误。只用麻黄汤以发表，桂枝汤以解肌，而标本经气之治法俱在其中。去芍药者，恶其苦降，恐引邪陷入少阴也。加石膏者，取其质重性寒，纹理似肌。辛甘发散，能使汗为热隔之症透达而解，如龙能行云而致雨也。更妙在倍用麻黄，挟石膏之寒，尽行于外而发汗，不留于内而寒中，方之所以入神也。

小青龙汤治伤寒表不解，心下有水气，干呕发热而渴，或咳，或利，或噎或小便不利，少腹满，或喘。（《长沙方歌》括列入太阳方）

歌曰：桂麻姜芍草辛三，夏味半升记要谙。表不解兮心下水，咳而发热句中探。

加减歌曰：若渴去夏取蒌根，三两加来功亦壮。微利去麻加荛花（吴云：此味不常用，以茯苓代之），熬赤取如鸡子样。若噎去麻炮附加，只用一枚功莫上。麻去再加四两苓，能除尿短小腹胀。若喘除麻加杏仁，须去皮尖半升量。

麻黄三两，芍药三两，细辛三两，干姜三两，甘草二两，桂枝三两，半夏半升，五味子半升。上八味，以水一斗，先煮麻黄减二升，去上沫，纳诸药。煮取三升，去渣，温服一升。若微利者，去麻黄，加荛花如鸡子大，熬令赤色；若渴者，去半夏，加瓜蒌根三两；若噎者，去麻黄，加附子一枚（炮）。若小便不利，小腹满，去麻黄，加茯苓四两；若喘者，去麻黄，加杏仁半升。

柯韵伯云：心下为火位。水火相射，则水气之变幻不可拘。如上而不下，则或噎或喘；下而不上，则或泻或利；留于肠胃，则小便不利，而小腹因满矣。惟发热而咳，是为水证。

陈古愚曰：此寒传太阳之表不解，而动其里水也。麻桂从太阳以祛表邪，细辛入少阴而行里水，干姜散胸前之满，半夏降上逆之气，合五味子之酸、芍药之苦，取酸苦涌泄而下行，既欲下行，而仍用甘草以缓之者，令药性不暴则药力周到，能入邪气水饮互结之处而攻之。凡无形之邪气，从肌表出；有形之水饮，从水道出；而邪气水饮，一并廓清矣。喻嘉言云：方名小青龙者，取其翻波逐浪，以归江海；不欲其兴云升天，而为淫雨之意。若泥麻黄过散，减去不用，则不成其为龙，将何恃以翻波逐浪乎。

小建中汤方即桂枝三两、甘草二两、芍药六两、生姜三两、饴糖一升、大枣十二枚。上六味，以水七升，煮取三升。去滓，纳胶饴，更上微火消解。温服一升，日三服。

《金匮》此方，主治虚劳里急，悸衄，腹中痛，梦失精，四肢酸疼，手足烦热，咽干口燥。《内经》云：劳者温之；又云：调以甘味，故以小建中为主。陈注：此为阳虚者出其方治也。然小建中汤，调其阴阳，和其营卫，建其中气，其用甚广也。尤在泾曰：是方甘与辛合而生阳，苦得甘助而生阴。阴阳相生，中气自立。是故求阴阳之和，必于中气。求中气之立，必以建中也。徐忠可云：劳字从火，未有劳症而不发热者。又劳字从力，以火能蚀气，未有劳症而力不疲者。人身不过阴、阳、血、气四字，气热则阳盛，血热则阴盛，然非真盛也。真盛则为气血方刚，而壮建无病矣。惟阴不能与阳和，阳不与阴和，故变生此诸症耳。阴虚阳虚，皆能有亡血失精者。阴极能生热也，故见脉在浮大边，即当知阴不能维阳。肾为阴之主，务交其心肾，而精血自足；见脉在细小边，即当知阳不能胜阴。脾为阳之主，即补其中气，而三阳自泰也。张心在云：肺损之症，多由五志生火，销铄金脏。咳嗽发热，渐至气喘侧眠，消瘦羸瘠，虚证交集，咽痛失音，而不起矣。壮水之主，以制阳光。王冰成法于理则通，而多不效，其故何哉？窃尝观于炉中之火而得之，炊饭者始用武火，将熟则掩之以灰，饭徐透而不焦。黑则知以灰养火，得火之用，而无火之害，断断如也。五志之火内燃，温脾之土以养之，而焰自息，方用小建中汤。虚甚加黄芪，火得所养而不燃，金自清肃。又况饴糖为君，治嗽妙品，且能补土以生金。肺损虽难着手，不患其不可治也。然不独治肺损，凡五劳七伤，皆可以统治。

小柴胡汤者即柴胡八钱（川产为真），黄芩、半夏各三钱，人参、生姜各二钱，甘草一钱，大枣三枚是也。方解曰：此方乃达表和里，升清降浊之活剂。人身之表腠理，实营卫之枢机。人身之里三焦，实藏府之总管。惟少阳内主三焦，外主腠理。少阳之体，则为相火之气，根于胆府。论少阳之用，则为清阳之气寄在胃中。方取参、枣、甘草，以培养其胃；而用黄芩、半夏，降其浊火；柴胡、生姜，升其清阳，是以其气和畅，而腠理三焦罔不调治。其有太阳之气陷于胸前而不出者，亦用此方。以能清理和中，升达其气，则气不结而外解矣。有肺经郁火，大小便不利，亦用此者。以其宣通上焦，则津液不结，自能下行。肝经郁火，而亦用此。以能引肝气使之上达，则木不郁，且其中兼有清降之品，故余火自除矣。其治热入血室诸病，则尤有深义。人身之血，乃中焦受气，取汁变化而赤，即随阳明所属。冲任两脉，以下藏于肝，此方非肝胆脏腑中之药，乃从胃中清达肝胆之气者也。胃为生血之主，治胃中是治血海之上原。血为肝之所司，肝气既得清达，则血分之郁自解。是正治法，即是隔治治，其灵妙有如此者。

炙甘草汤一名复脉汤。其药即人参二钱，地黄二两六钱，麦冬八钱，阿胶二钱，芝麻、炙草各四钱，大枣三枚，桂枝、生姜各三钱，清酒一两是也。方解曰：此方为补血之大剂。杨西山谓此方亟戒加减，惜未能言明其义。按：此方即中焦受气，取汁变化而赤，是为血之义。姜、枣、参、草，中焦取汁；桂枝入心化气，变化而赤，然桂性辛烈，能伤血，故重使生地、麦冬、芝麻，以清润之，使桂枝雄烈之气变为柔和，生血而不伤血；又得阿胶潜伏血脉，使输于血海，下藏于肝。合观此方，生血之源，导血之流，真补血之第一方，未可轻议加减也。时方养荣汤，亦从此套出。第养荣汤较温，此方多用生地、麦冬，则变为平剂，专滋生血脉。若催乳，则无须桂枝。若去桂，加枣仁、远志，则更不辛烈。若加丹皮、桃仁，则能清心化血。加炒栀，又是清心凉血之剂。加五味，则兼敛肺金。此虽加减，而仍不失仲景遗意，又何不可。

逍遥散治肝家血虚火旺，头痛目眩，颊赤口苦，倦怠烦渴，抑郁不乐，两胁作痛，寒热，小腹重坠，妇人经水不调，脉弦大而虚。（《时方歌括》此方列入宣剂。）

歌曰：逍遥散用芍当归，术草柴苓慎勿违。散郁除蒸功最捷，丹栀加入有元机。

柴胡、当归、白芍、白术、茯苓各一钱，甘草（炙）五分，加煨姜、薄荷煎。

《医贯》曰：方中柴胡、薄荷，二味最妙。盖木喜风摇，寒即摧萎，温即发生。木郁则火郁，火郁则土郁，土郁则金郁，金郁则水郁。五行相因，自然之理也。今以一方治木郁，而诸郁皆解，逍遥散是也。加丹皮、栀子，名八味逍遥散，治肝伤血少经枯。

赵羽皇曰：此治肝郁之病。而肝之所以郁者，其说有二：一为土虚，不能升木也；一为血少，不能养肝也。盖肝为木气，全赖土以滋培，水以灌溉。若中土虚，则木不升而郁；阴血少，则肝不滋而枯。方用白术、茯苓者，助土德以升木也；当归、芍药者，益荣血以养肝也；薄荷解热；甘草和平；独柴胡一味，一以为厥阴之报使，一以升发诸阳经云。木郁则达之，遂其曲直之性，故名之曰逍遥。

《医门》黑锡丹治脾元久冷，上实下虚，胸中痰饮；或上攻头目，及奔豚上气，两胁膨胀；并阴阳气不升降，五种水气，脚气上攻；或卒暴中风，痰潮上膈等症。（《时方歌括》此方列入重剂。）

歌曰：镇纳浮阳黑锡丹，硫黄入锡结成团。胡芦故纸茴沉木，桂附金铃肉蔻丸。

黑锡、硫黄各三两（同炒结砂，研至无声为度），胡芦巴、沉香、熟附子、肉桂各半两，茴香、破故纸、肉豆蔻、金铃子（去核）、木香各一两。研末，酒煮曲糊为丸，梧子大，阴干，以布袋擦令光莹。每服四十丸，姜汤下。

陈修园曰：此方一派辛温之中，杂以金铃子之苦寒为导，妙不可言。喻嘉言曰：凡遇阴火上冲，真阳暴脱，气喘痰鸣之急症，舍此丹别无方法。即痘症各种坏症，服之无不回生。予每用小囊，佩带随身，恐遇急证，不及取药。且欲吾身元气温养其药，藉手灵效，厥功历历可纪。徐灵胎曰：镇纳元气，为治喘必备之药。当蓄在平时，非一时所能骤合也。既备此丹，如灵砂丹、养正丹之类，可不再备。

越鞠丸治藏府一切痰食血诸郁，为痛为呕，为胀为利者。（《时方歌括》列入宣剂）

歌曰：六郁宜施越鞠丸，芎苍曲附并栀餐，食停气血湿痰火，得此调和顷刻安。

吴鹤皋曰：香附开气郁，抚芎调血郁，苍术燥湿郁，栀子清火郁，神曲清食郁。各等分，麦芽煎汤泛丸。又湿郁，加茯苓、白芷；火郁，加青黛；痰郁，加半夏、瓜蒌、海石；血郁，加桃仁、红花；气郁，加木香、槟榔；食郁，加麦芽、山楂；挟寒，加吴茱萸。

季楚重曰：《经》云：太阴不收，肺气焦满。又云：诸气膹郁，皆属于肺。然肺气之布，必由胃气之输。胃气之运，必本三焦之化。甚至为痛、为胀、为呕、为利，莫非胃气不宣，三焦失职所致。方中君以香附，快气调布之拂郁；臣以苍术，开发强胃而资生；神曲佐化水谷，栀子清郁导火。于以达肺腾胃，而清三焦。尤妙抚芎之辛，直入肝胆，以助妙用。则少阳之生气上朝，而荣卫和；太阴之收气下肃，而精气化。此丹溪因五郁之法，而变通者也。然五郁之中，金木为尤甚。前人用逍遥散调肝之郁，兼清火滋阴；泻白散清肺之郁，兼润燥降逆。要以木郁上冲即为火金，郁敛涩即为燥也。如阴虚不知滋水，气虚不知化液，是又不善用越鞠矣。

龟鹿二仙胶大补精髓，益气养神。（《时方歌括》列入补剂）

歌曰：人有三奇精气神，求之任督守吾真。二仙胶取龟和鹿，枸杞人参共四珍。

鹿角（血者）十斤，龟板十斤，枸杞二十两，人参十五两。用铅坛如法熬膏。初服酒化一钱五分，渐加至三钱，空心服下。

李士材曰：人有三奇精气神，生生之本也。精伤无以生气，气伤无以生神。精不足者，补之以味。鹿得天地之阳气最全，善通督脉，足于精者，故能多淫而寿。龟得天地之阴气最厚，善通任脉，足于气者，故能伏息而寿。二物气血之属，又得造化之微，异类有情，竹破竹补之法也。人参清食气之壮火，所以补气中之怯。枸杞滋不足之真阴，所以清神中之火。是方也，一阴一阳，无偏胜之忧；入气入血，有和平之美。由是精生而气旺，气旺而神昌，庶几龟鹿之年矣，故曰二仙。

薯蓣丸方：薯蓣三十分，人参七分，白术六分，茯苓五分，甘草二十分，当归十分，大枣百枚，为膏；桔梗五分，杏仁六分，桂枝十分，芍药六分，白蔹二分，芎䓖六分，麦冬六分，阿胶七分，干姜三分，防风六分，神曲十分，柴胡五分，豆黄卷十分，干地黄十分，共二十一，末之。炼蜜为丸，如弹子大。空腹酒服一丸，一百丸为剂。

《金匮要略》谓虚劳诸不足，风气百病，薯蓣丸主之。陈修园浅注云：此方虚劳，内外皆见不足，不止虚劳。里急诸不足，可用黄芪建中汤。虚劳腰痛，小腹拘急，小便不利者，可用八味肾气丸也。盖诸方补虚则有余，去风则不足。凡人初患伤风，往往不以为意，久则邪气渐微，亦或自愈。第恐既愈之后，余邪未净，与正气混为一家。或遇有发热，偶有盗汗，偶有咳嗽等症，妇人经产之后，尤易招风。凡此皆为虚劳之根蒂。治者不可着意补虚，又不可着意去风。若补散兼用，亦驳杂而滋弊。惟薯蓣丸称其气味化合所以然之妙，故取效如神也。魏念庭曰：人之元气在肺，人之元阳在肾，既剥削则难于遽复矣，全赖后天之谷气资益其生。是荣卫非脾胃不能宣通，而气血非饮食无由平复也。仲景故为虚劳诸不足而兼风气百疾，立此薯蓣丸之法。方中以薯蓣为主，专理脾胃，上损下益至此，可以撑持；以人参、白术、茯苓、干姜、豆黄卷、大枣、神曲、甘草助之，除湿益气，而中土之令得行矣；以当归、芎、芍药、地黄、麦冬、阿胶养血滋阴；以柴胡、桂枝、防风，去邪散热；以杏仁、桔梗、白蔹，下气开郁。惟恐虚而有热之人，滋补之药上拒不受，故为散其邪热，开其逆郁，而气血平顺，补益得宜，为至当不易之道也。

二加龙骨汤即煅龙骨、牡蛎、白薇、白芍各三钱，炮附子钱半，甘草一钱，大三枚，生姜三片是也。方解曰：此方乃清散上焦，温补下焦之药。方用甘、枣，从中宫以运上下；姜、薇清散，使上焦之火不郁；附、芍、龙、牡温敛，使下焦之火归根。合观其方，以温为正治，以清为反佐。真寒假热，虚阳上浮，为对证，陈修园极赞其妙。今人不察，往往误用。惜哉！

桃仁承气汤者即桃仁五钱，芒硝三钱，大黄、桂枝各二钱是也。方解曰：桂枝禀肝经木火之气，肝气亢者，见之即炽。肝气结者，遇之即行。故血证有宜有忌，此方取其辛散。合硝、黄、桃仁，直入小焦，破利结血。瘀血去路不外二便，硝、黄引从大便出，而桂枝兼化小水。此又是一层意义也。

旋覆代赭石汤即炙旋覆花、煅赭石、人参、半夏、生姜各三钱，甘草二钱，大枣五枚是也。方解曰：此方治哕呃，人皆知之。而不知呃有数端，胃绝而呃不与钦乌。一火呃，宜用承气汤；一寒呃，宜用理中汤，加丁香、柿蒂；一瘀血滞呃，宜大柴胡，加桃仁、丹皮。此方乃治痰饮作呃之剂，与诸呃有异，不得见呃即用此汤也。方取参、草、大枣以补中，而用生姜、旋覆以去痰饮，用半夏、赭石以镇逆气，中气旺则痰饮自消，痰饮消则气顺，气顺则呃止。治病者贵求其本。斯方有效，不为古人所瞒。兼火者，可加寸冬、枯芩；兼寒者，可加丁香、柿蒂；痰多者，可加茯苓。盖既得其真面目，然后可议加减。

二陈汤即半夏、陈皮、茯苓各三钱，甘草二钱是也。方解曰：此方为去痰除饮之通剂。痰之本水也，茯苓治水以治其本；痰之动湿也，茯苓渗湿以镇其动；其余半夏降逆，陈皮顺气，甘草调中皆取之以为茯苓之佐使耳。故仲景书凡痰多者，俱加茯苓；呕者，俱加半夏。今人不穷古训，以半夏为去痰专品。不知半夏非不去痰，而辛降之最甚，究属降气之主。故凡用药，不可失其真面也。

以上各方，《方解歌括》《陈修园四十种》内及唐容川《中西汇通》内多有，兹未及全录，学者当购阅之。

卷之七　编辑《运气要诀》

《经》曰：夫五运阴阳者，天地之道也。万物之纲纪，变化之父母，生杀之本始，神明之府也，可不通乎？又曰：治不法天之纪，地之理，则灾害至矣。又曰：不知年之所加，气之盛衰，虚实之所起，不可以为工矣。由是观之，不知运气而为医，欲其无失者鲜矣。兹将《内经》运气要语，编成歌诀，并列图于前，使学者一览，即明其大纲、旨要之所在。然后遍求全经精义，庶乎有得云。

太虚理气天地阴阳歌：

无极太虚气中理，太极太虚理中气。乘气动静生阴阳，阴阳之分为天地。

未有天地气生形，已有天地形寓气。从形究气曰阴阳，即气观理曰太极。

太者，极其至大之谓也。虚者，空虚无物之谓也。盖极大虚无声无臭之中，具有极大极至之理气焉。理气未分而混沌者，太虚也。太虚曰无极者，是主太虚流行之气中，主宰之理而言也。太虚曰太极者，是主太虚主宰之理中，流行之气而言也。故周子曰：无极而太极者，亦是以极无而推极有也。盖极无中无是而非理，极有中无是而非气。不以极无之理，而推极有之气，何以知有是气也。不以极有之气，而推极无之理，何以知有是理也。是则可知理气，以其分殊而言之二也；以其浑合而言之，一也。有是理则有是气，有是气则有是理。名虽有二，其实则一，本无有无、一二、先后之可言也。乘气动静生阴阳者，谓太极乘气机之动，而生阳乘生气机之静，而生阴。即周子曰"太极动而生阳，静而生阴"之谓也。然不曰无极动而生阳、静而生阴，而曰太极动而生阳、静而生阴者，盖以无极专主乎理言，理无动静故也。太极兼主乎气言，气有动静故也。阴阳之分为天地者，谓阴阳流行，相生不已。积阳之清者为天，积阴之浊者为地，故周子曰"分阴分阳，两仪立焉"也。未有天地气生形者，谓未有天地。惟太虚中之一气，化生天地之形也。已有天地形寓气者，谓已有天地；而太虚之气，即已寓于天地之形也。是以天得之以资万物之始，地得之以资万物之生也。从形究气曰阴阳者，阴阳即理中流行之气也。即气观理曰太极者，太极即气中主宰之理也。故周子曰"阴阳一太极者"，是指气之极者而言也。太极本无极者，是指理之极者而言也。按：吴澄曰：太极无动静，动静者气机也，是以太极专主乎理言也。朱子曰：太极之有动静，是天命之流行也，是以太极兼主乎气言也。又曰：太虚者，本然之妙也。动静者，所乘之机也。本然之妙，即太极，指其本然主宰是动是静之妙之理也。所乘之机，即动静，指其天命流行乘动乘静之机之气也。当依朱子为是。

五行质气生克制化歌：

天地阴阳生五行，各一其质各一气。质具于地气行天，五行顺序四时序。

木火土金水相生，木土水火金克制。亢害承制制生化，生生化化万物立。

天地既立，而阴阳即在天地之中。阳动而变，阴静而合，生五行也。天一生水，地六成之；地二生火，天七成之；天三生木，地八成之；地四生金，天九成之；天五生土，地十成之，是五行各一其质也。东方生木，木之气风；南方生火，火之气热；中央生土，土之气湿；西方生金，金之气燥；北方生水，水之气寒，是五行各一其气也。在地曰木，在天曰风，在地曰火，在天曰热，在地曰土，在天曰湿，在地曰金，在天曰燥，在地曰水，在天曰寒，是五行质具于地气，行于天也。木位东方，风气布春；火位南方，热气布夏；土位中央，四维，湿气布长夏；金位西方，燥气布秋；水位北方，寒气布冬，是五气顺布四时之序也，即周子曰"阳变阴合，而生水火木金土"。五气顺布，四时行焉。木生火，火生土，土生金，金生水，水复生木，是五行相生，主生养万物者也。木克土，土克水，水克火，火克金，金克木，木复克土，是五行相克，主杀害万物者也。相克则死，相制则生。木亢害土，土亢害水，水亢害火，火亢害金，金亢害木，此克其所胜者也。然我之所胜之子，即我之所不胜者也。我畏彼子出救母害，不敢妄行。承受乃制，制则生化，则各恒其德，而生化万物，无不具也。假如木亢太过，土受害矣，是我胜其我之所胜者也。土之子金，承而制焉，则我畏我之所不胜。自然承受乃制，制则生化矣。火亢太过，金受制矣，金之子水，承而制焉。土亢太过，水受制矣，水之子木，承而制焉。金亢太过，木受制矣，木之子火，承而制焉。水亢太过，火受制矣，火之子土，承而制焉。五行皆若此也。此所以相生而不害，相制而不克也。而生生化化，万物立命之道，即在于是矣。此五行生克制化之理，不可不知者也。

运气合脏腑十二经络歌：

医明阴阳五行理，始晓天时民病情。五运五行五气化，六气天地阴阳生。

火分君相气热暑，为合人之脏腑经。天干起运地支气，天五地六节制成。

学医业者，必要明天地、阴阳、五行之理，始晓天时之和不和，民之生病之情由也。人皆知五运化自五行、五质、五气也，而不知六气化自天地、阴阳、六质、六气也。六质者，即《经》曰"木火土金水火，地之阴阳也"，生长化收藏，下应之也。六气，即《经》曰"风暑湿燥寒火，天之阴阳也"，三阴三阳，上奉之也。是以在地之火，分为君火相火。在天之气，分为热气暑气。为合人之五脏六腑、包络、十二经也。天干阴阳合而为五，故主五运。甲化阳土，合人之胃；己化阴土，合人之脾；乙化阴金，合人之肺；庚化阳金，合人大肠；丙化阳水，合人膀胱；辛化阴水，合人之肾；丁化阴木，合人之肝；壬化阳木，合人之胆；戊化阳火，合人小肠；癸化阴火，合人之心；相火属阳者，合人三焦。相火属阴者，合人包络。此天干合人之五脏六腑、十二经也。地支阴阳合而为六，故主六气。子午主少阴君火，合人之心与小肠也；丑未主太阴湿土，合人之脾与胃也；寅申主少阳相火，合人之三焦包络也；卯酉主阳明燥金，合人之肺与大肠也；辰戌主太阳寒水，合人之膀胱与肾也；巳亥主厥阴风木，合人之肝与胆也。此地支之合人五脏六腑、十二经也。天数五，而五阴五阳，故为十干。地数六，而六阴六阳，故为十二支。天干之五，必得地支之六以为节，地支之六，必得天干之五以为制，而后六甲成，岁气备故一岁中运以七十二日，五位分主之。六气以六十日，六步分主之也。按：十二经天干歌内云：甲胆乙肝丙小肠，丁心戊胃己脾乡。庚属大肠辛属肺，壬属膀胱癸肾藏。三焦亦相壬中寄，包络同归入癸方。此以方位言天干所属，配合脏腑岁岁之常也。今以五运言天干所化，配合脏腑年年之变，所以不同也。十二经地支歌内云：肺寅大卯胃辰宫，脾巳心午小未中。申胱酉肾心包戌，亥焦子胆丑肝通。此以流行言地支所属，配合脏腑，日日之常也。今以六气言地支所化，配合脏腑年年之变，所以不同也。读者审之。

主运歌：

五运五行御五位，五气相生顺令行。此是常令年不易，然有相得或逆从。

运有太过不及理，人有虚实寒热情。天时不和万物病，民病合人脏腑生。

主运者，主运行四时之常令也。五行者，木火土金水也。五位者，东南中西北也。五气者，风暑湿燥寒也。木御东方风气，顺布春令，是初之运也；火御南方暑气，顺布夏令，是二之运也；土御中央四维湿气，顺布长夏之令，是三之运也；金御西方燥气，顺布秋令，是四之运也；水御北方寒气，顺布冬令，是五之运也。此是天以五为制，分五方主之。五运五气相生，四时常令，年年相仍，而不易也。然其中之气化有相得，或不相得，或从天气，或逆天气，或从天气而逆地气，或逆天气而从地气，故运有太过不及，四时不和之理。人有脏腑经络虚实寒热不同之情，始召外邪，令化而生病也。天时不和，万物皆病。而为民病者，亦必因其人脏腑不和而生也。

主气歌：

主气六位同主运，显明之右君位知。退行一步相火治，复行一步土治之。

复行一步金气治，复行一步水治之。复行一步木气治，复行一步君治之。

主气者，厥阴风木主春，初之气也；少阴君火主夏，二之气也；少阳盛火，主盛夏，三之气也；太阴湿土主长夏，四之气也；阳明燥金主秋，五之气也；太阳寒水主冬，六之气也。此是地以六为节，分六位主之。六气相生，同主运五气相生，四时之常令也。显明者，正南之位，当君位也。而君火不在位治之，反退位于次，以相火代君火司化，则当知即《经》云"少阴不司气化"之义也。正南客气，司天之位也。司天之右，天之右闲位也。在主气为二之气位，是少阴君火之位，主行夏令之气也。故曰显明之右，君火之位也。君火之右，退行一步，乃客气司天之位也。在主气为三之气位，是少阳相火之位，主行盛夏之令之气也。不曰复行，而曰退行者，以臣对君之面，承命司化，不敢背行，故曰退行一步，即复行一步也。复行一步，土气治之，乃客气天之左闲位也。在主气为四之气位，是太阴湿土之位，主行长夏令之气也，复行一步，金气治之，乃客气地之右闲位也。在主气为五之气位，是阳明燥金之位，主行秋令之气也。复行一步，水气治之，乃客气在泉之位也，在主气为六之气位。是欠阳寒水之位，主行冬令之气也。复行一步。木气治之，乃客气地之左闲位也。在主气为初之气位，是厥阴风木之位，主行春令之气也。复行一步，君火治之，即前君火之位治之也。

客运歌：

五天苍丹黔玄素，天气天干合化临。甲己化土丙辛水，丁壬化木乙庚金。

戊癸化火五客运，起以中运相生轮。阴少乙丁己辛癸，阳太甲丙戊庚壬。

五天者，苍天，天之色青者也；丹天，天之色赤者也；黔天，天之色黄者也；玄天，天之色黑者也；素天，天之色白者也。天气者，苍天之气，木也；丹天之气，火也；黔天之气，土也；玄天之气，水也；素天之气，金也。天干者，甲乙丙丁戊己庚辛壬癸也。古圣仰观五天五气，青天木气，下临丁壬之方，故识丁壬合化而生木运也；丹天火气，下临戊癸之方，故识戊癸合化而生火运也；黔天土气，下临甲己之方，故识甲己合化而生土运也；玄天水气，下临丙辛之方，故识丙辛合化而生水运也；素天金气，下临乙庚之方，故识乙庚合化而生金运也。此天气天干合化，加临主运五位之客运也。起以所化，统主本年中运为初运，五行相生，以次轮取。如甲己之年，土运统之。起初运，土生金为二运，金生水为三运，水生木为四运，木生火为五运。余四运，皆仿土运。起之乙丁己辛癸，属阴干，为五阴年，主五少不及之运；甲丙戊庚壬属阳干，为五阳年，主五太太过之运也。

客气司天，在泉闲气歌：

子午少阴君火天，阳明燥金应再泉。丑未太阴太阳治，寅申少阳厥阴联。

卯酉却与子午倒，辰戌巳亥亦皆然。每岁天泉四闲气，上下分统各半年。

天干起运，地支起气。此言地之阴阳，正化对化，加临主气，六位之客气也。如子午之岁，少阴君火治之。起，司天也，阳明燥金在下。起，在泉也，气由下而升上，故以在下之阳明起之。阳明二阳，二阳生三阳。三阳太阳，故太阳寒水为客初气，即地之左闲也。三阳阳极生一阴，一阴厥阴，故厥阴为客二气，即天之右闲也。一阴生二阴，二阴少阴，故少阴为客三气，即司天之气也。二阴生三阴，三阴太阴，故太阴为客四气，即天之左闲也。三阴阴极生一阳，一阳少阳，故少阳为客五气，即地之右闲也。一阳生二阳，二阳阳明，故阳明为客六气，即在泉之阳也。丑未、寅申之岁，皆仿此法起之。卯酉却与子午倒换，辰戌却与丑未倒换，巳亥却与寅申倒换。谓卯酉之岁，阳明燥金司天，少阴君火在泉；辰戌之岁，太阳寒水司天，太阴湿土在泉；巳亥之岁，厥阴风木司天，少阳相火在泉，彼此倒换也。每岁司天在泉，左右四闲气者，即六气分统上下。本年司天，统主上半年，在泉统主下半年之统气也。

运气分主节令歌：

大立雨惊春清谷，立满芒夏小大暑。立处白秋寒霜立，小大冬小从头数。

初大二春十三日，三运芒种十日甫。四运处暑后七日，五运立冬四日主。

天以六为节，谓以二十四气，六分分之，为六气之六步也。地以五为制，谓以二十四气，五分分之，为五运之五位也。二十四气，即大寒、立春、雨水、惊蛰，主初之气也；春分、清明、谷雨、立夏，主二之气也；小满、芒种、夏至、小暑，主三之气也；大暑、立秋、处暑、白露，主四之气也；秋分、寒露、霜降、立冬，主五之气也；小雪、大雪、冬至、小寒，主终之气也。此主气客气，分主六步之时也。大寒起至春分后十二日，主初运也；春分十三日起，至芒种后九日，主二运也；芒种十日起，至处暑后六日，主三运也；处暑七日起，至立冬后三日，主四运也；立冬四日起，至小寒末日，主五运也。此主运客运，分主五位之时也。

五音主客太少相生歌：

主运角徵宫商羽，五音太少中运取。如逢太徵太商年，必是少角少宫羽。

若逢太角宫羽年，必是少商与少徵。以客取主太少生，以主定客重角羽。

主运之音，必始角而终羽者，乃五音分主四时，顺布之常序也。然阳年为太，阴年为少者，是五音四时，太过不及之变化也。如逢戊年太徵，庚年太商之年，则主运初运，必是少角。二运则是太徵，三运必是少宫，四运则是太商，终运必是少羽也。若逢壬年太角，甲年太宫，丙年太羽之年，则主运。初运则是太角，二运必是少徵，三运则是太宫，四运必是少商，终运则是太羽也，故曰太少皆以中运取。此是以客之中运取主之五运，太少相生之义也。又以主之太少，定客之五运太少。相重之法，以发明相加相临、太过不及之理也。

五运齐化兼化六气正化对化歌：

运过胜己畏齐化，不及乘衰胜己兼。太过被克不及助，皆为正化是平年。

气寅午未酉戌亥，正司化令有余看。子丑卯辰巳申岁，对司化令不足言。

五运之中运，统主一年之运也。中运太过，则旺。胜己者则畏其盛，反齐其化矣。如太宫土运，反齐木化。太角木运，反齐金化。太商金运，反齐火化。太徵火运，反齐水化。太羽水运，反齐土化也。即《经》所谓畏其旺，反同其化，薄其所不胜也。中运不及，则弱。胜己者则乘其衰，来兼其化矣。如少宫土运，水来兼化。少角木运，金来兼化。少商金运，火来兼化。少徵火运，水来兼化。少羽水运，土来兼化，即经所谓乘其弱，来同其化，所不胜薄之也。中运戊辰，阳年。火运太过，遇寒水司天，则为太过被制。中运乙卯阴年，金运不及，遇燥金司天，则为同气。中运辛卯阴年，水运不及，则为相生，俱为不及得助。凡遇此类，皆为正化平和之年也。气者，六气之客气，统一岁之司化之气也。如厥阴司巳亥，以厥阴属木，木生于亥，故正化于亥，对化于巳也。少阴司子午，以少阴为君火，当正南离位，故正化于午，对化于子也。太阴司丑未，乙太阴属土，居中，王于西南未宫，故正化于未，对化于丑也。少阳司寅申，以少阳属相火，位卑于君火，火生于寅，故正化于寅，对化于申也。阳明司卯酉，以阳明属金，酉为西方金位，故正化于酉，对化于卯也。太阳司辰戌，以太阳为水，辰戌属土。然水行土中，而戌居西北，属水渐王之乡。是以《洪范》五行，以戌属水，故正化于戌，对化于辰也。是以戌午、未酉、戌亥为正化。正化者，令之宝，主有余也。子丑、卯辰、巳申为对化，对化者，令之虚，主不足也。

六十年运气上下相临歌：

客运中运主一岁，客气天泉主半年。气生中运曰顺化，运被气克天刑言。

运生天气乃小逆，运克司天不和愆。气运相同天符岁，另有天符岁会参。

客运之初运，即统主一岁之中运也。《经》曰"甲己之岁，土运统之"云云者是也。客气，司天之三气。六气，即统主上半年，在泉统主下半年之气也。《经》曰"岁半以前，天气主之；岁半以后，地气主之者"是也。六十年中运气上下临遇，则有相得不相得者也。气生中运者，谓司天生中运也。如癸巳、癸亥木生火也，甲子、甲午、甲寅、甲申火生土也，乙丑、乙未土生金也，辛卯、辛酉金生水也，壬辰、壬戌水生木也。六十年中，有此十二年天气生运。以上生下，故名顺化，为相得之岁也。运被气克者，谓司天克中运也。如己巳、己亥木克土也，辛丑、辛未土克水也，戊辰、戊戌水克火也，庚子、庚午、庚寅、庚申火克金也，丁卯、丁酉金克木也。六十年中，有此十二年天气克运。以上克下，故名天刑，为不相得之岁也。运生天气者，谓中运生司天。也如癸丑、癸未火生土也，壬子、壬午、壬壬申木生火也，辛巳、辛亥水生木也，庚辰、庚戌金生水也，己卯、己酉土生金也。六十年中，有此十二年，运生天气。以下生上，虽曰相生，然子居母上，故为小逆，而生微小病也。运克司天者，谓中运克司天也。如乙巳、乙亥金克木也，丙子、丙午、丙寅、丙申水克火也，丁丑、丁未木克土也，癸卯、癸酉火克金也，甲辰、甲戌土克水也。六十年中，有此十二年运克天。气以下克上，故名不知，亦为不相得，而主病甚也。气运相同者，如运气皆木，丁巳、丁亥。运气皆火，戊子、戊午、戊寅、戊甲。运气皆土，己丑、己未。运气皆金，乙卯、乙酉。运气皆水，丙辰、丙戌。六十年中有此十二年运气相同，皆天符也。虽曰同气，不无偏胜亢害焉。其太乙天符，岁会等年，另详在后。

起主客定位指掌歌：

掌中指上定司天，中指根纹定在泉。顺进食指初二位，四指四五位推传。

司天即是三气位，在泉六气位当然。主以木火土金水，客以阴阳一二三。

左手仰掌，以中指上头，定司天之位。中指根之位，顺进食指三节纹，定初之气位。头节纹，定二之气位。中指上头，定三之气位，即司天之位也。第四指头节纹，定四之气位。二节纹，定五之气位。中指根纹，定六之气位，即在泉之位也。主气以木火土金水者，五气顺布之五位也。初之气厥阴风木，二之气少阴君火，三之气少阳相火，四之气太阴湿土，五之气阳明燥金，六之气太阳寒水。是木生火，火生土，土生金，金生水，水复生木，顺布相生之序，一定不易者也。客气以一二三名之者，三阴三阳，六气加临也。故厥阴为一阴，少阴为二阴，太阴为三阴，少阳为一阳，阳明为二阳，太阳为三阳。是一生二，二生三，三复生一。阴极生阳，阳极生阴。六步升降之次，每岁排取也。以此定位，主气客气，了然在握矣。

天符太乙，天符岁会，同天符同岁会歌：

天符中运同天气，岁会本运临本支。四正四维皆岁会，太乙天符符会俱。

同天符与同岁会，泉同中运即同司。阴岁名曰同岁会，阳年同天府所知。

天符者，谓中运与司天之气同一气也。如木运木司天，丁巳、丁亥也；火运火司天，戊子、戊午、戊寅、戊申也；土运土司天，己丑、己未也；金运金司天，乙卯、乙酉也；水运水司天，丙辰、丙戌也，共十二年。岁会者，谓本运临本支之位也。如木运临，卯丁、卯年也；火运临，午戊、午年也；金运临，酉乙、酉年也；水运临，子丙、子年也，此是四正；土运临四季，甲辰、甲戌、己丑、己未也，此是四维，共八年。太乙天符者，谓天符之年，又是岁会，是天气运气岁支，三者俱会也。如己丑、己未，中运之土，与司天土同气，又土运临丑未也。乙酉中运之金，与司天金同气，又金运临酉也。戊午中运之火，与司天火同气，又火运临午也，共四年。同天符同岁会者，谓在泉之气，与中运之气同一气也。以阳年名同天符，如木运木在泉，壬寅、壬申也。土运土在泉，甲辰、甲戌也。金运金在泉，庚子、庚午也。以阴年名曰同岁会，如水运水在泉，辛丑、辛未也。火运火在泉，癸卯、癸酉、癸巳、癸亥也。共十二年。此气运符会之不同，人不可不知也。右天符十二年，太乙天符四年，岁会八年，同天符六年，同岁会六年。然太乙天符四年，已同在天符十二年中矣。岁会八年，亦有四年同在天符中矣。合而言之，六十年中，只得二十八年也。

执法行令贵人歌：

天符执法犯司天，岁会行令犯在泉。太乙贵人犯天地，速危徐持暴死占。

二火相临虽相得，然有君臣顺逆嫌。顺则病远其害小，逆则病近害速缠。

邪之中人，在天符之年，名曰中执法，是犯司天天气。天，阳也。阳性速，故其病速而危也。邪之中人在岁会之年，名曰中行令，是犯在泉地气。地。阴也。阴性徐，故其病徐而持也。邪之中人，在太乙天符之年，名曰中贵人，是犯司天在泉之气。天地之气俱犯，故其病暴而死也。二火，君火相火也。虽同气相得，然有君臣顺逆之嫌，不可不知也。君火君也，相火臣也。二火相临，谓司天加临。终运六步，主客加临。君火在上，相火在下，为君临臣则顺，顺则病远，其害小也。相火在上，君火在下，为臣犯君则逆，逆则病近，其害速也。

南北二政脉不应歌：

天地之气行南北，甲己一运南政年。其余四运俱为北，少阴随在不应占。

北政反诊候不应，姑存经义待贤参。从违非失分微甚，尺反阴阳交命难。

天地之气，谓三阴、三阳，司天在泉，左闲右闲之客气也。客气行南政之岁，谓之南政；行北政之岁，谓之北政。南政之岁，惟甲己一运。其余乙庚、丙辛、丁壬、戊癸四运，俱为北政之年也。少阴随在不应占者，谓少阴君火客气随在司天在泉，左闲右闲加临之位，主占其脉不应于诊也。应于诊者，即《经》曰少阴之至其脉钩，不应者谓脉不钩也。南政之年，少阴司天，则主占两寸不应，在泉则主占两尺不应。厥阴司天，其天左闲，则少阴主占右寸不应；太阴司天，其天右闲，则少阴主占左寸不应。厥阴在泉，其泉左闲，则少阴主占左尺不应。太阴在泉，其泉右闲，则少阴主占右尺不应，此皆在客气少阴之位也。北政之年，则反诊候其不应，皆在客气阳明之位。如少阴司天，则主占两尺不应；在泉，则主占两寸不应。厥阴司天，其天左闲，则少阴主占左尺不应；太阴司天，其天右闲，则少阴主占右尺不应；厥阴在泉，其泉左闲，则少阴主占右寸不应；太阴在泉，其泉右闲，则少阴主占左寸不应。然南政十二年，北政四十八年。其南政候以正诊，北政候以反诊。应与不应之理，熟玩经文，总令人难解。姑存经义，以待后之贤者参详可也。不应之部不应者，则为得其气而和也。不应之部，反应者，则为违其气而病也。应左而右，应右而左者，则为非其位应上而下，应下而上者，则为失其位，皆主病也，而有微甚之别。甚者，即尺寸反，阴阳交也，谓少阴之脉当寸不应，反见于尺；当尺不应，反见于寸，是为尺寸反，子午、卯酉年有之。少阴之脉当左不应，反见于右；当右不应，反见于左，是为阴阳交，辰戌、丑未、寅申、巳亥年有之，皆主死，故曰命难也。

五运气令微甚歌：

运识寒热温凉正，气审加临过及平。六气大来皆邪化，五运失和灾病生。

微甚非时卒然至，看与何时气化并。更与年虚月空遇，重感于邪证不轻。

运，五运也。主四时在天，则有寒热温凉之正令，在地则有生长收藏之正化。气，六气也，主六步。在主则有风热火湿燥寒，一定之常候；在客则有六气加临，太过不及平和之异应也。凡五运六气之来，应时而至。无微甚而和者，皆为平气也。即应时而至，或六气大来，或五运微甚，或至非其时，或卒然而至，皆邪化失和不平之气，主害物病人也。但看与何时之气化与病同并，则当消息其宜而主治也。若犯之而病者，更与不及之年，廓空之月，重感于邪，则其证必重而不轻也。

五运平气太过不及歌：

木曰敷和火升明，土曰备化金审平，水曰静顺皆平运。太过木运曰发生，

火曰赫曦土敦阜，水曰流衍金坚成。不及委和伏明共，卑监从革涸流名。

太过被抑，不及得助，皆曰平运。木名敷和，敷布和气，生万物也。火名升明，阳性上升，其德明也。土名备化，土母万物，无不化也。金名审平，金审而平，无妄刑也。水名静顺，体静性顺，喜安澜也。甲丙戊庚壬阳年，皆曰太过之运。木名发生，木气有余，发生盛也。火名赫曦，炎阳光盛也。土名敦阜，敦厚高阜，土尤盛也。金名坚成，坚则成

物，金有余也。水名流衍，水气太过，流漫衍也。乙丁己辛癸阴年，皆曰不及之运。木名委和，和气委弱，发生少也。火名伏明，火德不彰，光明伏也。土名卑监，土气不及，化卑监也。金名从革，金气不及，从火革也。水名涸流，水气不及，涸其流也。

运气所至先后时歌：

应时而至气和平，正化承天不妄行。太过气淫先时至，侮刑我者乘我刑。

不及气迫后时至，所胜妄行刑所生。所生被刑受其病，我所不胜亦来乘。

应时而至，谓交五运六气之日之时，正当其日其时而气即至，则为正化平气。承天之令，不妄行也。如时未至，而气先至，来气有余，则为太过，名曰气淫，即邪化也。刑我，谓克我者也。我刑，谓我克者也。假如木气有余，克我之金，不能制我，金反受木之侮，则木盛而土受克也，必矣其年。若见肝病为正邪，见肺病为微邪，见脾病则为贼邪也。余时法此。若时已至而气未至，来气不足，则为不及，名曰气迫，亦邪化也。所胜，谓我所胜，即我克者也。所生，我所生者也。所不胜，谓我所不胜，即克我者也。假如木气不及，我克之土，无畏妄行，则生我之水必受病也。木衰金乘其衰，亦来刑木为病也。其年若肾病为实邪，见心病为虚邪，见肺病则贼邪也。余时法此，推此可知二经三经兼病之理。

运气亢害承制歌：

运气亢则皆为害，畏子之制感不承。因有承制则生化，亢而无制胜病生。

胜后子报母雠复，被抑屈伏郁病成。郁极乃发因子弱，待时得位自灾刑。

五运六气太过而极则谓之亢，亢则必害我所胜者也。假如木亢极，则必害我之所胜之土，土之子金随起而制木，木畏承受其制，则不敢妄刑彼母也。五行有此承制之道，自相和顺，则生化而不病矣。假如木亢盛而无制，则必生胜病。胜病者，肝受病者脾，二经同病也。有胜必有复，有盛必有衰，自然之道也。木盛而后必衰，土之子金，则乘衰必复胜母之雠，是则更生复病也。复病者，肺受病者肝，二经同病也。余藏法此。若木不及，则被金遏抑屈伏不伸，而木郁之病生也。然被郁极而乃发者，盖以木气不及，不能令子火旺，故不能复也。所以必待其己之得位时，而后乃发也，虽发而不为他害。但自为灾病，亦由本气弱耳。故方其未发之时，与胜病同。胜病者，肺郁病者肝。及其已发之时，不复病肺，惟病肝也。余藏法此。此上文以太过释胜，不及释郁病。非谓一岁之太过不及，则分司之气，无胜复郁病也。凡太过妄行害彼而病者，皆胜病也。受害子终不能复郁而发病者，皆郁病也。不及被抑而病者，亦郁病也。被郁待子来报母雠而病者，皆复病也。推此余皆可通也。

六气胜复歌：

邪气有余必有复，胜病将除复病萌。复已又胜衰乃止，有无微甚若权衡。

时有常位气无必，胜在天三复地终。主客有胜而无复，主胜客逆客胜从。

六气有胜则必有复，阴阳循环之道也。胜病将除，复病即萌，邪正进退之机也。胜已而复，复已又胜，本无常数，必待彼此气衰乃止，自然之理也。有胜则复，无胜则否，胜微复微，胜甚复甚，犹权衡之不相过也。然胜复之动时，虽有常位，而气无必也。气无必者，谓应胜之年而无胜也。时有常位者，谓胜之时在前，司天天位主之，自初气以至三气，此为胜之常也。复之时在后在泉，地位主之。自四气以至终气，此为复之常也，所谓六气互相胜复也。若至六气主客，则有胜而无复也。有胜而无复者，以客行天令，时去则已。主守其位，顺承天命也。主胜客则违天之命，而气化不行，故为逆。客胜主则上临下奉，而政令乃布，故为从也。

五运郁极乃发歌：

火土金郁待时发，水随火后木无恒。水发雹雪土飘骤，木发毁折金清明。

火发曛昧有多少，微者病已甚无刑。木达火发金郁泄，土夺水折治之平。

五郁之发，各有其时。火郁，待三气火时而发；土郁，待四气土时而发；金郁，待五气金时而发，此各待旺时而发也。水郁不待终气水时，而每发于二气、三气、二火时者，以水阴性险，见阳初退，即进乘之，故不待水旺而发也。木郁之发，无一定之时者，以木生风，善行数变，其气无常，故木发无恒时也。五发之时，既已审矣。然五发征兆，五气微甚，天时民病，不可不知也。水发之征，微者为寒，甚者为雹雪，雹雪寒甚也。土发之征，微者为湿，甚者为飘骤，飘骤暴风雨也。木发之征，微者为风，甚者为毁折，毁折摧拔也。金发之征，微者为燥，甚为清明，清明冷肃也。火发之征，微者为热，甚为曛昧，曛昧昏翳也。多少者，谓有太过不及也。不及者，病微；太过者，病甚。微者病已，谓本经自病也。甚者兼刑，谓兼我刑，刑我者同病也。如木气甚，我刑者土，刑我者金。土畏我乘，来齐其化；金畏我胜，来同其化，故三经兼见病也。余气法此。木达，谓木郁达之。达者，条达舒畅之义也。凡木郁之病，风为清敛也，宜以辛散之，疏；以甘调之，缓之；以苦涌至平之，但使木气条达舒畅，皆治木郁之法也。火发，谓火郁发之。发者，发扬解散之义也。凡火郁之病，为寒束也，宜以辛温发之，以辛甘扬之，以辛凉解之，以辛苦散之。但使火气发扬解散，皆治火郁之法也。金泄，谓金郁泄之；泄者，宣泄疏降之义也。凡金郁之病，燥为火困也，宜以辛宣之、疏之、润之，以苦泄之、降之、清之。但使燥气宣通疏畅，皆治金郁之法也。水折，谓水郁折之；折者，逐导渗通之义也。凡水郁之病，水为湿瘀也，宜以辛苦逐之、导之，以辛淡渗之、通之。但使水气流通不蓄，皆治水郁之法也。土夺，谓土郁夺之。夺者，汗、吐、下、利之义也。凡土郁之病，湿为风阻也，在外者汗之，在内者攻之，在上者吐之，在下者利之，但使土气不致壅阻，皆治土郁之法也。

天时地化五病二火歌：

运气天时地化同，邪正通人五藏中。五藏受邪生五病，五病能该万病形。

热合君火暑合相，盖以支同十二经。虽分二火原同理，不无微甚重轻情。

木火土金水，五运之化，不能外乎六气。风热暑湿燥寒，六气之化，亦不能出乎五行。故运虽有五，气虽有六，而天之气令、地之运化皆同也。邪化正化之气，皆通乎人之五藏之中。正化养人，邪化病人。五藏受邪，则生五藏之病。五病能该万病情形，谓主客一定之病。主客错杂之病，及胜复郁病，皆莫能逃乎五病之变。犹夫天地化生万物，皆莫能逃乎五行之属也。五行惟火有二，在地为火，在天为热、为暑。以热合少阴为君火，暑合少阳为相火。盖以地有阴阳十二支，同乎人之阴阳十二经。火虽有二，理则一也，故其德政令化灾病皆同。然不无热微病轻、暑甚病重之情状也。

五星所见太过不及歌：

五星岁木荧惑火，辰水镇土太白金。不及减常之一二，无所不胜色停匀。

太过北越倍一二，畏星失色兼母云。盛衰徐疾征顺逆，留守多少吉凶分。

天之垂象，莫先乎五星。五星者，木、火、土、金、水之五星也。木曰岁星，居东方；火曰荧惑星，居南方；水曰辰星，居北方；土曰镇星，居西南；金曰太白星，居西方。其主岁之星不大不小，不芒不暗，不疾不徐。行所行道，守所守度，此其常也。若五阴年，是为不及，其星则减常之一。不及之甚，则减常之二，其光芒缩。主岁之星，其色兼我所不胜之色而见也。如木不及，岁星青兼白色也；火不及，荧惑星红兼黑色也；土不及，镇星黄兼青色也；金不及，太白星白兼红色也；水不及，辰星黑兼黄色也。五阳年时为太过，其主岁之星北越，谓越出本度，而近于北也。北乃紫微之位，太乙所居之宫也，故倍常之一。太过之甚，倍常之二，其光芒盈主岁之星，其色纯正。畏我之星，失其本色，而兼生我之母色也。假如木太过，畏我之星土星也，失其本色之黄，而兼生土之火赤色也。盖以木盛而土畏，必盗母气为助，故兼母色见也，土兼赤色，土又生子。余星仿此。凡星当其时则当盛，非其时则当衰。星迟于天为顺，为灾病轻；星速于天为逆，为灾病重。稽留不进守度，日多则灾病重；稽留不进守度，日少则灾病轻，故曰吉凶分也。

五行德政令化灾变歌：

木德温和政舒启，其令宣发化生荣。其变烈风云物飞，其灾摧拔殒落零。

木主春，故其德温暖柔和也。春气发，故其政舒展开启也。春气升，故令宣发也。春主生，故其化生荣也。春主风，故其变烈风，而云物飞扬，此风之胜也。木胜不已，则为摧折拔殒，散落飘零之灾也。

火德彰显化蕃茂，其令为热政曜明。其变炎烈水泉涸，其灾焦灼萎枯形。

火主夏，故其德彰着昭显也。夏主长，故其化蕃秀茂盛也。夏阳盛，故其令热也。夏阳外，故其政光明显曜也。夏主热，故其变炎光赫烈，而水泉干涸，此热之胜也。火胜不已，则为万物焦灼，草萎木枯之灾也。

土德溽蒸政安静，其令云雨其化丰。其变阴埃震骤注，其灾霖雨岸堤崩。

土主长夏，故其德溽蒸热也。土主静，故其政安静也。长夏气濡，故其令云雨也。土气厚，故其化万物丰备也。长夏主湿，故其变阴晦、烟埃、震雷，骤注暴雨，此湿之胜也。土胜不已，则为久霖淫雨，溃岸崩堤之灾也。

金德清洁政劲切，其化紧敛令露膏。其变肃杀霜早降，其灾苍干草木凋。

金主秋，故其德清凉皎洁也。秋气肃，故其政肃劲齐切也。秋主收，故其化紧收敛缩也。秋主露，故其令露膏万物也。秋主燥，故其变肃寒，早霜杀物，此燥之胜也。金胜不已，则为苍枯，草木凋零之灾也。

水德凄沧政坚肃，其化清谧其令寒。其变凛冽寒大甚，其灾冰雹霜雪连。

水主冬，故其德凄沧而寒也。冬气固，故其政坚凝肃劲也。冬主藏，故其化清冷静谧也。冬主寒，故其变凛冽。寒气太盛，此寒之胜也。水胜不已，则为冰雹、霜雪之灾也。

五行地化虫畜谷果有太过不及齐兼化歌：

本主化毛犬麻李，火主羽马麦杏饶，土主化倮牛稷枣，金主化介鸡稻桃，

水主化鳞彘豆栗，得气皆育失萧条。太过齐化我克我，不及兼化克皆苞。

虫者，毛羽倮介鳞也。鳞为毛虫之长，诸毛皆横生，故属木也。风为羽虫之长，而诸羽皆翔升，故属火也。人为倮虫之长，而诸倮物皆具四肢，故属土也。龟为介虫之长，而诸介皆甲坚固，故属金也。龙为鳞虫之长，而诸鳞皆生于水，故属水也。次则其畜犬，其

谷麻，其果李，皆木化也。其畜马，其谷麦，其果杏，皆火化也。其畜牛，其谷稷，其果枣，皆土化也。其畜鸡，其谷稻，其果桃，皆金化也。其畜彘，其谷豆，其果栗，皆水化也。凡此五化之物，得其气之和，则皆蕃育。失其气之和，则皆萧条而不育也。太过齐化，谓我所化之物，与克我者所化之物皆育也。假如木太过，毛虫、犬畜、麻谷、李果木化之类育，而介虫、鸡畜、稻谷、桃果金化之类亦育。盖太过则气盛，所不胜者来齐其化也。其余太过之化仿此。不及兼化，谓克我者、我克之者皆茂育也。假如木不及，克我之金，其虫介，其畜鸡，其谷稻，其果桃，皆化育也。盖不及则气衰，克我者我畏之，我克者不畏我，来兼其化也。其余不及之化仿此。苞者，茂也。

运气为病歌：

五运六气之为病，名异情同气质分。今将二病归为一，免使医工枉费心。

五运六气之为病，虽其名有木火土金水、风火燥湿寒之异，而其实为病之情状则同也。今将木运之病、风气之病、火运之病、暑气之病、土运之病、湿气之病、金运之病、燥气之病、水运之病、寒气之病，总归为一病。不使初学医工枉费心思，而不得其头绪也。

诸风掉眩属肝木，诸暴强直风所因。支痛软戾难转侧，里急筋缩两胁疼。

在天为风，在地为木，在人为肝，在体为筋，风气通于肝。故诸风为病，皆属于肝木也。掉，摇动也。眩，昏运也。风主动旋，故病则头身摇动，目昏眩晕也。暴，卒也。强直，筋病强急不柔也。风性劲急，风入于筋，故病则卒然筋急强直也。其四肢拘急疼痛，筋软短缩，乖戾失常，难于转侧，里急胁痛，亦皆风伤其筋，转入里病也。

诸痛痒疮属心火，诸热昏瘛躁谵狂。暴注下迫呕酸苦，膺背彻痛血家殃。

在天为热，在地为火，在人为心，在体为脉，热气通于心。故诸火痛痒，疮之病，皆属于心火也。热微则燥皮作痒，热甚则灼肤作痛。热入经脉，与血凝结，浅则为痛，深则为疽。更深入之，则伤藏府。心藏神，热乘于心，则神不明，故昏冒不省人事也。心主言，热乘于心，则神不辨，故瘛而不能言，或妄言而谵语也。火主动，热乘于身，则身动而不宁，故身躁扰动，甚则发狂也。暴注者，卒暴水泻，火与水为病也。下迫者，后重里急，火与气为病也。呕吐酸苦，火病胃也。膺背彻痛，火伤胸也。血家殃者，热入于脉，则血满腾，不上溢则下泻，而为一切失血之病也。

诸湿肿满属脾土，霍乱积饮痞闭疼。食少体重肢不举，腹满肠鸣飧泄频。

在天为湿，在地为土，在人为脾，在体为肉。湿气通于脾，故诸湿为病，皆属于脾地木。湿畜内外，故肉肿腹满也。饮乱于中，故病霍乱也。脾失健运，故病积饮也。脾气凝结，故病痞硬，便闭而通也。脾主化谷，病则食少。脾主肌肉，湿胜故身重也。脾主四肢，四肢不举，亦由湿使然也。脾主腹，湿淫腹疾，故腹满、肠鸣、飧泄也。

诸气膹郁痿肺金，喘咳痰血气逆生。诸燥涩枯涸干劲，皴揭皮肤肩臂疼。

在天为燥，在地为金，在人为肺，在体为皮，燥气通于肺。故诸燥气为病，皆属于肺金也。膹郁，谓气逆胸满，膹郁不舒也。痿，谓肺痿，咳嗽、唾浊、痰涎不已也。喘咳气逆，唾痰涎血，皆肺病也。凡涩枯涸干，皆燥之化也。干劲似乎强直，皆筋劲病也。故卒然者，多风入而筋劲也。久之者，多枯燥而筋劲也。皴肤，皴涩也；揭皮，揭起也，此燥之病乎外也。臂痛肩痛也，亦燥之病于经也。

诸寒收引属肾水，吐下腥秽彻清寒。厥逆禁固骨节痛，癥瘕㿗疝腹急坚。

在天为寒，在地为水，在人为肾，在体为骨，寒气通于肾。故诸寒气为病，皆属于肾水也。收敛也，引急也。肾属水，其化寒。敛缩拘急，寒之化也。热之化也，吐下酸苦；故寒之化，吐下腥秽也。热之化，水液浑浊；故寒之化，澄彻清冷也。厥逆，四肢冷也。禁固收引坚劲，寒伤于外，则骨节痛也；寒伤于内，则癥瘕㿗疝，腹急坚痛也。

五运客运太过为病歌：

风气大行太过木，脾土受邪苦肠鸣。飧泄食减腹支满，体重烦冤抑气升。

云物飞扬草木动，摇落木胜被金乘。甚则善怒颠眩冒，胁痛吐甚胃绝倾。

上文统论主运主气为病，此详言五运、客运专主之病。岁木太过，六壬年也。或岁土不及，六巳年也。木太过，则恃强乘土；土不及，则母弱而金衰，无以制木，而木亦来乘土。故木气盛则风气大行，为木太过之化。在人则脾土受邪，为病苦肠鸣飧泄，食少腹满，体重烦冤。烦冤者，谓中气抑郁不伸故也。在天则有云物飞扬之变，在地则有草木动摇之化。木胜不已而必衰，衰则反被金乘，有凋陨摇落之复也，故更见善怒、颠疾、眩冒、胁痛、吐甚之肝脾病也。胃绝倾者，谓胃土冲阳之脉绝而不至，是为脾绝，故主命倾也。

暑热大行太过火，肺金受邪喘咳疠。气少血失疾病疟，注下咽干中热多。

燔炳物焦水泉涸，冰雨寒霜水复过。甚则谵狂胸背痛，太渊脉绝命难瘥。

岁火太过，六戊年也。或岁金不及，六乙年也。火太过，则火恃强而乘金；金不及，则母弱而水衰，无以制火，而火亦乘金。故火气盛则暑热大行，为火太过之化。在人则肺金受邪，其为病喘而咳嗽，气少不足息，血失而颜色瘁，及疟疾注下，火泻咽干，中热也。在天则有燔炳炎烈沸腾之变，在地则有物焦槁水泉涸之化。火胜不已而必衰，衰则反被水乘，有雨冰雹早霜寒之复也。故更见谵语狂乱，胸背痛之心肺病也。太渊，肺脉也。肺金之脉绝而不至，是为肺绝，故主病难愈也。

雨湿大行大过土，肾水受邪腹中疼。体重烦冤意不乐，雨湿河衍涸鱼生。

风雨土崩鳞见陆，腹满溏泻苦肠鸣。足痿瘛痛并饮满，太溪肾绝命难存。

岁土太过，六甲年也。岁水不及，六辛年也。土太过，则土恃强而乘水；水不及，则母弱而木衰，无以制土，而土亦乘水。故土气盛则雨湿大行，为土太过之化。在人则肾水受邪，其为病四肢冷厥，腹中痛，体重烦冤，意不乐也。在天则有雨湿数至之变，在地则有河衍涸泽生鱼之化。湿胜不已而必衰，衰则反被木乘，有风雨大至，鳞见于陆之复也，故更见腹满溏泻，肠鸣足痿，瘛痛饮满之脾胃病也。太溪，肾脉也。肾水之脉，绝而不至，是为肾绝，故曰主命难存也。

清燥大行太过金，肝木受邪耳无闻。胁下少腹目赤痛，草木凋陨焦槁屯。

甚则胸膺引背痛，胠胁何能反侧身。喘咳气逆而血溢，太冲脉绝命难生。

岁金太过，六庚年也。岁木不及，六丁年也。金太过，则金恃强而乘木。木不及，则母弱而火衰，无以制金，而金亦乘木。故金气盛则清燥大行，为金太过之化。在人则肝木受邪，其为病耳聋无闻，胁下痛，少腹痛，目眦赤痛也。在天则有清燥肃杀之变，在地则有草木凋零之化。燥胜不已而必衰，衰则反被火乘，有苍干焦槁之复也，故更见胸膺引背，胠胁疼痛，不能转侧，喘咳气逆，失血之肝肺病也。太冲，肝脉也。肝木之脉，绝而不至，是为肝绝，故主命难生也。

寒气大行太过水，邪害心火热心烦。躁悸谵妄心中痛，天冰霜雪地裂坚。

埃雾蒙郁寒雨至，甚则肿咳痛中寒。腹满溏泻食不化，神门脉绝死何言。

岁水太过，六丙年也。岁火不及，六癸年也。水太过，则水恃强而乘火。火不及，则母弱而土衰，无以制水，而水亦乘火。故水气盛则寒气大行，为水太过之化。在人则心火受邪，其为病心烦躁悸，谵语妄言，心中热痛也。在天则有雨冰霜雪之变，在地则有冻裂坚刚之化。寒胜不已而必衰，衰则反被土乘，有埃雾蒙郁不散，寒雨大至之复也。故更见肿喘中寒，腹满溏泻，肠鸣，饮食不化之肾肺病也。神门，心脉也。心火之脉，绝而不至，是为心绝，故主死也。

六气客气主病歌：

少阴司天热下临，肺气上从病肺心。燥行于地肝应病，燥热交加民病生。

喘咳血溢及血泄，寒热鼽嚏涕流频。疮疡目赤嗌干肿，厥心胁痛苦呻吟。

上文统论主运主气为病，此则详言六气客气专主之病也。少阴君火司天，子午岁也。火气下临，金之所畏，故肺气上从，而病肺心也。凡少阴司天，则阳明燥金在泉，故燥行于地而病肝也。是则知燥热交加，民病喘咳，血上溢，血下泄，寒热塞鼽，喷嚏流涕，疮疡目赤，嗌干肿痛，心痛胁痛，皆其证也。

太阴司天湿下临，肾气上从病肾阴。寒行于地心脾病，寒湿交攻内外淫。

民病身重足胕肿，霍乱痞满腹胀膜。肢厥拘急脚下痛，少腹腰疼转难屯。

太阴湿土司天，丑未岁也。湿气下临，水之所畏，故肾气上从而病肾阴也。凡太阴司天，则太阳寒水在泉，故寒行于地而病心脾也。是知寒湿内外交攻，民病身重，足胕肿，霍乱痞满腹胀，四肢厥逆拘急，脚下痛，少腹痛，腰痛难于转动，皆其证也。

少阳司天火下临，肺气上从火刑金。风行于地肝木胜，风火为灾是乃因。

民病热中咳失血，目赤喉痹聋眩瞑。疮疡心痛瞤瘛冒，暴死皆因臣犯君。

少阳相火司天，寅申岁也。火气下临，金之所畏，故肺气上从而病肺也。凡少阳司天，则厥阴风木在泉，故风行于地。木胜则病在肝，是则知风火为灾，民病热中，咳而失血，目赤喉痹，耳聋眩瞑，疮疡心痛，瞤动瘛疭，昏冒，皆其证也。暴死者，是主之客气相火，加临君火，以臣犯君故也。

阳明司天燥下临，肝气上从病肝筋。热行于地心肺害，清燥风热互交侵。

民病寒热咳膹郁，掉振筋痿力难伸。烦冤胁痛心热痛，目痛眦红小便顷。

阳明燥金司天，卯酉岁也。燥气下临，木之所畏。故肝气上从，而病肝筋也。凡阳明司天，则少阴君火在泉，故热行于地，而病肺心也。是则知清燥风热交侵，民病寒热而咳，胸郁膹满，掉摇振动，筋痿无力，烦冤，抑郁不伸，两胁心中热痛，目痛眦红，小便绛色，皆其证也。

太阳司天寒下临，心气上从病脉心。湿行于地脾肉病，寒湿热内去推寻。

民病寒中终反热，痈疽火郁病缠身。皮痿肉苛足痿软，濡泻满肿乃湿根。

太阳寒水司天，辰戌岁也。寒气下临，火之所畏，故心气上从而病心脉也。凡太阳司天，则太阴湿土在泉，故湿行于地，而病脾肉也。是则知寒湿热气相合，民病始为医中，终反变热，如痈疽，一切火郁之病，皮痿痹而重着，肉苛不用不仁，足痿无力，湿泻腹满身肿，皆其证也。

厥阴司天风下临，脾气上从脾病生。火行于地冬温化，风火寒湿为病民。

耳鸣掉眩风化病，支满肠鸣飧泻频。体重食减肌肉痿，温厉为灾火化淫。

厥阴风木司天，巳亥岁也。风气下临，土之所畏，故脾气上从而病脾也。凡厥阴司天，则少阳相火在泉，故火行于地而病温也。是则知风火、寒湿杂揉，民病耳聋振掉，眩晕，腹满肠鸣，完谷不化之泻，体重食减，肌肉痿瘦，皆其证也。

运气当审常变歌：

未达天道之常变，反谓气运不相应。既识一定之常理，再审不定变化情。

任尔百千杂合病，要在天时地化中。知其要者一言毕，不得其理散无穷。

近世医者，皆谓五运六气与岁不应，置而不习，是未达天道之常变也。时之常者，如春温夏热，秋凉冬寒也。日之常者，早凉午热，暮温夜寒也。时之变者，春不温，夏不热，暑不蒸，秋不凉，冬不寒也。日之变者，早温午寒，暮凉夜热也。但学医者，欲达常变之道，当先识一定主客之理，次审不定变化卒然之情，然后知百千杂合之气为病，俱莫能逃天时地化之理也。虽或有不应，亦当审察与天时何时、地化何化、人病何病、相同即同、彼时彼化彼病而施治之，乃无差谬。此知其要者，一言而终也。为医者，可不与运气中一加意耶。

附：运气图像

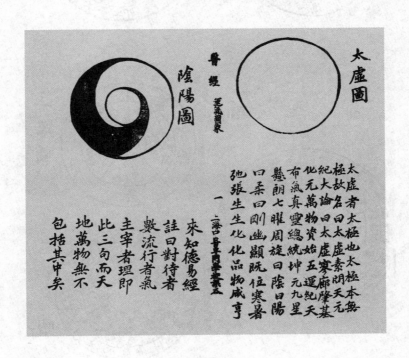

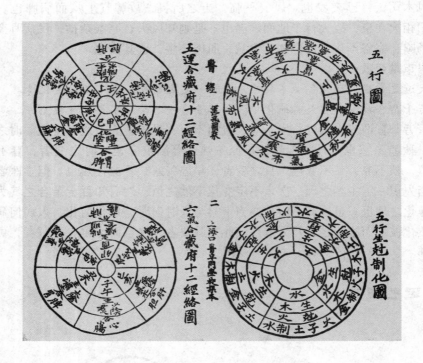

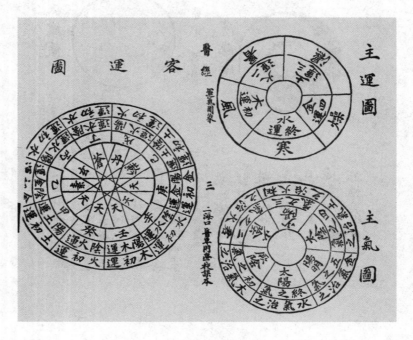

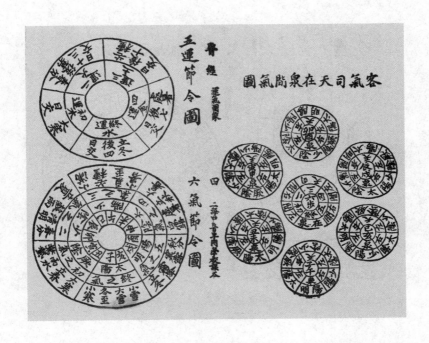

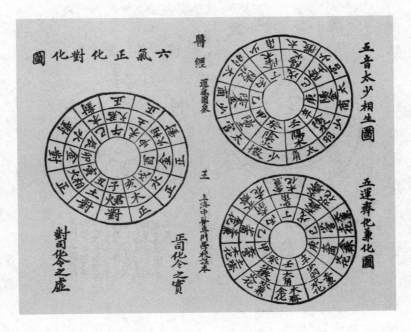

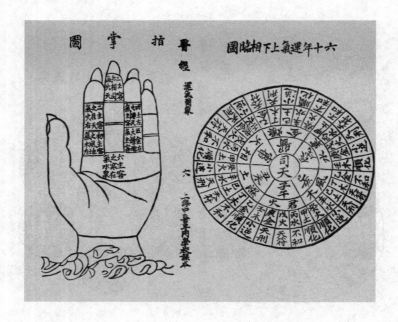

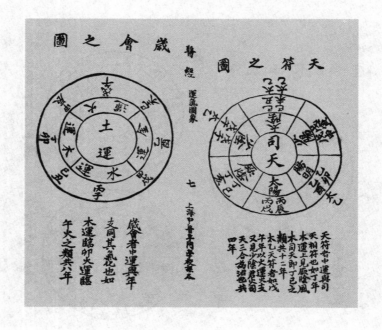

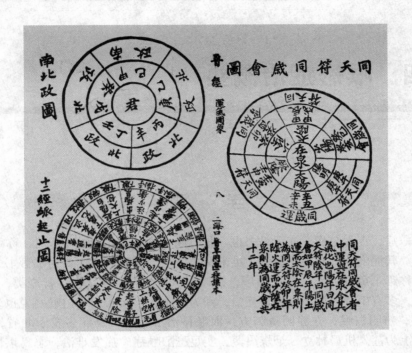

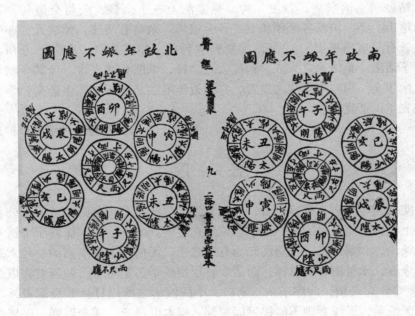

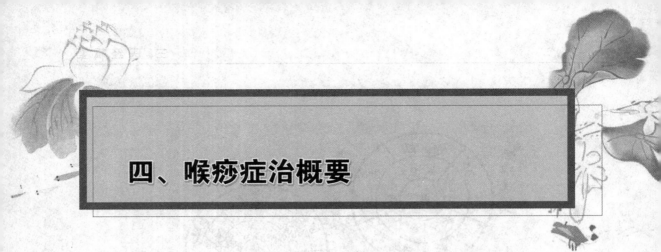

四、喉痧症治概要

李　序

　　考喉痧一症，古无是病，亦无是书也。张石顽《医通》，始列麻疹门，称手太阴足阳明蕴热所致。其症之危，有甚于痘者，虽未明言疫喉、烂喉等症，要为喉痧书之滥觞。叶香岩医案，称雍正癸丑以来，有烂喉痧，投以犀、羚、芩、连、栀、膏之类，辄至不治。进解肌散表，多有生者，此于烂喉痧症治，洵为精确，然又未闻有白喉之说也。至郑梅涧《重楼玉钥》，辨明白喉，立养阴清肺方，而喉科治法始备。是症多发于北省，旋蔓延南方，尤以沪上为甚。机厂林立，烟煤熏蒸，实足酝酿喉症。症发难治，悆焉堪悯。孟河丁甘仁先生，精岐黄，治喉症，效更如神。悬壶海上三十余载，余与交最久，知最深。去夏，先生归道山。冬，沪滨各医团善堂，开会追悼。余略有演述，悼故人，亦叹医道之中衰也。先生著有《喉痧概要》一书，细别痧喉种类。察其在气、在营，分初、中、末三期，施表清下诸法。集诸家之大成，作度人之金针，诚医林盛事也。今其令嗣仲英，将刊以行世，乞余序文。因略溯喉症之发源，并感近年喉症之盛行。先生逝矣，幸留是编，利济海内，是先生虽逝犹存也。

民国十六年丁卯孟冬月平书李钟珏谨序

张　序

　　名者，实之宾也。自来享盛名者，断无幸致，故曰实至则名归。孟河丁公甘仁，邃于医，行道沪上垂四十年。虽妇人、孺子，咸知先生名。余于壬戌，执教于中医专校，始识先生，与之谈论，和蔼可亲，一望而知为有道之士。无何，余以事离沪，凡六载，而先生遽归道山。今春，承哲嗣仲英君招，命诸少君承授医学。是年秋，仲英君将以令先翁所著《喉痧症治概要》付剞劂，问序于余。余曰，中国医学之所以日见其衰颓者，非学识之不足也，患在无统系，无统系则不能提纲而挈领，探本以寻源。周秦以降，医皆分科。泰西医学，分门尤细，后世将内外二字，一人概括之。夫人之精神有限，学识有限，而病之千变万化，顾可以数十年之学习，遽能统为之治哉。壬寅春，喉疫盛术，时医狃于白喉忌表，一味滋降寒凉，死者无数，而不知喉痧由于风火不郁于肺胃，痰热不积于阳明，宜辛凉疏解，透毒化痰也。先生亟为校正，一面凭其心得，用方药以活人，一面厘订专书，训后学以正谬，其功岂浅鲜哉？忆余于乙卯岁，会辑杨龙九《囊秘喉书》，刊于《绍兴医报》，社会所许。近阅斯篇，则专详喉痧，辨别详细，言言金玉，字字珠玑，先刊于《中医杂志》，已为社会重视。今订单本，我又知其必纸贵洛阳也，从兹先生之名，永不朽矣。要皆实至而名归耳，后之学者，勉乎哉。

时在民国十六年丁卯岁冬月海虞张谔汝伟谨撰

王　序

咽喉方寸之间，饮食由是而进，呼吸由是而转。一日不进食则饥，呼吸有窒碍则病起。古谓事之重要者曰扼其咽喉，喉之为义大矣哉。《经》云：咽主地气，喉主天气。咽通于胃，喉通于肺，咽喉为肺胃之门户，而肺胃又各有其气化。每逢气候乖常，风寒燥火之邪，袭于肺胃，酿成重险之喉痧，其势最紧急，其病易传染，因斯毙命者不可胜计。推厥原由，皆因医者不明病源治法，以至于此。呜呼！人生实难，误死堪悲，医之存心，宜宏其恻隐之量，扩其济世之怀，好行其德，庶乎不愧为医。丁师甘仁，精擅内外喉科，经其治愈疑难之症，奚啻万千。而于喉痧症治，有独到之秘。今哲嗣仲英君刊印师著《喉痧症治概要》一书，理法且详，功效神妙，已刊登《中医杂志》第一期，风行远近。今以单本发行，有裨于喉痧之治疗者，功德靡涯。我师济世之心，固可垂诸不朽，而仲英君扩充其济世之量，所谓克绍箕裘，得传家学云云，固不足以彰其美也，然吾尤有言者。著书难，读书亦不易，丁师之论喉痧，活法也。倘读者不善体会，以阴虚白喉为疫喉，以阳明实热为喉痧，施以清解之剂，若此者，似是而非，必致贻误苍生。丁师固不任其咎，且负仲英君刊是书之初旨矣。是为序。

民国十六年岁次丁卯秋月门人皖歙王一仁拜撰

夏　序

时疫喉痧，危险之症也，蔓延传染，贻害无穷。其原因于时厉温邪，吸自口鼻，内应肺胃，故治法与白喉不同。白喉忌表，误汗则殆，疫喉宜表，有汗则生，固不可不审慎也。孟河丁甘仁先生，予金兰友也，学术湛深，经验宏富，于疫喉一门，研究有素，将其生平之学识，历年之经验，编成一书。是书大旨，辨证以分气营为要务，治法以汗清下为先后，议论正确，用药审慎，考古证今，堪称全璧，拜读之下，深获我心。讵料先生于去年遽归道山，我道顿失一柱石，甚可痛也。今其哲嗣仲英谱侄，箕裘克绍，亦有声于时，不忍以先人之手泽，秘之枕中，拟付剞劂，以公诸世，固不第为后学之金针，亦病家之宝筏也。爰志数言，以弁其首。

国十六年丁卯重九应堂弟夏绍庭序于春萱草堂

时疫烂喉、痧麻、正痧、
风痧、红痧、白喉总论

时疫喉痧，由来久矣。壬寅春起，寒暖无常，天时不正，屡见盛行。予临诊二十余年，于此症略有心得，爰述其大概，与同志一商榷之。凡痧麻种类甚多，有正痧，有风痧、红痧。惟时疫喉痧为最重，传染迅速，沿门阖境，竟有朝发而夕毙，夕发而朝亡者，

暴厉夭札，殊深浩叹。业是科者，当谨慎而细察，悉心而辨治焉。如幼时初次出痧，谓之正痧。因胎中有伏热，感时气而发，寒热咳嗽，烦闷泛恶，咽喉或痛或不痛，即有咽痛，亦不腐烂，此正痧之病形也。夏秋时之红痧、风痧，初起时寒热骨痛，胸闷呕恶，舌苔白腻，外热极重，而里热不盛，咽喉不痛，或咳嗽，或不咳嗽，此红痧、风痧之病情也。其病源良由夏受暑湿，秋感凉邪，郁于太阴阳明。太阴者肺也，阳明者胃也，肺主皮毛，胃主肌肉，邪留皮毛肌肤之间，则发为红痧、风痧。凡痧子初发时，必有寒热咳嗽，胸闷泛恶骨痛等症。揆度病因，盖外邪郁于腠理，遏于阳明，肺气不得宣通，胃气不得泄越也。必用疏散之剂，疏表解郁，得汗则痧麻透，而诸症俱解。此治正痧、风痧、红痧之大略也。独时疫烂喉丹痧者何也，因此症发于夏秋者少，冬春者多，乃冬不藏精，冬应寒而反温，春犹寒禁，春应温而反冷。《经》所谓非其时而有其气，酿成疫疠之邪也。邪从口鼻入于肺胃，咽喉为肺胃之门户，暴寒束于外，疫毒郁于内，蒸腾肺胃两经，厥少之火，乘势上亢，于是发为烂喉丹痧。丹与痧略有分别，丹则成片，痧则成颗。其治法与白喉迥然不同，白喉忌表一书，立滋阴清肺汤，原宗仲圣猪肤汤之遗意，由少阴伏热升腾，吸受疫疠之气，与内蕴伏热，相应为患，若至音哑气喘，肺炎叶腐，危在旦夕间矣。滋阴清肺，尚恐不及，宜加珠黄、金汁，或救十中一二。苟与表散，引动伏火，增其炎焰之势，多致夭枉。此时喉痧当与白喉分别清楚，不容稍混也。白喉固宜忌表，而时疫喉痧初起，则不可不速表，故先用汗法，次用清法，或用下法，须分初、中、末三层。在气在营，或气分多，或营分多。脉象无定，辨之宜确，一有不慎，毫厘千里。初则寒热烦躁呕恶，咽喉肿痛腐烂。舌苔或白如积粉，或薄腻而黄，脉或浮数，或郁数，甚则脉沉似伏。此时邪郁于气分，速当表散，轻则荆防败毒，清咽利膈汤去硝黄，重则麻杏石甘汤。如壮热口渴烦躁，咽喉肿痛腐烂，舌边尖红绛，中有黄苔，丹痧密布，甚则神昏谵语，此时疫邪化火，渐由气入营，即当生津清营解毒，佐使疏透，仍望邪从气分而解。轻则用黑膏汤，鲜石斛、豆豉之类；重则犀豉汤，犀角地黄汤。必待舌色光红或焦糙，痧子布齐，气分之邪已透，当用大剂清营凉解，不可再行表散，此治时疫喉痧用药之次第也。假使早用寒凉，则邪遏在内，必致内陷神昏，或泄泻等症，致成不救。如表散太过，则火炎愈炽，伤津劫液，引动肝风，发为痉厥等险象，仍当大剂清营凉解，或可挽回。先哲云：丹痧有汗则生，无汗则死。金针度人，二语尽之矣。故此症当表则表之，当清则清之，或用釜底抽薪法，亦急下存阴之意。谚云：救病如救火，走马看咽喉。用药贵乎迅速，万不可误时失机。此症有不治，难治数条，开列于下。

脉伏者不治；泄泻不止者不治；会厌腐去，声哑气急者不治；始终无汗者难治；丹痧遍体虽见，而头面不显者难治。此皆时疫喉痧危险之症，其余用药得宜，虽重亦可挽回，此不过言其大略耳，其中变化条目甚多，非数言可尽，敢请海内明达，匡我不逮，则幸甚矣。

喉痧自订方

（一）解肌透痧汤

专治痧麻初起，恶寒发热，咽喉肿痛，妨于咽饮，遍体酸痛，烦闷泛恶等症（痧麻见咳嗽为轻，无咳嗽为重）。

荆芥穗钱半　净蝉衣八分　嫩射干一钱　生甘草五分　粉葛根二钱　熟牛蒡子二钱　轻马勃八分　苦桔梗一钱　前胡钱半　连翘壳二钱　炙僵蚕三钱　淡豆豉三钱　鲜竹茹二钱　紫背浮萍三钱

如呕恶甚，舌白腻，加玉枢丹四分冲服。

（二）加减麻杏石甘汤

专治痧麻不透，憎寒发热，咽喉肿痛，或内关白腐，或咳嗽气逆之重症。

净麻黄四分　熟石膏打，四钱　象贝母三钱　鲜竹叶三十张　光杏仁三钱　射干八分　炙僵蚕三钱　白莱菔汁一两　生甘草六分　连翘壳二钱　薄荷叶后下，一钱　京玄参钱半

（三）加减升麻葛根汤

专治痧麻虽布，而头面鼻独无，身热泄泻，咽痛不腐之症。

川升麻五分　生甘草五分　连翘壳二钱　炙僵蚕三钱　粉葛根钱半　苦桔梗一钱　金银花三钱　干荷叶一角　薄荷叶后下，八分　京赤芍二钱　净蝉衣八分　陈莱菔三钱

（四）加减黑膏汤

专治疫邪不达，销铄阴液，痧麻布而不透，发热无汗，咽喉肿红燥痛白腐，口渴烦躁，舌红绛起刺，或舌黑糙无津之重症。

淡豆豉三钱　薄荷叶八分　连翘壳三钱　炙僵蚕三钱　鲜生地四钱　熟石膏打，四钱　京赤芍二钱　净蝉衣八分　鲜石斛四钱　生甘草六分　象贝母三钱　浮萍草三钱　鲜竹叶三十张茅芦根各一两

（五）凉营清气汤

专治痧麻虽布，壮热烦躁，渴欲冷饮，甚则谵语妄言，咽喉肿痛腐烂，脉洪数，舌红绛，或黑糙无津之重症。

犀角尖磨冲，五分　鲜石斛八钱　黑山栀二钱　牡丹皮二钱　鲜生地八钱　薄荷叶后下，八分　川雅连五分　京赤芍二钱　京玄参三钱　生石膏打，八钱　生甘草八分　连翘壳三钱鲜竹叶三十张　茅芦根各一两　金汁冲服，一两

如痰多加竹沥一两（冲服），珠黄散每日服二分。

（六）加减滋阴清肺汤

专治疫喉白喉，内外腐烂，身热苔黄，或舌质红绛，不可发表之症。

鲜生地六钱　细木通八分　薄荷叶后下，八分　金银花三钱　京玄参三钱　川雅连五分　冬桑

叶三十张　连翘壳三钱　鲜石斛四钱　甘中黄八分　大贝母三钱　鲜竹叶三十张　活芦根去节，一两

　　如便闭，加生川军三钱，开水泡，绞汁冲服。

（七）败 毒 汤

　　专治痧麻未曾透，项颈结成痧毒，肿硬疼痛，身热无汗之症。

　　荆芥穗钱半　薄荷叶后下，一钱　连翘壳三钱　生蒲黄包，三钱　熟石膏打，四钱　炒牛蒡子二钱　象贝母三钱　益母草三钱　生甘草六分　京赤芍三钱　炙僵蚕三钱　板蓝根钱半

　　如大便泄泻，去牛蒡、石膏，加葛根、黄芩、黄连，此肺胃疫毒，邪热移于大肠也。如初病泄泻，可仿喻氏逆流挽舟之法，荆防败毒加减；如挟食滞，可加楂曲之类，亦不可执一而论。

（八）加减竹叶石膏汤

　　专治痧麻之后，有汗身热不退，口干欲饮，或咽痛蒂坠，咳嗽痰多等症。

　　青竹叶三十张　桑叶皮各钱半　金银花三钱　鲜苇茎去节，一两　熟石膏打，三钱　光杏仁三钱　连翘壳三钱　白莱菔汁一两　生甘草六分　象贝母三钱　冬瓜子四钱

喉痧选用效药

（一）吹 药

玉钥匙

治一切喉症肿痛白腐，将此药吹之，能退炎消肿，惟阴虚白喉忌用。
西瓜霜五钱　西月石五钱　飞朱砂六分　僵蚕五分　冰片五分
研极细末。

金不换

功效较玉钥匙尤胜，治疫喉，生肌长肉，方如下。
玉钥匙加料人中白三钱　青黛三钱　西黄三钱　珠粉三钱

加味珠黄散

治喉症立能消肿止疼，化毒生肌。
珠粉七分　西黄五分　琥珀七分　西瓜霜一钱

锡类散

治一切喉痧喉疳，腐烂作痛，痰涎甚多，渴饮难下，此散吹入，能豁痰开肺，去腐生新。

象牙屑四分　壁钱三十个　西黄七厘　冰片五厘　青黛七分　人指甲七厘　珠粉四分

以上吹药，研细末贮瓶，勿令出气。

（二）外　贴　药

贴喉异功散

治喉症肿痛，用太乙膏上药少许，贴人迎穴，半日起泡，即揭去。

斑蝥四钱　血竭六分　乳香六分　没药六分　全蝎六分　玄参六分　麝香三分　冰片三分

斑蝥去头、翅、足，用糯米拌炒，以米色微黄为度。除血竭外，合诸药共研细末，另研血竭，拌匀，瓷瓶收贮，勿令出气。

（三）敷　　药

三黄二香散

清火解毒，用菜油调敷。

大黄二两　蒲黄包煎，一两　雄黄二钱　麝香三分　冰片三分

冲和膏

消肿止痛，用陈醋、白蜜调，炖温敷。

紫荆皮五两　独活三两　白芷三两　赤芍二两　石菖蒲两半

紫金锭（即玉枢丹）

消肿解毒，用陈酒磨敷。

山慈菇二两　川文蛤即五倍子，捶破，洗刮内桴，二两　红大戟一两　当门子三钱　千金子二两

喉痧诊治验案

（一）温邪喉痧

陈右，年三十余岁，住紫金桥。患喉痧六天，痧布隐隐，壮热，汗泄不多，口渴，咽

喉腐烂，汤饮难进，数医不效，举室彷徨，邀余诊治。诊其脉洪数，视舌色前半红绛，中后薄腻而黄。余曰：此温疫之邪化热，半以入营伤津，半以蕴蒸气分。拟清营解毒，清气达邪之剂。犀角地黄汤合竹叶石膏汤，加荆芥、薄荷复方治之，数剂而愈。

（二）烂喉丹痧

王右，年二十岁，本丹阳人，客居沪上。患烂喉丹痧甚重，丹痧虽布，壮热不退，烦躁不寐，汤饮难咽，且是新婚之后，阴液早伤，疫火充斥。合家老幼，焦灼万分，延余诊治，病已七天。诊脉弦洪而数，舌红绛起刺。余曰：此温疫之邪，化火入营，伤阴劫津，内风欲动，势将痰涌气喘，危在旦夕间矣！随用犀角地黄汤合竹叶石膏汤，加陈金汁、竹沥、珠黄散等药，数日而痊。

（三）时疫喉痧热入心包

夏童，扬州人，居美租界陈大弄。患时疫喉痧五天，丹痧虽已密布，而头面鼻部俱无，俗云白鼻痧，最为凶险！曾经服过疏解药数帖，壮热如焚，烦躁谵语，起坐狂妄，如见鬼状，彼家以为有祟为患。余诊其脉，实大而数，舌红唇焦，咽喉外内关均已腐烂，滴水难咽。余曰：此疫疠之邪化火，阳明腑热，熏蒸心包，逼乱神明，非鬼祟也。虽头面鼻部不见痧显，非升麻、葛根可治，随用犀角地黄汤合白虎汤加硝黄之品，一面生津清营，一面釜底抽薪。服后过数时，得大便，即能安睡，次日去硝黄，照原方加金汁、竹油、珠黄散，服数剂即热退神清，咽喉腐烂亦去，不数日而告痊矣。

（四）喉痧寒热无汗痧麻隐约

顾左，年三十余岁，在沪南开设水果行。患喉痧七天，寒热无汗，痧麻布而隐约，咽喉肿痛，牙关拘紧，甚则梦语如谵，诊其脉郁数不扬，视舌色薄腻而黄。余曰：此疫邪将欲内陷，失表之症也。急进麻杏石甘汤，得畅汗，痧麻满布，热解神清，咽喉肿红亦退，数日而安。

（五）寒束温邪痧麻不透

李右，年四十余岁，南京人，住沪城老北门内。因侍他人之喉痧，而随传染，发热五六天，痧麻布而不匀，咽喉肿痛，牙关拘紧，前数医意谓此妇素体阴亏，仅用玄参、薄荷、桑、丹、茅芦根等，方药平淡，而咽关肿闭益甚，喉中痰声辘辘，滴水难下，殊属危急。余诊其脉，郁数不扬，舌不出关，苔薄腻黄，问其便，数日不行。余曰：此温疫之邪，为外寒所束，痰热交阻膈中，壅塞肺胃之间，危在旦夕。随投透痧解毒汤加六神丸、凉膈散、竹沥、白莱菔汁等，解其表邪，通其腑气。一日两剂，服后得汗与便，外以香菜煎水，揩其肌肤，以去外束之寒，次日痧布，喉关渐开，数日而愈。

（六）咽喉肿痛白腐痧布身热

王右，喉痧一候，痧麻渐布，咽喉肿痛白腐，身热，口舌前半淡红、中后腻黄，脉濡数而滑，胸闷泛恶，烦躁懊侬。阅前方，辛凉清解，尚属平稳，不过方中有玄参、茅芦根等。据述服后胸闷泛恶，烦躁懊侬，更甚于前，颇觉难以名状。余曰：此痧麻未曾透足，疫疠之邪，郁遏肺胃，不得泄越于外，痰滞交阻中焦，浊垢不得下达之故。仍用透痧解邪，加涤痰导滞之品，如枳实、竹茹、玉枢丹。服二剂，始得痧点透至足心，呕恶烦躁随定，热退，喉腐亦渐渐脱去而愈。但玄参、茅芦根小小寒凉，不可早用，若大寒大凉之剂，可不慎之又慎乎！

（七）白喉两关腐烂

叶女，住白克路。白喉四天，咽喉左右两关腐烂，蒂丁且去其半，身热不壮，舌质淡红、中后薄黄，脉象濡数。四日之中，粒米未入。余曰：此疫疠之邪，熏蒸肺胃，心肝之火内炽，用滋阴清肺汤加川连、通草，一剂，咽喉腐烂渐脱，反觉焮痛。余曰：此腐烂虽去，新肉未生，故焮痛也。仍用原方加花粉、鲜石斛，因未大便，加生川军三钱。开水泡绞汁冲服，得大便甚畅，胃热下行，白喉随愈。肺与大肠为表里，腑热下达，肺火亦从下降矣。

（八）白喉腐烂身壮热烦闷口渴

叶右，住澄衷学校。白喉六天，身热甚壮，咽喉腐烂，汤饮难进，烦闷口渴，连进辛凉清解，毫无应效。意谓此妇因侍其夫喉痧而得此疾，深恐其亦出痧麻，未敢骤用滋阴清降，讵发热更甚，烦躁不安，起坐如狂，甚则谵语妄言，咽喉满腐，蒂丁去其大半，舌灰黄，唇焦，脉洪数有力。一派炎炎之势，有痉厥之象，遂投大剂犀角地黄汤合竹叶石膏汤，一日夜进四剂，即热退神清，咽喉腐烂亦脱，三四日即愈。此疫疠之邪，由口鼻而直入肺胃，疫邪化火，由气入营，伤津劫液，内风欲动，危险之至，得庆更生，亦可谓幸矣。可见有痧麻而喉不腐者有之，有喉腐而不出痧麻者亦有之矣。

（九）喉痧壮热畏寒滴水难咽

傅左，住唐山路。年廿余岁，患喉痧八天，壮热无汗，微有畏寒，痧麻隐约，布而不显，面色紫暗，咽喉肿腐，滴水难咽，烦躁泛恶，日夜不安。傅氏数房，仅此一子，老母少妻，哭泣求救。余曰：症虽凶险，正气未败，尚可挽回。诊其脉郁数不扬，舌苔腻黄。阅前服之方，竟是滋阴清肺汤等类，随投透痧解毒汤加枳实、竹茹，一日夜服两剂，兼刺少商出血，开闭泄火。服药后，即得畅汗，痧麻渐布，面色转红，咽喉肿腐亦减，连进数剂，三四日即愈。喉痧之症，有汗则生，验之信然。

（十） 烂喉痧麻色紫暗邪陷三阴

刘右，年廿余，住美租界靶子路。患喉痧四天，痧麻虽布，麻色紫暗，发热烦躁，梦语如谵，咽喉肿腐，不能咽饮，适值经临之期。前医以其热壮神糊，早投清凉，鲜生地、鲜石斛、茅芦根等。据述腹中绞痛，少腹结块，大便溏泄，壮热即衰，痧点即隐，谵语撮空，牙关拘紧，痰多气粗。邀余往诊，其脉空数无神，亦不能视其舌色。余曰：此温疫之邪，已陷入三阴，血凝毒滞，残阳欲绝，无药可救，果于是晚而殁。早投寒凉，百无一生，过用疏散，尚可挽回，益信然也。

（十一） 喉痧腹泻颈项肿痛成毒

周童，住中法学堂后。患喉痧八天，痧虽布而未透足，热势不退，喉关肿腐，颈项左右肿硬疼痛，欲成痧毒，加之泄泻，苔黄，脉滑数，颇有内陷之象！拟葛根黄芩黄连汤，服后即得汗热减，泄泻即止，而痧毒肿硬益甚，喉关肿腐不脱，汤饮难进。用败毒汤去牛蒡加玄参，并外敷药，痧毒即消，咽喉肿腐亦去，数日而安。

余行道数十年，诊治烂喉痧麻之症，不下万余人，仅录十数案于上，汗清下三法，皆在其中。读者宜细心揣摩，庶能获益。《内经》云：知其要者，一言而终；不知其要者，流散无穷。信不诬也。

录慈溪邵琴夫先生喉痧
有烂喉白喉之异论

喉痧一证，皆因温疫之气，由口鼻吸入，直犯肺胃，流行经络，蕴而为患。上窜肺系（喉名肺系）则肿痛（外治异功散，外治蒜泥拔毒散，烂喉、白喉，皆可按法施治），外达皮肤为痧疹。而医者治法，或从宣解，或从降化，往往有效、有不效，虚实之间，不可不早辨也。试先就烂喉论之，其证多发于冬春之间，良由冬不藏阳，无冰少雪，温邪为寒所束。初起形寒头痛，胸闷鼻塞，喷嚏咳嗽，发热泛恶，脉来濡细，或现浮洪，浑身酸痛（火为寒郁，邪热由气分而达血分），咽喉赤肿（或旁现白点亦见之），宜乘势表散，取火郁发之之义。其有颈之两旁，肿出如瓮者，即俗所谓喉痧袋是也。宜加解毒退肿之品（僵蚕、赤芍、嫩射干、轻马勃、生甘草、贝母、樱桃核、青棉纱线，外用冲和赶毒散，方见外科。用桂枝一钱，附子七分，煎水，入陈酒调涂其上，以手巾围裹，如嫌干燥作痛，可入蜂蜜同调即润）。其有颜若渥丹，痧不出肌者，乃风寒外束，皮毛密闭也。亦有余处皆现，面部独白者，即俗呼为白面痧、白鼻痧也（阳气从上，头面愈多者吉）。总宜发散开达，再加发表透邪之剂（西河柳、鲜芫荽、紫背萍，或煎汤熨之，闷痧可用）。俟其汗畅（是症有汗则生，无汗则死）、痧透（粒细而红，密布无间），邪从外泄，胸闷渐舒，喉痛即轻。倘执《内经》诸痛属火，红肿为热，而用苦寒抑遏（清火适以动火），或佐辛凉疏散，以为双解之法，必致痧不透达，喉即腐烂，壮热谵语，肌肤无汗，齿鼻流血，舌缩唇焦，气促痰升，音哑口噤，惊痫泄泻，发痉发厥，邪从内窜，命归泉路。至于白喉，乃阴虚之体，适值燥气流行（阴被热灼），或多食辛辣，过食煎炒，热伏于胃（阳明有余，少阴不足），胃失降令，上逼于肺（肺之灼由于胃之蒸），初起脉象浮紧（肺气虚损未形）、发热（郁勃之火，全集肺胃）、恶寒（火极似水），头疼背胀，神疲骨楚，喉中或极痛，或微痛，或不痛，而觉介介如梗状（此时热毒内盛，气化不宣）。有随发而白随现者，有至二三日而始现者（此症喉中一白，寒热自除），或白点、白条、白块，渐至满喉皆白如粉皮样者（乃肺虚见本象也），此症多见于小儿，想雏年纯阳，阴气未足，肺更娇嫩也。且格外强躁，不令细视者，以心肺相通，肺热炽甚，心气不宁也。治法宜以滋清为主。若见胸闷胀满者，佐以扫除其中，溲便闭塞者，佐以开导其下（客岁杨士章夫人患喉症，误表增剧，投以养阴清肺汤而痊，于此可见一斑。邵彭寿母甲午秋患喉症，投大承气汤而愈，此釜底抽薪法也），则或发痧疹（邪从外泄），或便黏痰（邪从下泄），可冀霍然。昧者妄投辛散，犹天气旱亢，非雨不润，扇之以风，则燥更甚。迨肺阴告竭，肾水亦涸，遂令鼻塞音哑，痰壅气喘，咽干无涎，白块自落，鼻孔流血，面唇皆青，恶候迭见，难为力矣！是故犹是风热（烂喉、白喉，总名喉痧），有因风而热者，风散则火自熄（烂喉所以宜外解也），有因热而生风者，热退则风自灭（白喉所以宜内清也）。古人治法，一则曰升阳散火，一则曰滋阴降火，岂两端其说，以生后人疑窦哉，外因内因，不容混也。

　　琴夫茂才，邵大年先生之孙，痧痘圣手也。悉心医学，无微不至，在沪时常与余讨论，良深佩服。今读《白喉烂喉论》，分析应表忌表各治法，实为当世良医，洵为后起之秀。沪地人烟稠密，蕴郁之气必甚，非比北地亢燥之气，故患烂喉多而白喉少。若将白喉之方，以治烂喉，贻害非浅。至于果患白喉，理应清润，临诊亦不可不察耳。倘邵君在沪，定能挽回陋习，沪地人命，决不遭如此大劫也。

沪滨聋道人张骧云评

　　琴夫先生论喉痧应表，有汗则生，白喉忌表，误表则危之说，确切病情，洵医家不易良箴。余读其论，如见其人，诚儿科中之妙手也，谨录之为后学之津梁。

孟河思补山房丁甘仁识

录元和全保三先生
烂喉丹痧辑要说

　　烂喉丹痧，至危之症也。寒暖非时，染成疠毒，一乡传染相同，即是天行之瘟疫也。与寻常咽喉，通行痧疹，俱迥然不同。道光丙戌、己酉两年，吴下大盛，余亲友患者甚众，医者不能深察，杂用寒凉，目击死亡者伙矣。良由冬不藏阳，无冰少雪，温邪为寒所束。若乘势表散，邪从畅汗者得生，否则无有不殒命者。予亦患此症，赖陈君莘田，重为表汗，始得痧透而痊。由是潜究喉科痧症诸书，颇自致疑，后得经验阐解一编，不著撰人姓氏，寥寥数页，要言不烦，丹痧治法，另辟一途，足补喉科之未备。余于此症，固已深知灼见矣，固考古证今，删增阐解原文，备采要法，著为此编，非逞臆说也，实以阅历有年，方知此症重在发表，不在治喉，其喉科自有全书，毋庸夹杂。若乃此症，四时皆有，随时活变，总之畅汗为第一义也。

叶天士先生烂喉痧医案

雍正癸丑年间以来，有烂喉痧一症，发于冬春之际，不分老幼，遍相传染，发则壮热烦渴，丹密肌红，宛如锦纹，咽喉疼痛肿烂，一团火热内炽。医家见其热火甚也，投以犀、羚、芩、连、栀、膏之类，辄至隐伏昏闭，或喉烂废食，延俟不治，或便泻内陷，转倏凶危，医者束手，病家委之于命。孰知初起之时，频进解肌散表，温毒外达，多有生者。《内经》所谓微者逆之，甚者从之。火热之甚，寒凉强遏，多致不救，良可慨也！

喉痧应表，如不透表，必致变端。读此案可知，凡遇烂喉丹痧，以得畅汗为第一要义。

甘仁识

录烂喉寒喉经验阐解

近年喉痧一症，日甚一日，且多殒命者，其故何也？只缘舍本求末，重于咽喉，忽于痧子，早进寒凉，遏伏疠邪之故耳。盖天有六气，俱能生杀万物，凡疾风暴雨，酷暑严寒，四时不正之气，即为疠气。人若感之，便能为害。近年天道南行，冬不藏阳，每多温暖，及至春令，反有暴寒折伏，皆为非时不正之疠气。感触者，蕴酿成病，所以其症发必一方，长幼男女相似，互为感染，与疠疫同。禀气旺者，虽感重邪，其发亦轻，禀气弱者，即感微邪，其发亦重。夫人肺主一身之气，肺主皮毛，脾主肌肉，肺开窍于喉鼻，鼻气通于天气。受邪之时，从口鼻而入于肺脾，而出于肌表。当疠毒发作之时，热淫之气，浮越于肺之经隧，所以必现咽喉肿痛，鼻塞喷嚏，咳嗽胸闷呕恶，浑身酸痛等形。此非疠邪痧子为本，咽喉咳嗽等形为末乎。今医不究其受病之因，乃执《内经》诸痛属火，红肿为热，急进寒凉，甚至用犀、羚、石膏、金汁、黄连等味，稍兼辛凉表散，以为双解之法，体质强旺者，幸借元气充足，或以敌邪致愈；禀单弱者，即变音哑喉腐，气促腹泻，齿鼻流血，舌缩唇焦，肤干无汗，发厥口噤，种种险候。医家见之，犹曰病重药轻，更以寒凉倍进，必致痧毒内陷，燔灼愈腾，喉闭痰升，命归泉路。要知头面红肿焮赤，正痧毒外达之势，当此之时，须进表散开达之剂，寒凉清腻等药，一味不可兼杂，使其痧从汗透，则其毒自然不留，其毒既泄，咽喉岂有不愈。所以先贤诸败毒散中，皆用表散，亦同此意命名也。余非业医者，因从前子女惨遭其害，爰是潜心医学，研究岁运司天，数年以来，稍悟一斑。凡有亲友患此症者，商治于余，皆以表散开达为主，直待痧回肿退，鼻有清涕，遍身作寒脱皮，方进凉血清解之味，靡不应手速效。近见苏杭此症盛行，殒命者不少。予仰体上苍好生之德，敢将一得管见，布告四方，并非立异忌能，炫玉求售，惟冀医林高士，药业仁人，鉴余微忱，勿加讪詈，则患者幸甚，余亦幸甚。

此论透达，佚其姓名，诚高尚士也。所论丹痧发表清解等法，头头是道，于此症经验宏富，已见一斑。沪上有某医，以喉科著名，遇喉症无论喉痧、白喉，概以银、翘、金锁匙、挂金灯等品混统治之，更加石斛、沙参，吾不知其依据何法，若见此论，问心能无亏乎。

甘仁识

论　症

一、凡形寒壮热，咽喉肿痛，头痛咳嗽胸闷，鼻塞呕恶，两目汪汪，手足指冷，脉来濡数，或见浮数，此即疬邪痧症，需进后方荆防葛根汤两三剂，俟其畅汗，痧点透至足心，舌有杨梅刺，方进辛凉清解之味。总之，痧慎于始，若有一毫胸闷未清，便是痧症未透，不可早进寒凉遏伏，以致不治。

二、凡痧症欲出未出之时，宜早为发散，以解其毒，则无余患。若不预解，使之尽出，或早投寒凉遏伏，多致毒蓄于中，或为壮热，日久枯瘁，或成惊痫，或为泻痢、腐烂，咳血喘促，或作浮肿疳蚀而死。此虽一时戾气之染，然未有不由于人事之未尽也。

三、凡痧疹逡巡不出者，乃风寒外束，皮肤闭密也，宜荆防葛根汤主之。外用芫荽酒、苎麻蘸酒揩之，恐露体冒风，亦可不必用。咽喉如有肿痛腐烂者，宜合玉钥匙散频频吹之。

四、凡形寒发热，面若装朱，痧不出肌，即现上吐下泻，腹痛如绞，甚至发厥口噤，目闭神昏，此乃内夹湿滞痧秽，外感戾毒，暴寒折伏，表里为病，阴阳不通，最属危候，每至朝发夕死，不能过二三日；若投寒凉清解，有如操刀。急进藿香正气散加煨葛根、牛蒡子、蝉衣、焦曲等味。一两剂得畅汗，吐泻止，厥痛停，痧得焮赤，扶过三日，庶无妨碍。但此症吐泻之后，津液大伤，必然发渴思冷，切勿与吞冷水、甘蔗、水梨，一切寒凉之物，切忌切忌。

五、凡热邪郁于肺，逆传于包络，痧疹不得出，或已出而复没者，乃风寒所遏而然，若不早治，毒必内攻，以致喘急音哑而死。急用升麻葛根汤加荆芥、牛蒡子、桔梗、蝉蜕、樱桃核、浮萍草、枇杷叶等煎服；外用芫荽酒，苎麻蘸酒揩之。痧症复出，喘定，乃可无虞。倘体质单弱者，不能透达，需用透邪煎，或柴归饮发之。如进二汤，仍不焮赤者，急进托里举斑汤。

六、凡痧疹只怕不能出，若出得畅尽，其毒便解，故治痧症者，贵慎于始。发热之时，当察时令寒热，酌而治之，倘时令严寒，即桂枝葛根汤或麻黄汤俱可用，勿拘辛温迟疑。二汤内俱加入牛蒡子、蝉衣、桔梗发之；如果热火充炽，稍加生石膏三四钱亦可。倘时令平和，以荆防葛根汤加浮萍草发之，务使发得透畅，莫使其丝毫逗留，以致生变幻缠绵。痧后切忌大荤海鲜酸盐涩辣之物，以杜后患，切嘱。

论症续要

一、凡服表散之剂，必得汗至足心，丹痧透，咽痛止，胸闷舒，方无余邪。若有痧汗少，或痧现即隐，症势最险。或痧后重感风邪，或食新鲜发物，必有余毒为患，俗称痧尾是也。痧膨、痧癫、痧痨，内外诸症百出，慎之。

二、凡服事之人，最为要紧，必须老成可靠者，终日终夜，不得倦怠，人不可脱离，以被紧盖，出汗后不可使露，致汗不畅，若任性贪凉，虽方药中病，亦难奏效。盖痧邪当发出之时，病人每闷不可耐，稍一反侧于被内，使稍露以为适意，痧点即隐，毒从内陷，适意乃速死之道也。

三、凡痧多属于肺，阳气从上，头面愈多者为吉。若余处见而面部不见者，名白面痧、白鼻痧，症最重，必多用升发之剂。至于丹多属于脾，隐在皮肤之间，或成块如云头而突，多起于手足身背之上，发则多痒，或麻木，是兼湿痰之故，药宜佐以渗湿祛痰。有先见丹后见痧，亦有丹而不痧，痧而不丹，亦有喉腐不见丹痧者，表汗则一也。

四、凡喉痧由来已久，《纲目》云：天行喉痧，一乡相似，属运气之邪火，或寒药下之，酸药点之，郁其邪于内，不得出也。《正传》云：火性急速，发必暴悍，必以从治之法，甘、桔、荆、防，加以温药为导，徐徐频与，不可顿服，切不可骤用寒凉之药。缪仲淳曰：痧症不宜依症施治，惟当治肺，使痧症发出，则了无余蕴矣。

五、凡神昏谵语，惟当透肺邪，不宜用寒凉，即使痧回脱皮，舌红唇燥，余火炽盛，只须轻清泄肺为主，是集后方药中所不载者，明眼人当深注意。

六、凡咽喉闭，毒气归心，胸前肿满，气烦促，下部洞泄不止者死。若初起咽喉，呕吐清水，神昏谵语，目光上窜，脉涩伏，痰声如锯者不治。又三四日内津涸舌光，唇齿焦黑，鼻扇口张，目无神者，亦不治。

以上所论，专为治丹痧烂喉之症，凡遇白喉，一味不可用也。临证之际，须细辨之。

要 方 备 查

荆防葛根汤

葛根一钱或钱半　牛蒡子三钱　桔梗钱半　荆芥钱半　枳壳一钱　杏仁去皮尖，便溏者勿研，三钱　生甘草四分　土贝去心、研，三钱　炒防风钱半　加浮萍草三钱（防风荆芥不炒亦可）

升麻葛根汤

痧点隐隐不透者用之。

升麻五分　葛根钱半　赤芍钱半　荆芥钱半　牛蒡子三钱　桔梗钱半　蝉衣一钱　樱桃核三钱　浮萍草二钱　生甘草四分

托里举斑汤

升麻一钱，见点后不可用　柴胡五分　归身五分，泻者勿用　赤芍一钱　酒炒浮萍三钱　水炙甘草五分（原方白芷一钱、制山甲一钱，当酌用之）　蝉衣八分　牛蒡子三钱　荆芥三钱　象贝三钱

随症可加，惟便溏泄者，去牛蒡为是。

透邪煎

柴归饮与此相同，加柴胡。

防风三钱　荆芥钱半　升麻二钱　炙甘草五分　蝉衣八分　牛蒡子三钱　归身三钱　赤芍钱半

藿香正气散

茅术、川朴，湿重舌白腻者用。

苏叶三钱　藿梗三钱　桔梗钱半　陈皮二钱　制茅术三钱　厚朴二钱　生甘草五分　牛蒡子三钱　茯苓三钱　焦神曲三钱　半夏曲三钱　煨葛根三钱

申字漱喉散

玄明粉七两　雄黄三钱

上研细末，用二三钱，调入萝卜汁，炖温一大碗，以毛笔蘸汁洗扫之；或漱喉，吐去老痰。如有杜牛膝打汁调和，更妙，但不可多咽，防作泻。

辰字探吐方

治牙关紧闭，吐药之最灵者。

真胆矾三钱，即石胆也，冬月用青鱼胆拌阴干，研极细末，水调送下。此药入口，无有不呕者，一切喉肿、乳蛾，吐出顽痰立松，如无青鱼胆制者，亦可用。

一字散

猪牙皂角七钱　雄黄二钱　生矾、藜芦各一钱　蝎尾七枚

上药末，吹少许入鼻，即吐痰。皂角捣烂，一味，醋调入喉四五匙，亦吐。

刺法

少商穴，在大指内侧之端，离甲角如韭菜许，左右同，以针刺出血，治喉闭。

委中穴，在膝盖对后交界缝中，治同之。

急治法

凡喉症初起，一日内，头顶有红点一粒，急将银针挑破，挤出毒血，用姜水蘸桐油擦之，若过一昼时，此点即隐。

跋

吾乡多医家，利济之功，亘大江南北，世称孟河医派。犹古文之有桐城、阳湖，绘事

433

之传南宗、北宋，猗欤盛矣。先伯松溪公，学医于费晋卿前辈，得其传，惜享年不永，未展所抱。先严学医于圩塘马绍成先生，又从马培之先生游。内得先伯切磋，复私淑费、巢诸大家，博学广深，术益精深，视诊沪上垂四十年，活人无算。其生平事迹，妇孺亦乐道之，姑毋赘述。惟先严著作，如《药性辑要》，已刊行有年。兹刻先严《喉痧症治概要》，校雠既竟，聊记梗概于篇末。盖喉以纳气，咽以纳食，喉气通于天，咽气通于地，咽喉俱闭，天地之气并塞，此咽喉症之所宜重视，而斯篇之出，为不容缓也。

民国十六年丁卯孟冬月次男元彦仲英谨跋

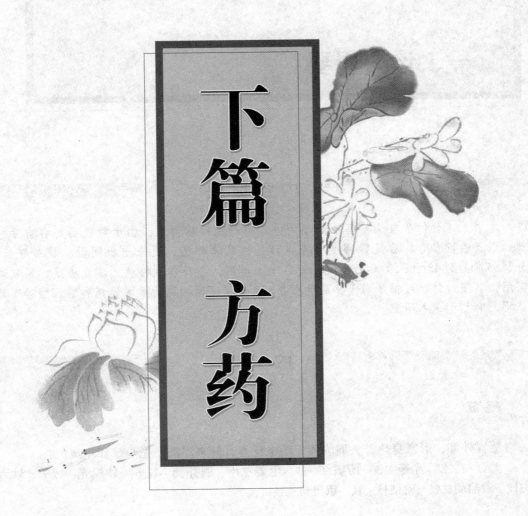

下篇 方药

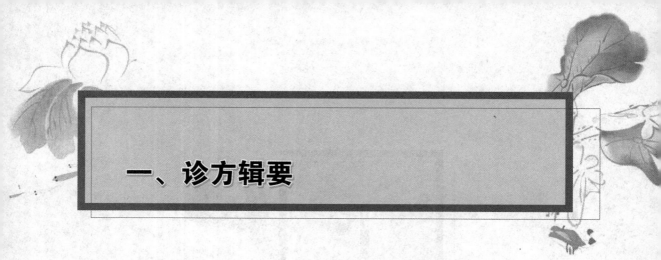

一、诊方辑要

内容提要

　　本书系丁甘仁亲自从其当年诊疗的方案中精选编辑而成，由十数位高足各自手抄一册，以备临证参考。后虽曾两度小量翻印，然从未外传，更未出版问世。是书赅括内、外、妇常见病43种，实案168例，每案理法周到，方药各具特色。读此小册，不仅切于实用，甚便效仿，可福泽当代及后世患者，而且对丁氏独到的学术思想和临证经验可增深认识，有利于深入研究。

内　　科

感冒

　　感冒外邪，形寒身热，头痛胸闷，咳嗽泛恶，脉来浮滑，先与疏邪化痰。
　　大豆卷三钱　赤苓三钱　薄橘红一钱　生姜三片　荆芥穗一钱半　炒枳壳一钱半　炒六曲三钱　嫩前胡二钱　粉桔梗一钱　象贝母三钱

　　虚体冒邪，昨有寒热，胸闷纳少，先宜疏解。
　　川桂枝一钱半　赤苓三钱　嫩前胡二钱　葱白头二钱　大白芍三钱　生枳壳一钱半　象贝母三钱　荷叶一角　紫苏梗三钱　粉桔梗一钱　薄橘红一钱

　　虚体冒邪，营卫不和，形寒身热，胸闷纳少，先与疏解宣化。
　　金钗斛三钱　赤苓三钱　光杏仁三钱　荷叶一角　紫苏梗三钱　生枳壳一钱半　象贝母三钱　嫩前胡二钱　粉桔梗一钱　白通草五分　炒荆芥钱半　橘皮络各一钱半

　　临晚寒热，神疲乏力，营卫两虚，外邪易受，宜调营达邪。
　　川桂枝一钱半　云苓三钱　嫩前胡二钱　生姜三片　炒白芍三钱　光杏仁三钱　象贝母三钱　红枣五枚　酒黄芩一钱半　清炙草一钱　薄橘红一钱

劳倦感邪，形寒纳少，两足酸楚，和营达邪治之。

川桂枝一钱半　云苓三钱　焦谷芽三钱　生姜三片　大白芍三钱　陈广皮一钱半　省头草三钱　红枣五枚　炙草八分　西秦艽三钱　桑寄生三钱

湿热内阻，风寒外束，头胀胸闷，寒热不清，遍体骨楚，宜以疏化。

大豆卷三钱　赤苓三钱　炒六曲三钱　生姜三片　炒荆芥一钱半　炒枳壳一钱半　省头草三钱　荷叶一角　紫苏梗三钱　粉桔梗一钱　法半夏三钱　嫩前胡二钱

温病

暑温十一日而有汗身热不解，口干苔黄，脉来濡数，宜以清宣。

香青蒿三钱　赤苓三钱　炒六曲三钱　白茅根五钱　炒山栀三钱　炒竹茹三钱　通草八分　鲜荷梗一两　嫩前胡二钱　鲜佩兰三钱　生枳壳一钱半　鲜藿香四钱

伏暑秋邪挟滞寒热头胀，胸闷泛恶，大便溏泄，病势非轻，急宜疏利分邪。

大豆卷三钱　赤猪苓各三钱　炒六曲三钱　白茅根五钱　炒山栀皮三钱　藿苏梗各三钱　炒车前子包，三钱　鲜荷梗一两　仙半夏三钱　佩兰叶三钱　嫩前胡二钱　鲜藿香四钱　姜竹茹三钱

外感秋邪，内停湿滞，寒热往来，口渴不欲饮水，大便溏薄，小便短赤，胸闷纳少，舌苔白腻，脉来濡数，先宜疏太阴之邪、化阳明之湿。

嫩前胡二钱　仙半夏三钱　生枳壳一钱半　赤苓三钱　鲜荷叶一角　淡豆豉三钱　光杏仁三钱　生苡仁四钱　川通草八分　紫苏叶三钱　象贝母三钱　炒六曲三钱

秋温冬发，身热晚甚，胸闷口干，舌苔炭黄，脉来虚数，急宜清解。

淡豆豉三钱　朱茯神三钱　光杏仁三钱　白茅根五钱　炒山栀三钱　生枳壳一钱半　象贝母三钱　嫩前胡二钱　粉桔梗一钱　炒竹茹三钱　冬桑叶三钱　连翘壳三钱　白通草八分

胃阴已伤，湿热未楚，内热口燥，不便不饥，临晚气升，脉小数，苔黄边绛，宜清解肺胃以化湿热。

原钗斛三钱　抱茯神三钱　象贝母三钱　生梨皮五钱　天花粉三钱　福橘络一钱　冬瓜子三钱　嫩白薇四钱　炒竹茹三钱　枇杷叶包三钱

冬温伏邪，蕴袭少阳，寒热晚甚，胸闷咳嗽，宜和解化痰。

前柴胡各一钱半　赤苓三钱　光杏仁三钱　冬瓜子三钱　法半夏三钱　炒枳壳一钱半　象贝母三钱　酒黄芩一钱半　苦桔梗一钱　冬桑叶三钱　紫苏梗三钱　炒竹茹三钱

春温伏邪，蕴袭肺胃两经，身热不清，胸闷咳嗽，苔腻脉数，宜以辛凉疏解。

大豆卷三钱　赤苓三钱　光杏仁三钱　枇杷叶包，三钱　嫩前胡二钱　生枳壳一钱半　象

贝母三钱　冬桑叶三钱　粉桔梗一钱　炒竹茹三钱

温邪化火，伤阴劫津，肝风内炽，神识不清，身灼热无汗，苔焦脉数，口渴欲饮，呓语妄言，素体阴亏，温邪乘虚内陷由气入营，寇已深入，症势危险，急宜生津清热。
鲜石斛五钱　朱茯神三钱　竹叶卷心一钱半　甘蔗汁冲一两　鲜生地五钱　川贝母三钱　连翘壳三钱　梨汁冲一两　带心麦冬三钱　天花粉三钱　京元参三钱　金银花三钱

湿温两候，汗出身热不退，早轻暮重，胸闷口干，防发白㾦，先宜疏化。
嫩前胡二钱　赤苓三钱　川通草八分　鲜荷叶梗各适量　法半夏三钱　生枳壳一钱半　净蝉衣一钱半　酒黄芩一钱半　鸡苏散包，四钱　炒竹茹三钱　光杏仁三钱　清水豆卷三钱

温邪湿热，蕴于气分，有汗身热不解，胸闷泛恶，脉来浮滑而数，舌苔薄腻，先与疏邪化痰。
大豆卷三钱　赤苓三钱　象贝母三钱　甘露消毒丹包，三钱　嫩前胡二钱　生枳壳一钱半　晚蚕沙包，三钱　法半夏三钱　粉桔梗一钱　鲜佩兰三钱　光杏仁三钱　炒六曲三钱　姜竹茹三钱

湿温旬余，有汗身热不解，胸闷口渴，脉来濡数，湿与热合，蕴蒸气分，再宜清透淡渗。
净蝉衣一钱半　连翘壳一钱半　茯苓皮五钱　白茅根三钱　香青蒿三钱　法半夏三钱　川通草八分　炒竹茹三钱　炒山栀三钱　酒黄芩一钱半　鲜佩兰三钱　青荷梗一根

湿温身热渐退，胸闷口干，纳少苔腻，湿热尚未清澈，再宜清宣以靖余氛。
香青蒿三钱　茯苓皮五钱　象贝母三钱　鲜枇杷叶包，四钱　冬桑叶三钱　川通草八分　冬瓜子三钱　鲜荷叶一角　光杏仁三钱　六一散包，五钱　炒竹茹三钱

湿温十二天，身热晚甚，白㾦隐隐，形瘦神疲，脉来濡郁而数，暑湿久郁，耗气伤阴，姑宜存阴清宣。
原钗斛三钱　茯苓皮五钱　天竺黄三钱　淡竹叶三钱　香青蒿三钱　益元散包，五钱　净蝉衣一钱半　青荷梗一根　嫩白薇四钱　川贝母三钱　嫩钩藤后下，三钱

风湿热蕴袭肺胃两经，身热不清，痧疹满布，治宜清解。
净蝉衣一钱半　茯苓皮五钱　光杏仁三钱　青荷叶一角　炒牛蒡三钱　川通草八分　象贝母三钱　丝瓜络一钱半　京赤芍三钱　薄荷叶后下，一钱　冬瓜子三钱　牡丹皮三钱

风温疫疠之邪，客于上焦，大头瘟肿红焮痛，内热口渴，舌绛，脉细数。邪已化热伤阴，厥少之火上扰，姑拟普济消毒饮加味。
薄荷叶后下，一钱　甘中黄一钱半　淡黄芩一钱半　板蓝根三钱　炒牛蒡三钱　粉桔梗一钱　轻马勃五分　鲜竹茹三钱　鲜金斛四钱　连翘壳一钱半　金银花三钱　羚羊片研粉吞，三分　大贝母三钱　炙姜虫三钱

咳嗽

风燥郁肺，清肃不行，咳呛内热，姑宜祛风清金。

嫩前胡二钱　抱茯神三钱　炒蒌皮三钱　枇杷叶包三钱　冬桑叶三钱　福橘络一钱　冬瓜子三钱　生梨打汁冲，一两　光杏仁三钱　炒竹茹三钱　丝瓜络一钱半　象贝母三钱

形寒饮冷则伤肺，咳嗽气逆，苔白脉滑，宜以温肺化痰。

嫩前胡二钱　茯苓三钱　炙紫菀一钱半　生姜二片　老苏梗三钱　薄橘红一钱　炙款冬一钱半　法半夏三钱　象贝母三钱　光杏仁三钱

伏风湿热酿痰，阻塞肺络，胁痛偏左，难于右卧，气逆咳嗽，脉来郁滑而数，苔薄腻，宜顺气化痰。

炙白苏子三钱　云苓三钱　川象贝各三钱　枇杷叶包，去毛蜜炙，三钱　光杏仁三钱　薄橘红一钱　冬瓜子三钱　法半夏三钱　川郁金三钱　全福花包，三钱　嫩前胡二钱　炒蒌皮三钱　款冬花蜜炙，一钱半

肺胃两虚，风邪未楚，咳嗽纳减，头眩乏力，先宜和胃清金。

稽豆衣三钱　抱茯神三钱　炒谷芽三钱　荷叶边一角　炒杭菊一钱半　福橘络一钱　省头草三钱　冬桑叶三钱　象贝母三钱　冬瓜子三钱　光杏仁三钱

咳嗽数月，肾虚冲气上逆，肺虚痰热逗留，清上实下主治。

大熟地四钱　泽泻三钱　川贝母三钱　核桃肉三枚　抱茯神三钱　女贞子三钱　瓜蒌皮三钱　莲子三钱　怀山药三钱　潼沙苑三钱　甜杏仁三钱　牡丹皮三钱　橘红一钱

风寒包热于肺，咳嗽音声不扬，仿金实不鸣议治，拟祛风轻开。

净蝉衣一钱半　抱茯神三钱　冬瓜子三钱　凤凰衣一钱半　嫩射干一钱半　光杏仁三钱　炙兜铃一钱半　冬桑叶三钱　象贝母三钱　金果兰三钱　嫩前胡二钱　轻马勃五分

咳嗽痰腥，渐热口渴，脉数苔黄，风温湿热上蒸于肺，肺失肃降，防成肺痈，拟千金苇茎汤加味。

冬桑叶三钱　生甘草一钱半　冬瓜子三钱　鲜苇茎一两　光杏仁三钱　苦桔梗一钱　桃仁泥三钱　金丝荷叶一角　川象贝各三钱　生苡仁三钱　牡丹皮三钱　枇杷叶包，三钱　瓜蒌皮根各三钱　鲜竹茹三钱

吐血

肝胆火升，风燥郁遏，阳络损伤，痰红内热，姑宜清肃上焦，祛瘀生新。

冬桑叶三钱　茜草根三钱　川贝母三钱　鲜藕打汁冲，一两　牡丹皮三钱　侧柏炭三钱　甜

439

杏仁三钱　白茅根花五钱　紫丹参三钱　山茶花一钱半　瓜蒌皮三钱　生石决先煎，五钱　鲜竹茹三钱　仙鹤草五钱

思虑过度，五志化热，引动龙雷之火上亢，阳络损伤，咯红内热，动则气急，脉来濡芤而数，舌薄腻尖边光绛，久虑成损，姑宜育肝潜阳、清肺祛瘀。

南沙参五钱　茜草根三钱　甜光杏三钱　白茅根五钱　生石决先煎，五钱　川贝母三钱　福橘络一钱　白茅花一钱半　牡丹皮三钱　瓜蒌皮三钱　炒竹茹三钱　鲜藕打汁冲，一两

风燥郁肺，阳络损伤，始而咽痛，继而咳嗽痰红，肺为娇藏，宜轻清彻其燥邪。

冬桑叶三钱　轻马勃五分　橘络一钱　白茅花一钱半　牡丹皮三钱　侧柏炭三钱　瓜蒌皮三钱　鲜枇杷叶去藤，包，五钱　光杏仁三钱　山茶花一钱半　生竹茹三钱　象贝母三钱

阳伤络损，血溢痰红，咳嗽气逆，仍宜降气祛瘀，气为血之帅，气降则血自归经矣。

蜜炙苏子三钱　紫丹参三钱　川贝母三钱　鲜藕汁冲，一两　真新绛三钱　牡丹皮三钱　茜草根三钱　甜杏仁三钱　怀牛膝三钱　侧柏炭三钱　全福花包，三钱　山茶花一钱半　生竹茹三钱

诊脉弦芤而数，舌尖绛唇红，此五志之火，挟龙雷之火上升，逼血妄行，乃清道吐血，三天已有数盏，潮热口干，颇虑血涌狂吐致生变端，急拟清荣降火、祛瘀生新。

鲜生地汁二两　藕汁一两　清童便一两　陈京墨汁少量　参三七三分，研细末冲入四两汁内隔汤炖温，缓缓服之。

脾肾两亏，肝火有余，去冬失血后，内热纳减，形瘦神疲，脉来细小无力，还虑成损，宜以培土生金。

潞党参三钱　云苓三钱　熟谷芽三钱　红枣六枚　炒怀药三钱　陈广皮一钱半　省头草三钱　清炙草一钱　稽豆衣三钱　生熟苡仁各三钱

失血之后，咳嗽不止，形寒，脉细，苔白，阴分本亏，清润过度，反伤肺金，水冷金寒，清肃之令不得也，势虑来损，今拟甘温扶土，虚则补其母。

潞党参三钱　云苓三钱　炙紫菀一钱半　红枣六枚　炙草一钱　橘红络各一钱　炙款冬一钱半　核桃肉三枚　怀山药三钱　甜杏仁三钱　五味子七分　干姜一钱

疟疾

伏邪湿热蕴于募原，少阳不和，寒热日作，胸闷纳少，宜以和解化痰。

前柴胡各一钱半　赤苓三钱　炒六曲三钱　荷叶一角　法半夏三钱　生枳壳一钱半　光杏仁三钱　炒竹茹三钱　酒黄芩一钱半　粉桔梗一钱　象贝母三钱　紫苏梗三钱

邪伏少阳，湿蕴阳明，寒热日作，胸闷纳少，宜以和解化痰。

炒潞党三钱　赤苓三钱　煨草果一钱半　生姜三片　软柴胡一钱半　广陈皮一钱半　象贝

母三钱　红枣四枚　姜半夏三钱　制川朴八分　光杏仁三钱　酒黄芩一钱半

邪伏少阳，痰湿蕴于募原，间日疟寒热八九次，纳谷不香，宜扶正达邪以化痰湿。
东洋参一钱半　云苓三钱　煨草果一钱半　生姜三片　软柴胡一钱半　广陈皮一钱半　酒常山三钱　红枣四枚　法半夏三钱　象贝母三钱　全当归三钱　酒黄芩一钱半

寒热不清，入夜更甚，正虚邪伏，营卫不和，宜扶正达邪。
炒党参三钱　云苓三钱　橘皮络各一钱半　生姜三片　川桂枝一钱半　大白芍三钱　象贝母三钱　红枣四枚　法半夏三钱　炙草一钱　白蒺藜三钱　酒黄芩一钱半

疟疾止后，脾胃不和，纳少神疲，肢节酸楚，拟六君子煎加味。
炒潞党三钱　陈广皮一钱半　砂仁壳一钱半　生姜三片　云苓三钱　法半夏三钱　炒谷芽三钱　红枣六枚　炒白术三钱　煨木香一钱　省头草三钱　炙草一钱

疟疾间日而作，寒轻热重，伏暑郁于阳明，营卫循序失司，拟桂枝白虎汤加味，以桂枝领邪外出，以白虎直清阳明也。
川桂枝一钱半　炙甘草一钱　象贝母三钱　荷叶一角　法半夏三钱　川黄芩一钱半　连翘壳三钱　熟石膏一两　鲜竹茹三钱　金银花三钱

脾胃

劳伤营弱，脾胃不和，纳少肢倦，宜以和营调中。
全当归三钱　云苓三钱　熟谷芽三钱　嫩桑枝五钱　西秦艽三钱　陈广皮一钱半　省头草三钱　资生丸包，三钱　稽豆衣三钱　白蒺藜三钱　象贝母三钱　炒杭菊一钱半

脾不健运，胃不流通，纳谷欠香，神疲乏力，治宜调养和中。
炒潞党三钱　法半夏三钱　焦谷芽三钱　生姜三片　云苓三钱　砂仁壳一钱半　省头草三钱　红枣四枚　生白术三钱　白蒺藜三钱　炒泽泻三钱　陈广皮一钱半

脾胃不和，大便或结或溏，宜扶土和中。
生白术三钱　陈广皮一钱半　诃子皮三钱　生姜三片　生薏仁三钱　炒白芍三钱　御米壳一钱半　红枣四枚　云苓三钱　炙草一钱　炒怀药三钱　炒扁豆衣三钱

脾肾阳虚，卫外失护，畏冷形寒，拟理中汤加味。
潞党参三钱　云苓三钱　川桂枝一钱半　生姜三片　生白术三钱　炒干姜一钱半　红枣四枚　炒白芍三钱　清炙草一钱　陈广皮一钱半　鹿角霜一钱半　法半夏三钱

纳谷渐增，大便燥结，脾胃不能为胃行其津液输于大肠也，拟养正和中。
炒潞参三钱　云苓三钱　焦谷芽三钱　生姜三片　生白术三钱　陈广皮一钱半　省头草三

钱 红枣四枚 清炙草一钱 炒白芍三钱 白归身三钱

泛吐清水，屡屡举发，胃有寒饮，宜以温药和之。
川桂枝一钱半 淡干姜一钱半 制香附三钱 佛手柑一钱半 云苓三钱 淡吴芋一钱 沉香曲包，三钱 陈广皮一钱半 姜半夏三钱 大砂仁一钱 佩兰叶三钱

痰饮

新寒引动，痰饮逗留肺胃，咳嗽气逆，屡次举发，脉滑苔腻，治宜疏解化痰。
嫩前胡二钱 云苓三钱 炙紫菀一钱半 冬瓜子三钱 炙白苏子三钱 光杏仁三钱 炙款冬一钱半 枇杷叶包，三钱 仙半夏三钱 象贝母三钱 全福花包，三钱 薄橘红一钱

风邪引动痰饮，阻塞肺络，咳嗽气逆，动则更甚，先宜顺气化痰，肃降肺气。
炙白苏子三钱 云苓三钱 炙款冬花一钱半 鹅管石五钱 光杏仁三钱 象贝母三钱 全福花包，三钱 核桃肉三钱 法半夏三钱 嫩白前三钱 五味子七分 干姜一钱 薄橘红一钱半

咳嗽已久，屡次举发，肺肾两亏，痰饮逗留，治宜培土生金，顺气化痰。
怀山药三钱 法半夏三钱 川象贝各三钱 核桃肉三钱 抱茯神三钱 橘红一钱半 炙款冬一钱半 炙苏子三钱 清炙草一钱 全福花包，三钱 甜光杏三钱

肺脾肾三阴亏耗，痰饮逗留，以致咳嗽气急，屡次举发，神疲乏力，恙延已久，杜根不易，先宜培土生金、顺气化痰。
炒潞党三钱 抱茯神三钱 法半夏三钱 五味子七分 炙白苏子三钱 怀山药三钱 薄橘红一钱半 补骨脂三钱 甜光杏三钱 清炙草一钱 炙冬花一钱半 全福花包，三钱 干姜一钱半 核桃三枚

肺气不降，肾气不纳，脾多湿痰，随气上泛，咳嗽痰多，甚则气逆难以平卧，脉来弦滑，宜以扶土化痰，降气纳气。
代赭石四钱 苏半夏三钱 甜杏仁三钱 全福花包，三钱 薄橘红一钱半 象贝母三钱 蒸白术三钱 炙白苏子三钱 炙款冬一钱半 云苓三钱 五味子七分 干姜一钱 补骨脂三钱 核桃三枚
又方：
茯苓三钱 橘红一钱 全福花包，三钱 附子都气丸包，三钱 桂枝一钱半 法夏三钱 补骨脂三钱 白术三钱 款冬花一钱半 鹅管石五钱 炙草一钱 核桃三枚

痰饮哮喘，华盖汤。
蜜炙麻黄一钱半 云苓三钱 炙桑皮五钱 光杏仁三钱 半夏三钱 炙白苏子三钱 清炙草一钱 橘红一钱 款冬花一钱半
痰饮咳嗽有年，近加面浮肢肿，纳少溲短，此脾肾阳虚不能通调水道，水谷之湿，泛滥横溢，肺不降气，肾不纳气，喘肿重症，治之非易，姑宜培土温肾以化湿。

高丽参三钱　云苓三钱　川桂枝一钱半　生姜三片　生白术三钱　制半夏三钱　生熟苡仁各三钱　炙甘草一钱　薄橘红一钱　冬瓜子皮各三钱　东垣正水天真丹包，三钱

按此方亦可加肿胀门内。

肿胀

风水泛滥，肺脾肃运无权，浑身浮肿，腹胀纳减，咳嗽气逆，脉来细小，舌光绛，拟五皮饮加味。

连皮苓三钱　猪苓三钱　枯碧竹三钱　冬瓜子皮各三钱　陈广皮一钱半　泽泻三钱　光杏仁三钱　大腹皮三钱　地枯萝三钱　象贝母三钱　桑白皮四钱

脾虚木旺，水湿泛滥，腹胀肢肿，纳少呕恶，脉弦小而数，苔黄，宜健运分消。

连皮苓三钱　陈广皮一钱半　枯碧竹三钱　小温中丸包，三钱　生白术三钱　大腹皮三钱　丝瓜络一钱半　泽泻三钱　地枯萝三钱　冬瓜子皮各三钱　白蒺藜三钱

咳嗽气逆，腹胀足肿，脉细小，此乃土衰木乘，水湿泛滥，仍宜肃运分消。

炙白苏子三钱　大腹皮三钱　连皮苓三钱　淡姜皮五分　甜光杏三钱　炙桑皮三钱　生白术三钱　金匮肾气丸包，三钱　法半夏三钱　全福花包，三钱　炒泽泻三钱　薄橘红一钱　猪苓三钱　地枯萝三钱

咳嗽气急，面浮肢肿，脉来沉细，舌苔淡白，痰饮恋肺，肺不能通调水道下输膀胱也，宜肃运分消。

炙白苏子三钱　法半夏三钱　炙草一钱　全福花包，三钱　光杏仁三钱　薄橘红一钱　猪苓三钱　冬瓜子皮各三钱　川桂枝一钱半　生白术三钱　泽泻三钱　连皮苓三钱　大腹皮三钱　象贝母三钱

木旺土衰，运化失常，气聚湿阻，腹胀如鼓，足肿气急，形瘦脉细，已成单腹，恐难挽回。

熟附片三钱　连皮苓三钱　生白术三钱　陈葫芦瓢四钱　炒干姜一钱半　白蒺藜三钱　炒枳壳一钱半　陈皮一钱半　地枯萝三钱　鸡内金炙，三钱　大腹皮三钱　五谷虫三钱　泽泻三钱

脾阳不运，湿阴凝滞，腹胀胸闷，食入不舒，脉濡迟，苔腻，防成臌胀，急宜温运分消。

淡附片三钱　云苓三钱　范志曲三钱　陈葫芦瓢四钱　炒干姜一钱半　广皮一钱半　炙鸡金三钱　制川朴八分　泽泻三钱　地枯萝三钱　大腹皮三钱　冬瓜子皮各三钱　枳壳一钱半

风湿

风湿袭络，营卫不和，两足痹痛，不便步履，宜和营祛风，化湿通络。

川桂枝一钱半　晚蚕沙包，三钱　丝瓜络一钱半　生熟苡仁各三钱　京赤芍三钱　海风藤三

钱　桑寄生三钱　西秦艽三钱　川独活一钱半　五加皮三钱　怀牛膝三钱

又方：

全当归三钱　赤苓三钱　羌独活各一钱半　桑枝五钱　西秦艽三钱　海风藤三钱　五加皮三钱　大川芎一钱半　晚蚕沙包，三钱　天仙藤三钱　怀牛膝三钱　宣木瓜一钱半

如姜黄、桐皮等味俱可加入。

鹤膝肿痛，宜以和营清解。

全当归三钱　炙鳖甲三钱　川草薢三钱　桑枝五钱　西秦艽三钱　肥知母三钱　白茄根三钱　松节五钱　怀牛膝三钱　川独活一钱半　木防己三钱　晚蚕沙包，三钱　陈木瓜一钱半　络石藤三钱

历节风痛，此亦屡效之方。

熟石膏一两　木防己三钱　赤苓三钱　嫩桑枝五钱　川桂枝一钱半　生苡仁五钱　京赤芍三钱　丝瓜络一钱半　生甘草一钱半　紫丹参三钱　晚蚕沙包，三钱

头痛甚者，加羚羊角。

久年风痛，百药不效，服此方即愈。

生黄芪三钱　细生地三钱　西秦艽三钱　青防风一钱半　元参三钱　陈广皮一钱半　生白术三钱　甘菊花三钱　云苓三钱　炙草一钱　嫩桑枝五钱　大地龙三钱

脚气

湿从下受，脚气浮肿，不便步履，宜以化湿通络

连皮苓三钱　陈广皮一钱半　飞滑石包，四钱　嫩桑枝五钱　生熟苡仁各三钱　大腹皮三钱　川独活一钱半　猪苓三钱　汉防己一钱半　冬瓜子皮各三钱　泽泻三钱

始而足肿，继则胸闷呕恶，气粗喘逆，不能饮食，湿热由外入内，脚气冲心之重症。

仙半夏三钱　云苓三钱　川独活一钱半　全福花包，三钱　陈广皮一钱半　生枳壳一钱半　光杏仁三钱　冬瓜子皮各三钱　大腹皮三钱　代赭石五钱　汉防己五钱　灶心土包，一两　左金丸分吞，一钱半

泄泻

寒暑湿滞，互阻肠胃，清不升而浊不降，以致腹痛泄泻，胸闷纳少，舌苔薄腻，脉来濡迟，先宜芳香化浊。

藿香梗三钱　云猪苓各三钱　炒六曲三钱　生姜三片　陈广皮一钱半　炒苡仁三钱　炒车前子包，三钱　灶心土包，一两　仙半夏三钱　炒扁豆衣三钱　煨木香一钱　制川朴八分　大腹皮三钱　春砂壳一钱半

受寒停滞，脾胃升降失司，腹痛泄泻，胸闷泛恶，急宜温中化浊。

藿苏梗各三钱　云苓三钱　炒六曲三钱　生姜三片　陈广皮一钱半　炒枳壳一钱半　炒车前子包，三钱　仙半夏三钱　煨木香一钱　佩兰叶三钱　制川朴一钱　大砂仁一钱　炒防风一钱半

久泻伤脾，形瘦纳减，脉来细小，势虑成损，姑宜扶土养正。

炒潞党三钱　陈广皮一钱半　御米壳一钱半　红枣四枚　云苓三钱　炒怀药三钱　炒扁豆衣三钱　炒白术三钱　诃子皮一钱半　焦谷芽三钱　炙草一钱

命火不足，健运失常，大便溏泄已久，宜益火扶土。

补骨脂三钱　云苓三钱　煨木香一钱　煨姜一钱　煨益智三钱　陈广皮一钱半　诃子皮一钱半　红枣四枚　米炒白术三钱　清炙草一钱　御米壳一钱半　炒潞党参三钱

下痢

暑湿滞郁于肠胃，腹痛泄痢，纳少溲赤，再宜和中化湿。

煨葛根三钱　炒黑防风一钱半　佩兰叶三钱　荷叶一角　云苓三钱　六一散包，五钱　炒六曲三钱　陈广皮一钱半　焦楂肉三钱　香连丸分吞，一钱　藿香梗三钱　炒车前子包，三钱

湿滞郁于肠胃，腹痛下痢，里急后重，宜和中涤痰。

煨葛根三钱　炒枳壳一钱半　泽泻一钱　煨姜一钱半　云苓三钱　炒六曲三钱　大砂仁一钱　陈红茶一钱　陈广皮一钱半　香连丸分吞，一钱　焦楂炭三钱　制川朴六分　佩兰叶一钱半

下痢赤白，依然不止，呕恶胸闷，脉数苔黄，暑湿郁于肠胃，清不升而浊不降也，已成噤口，恐难挽回。

炒条芩一钱半　赤白苓各三钱　藿香梗三钱　柿蒂三钱　炒赤芍三钱　扁豆衣三钱　佩兰叶三钱　荷蒂三枚　香连丸分吞，一钱半　银花炭一钱半　石菖蒲一钱半　陈广皮一钱半　炒竹茹三钱　益元散包，五钱

下痢腹痛，赤白相杂，里急后重，此暑湿滞郁于肠胃，气机窒塞不宣，仿经旨通因通用法，拟洁古芍药汤。

酒炒黄芩一钱半　炙甘草五分　焦楂炭三钱　枳实导滞丸吞服，三钱　炒赤白芍各一钱半　银花炭三钱　焦谷芽三钱　全当归二钱　青陈皮各一钱　扁豆花二钱

久痢次数略减，惟肛门坠胀，拟《千金》温脾饮加味，温化湿浊。

炒潞党参一钱半　全当归二钱　制川军炭二钱　炙草八分　煨姜一片　熟附片一钱　大白芍二钱　云苓三钱　广皮一钱　陈红茶一钱　炒干姜一钱

脱肛

气虚阴亏，脱肛有年，拟补中益气汤加味。

潞党参二钱　抱茯神三钱　炙升麻一钱半　红枣三枚　炙黄芪二钱　陈广皮一钱　软柴胡一钱半　生白术三钱　白归身二钱　大白芍二钱　清炙草八分　净槐米三钱

便血

粪后便血已久，气阴两亏，脾脏受寒，不能统血也，拟归脾合黄土汤加味。

炒潞党参一钱半　炒归身二钱　炙草八分　红枣三枚　云苓三钱　炒白芍二钱　阿胶珠二钱　灶心黄土包，一两　米炒於术三钱　炮姜炭一钱　广皮一钱

虚损

阳虚则外寒，脾虚则便溏，脉来细小，宜以益卫气、扶中土。

炙芪皮三钱　云苓三钱　川桂枝一钱　生姜一片　熟附片一钱　生白术三钱　炒白芍二钱　红枣三枚　炒潞党一钱半　陈广皮一钱　炙草八分

虚寒虚热，咳嗽气急，脉来细数无力，且有歇止，苔白，气虚阴亏，痰饮逗留不化，已成损怯。

炙黄芪二钱　抱茯神三钱　甜杏仁三钱　核桃肉三枚　清炙草八分　法半夏一钱半　川贝母一钱半　炙虫草一钱半　潞党参一钱半　薄橘红一钱　炙冬花一钱半　稻根须三钱

培养气血，柔肝通络。

潞党参一钱半　白归身二钱　大熟地二钱　生姜一片　云苓三钱　大白芍二钱　陈广皮一钱　红枣三枚　生白术一钱半　大川芎八分　厚杜仲一钱半　炙草八分

中风

外风引动内风，挟痰热上扰入络，口眼歪斜，舌强言謇，势成类中，急宜息风化痰。

生石决先煎，三钱　象贝母三钱　稽豆衣三钱　蝎尾一钱半　煨天麻一钱半　炙姜虫三钱　甘菊花一钱半　淡竹油冲，一两　牡丹皮二钱　炒竹茹一钱半　嫩钩藤后下，二钱

口角歪斜，项颈牵痛，左腿酸痛，外风引动内风挟痰湿入络所致，类中之萌芽也，宜疏风化痰宣通经络。

煨天麻一钱半　大贝母二钱　橘皮络各一钱　蝎尾一钱半　大川芎一钱　炙姜虫三钱　炒竹茹一钱半　嫩桑枝三钱　晚蚕沙包，三钱　白蒺藜三钱　嫩钩钩后下，三钱　西秦艽二钱

营阴素亏，肝风挟湿痰入络，右手足麻木不仁，不便步履，舌强言语欠灵，类中之症，势属缠绵，郁急，宜和营祛风，化痰通络。

全当归二钱　法半夏一钱半　象贝母三钱　桑枝三钱　紫丹参三钱　橘皮络各一钱　炙姜虫三钱　指迷茯苓丸包，二钱　煨天麻一钱半　炒竹茹一钱半　陈胆星一钱半　西秦艽二钱　丝瓜络一钱半　怀牛膝三钱

舌强言语模糊，半身不遂，阴虚风阳挟痰所致，仍宜养阴息风，化痰通络。

南沙参三钱　抱茯神三钱　川贝母三钱　淡竹油分冲，一两　川石斛二钱　炒竹茹一钱半　瓜蒌皮三钱　嫩桑枝三钱　生石决先煎，三钱　天竺黄一钱半　炙姜虫三钱　大麦冬三钱　远志肉一钱半　嫩钩钩后下，三钱

不寐

阴虚不受阳纳，阳亢不入于阴，心肾不交，彻夜不寐，内热口燥，脉象弦滑而数，舌苔薄黄，宜育阴潜阳，交通心肾，拟黄连阿胶汤加味。

川雅连五分　青龙齿先煎，三钱　元参心一钱　川石斛二钱　鸡子黄二枚　清阿胶烊化，二钱　炒枣仁二钱　天竺黄一钱　川贝母二钱　朱灯心二扎　朱茯神三钱　远志肉一钱半　天花粉三钱　海蛤壳三钱　珠粉吞，一分

又方：

南沙参三钱　珍珠母一两　柏子霜二钱　鲜莲子五钱　川石斛三钱　青龙齿先煎，三钱　夜交藤三钱　朱茯神三钱　酸枣仁炒，二钱　远志肉一钱半　怀牛膝三钱

头眩眼花，纳减少寐，肝阳上扰，胃失降和，宜以柔肝和胃。

太子参一钱半　朱茯神三钱　川石斛二钱　荷叶边一角　大白芍二钱　炒枣仁三钱　柏子霜二钱　莲子三钱　稽豆衣三钱　法半夏一钱半　夜交藤三钱　炒杭菊一钱　炒於术三钱　嫩钩钩后下，三钱

癫狂痰迷

肾阴不足，肝阳挟痰浊上蒙清窍，神志不宁，癫症屡发，精神疲倦，宜滋肾阴以柔肝木，安心神以涤痰热。

南沙参三钱　朱茯神三钱　天竹黄一钱半　竹沥半夏一钱半　川贝母二钱　珍珠母五钱　远志肉一钱半　金器一具　稽豆衣三钱　青龙齿先煎，三钱　炒竹茹一钱半　炒杭菊一钱

肝阳挟痰热上蒙，心神不安，谵语妄言，时时畏怯，癫狂之症也，宜清肝涤痰以安心神。

南沙参三钱　朱茯神三钱　花粉三钱　淡竹油分冲，一两　紫丹参二钱　青龙齿先煎，三钱　天竺黄一钱半　鲜石菖蒲一两　竹沥半夏一钱半　生石决先煎，三钱　陈胆星一钱半　小川连五分　川石斛二钱　炒竹茹一钱半

头眩眼花，不时痰迷，肝阳挟痰上扰清窍，宜清肝涤痰。

生石决先煎，三钱　朱茯神三钱　天竺黄一钱半　淡竹油分冲，一两　煨天麻一钱半　法半夏一钱半　远志肉一钱半　青龙齿先煎，三钱　炒竹茹一钱半　薄荷尖八分　南沙参三两　炙姜虫三钱　嫩钩钩后下，三钱

肾阴不足，肝阳上扰，头眩耳鸣，曾经痰厥，宜养阴柔肝，清泄化痰。

太子参一钱半　抱茯神三钱　潼蒺藜三钱　莲子三钱　稽豆衣三钱　生石决先煎，三钱　川贝母二钱　炒杭菊一钱　女贞子三钱　炒竹茹一钱半

心惊胆怯，神志不宁，肝火挟痰滞所致，姑宜平肝安神。

真珠母先煎，一两　朱茯神三钱　远志肉一钱半　朱灯心二扎　青龙齿先煎，三钱　炒枣仁三钱　天竺黄一钱半　紫石英先煎，三钱　柏子霜二钱　川贝母一钱半　川石斛三钱

肝气

肝气上升，脾胃不和，胸脘不舒，食入饱胀，先宜抑木畅中。

炒白芍二钱　云苓三钱　焦谷芽一钱半　佛手一钱半　广陈皮一钱　制香附一钱半　省头草三钱　越鞠丸包，三钱　白蒺藜三钱　春砂壳一钱　沉香曲包，一钱

肝气独旺，犯胃克脾，纳少腹胀，胸闷脘痛，宜以理气畅中。

白蒺藜三钱　云苓三钱　砂仁壳一钱　鲜佛手三钱　炒白芍二钱　陈广皮一钱　煅瓦楞三钱　川楝肉一钱半　制香附一钱半　荜澄茄一钱半　延胡索一钱半　沉香曲一钱

胸闷不舒，食入梗痛，脉弦涩，苔薄腻，此乃有形之食阻塞无形之气也，宜以理气畅中。

炒白芍二钱　云苓三钱　春砂花八分　上沉香人乳磨冲，三分　川楝肉一钱半　全瓜蒌三钱　制香附一钱半　煅瓦楞三钱　延胡索一钱半　薤白头一钱　新会皮一钱　绿萼梅一钱　八月札一钱半

肝气横逆，犯胃克脾，脘腹作痛，痛引腿膝，子丑尤甚，宜以酸苦泄肝，甘以缓肝，肝和则气自和，不治痛而痛自止矣。

炙乌梅一钱　赤苓三钱　陈木瓜一钱　青橘叶一钱半　炙草八分　香附一钱半　煅瓦楞三钱　大白芍二钱　砂仁壳一钱　荜澄茄一钱半　川楝肉一钱半　延胡索一钱半

新寒引动厥气，脾胃不和，胸闷脘痛，纳谷不香，宜理气温通。

炒白芍二钱　云苓三钱　广木香八分　檀降香各三分　肉桂心四分　陈广皮一钱　法半夏一钱半　生姜一片　川楝肉一钱半　制香附一钱半　煅瓦楞三钱　延胡索一钱半　大砂仁后下，八分　荜澄茄一钱半

肝气挟湿痰交阻，脾胃不和，脘痛吞酸，宜抑木畅中，佐入辛开苦降。

炒白芍二钱　茯苓三钱　制香附一钱半　玫瑰花六分　姜半夏一钱半　陈广皮一钱　砂仁壳一钱半　左金丸分吞，一钱　姜竹茹一钱半　白蒺藜三钱

梅核渐舒，食入作梗，宜以柔肝理气。

法半夏一钱半　云苓三钱　全瓜蒌打，三钱　鲜佛手三钱　紫苏梗二钱　陈广皮一钱半　薤白头一钱　合欢花一钱半　厚朴花八分　白蒺藜三钱　川贝母三钱　生姜一片

梅核气咽喉梗阻，咽饮不利，肝气上升，痰浊交阻，今拟代赭旋覆汤加味。

代赭石先煎，三钱　云苓三钱　全瓜蒌打，三钱　鲜佛手三钱　旋覆花包，一钱半　新会皮一钱　薤白头一钱　玫瑰花六分　法半夏一钱半　白蒺藜三钱　川贝母二钱　枇杷叶包，三钱

脘痛呕吐，不能纳谷，胸闷不舒，脉象弦滑，舌苔薄腻，此乃脾土薄弱，肝气横逆，痰饮内阻，气机失于宣通，拟平肝扶土以化痰湿。

大白芍一钱半　云苓三钱　上沉香三分　乌梅安胃丸包，三钱　陈皮一钱　姜川连二分　白蒺藜三钱　制半夏一钱半　淡吴萸二分　旋覆花包，一钱半

肝阳

风邪引动肝阳，上扰清空，形寒头痛，纳少泛恶，先宜祛风清泄。

炒黑荆芥一钱半　抱茯神三钱　薄荷炭五分　荷叶边一角　稽豆衣三钱　福橘络八分　象贝母一钱半　炒杭菊一钱　炒竹茹一钱半　白蒺藜三钱　嫩钩钩后下，一钱半

肝阳化风，上扰清空，形寒头痛，偏左鼻窒不通，宜以清泄。

稽豆衣三钱　抱茯神三钱　薄荷炭五分　生石决先煎，三钱　炒杭菊一钱　牡丹皮三钱　炒竹茹一钱半　鲜荷叶一角　南沙参三钱　冬桑叶一钱半　嫩钩钩后下，三钱　枇杷叶包，三钱

头眩眼花，宗气跳跃，血亏不能养肝，肝阳升腾无制，宜育阴潜阳，柔肝安神。

南沙参三钱　朱茯神三钱　大白芍二钱　黑芝麻一钱半　川石斛三钱　青龙齿先煎，三钱　潼沙苑三钱　大熟地三钱　左牡蛎先煎，一两　剪芡实三钱　牡丹皮一钱半　女贞子三钱　桑椹子三钱

肝阳挟痰上扰，头眩神疲，不时呕恶，宜清泄化痰。

稽豆衣三钱　抱茯神三钱　潼白蒺藜各三钱　荷叶边一角　炒杭菊一钱　竹沥半夏一钱半　橘白络各一钱　大白芍三钱　煨天麻一钱半　炒竹茹一钱半　左牡蛎先煎，一两　嫩钩钩后下，三钱

虫积

新寒引动虫积，腹痛纳少，先宜温化杀虫。

　　紫苏梗三钱　赤苓三钱　使君肉二钱　炒六曲三钱　广皮一钱　炒枳壳一钱半　陈鹤虱一钱半　开口花椒一钱　川楝肉一钱半　大腹皮三钱　白雷丸三钱　延胡索一钱半

　　腹痛突然而来，陡然而止，此虫积也，痛甚则脉细肢冷，勿轻视之，急宜酸苦杀虫。
　　炙乌梅一钱　云苓三钱　使君肉一钱半　开口花椒一钱　炒白芍三钱　陈广皮一钱　白雷丸三钱　川楝子一钱半　陈鹤虱一钱半　春砂壳一钱

疝气

　　新寒引动厥气，挟湿交阻，始由偏疝起见，继则寒热不清，苔腻脉紧滑数，先宜疏邪理气。
　　川桂枝一钱　赤苓三钱　台乌药一钱半　枸橘一钱半　炒白芍二钱　陈橘核一钱　泽泻三钱　川楝肉一钱半　小茴香一钱　细青皮一钱半　延胡索一钱半

　　新寒引动厥气，挟湿热下注，疝气坠胀疼痛，胸闷气逆，防上冲之险。
　　柴胡梢一钱半　赤苓三钱　路路通三钱　枸橘一钱半　炒赤芍二钱　陈橘核一钱　两头尖包，二钱　荔枝核打，三钱　川楝子一钱半　泽泻三钱　细青皮一钱半　延胡索一钱半

遗精

　　肾阴不足，肝火入客下焦，遗泄频频，治宜滋肾固摄。
　　大生地三钱　川萸肉三钱　潼蒺藜三钱　白莲须三钱　牡丹皮二钱　左牡蛎先煎，五钱　花龙骨先煎，三钱　抱茯神三钱　金樱子三钱　福泽泻三钱　怀山药三钱　剪芡实三钱

　　遗泄频频，头眩心悸，皆由水亏不能涵木，肝火肝阳易动所致，宜育阴潜阳、交通心肾。
　　大生地三钱　左牡蛎先煎，五钱　炒知母三钱　白莲须三钱　牡丹皮二钱　青龙齿先煎，三钱　紫石英先煎，五钱　抱茯神三钱　明天冬三钱　潼蒺藜三钱　怀山药三钱　金樱子三钱　剪芡实三钱

癃闭

　　湿火郁于下焦，小溲癃闭，少腹胀痛，急宜升清利湿。
　　川升麻一钱半　赤苓三钱　川草薢三钱　鲜车前草一两　飞滑石包，三钱　炒山栀一钱半　瞿麦穗三钱　通关滋肾丸包，四钱　生草梢八分　梗通草一钱　萹蓄草三钱

淋浊

　　肝火挟湿热下注，小溲淋浊，溺时管痛，先与清利。
　　龙胆草一钱　赤苓三钱　生草梢八分　荸荠梗五钱　黑山栀一钱半　细木通一钱　川雅连

六分　条子芩一钱半　飞滑石包，三钱　肥知母三钱　粉草薢三钱

又方：

粉草薢三钱　赤苓三钱　炒山栀一钱半　荸荠梗五钱　梗通草一钱　瞿麦穗三钱　牡丹皮三钱　石韦五钱　飞滑石包，三钱　萹蓄草三钱　车前子包，三钱　生草梢八分

血淋

心移热于小肠，逼血下注，小溲淋血，溺时管痛，先宜清利祛瘀。

鲜生地一两　赤苓三钱　当归尾二钱　鲜车前草五钱　细木通一钱　牡丹皮三钱　蒲黄炭一钱　藕汁冲一两　小川连六分　炒山栀一钱　小蓟根三钱　生草梢八分　桃仁泥三钱　粉草薢三钱

热甚者，羚羊片、黄柏、知母均可加入。

又方：

细生地三钱　嫩白薇三钱　生草梢八分　藕汁冲一两　牡丹皮二钱　阿胶珠二钱　炒山栀一钱半　茅根三钱　生白芍二钱　蒲黄炭一钱　杜红花一钱半　元武板三钱

续增虚损

阴虚则内热，阳虚则外寒，肺虚则咳嗽，脾虚则形瘦，脉象细弦而数，弦则为劳，数则病进，势已成损，恐难完璧，拟黄芪建中汤建立中气，宗经旨"劳者温之，损者益之"之意。

炙黄芪三钱　朱茯神三钱　甜杏仁三钱　生姜二片　川桂枝一钱　炙甘草一钱　广橘白一钱　红枣六枚　炒白芍二钱　怀山药三钱　生谷芽三钱　饴糖分冲，一两

妇　科

调经

新寒引动厥气，挟宿瘀交阻，经行腹痛，纳少泛恶，先与理气畅中。

紫苏梗三钱　赤苓三钱　绛通草八分　鲜佛手一钱半　川楝肉一钱半　杜红花一钱半　两头尖包，二钱　延胡索一钱半　砂仁壳一钱半　佩兰叶一钱半　制香附一钱半

受寒挟宿瘀停滞，少腹胀痛，经行忽止，宜以温营通经。

川桂枝一钱　赤苓三钱　春砂壳一钱半　煨姜一片　炒白芍二钱　小茴香一钱　两头尖包，二钱　川楝肉一钱半　台乌药一钱半　杜红花一钱半　延胡索一钱半

经前腹痛，形寒纳少，苔腻脉沉迟，风寒袭于冲任，营卫失于流通，再宜温经通络。

川桂枝一钱　云苓三钱　广艾绒一钱半　青橘叶一钱半　炒白芍二钱　制香附一钱半　延胡索一钱半　煨姜一片　淡吴萸八分　春砂壳一钱半　制半夏二钱

血虚气滞,经事愆期,腰酸腹痛,宜和营理气。

全当归二钱　云苓三钱　怀牛膝三钱　姜一片　紫丹参三钱　生香附一钱半　杜红花一钱半　红枣三枚　小胡麻一钱半　春砂壳一钱半　广艾绒一钱半　陈广皮钱半

经事愆期,腹内隐痛,冲任不足,肝脾气滞,拟《金匮》温经汤加味。

当归二钱　茯苓三钱　麦冬三钱　姜一片　白芍二钱　炙草一钱　半夏一钱半　枣三枚　川芎一钱　丹参三钱　丹皮二钱　阿胶烊冲,二钱　桂枝一钱半　吴萸八分

经后腹痛且胀,饮食减少,肝脾气滞,宿瘀未楚,宜以和营祛瘀,理气畅中。

全当归二钱　川楝肉一钱半　云苓三钱　佛手一钱半　紫丹参三钱　延胡索一钱半　制香附一钱半　紫苏梗三钱　台乌药一钱半　春砂壳一钱半

血虚有热,肝脾气滞,经行淋漓,拟荆芩四物汤加味。

炒条芩一钱半　生地炭三钱　炙柏炭三钱　鲜藕一两　炒荆芥一钱半　小胡麻一钱半　牡丹皮二钱　白归身二钱　嫩白薇三钱　陈棕炭三钱　大白芍二钱

经事淋漓,腰酸带下,腹痛隐隐,冲任亏损,带脉亦虚,肝脾气滞,宜以调养固摄。

白归身二钱　云苓三钱　怀山药三钱　藕节二枚　大白芍二钱　炒黑荆芥八分　生苡仁三钱　威喜丸包,三钱　生地炭三钱　炒条芩一钱　制香附一钱　阿胶珠二钱

肝脾两亏,藏统失司,经事淋漓,腰腹疼痛,脉来细涩,苔薄腻,症势非轻,姑宜养营理气。

炒白芍二钱　云苓三钱　炒黑荆芥一钱半　藕节炭三钱　清炙草一钱　陈广皮一钱半　炒条芩一钱半　稆豆衣三钱　制香附一钱半　陈棕炭三钱　炒杭菊一钱半

崩漏注不止,少腹坠胀作痛,肝虚不能藏血,脾虚不能统血,拟归脾汤加味。

潞党参三钱　抱茯神三钱　炒枣仁三钱　藕节炭一钱半　炙黄芪三钱　陈广皮一钱半　厚杜仲三钱　陈棕炭三钱　甜冬术三钱　白归身二钱　阿胶珠二钱　清炙草八分

停经两月,崩血两次,胸闷气升,纳少头眩,血亏不能养肝,肝气肝阳上升,脾胃升降失司也。

大白芍二钱　抱茯神三钱　青龙齿先煎,三钱　荷叶边一角　川石斛三钱　炒枣仁三钱　橘白络各一钱　藕节三枚　稆豆衣三钱　左牡蛎先煎,一两　嫩白薇三钱　炒杭菊一钱半

妊娠

经居五旬,纳少泛恶,头眩神倦,脉来弦滑,恶阻之象。

炒荆芥一钱半　云苓三钱　熟谷芽三钱　姜竹茹一钱半　陈广皮一钱　炒枳壳一钱半　省头草三钱　鲜佛手三钱　法半夏一钱半　砂仁壳一钱　炒杭菊一钱半

经居四旬，胸闷泛恶，形寒内热，脉来弦滑，妊娠恶阻之象，拟保生汤加味。

制香附一钱半　茯苓三钱　炒谷芽三钱　荷叶一角　春砂壳一钱　广皮一钱　佩兰叶二钱　佛手一钱半　炒黑荆芥一钱半　半夏一钱半　炒竹茹一钱半　紫苏梗一钱半

怀孕五月，忽然流红，腰酸腹痛，防其半产，急宜养血保胎。

白归身二钱　抱茯神三钱　厚杜仲三钱　桑寄生三钱　大白芍二钱　生白术三钱　川断肉三钱　红枣三枚　生地炭三钱　炒条芩一钱半　陈广皮一钱　阿胶珠二钱

外　科

痈疽

风火痰热，蕴结太阳之络，脑后发漫肿疼痛，寒热不清，拟荆防败毒散加味。

荆芥穗一钱半　生草节一钱　大贝母三钱　万灵丹研吞，一粒　青防风一钱半　粉桔梗一钱　炙姜虫三钱　薄荷叶后下，一钱　大川芎一钱　京赤芍二钱　炒牛蒡二钱　连翘壳一钱半

盘颈痰破溃，脓水甚多，四围肿痛，姑拟和营托毒。

全当归二钱　云苓三钱　陈广皮一钱半　青橘叶一钱半　京赤芍二钱　生草节一钱　大贝母三钱　紫丹参三钱　粉桔梗一钱　炙姜虫三钱　牡丹皮三钱　生香附一钱半　丝瓜络一钱半

流痰已久，势将溃破，治宜温托。

生黄芪三钱　全当归二钱　云苓三钱　嫩桑枝三钱　青防风一钱半　紫丹参三钱　大贝母三钱　生草节一钱　川桂枝一钱　生白术三钱　炙姜虫三钱　炒赤芍二钱　陈广皮一钱半　鹿角霜一钱

搭背腐溃，脓水不多，再与补托。

生潞党三钱　全当归二钱　云苓三钱　红枣三枚　生白术三钱　大白芍二钱　大贝母三钱　生甘草一钱　紫丹参三钱　陈广皮一钱半

附骨流注，漫肿疼痛，不便步履，拟阳和汤加味。

净麻黄二分半　炮姜炭八分　陈广皮一钱　鹿角胶酒化，二钱　大熟地同捣，五钱　白芥子炒，二钱　生甘草一钱　嫩桑枝三钱　肉桂心五分　云苓二钱　全当归二钱　炙乳没各八分

外疡成漏，经已有年，近来寒热晚甚，已有两月，形瘦神疲，脉来濡软，阳虚不能外护，阴虚失于内守，脾胃生气不振，势虑来损。

炙黄芪三钱　川桂枝一钱　云苓三钱　姜一片　青蒿梗一钱半　大白芍二钱　陈广皮一钱　红枣三枚　炙鳖甲三钱　清炙草一钱　全当归二钱

暑令疡疖甚多，寒热晚甚，治宜清化。

净蝉衣一钱半　生草节一钱　飞滑石包，三钱　夏枯花一钱半　京赤芍三钱　大贝母三钱
炒牛蒡一钱半　淡竹叶一钱半　金银花三钱　炙姜虫三钱　淡黄芩一钱半　连翘壳一钱半

杂 症

流火

湿火下注，右足流火肿痛，不便步履，急宜清解。

晚蚕沙包，三钱　生草节一钱　茯苓皮五钱　炒竹茹三钱　京赤芍三钱　忍冬藤三钱　大
贝母三钱　嫩桑枝三钱　炒条芩一钱半　连翘壳一钱半　冬瓜子皮各三钱　飞滑石包，三钱

血燥

血虚生热生风，左手常枯燥作痒，治风先治血，血行风自灭也。

细生地三钱　小胡麻一钱　地肤子三钱　桑枝三钱　牡丹皮二钱　肥玉竹三钱　豨莶草三
钱　丝瓜络一钱半　京赤芍二钱　茯苓皮三钱　大川芎一钱　制首乌三钱

湿疮

风湿热蕴袭脾肺两经，肌肤湿疮浸淫痒痛，治宜清化。

净蝉衣一钱半　茯苓皮三钱　大贝母三钱　绿豆衣三钱　牡丹皮二钱　川通草一钱　忍冬
藤三钱　冬瓜皮三钱　京赤芍二钱　六一散包，三钱　连翘壳一钱半

横痃

痰湿瘀凝，营卫不从，横痃肿硬疼痛，寒热不清，宜以疏散清解。

荆芥穗一钱　生草节五分　大贝母一钱半　嫩桑枝三钱　青防风一钱　桃仁泥二钱　炙姜
虫一钱　炙乳没各一钱　当归尾一钱半　杜红花一钱　炙甲片一钱半　赤芍药二钱　泽泻三钱
皂角刺一钱半

下疳

袖口疳已久，四围肿痛，小溲挟浊，仍拟二子消毒饮加味。

荆芥穗一钱　生草节五分　大贝母一钱半　仙遗粮三钱　青防风一钱　金银花二钱　炙姜虫
一钱　青麟丸包，三钱　净蝉衣五分　连翘壳一钱半　飞滑石三钱　光杏仁三钱　皂荚子一钱半

湿火下注，遗毒逗留下部，腐烂作痒，宜以清化。

龙胆草八分　小川连三分　六一散包，三钱　淡竹叶一钱半　黑山栀一钱　金银花三钱　肥知母一钱半　牡丹皮三钱　连翘壳一钱半　川黄柏二钱　京赤芍二钱　粉草薢三钱　细木通一钱

广痘满布，肩胛酸痛，咽痛蒂坠，再与解毒通络。
净蝉衣一钱　生草节一钱　忍冬藤三钱　桑枝三钱　炒牛蒡二钱　粉桔梗一钱　连翘壳一钱半　丝瓜络一钱半　光杏仁三钱　轻马勃五分　京赤芍三钱　大贝母三钱　炙姜虫三钱　西秦艽一钱半

广痘满布，肩胛酸痛，余毒湿热，逗留经络，再与疏透。
全当归二钱　片姜黄一钱半　京赤芍二钱　嫩桑枝三钱　西秦艽三钱　海桐皮三钱　净蝉衣一钱半　丝瓜络一钱半　大川芎一钱　威灵仙三钱　炒牛蒡一钱半　指迷茯苓丸分吞，三钱　晚蚕沙包，一钱半

七　窍

咽喉

厥少之火上升，风热之邪外乘，喉风肿痛妨于咽饮，脉来郁滑而数，宗经旨"火郁发之、结者散之"之意。
薄荷叶六分　生甘草一钱　连翘壳一钱半　淡竹叶一钱半　炒牛蒡一钱半　粉桔梗一钱　大贝母三钱　金锁匙八分　净蝉衣一钱半　嫩射干八分　炙姜虫三钱　白茅根三钱　淡豆豉三钱　轻马勃五分　挂金灯三钱

风温时气之邪，蕴袭肺胃两经，形寒身热，咽痛白点，妨于咽饮，急宜辛凉清解。
淡豆豉三钱　生甘草一钱　连翘壳一钱半　淡竹叶一钱半　炒山栀皮一钱半　粉桔梗一钱　大贝母三钱　薄荷叶后下，八分　嫩射干八分　炙姜虫三钱　炒牛蒡三钱　轻马勃五分　挂金灯三钱

痧布身热未退，咽喉肿痛白腐，温邪化火，蕴蒸肺胃，还虑增变，姑与清解。
淡豆豉三钱　甘中黄一钱　连翘壳一钱半　淡竹叶一钱半　炒山栀一钱半　粉桔梗一钱　大贝母三钱　白茅根三钱　薄荷叶后下，八分　山豆根一钱半　炙姜虫三钱　炒牛蒡二钱　轻马勃五分　金银花二钱

身热渐退，痧疹渐化，咽痛白点，口干舌绛，痧火蕴蒸肺胃两经，再宜育阴清降。
鲜石斛三钱　甘中黄一钱　连翘壳一钱半　淡竹叶一钱半　京元参三钱　粉桔梗一钱　象贝母三钱　鲜茅芦根各五钱　薄荷叶后下，八分　轻马勃五分　川通草五分　冬桑叶一钱半

喉痹碎痛，咽饮不利，形瘦脉细，水亏火旺，土不生金，已成损怯，恐难挽回。

大麦冬三钱　抱茯神三钱　川贝母三钱　凤凰衣一钱半　京元参三钱　怀山药三钱　瓜蒌皮二钱　猪肤一两　生甘草一钱　白扁豆衣三钱　甜光杏三钱

舌

心火挟毒热，热蒸舌根，腐烂焮痛，拟泻心导赤汤加味，引火下趋。

鲜生地五钱　小川连六分　金银花三钱　淡竹叶一钱半　细木通一钱　京元参三钱　连翘壳一钱半　活芦根三钱　生甘草一钱　薄荷叶后下，八分　象贝母三钱

舌岩已久，项颈结核不消，心开窍于舌，脾脉络舌旁，心经郁火上升，脾经痰热凝结也，症属缠绵，再拟导赤汤加化痰之品。

细生地三钱　童木通一钱　川贝母三钱　淡竹沥分冲，一两　京元参三钱　甘中白二钱　瓜蒌皮二钱　灯心二扎　小川连八分　合欢花三钱　川玉金二钱　生甘草一钱

口

阴虚，心脾积火上升，舌边碎痛，姑宜导赤散加味，引火下趋。

鲜生地五钱　小川连八分　连翘壳一钱半　淡竹叶一钱半　细木通一钱　薄荷叶后下，八分　飞滑石包，三钱　灯心二扎　生甘草一钱　京元参三钱　大贝母三钱

头眩眼花，舌边碎痛，阴虚浮游之火上升，中土已虚，再宜育阴潜阳，佐以养胃。

大熟地三钱　炒白芍二钱　潞党参三钱　稻根须三钱　云苓三钱　清炙草一钱　生白术三钱　炒怀药三钱　稆豆衣三钱　陈广皮一钱　煅牡蛎一两　炒杭菊一钱半　川石斛三钱

阳明湿火上蒸，牙疳腐烂，治宜清解。

京元参三钱　胡黄连 八分　甘中黄八分　淡竹叶一钱半　薄荷叶后下，一钱　金银花三钱　连翘壳一钱半　真芦荟一钱　粉桔梗一钱　活贯众三钱　银柴胡一钱半

阳明积火上升，走马牙疳，腐烂不堪，渗血甚多，呃逆频频，脉郁数，危险之症也，勉方冀幸。

犀角尖磨冲，五分　甘中黄一钱半　京元参三钱　淡竹叶一钱半　鲜生地五钱　薄荷叶后下，八分　真芦荟一钱　活芦根三钱　熟石膏一两　银柴胡一钱半　粉桔梗一钱　胡黄连一钱　连翘壳一钱半　活贯众三钱

鼻

肝火上升，骤犯肺火，鼻红屡发，治宜育阴清降。

南沙参三钱　薄荷炭一钱　象贝母三钱　白茅根一两　大麦冬三钱　羚羊片五分　侧柏炭三钱　白茅花三钱　冬桑叶二钱　山茶花二钱　牡丹皮二钱　炒山栀二钱

肺有伏热，鼻疮碎痛，治宜清解。

京元参三钱　生甘草一钱　大贝母三钱　枇杷叶包，三钱　薄荷叶后下，八分　粉桔梗一钱　黑山栀二钱　活芦根三钱　淡黄芩一钱半　金银花三钱　肥知母三钱　川黄连八分　连翘壳一钱半　苍耳子三钱

目

目赤已久，甚则流血，肝火妄升，逼血上行也，治宜清降。

鲜生地五钱　薄荷叶后下，一钱　冬桑叶二钱　淡竹叶一钱半　牡丹皮二钱　象贝母三钱　甘菊花二钱　小川连六分　京赤芍二钱　车前子包，三钱　夏枯花三钱　生甘草一钱　谷精珠三钱　炒山栀一钱半

目为肝窍，肝火上升，风热外乘，右目红肿，胬肉突出，宜以清解。

荆芥穗一钱半　京赤芍三钱　连翘壳一钱半　淡竹叶一钱半　净蝉衣一钱半　京元参三钱　炒山栀一钱半　夏枯头三钱　冬桑叶二钱　生石决先煎，五钱　淡黄芩一钱半　甘菊花二钱　象贝母三钱　青葙子三钱

水亏不能涵木，木火上扰，始而目赤，继则生翳，口角生疮，宜育阴清降。

鲜生地五钱　象贝母三钱　净蝉衣一钱半　淡竹叶一钱半　京元参三钱　谷精珠三钱　冬桑叶二钱　生石决先煎，五钱　京赤芍二钱　甘菊花三钱　牡丹皮三钱　青葙子三钱　夏枯花三钱

耳

耳为肾窍，肾虚肝阳上扰，耳鸣屡发，宜清上实下主治。

大生熟地各三钱　抱茯神三钱　女贞子三钱　灵磁石先煎，五钱　牡丹皮二钱　左牡蛎一两　桑椹子三钱　明天冬三钱　生白芍二钱　潼蒺藜三钱　稽豆衣三钱　炒杭菊一钱半

肝火挟湿热上蒸，耳疳流水，耳鸣失聪，宜清泄化湿。

稽豆衣三钱　茯苓皮三钱　鲜生地五钱　夏枯花三钱　甘菊花一钱半　通草五分　冬桑叶二钱　鲜石菖蒲三钱　牡丹皮二钱　飞滑石包，三钱　连翘壳一钱半　京赤芍二钱

肝火盛者，可加黄芩、柴胡、山栀等。

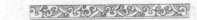

妇 人 外 疡

乳痈

肝不调达，胃热瘀凝，外吹乳痈，肿硬疼痛，寒热不清，宜疏邪清解。

荆芥穗一钱半　青陈皮各一钱　忍冬藤三钱　青橘叶一钱半　炒牛蒡三钱　全瓜蒌打,四钱　连翘壳一钱半　梅花点舌丹分吞,一粒　生甘草一钱　炙甲片三钱　大贝母三钱　京赤芍三钱　蒲公英一两　丝瓜络一钱半

乳疽

肝郁不达,营卫不和,寒热屡发,纳谷不香,乳中结核,脉来弦滑,拟逍遥散加味。

全当归二钱　抱茯神三钱　生香附一钱半　青橘叶一钱半　大白芍二钱　生白术三钱　陈青皮各一钱半　醋炒柴胡一钱半　川贝母三钱　紫丹参三钱

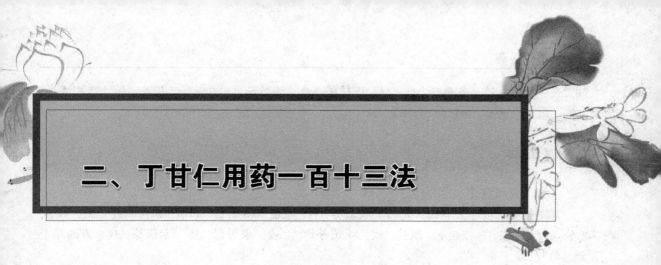

二、丁甘仁用药一百十三法

《丁甘仁用药一百十三法》系丁甘仁当年门诊处方记录，由其门生归纳整理而成，原为抄本。其案语简洁，一法一方，足可令后人效法，故名。本集有抄本、油印本、铅印本及《孟河丁甘仁用药法》《丁甘仁诊方辑要》等多种版本。此次整理，由上述诸本校勘而成。并于各类各法中附加按语，原本有药无量，现据有关资料补正，可供参考。

编者

时 病 门

感冒类

（一）疏邪解表法

大豆卷三钱　紫苏梗三钱　赤茯苓三钱　桂枝钱半　枳壳麸炒，二钱　嫩前胡二钱　桔梗一钱　晚蚕沙包，三钱　六神曲炒焦，三钱　葱白拍，三茎　鲜生姜去皮、拍，三钱

（二）和营达邪法

桂枝二钱　佩兰二钱　制半夏三钱　赤芍药三钱　晚蚕沙包，三钱　赤茯苓三钱　苏梗三钱　淡黄芩炒，一钱五分　麸枳壳二钱　焦谷芽五钱　鲜荷叶洗，一角　鲜佛手三片，干者用一钱

（三）疏邪化痰法

荆芥一钱五分　霜桑叶一钱五分　法半夏三钱　苏梗三钱　前胡一钱五分　薄橘红盐水炒，六分　薄荷后下，八分　玉桔梗一钱　光杏仁去衣尖、打，三钱　江枳壳炒焦，二钱　赤茯苓三钱

（四）宣化畅中法

荆芥穗一钱五分　佩兰三钱　春砂仁后下，一钱五分　苏梗三钱　姜半夏三钱　江枳壳麸炒，二钱　广藿香一钱五分　广皮一钱五分　大腹皮洗，三钱　六神曲炒焦，三钱　赤茯苓三钱　佛手一钱

风温类

（五）辛凉疏解法

大豆卷三钱　净蝉衣去翅、足洗，一钱　光杏仁去衣尖、打，三钱　薄荷尖后下，一钱　前

胡二钱　象贝三钱　冬桑叶一钱五分　玉桔梗一钱　淡竹茹一钱五分　赤茯苓三钱　江枳壳炒，二钱　枇杷叶去毛、包煎，三钱

湿温类

（六）疏邪宣化法

藿香三钱　姜半夏三钱　光杏仁去衣尖、打，三钱　滑石研，包煎，四钱　蔻仁打，后下，七分　竹茹水炙，一钱五分　佩兰三钱　淡黄芩炒，二钱　象贝母二钱　赤茯苓三钱　方通草七分　荷叶洗，一角

伏暑类

（七）清解宣化法

淡豆豉三钱　前胡一钱五分　江枳壳麸炒，一钱五分　黑山栀三钱　玉桔梗五分　赤茯苓三钱　广藿香一钱五分　竹茹一钱五分　光杏仁去衣尖、打，三钱　川通草七分　六一散包煎，五钱　鲜荷叶洗，一角

温热类

（八）养阴清宣法

铁石斛三钱　淡黄芩炒，二钱　黑山栀三钱　青蒿三钱　连翘去心，三钱　竹茹一钱五分　薄荷后下，五分　象贝三钱　白薇一钱五分　净蝉衣去翅、足，一钱　光杏仁去衣尖、打，五钱　六一散包，五钱　赤茯苓三钱　茅芦根去心、节，各五钱　枇杷叶去毛、包煎，三片

（九）育阴清热法

石斛三钱　天花粉四钱　黑山栀三钱　黑玄参三钱　云茯神三钱　白薇一钱五分　鲜生地五钱　南沙参三钱　川贝去心，三钱　麦冬去心，四钱　连翘壳三钱　淡竹茹一钱五分　枇杷叶去毛、包煎，三片　雪梨汁冲，二匙　甘蔗汁冲，二匙

风湿类

（十）祛风化湿法

荆防风各一钱五分　晚蚕沙包，三钱　橘皮络各一钱五分　独活一钱五分　桑枝炒，三钱　丝瓜络炒，三钱　左秦艽一钱五分　连皮苓五钱　淡竹茹一钱五分　天仙藤三钱　木瓜三钱

（十一）和营通络法

当归三钱　连皮苓五钱　桑枝炒，三钱　赤芍三钱　秦艽一钱五分　片姜黄一钱　川芎一钱五分　海桐皮三钱　牛膝一钱五分　晚蚕沙包，三钱　丝瓜络三钱

（十二）化痰通络法

桑桂枝炒，各一钱五分　姜半夏三钱　淡竹茹姜汁炒，一钱五分　明天麻煨，二钱　广陈皮一钱五分　薏苡仁五钱　左秦艽二钱　连皮苓五钱　晚蚕沙包，三钱　丝瓜络水炙，三钱　指

迷茯苓丸开水送服，三钱

杂 病 门

疟疾类

（十三）和解化痰法
柴胡一钱五分　姜半夏三钱　广陈皮一钱五分　黄芩一钱五分　光杏仁去衣尖、打，三钱　赤茯苓三钱　前胡一钱五分　象贝母三钱　佩兰叶一钱五分　竹茹姜汁炒，三钱

（十四）温化湿痰法
桂枝炒，一钱五分　广陈皮一钱五分　大贝母三钱　姜半夏三钱　川朴姜汁炒，一钱　光杏仁去衣尖、打，三钱　柴胡一钱五分　草果仁一钱五分　老苏梗三钱　枳实麸炒，二钱　云茯苓四钱　鲜生姜去皮、拍，三片

（十五）扶正达邪法
潞党参三钱　柴胡炒，一钱五分　姜半夏三钱　台白术土炒，三钱　淡黄芩炒，二钱　光杏仁去衣尖、打，三钱　云茯苓三钱　佩兰叶三钱　大贝母三钱　炙甘草一钱五分　广陈皮一钱五分　淡竹茹姜汁炒，二钱

（十六）和解宣化法
大豆卷三钱　佩兰三钱　大贝母三钱　苏梗三钱　姜半夏三钱　光杏仁去衣尖、打，三钱　嫩前胡二钱　陈皮一钱五分　江枳壳麸炒，一钱五分　赤茯苓三钱　川通草七分　六神曲炒焦，三钱　甘露消毒丹开水吞下，三钱

中风类

（十七）养阴息风法
南沙参三钱　制僵蚕三钱　朱茯神三钱　麦冬去心，四钱　嫩钩钩后下，三钱　远志肉朱砂拌，一钱　石斛三钱　天竺黄二钱　淡竹茹姜汁炒，三钱　石决明打、先煎，五钱　川贝母去心，三钱　嫩桑枝炒，三钱　瓜蒌皮一钱　淡竹沥分二次冲，一两

（十八）息风涤痰法
天麻三钱　羚羊尖镑、先煎，二钱　陈胆星一钱五分　胡麻三钱　石决明打、先煎，八钱　浙贝母三钱　嫩钩钩后下，三钱　滁菊花三钱　姜半夏三钱　蝎尾三钱　天竺黄三钱　朱茯神三钱　当归五钱　鲜竹沥冲服，一两
或用羚羊尖一分许，水磨，或研末吞。

（十九）豁痰开窍法
羚羊角磨、先煎，三钱　陈胆星一钱五分　明天麻煨，三钱　石菖蒲三钱　竹茹黄各三钱　姜半夏三钱　广郁金三钱　川贝母去心，三钱　瓜蒌皮三钱　江枳壳麸炒，二钱　白茯苓五钱　至宝丹一粒或苏合香丸化服，一粒

霍乱类

（二十）芳香化浊法

广藿香三钱 广木香煨，一钱五分 白茯苓三钱 佩兰叶三钱 春砂仁打、后下，二钱 猪苓三钱 川厚朴姜汁炒，二钱 灶心土包煎，一两 苡仁五钱 姜半夏三钱 大腹皮洗，三钱 广陈皮一钱五分 焦神曲三钱 车前子炒打、包煎，三钱 鲜荷叶连脐洗切，半张

痢疾类

（二十一）疏邪化滞法

荆芥炭一钱五分 川厚朴姜制，一钱五分 南楂炭三钱 防风炭一钱五分 小青皮炒，二钱 大麦芽炒焦，五钱 姜半夏三钱 焦枳实一钱五分 六神曲炒焦，三钱 薏苡仁五钱 煨姜二片 大腹皮洗，三钱 木香槟榔丸先吞，三钱

（二十二）清宣化滞法

粉葛根煨，一钱五分 六神曲炒，三钱 大腹皮洗，三钱 银花炭三钱 南楂炭三钱 赤茯苓三钱 赤芍药二钱 青陈皮各二钱 建泽泻盐水炒，三钱 荷叶蒂炒，三个 瓜蒌仁打，三钱 陈红茶三钱 枳实导滞丸先开水过下，四钱 香连丸分三次开水下，三钱

（二十三）清化和中法

白头翁三钱 银花炭三钱 焦神曲三钱 秦皮二钱 云赤苓各三钱 陈皮一钱五分 赤芍三钱 淡黄芩炒，二钱 泽泻盐水炒，二钱 焦楂炭三钱 六一散包，三钱 香连丸分三次开水下，三钱

（二十四）清营和中法

当归身四钱 粉甘草炙，一钱 赤茯苓三钱 赤芍三钱 扁豆衣炙香，三钱 谷芽炒焦，五钱 白头翁三钱 建泽泻盐水炒，三钱 陈皮一钱五分 秦皮二钱 淡黄芩炒，二钱 黄连阿胶丸分三次吞，三钱

（二十五）扶正温化法

潞党参土炒，三钱 阿胶珠蛤粉炒，三钱 光杏仁去衣尖、打，三钱 野於术米炒，三钱 制军炙炭，三钱 扁豆衣炒，三钱 全当归土炒，三钱 火麻仁打泥，四钱 采芸曲三钱 熟附片一钱五分 瓜蒌仁打，三钱 鲜荷叶切洗，一角 荠菜花炭五钱 戊己丸三钱，分二次开水吞

泄泻类

（二十六）疏邪化浊法

大豆卷三钱 炒苡仁五钱 扁豆衣炒，一钱五分 黄芩炒，二钱 焦六曲炒，三钱 赤茯苓三钱 佩兰叶一钱五分 江枳壳麸炒，二钱 车前草炒、研，三钱 玉桔梗一钱 鲜荷叶连脐，一角

（二十七）和中化浊法

姜半夏三钱 扁豆衣一钱五分 广藿香一钱五分 川厚朴姜制，一钱 春砂仁后下，一钱五分 佩兰叶一钱五分 新会皮一钱五分 焦神曲三钱 薏苡仁三钱 猪茯苓各三钱 大腹皮三

钱　鲜荷梗去刺洗切，一尺

（二十八）温中化浊法

制附片一钱五分　嫩桂枝去皮，一钱五分　川厚朴盐水洗，一钱五分　干姜一钱五分　广藿梗一钱五分　姜半夏三钱　煨姜一钱五分　佩兰梗一钱五分　广陈皮一钱五分　白茯苓三钱焦神曲三钱　车前子炒研、包煎，三钱

（二十九）扶土和中法

台白术土炒，三钱　扁豆衣炒，三钱　佩兰三钱　云茯苓三钱　陈皮一钱五分　苡仁炒，五钱　香谷芽炒，五钱　砂仁壳三钱　大腹皮三钱　白蒺藜去刺、炒，三钱　莱菔英三钱

（三十）益火扶土法

台白术土炒，三钱　益智仁煨，三钱　广木香煨，五分　云茯苓三钱　炮姜炭五分　诃子皮一钱五分　炙甘草一钱　补骨脂三钱　御米壳一钱五分　佩兰叶一钱五分　广陈皮一钱五分炒谷芽三钱

癃闭类

（三十一）升清宣化法

升麻一钱五分　云茯苓五钱　甘草梢一钱五分　桔梗一钱五分　滑石包煎，八钱　枳壳二钱杏仁去衣尖、打，三钱　通草一钱五分　广陈皮一钱五分　怀牛膝根三钱

（三十二）益气滋肾法

潞党参土炒，三钱　炙甘草一钱五分　广陈皮一钱五分　炙黄芪三钱　云苓三钱　光杏仁去衣尖、打，三钱　台白术土炒，三钱　升麻一钱五分　滋肾丸先吞，三钱

肿胀类

（三十三）肃运分消法

光杏仁去衣尖、打，三钱　猪苓三钱　碧竹三钱　象贝母三钱　带皮苓四钱　大腹皮三钱　家苏子打，三钱　泽泻盐水炒，三钱　陈皮一钱五分　炒桑枝一钱五分　丝瓜络三钱　地枯萝三钱

（三十四）温通分消法

制附片一钱五分　台白术土炒，三钱　范志曲三钱　淡干姜一钱五分　制苍术一钱五分　带皮苓五钱　川油朴姜汁炒，七分　新会皮一钱五分　大腹皮三钱　鸡内金炙，三钱　葫芦瓢三钱

（三十五）健运分消法

台白术三钱　泽泻盐水炒，三钱　范志曲三钱　川厚朴盐水炒，一钱五分　连皮苓五钱　鸡内金炙，三钱　广陈皮一钱五分　苡仁八钱　大腹皮炙，三钱　冬瓜子皮子打，各四钱　地枯萝三钱　葫芦瓢三钱

咳嗽类

（三十六）祛风化痰法

前胡一钱五分　光杏仁去衣尖、打，三钱　紫菀茸蜜炙，一钱　牛蒡子炒打，三钱　象贝母

三钱　赤茯苓三钱　桑叶一钱五分　化橘红蒸、炒，一钱　淡竹茹水炙，一钱五分　冬瓜子炒、打，四钱　枇杷叶去毛、包煎，三片

（三十七）祛风清宣法

净蝉衣去翅、足，一钱　光杏仁去衣尖、打，三钱　瓜蒌皮三钱　霜桑叶一钱五分　薄橘红一钱　赤茯苓三钱　牛蒡子炒、打，三钱　玉桔梗一钱五分　冬瓜子炒、打，三钱　大贝母三钱　淡竹茹水炙，二钱　生梨去核，半只

（三十八）肃肺降气法

苏子打，三钱　光杏仁去衣、尖，三钱　款冬花蜜炙，三钱　旋覆花绢包，三钱　橘红一钱　紫菀肉蜜炙，一钱五分　代赭石煅，三钱　姜半夏三钱　鹅管石三钱　生苡仁五钱　冬瓜子炒、打，三钱　白茯苓五钱　枇杷叶去毛、包煎，三片

（三十九）降气纳气法

潞党参三钱　左牡蛎煅，五钱　盐橘红一钱　苏子打，三钱　胡桃肉去油，三钱　川贝母去心，三钱　干姜一钱　补骨脂三钱　甜杏仁去衣、尖，三钱　五味子焙，一钱　旋覆花绢包，三钱　法半夏三钱　抱木茯神三钱　枇杷叶去毛、包煎，三片　七味都气丸绢包，五钱

（四十）温药和解法

桂枝三钱　台白术炒焦，三钱　薄橘红盐水炒，一钱　五味子焙，六分　姜半夏三钱　光杏仁去衣尖、打，三钱　干姜一钱　炙甘草一钱　浙贝母三钱　紫菀肉蜜炙，一钱五分　云苓三钱　款冬花蜜炙，三钱　大枣劈去核，三枚

（四十一）开肺清音法

桔梗一钱　桑叶一钱五分　大贝母三钱　凤凰衣一钱五分　胖大海后下，三钱　光杏仁去衣尖、打，三钱　蝉衣一钱五分　射干一钱五分　牛蒡子炒、打，三钱　薄橘红盐水炒，一钱　马兜铃蜜炙，一钱五分　鲜竹茹一钱五分　赤茯苓三钱

（四十二）清热补肺法

北沙参四钱　川贝母去心，三钱　瓜蒌皮三钱　石斛四钱　甜杏仁去衣尖、打，三钱　淡竹茹姜汁炒，三钱　阿胶珠蛤粉炒，三钱　马兜铃蜜炙，二钱　茯神四钱　海蛤壳煅，五钱　鲜藕汁冲，一匙　雅梨汁冲，一匙

（四十三）扶土化痰法

怀山药土炒，三钱　半夏三钱　盐橘红一钱　台白术土炒，三钱　甜杏仁去衣尖、打，三钱　云茯神三钱　炙甘草一钱　象贝三钱　焦谷芽五钱　炒苡仁七钱　冬瓜炒、打，四钱　大枣劈去核，三枚

（四十四）培土生金法

潞党参土炒，三钱　炙甘草一钱　川贝母去心，三钱　於潜术土炒，三钱　云茯神三钱　甜杏仁去衣、尖，三钱　怀山药土炒，三钱　炒谷芽五钱　盐橘红一钱　佩兰梗二钱　冬瓜子炒打，三钱　糯稻根须洗，三钱

肺痈类

（四十五）清金祛痰法

光杏仁去衣尖、打，三钱　海蛤壳打、先煎，六钱　单桃仁去衣尖、打，三钱　大贝母三钱

竹茹二钱　瓜蒌皮三钱　冬桑叶一钱五分　丝瓜络水炙，三钱　薏苡仁八钱　活芦根去节，一两　冬瓜子打，三钱　金丝荷叶五钱

吐血类

（四十六）清肃上焦法

石决明煅，五钱　炒桑枝三钱　川贝母去心，三钱　紫丹参三钱　瓜蒌皮三钱　甜杏仁打，三钱　粉丹皮炒炭，一钱五分　福橘络一钱五分　淡竹茹三钱　旱莲草一钱五分　茜草炭三钱　藕汁冲，一盅

（四十七）养阴祛瘀法

大生地五钱　川贝母去心，三钱　甜光杏去衣尖、打，三钱　金石斛先煎，三钱　福橘络一钱　旱莲草一钱五分　云茯神三钱　鲜竹茹二钱　茜草炭三钱　黛蛤散四钱　瓜蒌皮三钱　怀山药三钱　藕汁冲，一盅

（四十八）养阴生津法

鲜生地一两　阿胶珠蛤粉炒，四钱　川贝母去心，三钱　玄参三钱　云茯神三钱　鲜竹茹三钱　鲜石斛五钱　杭白芍三钱　瓜蒌皮三钱　冬青子三钱　北秫米炒，三钱　炒谷芽三钱　琼玉膏冲，一匙

虚劳类

（四十九）培养气阴法

绵黄芪蜜炙，三钱　炙甘草三钱　煅牡蛎三钱　潞党参土炒，三钱　怀山药土炒，三钱　煅龙骨打，三钱　台白术土炒，三钱　制附子三钱　杭白芍三钱　云茯苓人乳拌蒸，三钱　桂枝去皮，三钱　远志肉朱砂拌，一钱五分　鲜生姜去皮、洗、切，三钱　炼蜂蜜冲，一匙

（五十）扶脾和血法

野於术东壁土炒，三钱　朱茯神三钱　紫丹参酒炒，三钱　炙甘草一钱五分　远志朱砂拌、去心，一钱　当归酒炒，五钱　怀山药东壁土炒，三钱　北秫米土炒，五钱　杭白芍酒炒，三钱　川贝母去心，三钱　银柴胡一钱五分　怀牛膝酒炒，一钱五分　大黄䗪虫丸分二次，早晚各一次食前下，二钱

肝气类

（五十一）泄肝理气法

左金丸包，二钱　紫沉香削片、后下，五分　白蒺藜去刺、炒，三钱　金铃子焙，三钱　砂仁壳三钱　广郁金一钱五分　延胡索炒，三钱　干佛手一钱五分　新会皮一钱五分　紫厚朴一钱　白茯苓三钱　干佩兰一钱五分

（五十二）柔肝畅中法

杭白芍三钱　砂仁壳后下，三钱　白茯苓三钱　金铃子焙，三钱　佩兰三钱　范志曲三钱　白蒺藜去刺、炒，三钱　佛手片一钱五分　炒陈皮一钱五分　广郁金二钱　江枳壳炒焦，二钱

玫瑰花二朵

（五十三）温通理气法

上桂心一钱五分　姜半夏三钱　金铃子焙，三钱　老苏梗三钱　广陈皮一钱五分　杭白芍三钱　台乌药二钱　砂仁壳后下，一钱五分　佩兰叶三钱　陈香橼一钱五分　白茯苓三钱　橘叶二钱　瓦楞壳煅，五钱

肝阳类

（五十四）祛风清宣法

炒荆芥一钱五分　冬桑叶一钱五分　朱茯神三钱　薄荷头后下，一钱　钩藤后下，三钱　橘红络各一钱五分　滁菊花盐水炒，三钱　省头草三钱　鲜竹茹三钱　荷叶边洗，一圈

（五十五）养血柔肝法

当归身五钱　石决明打、先煎，八钱　滁菊花盐水炒，三钱　杭白芍三钱　白蒺藜去刺、炒，三钱　稆豆衣炒，三钱　女贞子打，三钱　双钩钩后下，三钱　福橘络一钱五分　佩兰一钱五分　云茯苓三钱　胡麻三钱　荷叶边洗，一圈

（五十六）养阴柔肝法

西洋参另煎、冲，一钱五分　杭白芍三钱　白蒺藜去刺、炒，三钱　金石斛另煎、冲，三钱　黑芝麻三钱　滁菊花三钱　生熟地各三钱　女贞子打，三钱　煅牡蛎三钱　朱茯神三钱　绿豆衣三钱　炒丹皮二钱　荷叶边洗，一圈

（五十七）养阴潜阳法

西洋参另煎冲，一钱五分　杭白芍三钱　白蒺藜去刺，三钱　金石斛另煎、冲，三钱　煅龙齿先煎，三钱　杭甘菊三钱　女贞子打，三钱　煅牡蛎三钱　朱茯神三钱　远志肉朱砂拌，一钱五分　稆豆衣三钱　蛤壳粉三钱

（五十八）清上实下法

天门冬三钱　煅牡蛎三钱　钩藤三钱　生熟地各三钱　云茯神三钱　杭菊花三钱　生石决先煎，五钱　怀山药土炒，三钱　稆豆衣三钱　炒丹皮一钱五分　泽泻盐水炒，二钱　磁朱丸开水吞下，三钱

失眠类

（五十九）和胃化浊法

半夏姜制，三钱　焦谷芽五钱　朱茯苓三钱　炒广皮一钱五分　炒苡仁五钱　佩兰二钱　白术土炒，三钱　淡竹茹三钱　枳实二钱　乌梅安胃丸空腹时开水送服，一钱五分　北秫米包，三钱

（六十）养阴安神法

细生地三钱　抱茯神朱砂拌，五钱　煅龙齿打，五钱　金石斛先煎，三钱　酸枣仁打，三钱　煅牡蛎三钱　杭白芍三钱　远志肉朱砂拌，一钱五分　北秫米四钱　淮小麦三钱　夜交藤三钱　朱灯心三十寸　琥珀多寐丸三钱，卧前半小时开水送下

呃逆类

（六十一）降逆化浊法
代赭石煅，三钱　制半夏三钱　丁香五分　旋覆花绢包，三钱　炒陈皮二钱　柿蒂七个　姜竹茹三钱　江枳壳炒，二钱　瓜蒌皮三钱　云茯苓三钱　白蒺藜去刺、炒，三钱　川贝母去心，三钱　枇杷叶去毛、包煎，三钱

便血类

（六十二）祛风清营法
荆芥炭二钱　地榆炭三钱　细生地三钱　侧柏炭二钱　藕节炭五个　杭白芍三钱　炒槐花三钱　炒丹皮二钱　炙甘草一钱　云茯苓三钱　炒陈皮一钱五分　生苡仁五钱　扁豆衣炒，一钱五分

（六十三）清营化湿法
於白术土炒，各一钱五分　熟附片一钱　新会皮一钱五分　清阿胶化冲，三钱　炮姜炭一钱五分　生苡仁三钱　朱茯神三钱　炙甘草一钱　炒条芩一钱五分　远志肉一钱　灶心黄土包煎，五钱

痔血类

（六十四）育阴清营法
细生地三钱　云茯神三钱　黑山栀三钱　黑玄参三钱　远志肉一钱　炒丹皮三钱　大麦冬去心，三钱　淡竹茹三钱　赤芍药三钱　炒槐花三钱　脏连丸空腹开水送下，三钱

便结类

（六十五）导腑通幽法
油当归三钱　桃杏仁去衣尖、打，各五钱　制川军三钱　火麻仁三钱　郁李仁三钱　黑芝麻三钱　瓜蒌仁打，三钱　松子肉三钱　冬瓜仁打，三钱　炒枳壳二钱　焦谷芽五钱

（六十六）增液承气法
生地五钱　生川军三钱　瓜蒌仁打，三钱　玄参三钱　火麻仁打，五钱　枳壳二钱　知母五钱　郁李仁三钱　玉竹三钱　冬瓜仁五钱　活芦根去节，五钱

（六十七）急下存津法
玄明粉冲，三钱　瓜蒌仁五钱　淡芩二钱　生大黄后下，四钱　郁李仁三钱　竹茹三钱　生枳实三钱　生苡仁一两　芦根去节，一两

脱肛类

（六十八）补中益气法
潞党参土炒，三钱　当归身三钱　升麻一钱　黄芪炙，三钱　炒陈皮一钱　柴胡一钱　台

白术土炒，三钱　炙甘草二钱　桔梗七分　云茯苓三钱　槐花三钱　红枣劈，四枚

遗精类

（六十九）益肾固精法

生地三钱　山萸肉焙，三钱　煅龙牡各三钱　怀山药三钱　泽泻盐水炒，三钱　金樱子焙，三钱　茯神三钱　天门冬三钱　北芡实三钱　川黄柏盐水炒，一钱五分　远志去心，一钱五分　白蒺藜去刺、炒，三钱　莲心须二钱　女贞子打，三钱

淋浊类

（七十）清利湿热法

海金沙包煎，五钱　石韦三钱　川黄柏盐水炒，二钱　瞿麦穗四钱　车前子包煎，四钱　草薢三钱　萹蓄草三钱　甘草梢三钱　赤茯苓三钱　飞滑石包煎，八钱　通草一钱五分　肥知母二钱　生山栀三钱　真血珀研细粉、冲服，一钱

（七十一）清化祛瘀法

川连一钱五分　生地三钱　小蓟三钱　黄柏盐水炒，二钱　瞿麦穗四钱　六一散包，七钱　草薢三钱　桃仁去衣尖、打，三钱　川军三钱　灯心草三十寸　羚羊角磨、冲，三分

（七十二）育阴清化法

大生地三钱　粉丹皮三钱　川草薢三钱　潼沙苑盐水炒，三钱　怀山药土炒，三钱　赤茯苓三钱　女贞子打，三钱　甘草梢一钱五分　飞滑石包煎，八钱　泽泻盐水炒，三钱　白果打、冲，七枚　琥珀研细、吞，一钱

疝气类

（七十三）理气化浊法

金铃子醋焙，二钱　小茴香一钱　青皮三钱　柴胡一钱五分　橘核打，三钱　路路通三钱　延胡索酒炒，三钱　荔枝核打，三钱　木通三钱　赤芍药三钱　云茯苓三钱　黑山栀三钱

（七十四）温通利湿法

柴胡一钱五分　广木香一钱　橘核打，三钱　延胡索醋炒，三钱　茴香一钱　荔枝核打，三钱　香附醋炒，三钱　小青皮二钱　泽泻盐水炒，三钱　云茯苓炒，三钱　桂枝一钱五分　桔梗一钱　路路通三钱

脚气类

（七十五）健脾渗湿法

苍白术土炒，各一钱五分　茯苓五钱　泽泻盐水炒，三钱　制半夏三钱　猪苓三钱　宣木瓜三钱　炒陈皮一钱五分　薏苡仁五钱　防己二钱　怀牛膝二钱　丝瓜络三钱

（七十六）逐湿下行法

苏梗三钱　生苡仁八钱　陈皮炒，三钱　桔梗一钱　防己三钱　茯苓五钱　槟榔二钱　赤小豆一两　木瓜盐水炒，三钱　吴萸炒，一钱　牛膝二钱　连皮姜三厚片　鸡鸣散一剂，另煎，来日五更分三次冷服

附：《证治准绳》鸡鸣散方及服法

治脚气疼痛及风湿流注足痛，筋脉浮肿者。

槟榔七枚　陈皮去白，一两　木瓜一两　吴茱萸三钱　紫苏叶三钱　桔梗五钱　生姜连皮，五钱

㕮咀，水三大碗，慢火煎至一碗半，去渣，再入水二碗于渣中，煎取一小碗，两次药汁相和，置床头。次日五更，分三五次冷服之，冬月可温服。服后用干物压下，如服不尽，留次日渐服之，至天明，大便当下黑粪水，可奏痛止肿消之效，同时推迟早餐进食。

儿　科　门

疳积类

（七十七）酸苦杀虫法

使君子肉打，三钱　鹤虱二钱　陈皮一钱五分　金铃子焙，三钱　雷丸一钱五分　五谷虫三钱　延胡索炒，三钱　乌梅五分　茯苓三钱　砂仁壳后下，一钱五分　花椒三分

（七十八）运脾化湿法

使君子肉打，三钱　炒陈皮一钱五分　雷丸二钱　台白术土炒，三钱　姜半夏三钱　金铃子焙，三钱　炙甘草一钱　五谷虫烘，三钱　乌梅七分　炒苡仁三钱　枳实麸炒，一钱五分　茯苓三钱　橘叶一钱五分

妇　科　门

调经类

（七十九）和营调经法

全当归酒炒，五钱　制香附三钱　青陈皮炒，各一钱五分　杭白芍三钱　芜蔚子三钱　砂仁壳后下，一钱五分　紫丹参酒炒，三钱　藏红花一钱五分　茯苓三钱　泽兰叶三钱　月季花二钱

（八十）养血温经法

当归身酒炒，七钱　大熟地三钱　制香附三钱　川芎三钱　清阿胶化冲，三钱　杜仲三钱　杭白芍酒炒，三钱　蕲艾叶一钱五分　川续断三钱　益母草三钱　茯苓三钱　橘叶三钱

（八十一）养营清热法

当归身五钱　血余炭三钱　炒荆芥一钱五分　白芍三钱　白薇二钱　炒淡芩二钱　生地五

钱 胡麻三钱 茯苓三钱 广陈皮一钱五分 炒丹皮二钱 藕节五个

闭经类

（八十二）理气祛瘀法

当归身酒炒，三钱 桃仁泥三钱 泽兰叶三钱 赤芍三钱 红花三钱 青皮叶各一钱半 制香附三钱 延胡索酒炒，二钱 两头尖包，一钱五分 台乌药一钱五分 砂仁壳后下，一钱五分 失笑散包煎，三钱

（八十三）温营通经法

全当归酒炒，五钱 制香附三钱 延胡索酒炒，三钱 川芎二钱 红花二钱 泽兰三钱 紫丹参酒炒，三钱 广艾叶一钱 茺蔚子三钱 细青皮二钱 家鼠矢包煎，一钱五分 砂仁壳后下，一钱五分 月季花三朵

（八十四）清热通经法

金石斛三钱 生地三钱 单桃仁去衣尖、打，三钱 天花粉三钱 焦山栀三钱 丹参三钱 淡黄芩二钱 丹皮炒，二钱 生蒲黄包煎，三钱 怀牛膝二钱 泽兰三钱 茯苓三钱

崩漏类

（八十五）益气固摄法

潞党参土炒，三钱 茯苓三钱 杭白芍三钱 血余炭三钱 绵黄芪炙，三钱 酸枣仁炒、打，三钱 清阿胶化、冲，三钱 陈棕炭三钱 野於术土炒，三钱 当归身三钱 厚杜仲盐水炒，三钱 藕节炭一个 炙甘草二钱 生地黄三钱 川续断盐水炒，三钱 远志肉一钱 煨木香五分

（八十六）养血保胎法

当归身五钱 生地三钱 杜仲四钱 白芍三钱 艾叶二钱 桑寄生四钱 阿胶烊、冲，三钱 黄芪三钱 川断三钱 苎麻根三钱 炒淡芩一钱五分 藕节炭三钱

妊娠类

（八十七）理气调中法

老苏梗三钱 台白术土炒，三钱 条芩一钱五分 姜半夏三钱 佩兰一钱五分 黑山栀三钱 炒陈皮一钱五分 干佛手一钱 赤茯苓三钱 炒谷芽三钱 姜竹茹一钱五分 嫩钩藤一钱五分 活芦根三钱 鲜荷梗去刺，一尺

带下类

（八十八）扶土化湿法

台白术土炒，三钱 杭白芍三钱 乌贼骨酥炙，三钱 姜半夏三钱 桑寄生三钱 枳壳二钱 炒陈皮三钱 生苡仁五钱 椿根皮一钱五分 赤茯苓三钱 威喜丸空腹时细嚼，空口生津，徐徐咽下，一丸

（八十九）清营化湿法

当归五钱　白术炒焦，三钱　川续断三钱　杭白芍三钱　川黄柏盐水炒，一钱五分　茯苓三钱　生地三钱　肥知母盐水炒，二钱　生苡仁五钱　条芩二钱　愈带丸吞，三钱

外 科 门

（九十）清疏消解法

荆芥一钱五分　金银花三钱　土贝母三钱　薄荷头后下，一钱五分　连翘壳三钱　马勃一钱五分　牛蒡子三钱　夏枯草三钱　赤芍三钱　僵蚕三钱　甘草节一钱五分　板蓝根三钱　丝瓜络三钱　万灵丹温酒化服，一粒

（九十一）疏散消解法

荆芥一钱五分　当归尾三钱　连翘壳三钱　防风一钱五分　赤芍三钱　泽兰三钱　僵蚕三钱　甘草节二钱　土贝母三钱　丝瓜络三钱　梅花点舌丹化服，二粒

（九十二）清化消毒法

地丁草四钱　连翘壳三钱　薄荷后下，一钱　白菊花四钱　川连一钱　牛蒡子炒、打，三钱　赤芍三钱　黄芩二钱　淡竹茹一钱五分　甘草节三钱　土贝母三钱　僵蚕三钱　外科蟾酥丸开水化服，一粒　白桔梗一钱　绿豆衣三钱

（九十三）辛凉消解法

苏薄荷后下，一钱五分　连翘壳三钱　淡射干二钱　牛蒡子炒、打，三钱　竹叶茹各一钱五分　轻马勃一钱　焦山栀三钱　制僵蚕三钱　生甘草一钱　桔梗一钱　贝母三钱　挂金灯三钱

（九十四）和营消解法

当归四钱　炙甲片三钱　大贝母三钱　赤芍三钱　皂角刺一钱五分　制僵蚕三钱　红花一钱　连翘壳三钱　竹茹一钱五分　桃仁去皮尖、打，三钱　生草节三钱　橘络三钱　小金丹酒化服，一粒或醒消丸酒化服，三钱

（九十五）化毒消解法

柴胡一钱五分　全当归三钱　淡海藻三钱　制僵蚕三钱　赤芍三钱　淡昆布三钱　连翘壳三钱　蒲黄包，三钱　大贝母三钱　桔梗二钱　甘草节三钱　鲜竹茹三钱　淡海蜇漂，五钱　荸荠拍，五枚

（九十六）育阴消解法

玄参三钱　生地三钱　金银花三钱　石斛三钱　丹皮二钱　连翘去心，三钱　寸冬去心，三钱　黑栀三钱　黛蛤散包，四钱　生甘草一钱　贝母三钱　夏枯草三钱

（九十七）清解托毒法

丹参三钱　制僵蚕三钱　贝母三钱　赤芍三钱　炒桑枝三钱　薄荷后下，一钱五分　丹皮二钱　甘草节二钱　天花粉三钱　茯苓三钱　陈皮一钱五分

（九十八）托里透脓法

生黄芪三钱　山甲片炙、打，三钱　甘草节三钱　全当归三钱　皂角刺三钱　防风二钱　赤芍三钱　连翘壳三钱　僵蚕三钱　大贝母三钱　桑枝炒，三钱　丝瓜络三钱

（九十九）培补托里法

生黄芪四钱　生甘草三钱　当归五钱　党参三钱　茯苓五钱　紫丹参三钱　鹿角霜三钱

台白术三钱　泽泻三钱　嫩桑枝三钱　炒陈皮三钱　大红枣劈，五枚

（一〇〇）清热消毒法

荆芥一钱五分　金银花五钱　僵蚕三钱　防风一钱五分　连翘壳三钱　象贝三钱　蝉衣一钱五分　甘草节三钱　杏泥三钱　角针一钱五分　赤芍三钱　荚子打，三枚　清宁丸吞，一钱

按：本方以银花、连翘清热；荆、防、蝉、蚕泄风；杏泥、象贝化痰；甘草节、赤芍清气营之热；荚子、清宁丸清降内热；角针泄风透毒。

（一〇一）清透毒火法

薄荷后下，一钱　连翘壳三钱　甘草节一钱五分　牛蒡子炒、打，三钱　大贝母三钱　桑枝三钱　杏仁去衣尖、打，三钱　赤芍三钱　荚豆衣二钱　丝瓜络三钱

（一〇二）清化湿热法

生地三钱　银花三钱　六一散包煎，四钱　赤芍三钱　连翘去心，三钱　方通草一钱　丹皮一钱五分　大贝母三钱　豨莶草三钱　知母二钱，盐水炒　茯苓三钱　地肤子三钱　蝉衣一钱　玉竹二钱　芦根去节，五钱

（一〇三）泻火解毒法

龙胆草一钱五分　金银花五钱　知母盐水炒，二钱　川连一钱五分　连翘四钱　赤芍三钱　黑山栀三钱　淡子芩二钱　黄柏盐水炒，一钱五分　赤芍三钱　泽泻盐水炒，三钱　玄明粉冲，三钱

（一〇四）消疳解毒法

生石膏打，五钱　乌玄参三钱　胡黄连二钱　甘中黄三钱　淡竹叶二钱　银柴胡一钱五分　人中白三钱　金银花五钱　玉桔梗一钱五分　鲜生地一两　连翘心三钱　鲜芦根去节，一两　贯众二钱　乌犀角尖研细末、药汤和服，三分

（一〇五）育阴解毒法

玄武板五钱　炙人中白三钱　石决明打、先煎，五钱　黑玄参盐水炒，三钱　甘中黄三钱　连翘壳三钱　肥知母三钱　胡黄连二钱　云茯神三钱　远志肉一钱　活芦根去节，一两　玉桔梗一钱　仙遗粮三钱

（一〇六）引火下趋法

生地三钱　银花三钱　甘草节三钱　玄参三钱　连翘去心，三钱　浙贝母三钱　川连一钱　淡芩二钱　鲜竹叶二十片　木通三钱　灯心扎，四十寸

眼 科 门

（一〇七）祛风明目法

荆芥穗一钱　谷精草三钱　夏枯草三钱　冬桑叶一钱五分　密蒙花三钱　生甘草一钱　甘菊花三钱　煅决明五钱　连翘壳三钱　桔梗一钱　黑山栀三钱　薄荷后下，一钱　竹叶一钱五分

（一〇八）清肝化湿法

银柴胡三钱　苏薄荷后下，一钱　炒丹皮二钱　制僵蚕三钱　牛蒡子三钱　赤芍三钱　双钩钩后下，一钱五分　连翘壳三钱　象贝三钱　霜桑叶一钱五分　黑山栀三钱　六一散包，三钱　淡竹叶一钱五分　夏枯草三钱

（一〇九）清肝降火法

冬桑叶一钱五分　石决明打、先煎，五钱　细生地三钱　甘菊花三钱　双钩钩后下，三钱　赤芍三钱　黑山栀三钱　大贝母三钱　炒丹皮二钱　茶花一钱五分　鲜芦根去节，五钱

（一一〇）清化厥少法

细生地三钱　粉丹皮二钱　薄荷后下，一钱　川连一钱　黄芩二钱　连翘壳三钱　焦山栀三钱　赤芍三钱　竹叶一钱五分　生甘草一钱　木通三钱　夏枯草三钱

（一一一）乙癸同治法

细生地三钱　冬桑枝三钱　净蝉衣一钱五分　肥知母盐水炒，二钱　甘菊花三钱　石决明打、先煎，五钱　炒丹皮二钱　谷精草三钱　黑芝麻三钱　云茯神一钱　石蟹水磨、开水和服，一钱

伤 科 门

（一一二）和营祛瘀法

荆芥一钱五分　红花一钱五分　桃仁去衣尖、打，四钱　薄荷后入，五分　赤芍三钱　川芎一钱五分　连翘三钱　归尾五钱　桑枝三钱　甘草节三钱　丝瓜络三钱

（一一三）和营化瘀法

当归须三钱　桃仁四钱　连翘壳三钱　赤芍三钱　炒桑枝三钱　甘草节三钱　川抚芎三钱　红花三钱　丝瓜络三钱　真云参三七三钱，生熟各半、研细末、药汁和下

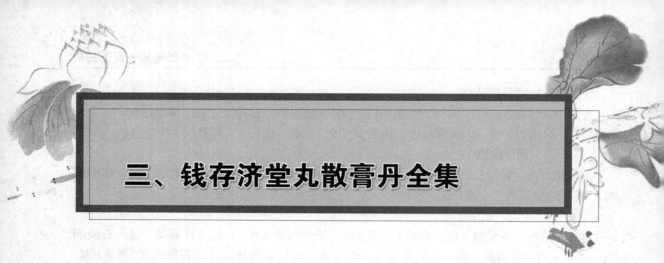

三、钱存济堂丸散膏丹全集

叙 言

上海钱存济药肆主人将刻印《丸散膏丹集》。既自叙于简端，复问叙于余。余素不知医，又未谙药性，乌足以叙主人之书哉？虽然，余读主人之自叙及凡例，不能无言焉。世之设药肆者，于所市之药非无案语而何药为丸，何药为散，何药为膏，何药为丹。自云秘方，概不宣示。即古方可考者，亦不言其配制之法。知医者，既鲜知药者，尤寡此治病所以有效有不效。而有病者亦将信将疑而罔敢轻于尝试也。主人有鉴于此，故是集之刻，延聘名医旁搜博证。案语之外附以方药，分量之下示以制法，使人人知此方之所用何药与此药之所治何病。庶几求药者无所疑，治病者无不效。堂曰存济，主人盖存心济世者，初非仅以药肆为营业也。且药肆之内有药品陈列所、医药研究室、药品化验室，颇合于西法。与寻常药肆之布置不同，既以研精医理，兼以考察物质。而人之参观者，亦得扩充其知识，增长其学问。有益于社会者，尤非浅鲜。方今西医西药风行于时，生命之权几操于他人之手。然而日本至今犹有汉法医，中医盛行于美国，美人信之，多有以此致富者。德国，医学最发达之国也。曩岁开卫生博览会时，特留取中国赴赛药品，考验化析，以资研究。可知中西医药其用虽殊，其理则一，未尝不相辅而行。特西人以此为重要科学，而我国轻易视之，遂不免劣败耳！苟尽如主人之改良，不特营业发达可期，而登草民于仁寿之域，强国之基，不由是固欤！谨志数语，以为世之求药者告，并为世之市药者劝。

民国三年十一月湘乡陈介识

丁 序

昔者神农尝百草以知药性，岐伯答《素问》而识病情。人非至真，谁能不病？风寒暑湿，六淫感于外。喜怒忧思，七情伤于中。以及饥饱劳役之不时，固摄调卫之失当。元气戕贼，疾病滋生，所以补偏救弊，挽回造化之权者，惟药是赖。药之功用洵大矣哉！夫药有饮片丸散之分，方有大小奇偶之别。采药必察山川水土四时之宜；炮制须考古今色味阴阳之奥。是以古人治一病立一方，何药为君，何药为臣。君以何药而能中病之的，佐以何药而能达病之原。或炒，或煅，或姜制，或酒浸，或蜜炙，或醋淬，或生熟殊用，或生熟并进。孰为升降补泻，孰为调和，孰宜辛凉甘苦，孰宜咸寒酸淡。若者养荣，若者和卫，若者入经络，若者入脏腑，若者治三焦，皆几费经营，配合而成，有精意存乎其间。后之业是者，使非穷究古人用意之所在，几何其能批郤导窾迎刃而解耶？古人云：医家用药如用兵。兵不精，安能出战？战则必败。药不真，安能治病？病则必凶。

孔子云：工欲善其事，必先利其器。药物犹医家之利器也。医与药，如臂之使手，手之使指，不可须臾离也。谬之毫厘，差以千里，讵不大可畏哉！仆客沪以来，临证三十余年，旷观海上药肆林立，巨资采办者有之，装饰华丽者有之，而于丸散膏丹每疏研究。甲与乙不同，乙与丙又异，名称犹旧，功效已非。噫！此岂古人立方之过欤？抑今人之炮制失其真欤？余窃以是惧焉。适友人钱君庠元持丸散膏丹书一帙就正于余。浏览数四，见其鲁鱼亥豕，伪误滋多，夏五郭公遗漏，不免爱为悉心更正鉴定。门类、名称、治法、炮制、分量皆从原书。有未备者，略增经验良方。并属①门人余生继鸿参考校录，晦明风雨，一载始成。盖援古证今之际，固谨慎从事矣。书成，钱君付之枣梨，公之于世。方药分量亦载卷中，俾购阅者开卷了然，亦可谓大公无我，存心济世矣。呜呼！清季以来，欧风东渐，吾华人士竞尚新奇，往往舍中国神圣相传之良法，崇东西莫得真相之药品，功用未著，流弊已增。而一二屣道尚器之流，甚至有废弃中医概存西医之异说，忧时之士所为悁悁而不能已也。今钱君本虔制修合之诚，为推己及人之具。方则平正通达，效则药到春回。而阅是集者，并借以见我中国轩岐、伊尹、仲景之治疾，犹如尧舜、禹汤、文武之治天下，为万古所不可易，岂彼夷狄矜夸以新奇猛烈之质秘不示人者所可同日语哉！仆侨沪有年，思济人之乏术，痛邪说之披猖。挽回积习，虽未逮焉，而窃有志。然则斯集也，登民生于寿域，存国粹于将危，尤余所厚望也夫。

民国三年岁次甲寅初夏孟河甘仁丁泽周谨识

余　　序

天地一蘧庐耳，人处其间，六淫扰其外，七情攻其中，安能无病？然病者，祸福存亡之关键，彭殇寿夭所判分。而其道皆操于药，则药者顾不重且大欤？夫细微之事利害切身者，尚须审慎周详，不敢疏忽。医药宜重又奚待言？乃今之操韩康②业者，丸散膏丹之书，大抵载其治法，略其方药，或夸张功用神奇，或称誉药品珍重。病者见其言之凿凿也，竟昧然信之而茫然服之，以身试药，流弊丛生，此仁人君子所大惧也。钱君庠元，慈善家也，与世之业是者异，其言曰：药物乃济世之品，非图利之具也。市上丹丸之方，互相传抄，必多失实，若不重行考究，贻误人病，何可胜言？爰以丸散膏丹方书一册，就正于吾师丁甘仁先生。吾师乃订其大纲，分别去取。嘱元分门参考，悉心校对。元承命以来，从事维谨，案诸方药，制法分量，莫不准今酌古。根据原书为时，一载余之久，检书数十种之多，每稿凡三易，而是集以成。诚以选方酌药，生命攸关，事之重不得不慎之至也。虽不敢谓至详且备，然亦大略具矣。夫奇方灵药，秘不示人，叔季人情，大率类此。今钱君是书搜罗宏富，付之剞劂，传之于世，其大公无义之心，殆尤为难能而可贵者欤，固不仅

---

① 属：同"嘱"。
② 韩康：字伯休，一名恬休。东汉民间医生，京兆霸陵（今陕西长安）人。因卖药30多年从不接受还价而为世人所知，后隐居于山中。后以"韩康"借指隐逸高士，亦泛指采药、卖药者。

病者之按证服药底蕴了然也。元虽简陋，重以吾师之嘱，参考校对之劳，又安敢辞。书成略述缘起，为此序云乎哉。

时在中华民国三年岁次甲寅四月海虞继鸿余振元诚于海上

钱　序

　　盖闻金液银丹，功介眉寿；《灵枢》玉版，方证长生。究百药之炮制，穷诸病之本原，于是乎有丸散集焉。然而世所刊行者，名称说明而外，鲜有载及药味分量与其配合之法。故阅其书者，虽见其功能，莫悉其奥妙，或则信为神奇而昧然服用者有之矣，或则疑其浮夸而不轻尝试者有之矣。夫数药同功则抉择无从，一方两治则识别非易。而况编辑考订各肆互异，称名论治有时而殊。是殆欲使病者以身试药，非欲以药疗病，亦何贵有是书哉！间尝思之而知其所以不载药味分量与其配合之法者，其故有二：市药之家有秘方焉，一旦宣露则仿制者众而利不专，一也。丸丹无凭人有恒语，集本传抄错误时见，与其授人口实，孰若隐括一切之为愈，二也。前者之弊，在乎守秘，后者之弊，在乎藏拙。夫秘怀良方，不足以言济世；陈腐自固，又非所以利物。一药虽微，而生命系焉！矫其弊，革其陋，使病者不至于盲从，可以按方而治症，是则本堂丸散全集之所由作也。民国元年，余设肆于上海英租界浙江路中，尝叹医术之不进，药业之日微，每思纂修丸丹全书，以为救偏补弊之法。时则有丁先生甘仁者，孟河名医也，延为总纂。副以余君振元、何君莘伯，同事校订。凡本堂所搜集之奇方灵药悉与考究，其有纰缪遗漏，亦复根据古本加以修正。检书数十种，阅两寒暑，凡三易稿，而是书以成。说明之外加药方焉，分量之下详制法焉。庶几获是书而读者，知本堂炮制之良善与丸散膏丹之不苟焉，以求售也。若夫余之自矢不敢以欺我者欺人，更不敢以欺人者欺天。此则赐顾诸君子，当共鉴之！无待赘言已！

中华民国三年冬十一月庠元钱立缙谨识

凡　例

　　是集之作，志在研究丸丹，精求炮制，要使神农古法不绝于今。兹黄帝薪传，垂昭于后世，故其方药分量之考证尤为详备。

　　是集内容分为十六门，中惟六气、杂证两门另立子目。余均按症分类，编目列方，明著标识，以便检阅。

　　是集与各药肆所印行之丸散集不同，盖于名称案语而外，详载方药分量，将使抱疾者了然于药之温凉补泻，敢为尝服。知医者洞悉其方之君臣佐使，得施增减。而居者可随时检阅以明养生，行者可异地购备以资珍摄。是为本堂新出之创格，亦即斯集独有之特色。

　　是集所录方药分量类皆考自古本，其案语说明亦必证诸前修，每药名下除新发明或秘制者难于查考外，均注明出处，俾知源委而征实效。

　　是集参考近今丸散集，有案语不同药性者，有药名误入他门者，莫不根据古本详加修正。其有时方秘制无从稽考者，尤复悉心研究，删疑存信，期无流弊。

　　是集举凡药肆所通行，医家所习用之方，择其灵效者列入。其有复杂难恃者，概从割爱。

是集载外科各方较为详细。盖俞跗治病不以汤液醴酒①，越人生死有恃熨灸针石。则是刮剖疗治之术，中医固早开其先，奚让西人专美于后。集中以马氏经验良方居多，凡为疡医所必需之药无不细录，俾良方不致终秘，以广流传。

是集于凡一药有数名者，或一方有数制者，均加详注，以免拘泥。

是集外以示人秘蕴，内即以备本堂之炮制，所有炼丹合丸等尽按此本，不敢苟忽。读是集者，可以见本堂之制法矣。

是集酌古准今，考订虽详，间虞疏漏。匡误纠正。是在大雅。

补益心肾门

十全大补丸《局方》

治男子妇人诸虚不足，五劳七伤，不进饮食，久病虚损，时发潮热，气攻骨脊，拘急疼痛，夜梦遗精，面色萎黄，脚膝无力。每服三钱，开水送下。

大熟地三两　白茯苓二两　全当归三两　炒白芍二两　炙甘草一两　炙冬术二两　大川芎一两五钱　人参二两　炙黄芪二两　肉桂一两

上药共为细末，炼白蜜为丸。

景岳全鹿丸

本堂按：考古书壮补元阳，升举督脉，惟全鹿能补天年。谨遵古法，虔诚斋戒，将鹿缚杀，去外毛内垢，和药双合为丸。专治五劳七伤，诸虚诸损，精神衰惫，髓质虚弱，脊背腰膝无力酸麻，精冷阳痿，癥疝腹痛，头眩耳聋，肌肤甲错，筋挛骨痿，步履艰难。妇女阴寒腹痛，崩漏经阻，赤白带下，虚羸劳瘵，骨蒸脱肛。久服延年益寿，壮阳种子，功难尽述。每服八九十丸，空心临卧姜汤、盐汤送，冬月温酒下。

中鹿一只，宰。将肚杂洗净，同鹿肉加酒煮熟。将肉横切焙干为末，取皮同杂仍入原汤煮膏，和药末、肉末加炼蜜。其骨须酥炙，为末，同入之　人参　白术　茯苓　炙甘草　当归　川芎　生地　熟地　黄芪　天门冬　麦门冬　枸杞　杜仲　牛膝　山药　芡实　菟丝子　五味子　锁阳　肉苁蓉　破故纸　巴戟肉　胡芦巴　川断肉　覆盆子　楮实子　秋石　陈皮各一斤　川椒　小茴香　沉香　青盐各半斤

法须精制，诸药为末，候鹿骨成就，和捣为丸，梧桐子大，焙干。用生绢作小袋五十条，每袋约盛一斤，悬透风处。用完一袋，又取一袋。阴湿天须用火烘一二次为妙。

参桂百补丸

此丸大补气血不足，诸虚百损，五劳七伤，脾胃虚弱，神困体倦，腰膝酸软，筋骨不

---

① 醴酒：药酒。《史记·仓公扁鹊列传》："臣闻上古之时，医有俞跗，治病不以汤液醴酒。"醴，通"醴"。朱骏声《说文通训定声·履部》："醴，假借为醴。"

舒，元阳衰败。久服添精补髓，延年益寿，功难尽述。每服三钱，淡盐汤送下。

大熟地八两 大白芍三两 炙甘草一两 川杜仲三两 远志肉二两 炙黄芪三两 怀山药四两 狗脊二两 潞党参三两 甘杞子三两 冬术三两 菟丝子三两 怀牛膝二两 酸枣仁二两 桑椹子三两 川续断三两 当归二两 白茯苓三两 桂圆肉四两

上药共为细末，桂圆肉和炼蜜为丸。

又方加肉桂一两、人参一两。

人参养营丸

治脾肺气虚，营血不足，惊悸健忘，寝汗发热，食少无味，身倦肌瘦，色枯气短，毛发脱①落，小便赤涩；亦治发汗过多，身振脉摇，筋惕肉瞤。每服三钱，开水送下。

人参 白术 黄芪蜜炙 炙甘草 陈皮 桂心 当归酒拌，各一两 熟地 五味子炒，杵 茯苓各七钱 远志五钱 白芍一两五钱 生姜一两 大枣一两五钱

上药共为细末，姜枣煎浓汁泛丸。

人参固本丸《千金》

治肺劳虚热，真阴亏损，咳嗽失血，自汗盗汗，水泛为痰。久服能滋阴养血，清金降火，补精益神。每服三钱，开水送下。

人参二两 大生地酒浸，四两 大熟地酒浸，四两 天门冬炒，四两 麦门冬炒，四两

上药共为细末，炼白蜜为丸。如有痰，二地俱用姜汁炒。

参茸固本丸

此丸专治元气不足，形体瘦弱，腰痛耳鸣，四肢酸软，诸虚百损，五劳七伤等症。每服三钱，淡盐汤送下。

鹿茸片一两五钱 安桂心二两 炙甘草一两 白芍一两五钱 菟丝子三两 陈皮一两五钱 炙黄芪二两 怀山药三两 淡苁蓉三两 巴戟肉三两 小茴香一两五钱 甘杞子二两 怀牛膝二两 人参三两 当归身三两 大熟地六两 茯神三两 野於术一两五钱

上药共为细末，将熟地捣烂，加炼蜜为丸。

左归丸景岳

治真阴肾水不足，不能滋养营卫，渐至衰弱，或虚热往来，自汗盗汗，或神不守舍，血不归原，或虚损伤阴，或遗淋不禁，或气虚昏晕，或眼花耳聋，或口燥舌干，或腰酸腿软。凡精髓内亏，津液枯涸等症，俱速宜壮水之主，以培左肾之元阴而精血自充矣。每服百余丸，用开水或淡盐汤送下。

---

① 脱：原作"晚"，据医理改。

大熟地八两　　云茯苓三两　　山萸肉四两　　甘杞子四两　　鹿角胶敲碎，炒珠，四两　　菟丝子制，四两　　怀山药炒，四两　　怀牛膝酒洗，蒸熟，三两　　龟板胶敲碎，炒珠，四两

上药共为细末，炼蜜为丸桐子大。

右归丸景岳

治元阳不足，劳伤过度，命门火衰，脾胃虚寒，呕恶膨胀，翻胃噎膈，脐腹多痛，虚淋寒疝，便溏泄泻，肢节酸痛，水邪浮肿，眼见邪祟，阳衰无子等症，俱速宜益火之原以培右肾之元阳而神气自强矣。每嚼服二三丸，或吞服三钱，开水送下。

大熟地八两　　山萸肉四两　　上肉桂二两　　川附制，二两　　鹿角胶炒珠，三两　　怀山药炒，四两　　川杜仲姜汁炒，四两　　枸杞子微炒，四两　　全当归三两　　菟丝子制，四两

上药共研为细末，炼蜜为丸或如弹子大。

真人还少丹杨氏

治脾胃虚寒，血气羸乏，不思饮食，发热盗汗，遗精白浊，肌体瘦弱，牙齿浮痛，妇人服之容颜悦泽，温暖子宫，去一切病。每服三钱，开水送下。

大熟地二两　　杜仲姜汁炒，一两　　楮实子酒蒸，一两　　五味子炒，一两　　怀牛膝酒浸，一两五钱　　巴戟天酒浸，一两　　淡苁蓉一两　　怀山药一两五钱　　远志去心，一两　　山萸肉一两　　石菖蒲五钱　　人乳苓一两　　小茴香炒，一两　　枸杞子酒浸，一两五钱

上药共为细末，炼蜜，加枣肉八两。煮烂打丸，如桐子大。

孔圣枕中丹《千金》

龟属阴而灵，龙属阳而灵，借二物之阴阳以补吾身之阴阳，假二物之灵气以补吾心之灵气，再佐以芳香苦辛，通肾气，开心孔，故能治读书善忘。久服令人益智聪明。每服一钱，开水下。

败龟板酥炙　　龙骨研末，入鸡腹煮一宿　　远志　　九节菖蒲

各等分为末，水泛为丸。

七宝美髯丹邵应杰

治气血不足，羸弱周痹，肾虚无子，消渴淋沥，遗精崩带，痈疮痔肿等症。每服三钱，盐汤或酒下。

何首乌大者赤白各一斤，去皮，切片，黑豆拌，九蒸九晒　　白茯苓乳拌　　牛膝酒浸，同首乌第七次蒸至第九次　　当归酒洗　　枸杞子酒浸　　菟丝子酒浸，蒸，各半斤　　破故纸黑芝麻拌炒，四两

上药各为细末，蜜丸。

六味地黄丸钱氏

治肝肾不足，真阴亏损，精血枯竭，憔悴羸弱，腰痛足酸，自汗盗汗，水泛为痰，发热咳嗽，头晕目眩，耳鸣耳聋，遗精便血，消渴淋沥，失血失音，舌燥喉痛，虚火牙痛，足跟作痛，下部疮疡等症。每服三四钱，淡盐汤送下。

大熟地砂仁酒拌，九蒸九晒，八两　山萸肉酒润，四两　怀山药四两　粉丹皮三两　茯苓乳拌，三两　建泽泻三两

上药共为细末，炼白蜜为丸。

归芍地黄丸

治肝肾真阴不足，相火内动，头眩耳鸣，午后潮热，或两胁攻痛，手足心热等症。每服三钱，开水送下。

大熟地砂仁酒拌，九蒸九晒，八两　山萸肉酒润，四两　当归二两　茯苓乳拌，三两　白芍二两　丹皮三两　泽泻三两　怀山药四两

上药共为细末，炼白蜜为丸。

黑地黄丸

治脾肾不足，房室虚损，形瘦无力，面色青黄，肠红久痔等症。每服一钱，米汤或酒送下。

苍术油浸，二两　熟地黄八两　五味子四两　干姜春冬五钱，秋三钱五分，夏二钱五分

上药共为细末，枣肉为丸。

八仙长寿丸

专治阴虚火盛，金水不足，咳嗽吐血，遗精耳鸣，潮热盗汗等症。能久服之，则生精益血，却病延年。每服四钱，空心淡盐汤送下。

熟地砂仁酒拌，九蒸九晒，八两　山萸肉酒润，四两　怀山药四两　丹皮三两　茯苓乳拌，三两　泽泻三两　大麦冬三两　五味子二两

上药共为细末，炼白蜜为丸。

参麦六味丸

治金水不足，肺肾并亏，咳嗽气喘，内热口燥，一切阴虚劳热之症。每服三钱，开水送下。

熟地砂仁酒拌，九蒸九晒，八两　怀山药四两　泽泻三两　山萸肉酒润，四两　茯苓乳拌，三两　丹皮三两　人参四两　麦门冬三两

上药共为细末，炼白蜜为丸。

知柏八味丸

专治阴虚火动，骨瘘髓枯，劳热骨蒸，虚烦盗汗等症。王冰所谓"壮水之主，以制阳光"也。每服三钱，淡盐汤送下。

大熟地砂仁酒拌，九蒸九晒，八两　怀山药四两　泽泻三两　肥知母二两　山萸肉酒润，四两　粉丹皮三两　茯苓乳拌，三两　川黄柏二两

上药共为细末，炼白蜜为丸。

耳聋左慈丸

治肾水不足，虚火上升，耳鸣耳聋，目眩昏花等症。每服三钱，淡盐汤送下。

大熟地砂仁酒拌，九蒸九晒，八两　粉丹皮三两　茯苓乳拌，三两　煅磁石一两　山萸肉酒润，四两　怀山药四两　泽泻三两　软柴胡一两

上药共为细末，炼白蜜为丸。

又方：去软柴胡，加五味子一两。

附桂八味丸

治男妇阳虚，命门火衰，不能生土，以致脾胃虚寒，饮食少思，大便不实，下元衰惫，脐腹疼痛，喘急腹胀等症。每服二钱，开水送下。

大熟地砂仁酒拌，九蒸九晒，八两　山萸肉酒润，四两　怀山药四两　泽泻三两　制附子一两　粉丹皮二两　茯苓乳拌，三两　上肉桂一两

上药共为细末，炼白蜜为丸。

陈氏八味丸陈修园制

专治肾水不足，虚火上炎，发热作渴，口舌生疮，牙根溃蚀，喉痛嗽痰等症。每空心服三钱，淡盐汤送下。

熟地砂仁酒拌，九蒸九晒，八两　山萸肉酒润，四两　上肉桂一两　粉丹皮三两　怀山药四两　泽泻三两　茯苓乳拌，三两　五味子四两

上药共为细末，炼白蜜为丸。

肉桂七味丸

肾水亏损，不能制火，以致虚阳上升，酿成劳怯。此丸能滋真阴以行水，补命火以强脾，引无根之火降而归元。每服三钱，空心淡盐汤下。

大熟地砂仁酒拌，九蒸九晒，八两　山萸肉酒润，四两　建泽泻三两　上肉桂一两　怀山药

四两　粉丹皮三两　白茯苓乳拌，三两

上药共为细末，炼白蜜为丸。

七味都气丸

阴虚咳嗽，水泛为痰，甚则津液枯燥，喘不得卧，咽痛声哑。皆由肾虚气不摄纳。此丸能滋补肾阴，纳气归元。每服三钱，淡盐汤送下。

熟地砂仁酒拌，九蒸九晒，八两　山萸肉酒润，四两　怀山药四两　丹皮三两　茯苓乳拌，三两　泽泻三两　五味子三两

上药共为细末，炼白蜜为丸。水泛亦可。《医通》此方五味子一两。

附子都气丸

专治阳虚恶寒，小便频数，下焦不约，咳嗽痰多，喘哮时形等症。每空心服三钱，淡盐汤送下。

熟地砂仁酒拌，九蒸九晒，八两　山萸肉酒润，四两　云苓乳拌，三两　制附子一两　怀山药四两　丹皮三两　泽泻三两　五味子三两

上药共为细末，炼白蜜为丸。

附子七味丸

治阳亏畏冷，气虚火衰，腹痛便溏，自汗盗汗等症。每服三钱，淡盐汤送下。

熟地砂仁酒拌，九蒸九晒，八两　山萸肉酒润，四两　制附子一两　丹皮三两　泽泻三两　茯苓乳拌，三两　怀山药四两

上药共为细末，炼白蜜为丸。

金匮肾气丸

治虚劳腰痛，小腹拘急，小便不利者。夫短气有微饮，当从小便去之。男子消渴，小便反多，以饮一斗，小便亦一斗。妇人病饮食如故，烦热不得卧，而反倚息，此名转胞，不得溺也。以胞系了戾，故致此病。但当利其小便。以上诸症，均用此丸治之。酒下十五丸，加至二十丸，日再服。

干地黄八两　山药四两　山茱萸四两　茯苓三两　丹皮三两　泽泻三两　炮附子一枚　桂枝一两

上八味末之，炼蜜和丸，梧子大。

济生肾气丸

治脾肾阳虚，不能行水，小便不利，腰重脚肿，腹胀便溏，喘急痰盛，已成臌症。速宜服之，其效如神。每服三钱，开水送下。

熟地八两，九蒸为度，捣膏　山药四两　山萸肉四两　丹皮三两　茯苓三两　建泽泻三两　肉桂一两　附子制，一两　车前子一两　怀牛膝一两

上药共为细末，将熟地打烂，加炼蜜和为丸。

脾肾双补丸

治脾肾虚寒，飧泄腹痛，或酒湿伤脾，饮食呕恶，火不生土等症。每服三钱，开水送下。

人参一两六钱　巴戟肉甘草一两，汁煮，二钱　菟丝子二两四钱　山萸肉烘，一两六钱　莲子肉炒，一两六钱　五味子蜜蒸，二两四钱　怀山药炒，一两六钱　肉果一两　广陈皮去白，六钱　破故纸盐水浸二日，一两六钱　车前子米汁洗，一两二钱　香砂仁六钱

上药共为细末，炼蜜为丸。

补天大造丸 又名河车大造丸，吴球

补诸虚百损，五劳七伤，阴精干涸，阳事痿弱。此丸能生精养血，益气安神，顺畅三焦，培填五脏，聪耳明目，益智宁神，乌须黑发，固齿牢牙，润肌肤，壮筋骨，除腰痛，健步履，却诸疾。不寒不燥，诚有夺造化之奇功，补身体之圣药也。每服百丸，空心温酒下，盐汤亦可。

紫河车一具，长流水洗净，用乌铅匣拌蜂蜜八两，藏入匣中，仍将匣口熔没，隔水煮一炷香，候冷开出，石臼中捣烂，拌入诸药末中，搥千下，烘脆重磨　嫩鹿茸酥炙，二两　虎胫骨酥炙，二两　大龟板酥炙，二两　怀生地九蒸九晒，八两　怀山药四两　泽泻去毛，三两　白茯苓三两，乳拌三次，晒干　牡丹皮去骨，酒洗，三两　山茱萸酒洗，去核，四两　天门冬去心，三两　麦门冬去心，三两　辽五味三两　枸杞子四两　补骨脂盐、酒炒，二两　当归身酒洗，四两　菟丝子酒煮，三两　怀牛膝去芦，酒洗，三两　川杜仲去皮，酒炒，三两　淡苁蓉酒浸，三两

上磨细末，入炼蜜为丸，如梧子大，加入人参尤捷。

斑龙丸 《医统》

壮精神，除百病，养气血，补百损，育子嗣，大有奇效。老人虚人常服，延年益寿。昔蜀中有道人酣歌酒肆曰：尾闾不禁沧海竭，九转金丹都漫说。惟有斑龙顶上珠，能补玉堂阙下穴。真人仲源索方传世。每服六七十丸，空心盐汤酒任下。

鹿角霜　鹿角胶　菟丝子制，捣　柏子仁　熟地各半斤　白茯苓　补骨脂各四两

上将胶先溶化，量入无灰酒，打糊丸，梧子大。

斑龙二至百补丸 秘验方

此药固本保元，生精养血，培复天真，大补虚损，益五内而除骨蒸，壮元阳而多子嗣，充血脉强健筋骸，美颜色增延龄算，聪耳明目，黑润髭须，真乃王道奇品之方，难尽述其功

效之妙也。空心盐汤送下八十丸，随用煮熟，莲子肉或晒干枣数枚以压之，俾纳丹田也。

鹿角五十两，新取连脑骨者佳，锯二寸长，假流水洗，米泔浸一宿，刷洗净，晒干，同后药入磁罐，煮胶　黄精八两　枸杞子　熟地黄　菟丝子热水淘　金樱子去毛、子，各四两　天门冬去心　麦门冬去心　牛膝酒洗　楮实子水洗，各一两　龙眼肉一两

以上十味同角和匀。入净坛内，层层放实。用新汲淡水注坛中平肩，以蜜梭布四层封口，以新砖压之，置大锅中井字架上，以木甑盖好，重汤煮三日夜，毋得间断火候。旁用小锅烧滚水，不时添注坛内并锅内，勿使干涸。日足取起，滤去滓，将汁用绢绞出，入净砂锅内，文火熬成膏约一斤半，再炼蜜二斤，滴水成珠，掺入和后项药，杵烂为丸。

鹿角霜十两　人参五两　黄芪蜜炒　鸡头粉　白茯苓去皮　山药炒　山茱萸盐水洗过　生地黄酒洗，饭上蒸过　知母盐水炒，各四两　五味子去梗，一两　夏月加川黄柏四两，炒褐色

以上十味为细末，用前膏和匀成块，石臼木杵，杵千余下为丸，如梧桐子大。

金刚丸

治肾虚精亏，真元不足，腰膝沉重，四肢无力，《经》所谓：一损损于肾，骨痿不能起于床是也。每服三钱，空心参汤或米汤下，临卧温酒下。

川草薢盐酒炒　杜仲盐、酒炒　肉苁蓉酒浸，去腐，切焙　菟丝子酒煮，捣作饼，焙　巴戟肉酒煮，各四两　鹿胎酥炙，一具

上为细末，鲜紫河车隔水熬膏，捣和为丸，梧子大。

二至丸

治老人气血虚弱，肾气亏损，腰背酸痛，足膝无力。此丸能壮筋健骨，补肾滋阴，莫谓价廉，其功实大。每服七十丸，空心用核桃肉细嚼服之，用淡盐汤或盐酒任送。

冬青子即女贞实，冬至日采，不拘多少，阴干，蜜酒拌蒸，过一夜，粗袋擦去皮，晒干为末，瓦瓶收贮。或先熬膏，旱莲膏旋配用　旱莲草夏至日采，不拘多少，捣汁熬膏，和前药为丸

一方加桑椹干为丸；或加桑椹，熬膏和入。

上药九蒸九晒为细末，炼蜜为丸（此法合亦可）。

大补阴丸丹溪

治肾水亏损，虚火上炎，咳嗽失血，肺痿骨蒸，盗汗呃逆，耳鸣耳聋。每服三钱，淡盐汤送下。

黄柏盐酒炒，四两　知母盐水炒，四两　熟地酒蒸，六两　败龟板酥炙，六两

上药和为细末，猪脊髓酒蒸，打烂为丸。

天真丹

治下焦火衰，腿肿如斗，囊肿如瓜，肌肉坚硬，脐腹痼冷，是谓阳虚湿胜。每服三

钱，温酒送下。

巴戟天　上肉桂　没药　胡芦巴　真琥珀　茴香　川杜仲　川萆薢　黑丑　补骨脂各一两

上药共为细末，酒糊为丸。

玉屏风散《得效》

治自汗不止，气虚表弱，易感风寒等症。每服三钱，河水煎服。

白术炒，二两　黄芪一两　防风一两

上药共为细末。欲为丸，用姜汁泛丸。

青娥丸《局方》

治肾虚为风冷所乘，或处湿地，或坠堕损伤，或因风寒，皆令腰间似有物垂坠也，此丸悉主之。每服三十丸，温酒下；妇人淡醋汤下。

胡桃二十个，去谷皮　破故纸酒炒，六两　大蒜熬膏，四两　杜仲姜汁炒，十六两

上共为末，丸如梧子大。

水陆二仙丸

治肾水不足，相火内动，男子遗精白浊，妇人赤白带下。是丸益精滋阴，熄火止脱。每服三钱，空心用淡盐汤送下。

金樱子取半黄者，熬膏一斤；熟则全甘而失涩味　芡实蒸熟为粉，一斤

和丸。

三才丸

治脾肺两亏，虚劳咳嗽，此丸能补肺生水，补脾益气，补肾滋阴。药有天地人之名，而补亦有上中下之分，使天地位育，参赞居中，故名三才也。每服三钱，开水送下。

天门冬　熟地　人参等分

上药共为细末，将熟地打烂，加炼蜜为丸。

封髓丹

治梦遗失精及与鬼交。此方人每疑其偏寒少补，而不知大封大固之妙。实夺造化之权，为固精中之要药。每服三钱，淡盐汤送下。

砂仁一两　黄柏三两　炙甘草七钱

上药共为细末，蜜丸。

三才封髓丹《拔萃》

降心火，益肾水，滋阴养血，润而不燥。每服三四钱，用苁蓉五钱切片，酒一大盏，浸一宿，次日煎汤送下。

天门冬二两　熟地黄二两　人参一两　黄柏酒炒，三两　砂仁一两五钱　甘草炙，七钱五分

上药共为细末，炼白蜜为丸。

金锁固精丸

治真元亏损，心肾不交，遗精滑精，盗汗虚烦，腰痛耳鸣，四肢无力等症。每服三钱，淡盐汤送下。

沙苑蒺藜炒　芡实蒸　莲须各二两　龙骨酥炙　牡蛎盐水煮一日一夜，煅粉，各一两

上药共为细末，湘莲糊为丸。

聚精丸

治房劳太过，元虚精竭，关门不固，梦遗滑泄。每服三钱，淡盐汤送下或开水下。

黄鱼鳔胶一斤，切碎，蛤粉炒　沙苑蒺藜八两，马乳浸，隔汤煮一炷香

上为末，炼蜜丸。

滋肾丸 一名通关丸，东垣

治肾虚蒸热，脚膝无力，阴痿阴汗，冲脉上冲而喘及下焦邪热，口不渴而小便秘。每服三钱，淡盐汤送下。

黄柏酒炒，一两　知母酒炒，一两　上肉桂一钱

上为末，炼蜜丸。

五子丸《得效方》

治肾气虚弱，精关失守，以致淋浊遗精，小便不禁或结膀胱，溺如米泔。此丸悉治之。每服三钱，淡盐汤送下。

益智仁　小茴香炒　蛇床子炒　韭菜子略炒　菟丝子酒制，以上各一两

上药共为细末，酒糊为丸。

五子衍宗丸 丹溪

是丸乃丹溪所制，添精补髓，滋养肾气，不问下焦虚实寒热，久久服之，自然肾气永固，元阳充足，生子可期。取义衍宗，正蕃育子嗣之意也。每服三钱，淡盐汤送下。

甘杞子八两　菟丝子酒蒸，捣成饼，八两　北五味子一两　覆盆子酒洗，去目，四两　车前子炒，二两

上五味，俱择道地新鲜者焙，晒干，共为细末，炼蜜丸，如梧子大。

延龄广嗣丸

专治男子下元虚损，久无子嗣，阳痿不兴，肾寒精冷，腰膝酸痛，一切先天禀受不足，少年斫伤过度之症。此丸培元固本，益髓添精，兴阳种子，益寿延年，真有延龄广嗣之力，螽斯衍庆之功。每服三钱，开水送下。

制首乌三两　杜仲五钱　覆盆子五钱　大生地三两　槐角五钱　人乳苓一两　鹿衔草三两　茅姜五钱　当归身一两　菟丝饼五钱　菊花五钱　青盐一两　枸杞子五钱　补骨脂五钱　五加皮五钱　怀牛膝五钱　旱莲草三两　川黄柏五钱　人乳怀药一两　泽泻五钱　淡苁蓉五钱　蛇床子五钱　金樱子五钱　石菖蒲五钱

上药煎浓汁，入后药。

野料豆三升七合　女贞子一升八合半，将前药汁拌入

二味晒干，再拌，再晒汁，尽为度。研细末，水泛为丸。

葆真丸

治房劳太过，肾气虚衰，精寒不能生子，此丸不用辛热壮火助阳，纯用温养精血之味，深得广嗣之旨。每服五七十丸，空心温酒下，以美物压之。

鹿角胶即用鹿角霜拌炒成珠，八两　川杜仲盐水炒，三两　巴戟肉酒炒，一两　远志肉甘草汤泡，去骨，一两　怀山药微焙，三两　益智仁盐水炒，一两　五味子一两　云茯苓人乳拌蒸，晒，三两　大熟地三两　淡苁蓉洗去皮垢，切开，心有黄膜去之，二两　川楝子酒煮，去皮核，一两　沉香另为末，勿见火，五钱　破故纸一两　胡芦巴与破故纸同羊肾煮汁，尽为度，焙干，一两　山萸肉三两

上药共为细末，入沉香和匀，以苁蓉好酒煮烂，捣如糊，同炼蜜杵匀，丸如梧子大。

石刻安肾丸《良方》

治真气虚惫，脚膝软弱，夜梦遗精，小便数滑，久服多子。每服三钱，空心淡盐汤送下。

鹿茸制，一两　淡苁蓉酒浸，二两　白茯苓二两　赤石脂煅，二两　远志肉制，二两　菟丝子制，二两　小茴香酒炒，二两　肉桂二两　川楝子酒蒸，二两　川石斛二两　柏子仁二两　山茱萸二两　制川附二两　制茅术二两　韭菜子微炒，二两　川杜仲制，二两　破故纸酒炒，二两　川花椒去目，微炒出汗，二两　胡芦巴炒，二两　白茯神二两　川乌二两　巴戟天制，二两　青盐四钱　怀山药四两

上药共为细末，将怀药酒煮，青盐化水，和糊打丸。

天真丸

治一切亡血过多，形槁肢羸，饮食不进，肠胃滑泄，津液枯竭。久服生血益气，暖胃驻颜。喻氏誉此方制法精良，尤为补方之首。每服三钱，温酒下。

精羊肉七斤，去筋膜脂皮，批开入下药末　淡苁蓉十两　山药湿者，十两　当归酒洗，十二两　天冬去心，一斤

为末，安羊肉内缚定，用无灰酒四瓶煮，令酒干，入水二斗，煮烂再入后药。

黄芪五两　西潞党古方人参，三两　白术二两

为末，糯米饭作饼，焙干为末，如难丸，用蒸饼杵丸。

朱砂安神丸 东垣

治心神烦乱，怔忡不安，兀兀欲吐，胸中意乱而有热，若懊憹之状。皆膈上血中伏火，蒸蒸而不安。宜从权衡法，以镇阴火之浮行，以养上焦之元气。每服十五丸，津唾送下，服在食后，此缓治之法也。

朱砂另研，水飞，或一半为衣，五钱　黄连五钱　生地一钱五分　当归二钱五分　炙甘草二钱五分

上药共为细末，酒泡蒸饼，丸如黍米大。

琥珀多寐丸

治心血不足，肾气亏损，以致怔忡健忘，寤寐不安，心神恍惚等症。每服三钱，灯心汤送下。

潞党参　茯苓　琥珀　远志肉　羚羊角　甘草各一两

上药共为细末，炼蜜为丸。

千金定志丸

治心气不定，五脏不足，甚者忧愁悲伤不乐，忽忽喜忘，朝差暮剧，暮差朝发，狂眩者。每服七丸，米饮汤下，日三服。

菖蒲二两　远志二两　茯苓三两　人参三两

上四味为末，蜜丸如梧子大。

琥珀定志丸

治思虑恐惧，神志不宁，疲倦善忘，寐中多梦，盗汗遗精等症。每服三钱，桂圆汤送下。

制南星八两　人乳三两　远志肉猪胆、姜汁炒，二两　抱茯神三两　人参三两　石菖蒲猪胆炒，二两　云茯苓三两　琥珀一两　块朱砂猪心血、酒拌，二两

上药共为细末，炼白蜜为丸。

天王补心丹 《道藏》

治思虑过度，心血不足，怔忡健忘，心烦多汗，大便或秘或溏，口舌生疮等症。每服四钱，桂圆汤或临卧灯心汤下。

大生地酒洗，四两　茯苓或用茯神，五钱　当归酒洗，一两　桔梗五钱　大麦冬炒，一两　丹参五钱　枣仁炒，一两　五味子炒，一两　天门冬炒，一两　人参五钱　远志炒，五钱　元参炒，五钱　柏子霜一两

上药共为细末，炼白蜜为丸，辰砂为衣。

荆公妙香散

治心肾不交，上实下虚，梦遗失精，惊悸郁结。此散能固气涩精，疏肝和脾，镇心安神，通窍解郁，诚良方也。每服三钱，空心开水送下。

人参一两　黄芪炙，一两　桔梗三钱　广木香二钱五分　茯苓一两　茯神一两　朱砂另研，二钱　麝香一钱　怀山药姜汁炒，二两　远志炒，一两　甘草二钱

上药共为细末，后入麝香，贮于磁器内，勿泄气。

平补镇心丹 《局方》

治心血不足，时或怔忡，夜多异梦，如堕崖谷。常服安心神，益营卫。每服三十丸，空心米汤、温酒任下。

酸枣仁炒，二钱五分　车前子　白茯苓　麦门冬　五味子　茯神　桂心不见火，各一两二钱五分　龙齿　熟地黄酒蒸　天门冬　远志甘草水煮　山药姜汁制，各一两五钱　人参　朱砂飞，各五钱

上为末，炼蜜丸如桐子大，以前朱砂为衣。

柏子仁丸

治阴虚火旺，寐则盗汗。此丸能养心宁神，和胃固卫。每服三钱，米饮汤送下。

柏子霜三两　制半夏一两　人参一两　五味子一两　麻黄根一两　牡蛎一两　冬术一两　麦麸五钱

上药共为细末，大枣肉为丸。

柏子养心丸 《体仁汇编》

治劳欲过度，心血亏损，精神恍惚，夜多怪梦，怔忡惊悸，健忘遗泄。常服此丸，能宁心定志，补肾滋阴。每服四五十丸，早晚灯心汤送下，或龙眼汤下。

柏子仁蒸晒，去壳，四两　枸杞子酒洗，晒，三两　麦门冬去心　当归酒浸　石菖蒲去毛，洗净　茯神去皮、心，各一两　熟地酒蒸　元参各一两　甘草去粗皮，五钱

上为末，内除柏子仁、熟地黄蒸过，石器内捣如泥，余药末和匀，加炼蜜为丸，如梧桐子大。

远志丸

治因事有所大惊，梦寐不宁，神不守舍。《经》云："惊则气乱。"气乱则神魂与之俱浮。此丸能镇心定志，补正安神。每服三钱，空心沸汤下，临卧温酒送下。

远志甘草汤泡，去骨　石菖蒲　茯神　茯苓一作枣仁　人参　龙齿醋煅，飞，以上各一两　朱砂五钱，水飞。一半为衣

上药共为细末，炼白蜜为丸，如梧子大。朱砂为衣。精髓不守者，加五味子半两。阳事不举者，加山药、山萸各一两，肉桂半两。自汗不时者，倍枣仁，加黄芪一两。

琥珀寿星丸

治心胆被惊，神不守舍，或痰迷心窍，恍惚健忘，妄见妄言等症。每服五十丸，人参汤送下，日三服。

制南星十六两　琥珀另研，四两　朱砂一两，研飞，一半为衣

（南星制法：掘坑深二尺，用炭火五升，于坑内烧红取出炭扫尽。用好酒一斤浇，将南星趁热下坑内，用盆急盖讫，泥壅合。经一宿取出，再焙干为末）

上药共为细末，将猪心血三个，生姜汁打面糊，搅令粘和，入药末，丸如梧子大。

震灵丹

治男子下元虚惫，五劳七伤，上盛下虚，头目眩晕，心神恍惚，中风瘫痪，手足不遂，筋骨拘挛，腰膝沉重，心神不足，精滑梦遗，膀胱疝坠，小便淋沥及妇人气血不足，崩漏带下，子宫久冷，不能受孕等症。

禹粮石　代赭石　赤石脂　紫石英各四两

以上四味入罐内，盐泥封固，用炭火煅透为度。去火气，水飞，研极细末。

制乳香　制没药　五灵脂各二两　朱砂水飞，一两

上药共为细末，糯米粉打糊为丸。

脾胃泄泻门

补中益气丸东垣

治烦劳内伤，身热心烦，头痛恶寒，懒言恶食，脉洪大而虚，或喘或渴，或阳虚自

汗，或气虚不能摄血，或疟痢脾虚，久不能愈。一切清阳下陷，中气不足之症。每服三钱，开水送下。

黄芪蜜炙，一两五钱　人参一两　甘草炙，一两　白术土炒，五钱　陈皮五钱　当归五钱　升麻二钱　柴胡二钱

上药共为细末，用生姜一两、红枣二两，煎汤泛丸。

四君子丸

治胃气虚弱，饮食不思，四肢无力，面色萎白，言语轻微，为调补脾胃之良方。每服三钱，开水下。

人参二两　白术二两　茯苓二两　甘草炙，一两

上药共为细末，生姜、红枣煎汤泛丸。

六君子丸

专治阳虚气弱，饮食无味，痰嗽腹胀，大便溏泄等症。每服三钱，开水送下。

人参二两　白术二两　云茯苓二两　制半夏二两　炙甘草一两　陈皮一两

上药共为细末，姜枣煎汤泛丸。

香砂六君丸

治中虚气滞，痰湿内阻，胸中满闷，食难运化，呕恶腹疼，肠鸣泄泻等症。每服三钱，空心开水送下。

人参二两　茯苓二两　白术二两　炙甘草一两　陈皮一两　木香八钱　砂仁八钱

上药共为细末，姜枣煎汤泛丸。

归芍六君丸

治气血不足，脾胃虚弱，饮食不思，脘胀腹痛，呕吐痰水，气郁神倦等症。每服三钱，开水送下。

人参二两　炒冬术二两　茯苓二两　炙甘草一两　陈皮一两　制半夏二两　全当归二两　炒白芍二两

上药共为细末，姜枣煎汤泛丸。

金水六君丸 景岳

治肺肾虚寒，水泛为痰，或年迈阴虚，血气不足，外受风寒，咳嗽呕恶，多痰喘急等症，神效。每服三钱，开水送下。

大熟地三两　全当归二两　潞党参三两　炒白术二两　茯苓二两　炙甘草一两　陈皮一两

五钱 制半夏二两
上药共为细末，水泛为丸。

参苓白术丸《良方》

治脾胃虚弱，饮食不消，或吐或泻，形瘦色萎，神疲乏力等症。每服三钱，枣汤送下或米饮下。

人参一两六钱 白术土炒，一两六钱 茯苓一两六钱 炙甘草一两六钱 山药炒，一两六钱 扁豆炒，一两二钱 薏仁炒，八钱 莲肉炒，去心，八钱 陈皮一两六钱 砂仁八钱 桔梗八钱
上药共为细末，姜枣煎汤泛丸。

资生丸

治妇人妊娠三月，脾虚呕吐，或胎滑不固，兼男子健脾开胃，消食止泻，调和脏腑，滋养营卫。饥能使饱，饱能使饥。亦治小儿疰夏，神疲便溏，不思饮食等症，神妙难述。每服一二钱，淡姜汤下。

白术泔浸，土蒸九次、晒九次，切片炒黄 薏仁炒 人参去芦，饭上蒸熟，各三两 橘红 山楂肉蒸 神曲炒，各二两 山药炒 麦芽炒 茯苓去皮，飞去筋，乳拌，饭上蒸，晒干 芡实炒，各一两五钱 黄连姜汁炒枯 白豆蔻各三钱五分 泽泻炒，三两 桔梗炒 藿香洗 甘草炙，各五钱 莲肉去心 白扁豆炒，去壳，各一两
上药共为细末，炼蜜为丸。

启脾丸《入门》

治大人小儿脾积，五更泻，消疳黄胀，定腹痛。常服生肌健脾益肾。每服一丸，空心米饮化下。

人参 白术 茯苓 山药 莲肉各一两 陈皮 泽泻 山楂 炙甘草各五钱
上药共为末，蜜丸弹子大，或为散服亦好。

理中丸仲景

治伤寒，太阴病，自利不渴，寒多而呕，腹痛便溏，脉沉无力，或厥冷拘急，或结胸吐蛔及感寒霍乱脾寒，便血血痢等症。又治大病瘥后，喜唾，久不了了，胃中有寒，宜此丸温之。每服三四钱，开水送下。

人参 炮姜 白术东壁土炒 炙甘草各一两
上药共为细末，水泛为丸。

附子理中丸

治下焦虚寒，火不生土，或卒中寒邪，腹痛身痛，四肢拘急，泄泻呕逆，饮食不化。

每服三钱，开水送下。

人参　炮姜　炙甘草　白术各三两　制附子一两

上药共为细末，水泛为丸。

和中丸《必读》

专理气分，消痰积，去湿滞，厚脾胃，进饮食。故治胃弱痞积，干呕吞酸等症。每服三钱，开水送下。

人参　白术各三两　干姜　甘草　陈皮　木瓜去穰，各一两

上药共为细末，水泛为丸。

归脾丸《济生》

治思虑过度，劳伤心脾，怔忡健忘，惊悸盗汗，发热体倦，食少不眠，或脾虚不能摄血致血妄行，及妇人经带等症。每服三钱，开水送下。

人参　白术土炒　茯神　枣仁炒　龙眼肉各二两　炙黄芪一两五钱　当归酒洗　远志各一两　木香　炙甘草各五钱

上药共为细末，用姜枣及龙眼肉煮烂，打为丸。此方加熟地二两，即黑归脾丸。

枳术丸 东垣

治脾不健运，饮食不化，气滞痰聚，心下痞闷等症。王安道曰："劳倦之伤，宜补益之。饮食之伤，宜消导之。"此丸即宗是意所制，乃一消一补之法也。每服五十丸，开水送下。

枳实麸炒，一两　白术二两

用荷叶裹，烧饭为丸，桐子大。

本方加木香、砂仁各五钱，名香砂枳术丸，其功用同。

橘半枳术丸

治土湿中虚，脾不健运，痰多呕吐，脘痞食少。此丸能补脾调气，气调则痞自消而痰亦化矣。每服三钱，开水送下。

枳实麸炒，一两　白术二两　橘皮五钱　制半夏五钱

上药共为细末，水泛为丸。

二神丸《本事方》

治腰痛便溏，饮食不甘，脾胃虚寒，肾阳不足。每服二钱，米饮汤下。

煨肉果二两　破故纸四两　大枣六十枚　生姜四两

上药共为细末，将姜枣煮烂为丸。

四神丸

治脾肾阳虚，火不生土，五更泄泻，不思饮食，久痢虚痛，腰酸肢冷等症。每服二钱，宜淡盐汤或米饮送下。

煨肉果二两　吴茱萸盐水炒，一两　破故纸酒浸，炒，四两　五味子煨，三两　生姜四两　大枣四十九枚

上药共为细末，姜枣同煮，打烂为丸。

葛花解醒丸东垣

专治酒积，或呕吐，或泄泻，痞塞头痛，小便不利。是丸解积醒，固中气，能引湿热从二便而出。每服二钱，好茶送下。

葛花　豆蔻　砂仁各一两　木香一钱　青皮　陈皮　人参　白术炒　茯苓各四钱　神曲炒　干姜　猪苓　泽泻各三钱

上药共为细末，水泛为丸。

神效虎肚丸

专治反胃噎膈，呕吐吞酸，饮食少进，不服水土等症。是丸能扶正气，和脾胃，神效异常。壮岁每服五分，幼年三分，姜汤送下。

川厚朴一两　虎肚一两　炙甘草一两　广陈皮一两　茅术米泔水浸，二两

上药共为细末，水泛为丸。

平胃丸《局方》

治脾有停湿，痰饮痞膈，宿食不消，满闷呕泻及山岚瘴雾，不服水土。每服三钱，开水送下。

川厚朴姜炒，一两　苍术泔浸，二两　陈皮去白，一两　炙甘草一两

共为细末，姜枣汤泛丸。

无比薯蓣丸《千金》

治男子诸虚百损，五劳七伤，形瘦体弱，腰酸膝软，神疲志颓，饮食无味等症。是丸能培元滋肾，健脾益胃。每服三钱，开水下，禁醋蒜陈臭等物。

薯蓣即山药，二两　淡苁蓉四两　五味子六两　菟丝子三两　杜仲炒，三两　牛膝酒浸　山萸肉　熟地酒浸　泽泻　茯神一作茯苓　巴戟天去心　赤石脂各五两

上十二味为末，炼白蜜为丸，如梧子大。

丁香烂饭丸《良方》

治脾胃虚弱，饮冷伤中，食滞不化，脘腹疼痛及治卒心胃痛。每服三十丸，不拘时滚白汤送下，或细嚼下亦可。

丁香　蓬莪术炮　荆三棱炮　木香各一钱　甘松去土　益智仁　砂仁各三钱　香附五钱　广皮　炙甘草各二钱

上为细末，汤浸蒸饼为丸，如绿豆大。

诃黎勒丸《济生》

治大肠虚冷，泄泻不止，腹胁引痛，饮食不化等症。每服七十丸，空心米饮下。

诃黎勒面裹，煨　生龙骨　淡吴萸炒　广木香　制川附　煨肉果　茯苓　荜拨

上药各等分，共为细末，姜汁、醋糊为丸，如梧子大。

饮食气滞门

越鞠丸丹溪

治气、血、痰、火、湿、食六郁之病。胸膈痞闷，吞酸呕吐，饮食不消等症。每服三钱，开水送下。

制香附醋炒，五钱　苍术泔浸，炒，五钱　六神曲炒，五钱　黑山栀五钱　川芎五钱

上药共为细末，曲糊为丸。

逍遥丸《局方》

治血虚肝燥，骨蒸劳热，咳嗽潮热，往来寒热，口干便涩，月事不调。每服三钱，开水送下。

柴胡　当归酒拌　白芍酒炒　白术土炒　茯苓各一两　炙甘草五钱

上药共为细末，煨姜、薄荷煎汤泛丸。

此方加丹皮、黑山栀各一两，名八味逍遥。

保和丸

治食积饮停，腹痛泄泻，痞满吐酸，积滞恶食，食疟下痢。每服三钱，开水下。

焦山楂去核，三两　姜半夏一两　陈皮五钱　茯苓一两　六神曲炒，一两　连翘壳五钱　莱菔子微炒，五钱

上药共为细末，水泛为丸。

顺气消食化痰丸 瑞竹堂

治酒食生痰，胸膈膨闷，五更咳嗽。每服三钱，姜汤送下。

姜半夏　胆南星各十六两　青皮　陈皮去白　莱菔子生用　苏子沉水者，炒　山楂炒　麦芽炒　神曲炒　葛根　杏仁去皮、尖，炒　制香附各一两

上药共为细末，姜汁和，蒸饼糊丸。

良附丸

治胸脘气滞，胸膈软处一点疼痛者，或经年不愈，或母子相传，最宜服此。每服三钱，米汤送下。

干姜二两　良姜四钱　沉香一两　青皮三两　制香附四两　当归三两　木香三两

上药共为细末，水泛为丸。

又方：良姜、香附，水泛为丸。

中满分消丸 东垣

诸病有声，鼓之如鼓，皆属于热。中满鼓胀有三：气不流利者为气胀；水不通调者为水胀；湿热不化者为热胀。凡胀之属热者，此丸悉治之。每服二钱，早晚用灯心汤送下，焙热服。寒胀忌之。

厚朴炒，一两　枳实炒　黄连炒　黄芩炒　姜半夏各五钱　陈皮　知母炒，各四钱　泽泻三钱　茯苓　砂仁　干姜各二钱　姜黄　人参　白术炒　炙甘草　猪苓各一钱

上药共为细末，蒸饼为丸。

沉香化气丸

治食积痰气，痞胀妨食，或气郁久而成热，便闭不通，用此润下之。每服二钱，淡姜汤下，小儿酌减。

大黄酒蒸，二两　条黄芩二两　人参三两　白术三两　沉香另研，五钱

上将前四味锉碎，用姜汁、竹沥七浸七晒，候干为末，和沉香末再研，神曲糊丸。水飞朱砂为衣，晒干，勿见火。

沉香降气丸

治一切气滞，胸膈不舒，妇人经癸不调，少腹刺痛等症。每服二钱，开水送下。

沉香四钱　甘草炙，八钱　砂仁炒，四钱　香附二两，童便浸，去外皮，微炒

上四味为末，水泛为丸。

九痛丸《金匮》

治九种心痛，兼治卒中，恶腹胀痛，口不能言。又治连年积冷，流注心胸痛兼冷气上冲，落马坠车，血疾等皆主之。忌口如常法。强人初服三丸，日三服。弱人二丸，酒下。

附子炮，三两　生狼牙　巴豆去皮，蒸研如脂　干姜　吴萸　人参各一两

上六味，末之，炼蜜丸，如梧子大。

枳实消痞丸东垣

治中虚气滞，胸腹痞闷，痰多欲呕，恶食懒倦等症。每服三钱，开水送下。

川厚朴姜炒，四钱　川黄连姜汁炒，五钱　枳实麸炒，五钱　茯苓三钱　半夏曲三钱　干姜二钱　人参三钱　冬术土炒，三钱　炙甘草二钱　炒麦芽三钱

上药共为细末，曲糊为丸。

消痞阿魏丸《宝鉴》

治诸般积聚，癥瘕痞块，必须谅人虚实与之，实者可服此丸，消积之大半即止，接服补正药，正气复则余积不攻自消矣。每服二钱，开水送下。虚者忌服。

山楂南星皂角水浸　半夏同南星浸　麦芽　神曲炒　黄连　萝卜子各一两　连翘　贝母阿魏醋浸　瓜蒌各五钱　风化硝　石硷　黄连　白芥子各二钱五分

上药共为细末，姜汁打糊为丸。

左金丸

治肝火炽盛，左胁作痛，吞酸呕吐，筋疝痞结。亦治噤口痢，饮食入口即吐者。每服一二钱，开水送下。

姜川连六两　吴萸盐水泡，一两

上二味为末，水泛为丸。

乌梅安胃丸仲景

治伤寒厥阴病，蛔厥症。蛔厥者，其人当吐蛔，令病者静而复时烦，此为脏寒。蛔上入膈，故烦，须臾复止，得食而呕。又烦者，蛔闻食臭出，其人当自吐蛔。蛔厥者，此丸主之。又主久利方。先食饮，服十丸，日三服。稍加至二十丸。禁生冷、滑物、食臭等。

乌梅三十只　细辛六钱　干姜一两　黄连一两六钱　当归四钱　附子炮，六钱　蜀椒炒，去汗，四钱　桂枝六钱　人参六钱　黄柏六钱

上十味，异捣筛，合治之，以苦酒（即今之醋）渍乌梅一宿，去核蒸之，五合米下，饭熟捣如泥，和药令相得，纳臼中，与蜜杵二千下，圆如梧桐子大。照原方十分之一（编者注）。

木香顺气丸 东垣

治阴阳壅滞，气不宣通，胸膈痞闷，腹胁胀满，大便不利等症。每服三钱，开水送下。

广木香三两　茯苓二两　陈皮二两　泽泻二两　升麻一两　当归五两　青皮二两　软柴胡一两　吴萸汤泡，二两　草豆蔻炒，三两　干姜二两　益智仁三两　制半夏二两　苍术三两　川厚朴四两

上药共为细末，酒泛为丸。

大温中丸 丹溪晚年定者

治脾虚湿热内阻，气化不行，腹膨肢肿，黄胖水臌，饮食衰少之症。每服三四十丸，瘦人米饮送下，肥人白术汤下。忌油腻生硬难化之物。

川朴姜制黑，五两　苍术泔水浸，五两　白术三两　广皮三两　白芍五两　粉草二两　茯苓三两　苦参春夏二两，秋冬一两　青皮六两　制香附童便浸，春夏一宿，秋冬三宿，十六两　山楂五两　针砂十六两，炒红，醋煅三次

上药共为细末，神曲粉、醋打为丸。

小温中丸 丹溪

治黄胖足肿，食少口淡，或腹胀内热，小便不清。是脾虚肝旺，不能健运，虽有积聚，不可下之。每服三钱，用白术六钱，陈皮一钱，生姜三片，煎汤送下。虚加人参一钱。病轻者服此药六七两，小便即长。甚者服一斤，小便始长。积聚去尽，然后用六君子之类调补之。

陈皮　制半夏　茯苓各一两　炙甘草五钱　黄连　制香附　苦参　针砂醋煅，锈过，各五钱　白术二两　神曲一两

上药各为细末，醋、水各半，泛丸梧子大。

积实导滞丸 东垣

治伤湿热之物，不得运化，痞闷不安，腹内硬痛，积滞泄泻。每服三钱，开水送下。

生大黄一两　上川连酒炒，五钱　黄芩酒炒，五钱　茯苓三钱　枳实麸炒，五钱　神曲炒，五钱　白术土炒，三钱　泽泻二钱

上药共为细末，曲糊为丸。

木香槟榔丸 子和

治胸腹积滞，痞满结痛，二便不通，或泄泻下痢，里急后重，食疟实积等一切实症。

每服三钱，姜汤下。

川连吴萸汤炒，五钱　大黄酒浸，一两　炒枳壳五钱　陈皮去白，五钱　山棱醋煮，五钱　金香附二两　木香五钱　黄柏酒炒，五钱　青皮醋炒，五钱　槟榔五钱　莪术醋煮，五钱　黑丑二两

上药共为细末，朴硝三两，泡水泛丸。

又方当归一两。

五积散 《局方》

治少阴伤寒，及外感风寒，内伤生冷。身热无汗，头痛身痛，项背拘急，胸满恶食，呕吐腹痛，寒热往来，脚气肿痛，冷秘寒疝，寒疟，恶寒无汗，妇人经水不调等症。每服三钱，加姜葱煎。

白芷　陈皮　厚朴各六钱　当归　川芎　芍药　茯苓　桔梗各三钱　苍术　枳壳各七钱　半夏　麻黄各四钱　干姜　肉桂重表者，用桂枝　甘草各三钱

上药共研为散。

脾约麻仁丸 《金匮》

脾约之因有三：发汗太过而亡津液，大便因硬；或阴血不足，胃气生热，脾阴受灼，大便秘结；或胃气过强，小便频数，津液不充，大便则难。此丸养阴润燥，顺气行滞，增水行舟，攻补兼施。老人虚人便秘者，最宜服之。每服十丸，日三服。渐加，以知为度，用开水送下。

麻子仁二升　芍药半斤　枳实炙，半斤　大黄去皮，一斤　厚朴炙，去皮，一斤　杏仁去皮、尖，一升

按：古今权量、尺寸不同，考之《内台方》：麻仁四两，杏仁（去皮、尖）六两，芍药三两（麸炒），枳实三两，厚朴（去皮，姜制，炒）三两，大黄（酒蒸）八两。今从之。

上药共为细末，炼蜜丸，桐子大。

半硫丸 《局方》

治年高冷秘、虚秘，及疝癖冷气。每服十五丸至二十丸，空心温酒下，或生姜汤下，妇人醋汤下。

硫黄酿煅，柳木搥碎，研　半夏汤泡七次，晒干为末，等分

上二味共研末，用生姜自然汁调蒸饼糊，杵数百下，丸如梧子大。

更衣丸

治病后津液不足，肝火内炽，少腹作痛，肠燥便闭。每服二钱，好酒送下。

真芦荟一两四钱　朱砂一两

上药共为细末，高粱烧为丸，辰砂为衣。

润肠丸 东垣

治胃中伏火，大便秘涩，或干燥不通，全不思食，乃风结血秘，须润燥和血疏风，自然通矣。每服三五十丸，空心白汤送下。

羌活　归梢　大黄煨，各五钱　桃仁泡去皮、尖　麻仁各一两

上为末，除麻仁、桃仁另研如泥外，为细末，炼蜜为丸，如梧桐子大。

五仁丸 《得效方》

治气血虚弱，津液枯竭，大肠秘涩，传导艰难。每服五十丸，空心米饮下。

桃仁一两　杏仁炒，去皮，一两　柏子仁五钱　松子仁一钱二分半　郁李仁炒，去皮，一钱

陈皮另为末，四两

上将五仁另研如膏，入陈皮末研匀，炼蜜丸如梧桐子大。

三物备急丸 《千金》

治食停肠胃，冷热不调，腹胀气急，痛满欲死及中恶客忤，卒暴诸病。每服二三丸，中恶口噤，折齿灌之。

巴豆霜　大黄　干姜等分

上药共为末，蜜丸，如小豆大。

崔氏干姜易桂枝，名备急散。

痰饮咳嗽门

二陈丸 《局方》

治一切痰饮为病，咳嗽胀满，呕吐恶心，头眩心悸，或中脘不快，或食生冷，饮酒过度，脾胃不和，并宜服之。每服三钱，开水送下。

姜半夏二两　炙草五钱　广皮一两　茯苓一两

上药共为细末，姜汁泛丸。

清气化痰丸

治一切热痰。热痰者，痰因火盛也。痰即有形之火，火即无形之痰。痰随火而升降，火引痰而横行，变生诸证，不可纪极。火借气于五脏，痰借液于五脏。气有余则为火，液

有余则为痰。故治痰者，必降其火。治火者，必顺其气也。每服二钱，淡姜汤送下。

姜半夏　胆星各一两五钱　橘红　枳实麸炒　杏仁去皮、尖　栝蒌仁去油　黄芩酒炒　茯苓各一两

上药共为细末，姜汁糊丸。

礞石滚痰丸 王隐君

治诸实热积痰，变生怪症。此丸为治痰之峻剂，虚寒者不宜用。每服一钱或二钱，姜汤送下。量虚实服，服过咽即便仰卧，令药徐徐而下，半日不可饮食行动，待药气渐下。服后喉间稠黏壅塞，乃药病相拒，少顷药力到，自愈。

青礞石色青者良，三两，用朴硝一两，同入瓦罐，盐泥固济，煅至石色如金为度，水飞　大黄酒蒸，八两　黄芩酒洗，八两　沉香一两

上药共为细末，水泛为丸。

竹沥达痰丸

治痰火喘急，昏迷不卧，不省人事，如痴如狂，厥逆惊痫，怪病多病，变幻百出等症。每服二三钱，开水送下。

制大黄二两　淡黄芩二两　橘红二两　上沉香五钱　青礞石一两　朴硝三钱，煅黄色　制半夏一两　甘草一两

上药共为细末，竹沥和姜汁泛丸。

指迷茯苓丸

治臂痛不能主手足，或左右时复转移，由伏痰在内，中脘停滞，脾气不流行，上与气搏。四肢属脾，脾滞而气不下，故上行攻臂。是后人谓此臂痛乃痰证也。但治痰而臂痛自止，痰药方虽多，惟此立见功效。每服三十丸，姜汤送下。

风化硝二钱五分，如一时难成，以朴硝撒在竹盘中，少时盛水置当风处，即干如芒硝，刮取用亦可　制半夏二两　茯苓一两　枳壳去穣，麸炒，五钱

上药共为细末，生姜汁煮面糊，和为丸，如梧子大。

真武丸 仲景

治少阴伤寒，腹痛，小便不利，四肢沉重疼痛，自下利者，此为有水气，或咳或呕，或小便利。又太阳病，发汗，汗出不解，仍发热，心悸头眩，筋惕肉𥆧，振振欲擗地，气虚恶寒者。每服三钱，开水送下。

附子炮，一枚　白术炒，三两　茯苓三两　白芍炒，三两　生姜三两

上药共为细末，生姜汁泛丸。

（此方本不宜为丸，因其间加减甚多。况如此大症，亦无服丸药之理。市上药铺多将

此方改汤为丸，采入丸剂中。余虽仍其旧，不以为然也。理宜删去。编者注）

附加减法：水寒相搏，咳者，加五味子、细辛、干姜；小便利，去茯苓；下利，去芍药，加干姜；呕，去附子，加生姜一倍。

十枣丸 仲景

治太阳中风，下利呕逆。表解者，乃可攻之。其人漐漐汗出，头痛，心下痞硬，引胁下痛，干呕短气，汗出不恶寒，表解而里未和。邪热内蓄，有伏饮者，强人服一钱，虚人服五分。病不除者，再服五分。得快利后，糜粥自养。

芫花炒黑　大戟　甘遂各等分

上药共为细末，枣肉为丸。

半贝丸 山阴金兰生《格言联璧》

治风痰暑湿，疟疾频发，咳嗽多痰，饮食无味，兼治癫痫、瘰疬等症，皆极神效。每服一钱，姜汤送下。

川贝母六两　生半夏漂，四两

上药共为细末，于端阳日合生半夏打汁为丸。

癫症白金丸

治癫狂失心，痰血塞于心窍，证属有余者。每服一二钱，开水送下或菖蒲汤下。

白矾三两　郁金七两

上药共为细末，薄荷糊丸。

痫症镇心丹

治痰迷心窍，癫痫狂疾，独言妄笑，如见鬼魅，一切七情五志火逆之症。每服一丸，姜汤下，立能取效。

犀黄七分　胆星五钱　川黄连三钱　甘草一钱　麦冬七钱　茯神七钱　远志二钱　辰砂三钱　石菖蒲二钱　犀角五钱　珍珠二钱　枣仁一两

上药各取净末，炼蜜和胆星为丸，潮重四分，金箔为衣。

虎睛丸 河间

治痫疾潮搐，精神恍惚，烦乱不宁，口干喜水，或时谵语。每服二十丸，温酒送下，食后服，其效如神。

虎睛一对　犀角一两　山栀仁五钱　生大黄一两　远志去心，一两

上药共为细末，炼白蜜为丸，如绿豆大。

控涎丹—名妙应丸，《三因方》

治人忽患胸背手足腰项筋骨牵引钓痛，走易不定，或手足冷痹，气脉不通。此乃痰涎在胸膈上下，误认瘫痪，非也。用淡姜汤送下五七丸至十丸。痰猛，加丸数。

甘遂去心　大戟去皮　白芥子各等分

上药共为细末，水泛为丸。

百花丸《济生》

治七情内伤，酒色无节，虚火妄动，午后虚潮，咳嗽喘急，口干声哑，痰中带血，诸虚百损等症。食后临卧，细嚼一丸，开水下。切忌房事并助火之物。

百合　款冬花等分

上药共为细末，炼蜜为丸，如龙眼大。

补肺阿胶丸钱乙

治肺虚有火，嗽无津液而气哽者。此丸能滋阴顺气，清火滑痰，液补则津生，气顺则不哽，火退而嗽宁痰化，尤妙在补益脾胃。土为金母，土旺则能化生精微，以上输于肺，肺受其荫矣。每服三钱，开水送下。

阿胶一两五钱　马兜铃焙　炙草　牛蒡子炒香，各一两　杏仁去皮尖，七钱　糯米一两

上药共为细末，炼白蜜为丸。

宁嗽丸

肺为娇脏，遇热则嗽，受寒亦嗽。若不表散，则邪气留连而不解。此丸温润和平，既无攻击过当之虞，大有启扃[1]驱贼之势，是以投之而宁嗽也。每服三钱，开水送下。

粉桔梗二两　薄荷二两五钱　川石斛二两　橘红一两　炒谷芽一两　制半夏二两　川贝母二两　甘草五钱　苏子二两　光杏仁一两五钱　茯苓二两　桑皮一两五钱

上药共为细末，水泛为丸。

冷哮丸—名哮吼紫金丹，《全生集》

治有年痰饮，经寒即发哮喘，气急不能平卧。每服三四粒或二三粒，量病轻重与之，冷茶送下。童子服可除根。此丸治冷哮极验。

江西白豆豉一两　白砒一钱

---

① 扃：户。

皆为末，用饭三钱，研烂入末，为丸如莱菔子大。

局方黑锡丹 即二味黑锡丹

治阴阳不升降，上盛下虚，头目眩晕，肾厥头痛，男子精冷滑泄，妇人血海久冷，赤白带下。兼治阴症阴毒，四肢厥冷，不省人事。用枣汤送下百丸，或用人参汤，或米饮汤均可，即能回阳，慎勿轻视。

黑锡　硫黄各二两。将锡熔化，渐入硫黄，候结成片倾地上，出火毒，研至无声为度

上药制研为细末，元米糊为丸。

医门黑锡丹 《局方》

治脾元久冷，上实下虚，胸中痰饮，或上攻头目及奔豚上气，两胁膨胀，兼阴阳气不升降，五积水气，脚气上攻，或卒暴中风，痰潮上膈等症。每服四十丸，姜汤下。

黑锡二两　硫黄二两，将锡熔化，投入硫黄，急炒成砂，倾地上，出火气，研末再入　肉果煨，一两　小茴香一两　沉香一两　破故纸一两　肉桂五钱　川熟附一两　木香一两　川楝肉酒蒸，去皮、核，一两　胡芦巴酒浸，炒，一两　阳起石煅，飞，一两

上为末，同研，酒煮面糊为丸，梧子大。阴干，以布袋擦，令光莹。

养正丹 《局方》

治上盛下虚，气不升降，元阳亏损，气短身羸及中风痰盛涎潮，不省人事，伤寒阴盛，自汗唇青，妇人血海久冷等症。每服十五丸至三十丸，盐汤或枣汤、人参汤任下，大粒服圆囵一丸，得睡勿惊觉。

水银黑锡与水银结成砂子　硫黄研　朱砂用铁铫熔化黑锡，入水银，将柳木槌搅；次下朱砂搅，令不见星子下，少时方入硫黄末，急搅成汁和匀。如有焰以醋洒之。候冷，取出研细

上药制研为细末，煮糯米糊丸如绿豆大。

灵砂丹

治上盛下虚，痰涎壅盛。此丹最能镇坠虚火，升降阴阳，和五脏，助真元。每服三丸，空心枣汤、米汤、井花水、人参汤任下。量病轻重，可增至五七丸。忌猪羊血、绿豆粉、冷滑之物。

水银四两　硫黄一两

上二味，新铫内炒成砂子，入水，火鼎煅炼为末，糯米糊丸，如麻子大。

又法：入炀城罐内，赤石脂封口，盐泥固济，三足钉钉，打火，盏内置水，勿令干，候三炷香为度。

六 气 门

诸 风

人参回生再造丸

治男妇中痰中风，口眼歪斜，手足拘挛，言语不清，左瘫右痪，筋骨疼痛，半身不遂，步履艰难。初起气绝者，服之即可回生。久病者，平复如常，功同再造，故名。孕妇忌服，每服一丸，生姜汤下。

真水安息四两　人参二两　真蕲蛇小者为佳，去骨并头尾三寸，酒浸炙，取净末，四两　当归　川芎　川连　羌活　防风　元参以上酒炒　藿香　白芷　茯苓　麻黄　天麻　川萆薢　片子姜黄以上炒　甘草炙　肉桂研，不见火　白蔻仁研，不见火　首乌料豆水拌蒸九次　西琥珀研　黄芪蜜炙　大黄酒蒸　草蔻仁研　雄鼠粪两头尖者是　熟地以上二十三味各二两　穿山甲前后四足各用五钱麻油浸炙，共二两　全蝎去头、尾、足　灵仙酒炒　葛根炒　桑寄生烘干，各二两五钱　北细辛　赤芍炒　乌药酒炒　青皮麸炒　於术土炒　僵蚕洗、炒　乳香去油　没药去油　辰砂　骨碎补酒炒　香附去皮毛，酒炒　天竺黄　制附片　生龟板炙，熬，过者不用　沉香　母丁香　胆星以上十七味各一两　红花酒浸，烘干　犀角尖各八钱　厚朴　地龙炙干　松香煮九次，各五钱　广木香不见火，四钱　梅花冰片　西牛黄各两钱五分　血竭八分　虎胫骨炙酥，一对

上药共为末，炼蜜和匀，捣数千槌为丸，每丸重一钱，金箔为衣，蜡壳封固。

九制豨莶丸 张咏

治中风喝僻，语言謇涩，肢缓骨疼，风痹走痛，或十指麻木，肝肾风气风湿诸疮等症。每服五十丸，空心无灰酒下。

豨莶草不拘多少，以五月五日、七月七日、九月九日采者佳。拣去粗茎，留枝、叶、花、实，用酒拌，九蒸九晒，研末，炼蜜为丸

搜风顺气丸 《医学入门》

治肠胃积热，胸膈痞闷，二便燥涩，肠风痔漏，腰膝酸疼，肢节顽麻，手足瘫痪，言语謇涩，一切风气。每服二十丸，早晨、临卧茶酒、米饭饮任下。久觉大肠微动，以羊肚、肺煮羹补之，常服百病皆除，如食色纵欲及老人大便结燥者最宜。孕妇忌服。

车前子　郁李仁　白槟榔　大麻仁　菟丝子　牛膝　山药　山茱萸各二两　枳壳　防风　独活各一两　酒大黄五两

上为末，蜜丸，梧子大。

神应养真丹 河间

治厥阴经为四气所袭，脚膝无力，左瘫右痪，半身不遂，手足顽麻，语言謇涩，气血凝滞，遍身疼痛。每服百丸，空心酒下，盐汤亦可。

当归酒蒸，捣　熟地黄酒蒸，捣　川芎　白芍　羌活　天麻　菟丝子酒制　木瓜

上药各等分，共为细末，入地黄、当归二膏，加蜜捣丸，桐子大。

河间地黄丸 即地黄饮子

治中风，舌瘖不能言，足废不能行。此少阴气厥不至，名曰风痱。急宜温之，每服三钱，开水下。

熟地黄　巴戟 去心　山茱萸　肉苁蓉 酒浸　附子 炮　官桂　石斛　茯苓　石菖蒲　远志　麦冬　五味子

上药等分，共为细末，加薄荷少许，用姜、枣煎汤泛丸。

济生涤痰丸

治中风痰迷心窍，舌强不能语。此丸能豁痰清热、利气补虚，可谓简而当也。每服二三钱，开水送下。

半夏　胆星并姜制，各二两五钱　枳实　橘红　茯苓各二钱　石菖蒲　人参各一两　竹茹　甘草各五钱

上药各为细末，将胆星烊化，泛丸。

苏合香丸 《局方》，执范本

疗传尸骨蒸，殗殜肺痿，痁疟鬼气，卒心痛，霍乱吐利，时气瘴疟，赤白暴痢，瘀血月闭，痃癖疔肿，惊痫中风，痰厥昏迷，小儿吐乳，大人狐惑 [原作“狸”] 等病。朝取井华水，温冷任意，化服四丸或大粒一丸，老人小儿化服一小丸，温酒化服亦得，并空心服之。用蜡纸裹一丸如弹子大，绯绢袋当心带之，一切邪神不敢近。此辟邪驱秽之圣方也。

苏合香油五钱，入安息香内　安息香一两，另为末，用无灰酒半斤熬膏　丁香　青木香　白檀香　沉香　荜拨　香附子　诃子煨，取肉　乌犀镑　朱砂水飞，各一两　熏陆香　片脑研，各五钱　麝香七钱五分

上为细末，入安息香膏，炼蜜和剂，圆如芡实大。另以朱砂为衣，外蜡护，每蜡壳中藏丸四粒或合四粒重，为一大粒亦可。

徐洄溪曰：此方冰、麝太多，宜减大半。

易简三生丸

治卒中，昏不知人事，口眼㖞斜，半身不遂，咽喉作声，痰气上壅。无问外感风寒，

内伤喜怒，并宜服之。兼治痰厥、饮厥及气虚眩晕，悉有神效。但口开手撒，眼合遗尿，鼻声如鼾者难治。每服一钱，姜汤送下。

生南星一两　川乌去皮　生附子各五钱　木香二钱五分

上药共为细末，姜水泛为丸。

虎潜丸 丹溪

治精血不足，筋骨痿弱，足不任地及骨蒸劳热等症。每服三钱，淡盐汤送下。

黄柏盐酒炒　知母盐酒炒　熟地各三两　虎胫骨酥炙，一两　龟板酥炙，四两　锁阳酒润　当归酒洗，一两五钱　牛膝酒蒸　白芍酒炒　陈皮盐水润，二两

上药共为细末，用羯羊肉二斤，酒煮烂捣丸。

虎骨四斤丸 一名虎骨木瓜丸

治肝肾虚寒而挟风湿，足膝疼痛。每服三钱，食前盐汤下或临卧时用浸药酒送下，浸药酒完，以陈酒代之。

木瓜　天麻　苁蓉酒洗去腐　牛膝各一斤　附子炮，二两　虎胫并掌骨酥炙，一具

上四味，以醇酒五升浸春五、夏三、秋七、冬十日，取出焙干，切片晒燥，同附子、虎骨为细末，用浸药酒，打糊为丸。

大活络丹 《圣济》

治一切中风瘫痪，痿痹痰厥，拘挛疼痛，痈疽流注，跌扑损伤，小儿惊痫，妇人停经。每服一丸，陈酒化下。

徐洄溪曰：顽痰恶风，热毒瘀血入于经络，非此方不能透达。凡治肢体大症，必备之药也。

白花蛇　乌梢蛇　威灵仙　两头尖俱酒浸　草乌　天麻煨　全蝎去毒　首乌黑豆水浸　龟板炙　麻黄　贯众　炙草　羌活　官桂　藿香　乌药　黄连　熟地　大黄蒸　木香　沉香以上各二两　细辛　赤芍　没药去油，另研　丁香　乳香去油，另研　僵蚕　天南星姜制　青皮　骨碎补　白蔻　安息香酒制　黑附子制　黄芩蒸　茯苓　香附酒浸，焙　元参　白术以上各一两　防风二两五钱　葛根　虎胫骨炙　当归各一两五钱　血竭另研，七钱　地龙炙　犀角　麝香另研　松脂各五钱　牛黄另研　片脑另研，各一钱五分　人参三两

上共五十味为末，蜜丸如桂圆核大，金箔为衣，蜡护。

小活络丹

治中风手足不仁，日久不愈，经络中有湿痰死血，腿臂间忽有一二点痛者。每服一粒，好酒送下。

川乌炮，去脐皮　草乌炮，去皮　胆星各六两　地龙洗，焙干　乳香去油　没药去油，另研

吞，三两三钱

上药各取净末，胆星烊化为丸，潮重六分，蜡护。

蠲痹丸 严氏

治中风身体烦痛，项背拘急，手足冷痹，腰膝沉重，举动艰难等症。每服三钱，开水送下，或用温酒亦可。

黄芪蜜炙　当归酒洗　赤芍酒炒　羌活　防风　片子姜黄酒炒　炙甘草等分

上药各为细末，用生姜、红枣煎汤泛丸。

伤　寒

防风通圣散 河间

治一切风湿暑湿，饥饱劳役，内外诸邪，气血怫郁，表里三焦俱实，憎寒壮热，头目昏晕，目赤睛痛，耳鸣鼻塞，口苦舌干，咽喉不利，唾涕稠黏，咳嗽上气，大便秘结，小便赤涩，疮疡肿毒，折跌损伤，瘀血便血，肠风痔漏，手足瘈疭，惊狂谵妄，丹斑瘾疹等症。每服三四钱，加生姜、葱白煎服。

川大黄酒蒸，五钱　青防风五钱　大川芎五钱　白芍炒，五钱　淡黄芩一两　连翘壳五钱　苏薄荷五钱　石膏一两　滑石三两　荆芥五钱　芒硝五钱　白术五钱　当归五钱　粉桔梗一两　黑山栀五钱　甘草二两　麻黄五钱

上药研粗末为散。

大陷胸丸 仲景

病发于阳而反下之，热入因作结胸。所以成结胸者，以下之太早故也。结胸者，项亦强，如柔痉状，以此丸下之则和。每用一丸，别捣甘遂末一钱匕，白蜜二合，水二升，煮取一升，温顿服之，一宿乃下。如不下，更服，取下为效，得快利，止后服。

大黄半斤　葶苈熬，半升　芒硝半升　杏仁半升，去皮尖，熬黑

上二味，捣筛二味，纳杏仁、芒硝合研，如脂和散，取如弹丸大。

小陷胸丸 仲景

治病在心下，按之则痛，名小结胸。此丸治之，不但治小结胸，并可治夹滞时邪，不重不轻，最为适用。每服二三钱，开水送下。

黄连一两　半夏洗，半升　瓜蒌实大者一个

上药共为细末，炼蜜为丸。

川芎茶调散《局方》

治诸风上攻，正偏头痛，恶风有汗，憎寒壮热，鼻塞痰盛，头晕目眩。每服三钱，食后茶调服。

薄荷八钱　川芎　荆芥各四钱　羌活　白芷　炙草各一钱　防风一钱五分　细辛一钱

上药研末为散。

神术丸《局方》

治伤风，头痛无汗，鼻塞声重及风寒咳嗽，时行泄泻。每服三钱，空心温酒送下。

焦苍术二两　藁本一两　川芎一两　细辛一两　白芷一两　炙草一两　羌活一两

上药共为细末，姜葱煎汤，泛丸。

肾厥玉真丸《本事》

治肾气不足，气逆上行，头痛不可忍者，谓之肾厥症。

硫黄二两　银硝一两　制半夏一两　生石膏一两

上药共为细末，姜汁打糊为丸。

扁鹊玉壶丸

玉壶指人身而言。道书曰：金精满鼎气归根，玉液银壶神入室。元寿先生曰：硫是矾之液，矾是铁之精，生于温泉，产于山旁，有水火既济之妙。本草止治阴寒恶疾，不言治臓。今人用治火衰，阳气暴绝，寒水臓胀，却有神功。独是难于制配，余得异授并诸制法以广仁术。每服八分，渐加至三钱，开水送下。

硫黄八两配真香麻油八两，以硫黄打碎，入冷油内，放炉上，炭火宜微。以桑枝缓缓搅动，候硫融尽，即倾入水缸内急搅，去面上浮油，取缸底净硫称过若干两。再配真麻油若干两，照前火候再融、再倾，连前共制三次。第四次用真棉花子油配硫若干两，照前火候，再溶、再倾入水缸内急搅，去面上浮油。第五次用肥皂四两，水中同煎六时。第六次用皂荚四两，放水中同煎六时，拔净油气。第七次用炉中炭火淋硷水制六时。第八次用水豆腐同煮六时，拔净皂硷之性。第九次用田字草（田字草出水荒稻田中，叶如田字，秋天采），捣汁和水煎六时，晒干研细如香灰。凡净硫一两，配炒糯米粉二两，煮汁为丸。

按：硫黄以外洋者为佳，土硫黄断不可用。

金液丹《局方》

治虚寒吐利日久，脾胃虚损，手足厥逆，精神昏睡露睛，口鼻气冷，身冷脉微，自汗，小便不禁等症。每服二十丸，空心米饮下，伤寒阴证不拘丸数。

硫黄（将铁杓熬熔，倾入井水或麻油内，后用桑柴灰淋硷蛀七八遍，换水去红晕），上为末，蒸饼丸，梧子大（大约硫黄一两，饼亦一两）。

来复丹《局方》

治上盛下虚，里寒外热及伏暑泄泻如水。每服三十丸，空心米饮下，甚者五十丸，小儿三五丸或一丸。

硫黄 硝石各一两，入銚内，微火温炒，用柳木不住手搅，令阴阳气相入，再研细入 五灵脂 青皮 陈皮各三两 元精石另研末，一两

上为末，次入元精石末及硝黄末，和匀，醋糊丸，豌豆大。

二气丹

治伏暑中寒，或内伤冷食，中脘痞结，呕泻不止。每服四十丸，新汲井花水下。不应，再服。

硫黄 硝石等分

上为末，同炒黄色，研细，糯米糊丸，梧子大。

温 病

神犀丹《温热经纬》

治温热暑疫诸病，邪不即解，耗液伤营，逆传内陷，痉厥昏狂，谵语发斑等症。但看病人舌色干光，或紫绛，或圆硬，或黑苔，皆以此丹救之。若初病即觉神情昏躁而舌赤口干者，是温暑直入营分，酷暑之时，阴虚之体及新产妇人患此最多，急须用此多可挽回。兼治痘瘄毒重，夹带紫斑，危证暨痘疹后，余毒内炽，口糜咽腐，目赤神烦诸症。每日服二丸，凉开水化服，小儿减半。

犀角尖磨汁 石菖蒲 黄芩各六两 真怀生地冷水洗净浸透，捣，绞汁 银花如有鲜者，绞汁用尤良，各十六两 粪清即金汁 连翘各十两 板蓝根无则以飞净青黛代之，九两 香豉八两 元参七两 花粉 紫草各四两

各生晒研细忌用火炒，以犀角、地黄汁、粪清和捣为丸。切勿加蜜，如难丸可将豆豉煮烂，每重三钱。如无粪清，可加人中黄四两研入。

万氏牛黄清心丸

治温邪内陷包络神昏者，以此丸为最。盖温热入于心包络，邪在里矣。草木之香仅能达表，不能透里，必借牛黄幽香物性，乃能内透包络，与神明相合。然尤在佐使之品配合咸宜，泻心火，通心气，镇心神，合之牛黄相使之妙，故能建功若神也。兼治中风痰火秘结，瘾疹眩晕，言謇神昏，小儿惊风痰涎，手足牵掣，痧痘大郁等症。

山栀肉生用，六钱 真犀黄五分 淡黄芩五钱 川郁金四钱 川黄连一两 辰砂三钱

上药各取净粉，用冰雪水和神曲糊打丸，每丸潮重四分半，干足三分半，蜡护。

又一方附后：

牛黄　雄黄　黄连　黄芩　栀子　犀角　郁金　朱砂各一两　真珠五钱　冰片　麝香各二钱五分

上药共研为末，炼蜜丸，每重一钱，金箔为衣，蜡护。此方功效较万氏为胜。

局方牛黄清心丸

治心气不足，神志不定，惊恐癫狂，语言谵妄，虚烦少睡，甚至弃衣而走，登高而歌，逾垣上屋等症。每服一丸，食后温水化下。

羚羊角　麝香　龙脑各一两　人参　神曲炒　蒲黄炒，各二两半　白茯苓　牛黄研　柴胡　桔梗各一两　川芎　杏仁去皮尖、双仁，麸炒黄，另研，各一两二钱半　防风　白术　白芍　麦冬　黄芩　当归去头，各一两半　阿胶炒　干姜炒　白蔹各七钱半　雄黄水飞，八钱　甘草锉，五两　山药炒，七两　大豆黄卷炒　肉桂去皮，各七钱半　金箔一千四百片　大枣蒸黑，去皮核，研膏，一百枚　犀角末二两

上除枣、杏仁、金箔外，牛黄、龙脑、麝香、雄黄四味，研为细末，入余药和匀，炼蜜，入枣膏为丸。

每两作十丸，金箔为衣，干后外用蜡护。

安宫牛黄丸

此丸芳香化秽利窍，咸寒保肾安心。凡温暑时邪，挟痰浊内闭，口噤神昏，大人小儿痉厥之因于热者。兼治飞尸、卒厥、五痫、中恶。每服一丸，病重体实者，日再服，甚至日三服。小儿服半丸，不知再服半丸。脉虚者，人参汤下。脉实者，银花薄荷汤下。

牛黄一两　郁金一两　犀角一两　黄连一两　朱砂一两　梅片二钱五分　麝香二钱五分　真珠五钱　山栀一两　雄黄一两　黄芩一两　金箔衣

上为极细末，炼老蜜为丸，每丸一钱，金箔为衣，蜡护。

紫雪丹《局方》

治内外烦热不解，狂易叫走，发斑发黄，口疮脚气，瘴毒蛊毒，热毒药毒及小儿惊痫。每服三四分至一钱量，用冷开水调灌。

黄金百两　寒水石　石膏　滑石　磁石水煮，各三斤，捣煎去渣，入后药　升麻　元参各一斤　炙甘草半斤　犀角　羚羊角　沉香　木香各五两　丁香一两，并捣，锉入前药汁中煎，去渣，入后药　朴硝　硝石各二斤，提净，入前药汁中，微火煎，不住手将柳木搅，候汁欲凝，再加入后二味　辰砂研细，三两　当门子一两二钱，研细入后药拌匀，合成退火气　《本事方》无黄金

至宝丹《局方》

治诸中卒倒，气血俱闭，时邪内陷，热入心包，舌绛神昏，谵言妄语。以此丹入寒凉

汤药中，能去阴起阳，立展神明，有非他药之可及。兼治卒中，山岚瘴气及产后恶血攻心。每服用参汤调化一二丸，产后用童便入姜汁化服。

乌犀角镑 朱砂飞 雄黄飞 生玳瑁镑 琥珀勿见火，研，各一两 麝香研 龙脑研，各一钱 金银箔各五十片 西牛黄研，五钱 安息香以无灰酒飞过，滤去沙土，取净，微火熬成膏。如无，以苏合香代之。一两

上将犀、玳为细末，入余药研匀，将安息膏用重汤煮后，入诸药和搜成剂，分作百丸，蜡护。

碧雪丹

治热极火闭，痧胀昏狂及霍乱，误服热药，烦躁，瞀乱及时疫愦乱，便秘发斑，一切积热，咽喉肿痛，口糜龈烂，舌疮喉闭，水浆不下等症。每服钱许，凉开水下。上焦病以少许含化咽津，不能咽物者，芦筒吹入喉中。齿舌病，抹患处。

寒水石 石膏 硝石 朴硝 芒硝 牙硝 青黛 甘草等分

先将甘草煎汤去渣，纳诸药再煎，以柳木棍不住手搅，却入青黛，和匀倾入砂盆内，候凝结成霜，研细密收。

玉雪救苦丹

治伤寒，时行瘟疫，寒热头痛，胸闷髀酸，身热不解，神昏谵语，不省人事，肝气厥逆，痰涎壅塞，一切咽喉急症，小儿痧痘时疹，急慢惊风，兼治痈疽发背，脑疽疔毒，无名肿毒等症。每服一丸，如未效再进一丸，轻则半丸。

水安息三钱 血珀三钱 当门子三分 鹅管石三钱 犀黄三钱 真濂珠三钱 白螺壳一钱 梅片三分 川黄连一两 左秦艽八钱 桂枝八钱 细青皮八钱 川朴一两 木通八钱 赤芍八钱 寒水石一两 枳壳八钱 陈皮八钱 大豆卷八钱 柴胡八钱 福建曲八钱 辰砂二两 连翘八钱 象贝母八钱 赤茯苓八钱 木香八钱 茯苓皮八钱 青防风八钱 前胡八钱 生军八钱 天花粉八钱 白术八钱 大力子八钱 江枳实八钱 荆芥八钱 大麦仁八钱 车前子八钱 麻黄八钱 淡豆豉八钱 炙草八钱 六曲八钱 广藿香八钱 大腹皮一两六钱 石膏八钱 玉桔梗八钱 半夏曲八钱 茅术八钱 苏合油二两

共研为末，用神曲粉四两，加炼蜜打丸，每粒潮重六分，辰砂为衣，白蜡壳护。

诸 火

易后三黄丸东垣

治丈夫妇人三焦积热，上焦有热攻冲，眼目赤肿，头项肿痛，口舌生疮，中焦有热，心膈烦躁，饮食不美下。

川黄连八两 黄芩八两 白菊花四两 粉桔梗二两 当归尾四两 姜黄六两 葛根二两 苏薄荷二两 川黄柏八两 黑山栀八两 京元参二两 天花粉二两 连翘六两 大黄十二两

川芎二两

上药共为细末，炼白蜜为丸。

嗑化上清丸

治咽喉肿痛，口舌生疮，又能爽神。每用一丸，常嗑化咽之。

薄荷叶一两六钱　缩砂四钱　甘草二钱

（疑上下都有脱文）

上焦有热，小便赤涩，大便秘结，五脏俱热，即生痈疖疮痍。每服三十丸，食后热水吞下，视脏腑虚实加减。小儿积热亦宜服。

黄连　黄芩　大黄等分

上为细末，炼蜜丸，如梧子大。

一方用冰、麝为衣，如豆大，夜间嗑化一二丸亦好。

易前黄连上清丸

治上焦积热，时眼咽痛，口舌生疮，心膈烦热，肺火上升，风热鼻赤等症。每服三钱，开水送下。

防风　黄芩　桔梗各一钱

上为末，蜜和一两，作二十丸。

清咽太平丸

治膈上有火，早间咯血，两颊常赤，咽喉不清等症。每服一丸，开水化下。

薄荷一两　犀角二两　防风二两　甘草二两　柿霜二两　川芎二两　桔梗三两

上为细末，炼白蜜为丸，如弹子大。

当归龙荟丸《宣明》

治一切肝胆之火，神志不宁，惊悸搐搦，躁扰狂越，头晕目眩，耳鸣耳聋，胸膈痞塞，咽嗌不利，肠胃燥涩，两胁痛引少腹，肝移热于肺而咳嗽，亦治盗汗。每服三钱，姜汤送下。

全当归酒洗，一两　龙胆草酒洗，一两　川黄柏炒，一两　黄连炒，一两　黑山栀一两　大黄酒浸，五钱　青黛水飞，五钱　黄芩炒，一两　芦荟五钱　木香二钱　麝香五分

上药共为细末，炼蜜为丸。

凉膈散《局方》

治心火上盛，中焦燥实，烦躁口渴，目赤头眩，口疮唇裂，吐血衄血，大小便秘，诸

风瘾疹，胃热发斑发狂及小儿惊急，痘疮黑陷等症。每服三钱，加竹叶生蜜煎。

连翘四两　大黄酒浸　芒硝　甘草各二两　栀子炒黑　黄芩酒炒　薄荷各一两

上药共为细末。

泻青丸 钱乙

治肝火郁热，不能安卧，多惊多怒，筋痿不起，目赤肿痛等症。每服一二钱，竹叶汤下。

大黄一两　黑山栀一两　川芎一两　防风一两　龙胆草一两　羌活一两　当归一两

上药共为细末，炼白蜜为丸。

梅苏丸 《简易方》

治消渴膈热，烦躁，生津液。每服一丸，不拘时含化咽津，行路解渴。

白梅肉　苏叶　乌梅肉各半两　百药煎三两　麦门冬去心，七钱五分　诃黎勒　人参各二钱五分　甘草炙，一两五钱

上为细末，炼黄蜡汁和为丸，如鸡头大。

暑 湿

清暑益气丸 东垣

治长夏湿热炎蒸，四肢困倦，精神减少，胸满气促，身热心烦，口渴恶食，自汗身重，肢体疼痛，小便赤涩，大便溏黄而脉虚者。每服三四钱，开水送下。

人参二两　炙冬术一两　大麦冬一两　泽泻一两　焦苍术一两　炙升麻一两　细青皮麸炒，一两　黄柏酒炒，一两　五味子一两　葛根一两　当归酒炒，一两　炙甘草一两　炙黄芪一两　六神曲炒，一两　广皮一两

上药共为细末，姜枣煎汤泛丸。

甘露消毒丹 一名普济解疫丹，叶天士

此治湿温时疫之主方也。凡湿温疠疫之病而为发热倦怠，胸闷腹胀，肢酸咽肿，斑疹身黄，颐肿口渴，溺赤便闭，吐泻疟痢，淋浊疮疡等症，但看病人舌苔淡白，或厚腻，或干黄者，是暑湿热疫之邪尚在气分，悉以此丹主之，靡不应手取效。并治水土不服诸病。每服三钱，开水调下，日两次。

飞滑石十五两　绵茵陈十一两　淡黄芩十两　石菖蒲六两　川贝母　木通各五两　藿香　射干　连翘　薄荷　白豆蔻各四两

上药晒燥，生研细末（见火则药性变热），或以神曲糊丸，如弹子大。

六一散 河间，一名天水散

治伤寒中暑，表里俱热，烦躁口渴，小便不通，泻痢热疟，霍乱吐泻，下乳滑胎，解酒食毒，兼主石淋。用冷水或灯心汤调下。

滑石飞，六两　甘草一两

上药共研细，为散。

此方功用甚大，清心加辰砂少许，名益元散；清肺加薄荷少许，名鸡苏散；清肝加青黛少许，名碧玉散。

六合定中丸

治暑月畏冷，疟痢霍乱，胸闷恶心，头疼腹痛，或吐或泻，寒热如疟及小儿发热发搐，吐乳惊悸，一切中土不和之症。每服一丸，开水送下。

藿香八两　赤苓二十四两　枳壳二十四两　苏叶八两　麦芽炒，六斤　桔梗二十四两　香薷八两　木瓜二十四两　谷芽六斤　广皮二十四两　木香十八两　檀香十八两　焦山楂二十四两扁豆炒，八两　厚朴二十四两　六神曲六斤　甘草二十四两

上药共研为末，水泛丸，每粒重一钱。

藿香正气丸 《局方》

治外感风寒，内伤饮食，憎寒壮热，头痛呕逆，胸膈满闷，咳嗽气喘及伤冷伤湿，疟疾中暑，霍乱吐泻。凡感岚瘴不正之气者，惟元气虚弱之人慎用。每服三钱，开水送下。

藿香　大腹皮　白芷　茯苓　紫苏叶各三两　广皮　冬术土炒　桔梗　半夏曲　厚朴姜制，各二两　甘草一两

上药共为细末，生姜、红枣、腹皮煎汤泛丸。

二妙丸 丹溪

治筋骨疼痛因湿热者，如有气加气药，如血虚加血药。每服三钱，开水送下。如痛甚，以姜汤热竦下。如表实气实者，少酒佐之。

黄柏炒　苍术炒，去皮，等分

上药共为末，姜汁泛丸。

三妙丸

治湿热下流，两脚麻木痿弱或如火烙之热。每服五七十丸，姜盐汤下。

苍术米泔浸，六两　黄柏酒炒，四两　怀牛膝二两

上药共为细末，麦糊和丸，梧子大。

五苓散仲景

通治诸湿腹满，水饮水肿，呕逆泄泻，水寒射肺，或喘或咳，中暑烦渴，身热头痛，膀胱积热，便秘而渴，霍乱吐泻，痰饮湿热，身痛身重等症。每服三钱，服后多饮热水，汗出而愈。伤暑者，加朱灯心煎。

猪苓　泽泻　茯苓　白术各八钱　官桂五钱

上药共研细末。

按：分量古书与今不同，不能妄拟抄本分量，似尚合度从之（编者注）。

青麟丸

一治痢疾初起，里急后重不爽。赤痢，焦槐米汤下；白痢，淡姜汤下。

一治胸闷脘胀，气阻噎膈，肝胃气痛，大小便闭。香附汤送下。

一治湿热黄疸，瘴气疟疾，水肿臌胀，食积腹痛。大腹皮汤下。

一治舌麻口碎，目赤鼻疮，唇肿喉闭，齿痛耳蒙，头痛时疫，暑热火郁呛咳。甘桔汤送下，灯心汤下亦可。

一治吐血齿血，溺血便血，遗精淋浊。灯心汤送下。

一治肺痈肠痈，痰火昏狂，如醉如痴。灯心汤送下。

一治从高坠下损伤，蓄血于内，不思饮食。童便送下，苏木汤送下亦可。

一治妇女经痛，经事不调，产后恶露不尽，瘀血作扰，头晕气闷，呕恶发热，腹痛便秘。益母草汤送下。

一治妇女赤白带下，骨蒸发热。地骨皮汤送下。

一治小儿惊风，疳膨食积，形瘦内热。薄荷炒麦芽汤送下。

此药能去五脏湿热秽毒。如火毒甚者，俱从小便而出或色深黄，不必疑忌。每服二三钱，开水送下。

锦纹大黄二十斤。用米泔水浸一周时竹刀刮开，晒干，无灰酒浸一宿，第一次将鲜侧柏叶铺笼底，蒸三炷香取出，晒干后仍照前法制

逐次如前法制二十四次：

第二次绿豆，第三次黑豆，第四次麦芽各三升。第五次槐枝，第六次桑叶，第七次桃叶，第八次柳叶，第九次车前草，第十次鲜茴香各一斤。第十一次陈皮，第十二次荷叶，第十三次银花，第十四次苏叶，第十五次冬术，第十六次祈艾，第十七次半夏，第十八次厚朴，第十九次黄芩，第二十次香附，第二十一次砂仁，第二十二次甘草，第二十三次泽泻，第二十四次猪苓各半斤。

候蒸透，晒干磨粉，每斤加牛乳、苏叶、梨汁、姜汁、童便各二两，加陈酒泛丸。

痧 气

纯阳正气丸

治天行时邪,感瘴触秽,中满神昏,腹痛吐泻,霍乱转筋,绞肠痧症,并小儿急惊泻痢,鬼忤痰迷心窍,四肢厥冷等症。每服五分阴阳水送下,小儿减半,孕妇忌服。凡修合时,宜择良辰净室,斋戒熏沐,切忌秽亵。慎之慎之!

土藿香　广陈皮　生茅术　姜半夏　公丁香　官桂　生冬术　青木香　白茯苓各一两

上药共为极细末,用花椒五钱,煎汤泛丸。每料加红灵丹四钱为衣。

八宝红灵丹

治霍乱痧胀,肢厥脉伏,转筋昏晕,瘴疠时疫,暑毒下痢等症。并治喉痹牙舌诸病,汤火金刃诸伤均搽患处。每服一分,凉开水送下。小儿减半,孕妇忌服。以药佩带身上,可辟疫气牛马羊瘟,以此点其眼即愈。

朱砂　牙硝各一两　明雄黄飞　蓬砂各六钱　礞石煅,四钱　梅片　当门子各三钱　飞真金五十页

八味,择吉日净室中各研极细,再研匀,瓷瓶紧贮,熔蜡封口,毋使泄气。

灵宝如意丹

治中暑眩晕,绞肠腹痛,脘闷饱胀,阴阳反错,不省人事,手足厥冷,恶心呕泻,山岚瘴气,感邪触秽,中恶头痛,一切痧气。用凉茶送下七丸,轻重酌用。并治痈疽疔毒,蛇蝎蛊毒。用黄酒化敷患处,神效无比。孕妇忌服。

白粉霜一两　麝香一钱　血竭一两　硼砂一两　腰黄一两　梅片一钱　天麻一两　辰砂一两　蟾酥六钱　人参一钱

上药各取净粉,烧酒泛丸,如芥子大。

痧药蟾酥丸 一名通灵万应丹

治暑月贪凉饮冷,食物不慎,兼吸秽恶,成痧胀腹痛或霍乱吐泻。每服一二丸,重者二三丸,放舌底化开,少顷阴阳水下。若研细吹鼻,亦可取嚏。

天麻焙干,三两六钱　甘草去皮微炒,四两四钱　茅山术米泔水浸,切焙,三两　丁香六钱　蟾酥烧酒化,九钱　麝香三钱　腰黄飞,三两六钱　麻黄去节、焙,三两六钱　大黄晒干,六两　朱砂三两六钱

上药生晒,各取净粉,以糯米粥浆和杵丸,莱菔子大,辰砂为衣。每七丸纳舌下,少顷阴阳水下。若研细吹鼻亦可。

又方：治法同上（通灵万应丹力较此方为峻）。洄溪云：此秘方也。

杜蟾酥烧酒化 朱砂飞，各五钱 明雄黄飞 茅山苍术土炒焦，各一两 丁香 牙皂各三钱 当门子一钱

上七味，各研极细，蟾酥打丸，凤仙子大，辰砂为衣。

飞龙夺命丹

专治痧胀疗痛，霍乱转筋，厥冷脉伏，神昏危急之症。及受温暑瘴疫，秽恶阴晦诸邪而眩晕痞胀，瞀乱昏狂，或卒倒身强，遗溺不语，身热瘛疭，宛如中风。或时症逆传，神迷狂谵，小儿惊痫，角弓反张，牙关紧闭等症。少许吹鼻取嚏，重者再用开水调服一分。小儿减半，孕妇忌服。

按：此丹芳香辟秽，化毒祛邪，宣气通营，全体大用。真有斩关夺隘之功，而具起死回生之力也。凡家居远出者，皆宜珍藏。

牛黄二钱 辰砂飞，二两 麻黄去节，四钱 人中白漂，煅，八钱 月石三钱 麝香三钱 腰黄一两 青黛飞，五钱 珍珠三钱 蟾酥一钱五分 明矾五钱 银硝一钱五分 冰片四钱 牙皂三钱 灯草灰一两 赤金箔三百页

上药十六味，各研极细末，装入瓷瓶内封固，毋令泄气。

太乙玉枢丹一名解毒万病丹，又名紫金锭

治诸痧霍乱，疫疠瘴气，喉风五绝，尸疰鬼胎，惊忤癫狂，百般恶证及诸中毒、诸痈疽，水土不服，黄疸膨胀，蛇犬虫伤。内服外敷，功难殚述，洵神丹也。每服一钱，凉开水调下，孕妇忌之。又不可与甘草药同进也。

山慈菇去皮洗净，焙 川文蛤即五倍子，搥破，洗，刮内桴 千金子即续随子，去油，取净霜，各二两 红芽大戟洗，焙，一两 当门子三钱

五味先将慈、蛤、戟三味研极细末，再入霜香研匀，糯米汤调和，干湿得宜，于辰日净室中木臼内杵千余下。每料分四十锭，故亦名紫金锭，再入飞朱砂、飞雄黄各五钱尤良，或以加味者杵成薄片，切而用之，名紫金片。

太乙紫金丹

治霍乱痧胀，岚瘴中恶，水土不服，喉风中毒，蛇犬虫伤，五绝暴厥，癫狂痈疽，鬼胎魍魅及暑湿瘟疫之邪弥漫熏蒸，神明昏乱危急诸症。每服钱许，凉开水下。

按：一瓢云：此丹比苏合丸而无热，较至宝丹而不凉，兼玉枢之解毒，备二方之开闭，洵为济生之仙品，立八百功之上药也。

山慈菇 川文蛤各二两 红芽大戟 白檀香 安息香 苏合油各一两五钱 千金霜一两 明雄黄飞净 琥珀各五钱 梅片 当门子各三钱

十一味，各研极细，再合研匀，浓糯米饮杵丸，绿豆大，外以飞金为衣。

武侯行军散—名人马平安散

治霍乱痧胀，山岚瘴疠及暑热秽恶诸邪直干包络，头目昏晕，不省人事危急等症。并治口疮喉痛，点目去风热障翳，搐鼻辟时疫之气。每服三五分，凉开水调下。此散系武侯征蛮秘方，药味贵重，修合不易，识者珍之。

西牛黄　当门子　珍珠　梅片　蓬砂各五钱　明雄黄飞净，八钱　火硝三分　飞金二十页

上药各研极细如粉，再合研匀，瓷瓶密收，以蜡封固之。

卧龙丹

治诸痧中恶，霍乱五绝，诸般卒倒急暴之症。以少许搐鼻取嚏，垂危重症亦可以凉水调灌分许。并治痈疽发背，蛇蝎蜈蚣咬伤，用酒涂患处。凡暑月入城市，抹少许于鼻孔，可杜秽恶诸气。

西牛黄　飞金箔各四分　梅花　冰片　荆芥　羊踯躅各二钱　当门子五分　朱砂六分

猪牙皂角一钱五分　灯心炭二钱五分

九味共研细，瓷瓶密收，毋使泄气。

按：冰片近日有一种，洋水以樟脑升提者性热，万不可用（编者注）。

人马平安散—名千金丹

治霍乱痧胀，山岚瘴疠及暑热秽恶，诸邪直干包络，头目昏晕，不省人事，危急等症。每服二三分，凉开水下或嗅少许于鼻内。洄溪云：此秘方也。

明雄黄　蓬砂　硝石各一两　朱砂五钱　梅冰　当门子各二钱　飞金一百页

上七味各为细末，合研匀，瓷瓶紧装。

此方中或加牛黄。

辟瘟丹

夫瘟疫一证，乃天地不正之气受染于人，为害甚烈。本堂以利济为怀，集辟瘟之药，配君臣佐使，调济阴阳。五脏六腑之有受此毒者，化服此丹，立能辟除，灵效如神，功难尽述。且此丹药味甚众，珍贵之品居多，识者宝之。引单列后：

一治时行痧疫初起，呕恶。急服一锭，重者倍服，立止恶心。

一治霍乱转筋，吐泻绞肠，腹痛诸痧及急暴恶症。急服二锭，如症重不能骤解，再加服，以胸膈宽舒为度。

一治中风中暑中痰，卒然倒地，不省人事。急服一二锭，以开口为度。

一治瘄疹初起，烂喉瘾疹。其效如神，重者倍服。

一治伤寒疟痢初起。

一治肝胃疼痛，久积哮喘，呃逆，心腹胀满，周身掣痛，二便不通。

一治妇女腹中结块，小儿惊痫，十积五疳，痘后余毒。敷患处，已有头者，圈头出毒。

一治山岚瘴疠虫积虫毒，各种癖块。

一治无名肿毒，醋磨敷患处。

此丹每服一锭，重者倍服，小儿减半，用开水或陈酒调服。周岁内婴儿磨一二分，用开水灌下。如急暴恶症，不限锭数。

凡夏秋感症，服之无不应手立效，取汗吐下三者，得一为度。若疑信参半，服之过少，药力不足则自误也。

此丹攻病之力极大，并不伤元，体气虚弱之人乘其初起元气未漓，急服立效。倘迟延多日，邪气入里，正气已亏，神昏自汗，则宜斟酌。

此丹香味甚重，孕妇三四个月，胎气不足忌服。如月分足，胎元实者，遇此急症，不妨酌服。

羚羊三两　朴硝三两　赤小豆四两　牙皂三两　降香四两　鬼箭四两　甘遂一两　大戟一两　广木香三两　桑皮一两　麻黄二两　千金霜一两　黄柏三两　紫菀八钱　桃仁霜一两　槟榔一两　茅术三两　当门子二两　菖蒲二两　茜草三两　水安息二两　干姜二两　黄芩三两　莪术一两　胡椒一两　芫花五钱　姜半夏三两　文蛤三两　银花三两　葶苈子一两　川连三两　雌黄一两五钱　犀角三两　川朴三两　蒲黄二两　斑蝥三十只　西黄一两　琥珀一两五钱　蜈蚣七条　朱砂四两　川乌三两　丹参二两　天麻二两　玳瑁三两　升麻二两　大黄三两　巴豆霜一两　冰片一两五钱　细辛一两　白芍一两　柴胡二两　紫苏二两　藿香三两　毛茨菇四两　元精石三两　公丁香一两　川芎二两　草河车二两　广皮一两五钱　全当归一两　广郁金三两　檀香二两　腰黄一两五钱　桔梗二两　大枣四两　禹粮石一两　滑石一两　云苓三两　山豆根一两　白芷二两　香附三两　桂心三两　石龙子三条

上药各取净粉，糯米糊为锭，重八分，密收，勿泄气。

救急雷公散

专治霍乱吐泻，吊脚等痧。将此散纳入脐中，外贴膏药一张，无不立愈。重则膏药上加生姜一片，用艾灸七壮。此救急神方也，每服二分，小儿减半，孕妇忌用。

土藿香二两五钱　青木香二两　法半夏二两　贯众二两　细辛二两五钱　桔梗二两　防风二两　薄荷二两　陈皮二两　苏叶二两　生甘草二两　枯矾七钱五分　猪牙皂三两五钱　雄黄二两五钱　朱砂二两五钱

上药共为细末，密贮，勿泄气。

杂 证 门

疟 疾

鳖甲煎丸 仲景

治疟疾，寒热往来，久而不愈，疟邪不衰，与气血痰饮结为癥瘕，名曰疟母。是丸调其阴阳，化其痰瘀，攻补兼施，为治癥瘕第一良方。空心服七丸，日三服，忌生冷、鸡蛋、豆麦等物。

鳖甲炙，一两二钱　乌扇即射干，三钱　黄芩三钱　柴胡六钱　鼠妇熬，三钱　干姜　大黄　桂枝　石韦去毛　厚朴　紫葳即凌霄　半夏　阿胶　白芍　丹皮　䗪虫　葶苈　人参各一钱　瞿麦二钱　蜂窠炙，四钱　赤硝一两二钱　蜣螂熬，六钱　桃仁二钱

上二十二味为末，取煅灶下灰一斗，清酒一斛五斗浸灰，俟酒尽一半，著鳖甲于中，煮令烂如胶漆，绞取汁纳诸药为丸，如梧子大。

济生鳖甲丸

治三阴疟疾，久发不止。每服三钱，姜汤送下，忌生冷、麦物、鸡蛋等食。

川朴二两　草果仁二两　常山一两五钱　广皮二两　山楂二两　六神曲二两　柴胡一两五钱　青皮一两五钱　蓬莪术一两五钱　炙鳖甲四两　制首乌四两　淡黄芩二两　炒麦芽二两　姜半夏二两　三棱一两五钱

上药共为细末，水泛为丸。

疝　气

济生橘核丸

治四种癞疝，睾丸肿胀偏有大小，或坚硬如石，痛引脐腹，甚则阴囊肿胀，或生疮出水，或成痈溃烂。凡疝症属寒湿者俱可服之。每服二三钱，盐汤或酒下。

橘核二两　枳实五钱　海藻二两　木香五钱　玄胡五钱　昆布二两　肉桂五钱　桃仁二两　川楝肉二两　厚朴五钱　海带二两　木通五钱

上药共为细末，酒糊为丸。

三层茴香丸

治肾与膀胱俱虚，邪气搏结不散，遂成寒疝，脐腹疼痛，阴丸偏大，肤囊壅肿，瘙痒不止，时出黄水，浸成疮疡，或外肾肿胀。须流通气分，温暖肾阳。凡一应寒疝，年深月久者，不过三料。每服三钱，淡盐汤下。

小茴香一两　炒食盐五钱　北沙参四两　广木香一两　川楝肉一两　白茯苓四两　荜拨一两　槟榔一两

上药共为细末，水泛为丸。

小安肾丸

治风寒袭于肾经，下体沉重，夜多小便，耳鸣歧视，牙龈动摇出血，小腹寒疝作痛。每服三钱，空心盐汤下，或临卧温酒下。

香附童便制，二两　川乌炮净，一两　蘹香即茴香，青盐微焙，三两　川椒去闭口者，炒，一两　熟地黄四两　川楝子酒蒸，三钱

上药共为细末，酒糊丸，梧子大。

胡芦巴丸

专治一切疝气偏坠阴肿，小腹有形如卵，上下往来作痛，甚则呕恶，或绕腹攻痛等症。每服二钱，空心温酒下。

吴茱萸半酒半醋浸一宿，焙，二钱五分　胡芦巴炒，四钱　小茴香三钱　巴戟肉一钱五分　川楝肉蒸，去皮核，焙，四钱　黑丑二钱五分　川乌去皮核，一钱五分

上药共为细末，麦糊为丸，如梧桐子大。

肿 胀

舟车神祐丸河间

治水肿水胀，形气俱实者。每服五分，开水下，大便利三次为度。如不通利，可渐加至一钱，服后大便通利或形气不支，止后服。隔一二三日服一次，减其服，三分、二分俱可，以愈为度，甚者忌盐、酱百日。

黑丑四钱　轻粉一钱　大戟一两　青皮炒，一两　木香五钱　芫花醋炒，一两　大黄酒浸，二两　橘红一两　甘遂面裹，煨，一两　槟榔五钱

上药共为细末，水泛为丸。取虫加芜荑五钱。

禹余粮丸即大针砂丸

治脾虚肝旺，土不胜水，脚膝浮肿，上气喘急，小便不利，即三十六种肿病皆可治之。此乃治水肿寒积之方，热胀忌服。每服温酒或开水，食前任服三十丸至五十丸，最忌盐，一毫不可入口，否则发疾愈甚，但试服药，即于小便内旋去，不动脏腑而能去病。日三服，兼以温和调补气血药助之，真神方也。

蛇含石即蛇黄大，三两，以新铁铫盛入炭火中烧石，与铫子一般红，用钳取蛇黄，倾入醋中，候冷，研极细末，备用　禹余粮三两　真针砂以水淘净，炒干，入余粮一处，用米醋二升就铫内煮，醋干为度，复用铫倾药入炭火中，烧红钳出，倾药净甑上，候冷，研细

以上三物为主，量人虚实入下项药：

羌活　川芎　木香　茯苓　牛膝　桂心　白豆蔻　大茴香　蓬术　附子　干姜　青皮　三棱　白蒺藜　当归酒浸一宿，各五钱

为末，入前药拌匀，以汤浸蒸饼，捩去水，和药再杵为丸，梧子大。

沉香琥珀丸

治小儿脾经湿热，腰脐两足皆肿。急用利水之法，经所谓洁净府是也。每服一钱开水下，多寡量儿大小与之。

苦葶苈一两五钱　郁李仁去皮，一两五钱　防己七钱五分　沉香一两五钱　琥珀五钱　陈皮去白，七钱五分　杏仁去皮，土炒，五钱　苏子五钱　赤苓五钱　泽泻五钱

共为细末，炼蜜为丸，如梧桐子大，以麝香为衣。

黄病绛矾丸

治湿热肠红，脱力劳伤，黄病腹胀，腿足浮肿，食积痞块疟痢等症。每服三钱，米汤下。

煅绿矾二两　川厚朴一两　广皮一两　甘草八钱

上药共为细末，水泛为丸。

血　证

十灰丸

治男妇吐血、衄血、血崩，一切血出不止等症，先用此遏之。每服三钱，开水送下。

大蓟　小蓟　丹皮　茅根　茜草　薄荷　侧柏　山栀　陈棕丝绵各等分，炒炭，藕汁泛丸

按：《医统》有大黄，无丝绵。二方相较，以大黄为胜。盖丝绵仅能止血，大黄能止血，且能行瘀也（编者注）。

四生丸《类方》

治吐血衄血，血热妄行。每服三钱，开水送下。夏秋时用鲜药一大丸，水煎去渣服，功效尤捷。

大生地　鲜柏叶　鲜荷叶　鲜艾叶

上药各等分，生晒研末，水泛为丸。夏秋时用鲜者捣烂为丸，如鸡子大。

按：此方得力，端赖生药。如用火焙，失其生气，即与方意不合，故宜生晒（编者注）。

槐角丸

治大肠火盛，肠红下血。此丸能舒肝泻热，利气凉血。每服三钱，空心开水送下。

槐角四两　枳壳二两　当归二两　地榆二两　防风二两　黄芩二两

上药共为细末，神曲糊丸。

脏连丸《事亲》

治远年近日，肠风脏毒下血。每服空心米汤下八十丸，忌麦蒜、生冷、煎炙之物，一料病痊。

黄连半斤　槐花米二两　枳壳一两　防风　粉甘草　槐角子　香附　猪牙皂角　木香各五钱

上用陈熟仓米三合，同香附一处为末。以上药共为细末，用猪大脏约二尺长，水洗净，装入香附、仓米，缚定口，量用水二大碗，沙锅炭火煮干即添水慢慢煮烂，猪脏如泥，取起和药捣如糊，再入黄连等末，同捣为丸，梧桐子大。

痢　疾

黄连阿胶丸《局方》

治冷热不调，下痢赤白，里急后重，脐腹疼痛，口燥烦渴，小便不利等症。每服五十丸，米饮汤送下。

川黄连三两　清阿胶一两　赤苓二两

连、苓为细末，阿胶烊化，为丸如梧子大。

驻车丸《千金方》

治大冷洞痢肠滑，下赤白如鱼脑，日夜无节度，腹痛不可忍者。大人每服三十丸，米饮下，小儿百日以还三丸，期年者五丸，余以意加减，日三服。

黄连六两　干姜二两　当归　阿胶各三两

上四味为末，以醋八合，烊胶和之，并手丸，如大豆许，候干。

香连丸《直指》

治下痢赤白，脓血相杂，里急后重。每服一钱，米汤送下。

川黄连吴黄二两同炒，去吴黄，用四两　广木香不见火，一两

二味为末，醋糊丸或蜜丸。

七味豆蔻丸

治积滞已通，久痢不止，及小儿痘后，虚寒腹泻等症。每服一二钱，米汤送下。

煨果肉一两　诃子肉一两　木香一两　缩砂仁一两　赤石脂一两五钱　煅龙骨一两　枯矾六钱

上药共为细末，麦糊为丸。

小　便

缩泉丸《入门》

治脬气不足，小便频数，一日百余次。每服五十丸，空心盐汤下。
乌药　益智仁各等分
二味为末，酒煮，山药糊丸，如梧子大。

猪肚丸《医门法律》

治男妇下元虚弱，湿热郁结，强中消渴，小便频数，甚至梦遗白浊，赤白带淋等症。
每服三钱，开水送下。
黄连　粟米　花粉　茯神各四两　知母　麦冬各二两
上为细末，将大猪肚一个洗净入末药于内，以麻线缝合口，置甑中炊极烂取出。药别
研，以猪肚为膏，再入炼蜜，搜和前药杵匀，丸如梧子大。
又方加人参、熟地、干葛。
又方除知母、粟米（用小麦）。

萆薢分清丸《入门》

治肾气虚寒，不能管束，膀胱有热，清浊不分，小便频数，旋白如油，名膏淋。每服
三钱，空心淡盐汤下。
甘草五钱　石菖蒲　乌药　益智仁　萆薢　白茯苓各一两
上药共为细末，水泛为丸。

治浊固本丸《正传》

治胃中湿热流入膀胱，下浊不止。每服五七十丸，空心温酒下。
甘草炙，三两　猪苓二两五钱　白茯苓　缩砂仁　益智仁　半夏姜制　黄柏炒，各一两
黄连　莲花蕊各二两
上为末，汤浸蒸饼和丸，梧子大。

苓术菟丝丸景岳

治脾肾虚损，不能收摄，以致梦遗、精滑及困倦等症。空心滚白汤或酒下百余丸。
茯苓　白术米泔洗，炒　莲肉去心，各四两　五味子酒蒸　山药炒，各二两　杜仲酒炒，三
两　菟丝子淘，净酒浸一日，煮极烂，捣为饼，焙干，十两　炙甘草五钱
上用山药末，以陈酒煮糊为丸，梧子大。

按：此方功效较萆菆丸为胜。

增**琥珀分清泄浊丸**

治肝经湿热，毒火下注，淋浊管痛，小溲不利，并治下疳肿痛，腐烂而火盛者。每日空心开水服三钱，服后小便出如金黄色。三日后火毒消而淋浊自止，疳肿亦退。

锦纹大黄十两　琥珀一两

上药研为细末，用鸡蛋清二十四个，杵为丸，朱砂为衣。

七　窍

铁笛丸

治三焦有热，肺火上炎，喉咙作痛，声出不扬，口燥咽干，兼治阴虚劳热，水火不得升降，津液难以上朝，及语言过多，或叫呼耗散，故有失音声哑等症。每服一丸，嚼化或开水化下。

苏薄荷四两　诃子肉一两　甘草二两　川芎二两五钱　桔梗二两　连翘二两五钱　百草煎二两　砂仁一两　大黄一两

上药共为细末，鸡蛋清和蜜为丸，每粒重一钱。

增**清肝保脑丸**

脑为髓海，肝火挟风热客于脑，则为脑漏，鼻渊腥涕常流，鼻窍半塞半通。此丸能清肝疏风，养阴保脑。治鼻渊脑漏，功效甚大，屡试屡应，未可忽视。每日服二钱，开水送下。

藿香叶

生晒研末，用猪胆汁和水泛丸。

附 伤 科

七厘散

治跌打损伤，瘀血停滞，遍身疼痛。每服一分，陈酒送下，其效如神。

血竭另研，一两　乳香去油　没药去油　红花各一钱半　儿茶二钱四分　朱砂一钱二分　麝香　冰片各三分

上药研为细末，瓷瓶密收，勿泄气。

铁布衫丸 《正宗》

治情不由己，事出不虞受害，一身重刑难免，当预服之。受刑不痛，亦且保命。每服三丸，白汤下。

自然铜煅红醋浸七次　当归酒洗，捣膏　无名异洗去浮土　木鳖子香油搽壳上灰，焙，用肉　没药去油　地龙　苏木　乳香去油

上八味，各等分，为细末，炼蜜丸，如鸡头实大。

三黄宝蜡丸

治跌打损伤，箭伤枪伤，一切刑伤破皮，瘀血奔心及癫狗咬伤，蛇虫毒物咬伤，坠马跌伤，瘀血凝滞，及女人产后恶露不尽，痰迷心窍，致生怪症，危在顷刻，其效如神。轻者每服一丸。若遇久有瘀血凝滞，可服数丸，须多饮黄酒几杯，盖被取汗而愈。外敷者，用香油隔滚水化开敷之，如久病势重者服数丸，甚能舒筋活络，去瘀生新，有起死回生之功。忌食生冷及生果、发物三日。

藤黄四两　天竺黄　明雄黄　红芽大戟　水粉即宫粉　刘寄奴　真血竭　乳香去油　儿茶各三两　归尾　朴硝各一两二钱　血珀　水银　麝香各三钱

上药共为细末，用顶净黄蜡二十四两，将铜锅装蜡，下滚水面，浮其铜锅，待蜡融化，随下前药末搅匀，半冷作为丸，每丸潮重四分。

妇 人 门

妇科养荣丸 《入门》

治经脉参前外潮内烦咳嗽，饮食减少，头昏目眩，带下血风血气，久无嗣息，一切痰火，不受峻补等证。服之有孕，又治胎前胎漏。常服可无小产之患。每服七八十丸，空心淡盐汤温酒任下，忌食诸血。

当归　熟地　白术各二两　白芍药　川芎　黄芩　香附各一两五钱　陈皮　川贝母　茯苓　麦门冬各一两　黑豆炒，去皮净，四十九粒　阿胶　甘草炙，各五钱

上为末，蜜丸梧子大。

按：瑞竹堂方加人参一两，归、地、术各多一两，余同。

胜金丸 又名不换金丸，又名女金丹

治妇人久虚无子，及产前产后一切病患。兼治男子下虚无力。此药能安胎催生，妊娠临月服五七丸，产时减痛。妇人无孕，子宫冷，如服二十日，男女自至。又治积年气血，手足麻痹，半身不遂，赤白带下，血如山崩及治产后腹中结痛，吐逆心疼，子死腹中，绕

脐作痛，气满闷烦，汗不出，月水不通，四肢浮肿无力，血劳虚劳，小便不禁，中风不语口噤，产后痢疾消渴，见鬼迷晕，败血上冲，寒热头疼，面色萎黄，淋沥诸疾，血下无度，血痢不止，饮食无味，产后伤寒，虚烦劳闷，产后血癖，产后羸瘦。凡妇人诸疾，不问年深日近，并日服之。每取七丸，空心温酒化下一丸，食干物压之，服至四十九丸为一剂，以癸水调平，受妊为度。妊中三五日服一丸，产后二三日服一丸，醋汤下尤妙。

当归酒洗　芍药　川芎　人参　白术土炒　茯苓　炙甘草　白薇酒洗　白芷　赤石脂　牡丹皮　延胡索　桂心　藁本　没药各一两　香附子酒浸三日，炒香，晒干为末，十五两

上十六味，除石脂、没药另研外，共为末，炼蜜和丸，如弹子大，银器或磁器封固收贮。

女科八珍丸《千金》

治脾胃伤损，恶寒发热，烦躁作渴，女人经病。每服三钱，开水送下。
当归酒拌　白芍药　炙甘草　川芎各一两　人参　白术　茯苓各二两　熟地三两
上药共为细末，水泛为丸。

四物丸《千金》

血家要药，亦治月水不调，脐腹疼痛。每服三钱，开水送下。
熟地黄酒蒸，三两　当归酒拌　白芍药炒　川芎各一两
上药共为细末，水泛为丸。

八珍益母丸《济生方》

专治气血两虚，脾胃并弱，饮食少思，四肢无力，月经违期或先期而至，或腰疼腹胀，缓而不至，或愆期不收，或断或续，或赤白带下，身作寒热，服之罔不获效。一月之后，即可受胎。虚甚者，用药一斤，必能对期受孕。空心蜜汤下一丸，如不能嚼者，可服细粒七八十丸。

益母草忌铁器，只用上半节枝叶者　人参　白术土炒　茯苓　当归酒洗　炙甘草　川芎　白芍药醋炒　熟地黄酒洗，各二两

上为末，炼蜜为丸，如弹子大，或丸以细粒，如小豆大。

脾胃虚寒者，加砂仁一两（姜汁炒）；腹中胀闷者，加山楂一两（净肉，饭上蒸）；多食者，加香附子一两（童便制）。

四物益母丸《济生方》

治妇人经水不调，小腹有块时痛。服此，愈日即孕。每服一丸，空心酒化下。如不喜化，吞服，小丸亦可。

川当归酒洗　熟地黄制，各四两　制香附一斤　川芎　白芍药炒，各一两　益母草忌铁器，

半斤　吴茱萸酒泡，二两

上为末，炼蜜丸，如弹子大，或作小丸。

四制香附丸《种杏》

治妇人气血凝滞，经水不调。是丸能引气活血，调和经脉。每服五七十丸，随症作汤，使吞下。气虚加四君，血虚加四物。

香附米一斤，分作四制：一用盐汁煮略炒，主降痰；一用米醋煮略炒，主补血；一用山栀仁四两同炒，去栀，主散郁；一用童便洗，不炒，主降火　川芎　当归各二两

上同为末，酒麦糊和丸，梧子大。

七制香附丸《入门》

治月候不调，结成癥瘕，或骨蒸发热。每服八十丸，临卧温酒下。

香附米十四两，分七包：一包同当归二两，酒浸；二包同蓬术二两，童便浸；三包同牡丹皮、艾叶各一两，米泔浸；四包同乌药二两，米泔浸；五包同川芎、延胡索各一两，水浸；六包同三棱、柴胡各一两，醋浸；七包同红花、乌梅各一两，盐水浸

上各浸春五、夏三、秋七、冬十日，晒干，只取香附为末，以浸药水，打糊和丸，梧子大。

益母丸《入门》

治妇人经水不调，腹有癥瘕，久不受孕，服是丸百日即可有孕。每服百丸，白汤下。

益母草半斤　当归　赤芍药　木香各二两

上为末，蜜丸梧子大。

按：是丸即大颗益母丸也，今查古方并无大颗之说，故照方改为小丸（编者注）。

宁坤丸

治妇人经水不调，诸虚百损，胎前产后一切百病。屡经屡验，有起死回生之功。每服一丸，随症用引，照引化服，立可见效。如用引一味与三四味者，共用六分水，一茶钟煎至六七分，外加童便二三分。将此丸化开，隔水炖热服之。切忌大荤、气恼、生冷等。

一血衰血败，经水不调，全当归生地黄汤下。

一经水不调，桃仁红花归尾汤下。

一大便下血，川黄连生地黄汤下。

一大便结闭艰难，广陈皮汤下。

一久痢脱肛，肉果诃子肉汤下。

一小便不利，木通灯心汤下。

一气血俱虚，麦门冬白归身汤下。

一遍身虚肿，赤小豆打碎煎汤下。

一遍身胀痛，米饮汤下。

一遍乳肿痛，蒲公英金银花汤下。

一嗽喘，白杏仁敲碎炙，桑皮汤下。

一咳嗽，款冬花川贝母去心研碎，煎汤下。

一赤白痢，连翘去心，煎汤下。

一赤白带下，蕲艾黑驴皮煎汤下。

一求孕，白归身白芍酒炒，煎汤下。

一行经时身腰疼痛，防风羌活汤下。

一气喘咳嗽，口吐酸水，遍身虚肿，两胁疼痛，动止无力，黄酒送下。

一眼昏血晕，口渴烦躁，狂言乱语，不省人事，二便不通，或童便，或薄荷汤下。

一不思饮食，身体羸瘦，手足厥冷，骨节疼痛，用开水送下。

一气喘急，苏子汤下；呕吐，淡姜汤下。

一两胁痛，艾叶汤下；气疼，木香汤下。

一泄泻，米饮汤下；黄肿，灯心木通汤下。

一胎前脐腹刺痛，胎动不安下血，糯米汤化服。

一胎前一切诸病，陈酒童便任服。

一胎动下血不止，黑驴皮胶煎汤服。

一临产数日前服三四丸，以免产后诸疾，酒化服。

一横逆难产，葵子汤下；胞衣不下，童便化服。

一横生或子死腹中，炒盐汤化服。

一产后恶血未尽，脐腹刺痛，或童便陈酒任服。

一产后饮食不进，炒黑山楂、炒麦芽汤化服。

一产后大便闭结，郁李仁肉打碎，煎汤服。

一产后调理，去瘀生新，木香归身香附汤服。

一产后血晕，不省人事，当归汤加童便服。

一产后中风，牙关紧闭，半身不遂，失音不语，陈酒加童便服。

一产后恶血上冲，血块腹痛，或发寒热，薄荷苏叶汤加童便服；如自汗不止，忌用苏叶、薄荷。

一产后血崩，或用糯米汤，或黑荆芥蒲黄汤任服。

人参四钱　大熟地一两　制香附一两　紫苏叶五钱　大生地一两　清阿胶五钱　全当归一两　薄橘红一两　川牛膝四钱　冬术一两　上沉香一钱　大川芎一两　台乌药一两　西砂仁五钱　淡黄芩五钱　琥珀五钱　云茯苓一两　广木香五钱　炙甘草三钱　白芍药一两　益母草六两

上为末，炼白蜜为丸，每粒重三钱，外护蜡壳。

毓麟珠 景岳

治妇人气血俱虚，经脉不调，或断续，或带浊，或腹痛，或腰酸，或饮食不甘，瘦弱不孕，服一二斤即可受胎。

凡种子诸方，无以加此。每空心嚼服一二丸，酒汤送下，或为小丸吞服亦可。

人参　白术土炒　茯苓　芍药酒炒，各二两　川芎　甘草各一两　当归　熟地蒸捣　菟丝子制，各四两　杜仲酒炒断丝　鹿角霜　川椒各二两

上为末，蜜丸弹子大，或作为小丸亦可。

如子宫寒甚，或泄或痛，加制附子、炮姜随宜。

陈修园云：菟丝子可用八两。

白凤丸 名大乌鸡丸

治妇人羸瘦，血虚有热，经水不调，崩漏带下，不能成胎，骨蒸等症。每服五六十丸至七八十丸，温酒或米饮下。忌煎炒、苋菜。

四制香附一斤　熟地四两　生地　当归　白芍药　黄芪　牛膝　柴胡　牡丹皮　知母　川贝母去心，各二两　黄连　地骨皮　干姜　延胡索各一两　茯苓二两五钱　秦艽一两五钱　白毛乌骨雄鸡闷死去毛，肠净，一只　艾叶　青蒿各四两。一半入鸡腹内，将鸡并余艾蒿同入罐内，以童便和水浸过二寸许，煮烂取出，去骨，焙干

上药及鸡共研为末，用鸡汁打糊为丸，梧子大。

按：乌鸡如得白丝毛、乌骨、崇冠者尤妙。须另养一处，以黄芪炒末喂之，不可近雌鸡。

四乌鲗骨一芦茹丸 《素问》一名乌鲗骨丸

治气竭肝伤，脱血血枯，妇人血枯经闭，丈夫阴痿精伤。每服二钱，空心鲍鱼汤送下，以饭压之。

乌鲗骨即乌贼骨，四两　芦茹即茜草，一两

上为末，丸以雀卵大，如小豆（如无雀卵，以鸡卵代亦可）

按：此方出于《内经》，丸名四乌鲗一芦茹，亦《内经》所载。今人改为乌贼骨丸，似非尊经之道，故仍其旧（编者注）。

固经丸 《妇人良方》

治血虚有热，经水过多。每服三钱，开水送下。

黄芩　白芍　龟板各一两　椿根白皮七钱　香附童便浸焙，二钱五分

上为末，酒糊丸，梧子大。

一方有白术，无白芍。

一方是樗根皮，无椿根白皮。

按：固经丸方甚多（有温有凉，此特凉之一耳，故阳虚阴崩忌之）。

调经种子丸

治妇人血虚气滞，腰酸腹痛，经水不调，赤白带下，子宫寒冷，不能受孕者，久久服之，气血温和，毓麟可卜矣。每服三钱，温酒送下。

熟地八两　厚杜仲四两　黄芩二两　川芎三两　全当归三两　川续断三两　蕲艾三两　金香附制，四两　清阿胶二两　炒白芍二两

上药共为细末，益母膏和，炼蜜为丸。

调经止带丸

妇女十二带症，必由七情内伤，气血乖乱，致带脉失守，伤及冲任，或经水不调而致崩漏之累，或湿热带病之全备者，功效如神。

大熟地四两　制香附四两　远志肉二两　大川芎二两　海螵蛸二两　赤石脂三两　全当归四两　炒白芍二两　椿根皮二两　煅牡蛎三两　川黄柏二两

上药共为细末，炼白蜜为丸。

固下丸《准绳》

治妇女血虚阴亏，湿热不清，赤白带下，不能受孕。每服三五十丸，空心米饮吞下。

白芍药五钱　良姜烧炭，三钱　黄柏炒成炭，二钱　椿根皮一两五钱

上药共为末，粥为丸，梧子大。

威喜丸

治元阳虚惫，精滑白浊遗尿及妇人血海久冷，淫带梦泄等症。每服一丸，空心细嚼，满口生津，徐徐咽服，以小便清利为效。忌米醋，尤忌气怒动情。

白茯苓四两，去皮切块，用猪苓二钱五分入磁器内，煮二十余沸，去猪苓，取出晒干为末　黄蜡四两，将蜡熔化，和入茯苓末为丸，如弹子大

艾附暖宫丸

治妇人子宫虚寒，不能受孕，及经候失期，行经腹痛，胸膈胀闷，腰酸带下。此血虚气滞所致。此丸能通气补血，温暖子宫。每服五七十丸，淡醋汤，食远下。

香附六两，用醋五升，以瓦罐煮一昼夜，捣烂，勿作饼，慢火焙干　艾叶　当归各三两　续断一两五钱　吴茱萸　川芎　白芍炒　黄芪各二两　生地一两　官桂五钱

上共为细末，上好米醋糊丸，梧子大。

启宫丸

治妇人体肥力弱，湿重气滞，子宫脂满，不能受孕。每服三钱，温酒送下。

制半夏　苍术　香附童便浸，炒，各四两　六神曲炒　茯苓生研　陈皮盐水炒，各二两
川芎酒炒，三两

上药共研末，蒸饼为丸。又一方苍术作白术。

千金保孕丸

孙真人云：此方治孕妇腰背酸痛，善于小产者。服之可免堕胎之患。每服三钱，空心米饮汤送下，忌酒醋恼怒。

厚杜仲八两　川续断四两

上药共为细末，怀药糊为丸。

保胎无忧散

妇人临产，先服一二剂，自然易生，或遇横生倒产，甚至连日不生，速服一二剂，应手取效。可救孕妇产难之灾，常保母子安全之吉。每用四五钱，水二钟，姜三分，煎至八分，空腹温服。

当归酒洗，一钱五分　川贝一钱　黄芪八分　荆芥穗八分　厚朴姜汁炒，七分　艾叶七分
菟丝子一钱四分　川芎一钱三分　羌活五分　枳壳麸炒，六分　甘草炙，六分　白芍酒洗，炒，
一钱二分，冬月用一钱

上药共研为散。

兔脑丸

治妊娠难产，催生第一良方。待临盆腰痛，儿不能下，用白汤囫囵下一丸。

麝香当门子，一钱　明乳香二钱五分　母丁香二钱

上为细末，拣腊月天，医曰修合，活劈兔脑为丸，若芡实大，朱砂为衣，蜡护收藏。

回生丹

治妇人产后诸疾，污秽未净及一切实邪疼痛，死胎瘀血冲逆等症。每服一丸，不拘时随症择用，汤引送下。

一产母染热致使子死腹中，用车前子一钱煎汤，送服一丸或二丸，甚至三丸，无不下者。若下血太早，以致子死，用台党三钱（有力家用人参更妙）和车前子一钱煎服，或用陈酒和车前子服，立下。

一胎衣不下，用炒盐少许，泡汤服一丸或二三丸，立下。

一产下血晕，用薄荷汤送服一丸，即愈。

以上乃临产紧要关头，一时即有名医措手不及，此丹起死回生，必须预备。

一产后三日，血气未定，还走五脏，奔入肝经，血晕起止不得，眼目昏花，以滚水送服即愈。

一产后败血走注，五脏转满，四肢停留，化为浮肿，渴而四肢觉冷，乃血肿，非虚肿也。服此即愈。

一产后败血热极，中心烦躁，言语癫狂，如见鬼神，非风邪也。滚水送服即愈。

一产后败血流入心孔，失音不语，用甘菊花三钱，桔梗多分煎，送服即愈。

一产后未满月，误食酸寒坚硬等物，与物相搏流入大肠，不得克化，泄痢脓血。山楂煎汤服。

一产后百节开胀，血入经络，停留日久，虚胀酸痛，非湿症也。用苏梗三分，煎汤送服，即愈。

一产后未满月，饮食不得应时，兼致怒气余血流入小肠，闭塞水道，小便涩结，溺血如鸡肝者，用木通四分煎汤送服，或流入大肠，闭塞肛门，大便涩结，有瘀成块如鸡肝者，用广皮三分，煎汤送服。

一产后恶露未尽，饮食寒热不调，以致崩漏，形如肝色，潮热往来，臂膊拘急，用白术三分、广皮二分，煎汤送服。

一产后败血入脏腑，并走肌肤四肢，面黄口干，鼻中流血，遍身斑点，危症也，陈酒化服即愈。

一产后小便涩，大便闭，乍寒乍热，如醉如痴，滚水送服。

以上各条，皆产后败血为害也，此丹最有奇功。大凡产后一切异症，投以此丸，无不立效。凡经水不通，行经腹痛，以及处女闭经等症。其效捷如影响。

锦纹大黄为末，一斤　苏木三两，打碎，用河水五碗煎汁三碗，听用　大黑豆三升，水浸取壳，用绢袋盛壳，同豆煮熟，去豆不用，将壳晒干，其汁留用　红花三两，炒黄色，入好酒四碗，煎三五滚，去渣，取汁听用　米醋九斤，陈者佳

将大黄末一斤，入净锅下米醋三斤，文火熬之，以长木筋不住手搅之成膏。再入醋三斤熬之，又加醋三斤，第加毕，然后下黑豆汁三碗，再熬。次下苏木汁，次下红花汁，熬成大黄膏，取入瓦盆盛之，大黄锅粑亦铲下，入后药同磨。

人参　当归酒洗　川芎　香附略炒　延胡索酒洗　苍术米泔浸，炒　蒲黄隔纸炒　茯苓　桃仁去皮尖油，各一两　川牛膝酒洗，五钱　甘草炙　地榆酒洗　川羌活　广橘红　白芍酒炒，各五钱　木瓜　青皮去穰，炒，各三钱　乳香　没药各一钱　益母草三两　木香四钱　白术米泔浸、炒，三钱　乌药去皮，二两五钱　良姜四钱　马鞭草五钱　秋葵子三钱　熟地一两，酒浸，九次蒸晒，如法制就　三棱五钱，醋浸，透纸裹，煨　五灵脂五钱，醋煮化，焙干，研细　山萸肉五钱，酒浸，蒸，捣

上三十味，并前黑豆壳共晒为末，入石臼内，下大黄膏拌匀，再下炼熟蜜一斤，共捣千杵，取起为丸。每丸重二钱七八分，静室阴干须二十余日。不可日晒，不可火烘，干后只重一钱有零，金箔为衣，熔蜡护之。

乌金丸

治妇人七情悒郁气滞凝，饮食减少，面黄肌瘦，胸胁刺痛，口苦咽干，五心烦热，崩中带下及产后恶露上攻，败血不止等症。每服三钱，温酒送下。

制香附四两　木香五钱　五灵脂一两　全当归三两　桃仁一两　炙乳香五钱　没药五钱　元胡索一两　台乌药一两　益母草二两　泽兰二两　蓬莪术一两　川大黄四两　官桂五钱

用黑豆洗净一升，煮汁去渣。加红花二两，酒五碗，煎四五沸，去渣用汁。苏木三两，水煎去渣用汁。将三汁和蜜为丸。

失笑散 经验

治产后心腹绞痛欲死，或血迷心窍，不省人事。每服三钱，酒煎服。

五灵脂一两　蒲黄一两

上二味共研为散。

抵当丸 仲景

治伤寒有热，少腹满。应小便不利，今反利者，为有血也，当下之。不可余药，宜以此丸。以水一升煮一丸，取七合服之，晬时当下血，若不下者更服。

水蛭猪油熬黑，二十个　虻虫去翅足，熬，二十五个　桃仁去皮尖，二十个　大黄酒浸，三两

上四味，杵分为四丸（或以麦糊，或以炼蜜为丸，均可）。

代抵当丸

治法同上

大黄四两　生地　归尾　桃仁　穿山甲　元明粉各一两　肉桂三钱

上药为末，炼白蜜为丸。

按：抵当丸药味甚为险峻，后人制是方颇佳（编者注）。

大黄䗪虫丸 仲景

五劳虚极，羸瘦腹满，不能饮食，食伤、忧伤、饮伤、房室伤、饥伤、劳伤、经络荣卫气伤，内有干血，肌肤甲错，两目黯黑。缓中补虚，为治干血劳之良方。每服五丸，日三服酒下。

大生地十两　䗪虫去头足，炒，一两　制大黄酒蒸，十两　淡黄芩二两　杏仁去皮尖，炒，四两　干漆炒，一两　蛴螬去头足，炒，一两五钱　虻虫去翅足，炒，一两五钱　炒白芍四两　甘草三两　桃仁去皮尖，炒，四两　水蛭猪油熬黑，一百粒

上十二味末之，炼蜜为丸，小豆大。

玉液金丹

胎前产后，经事淋带，一切妇人病，无不治之神效异常。幸勿轻视，引单列后：

一初孕疑似之间，腹胀呕吐，用蔻仁三分，煎汤下。

一跌仆损胎，用白术五分，当归一钱，煎汤下。

一胎动不安，艾绒五分，子芩一钱，煎汤下。

一感冒疟疾，苏梗四分，荆芥五分，煎汤下。

一咳嗽，杏仁一钱二分，桑白皮五分，煎汤下。

一小便不通，用冬葵子八分，煎汤下。

一发潮热，用知母一钱五分，煎汤下。

一头眩，用炒银花一钱五分，煎汤下。

一头晕，用防风八分，煎汤下。

一子悬，如物之悬于虚中，似难把住，神昏身狂，用赤茯苓八分，葱白一个，煎汤下。

一子冒，危于子悬，血热火盛，胎气上冲于心胸，心烦面赤，牙关紧闭，气绝欲死。用麦冬一钱，羚羊角五分，煎汤下。

一娠妇常有咳嗽，胎热冲动肺金，是谓子呛。用桑白皮五分，煎汤下。

一娠妇心烦闷乱，懊侬不安，是谓子烦。用淡竹叶七片，煎汤下。

一娠妇常有面目腿足肿胀，是子肿。用五加皮一钱，赤茯苓一钱，煎汤下。

一娠妇肾热，小便淋浊，心烦闷乱，是子淋也。用车前子一钱，煎汤下。

一漏胎，用原生地二钱，煎汤下。

一尿血，用粳米煎汤下。

一半产，用益母草二钱，煎汤下。

一临产交骨不开，用龟腹板三钱，煎汤下。

一横逆难产，数日不下及胎死腹中，用川芎一钱，当归二钱，煎汤下。

一胞衣不下，用牛膝二钱，檀香一钱，煎汤下。

一恶露不行，用五灵脂五分，桃仁五分，蒲黄五分，煎汤下。

一产后喘，或藕汁半盆，或姜汁三匙，当审症用之。

一虚脱，用人参五分，煎汤下。

一胎前产后痢，用米仁三钱，煎汤下。

一产后肿胀，用茯苓皮一钱五分，当归一钱，煎汤下。

一褥劳，用官燕三钱，煎汤下。

一倒经吐血，用藕汁送下。

一崩漏用，淡白鲞三钱，煎汤下。

一经期或前或后不定，以致艰于受孕，每逢大癸到服三丸，能调经受孕，用开水下。

人参二两 山楂肉八钱四分 上沉香一两六钱 甘草三两二钱 阿胶二两六钱 建莲六两四钱 大腹皮八钱四分 怀山药四两三钱 川芎二两四钱 枳壳一两二钱 麦冬二两五钱 缩砂仁二两九钱 苏叶二两五钱 蕲艾六钱四分 大生地一两二钱 香附二两六钱 黄芪一两三钱 琥

珀八钱四分　黄芩一两五钱　益母草六钱四分　羌活八钱四分　丹参四两二钱　橘红一两六钱
木香八钱四分　白芍一两六钱　川断六钱四分　厚朴一两五钱　归身二两二钱　川贝二两二钱
苁蓉一两二钱　茯苓六两四钱　杜仲二两六钱　菟丝子三两二钱　白术八钱四分　血余八钱四分
沙苑子二两二钱

上药共为细末，加炼蜜并酒化，阿胶杵为丸。每丸二钱，潮重二钱四分，辰砂为衣，蜡壳外护。

小 儿 门

抱龙丸《卫生宝鉴》

治伤风温疫，身热昏睡，风热痰实壅嗽；又治惊风潮搐及虫毒中暑，沐浴后并可服。壮实小儿，宜时与服之，每服一丸。咳嗽，滚白汤化下；潮热，灯心汤下；惊风，薄荷汤下。

雄黄五分　辰砂另研，一钱　天竺黄二钱　牛胆南星八钱　麝香另研，一分
上药共为末，甘草汤泛丸，如黄豆大，金箔为衣。

牛黄抱龙丸

治男妇中风，痰迷心窍，神昏谵语，手足拘挛，疯癫狂乱等症。并治小儿急惊风。每服一二丸，钩藤泡汤送下。

真西黄五分　胆星一两　腰黄二钱五分　赤茯苓五钱　全蝎一钱五分　僵蚕三钱　天竺黄三钱五分　辰砂一钱五分　琥珀二钱五分　麝香二分
上药各取净粉，胆星烊化，打丸，每丸潮重四分，金箔为衣。

琥珀抱龙丸 万氏《育婴家秘》

理小儿诸惊，四时感冒，风寒温疫邪热至烦躁不宁，痰嗽气急及疮疹欲出，发搐，并宜服之。每服一二丸，百日内婴儿每丸作三次化服，用薄荷汤下；痰壅嗽甚者，淡姜汤下；痘疮见形有惊，温经汤下；心悸不安，灯草汤下；暑天闷迷，麦门冬熟水下。

真琥珀　天竺黄　檀香锉细　人参去芦　白茯苓去皮，各一两五钱　生粉草去节，三两　枳壳麸炒　枳实俱水浸去穰，炒微黄，各一两　山药去黑皮，一斤，锉作小块，慢火炒令热透，冷用　南星一两，锉碎，用腊月雄黄、牛胆酿经一宿　朱砂五两，先以磁石引去铁屑，次用水乳钵内细杵，取浮者飞过，净器内澄清，去上余水，如此法一般精制，见朱砂净尽，晒干，用取见成药末一两　金箔同朱砂另研，一百片

上药除朱砂、金箔另研外，共研为细末，再入朱砂、金箔极细末和匀，取新汲井水为丸，如豌豆样大粒，阴干。

按：此丸内有补益之药，人皆喜而有之。然有枳壳、枳实二味，能散滞气，无滞气者

能损胸中至高之气。如慢惊及元气弱者，减去此二味，可用当归、川芎各二两以代之。然琥珀、天竺黄二味须择真者（编者注）。

朱衣滚痰丸《金鉴》

治小儿平素痰盛，或偶因惊恐，遂致成痫。发时痰涎壅塞喉间，气促昏倒，口吐痰沫等症。多寡量儿大小与之，开水化服。

礞石煅，一两　沉香五钱　黄芩七钱　大黄一两

上为细末，水泛为丸，朱砂为衣。

安神镇惊丸《金鉴》

治小儿急惊风，因目触异物、耳听异声，神散气乱。证多暴发，壮热烦急，面红唇赤，痰壅气促，牙关噤急，二便秘涩等症。服丸多寡，量儿大小加减，淡姜汤化下。

天竺黄　茯神各五钱　胆星　枣仁　炒麦冬去心　赤芍　当归各三钱　薄荷叶　黄连　辰砂　牛黄　栀子　木通　龙骨煅，各三钱　青黛一钱

上为细末，炼蜜丸如绿豆大，赤金箔为衣。

使君子丸《集解》

治虫胀腹痛及食劳发黄，喜食茶米炭土等物。每晨砂糖水下三钱。

使君子去壳，二两　南星姜制　槟榔各一两

上药共研为末，蜜丸。

增化䘓丸《集解》

治小儿胃经热蒸，令虫不安，扰乱胃中作吐，其证唇色或红或白，胃口时痛时止，频呕清涎等症。服丸多寡，量儿大小与之。一岁儿可服五分。

芜荑五钱　鹤虱　苦楝根皮　胡粉　使君子肉　槟榔各一两　枯矾二钱五分

上药共为细末，麦糊为丸。

九味芦荟丸《中藏经》

治小儿肝脾疳积，体瘦热渴，大便不利，或瘰疬结核，耳内生疮等症。每服一二钱，空心白汤下。

芦荟　胡黄连　木香　芜荑炒　青皮　白雷丸　鹤虱草各一两　麝香三钱

上药共研为末，蒸饼糊丸，如麻子大。

珍珠丸《金鉴》

治小儿心疳，面红，目脉赤，壮热有汗，时时惊烦，咬牙弄舌，口舌干燥，渴饮生疮，小便红赤，胸膈满闷，睡喜伏卧，懒食干瘦，或吐或利，甚则热盛并惊者。（每服五分，茵陈汤下）

珍珠三钱　麦冬去心，五钱　天竺黄三钱　金箔二十五片　牛黄一钱　胡黄连三钱　生甘草二钱　羚羊角　大黄　当归各三钱　朱砂二钱　雄黄一钱　茯神五钱　犀角三钱

上为细末，面糊打为丸（如莱菔子大，朱砂为衣）。

肥儿丸《金鉴》

治小儿脾疳面黄，肌肉消瘦，身体发热，困倦喜睡，心下痞硬，乳食懒进，睡卧喜冷，好食泥土，肚腹坚硬疼痛，头大颈细，有时吐泻，口干烦渴，大便腥黏等证，宜先攻其积，此丸主之。每服二三十丸，米汤化下。

人参二钱五分　白术土炒，五钱　茯苓三钱　黄连二钱　胡黄连五钱　使君子肉四钱　神曲炒　麦芽炒　山楂肉各三钱五分　甘草炙　芦荟各一钱五分

上为末，黄米糊丸，如黍米大。

金蟾丸刘氏

治小儿五疳羸瘦，合面卧地，筋青脑热，吐泻无度，浑身壮热，口舌生疮，痢下脓血，心腹胀满，喘促气急，乳食少进，多啼呕逆，饮食不化；或时憎寒，多涕咳嗽，鼻下赤烂，十指皆痒；蚀于唇齿，生疮出血；肛门不收，毛发焦黄。但是疳疾，神效。每服十五丸，米饮下。

干蛤蟆煨，五个　胡黄连　黄连各三钱　鹤虱二钱　肉豆蔻煨　苦楝根白皮　雷丸　芦荟生　芜荑各三钱

上药共研为末，麦糊为丸绿豆大，雄黄为衣。

五色兑金丸

治小儿五疳积滞，腹膨泄泻，小便如泔，头疼身热，好食泥炭生物，面黄痞块等症。一岁一丸，按岁加增，痛愈即止，不宜多服。忌油腻、鱼腥、生冷、麦豆等食物。

黑丑二两　飞滑石一两　胡黄连五钱　雄黄为衣，二两　白丑二两　青黛为衣，二两　六神曲五钱　胆星五钱　川大黄为衣，二两　石膏为衣，一两　川黄连三钱　干蟾一只

上药共为细末，水泛为丸，五色为衣。

五福化毒丹《金鉴》

治小儿赤游丹毒，身热啼叫，惊搐不宁，烦躁唇焦面赤者。每服一丸，薄荷、灯心汤

化下。

人参　赤茯苓　桔梗各二两　牙硝　青黛　黄连　龙胆草各一两　生甘草五钱　黑参　朱砂各三钱　冰片五分

上药共研细末，炼蜜为丸，如芡实大，金箔为衣。

犀角解毒丸《金鉴》

治小儿赤游风发于头面四肢，皮肤赤热而肿，色若涂朱，游走不定者。此症良由胎中热毒，或生后过于温暖，毒热蒸发所致。毒入于腹则危急，以此丸治之。每服一丸，灯心汤化下。

牛蒡子炒　犀角　荆芥穗　防风　连翘去心　金银花　赤芍　生草　黄连　生地各等分

上药共为细末，炼蜜为丸，每粒重五分。

鸡肝散

治小儿饮食不节，脾胃受伤而生疳积，腹大泄泻，面黄肌瘦，肝火上攻，目珠生翳等症。此散能平肝，大健脾土，止泻进食，明目去障。轻者一二服，重者三四服。每服五分，用未落水公鸡肝一具，竹刀破开，将药末放入，煮熟服之。

制甘石六钱　赤石脂五钱　辰砂四钱　青黛三钱　飞滑石五钱　胡黄连五钱　石决明煅，一两

上药共为极细末。

鸬鹚涎丸

小儿鸬鹚咳者，连声咳嗽，甚者呛血音哑，面目浮肿。初因感冒风寒或冷热时气，以至常嗽不已。此丸能化痰止咳，驱逐时气则百病自消。每用灯心竹叶汤，化服一丸。

光杏仁二两　大力子三两　黑山栀二两　生甘草四钱　石膏二两　麻黄八钱　青黛一两　蛤粉二两　天花粉二两　射干一两　细辛五钱

上药共为细末，用鸬鹚涎三两（加蜜打丸，如弹子大）。

小儿万病回春丹广东方

治小儿万病一切异症，医所不识，人所未经者，但服此丹无不立效。病深倍服。今将病症大略书下，以备病家查考服丸。如急惊慢惊，发搐瘛疭，内外天吊，伤寒邪热，斑疹烦躁，痰喘气急，五痫痰厥，大便不通，小便溺血，俱用钩藤薄荷汤任下；如昏夜，用开水化服，或乳汁化服，亦可服后即可饮乳。或此丹化开，搽乳头令儿吮之亦可。凡一二岁，每服二粒，三四岁三粒，至十余岁服五粒。

川贝母一两　制白附三钱　雄黄三钱　［疑与隔页是否对接］　天竺黄一两　青防风三钱　冰片一钱五分　胆星二两　制姜虫三钱　西黄一钱　羌活三钱　全虫酒洗，三钱　麝香一钱

五分　天麻三钱　蛇含石煅，八钱　朱砂三钱

上药共为细末，加甘草一两、钩藤二两，二味煎汤，和炼蜜打丸如花椒大，外蜡壳封固，每匣五粒。

五疳保童丸《证治准绳》

治小儿乳食不择冷热，好餐肥腻，恣食甘咸，脏腑不和而生疳症者。

一岁儿服三丸，不拘时。米饮下，日三服。忌猪肉。

青黛　苦楝根皮　夜明砂　五倍子　芦荟　黄连　胆草　芜荑　干蟾各一分　麝香少许　蝉壳去嘴爪，一分　大猪肚拌诸药，焙，五枚

上药共研细末，粟米煮糊丸如麻子大。

按：分量一分，非一分也，乃等分也，不可有误（编者注）。

肥儿八珍糕

治小儿脾胃薄弱，饮食不化，形瘦色萎，腹膨便溏等症。久服此糕能健脾开胃，进食生肌，气血充足，百病悉除。即大人脾胃虚弱者，亦可常服之。

潞党参三两　白术二两　茯苓六两　陈皮一两五钱　怀山药六两　建莲肉六两　薏苡仁六两　扁豆六两　芡实六两　糯米五升　粳米五升

共磨细末，用白糖十两，和匀印糕。

万应保赤丹

治小儿急慢惊风，痫症疳疾，寒热泻痢，痰涎壅滞，腹痛胃呆，大便酸臭，并治男妇痰热积聚，痰饮气急等症。此丹下痰化滞，开窍安神，不损脏腑，不伤元气。小儿服之，实有起死回生之效。每服二三粒，开水化服。可略加白糖，或吞服亦可。

巴豆霜三钱　胆星一两　六神曲一两五钱　朱砂为衣，一两

上药共末之，用神曲打糊为丸，如小绿豆大，朱砂为衣。

外 科 门

六神丸 雷氏

治时邪疬毒，烂喉丹痧，喉风喉痈，双单乳蛾诸症，茶汤不能进者。每用十粒，开水化开，徐徐咽下，无不立效，重者再进一服。并治疔疮对口，痈疽发背，肠痈腹疽，乳痈乳岩，一切无名肿毒等症。其效如神，功难尽述。

真犀黄一钱五分　腰黄一钱　珠粉一钱五分　元寸香一钱　梅花片一钱　杜蟾酥烧酒化，一钱

上药共为极细末，酒化蟾酥为衣，如芥子大，百草霜为衣。

醒消丸《局方》

专治一切大痈，红肿焮痛，症属阳者。每服三钱，热陈酒送下，醉盖取汗，酒醒痈消痛息。

乳香去油，一两　没药去油，一两　麝香一钱五分　雄精五钱

上乳、没、雄三味，各研秤准，再合和麝香共研，用烂煮黄米饭一两入末，捣和为丸，如莱菔子大。如嫌饭干，量加开水可也。晒干，忌烘。

西黄醒消丸 即外科西黄丸，《全生集》

凡乳岩瘰疬，痰核横痃，流注肺痈、小肠痈等毒。每服三钱，热陈酒送下。患生上部者，临卧服；下部者，空心服。此丸红痈亦可用。

真西黄三分　乳香去油，一两　没药去油，一两　麝香一钱五分

上药先将乳没各研秤准，再合黄、香共研，用黄米饭一两，如前法为丸。饭嫌干，酌加开水。晒干，忌烘。

嶂峒丸《全生集》

治跌打损伤，肿毒危重之症。内服、外敷皆效。每服一丸，陈酒送服。

牛黄　冰片各二钱五分　阿魏　雄黄各一两　生军　乳香去油　没药去油　儿茶　天竺黄　血竭　参三七各二两

各研细末，以山羊血五钱拌，晒干透，再磨为粉，加藤黄二两，隔水煮透，去净浮腻，丸如芡实大，晒干。忌火烘，以黄蜡为壳包裹。

梅花点舌丹《全生集》

治疔疮脑疽发背，红肿痈疖，无名肿毒，一切疡科杂症。初起服之可消，每服一丸，以葱白包裹打碎，陈酒送下，醉盖取汗。

熊胆　冰片　腰黄　硼砂　血竭　葶苈　沉香　乳香去油　没药去油，各一钱　破大珠子三钱　牛黄　麝香　蟾酥人乳化　朱砂各二钱

各研细末为丸，如胖绿豆大，金箔为衣。

保安万灵丹《正宗》

治痈疽疔毒，对口发颐，风寒湿痹，湿痰流注，附骨阴疽，鹤膝风及左瘫右痪，口眼歪斜，半身不遂．气血凝滞，遍身走痛，步履艰辛，偏坠疝气，偏正头痛．破伤风，牙关紧闭，截解风寒，无不应效。每服一丸，用葱豉汤或温酒空心调服，服后以稀粥助令作

汗。避风寒，忌生冷，戒房室。孕妇禁用。

茅术八两　全蝎　石斛　当归　甘草炙　明天麻　川芎　羌活　荆芥　防风　麻黄　北细辛　川乌汤泡，去皮　草乌汤泡，去皮尖　何首乌各一两　明雄黄六钱

上药共为细末，炼蜜丸，每药以一两作四丸，一两作六丸，一两作九丸，分三等，以备年岁老壮、病势缓急取用。朱砂六钱，研细为衣，瓷罐收贮。

小金丹 《全生集》

治一应流注，痰核瘰疬，乳岩横痃，贴骨疽，蟮□头等。每服一丸，陈酒送下，醉盖取汗。如流注将溃及溃久者，以十丸均作五日服完，以杜流走不定。

白胶香　草乌　五灵脂　地龙　木鳖各一两五钱，俱为细末　乳香去油　没药去油　归身各七钱五分，俱净末　麝香三钱　墨炭一钱二分，各研细末

用糯米粉一两二钱，同上药末糊厚，千槌打融为丸，如芡实大，每料约二百五十粒。

一笔消 《全生集》

治痈疽发背，诸疔恶疮，一切无名肿毒等症，用米醋磨敷患处，立即消散。白疽忌用。

大黄二两　藤黄一两　明矾　蟾酥各五钱　麝香　没药去油　乳香去油，各二钱

用蜗牛打烂作锭，晒干，每锭潮重二分半。

一粒珠

治一切无名肿毒，痈疽发背等症。每服一丸，用人乳化开，陈酒冲服，睡卧避风。兼治小儿惊风，减半，用钩藤、橘红泡汤化服。此丹药味贵重，峻利非凡，外科要症，必须用之。

穿山甲一具，约重十六两，分四段片，用麻油、米醋、苏合香、松萝茶四样各制一次　犀黄三钱　珍珠二钱　梅花片四钱　麝香二钱　朱砂四钱　雄黄四钱，以上各取净粉

上药共为细末，用人乳拌米糊，打浆作丸。每丸潮重四分半，外用蜡壳封固。

琥珀蜡矾丸 《正宗》

治痈疽发背，已成未脓之际，恐毒气不能外出，必致内攻。预服此丸，护膜护心，亦且散血解毒。每服二三钱，开水下。

白矾一两二钱　黄蜡一两　雄黄一钱二分　琥珀另研极细，一钱　朱砂一钱二分　蜂蜜二钱

五味为末，将黄蜡烊化为丸，小绿豆大，朱砂为衣。

外科蟾酥丸 《正宗》

治疔疮发背，脑疽乳痈，附骨臀腿等疽，一切恶症不痛或麻木或呕吐，病重者，必多

昏愦。此药服之，不起发者即发，不痛者即痛，痛甚者即止，昏愦者即苏，呕吐者即解，未成者即消，已成者即溃，真有回生之功，乃恶症中之至宝丹也。每服三丸，用葱白五寸，患者自嚼烂，吐于手心，男左女右，包药在内，用无灰热酒一茶钟送下，被盖约人行五六里许，出汗为效，甚者再进一服。

蟾酥酒化，二钱　轻粉五分　枯矾　寒水石煅　铜绿　乳香去油　没药去油　胆矾　麝香各一钱　雄黄二钱　蜗牛二十一个　朱砂三钱

以上各为末，秤准，于端午日午时，在净室中先将蜗牛研烂，再同蟾酥和研，稠黏方入各药，共捣极匀，丸如绿豆大。

飞龙丹 即蟾酥丸，《全生集》

治一切疔疮脑疽发背等。初起红肿疼痛及无名肿毒。每服一丸，用葱白包陈酒送下，醉盖取汗，白疽忌用。

寒水石　蟾酥酒化　蜈蚣去足，各三钱　血竭　乳香去油　没药去油　雄精　胆矾　桐青　僵蚕　全蝎酒炒　穿山甲各一钱　红砒　枯矾　朱砂　冰片　角刺　轻粉各三分　蜗牛二十一个

各研细末，以酒化蟾酥为丸，金箔为衣，大如绿豆。

按：上二方治法略同，药味稍有出入，后方较前方峻利，功用亦胜。轻症宜前方，重症宜后方，故两存之（编者注）。

立马回疔丹 《正宗》

治疔疮初起，已用针刺，后又或误灸失治，以致疔毒走散不住，乃走黄险恶症也。急以针挑破，用此丹插入孔内，以膏盖之，追出脓血疔根，无不神效。

轻粉　蟾酥酒化　白丁香　硇砂各一钱　乳香去油，六分　雄黄　朱砂　麝香各三分　蜈蚣炙，一条　金顶砒五分

共为细末，面糊搓如麦子大。

离宫锭子 《正宗》

此锭子治疔毒肿毒，一切皮肉不变，漫肿无头。搽之立效，凉水磨浓涂之。

血竭三钱　朱砂二钱　胆矾三钱　京墨一两　蟾酥三钱　麝香一钱五分

上六味为末，凉水调成锭。

坎宫锭子 《正宗》

此锭子治热毒肿痛，焮赤诸疮，并搽痔疮最效。用凉水磨浓汁，以笔蘸涂之。

京墨一两　胡黄连二钱　熊胆三钱　麝香五分　儿茶二钱　冰片七分　牛黄三分

上七味为末，用猪胆汁为君，加生姜汁、大黄水浸取汁，陈醋各少许，和药杵为锭。

如意金黄散《金鉴》

此散治痈疽发背，诸般疔肿，跌扑损伤，湿痰流毒，大头时种，漆疮火丹，风热天泡，肌肤赤肿，干湿脚气，妇人乳痈，小儿丹毒。凡一切顽恶肿毒，用此敷之，无不应效，诚疮科中之要药也。调药引单列后：

治红赤肿痛，发热，未成脓者，及夏时火令，俱用茶汤同蜜调敷。

治微热微肿及大疮已成，欲作脓者，俱用葱汤同蜜调敷。

治漫肿无头，皮色不变，湿痰流毒，附骨痈疽，鹤膝风等症，俱用葱酒煎调。

治风热恶毒，皮肤亢热，红色光亮，游走不定者，俱用蜜水调敷。

治天泡火丹，赤游丹，黄水漆疮，恶血攻注等症，俱用大蓝根叶捣汁调敷，加蜜亦可。

治汤泼火烧，皮肤破烂，麻油调敷。

以上诸引调法，乃寒热温凉之治法也。

上白天花粉十斤　大黄　姜黄　白芷各五斤　厚朴　陈皮　甘草　苍术　天南星各二斤　黄柏色重者，五钱

上十味，共为咀片，晒干磨三次，用细绢箩筛，贮磁罐，勿泄气。

金箍散马氏

治一切痈疽发背，脑疽疔毒痰毒，无名肿毒，未成者即消，已成者即溃，已溃者敷于膏药四围，能束住疮根，不致散漫。尤妙在不论阴症阳症、半阴半阳症，用之无不灵效，诚围药中之上品也。未溃时，用葱汁、蜜糖调敷。将溃及已溃者，用陈醋、蜜糖调敷。如皮破碎者，用红茶、蜜糖调敷。

五倍子炒黄，四两　川草乌各二两　天南星　生半夏　川黄柏各二两　白芷四两　甘草二两　狼毒二两　陈小粉炒黄，一斤

上药各研细末和匀，用细绢箩筛，贮磁罐，勿泄气。

五行冲和膏《正宗》

治痈疽发背，脑疽阴痰，阴阳不和，冷热不明者。此膏能行气疏风、活血定痛、散瘀消肿、化冷软坚，诚良药也。其中五行相配，用者无不立效。又流毒骨疽，冷证尤效。此方古本皆有之，俱极推重外科，不可少也。惟阳证忌用。用葱汤、热酒俱可调敷。

紫荆皮炒，五两　独活炒，三两　赤芍炒，二两　白芷一两　石菖蒲一两五钱

上药研为细末，用细绢箩筛，贮磁器，勿泄气。

玉露散马氏

治流火丹毒，疮痈疡疖，诸毒焮红腐烂，一切热毒之证。未破者，用菊花露或茶露，加白蜜调敷。皮破者，用麻油或蜜水调敷。

芙蓉叶不拘多少

上药晒干磨末。

皮脂散 马氏

治一切浸淫疮，黄水湿毒，皮肤浸淫作痒，或蔓延成片，久而不愈。用麻油调敷，灵效异常；或治湿疮之良药也。

青黛飞，二钱　黄柏二钱　熟石膏二两　烟膏二两四钱

上药研细末。

阳毒内消散 《正宗》

治一切痈疽发背，脑疽热毒乳痈，无名肿毒等红肿疼痛症之属阳者。初起掺膏上贴之，未成即消，已成即溃，极为应效，其功专于消散。已破者勿掺，阴疽忌用。

麝香二钱　冰片二钱　白及四钱　南星四钱　姜黄四钱　甲片四钱　樟冰四钱　轻粉三钱胆矾三钱　铜绿四钱　漂青黛二钱

上各研极细末，再秤准，共研极匀，瓷瓶收贮，勿令泄气。

阴毒内消散 《正宗》

治背疽脑疽，乳疽瘰疬，寒湿流注，鹤膝风等不肿高、不焮痛、不发热、不作脓，一切皮色不变，漫肿无头诸阴毒。初起掺膏上贴之即消，已成即溃，极为灵验，其功专于消散。已破者勿掺。惟疔毒癣疮等毒及孕妇忌贴。

麝香二钱　轻粉三钱　丁香一钱　牙皂二钱　樟冰四钱　腰黄三钱　良姜二钱　肉桂一钱川乌三钱　甲片三钱　白胡椒一钱　乳香去油，二钱　没药去油，二钱　阿魏瓦炒，去油，三钱

上各研极细末，再秤准，共研匀，瓷瓶收贮，勿令泄气。

白降丹 《金鉴》

此丹治痈疽发背，一切疔毒，用少许；疮大者，用五六厘；疮小者，用一二厘。水调敷疮头上，初起者立刻起疱，消散成脓者即溃，腐者即脱消肿，诚夺命之灵丹也。

朱砂　雄黄各二钱　水银一两　硼砂五钱　火硝　食盐　白矾　皂矾各一两五钱

先将朱、雄、硼三味研细，入盐矾、硝皂、水银共研匀，以水银不见星为度。用阳城罐一个放微炭火上，徐徐起药，入罐化尽，微火逼令干，取起。如火大太干，则汞走。如不干，则药倒下无用，其难处在此。再用一阳城罐合上，用棉纸截半寸宽，将罐子泥、草鞋灰、光粉三样研细，以盐滴卤汁调极湿，一层泥一层纸，糊合口四五重，及糊有药罐上二三重。地下挖一小潭，用饭碗盛水放潭底，将无药罐放于碗内，以瓦挨潭口，四边齐地，恐炭火落碗内也。有药罐上以生炭火盖之，不可有空处。约三炷香，去火冷定开看，约有一两外药矣。炼时罐上如有绿烟起，急用笔蘸罐子，盐泥固之。

红升丹 《金鉴》

此丹治一切疮疡溃后，拔毒去腐，生肌长肉，疮口坚硬，肉黯紫黑，用丹少许，鸡翎扫上，立刻红活。疡科若无红白二丹，决难立刻取效。

朱砂五钱　雄黄五钱　水银二两　火硝四两　白矾一两　皂矾六钱

先将二矾、火硝研碎，入大铜杓内，加火硝一小杯炖化，一干即起，研细。另将汞、朱、雄研细至不见星为度，再入硝矾末研匀。先将阳城罐用纸筋泥搪一纸厚，阴干，常轻轻扑之，不使生裂纹，搪泥罐子泥亦可用。如有裂纹，以罐子泥补之，极干再晒，无裂纹方入前药。在内罐口以铁油盏盖定，加铁梁盏，上下用铁鑻、铁丝扎紧，用棉纸捻条蘸蜜周围，塞罐口缝间，外用熟石膏细末醋调封固。盏上加炭火二块使盏热，罐口封固易干也。用大针三根钉地下，将罐子放钉上，罐底下置坚大炭火一块，外砌百眼炉，升三炷香。第一炷香用底火，如火大则汞先飞。上二炷香，用大半罐火，以笔蘸水擦盏。第三炷香，火平罐口，用扇扇之，频频擦盏，勿令干，干则汞先飞。上三香完，去火，冷定开看方气足。盏上约有六七钱，刮下研极细，磁罐盛用。再预以盐卤汁调罐子稀泥，用笔蘸泥水，扫罐口周围，勿令泄气。盖恐有绿烟起，汞走也。绿烟一起，即无用矣。

九一丹 《正宗》

一治肿疡结核，将丹薄薄匀糁膏上，数个即消，不可太多，多则有伤皮肤。

一治溃疡，糁膏上贴之，提脓拔毒，毒尽生肌，比升丹功效数倍。惟臁骨正面及踝骨，与凡肌薄无肉之处，不能化脓，仅有稠水者忌用。此丹缘提拔甚猛，误用反疼，甚则流血。

一此丹用绵纸捻作药线，润以面糊，将丹拌上，插入脓管，能退管收功。

生石膏九分　白降丹一分

上共研极细末听用，降丹须年久者烈性方退，八二、七三掺和均可。

又方：治法同上。

熟石膏九钱　陈升丹一钱

研细听用。

万灵黑虎丹 经验秘方

专治一切外症，无论初起已成，将此丹糁膏药上贴之，均能消肿拔毒，收功甚速，屡试如神。

益母草五两，炒成炭，退火研，用三两　轻粉四钱　血竭另研，五钱　青黛六钱　乳香炒，去油，五钱　没药炒，去油，五钱　麝香二分五厘　梅片二分五厘　蜈蚣炒，研，七条

上药共研极细末，收入小口瓶内，勿令泄气。临症听用，立见功效。

又方（马氏）：专治痈疽发背，对口提毒，拔脓消肿，止痛功效甚捷。

蜈蚣烘，七条　全蝎烘，七只　僵蚕炙，七条　甲片炙，七片　磁石飞，一钱　公丁香炒，

547

一钱　母丁香炒，一钱　元寸一钱　冰片一钱

上药共研极细末，密贮，勿泄气。

按：前方药力和平而后方较为峻厉，毒之轻者宜前方，毒之重者须后方，各有所长，俱可合用，故并录之（编者注）。

海浮散《心悟》

治一切外症溃后，腐肉已化，新肉渐生。或溃久不敛，气血凝滞者。此散药性和平，调气活血，不论阴阳各症，俱能去腐定痛，生肌收口，灵效异常，洵外科中之良药也。

乳香去净油　没药去净油，各等分

上药研极细末，密贮，勿受湿气，合时须择天气晴明为要。

桃花散 马氏

治一切痈疽疮疡溃后，脓水淋漓不得收口者，以此散撒疮口，外用膏贴，能提脓拔毒，生肌收口。兼治外皮破碎，用此散干糁即能结皮。

石膏煅，二两　轻粉一两　桃丹五钱　冰片五分

上药研极细末，密贮。

八宝生肌丹 马氏

治诸肿疮毒溃久不愈，因而成漏。或已用他药拔去漏管，仍不生肌。或毒尽而新肉不生，用此丹糁上，外用膏盖，立可收功。

熟石膏一两　赤石脂一两　轻粉一两　黄丹三钱　龙骨三钱　血竭三钱　乳香去油，三钱　没药去油，三钱

上药研极细末如飞面，方可用。

珍珠生肌散 徐氏

治一切外症，脓毒已尽，用此糁上，即能生肌结皮，平口收功。此散制法精良，药品贵重，故能收效如神也。

珍珠一钱，人乳浸三日，夏天需每日换乳。珠质最坚，尤宜研极细如飞面　血竭五分　儿茶五分　石膏煅，一钱　炉甘石一钱，以黄连五分煎汁，煅淬研极细，水飞净　赤石脂煅，一钱　陈丝吐头煅，存性，五分　冰片一分二厘

上药研极细末，再秤准共研极匀，瓷瓶收贮，勿泄气。

月白珍珠散《正宗》

此散治诸疮新肉已满，不能生皮，及汤火伤痛，并下疳腐痛等症。下疳，用猪脊髓

调搽。

青黛飞净，五分　轻粉一两　珍珠照上治法，一钱

上药研极细末方可用。

冰硼散《正宗》

专治喉蛾、喉痛、喉风，一切风火、虚火、诸喉症，肿红焮痛，吹之即清热止痛，消肿化痰，神效异常。兼治牙龈、牙齿肿痛，将此散搽于患处，无不应手而愈。

月石　元明粉各五钱　朱砂六分　梅片五分

上药研极细末，密贮，勿泄气。

柳花散 马氏

治一切口舌破碎作痛，用此搽之，无不应效。如唇外肿痛，须用麻油调搽亦佳。

黄柏一两　青黛飞净，二钱　冰片二分

上药研极细末，密贮，勿泄气。

珠黄散《局方》

治一切咽喉肿痛腐烂，牙疳口疳，梅毒上攻，蒂丁腐去，及小儿痘瘄后，余毒未消，口舌破碎等症。用此散吹入患处，立能化毒去腐，清热生肌，神效异常。诚吹药中之上品也。

西黄一钱　珍珠豆腐制，三钱

上药研为极细末，以无声为度，密贮，勿泄气。

锡类散《温热经纬》

专治烂喉时症及乳蛾牙疳，口舌腐烂。凡属外淫为患，诸药不效者，吹入患处，濒死可活。王孟英先生谓：此方尤鹤年附载于《金匮翼》云：张瑞符传此救人而得子，故名之曰：锡类。功效甚著，不能殚述。

象牙屑焙　珍珠制，各三分　青黛飞，六分　梅花片三厘　壁钱俗名喜儿窠，廿个，用泥壁上者，木板上者勿用　西牛黄　人指甲男病用女，女病用男，分别合配用，各五厘

上药研极细粉，密装瓷瓶内，勿使泄气。

口疳中白散 马氏

治一切口疳牙疳，龈肉肿腐及梅毒喉疳等症，每日吹搽五六次。即可奏效。

人中白焙，二两　儿茶一两　黄柏　青黛各三钱　薄荷二钱　冰片五分

上药研极细末，密贮，勿泄气。

一粒笑 徐氏

专治一切牙痛浮肿，将药嵌于患处立止。如虚火牙痛，止后接服知柏八味丸，老人服还少丹。

五灵脂一钱　蟾酥二钱　麝香一钱

上药先将二味研末，蟾酥烊化，作粒如麦子大。

走马牙疳药 一名赤霜散，《全生集》

治走马牙疳，延烂穿腮，不堪危险者，吹之即效。久烂之孔，生肌亦速。

红枣一枚，去核入，如黄豆大　红砒一粒，丝线扎好，放瓦上炙，烟尽为度，取以闷熄，冷透，研细加入　冰片一分

再研极细，密贮听用（多合分量照方加）。

吹耳麝陈散 马氏

治耳疳脓水不清，时或作痛，久久不愈，有失聪者，急以此散吹之甚效。

新会皮煅炭，二两　胭脂炭四钱　海螵蛸一两　梅片五分　麝香四分

上药研极细末，密贮，勿泄气。

瘰疬疏肝丸

缪仲淳治忧由郁起，气积于肝胃两经而成瘰疬、乳岩等症。是丸能开郁结，清肺热，涤痰火，消肿毒。每服二三钱，开水或雪羹汤任下。

川贝母　茜草　生甘草　蒲公英　漏芦　瓜蒌仁　软柴胡　橘叶　竹茹　陈广皮　茄蒂　连翘　鼠妇　银花　制首乌　白菊花　地丁草各一两

上药共为细末，夏枯草二两，煎汤泛丸。

内消瘰疬丸 《心悟》

治阴虚火盛，颈项瘰疬，痰串初起，能消久远，可使内消一切痰疡，无不治之，其功效难以尽述。每服二三钱，用雪羹汤或开水任下。

土贝母二两　京元参二两　左牡蛎四两

上药共为细末，用夏枯草煎汤泛丸。

芋艿丸 验方

专治一切瘰疬，不论已溃未溃，均可常常服之。此丸能消痰软坚，化毒生肌，极为灵

效。每服三钱，用陈海蜇皮、荸荠煎汤送下。

香粳芋艿拣大者，不拘多少

上药切片晒干，研细末，用陈海蜇漂淡，大荸荠煎汤泛丸。

圣灵解毒丸 验方

治杨梅结毒，横痃下疳，沿途坑毒，一切花柳毒，上攻五官，内陷五脏，偏身斑点，四肢结毒，或发于头面咽喉，或形如脓窠癫癣等症。每服二三钱，用土茯苓露四两，炖温送下，其功效与五宝丹并称。初起邪火方盛者，以此方为主；久病气血已虚者而五宝为宜。

上川连一两　腰黄一两　小生地四两　川黄柏二两　全虫二两　天花粉三两　滴乳石四钱　黄芩二两　大黄三两　西牛黄一钱　珍珠三钱　防风二两　赤芍三两　犀角一两

上药各取净粉，用鲜土茯苓五斤煎膏打丸。

九龙丹《正宗》

治鱼口便毒，骑马痈，横痃初起，未成脓者。每服九丸，空心热酒一杯送下，行四五次方吃稀粥。肿甚者，间日再用一服自消。

儿茶　血竭另研　没药去油　木香　巴豆去尽油　乳香去油

上各等分为末，生蜜调成一块，瓷盒盛之，旋丸寒豆大。

按：原方巴豆不去油。徐洄溪云：巴豆必当去油，亦不宜轻用。今从徐氏之说，去油用（编者注）。

五宝丹《正宗》

治杨毒结毒，下疳腐烂，毒火上攻，鼻柱肿痛，喉疳白腐，久而不愈者，服之无不应效。每服五分或一钱，用土茯苓煎汤送下。如毒在上者，用辛夷三钱，同土茯苓煎汤下，引药上行。忌食海腥煎炒及房事。

滴乳石如乳头下垂，敲破易碎，亮似蜻蜓翅者方真，四钱　琥珀　珍珠制　朱砂各二钱　冰片一钱。徐洄溪曰：冰片五分足矣

上各研极细，秤准，共为一处，再研数百转，瓷罐密收。用药二钱，加飞罗面八钱，再研和匀。

《全生集》名 圣灵丹 方录下

珍珠　西黄　冰片各一钱　滴乳石二钱　琥珀四钱　劈砂三钱

研粉和飞面四两，各研极细，匀和。

按：此方较前方多西黄一味，分量略有出入，俱可合用。药中去飞面，可糁一切梅毒外症，腐烂臭秽。久而不愈者，立能化毒去腐，生肌收口，神效异常。诚毒门中之良药也。

治疳清热黑灵丹 马氏

治下疳腐烂，肿红作痛，梅毒内蕴，邪火正盛者，用麻油调敷。如出水者，干糁之。此丹能清火化毒，去腐生肌，极为应效。

橄榄核煅，存性，一两　冰片二分

上药研极细末，密贮，勿泄气。

治疳化毒凤衣散《大全》

治下疳腐烂，四围肿痛作痒，脓水淋漓者，破烂处干糁之。肿痛处用鸡蛋清调敷，一日四五次，极为神效。

凤凰衣焙，一钱　黄丹飞，一钱　扫盆①四分　冰片二分

上药研极细末，密贮，勿泄气。

下疳珍珠散《大全》

专治下疳腐肉已去，新肉渐生。一时不能收功者，用此糁之，能生肌收口，清热解毒，神效异常。

珍珠制　黄连　黄柏　五倍子　象牙屑　儿茶　定粉　轻粉　没药去油　乳香去油

上药各等分，研极细末，至无声为度。

一扫光《正宗》

专治一切疥疮湿毒，风燥皮痒，久而不愈者。将此药用夏布或洋纱包裹，开水内略浸，药从布眼内溢出即擦患处。

苦参　黄柏各一斤　烟胶一升　木鳖肉　蛇床子　点红椒　明矾　枯矾　硫黄　枫子肉　樟冰　水银　轻粉各三两　白砒五钱

上药共为细末，用熟猪油二斤四两化开入药，搅匀作丸，如龙眼大。

按：马氏方冬寒水石、杏仁、雄黄、吴萸、火硝、升麻，计六味，少明矾，余同。

肥疮药 马氏

治肥疮浸淫作痒，蔓延成片，久而不愈者。先将患处用药水洗净，再取此药用麻油调敷，每日二三次。此疮不可多洗，隔数日洗一次，药须勤勤搽敷，不可间断。

轻粉三钱　雄黄四钱　制松香六钱　韦丹②三钱　生军四钱　铜绿二钱　密陀僧一两　枯

---

① 扫盆：即轻粉，为粗制氯化亚汞结晶。功效为杀虫，攻毒，利水，通便。
② 韦丹：即葎草。功效为清热解毒，利尿通淋。

矾六钱　川黄柏四钱

上药共为极细末，密贮，听用。

洗药方附后

甘草　银花　豨莶草等分

煎汤洗之。

愈癣药酒

治一切癣疮，不论干湿新久，但皮肤顽厚，浸淫作痒，串走不定者，将此酒用笔蘸拂，一日两次，至愈为度。药性甚烈，不可误拂好肉上。

苦参子　土荆皮　花椒　洋樟　木通　白及　申姜　百部　方八〔即马钱子〕　槟榔以上各一两

上药用高粱浸之。

眼　科　门

磁朱丸《千金》

治神水宽大渐昏，如雾露中睹空中有黑花，或睹物成二体，久则光不收敛及生内障，神水淡绿色、淡白色，并治耳鸣及耳聋。每服十丸，加至三十丸，空心米汤下。柯韵伯谓：此丸治聋癫狂痫如神。

磁石水飞，能吸铁者良，二两　朱砂水飞，一两　神曲四两

上先以磁石置巨火中煅，醋淬七次，晒干，另研极细，二两辰砂，另研极细，一两生神曲、末三两，与前药和匀，更以神曲末一两，水和作饼，煮浮为度，搜入前药，炼蜜为丸，如梧子大。

石斛夜光丸《良方》

治阳衰阴弱，不能升精于目，以致神水宽大渐散，昏如雾露，空中有黑花及睹物成二，神水淡绿、淡白色者。每服三五十丸，温酒、盐汤任下。

天门冬焙　人参　茯苓各二两　石斛　山药　枸杞　菟丝子酒浸　甘菊花各七钱　麦门冬　熟地各一两　杏仁去皮、尖　牛膝浸，各七钱半　生地黄一两　蒺藜　肉苁蓉　川芎　炙甘草　枳壳麸炒　青葙子　防风　黄连　乌犀角镑　五味子炒　羚羊角　草决明各八钱

上为细末，炼蜜丸桐子大。

定志丸《局方》

治目不能远视、能近视者。王海藏曰：不能远视，责其无火，法宜补心，常服益心强志，能疗健忘。每服三钱，龙眼汤送下。

人参一两　茯苓一两　远志肉二两　石菖蒲二两

上药共为细末，炼白蜜为丸，朱砂为衣。

地芝丸 东垣

治目能远视、不能近视者，王海藏曰：目能远视，责之有火；不能近视，责之无水，法当补肾。此丸培养金水，息风潜阳。每服三钱，青茶或酒送下。

生地黄焙　天门冬各四两　枳壳炒　甘菊花去蒂，各二两

上药共为细末，炼白蜜为丸。

杞菊地黄丸

治目赤肿痛，久视昏暗，迎风流泪，怕日羞明，肾阴不足，虚火上炎之症。此丸能滋补真水，涵养肝木。王冰所谓"壮水之主以制阳光"是也。凡水亏火旺，头晕目眩等证，均可治之。每服三钱，淡盐汤送下。

枸杞子　甘菊花各一两　熟地四两　山萸肉　怀山药各二两　茯苓　丹皮　泽泻各一两五钱

上药共研细末，水泛为丸，或用炼蜜为丸亦可。

明目地黄丸 又名益阴肾气丸，东垣

专治肝肾两虚，目失血养，两眼昏花，或瞳神散大，视物不清。流泪羞明，内生障翳等症。每服二三钱，淡盐汤下。

熟地二两　山药　山萸肉　丹皮　当归尾　五味子　柴胡各五钱　茯神　泽泻各二钱五分

上药共为细末，炼蜜丸，朱砂飞衣。

滋阴地黄丸 一名熟地黄丸，东垣

治血弱阴虚，不能养心，心火旺盛，肝木自实，瞳子散大，视物不清，法当养血凉血，收火散火，而除风热则愈矣。每早晚各服二钱，茶清下，忌辛热之物助火，寒冷之物损胃，使药不上行。

熟地黄一两　柴胡去苗，八钱　当归身酒洗　黄芩酒炒，各五钱　生地黄米酒浸，焙，七钱　五味子　天门冬去心，焙　地骨皮　黄连酒炒，各三钱　人参　枳壳炒　甘草炙，各二钱

上为末，炼蜜丸，如绿豆大。

济阴地黄丸

治足三阴亏损，虚火上炎，致目睛散大，视物不明或昏花涩紧作痛，畏明或卒见非常之处等症，其功效与六味还少丹相似。每服七八十丸，空心白汤下。

五味子　麦门冬　枸杞子　熟地黄　肉苁蓉　山萸肉　山药　当归　甘菊花　巴戟肉各等分

上为末，炼蜜丸，桐子大。

桑麻丸一名扶桑丸，胡僧

除风湿，起羸尪，驻容颜，乌髭发，益肾补肝，凉血去风。久久服之，却病延年，岂徒除目疾而已？每服三钱，早盐汤下，晚酒下。

嫩桑叶去蒂，洗净，暴干一斤为末　巨胜子即黑脂麻，淘净，四两　白蜜一斤，将脂麻擂碎，熬浓汁，和蜜炼至滴水成珠，入桑叶末为丸

一方：桑叶为末，脂麻蒸捣，等分，蜜丸。

羊肝丸《类苑》

目为肝窍，瞳神属肾，肾水亏损，肝木不平，内挟心火，火炎不制，神水受伤，上为目疾内障，故内障皆为阴弱不能配阳也。是丸能养肝去障，散热退翳，兼去目中恶血，所以取效极速也。每服三钱，开水送下。

夜明砂淘净　蝉蜕　木贼去节　当归酒洗，各一两　羊肝煮或生用，四两

上药共为细末，将羊肝去筋膜，水煮捣烂为丸。

金鉴羊肝丸

治患病后两目初则赤烂，日久渐生云翳，遮蔽瞳人，视无所见，当细看翳心，若不黄赤，犹能通三光者，宜常服是丸可愈。每服五六十丸，空心薄荷汤下。

雄羊肝一具　白蒺藜炒，去刺，一两　菊花去梗叶，一两　川芎三钱　石决明一两　生地黄一两　楮实子五钱　槐角炒，五钱　黄连五钱　五味子五钱　荆芥穗二钱五分　当归尾五钱　甘草五钱　蕤仁去壳油，七钱　防风二钱

上为细末，羊肝滚水沸过，和前药捣为丸，如桐子大。

按：羊肝丸方甚多，今采二方。前方取其药不多而用意深，后方取其用药不偏，色色具备。一去内障，一去外翳，皆应效之方也（编者注）。

拨云退翳丸《良方》

治阳跷受邪，内眦即生赤脉缕缕，根生瘀肉，瘀肉生黄赤脂，脂横侵黑睛，渐蚀神

水，锐眦亦然，俗名攀睛。每服一丸，食后临睡细嚼，茶清下。

川椒皮七钱　地骨皮　荆芥穗　菊花各一两　木贼草去节　密蒙花　蔓荆子各二两　黄连　薄荷叶　楮桃仁即楮实子　蝉蜕各五钱　川芎　当归　白蒺藜去刺，炒，各一两五钱　甘草炙　蛇蜕炙，各三钱　天花粉六钱

上为细末，炼蜜成剂，每两作八丸。

固本还睛丸《准绳》

治远年一切目疾，内外翳膜遮睛，风弦烂眼及老弱人目眵多糊，迎风冷泪，视物昏花等症。每服五十丸，盐汤下。

天门冬　麦门冬　生地黄　熟地黄各三两　白茯苓　枸杞子　人参　山药各一两五钱　川牛膝　钗石斛　草决明　杏仁　白菊花　菟丝子酒煮，焙　枳壳炒，各一两　羚角屑　乌犀角屑　青葙子　防风各八钱　五味子　炙甘草　白蒺藜　川芎　黄连各七钱

上为末，炼蜜丸，梧子大。

八宝眼药

治一切新久风火，畏日怕风，胬翳遮睛，无论七十二症目疾，均可治之，为眼科中之至宝丹也。清水调点，点后合目静坐。

西牛黄三分　珊瑚五分　黄连二钱　上冰片一钱五分　玛瑙五分　蕤仁霜一钱　制甘石五钱　熊胆六分　海螵蛸七分　珍珠人乳制，一钱　青鱼胆二个　麝香三分　荸荠粉二钱五分

上药共研极细，令无声至千万余下，磁器密收。

干眼药

治肝肾亏损，眼目昏花，星障云翳，及一切新久目疾。每取少些，点入眼角，合眼静坐片时，无不神效。

制甘石四两　地栗粉四两　上冰片八钱

上药研极细末，磁器密收。

水眼药京方

专治风火时眼，赤肿作痛，迎风流泪，畏日羞明，翳障胬肉，风沿烂眼等症。临卧时点于大眼角内，神效。

制甘石五钱　地栗粉五钱　朱砂五钱　上冰片一钱五分　蕤仁霜二钱　海螵蛸九钱　煅月石四钱　麝香九分

上药共研极细末，黄连膏和白蜜调。

赛空青眼药

治精神烦乱，风火上攻，眼目昏花，云翳遮障，一切人近眼症。早晚用清水化药，点于眼内，仰合片时，大有奇效。

制甘石一两五钱　冰片一钱五分　麝香二分　煅月石一钱五分　熊胆五分　珠粉五分　西琥珀五分

上药共研为极细末，将后膏滋打作成条。

附膏滋方

川大黄　桔梗　谷精草　夜明砂　黄芩　前胡　木贼草　蝉衣　黄连　天门冬　桑叶
天花粉　黑山栀　麦冬　菊花　元参　连翘　荆芥　龙胆草　粉甘草　薄荷　防风　蚕沙
金银花　黄柏　杏仁　川贝　枳壳

上药共煎浓汁，去渣滤清，收老，打眼药用。

眼癣药

治眼眶红赤，作痒多泪，涩痛难忍，历久不愈者。将药敷眼眶上，神效。

真胆矾一钱　川郁金二钱　煅月石一钱　制甘石一两　铅粉一钱

上药共为细末，用鸡子油调匀。

诸胶、膏门

虎骨胶

虎属金而制木，故啸则风生，追风健骨，定痛辟邪，治风痹拘挛疼痛，惊悸癫痫，犬咬骨哽等症，为治风病之要药。熬之为胶，则补益气血，壮健筋骨之力尤胜。

阿胶

此胶性味甘平，清肺养肝，滋肾补阴，止血去瘀，除风化痰，润燥定喘，利大小肠。治虚劳咳嗽，肺痿吐脓，吐血衄血，血淋血痔，肠风下痢，腰酸骨痛，血痛血枯，经水不调，崩带胎动及一切风病，为滋补阴血之妙品。

黑驴皮用阿井水煎成，以黑光带绿色，炖之易化，清而不腻并不臭者良。

鹿角胶

鹿乃仙兽，纯阳多寿，能通督脉，其角两月间可长至二十余斤。凡骨之长，无速于此。头为诸阳之会，其精华钟于茸角，补养之力岂凡血可比？故东坡云：补阳以鹿角为胜，煎熬成膏，功专滋补肾阴，温养命火，生精血，强筋骨，壮腰膝，黑须发。久久服之，螽斯衍庆，益寿延年。

取新角寸截，河水浸七日，刮净，桑柴火煮七日，用其汁加无灰酒熬成膏（角另制霜用）。

毛角胶

鹿之一身俱有益于人，而毛角与茸为尤胜，通督脉，补命门，故能补精益髓，添血壮阳。凡男子一切虚损，女子崩中漏血，带淋赤白者，空心酒服，功效甚著。

鹿肾胶

鹿为阳兽而其肾乃至阴，气味甘平，能安五脏，壮元阳。凡肾虚耳聋者，即此胶煮粥煮羹食之颇佳，兼治妇人血虚淋带，腰膝酸痛，不能受孕者，与阿胶擂入服之尤妙。

麋角胶

熊氏《礼记》疏云：麋为泽兽，属阴，情淫而游泽，冬至得阳气而解，角从阴退之象。东坡曰：补阴以麋角为胜。时珍谓：麋能补左肾血液，功用与鹿相仿，而温性差减。凡一切肝肾阴血不足，腰膝不仁，筋骨酸疼者皆可补益，久服长生，其功甚伟。

龟鹿二仙胶

天下最灵多寿而得仙者，唯龟与鹿耳。龟属阴，其首常向腹，通任脉，故补心补肾补血，皆以养阴也。鹿属阳，其鼻常向尾，通督脉，故补命补精补气，皆以养阳也。龟鹿乃双补气血之妙品，培养阴阳之上药也，凡诸虚百损悉主治之。常服延年益寿，功难尽述。

龟板胶

时珍曰：龟为灵物而多寿，首常藏向腹，能通任脉，其性至阴，属金与水，故能补心资智，益肾滋阴，治阴血不足，劳热骨蒸，腰脚酸痛，久咳痎疟，癥瘕崩漏，五痔产难等症。此胶为大补阴血之专药。丹溪最喜用之。

霞天胶

此方为西域异人所制。治五味伤中，停痰积血，发为瘫痪，劳瘵蛊胀诸等。是胶安中益气，养胃健脾，除消渴、止吐涎，补腰膝、化积聚、润泽枯槁、开爽精神、补土养荣之药，自当以此为上乘。

夏月三伏中拣肥嫩黄牛肉切作小片，去筋膜，入砂锅中，长流水煮烂，绞取汁三次，去滓，以汁入锅内，漫火熬至琥珀色，收老成胶。

黄明胶 又名牛皮胶

时珍曰：此胶性味平补，宜于虚热之人，其功用专于补阴，治诸血证，润燥通大便，及一切痈疽，功效甚大。其制作须精，市中胶物之胶不堪用。

鳖甲胶

鳖甲色青属介类，善补肝阴而清肝热，故能治劳瘦骨蒸，往来寒热，温疟疟母，腰痛胁坚，血瘕痔核，经阻产难，肠痈疮肿，惊痫斑痘等症，皆厥阴血分病也。凡一切肝阴不足，肝经有热之证，皆可服之，乃滋补肝木不可少之药也。

按：诸胶之制法，大致相同，故略去。有数胶虽载其制法，亦简而不详（编者注）。

琼玉膏 申先生

治肺金阴虚有火，干咳无痰，渐成虚劳。是膏滋阴生水，培土生金，凉而不寒，滋而不腻，为吐血后咳呛第一良方，徐洄溪极称道之。每服三四钱，白汤调服。

生地黄四斤，若取鲜生地汁，须用十斤　白茯苓十二两　白蜜二斤　人参六两

上以地黄汁同蜜熬沸，用绢滤过，将参苓为细末，入前汁和匀，以瓷瓶用绵纸十数层，加箬叶封瓶口，入砂锅内以长流水没瓶颈，桑柴火煮三昼夜，取出换纸扎口，以蜡封固，悬井中。一日取起，仍煮半日，磁罐密贮（此徐氏制法也）。臞仙于原方中加沉香、琥珀各五钱研末，同参、苓末和入膏内（徐氏改沉香、琥珀为一钱五分），名臞仙琼玉膏。

按：干淮生地四斤浸透，可取自然汁一斤。若浙地则十斤只取自然汁一斤，须三十斤方可配诸药。故修合之法，当随时随地变通也。

两仪膏 景岳

治精气大虚，诸药不应，或以克伐太过，耗损真气。凡虚在阳分而气不化精者，宜参术膏。若虚在阴分而精不化气者，莫妙于此。其有未至大病而素觉阴虚者，用以调元，尤称神妙。不拘时服。

人参半斤　大熟地一斤

以河水熬膏，加冰糖收老为度。

代参膏

此膏颇有代人参之功，能补中气，生津液，润肺健脾，开胃进食，常常服之，补诸虚，除百病，有阳生阴长之功，得敷布精微之妙，其功甚伟。

潞党参　绵黄芪　於潜术　桂圆肉

上四味各等分熬膏，加白冰糖收。

二冬膏

张隐庵曰：天麦门冬皆禀少阴水精之气。麦冬禀水精而上通于阳明，天冬禀水精而上通于太阳。夫冬主闭藏，门主开转，咸名门冬者，咸能开转闭藏而上达也。今合二冬制熬成膏，消痰润肺，生脉清心，真妙剂也。久久服之，则肾固气平，体健轻身，不老不饥，神农本草列之于上品中，宜哉！

麦门冬　天门冬等分

二味煎浓汁，去滓滤清，加白蜜收膏。

桑椹膏 又名文武膏

桑乃箕星之精，其精英尽在于椹，其味甘酸，其色赤黑，入肝肾而滋养阴血，润五脏，利关节，安魂魄，定神志，聪耳明目，生津止渴，利水消肿，解酒乌须，亦治瘰疬，其功甚大，诚补药中之良药也。每日开水化服，和酒服亦妙。

新鲜　桑椹极熟者

上药不拘多少，打，取汁熬膏，加白蜜炼稠。

益母膏

益母又名茺蔚，其气微温，其味甘辛，功能活血行气，厥阴经药也。凡妇人经脉不调，一切胎产气血诸病，服之最效。并治折伤内损，瘀血积滞，天阴则痛等症。每服一匙，枣汤调下。如有瘀者，黄酒下。

益母草端午日采紫花方茎者，连根洗净

上于石臼内捣烂，以布滤取浓汁，入砂锅内，文武火熬成膏，如砂糖色为度。

一方用益母草阴干，生铁为末，蜜丸弹子大。每服一丸，枣汤下。

夏枯草膏《金鉴》

治男妇小儿忧思气郁，瘰疬坚硬，肝旺血燥，用迅烈之剂恐伤脾气，以此膏常服消之。每用一二匙，滚水冲服，兼戒气怒、鱼腥，亦可用薄纸摊贴，瘰疬自消。

夏枯草一斤半　当归　白芍酒炒　黑参　乌药　浙贝母去心　僵蚕炒，各五钱　昆布桔梗　陈皮　抚芎　甘草各三钱　香附酒炒，一两　红花二钱

上药共入砂锅内，水煎浓汁，布滤去渣，将汁复入砂锅内，漫火熬浓，加白蜜八两，再熬成膏。

枇杷叶膏

枇杷叶气味苦平，清肺和胃而降气，气下则火降痰消，治热咳呕逆口渴等症。熬炼成

膏，不仅止咳，且能润肺。凡肺中有热，久嗽不止，热嗽顿嗽，服之俱效。

鲜枇杷叶不拘多少，刷净毛

上味煎浓汁，去渣滤清，加冰糖收成膏。

雪梨膏

丹溪曰：梨者利也，流利下行之谓也。其味甘寒微酸，凉心润肺，利大小肠，止嗽消痰，清喉降火，除烦渴，润燥消风，醒酒解毒，治热嗽痰喘，中风失音，熬之为膏，变生为熟，滋五脏，平一切虚火，为清养肺胃之妙品。

雪梨不拘多少，去皮核，切片

上味煎浓汁，去渣，滤清，加冰糖熬膏。

药酒、油门

史国公药酒

治左瘫右痪，四肢顽麻，骨节酸疼，诸般寒湿风气。每日饮酒不可间断。忌食发风动气之物。

虎胫骨酒浸一日，焙干酥炙　当归　鳖甲炙　羌活　防风　萆薢　秦艽　牛膝　晚蚕沙　松节各二两　干茄根蒸熟，八两　枸杞子五两

上药为粗末，绢袋盛之，浸高粱酒十斤，封十日，滤清，加冰糖一斤。取饮时不可面向坛口，恐药气冲人头面。

虎骨木瓜酒

专治男妇远年近日风寒湿气流入经络，筋脉拘挛，骨节酸痛，四肢麻木，口眼歪斜，山岚瘴气，历节风痛，湿痰流注，腿膝肿痛。此酒追风定痛，除湿驱寒，壮筋强骨，调和气血。

虎骨炙酥，一两　川芎一两　川牛膝一两　木瓜三两　当归一两　天麻一两　肥玉竹二两　五加皮一两　红花一两　川续断一两　左秦艽五钱　防风五钱　白茄根一两　桑枝四两

上药为粗末，绢袋盛，浸高粱酒二十斤，浸七日，滤清，加冰糖二斤。

五加皮酒《圣惠方》

凡男子肾水虚寒，小便余沥，妇人阴气不足，腰膝常痛，故有瘫痪拘挛等症，皆由五劳七伤有以致之。此酒能调和营卫，大补心神。每温饮一大杯，空心及晚食前饮，量小者减之。

五加皮　熟地黄　丹参　杜仲去粗皮，炙微黄　蛇床子　干姜各三两　天冬一两　钟乳四

两 枸杞子二两

上细锉以生绢袋盛，浸高粱酒十五斤，渍二宿后滤清，加冰糖一斤半。

一方用地骨皮，无枸杞子。

百益长春酒

凡人虚损劳伤，筋骨疼痛，或半身不遂，或左瘫右痪，皆由气血两亏，营卫失常有以致之。久服此酒则气血充足，百体受益，长春可保矣。

党参三两 於术二两 茯苓三两 生地三两 白芍二两 当归二两 川芎一两 木樨花一斤 桂圆肉八两 福红曲二两

上药共为粗末，绢袋盛，用高粱酒三十斤浸数日（约四五日），滤清，加冰糖三斤。

秘制白玫瑰露酒

此酒芳香扑鼻，疏肝郁而止腹痛，悦脾胃而进饮食，理滞气，宽中宫，功难尽述。治诸般风痛，犹其余事。

代代花二两 玫瑰花一两 玫瑰精少许 原高粱十斤 冰糖一斤

共入坛内封固一月余，取出装瓶。

万应愈风酒越人氏

专治气血虚损，感受风湿，以致手足酸麻，腰膝百节疼痛，甚至半身不遂，口眼㖞斜，无论男女大小，一切远近风症，服之无不神效。如患轻者，每服二三斤即愈，重者不过六七斤断根。药料俱用上品，所以屡试屡验也。

金毛狗脊炙，去毛 川牛膝 海风藤 广木香 川桂枝 左秦艽 大熟地 补骨脂 川杜仲 千年健 追地风散 红花 枸杞子 肥玉竹 西羌活 独活 生川乌 官桂 黄芪 党参 肉桂 明天麻 广皮 女贞子 淡附子各一两 威灵仙 全当归 油松节 野桑枝切，各四两 红曲五钱 大枣一斤 桂圆肉二两 白蜜糖八两 赤砂糖一斤 鹿角胶炖，二两

上药装入夏布袋内，先用陈酒五斤，将药袋炖透，再合好烧酒二十五斤，共装入坛内，加香料封固，待半月后取用。

周公百岁酒

此酒善治气弱阳衰，亡血失精，并诸风瘫痪，不能屈伸，及一切五劳七伤，诸虚百损等症。此塞上周公家传神方，本堂遵法以制，不亦寿世寿人之一术乎？

黄芪二两 肉桂六钱 全当归一两二钱 生地一两二钱 白茯神二两 熟地一两二钱 西党参一两 白术一两 苋麦冬一两 茯苓一两 五味子八钱 陈皮一两 净萸肉一两 杞子一两 川芎一两 防风一两 龟板胶一两 羌活八钱

上药共为粗末，装入夏布袋，浸高粱酒廿斤。

西洋参酒

西洋参苦寒微甘，味厚气薄，以之制酒，有火水既济之象，阴阳调和之功。常时服之，能补肺阴、降虚火、生精液、除烦倦、养血益气，功效甚伟。

补益杞圆酒

杞子、龙眼皆补益心神之君药也，凡有五脏邪气，七情劳伤，势必至心痛烦渴，神志不宁。以二味制酒，服之则补虚长智，开胃益脾而肾自滋而肺自润，功效乃见。

檀香油

热肿能消，温之功也。噎膈能止，辛之力也。若除腰肾痛，止心腹疼，涂擦患处，此香最良。

丁香油

寒气凝结，辛能解之，风痹疼痛，温能化之。若杀虫疗臭，辟恶去邪，此香摩擦，其效如神。

肉桂油

芳香能散，疗结气壅痹，辛热能温，除沉寒痼冷。凡脘腹疼痛，阴疽麻木，用此搽擦，宣通气血，功效立见。

薄荷油

辛能散风，凉能清热，头风目赤，能消散之，咽痛牙疼，能清解之。凡一切风热诸症，摩擦患处，即时取效。

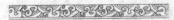

花 露 门

鲜生地露

此露气味甘寒，补肾阴，泻心火，清燥金，平血逆，止吐衄崩中，清热毒痢疾，瘟疫痘毒，大热大渴。凡诸实火，服之俱效，有养阴泻火之力，无腻膈碍胃之弊。

干生地露

此露气味甘寒，性颇和平，养阴血，退浮阳，疗血虚发热，除嘈杂烦闷，止吐衄，调经事。一切阴液已伤，余火未清者，用以代茶最为相宜，取其清余热平虚火，其功用与鲜者不同。

鲜石斛露

此露性味甘淡咸寒，养胃阴，平胃逆，除虚热，安神志。凡温热痧痘之后津液伤残，虚火内炽及真阴素亏，胃热不清者，用以代饮，为清养胃阴之妙品。

地骨皮露

此露性味甘淡而寒，降肺中伏火，除肝肾虚热，能凉血而解骨蒸，退肌热而止虚汗。时珍云：地骨甘寒平补，使精气充足而邪火自退，非若苦寒有伤正之弊，所以用之屡建殊功也。

金银花露

此露甘平可贵，除热解毒，养血止渴，疗温热痧痘，治痈疽梅毒，除血痢，制汞毒。此花禀春气以生，性极中和，用以代饮，为清解热毒之要药也。

甘菊花露

此露性味甘苦微寒，祛头风，除目翳，消痰宽胸，耐老延年。此花禀秋冬之气，得金水之精，故能平肝息风，降火除热，为治目疾之要药也。

土茯苓露 又名清热解毒露

此露甘淡而平，去湿热，利筋骨，治杨梅毒疮，筋骨拘挛等症。每温饮三四两，用此送五宝丹、八宝丹均极灵应，有清热解毒之功，为治梅毒之专药。

香青蒿露

此露气味芬芳，得春气最早，为少阳厥阴经药，宜于血虚有热之人。治劳瘦骨蒸，蓐劳虚热，久疟久痢，虚烦盗汗，其功用能明目退热，清暑辟秽，苦寒而不伤胃，所以为佳品也。

薄荷叶露

此露辛能散，凉能清，疏逆和中，宣滞解郁，消散风热，清利头目，治头痛热嗽，皮肤瘰疹，耳目咽喉口齿诸病，为轻清宣散之味，惟素有鼻衄者忌之。

枇杷叶露

此露性味苦平，清肺和胃，下气降火，消痰止嗽。凡肺有伏热，久嗽不止，呕逆口渴者，服之极效。

鲜荷叶露

此露气清性凉，升阳散瘀，宣解暑热，疏理滞气，调和脾胃，兼止吐衄，功用颇大，常服极佳。

鲜白荷花露

此露气香性凉，可清心脾，解暑热，消痰止血，除烦渴，爽精神，为暑月常服之妙品。

鲜藿香露

此露气味芳香，清热解暑，快气和中，开胃止恶，去恶气，进饮食，其功善于辟秽，为夏令不可少之物也。

鲜佛手露

此露气味芳香，悦脾舒肝，去烦热，除骨蒸，宽胸理气，开胃进食，为消痞之要药，亦平肝之妙品。

陈香橼露

此露清香扑人，理上焦之气而止呕，进中州之食而健脾，除痰水治咳嗽，为理气开胃之良药也。

玫瑰花露

此露味酸，能敛肝气，香能悦脾，止脘痛，解郁结，活血和营，开胃进食，调和肝脾，为治九种心痛之要药。

木樨花露

此露气香味清，理气宽胸，平肝化痰，止牙痛，解风热，为醒脾开胃，平肝理气之妙品。

香谷芽露

此露气味甘淡，为补土之正药，能消食健脾，开胃和中，生津液，益元气。凡病后脾土不健者，用以代茶极妙。

夏枯草露

此露味辛苦性微寒，能清肝火，解内热，散结气。治一切瘰疬痰核，乳痈乳岩，目珠入夜作痛。凡肝家有郁火者，服之最宜。

鲜橄榄露

此露清肺开胃，下气除烦，生津解酒，利咽喉，解诸毒及河豚毒。功用甚大，凡患喉症，用此代茶极佳。

野蔷薇露

此露散风邪，利湿热，疗痈疽疮癣，生肌杀虫，定惊悸，止消渴。凡牙痛口疳口糜，用此代饮或频频漱口，均极应效。

秘制肺露 马培之

此露善疗吐血衄血，干咳无痰，久咳而成肺痿等症。补而不腻，凉而不寒，为润肺清金之妙品，化痰止嗽之要药也。惟肺中有风热风燥及外邪未解者忌之。每服一二两，隔水炖温，逐日服一二次。

孩儿参二钱　天冬二钱　麦冬二钱　玉竹三钱　川百合二钱　白茯苓三钱　川贝母二钱　炙桑皮一钱五分　丝瓜络二钱　知母一钱五分　葶苈子一钱　北沙参三钱　款冬花一钱五分　阿胶珠二钱　丹皮一钱五分　地骨皮一钱五分　黛蛤散三钱　炙兜铃一钱　冬瓜子三钱

上药为末，用雄猪肺一具，去心血，灌白洁净。一半灌入肺中，一半撒在肺上，蒸露，再将蜜炙枇杷叶十二两，嫩芦根十两，二味另蒸露和入。

陈金汁

此汁清痰火，消食积，大解五脏实热。治阳毒热狂痘疮、血热黑陷不起等症。须清若泉水，全无秽气，年久者弥佳。

膏 药 门

参茸养元膏

此膏助阳补髓，养气宁神，调营和卫，固本保元。治男女忧思抑郁，劳倦色欲，诸虚百损，阳痿阴弱等症。贴脐上或腰眼，一月再换。常常贴之，不仅却病，且能延年。

天门冬　紫霄花　甘草　川续断　大熟地　牛膝　菟丝子　远志　虎骨　淡苁蓉　杏仁　番鳖　谷精草　麦门冬　蛇床子　大附子　生地　官桂各三钱

上药用花油二斤四两，熬枯去渣，听用，入后药末。

人参　鹿茸　麝香后入　母丁香　雌黄　雄黄　阳起石　没药　乳香　鸦片灰　木香　蟾酥　上沉香　赤石脂　花龙骨各三钱　蛤蚧一对　制松香四两　黄丹八两

上药十八味研细末，收入成膏，每张摊三钱重。

万应宝珍膏 又名宝元膏，专治内伤膏

此膏治五劳七伤，中风瘫痪，气痛痰嗽，疝气遗精，妇人经事淋带，一切跌扑损伤，风湿风寒，积聚痞块，流注瘰疬等症。功效之大，难以尽述。各症须按穴贴之。

五劳七伤，筋骨疼痛，负重伤力，腰膝酸软，贴两膏肓穴、两肾俞穴。

左瘫右痪，手足麻木，挛急偏枯，满肩疼痛，贴两肩井穴、两曲池穴、两手腕穴、两膝眼穴。

心胃气痛，肚腹饱胀，贴膻中穴、中脘穴。

鼻塞脑漏，偏正头风，贴太阳穴、风门穴。

冷哮咳嗽，痰鸣气急，贴肺俞穴、膻中穴。

遗精白浊，淋滑不固，贴丹田穴、俞门穴。

经月不调，赤白带下，贴关元穴、尾闾穴。

满身走气，闪挫疼痛，贴章门穴。

寒湿脚气，鹤膝酸软，贴膝眼穴。

小肠疝气，偏坠木子，贴气海穴。

脾虚泄泻，久泻痢疾，受寒腹痛，贴腹脐穴。

一切损伤，风湿积聚，流注等不必按穴，各贴患处。

生地　茅术　枳壳　五加皮　莪术　桃仁　山柰　当归　川乌　陈皮　乌药　三棱　川军　首乌　草乌　柴胡　防风　刘寄奴　牙皂　川芎　官桂　羌活　威灵仙　赤芍　南星　香附　荆芥　白芷　海风藤　藁本　川续断　良姜　独活　麻黄去节　甘松　连翘各三钱

用麻油四斤入药，煎枯去渣，下净血余二两，熔化，再下伟丹三十两，熬成膏，再下细料药，搅匀退火摊用。

附细料方：肉桂 麝香后入，各一钱 附子片 木香各二钱 冰片 洋樟 茴香 乳香 没药 阿魏 细辛各三钱

共研细末，搅入膏内。

卤砂膏

治一切痈疽发背，对口痰毒，痰核瘰疬，乳疬流注，流痰及无名肿毒，未成者消，已成者溃。此膏能去瘀软坚，消肿止痛，真神方也。惟疔疮切不可贴，恐毒走散，宜辨之。

麻油十斤 槐、杏、桑、柳、桃嫩枝各三尺，浸三日，再入后药 山栀子六百个 穿山甲六两 童子发盐水洗，四两

煎枯去渣，纳飞黄丹一百两，收成膏，候微温入后细料。

沉香身上护燥，不能见火 儿茶各二两 血竭三两 琥珀 象皮切片微炒，各一两 梅片 麝香各五钱 卤砂四两

共研极细末，和入膏内搅匀，临用时隔水炖化，忌火，因卤砂见火则力薄也。

大红千槌膏 验方

专治一切痈疽发背，对口疔疮及小儿热疖蟮拱头等症。此膏提毒呼脓，去腐止痛，极为神效。

蓖麻肉去壳，五两 嫩松香制研细，十两 杏仁霜研细，二两 银朱二两 广丹飞，二两 扫盆飞，一两 茶油二两

先将蓖麻打烂，松香、杏仁缓缓加入打匀，再缓缓入银朱、黄丹、扫盆，打极透，再缓缓入茶油，打成膏，须打数千槌之数，愈多成膏愈佳。临用隔水炖化，摊。

白玉膏 一名鲫鱼膏

专治一切疮疡热疖等症。此膏能拔毒提脓，生肌收口。极为应效，阴疽忌用。

活鲫鱼六两 白芷 穿山甲 木鳖子 象贝母 当归各一两五钱

上药用麻油二斤四两煎枯，去渣滤清，后再熬滴水成珠，候冷加铅粉十二两，收嫩膏后，入白占①二两、扫盆三钱、乳香一两、没药一两，研细末一同收入。

夹纸膏

治一切烂腿臁疮，腐烂臭秽，或痒或痛，久而不愈者，以此膏贴之，即毒化肌生，应效如神，用时将膏以针刺密孔扎之，一日一换。

---

① 白占：即白蜡，蜜蜂科昆虫蜜蜂分泌的蜡质，经精制而成。功效为收涩，解毒，生肌，定痛。

乳香　没药各六钱　洋樟四钱　制甘石二钱　当归一两　轻粉五钱　白占六两　黄占①五两　猪油四斤

上药共为细末，将猪油、二占同烊化后，和入前药末搅匀，用白皮纸拖之，阴干。

消痞狗皮膏

专治痞块血块，癥瘕积聚，腹胀疼痛等症。须将此膏在滚茶壶上烘至极热，贴于患处，再用暖手揉百余转后，能自作寒热腹痛下秽，其疾自愈。百日内忌酒色、气恼、劳役、发物。

阿魏一两　肉桂　公丁香各五钱　麝香一钱　木香四钱　乳香去油　没药去油，各六钱

上药共为细末，用万应膏药肉一斤半，隔水炖化，将药末搅入摊膏。

按：万应膏药肉即万应宝珍膏之不加细料者。

牙痛玉带膏

专治风火虫牙，肾虚齿痛，牙床出血等症。临卧贴在患处，次早取出，轻者色黄，重者色黑，屡试屡验。

黄连一钱　黄芩　黄柏各五钱　山栀仁三钱

将四味煎汁，入后末药。

龙骨末　铅粉各五钱　冰片研，一钱　麝香研，五分　黄占三两

共隔水炖化搅匀，用桃花纸拖膏。

暖脐膏

治寒邪入里，太阴受病，脘胀腹痛，大便泄泻等症。将膏贴于脐上，即寒化气和，痛愈泻止，极为应效。

母丁香二钱　白胡椒二钱　倭硫黄三钱　绿豆粉三钱　淡吴萸一钱

上为细末，用太乙膏（即无药膏药肉）四两，隔水炖化，将末药搅入和匀。

头风膏

此膏治风热头痛及酒后吹风头痛。贴之具有神效，且永不再发。

北细辛　白芷　薄荷油

上各等分研细末，调入膏药肉内，大约一分药用四分膏。

疔疮立效膏

治疔疮初起顶如粟，四围肿硬，或麻痒，或疼痛。将此膏一丸，呵软捻扁贴患处。患

---

① 黄占：又名黄蜡，即蜂蜡之黄色者。为蜜蜂科昆虫中华蜜蜂等分泌的蜡质，经精制而成。功效为收涩，生肌，止痛，解毒。

处外以膏药盖之，顷刻止痛，次日肿消即愈。已走黄者，贴之亦无不霍然神效之至，可谓疗疮之至宝也。活人甚多，切勿轻视。

制松香四两　黄占二两　没药去油　乳香去油，各六钱　百草霜　铜绿各一两　白占四钱
蟾酥隔水炖，研和入　麻油各二两　麝香研细后入，三钱

修合此膏，当异常郑重，选吉日斋戒焚香于净室中。将药各研为细末，用桑柴火先将麻油入锅煎滚。次下松香，候稍滚三下白占，候滚再下黄占，候滚再下乳香，稍滚下没药，滚即下铜绿，再滚将百草霜下于锅内。滚数次再后搅，下蟾酥、麝香即息火。冷透搓成条子作丸，如桂圆核大，藏净磁器内，勿泄气。

摩风膏

治一切肌肤燥裂，游风白屑等症。此膏去风润肌极为应效。
麻黄四钱　防风　白及　升麻　当归各六钱
用香油十两入药，煎枯，去渣，下净黄占一两，烊化，倾入盆中，候冷用之。

冻疮膏

治冬令肌肉寒凝，气血不行，初起紫斑，继则变黑。腐烂作脓者，将此膏摊纸上，贴之极效。
麻油三两　松香一钱　黄占一两五钱
共烊化搅匀。

三阴疟疾膏

此膏专治三阴疟疾，寒热不止，无论老幼新久，具于发日五更未发未食之时，烘热贴于脐上，手揉百转，睡去片时，方可食物。本日切勿多饮汤水，忌生冷、油腻、蛋面、菱芋、鱼腥、发物，并忌房欲，孕妇勿用。
原麝香一分五厘　冰片一钱　生附子漂、晒干，二钱　白胡椒一钱五分　肉桂一钱五分
公丁香一钱
上药共为极细末，临用小伤膏一张，上药末一分。

余 方 门

疯狗咬药 经验方

人被疯狗咬者，急用紫铜雍正钱一枚（如无，即紫铜乾隆钱亦可），煎汤调药服之，服后即睡，宜汗毒从大便下，重者再进一二剂，俟血筋泻净即愈。伤处用苦杏仁捣烂，口涎调涂，忌生冷、牛马犬肉、房事等为要。

木鳖子一个　明雄黄一钱　锦纹大黄三钱　黑丑一钱　白丑一钱

上药共为细末。

狐气臭药 经验方

狐气一名狐腋，因父母有所传染而得，腋下多有樱纹数孔，出此气味，用此药日日搽之。

密陀僧　朱砂　滑石　升药各一钱

上药共为细末，流水者多加升药。

汗斑药 《正宗》

人患汗斑者，可将此药用黄瓜蒂蘸药末擦患处，其斑自灭，或用醋调搽亦可。

石黄一钱　轻粉五分　硫黄　雄黄　蛇床子各二钱　密陀僧一钱

上药共研细末。

补 遗 门

参燕百补膏丸 补益心肾门

功能益髓添精，壮水制火，补气养血，宁心滋肾。用于或病后或戒烟后，身体羸弱，诸虚百损以及男子阳痿，妇人带下，劳伤咳嗽，腰膝酸软，心悸不寐，头晕耳鸣等症。每服三四钱，开水下。春夏宜服丸，秋冬宜服膏。

吉林参须一钱，膏另煎，丸另研　燕窝膏另煎，丸另研　明党参　潞党参　大麦冬　肥玉竹　茯苓　女贞子　厚杜仲　象贝母　使君子各二钱　桑椹子　煅牡蛎各三钱　罂粟壳　炙甘草各四钱　广皮　鹤虱各一钱半　沉香后入，五分　红枣为丸，煎水，一两　文冰二两，丸化水，膏收入

如为丸，将上药研细末，红枣煎汤，冰糖化水，泛丸如绿豆大；为膏，将药煎浓汁去渣，入参燕汁，再入冰糖，收成膏。

附：参燕百补戒烟膏丸

嗜烟之人，气阴必亏。精神委顿，此气虚也。形瘦口燥，此阴虚也。平日所以能振作者，惟赖烟力，欲戒绝烟瘾，必先养其气阴，气旺则精神振，阴足则形体充，而烟始可除。此膏丸益正气，滋阴血，除百疾，补诸虚，乃为戒烟膏丸中最王道之方。服是膏丸者，照常作事，并无戒烟之苦，戒除后精神焕发，壮健逾恒。凡戒烟者，极称道之。如烟瘾一钱，服膏丸亦一钱，一日吸烟几次服膏丸亦几次，瘾前服。每七日减去一成，逐次减除，以戒尽为度。再常服参燕百补丸，以善其后。

如欲合膏，可将熬成之参燕百补膏秤见若干，加清烟膏一成，搅入和匀。如合丸即用参燕百补方药料共研细末，秤见若干（红枣，冰糖另煎汤泛丸用，不在内）用清烟膏一成，枣糖汤内化开泛丸。

附：林文忠公戒烟膏丸

此戒烟膏丸无论老少，年深日久之大瘾亦能断绝，世人切勿轻视。此方屡试屡效，并不另生他病，诚戒烟之第一良方。瘾一钱，服膏丸亦一钱，每日吸烟几次，服膏丸亦几次，瘾前服。服七日减去一成，逐次减去，以减尽为度。体丰阳虚者服此方极佳，形瘦阴虚者以参燕百补方为宜。

明党参　云茯苓　炙黄芪　潞党参　炙玉竹　炮姜炭　罂粟花　炒杜仲　橘红　枸杞各四钱　旋覆花绢包　炙甘草　法半夏　益智仁各二钱四分　枣仁二钱　红枣合丸另煎汁，四钱　赤砂糖合丸，另化水，二两

如肚腹下坠者，加沉香二钱，无者不必加。

上药煎取浓汁，去渣收成膏，秤见若干，加清烟膏一成，搅入和匀。

如合丸，除红枣、砂糖煎汤外，上药共研细末，秤见若干，用清烟膏一成，在枣糖水内化开泛丸。

通痢散 杂证痢疾门

专治脾土不健，或湿热内阻，或寒滞中伤，而成赤白痢疾，服之神效。每服四分，小儿减半，炒苡仁汤或陈莱菔英汤任下。

炒茅术米泔浸，三两　杏仁霜二两　炒羌活　炙甘草各一两五钱　酒川军二两

上药共研末为散。

建神曲 饮食气滞门

治风寒袭表，食滞阻中，寒热头痛，胸脘痞闷，呕恶吞酸，腹痛便泄，及一切感受暑湿触冒秽浊等症，并宜服之。家居出行必备之药，每用一块，约三四钱，河水煎服。

川厚朴　广木香　冬术　青皮　槟榔　葛根　苓皮　柴胡　桔梗　荆芥　前胡　金香附　西羌活　紫苏　苏薄荷　茅术　独活　猪苓　防风　乌药　枳实　大腹皮　藿香　木通　香薷　泽泻　白芥子各二两　丁香　白豆蔻　甘草　麻黄　川芎　木瓜　上沉香　白苏子　肉果　檀香　缩砂仁　左秦艽　果仁　白芷各一两　广皮　半夏制　莱菔子　光杏仁各三两　麦芽炒　谷芽炒　楂肉炒，各四两

上药共为粗末，和姜汁，用神曲糊曲。

沉香曲 饮食气滞门 ［原文错页］

治肝胃不和，中脘积滞，气不宣通，胸闷脘胀，腹中作痛，呕吐吞酸等症。此曲疏表

化滞，疏肝和胃。功用甚大，为家居出外之要药。每用一块，约二三钱，河水煎服。

上沉香二两　柴胡一两　厚朴一两　江枳壳四两　郁金一两　白豆蔻一两　麦芽四两　藿香二两　细青皮四两　檀香三两　防风四两　降香三两　葛根四两　甘草一两五钱　乌药四两　前胡四两　广皮四两　羌活三两　桔梗四两　砂仁一两　广木香二两　槟榔四两　白芷四两　谷芽四两

上药生晒研末，用麦糊作块。

万应午时茶暑湿门［原文错页］

专治男妇老幼内伤饮食，外感风寒暑湿，以致寒热交作，霍乱吐泻，胸膈膨胀，头疼骨痛，腹痛便泻，或酒湿伤脾，倦怠恶食，及一切山岚瘴气，时疫传染，疟疾痢疾，不服水土等症。每用一块或二块，水煎温服。若风寒太甚，鼻流清涕发热不休，加生姜二片，生葱二根，同煎热服，盖被取汗立效。此茶性味和平，不寒不燥，居家出门必备之药。夏中煎服可以代茶，能辟暑止渴，开胃进食，识者珍之。

川朴制　砂仁　桔梗　羌活　干葛　香薷　茵陈　白芍　枳壳　黄芩酒炒　木瓜　防风　陈皮　苏叶　白芷　大腹皮　青蒿　茯苓各一两　麦芽炒焦　苍术米泔浸　扁豆　藿香　山楂炒焦　滑石飞，各三两　薄荷　甘草　川连酒炒，各五钱　陈红茶八两

上药生晒，共研为末，麦糊为块。

天中茶暑湿门

治病功用与午时茶同。每服二三钱，开水泡服。

厚朴三两　茅术二两　莱菔子三两　冬术二两　猪苓二两　草果一两　广皮三两　白芥子二两　槟榔二两　藿香二两　神曲四两　苏子二两　车前子二两　光杏仁三两　荆芥二两　藁本二两　山楂四两　大腹皮二两　柴胡二两　泽泻二两　羌活二两　木通二两　姜半夏三两　独活二两　茯苓四两　苏叶二两　前胡二两　甘草一两　枳实二两　青皮二两　麦芽四两　白芍二两　秦艽一两　生姜二两　香薷二两　川芎一两　防风二两　薄荷二两　白芷一两　桔梗二两

天中节①将前药煎汁，拌武夷茶六斤（晒干密收）

秘制走马牙疳药外科门

治一切痧后牙疳及走马牙疳，腐烂肿痛，臭秽不堪，甚至穿腮落齿者。将此药用桐油调搽，极为灵效。

红枣八枚，去核，每枣纳白信三分，火煅存性，须退火气　西黄四分　铜绿一钱　中白煅，三钱　胆矾一钱　青黛二钱　冰片八分

上药共为细末，瓷瓶密收。

---

① 天中节：端午节。

按：走马牙疳药前已采《全生集》一方，今见此方，即赤霜散加味者，奏效尤神，故录出以为世用。

八珍丸

治一切久病病后气血并亏，神疲肢倦，面色萎黄，纳少内热，及外科溃脓，久而不敛等症。每服三钱，开水或米饮下。

人参　白术土炒　茯苓各二钱　甘草炙，一钱　当归酒洗　地黄各三钱　白芍二钱　川芎一钱五分

上药研为末，姜枣煎汤泛丸，或蜜丸亦可。

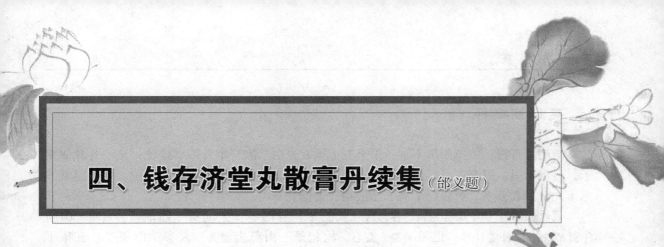

四、钱存济堂丸散膏丹续集（邰义题）

钱存济堂丸散膏丹续集序

吾师丁甘仁先生辑丸散全集，既成已付梓矣。钱君庠元，意犹未惬，曰：《全集》之编辑，选方求简，重复者删之。用药取平，峻厉者去之。几费经营，始告厥成，诚尽美矣。然丸散品繁，有医家所习用，有社会所流行，而《全集》中未曾采入者，窃恐无以应病者之求。吾师曰善，命余为采应用各方，稍加查考而补入之，分门别类一仍前编，名曰《续集》，以示别于《全集》云。

民国三年岁次甲寅仲秋之月继鸿余振元谨识

补益心肾门

彭祖补阳固蒂长生延寿丹《入门》

扁鹊用此二十味浮沉升降君臣佐使治劳嗽之疾，无不痊愈，不惟劳疾。凡一年四季各熏一次，元气坚固，百病不生，及久嗽久喘，吐血寒劳，遗精白浊，阳事不举，下元极弱，精神失常，痰膈等疾，妇人赤白带下，久无生育，子宫极冷。凡用此灸则百病顿除，益气延年。

人参　附子　胡椒各七钱　夜明砂　五灵脂　没药　虎骨　蛇骨　龙骨　白附子　朱砂　麝香各五钱　青盐　茴香各四钱　丁香　雄黄　乳香　木香各三钱

上为末，另用白面做条，圈于脐上，将前药一料分为三分，内取一分先填麝香末五分，入脐孔内，乃将一分药入面圈内，按药令紧，中插数孔，外用槐皮一片盖于药上，以艾火灸之，无时损易，壮其热气，或自上而下，自下而上，一身热透。患人必倦沉如醉，灸至五六十壮，遍身大汗，上至泥丸，下至涌泉穴。如此则骨髓风寒暑湿、五劳七伤尽皆拔除。苟不汗则病未除，再于三五日后，又灸至汗出为度。学者须用小心，灸至百二十壮，则疾必痊。灸时要慎风寒，戒生冷油腻。保养一月以后，愈加精神健旺。妇人灸脐去麝香，加韶脑一钱。

延龄固本丹《回春》

治诸虚百损，中年阳事不举，未至五十须发先白。服至半月阳事雄壮；至一月颜如童子，目视十里；服至三月，白发还黑；久服神气不衰，身体轻健，可升仙位。空心温酒下八十丸。忌食萝卜、葱蒜、牛肉、醋酸物、饴糖、羊肉。

菟丝子酒制　肉苁蓉酒洗，各四两　天门冬　麦门冬　生地黄　熟地黄并酒制　山药　牛膝酒洗　杜仲姜汁炒　巴戟酒浸，去心　枸杞子　山萸肉酒蒸　人参　白茯苓　五味子　木香　柏子仁各二两　覆盆子　车前子　地骨皮各一两五钱　石菖蒲　川椒　远志肉甘草水浸、姜汁炒　泽泻各一两

上为细末，酒煮，稀面糊和丸，梧子大。

打老儿丸华佗

此丸药性平和，阴阳并补。服五日便觉身轻，十日精神爽快，二十日语言响亮，一年白发转黑，行步如飞。功效之大，难以尽述。每服二十丸，空心温酒下。

石菖蒲钢刀刮去皮，用嫩桑枝相拌蒸，晒干，去桑枝不用，不可犯铁器，令人吐逆　山药蒸，晒干　牛膝去芦，用黄精自然汁浸，捞出换酒，浸一宿；若无黄精，酒浸三日，捞出焙干　山茱萸慢火焙干　远志用甘草水浸一宿，捞起晒干，又浸，晒　巴戟用枸杞子汤浸一宿，去心，酒浸一宿，捞起，用菊花同包炭火焙金黄色，去菊花不用　续断酒浸，去内里筋，文火炒半干，晒　五味子蜜汤浸，去子，再以浆水浸一宿，焙干　茯苓去皮筋，捣细，于水中搅去浮者　楮实子水浸三日，搅去浮者不用，捞起晒干，酒浸一宿，滤出蒸，从辰至午，焙干　枸杞子去蒂　熟地黄蒸，取出放冷，又以酒蒸，取出令干，又拌蒸三四次，勿铁器　小茴香酒浸一宿，炒干　肉苁蓉洗，酒浸一宿，刷去沙皮毛，劈破中心，去白膜一重如竹丝，饭上蒸，从寅至未，再用酥炙黄　杜仲去皮，酥炙，炒无丝

上为细末各等分，酒糊为丸，桐子大。

不老丹《体仁汇编》

此药千益百补，延年益寿，服之十日或一月自知为另等人也，常服功效难言。得此药者不可以药易而轻传也。每服三五十丸，用酒送下，清晨服之。

生地黄酒浸一宿，晒干　熟地黄酒洗净，晒干　人参　天门冬酒浸三时，取出晒干，去心皮　麦门冬制法同天门冬，去心，各三两　茯苓去皮切，酒洗晒干　地骨皮各五两　何首乌半斤，鲜者，用竹刀刮去皮，切片；干者用米泔水浸软，刮去皮，切片，入砂锅内，先以乌羊肉一斤，乌豆三合，量着水悬药于上，覆盖蒸一二时，取出晒干

上为末，炼蜜为丸，如梧桐子大。

老奴丸《良方》，一名苍龙丸

凡年高气衰虚耗，风湿腰脚痛疼，并宜服之。有诗曰：此药最灵验，添精补肾伤。去

冷除风湿，扶经更起阳。老成好修合，秘密莫传扬。假之保元气，延寿得安康。每服三十丸，空心用温酒送下，七日见效。无妇人者勿服此药，专兴阳事。如善解者，饮凉水三口。

木香五钱　灯心三钱　大蜘蛛七个　荜澄茄　胡桃肉另研　车前子炒　马兰花酒浸　草薢　牡蛎火煅　韭子　木通各一两　全蝎去毒　山茱萸去核　破故纸酒浸　桑螵蛸酒浸　龙骨各一两五钱　母丁香　紫梢花　蛇床子　肉苁蓉酒浸　菟丝子酒蒸　白茯苓去皮　仙灵脾　八角茴香　巴戟去心　远志去心　当归各二两　沉香七钱　干漆炒，去烟，三两　熟地黄五两

上为细末，炼蜜和丸，如梧桐子大。

按：此方成都府雀磨去无子，欲服此药修合，未服而雀已卒。有老奴七十之上，腰脚疼痛，曲瘼而行，褚氏与此药服之。其老奴语褚氏曰：自服此药，甚有灵验，诸病悉痊，房事如少壮之人。于是与褚氏通后有孕。一日褚氏事显，其家母视之，切究其由，得其宝道，打死此老奴，因折其腿骨，髓皆满如金色，多试有效，故名老奴丸。

一方无桑螵蛸、当归、沉香。

肉苁蓉丸 《良方》

久服驻容颜，乌须发，益精神，生气血。每服三十丸，空心用温酒送下。

肉苁蓉酒浸一宿，刮去皱皮，炙干　菟丝子酒浸三日，暴干，别碾为末，各二两　熟地黄　钟乳粉　天雄炮，去皮脐　五味子　桂心　人参去芦　干姜炮　白术　远志去心　杜仲去粗皮，炙黄　巴戟去心　牛膝去苗　山茱萸去核　覆盆子　川椒去目，并合口者，炒出汗，各一两　炙草五钱　天门冬去心，焙，一两五钱

上为细末，炼蜜和捣三五百杵，丸如梧子大。

正元丹 《秘旨》

治命门火衰，不能生土，吐利厥冷有时，阴火上冲则头面赤热，眩晕恶心，浊气逆满则胸胁刺痛，脐肚胀急等症。每服三钱，水一盏，姜三片，红枣一枚，擘，煎数沸，入盐一捻，和滓调服。服后饮热酒一杯，以助药力。

人参三两，用附子一两，煮汁收入，去附子　黄芪一两五钱，用川芎一两，酒煮收入，去川芎　山药一两，用干姜三钱，煎汁收入，去干姜　白术二两，用陈皮五钱，煮汁收入，去陈皮　甘草一两五钱，用乌药一两，煮汁收入，去乌药　茯苓二两，用肉桂六钱，酒煎汁收入，晒干，勿见火，去桂

上六味除茯苓，文武火缓缓焙干，勿炒伤药性，杵为散。

茯苓丹 《局方》

治心火妄动，肾精不藏，水火不能既济，成遗精白浊及强中消渴等症。每服三钱。漏精，盐汤下；赤浊，灯心汤下；白浊，茯苓汤下；消渴，米饮下。

菟丝子十两　五味子八两　石莲肉　白茯苓各三两　山药六两

将菟丝用酒浸，浸过余酒煮山药，糊为丸。

既济丹《宝鉴》

治水火不济，心有所感，白浊遗精，虚败不禁，肾虚不摄精髓，久而不治。若更多服热药，遂致日增其病，腿脚无力，日渐赢弱。每服三十丸，空心用灯心枣汤吞下，日二三服。

天门冬去心，焙　桑螵蛸蜜炙　黄连去须　鸡膍胵炒　麦门冬去心，磨　海螵蛸蜜炙　远志　牡蛎煅　五色龙骨　泽泻各一两

上为细末，炼蜜和丸，如梧子大，朱砂为衣。

补火丸《集解》

治冷劳，气血枯竭，肉瘠齿落，肢倦言微。每服十丸，日渐加之。

石硫黄一斤　猪大肠二尺

将硫黄为末，实肠中，烂煮三时，取出去皮，蒸饼为丸，如梧子大。

滋补大力丸

治五劳虚衰，诸虚百损七情内伤。此丸久服健脾胃，进饮食，长肌肉，填髓益精，遍身筋骨坚强，膂力过人。每服三钱，空心白滚汤下。

大熟地四两　酸枣仁二两　菟丝饼二两　冬术炒，二两　萸肉二两　全当归七两　覆盆子一两　地龙酒洗，五钱　炙龟板二两　虎骨炙，三两　人乳苓二两　甘杞子二两　白芍一两　川杜仲二两　地鳖虫炙，廿只　没药三钱　自然铜煅，一两　淡苁蓉一两　破故纸一两　人乳怀药二两　青盐三钱　乳香三钱

大鳝鱼一条，约重一斤之，则酒水各半，煮烂去骨，加炼白蜜为丸。

夺天造化丸

专治五劳七伤，九种心痛，诸般饱胀，胸膈肚痛，虚浮肿胀，内伤脱力，四肢倦怠，行步气喘，遍身疼痛，精滑阳痿，肠红痞塞，面黄腰痛及男妇砂淋，白浊白带，经水不调，行经腹痛，产后劳伤，恶露未净，二便不利等症。每服一钱，开水送下。

大生地二两　红花一两　粉丹皮一两　川贝母四两　大麦冬一两　焦神曲一两五钱　酒当归一两五钱　针砂一两五钱　赤芍一两五钱　五加皮一两五钱　橘红一两　秦艽一两五钱　广木香二两　青皮一两　乌药一两　怀牛膝酒炒，一两五钱　木通一两　川芎一两　杜苏子一两　地骨皮一两　香附制，一两　陈皮一两　泽泻一两　焦山楂一两　炒枳壳一两

上药共为细末，水泛丸。

真人萃仙丹

治肾水亏损，元气不足，精液耗损，神思恍惚，夜梦遗泄，腰腿酸软，精流不收，水

火不济等症。每服三钱，淡盐汤送下。

炒蒺藜八两　茯苓三两　牡蛎二两　花龙骨一两　莲须二两　枣仁二两　山萸肉四两　芡实二两　菟丝子二两　人乳怀药二两

上药共为细末，金樱膏四两，和炼蜜为丸。

茸桂百补丸

此丸大补气血不足，诸虚百损，五劳七伤，脾胃虚弱，神困体倦，腰膝酸软，筋骨不舒，元阳衰败。壮水培元，添精补髓。久服益寿延年，功难尽述。

鹿茸二两　菟丝子二两　肉桂三两　大熟地五两　山萸肉三两　杞子二两　川杜仲二两　焦冬术三两　当归二两　抱茯神三两　巴戟肉二两　人参四两　牛膝三两　东白芍二两　淡苁蓉二两　炙草一两

上药酒拌，晒干为末，炼蜜丸。

小菟丝子丸

治肾气虚损，目眩耳鸣，四肢倦怠，夜梦遗泄等症。

菟丝子十两　五味子十两　怀山药四两　石莲肉四两　白茯苓四两

上药共为细末，怀药打糊为丸。

洞天毓真膏

凡五劳七伤，淋浊痞结，以及元虚气喘瘫痪等症。将此膏烘热，贴于脐上或命门，能通十二经血脉则固本益阳，黑发乌须，返老返童。贴七十天一换，则身健体轻，益寿延年。

鹿茸　别直参　远志　虎骨　炙黄芪　甜杏仁　当归　黑头发　制香附　天冬　熟地　生地　蛇床子　杜仲　紫梢花　山甲　五味子　土木鳖　川断　菟丝子　怀膝　谷精草各五钱　蛤蚧二只　麻油二斤四两，煎

入铜锅，用柴火熬，泛渣，再熬，滴水成珠，候热，烟净后入香料。

蟾酥一钱　阳起石一钱　广木香一钱　大土烟一钱

共研细末，用桑梗柳条均盛瓷罐内，井中二天，在水缸中七日七夜，出净火气，再用红缎摊膏，计重四钱。

附：镇邪獭肝丸

鬼疰、传尸、劳瘵，亦五疰之一也。此疾使人寒热，沈沈默默，夜梦邪祟，目昏面艳，久则更甚，人众亦不畏惧，男妇皆有之。此阴恶症也。今制此丸，以獭之为物，昼伏夜行，取其肝而制丸，是以能治邪祟也。每服二钱，日进三次，立愈。

獭肝一具

研末糊为丸。

脾胃泄泻门

仲景吴茱萸丸

治阳明证，食谷欲呕。若得汤反剧者，则属上焦少阴证。吐利，手足厥冷，烦躁欲死。厥阴证，干呕吐涎、头痛等症。

吴茱萸片，一升　人参三两　大枣十二枚　生姜六两

上药研为末，水泛为丸。

按：此等大症，非煎剂不可。改汤为丸，失立方之本旨矣。此丸似在可删之例（原编者注）。

人参健脾丸

治脾虚气弱，饮食不消。夫脾胃受伤，则须补益饮食，难化则宜消导。合斯二者，所以健脾也。每服三钱，米饮下。

人参　白术土炒，各二钱　陈皮　麦芽各二两　山楂去核，一两五钱　枳实三两

上药为末，神曲糊丸。

五味异功丸钱氏

治面色萎白，言语轻微，四肢无力，饮食难化。此丸健脾进食，为病后调补之良方。每服二三钱，开水送下。

人参　茯苓　白术各二钱　炙甘草一钱　陈皮一钱

上药研为末，用姜枣煎汤，泛丸。

寿脾煎丸景岳

治脾虚不能摄血等症。凡忧思郁怒积劳及误用克伐等药，犯损脾阴，以致中气亏陷，神魂不宁，大便脱血不止，或妇人无火崩淋等症。凡兼呕恶，尤为危候，速宜用此煎，救脾气则统摄固而血自归源。此归脾汤之变方，其效如神，若患此症而再用寒凉，则胃气必脱，无不即毙者。每服三钱，开水送下。

白术二三钱　当归二钱　山药二钱　甘草一钱　干姜炮，二三钱　莲肉去心，炒，二十粒
人参随宜一二钱，急者用一两

上药各为细末，蜜丸。

按：方药之分量有加减者，系照原方所录。今拟改术二钱，姜二钱，参二钱，余照旧庶合丸时可无眩惑（编者注）。

虔制霞天曲

脾胃为仓廪之官，滋生营卫以养五脏六腑，乃后天生人之大会。脾胃虚惫，饮食不运，清浊难分，壅积成痰，真所谓痰之阴疾也。本堂虔制霞天曲，候八神置会之期，集七神司生之物，敷布化育，济弱扶倾，运迭枢机，宣五谷味，使中黄生物之气充乎四体，则痰饮自消，脾胃健运。或加辛温以除寒饮，或除佐甘寒以祛热疾。随病酌议，功效立见。

霞天胶四两　川贝母八两

将胶烊化，和川贝粉成饼。

饮食气滞门

遇仙丹《良方》

追虫逐积，消癖利痰，万病可除。每服四五十丸，以强弱加减。五更茶清下，如未通，再温茶饮助之下，虫积恶物尽了，白粥补之。

黑丑头末　槟榔各四两　大黄二两　三棱　莪术醋炙，各一两　木香五钱

上为末，用大皂角去子打碎，煎浓汤去滓，煮面糊为丸，桐子大。

香砂枳术丸

治胸膈胀满，痰滞停留，呕恶便泄，饮食少进等症。此丸破滞气，消饮食，健脾胃，攻补兼施，诚良方也。每服三钱，开水送下。

白术土蒸，三两　枳实麸炒，一两　木香　砂仁各一两

上药研为末，荷叶包，陈米煎汤，泛丸桐子大。

按：此方载《全集》中橘半枳术丸下，未另立方。名兹特补之（原编者注）。

戊己丸《局方》

治脾胃受湿，下痢赤白，腹痛，米谷不化。每服二三十丸，米饮下。

吴茱萸　黄连　白芍药各一两

上同炒研为末，蒸饼丸，梧子大。

三丰伐木丸

此丸出《张三丰仙传》，方云：上清金蓬头祖师听传，专治脾土衰弱，肝木气盛，心腹中满，黄肿如土，其效如神。每服三钱好酒或米汤送下。

苍术十六两，米泔浸一宿　绿矾八两，醋伴，煅

二味为细末，水泛丸。

神仙不醉丹

大凡困于酒食者，胸膈多不快利，自晨至夕尝在醉乡，外而皮肤皆热，内而肝肺不清，甚至时作呕恶，时作痰逆，嗜酒之辈或皆有之。此丹随身备带，遇饮即嚼一丸，随饮随解。能令终日不醉，再饮再服，并使经年不醉，调中消渴，滋肾降火，岂徒治宿醉未醒已哉？功效诚神矣！

潞党参四两　泽泻二两　杞子二两　葛花二两　白茯苓二两　食盐二两　小豆花二两　淡天冬二两　甘草二两　砂仁一两五钱　粉丹皮二两　葛根二两　官桂一两二钱　陈皮二两

研末蜜丸，每重二钱。

痰饮咳嗽门

小胃丹 《本事方》，即导痰小胃丸

治老痰顽痰壅塞，胸膈喘急气粗，大便闭结，变端丛生。惟此丸药力甚猛，壮实人痰饮最宜，老年及虚弱者均忌之。每服五六分，白汤下或临卧津液吞下，取膈上湿痰热积，以意消息之欲利，空心服。

芫花醋拌匀一宿，瓦器内不住手搅，炒黑不可焦　甘遂水调面裹煨，长流水中浸半月，复晒干　大黄湿纸裹煨，勿焦，切焙干，酒润，炒熟焙干，一两半　大戟长流水煮一时，再用水洗晒干，各半两　黄柏炒，三两

上为末，以白术膏丸，如萝卜子大。

一方加木香、槟榔各半两。

百合固金丸 赵蕺庵

治肺伤咽痛，喘嗽痰血。肺为水母，肺伤则阴无以生，虚火上炎，金受其刑，而咽痛痰血诸症见矣。此丸补肺滋肾，金水相生，乙癸同治，水足则浮火自潜。尤妙在味皆甘寒，培元清本，不欲以苦寒伤生发之气也。每服三钱，空心白滚汤下。

生地黄二钱　熟地黄三钱　麦冬一钱五分　百合　芍药炒　当归　贝母　生甘草各一钱　元参　桔梗各八分

上药研为末，炼蜜为丸，桐子大。

滋阴顺哮丸

哮为痼疾，有与喘相似，其实有不同者，呀呼不已，喘息有音，此表寒而内热秘之致成斯疾，男妇大小皆有之，此症总不外寒痰为患。此丸调和五脏，定喘化痰，久久服之，

自能见效。每服用开水送服四五钱。

大熟地四两　炙甘草一两　怀山药四两　白果二两五钱　泽泻三两　麻黄二两　丹皮三两
附子五两　萸肉四两　茯苓三两

研为细末，白炼蜜和丸。

六 气 门

易老天麻丸《集解》

治诸风筋脉牵挛，遍身疼痛，手足麻木，口眼㖞斜，半身不遂以及寒痰相搏，俱可服
此。每用三钱，冬日温酒下，夏日开水下。

天麻酒浸　牛膝酒浸　萆薢　元参各六两　杜仲炒去丝，七两　当归炒，十两　生地一斤
羌活十两　附子炮去脐皮，一两

上为细末，炼蜜和，捣三五百下，如桐子大。

一方有独活五两。

换骨丹《千金方》

治一切卒中，手足顽麻，腰膝沉重，左瘫右痪，四时伤寒，妇人血刺，胎前产后。每
一粒酒一盏，槌碎，至夜温动化散，临睡和滓服，每服一丸。

桑白皮　何首乌　白术　紫河车　威灵仙　蔓荆子　人参　川芎　防风　地骨皮各二
两　五味子　木香　苦参各一两　犀角屑五钱　麝香　龙脑各五分

上为细末，用后膏和。

膏方：地黄三斤，去根不去节，挫细　苍术　槐角各半斤

上用水一斗八升同熬至三四升，密绢滤去滓，留清者再熬成膏，和前药，每两作八
丸，朱砂为衣。

愈风丹 子和

治诸痹症，寒热交作，筋骨疼痛，手足拘牵，麻木不仁，并治诸风瘫痪，口眼歪斜，
半身不遂，风湿等症。每服一丸细嚼，茶酒吞下。

甘草三钱　芍药　川芎　白僵蚕炒　桔梗　细辛　羌活各五钱　白芷　麻黄去节　防风
天麻　全蝎炙，各一两　南星生姜制用，五钱　朱砂为衣，五钱

上为末，蜜丸，弹子大。

青州白丸子《集解》

治风痰涌盛，呕吐涎沫，口眼㖞斜，手足瘫痪，小儿惊风及痰盛泄泻。每服二十丸，

姜汤下，瘫痪酒下，惊风薄荷汤下三五丸。

白附子生用　南星生用，各二两　半夏水浸去衣，生用，七两　川乌去脐皮，生用，五钱

为末，绢袋盛之，水摆出，粉末尽，再摇再摆，以尽为度。贮磁盆，日暴夜露，春五日、夏三、秋七、冬十日，晒干，糯米糊丸，如绿豆大。

按：此方与三生丸大致相同。

二圣救苦丹

体强者风寒不受，体虚者风寒易感，乃生平气体本亏，因动行贪凉，感冒风寒或静倦失慎致伤风寒，其初则乍热乍寒，呕吐发热，继则腰酸项强，肢节疼痛，头晕鼻塞，大便闭结，热甚发斑，谵语佯狂，制此丹以救苦，非二味圣药不为功也。每一二钱，用绿豆汤送服之。

紫苏叶四两　陈皮二两　茅山术二两　粉甘葛四两　白当归三两　青防风三两　甘草一两　香白芷三两　川羌活四两　淡黄芩三两　川芎二两　细辛一两　香附三两

共研细末，水泛为丸。

消暑丸 《和济》《海藏》

治伏暑引饮，脾胃不利。夏月常服，止渴利小便。虽饮水多，亦不为害，应时暑药皆不及。此入夏之后，不可缺此药也。每服五十丸，不拘热汤送下，中暑为患，药下即苏。伤暑发热头痛，服之尤妙。

半夏一斤，醋五升煮干　生甘草　茯苓各半斤

上为末，姜汁煮糊丸，无见生水，如桐子大。

香薷丸 《和剂》

治大人小儿伤暑伏热，烦渴瞀闷，头目昏眩，胸膈烦满呕哕，恶心口苦，舌干肢体困倦，不思饮食或发霍乱，吐利转筋等症，每服一丸至二丸，细嚼，温汤下。

香薷一两　紫苏　木瓜　藿香　茯神各五钱　甘草炙赤色　檀香锉　丁香各二钱半

上为细末，炼蜜和丸，每两作三十丸。

水壶芦丸 东垣

此丸为武侯所制，五月征蛮，深入不毛，因军士冒暑烦渴，特授是丸。是丸能清解暑毒，除烦止渴，夏月出行，随身佩之，嚼化咽下，即津液生而不渴矣。每服一丸可度一日。

百药煎三两　人参二钱　麦门冬　乌梅肉　白梅肉　干葛　甘草各半两

上为细末，面糊为丸，如鸡头实大。

黄连解毒丸《集解》

治一切大热，表里俱盛，狂躁烦心，口燥咽干，大热干呕，错语不眠，吐血衄血，热甚发斑等症。

黄连　黄芩　黄柏　栀子等分

上药共为细末，水泛为丸。

九制大黄丸

治湿热下痢，伤寒热结及癥瘕积聚，留饮宿食等症。此丸能推陈致新，荡涤肠胃，诚要药也。每服三钱，开水送下。

锦纹大黄不拘多少

酒浸一日，九蒸九晒，用黄酒泛丸。

万应锭

此方京都广盛流传，按症敷服，诚有万应之称。本堂觅置是方，虔和试用，极验无比。凡中风中痰，中寒中暑，半身不遂，口眼歪斜，喉闭乳蛾，牙疳霍乱，瘟疫疟痢，血热便血，斑疹伤寒，黄病小儿，痘症惊风以及疔毒攻心，俱用开水化服四五分，小儿减半。兼疗外症，无名肿毒，臁疮，伤水疮等用醋研敷患处，并治骡马水结，粪结黄病，孤眼狗生风毒。每用无根水化服，对症用之，立效如神。孕妇忌服。

京墨二两　儿茶一两　冰片六分　当门子五分　胡连一两　犀黄五分　熊胆二钱　川连一两

以上各取净粉，再用人乳合糊为丸，金箔为衣。

神效搐鼻散一名开关散，《霍乱论》

治番痧臭毒，腹痛如绞，气闭神昏欲绝之证。每少许吹鼻，得嚏则生。

灯心灰一两　羊踯躅三钱　北细辛　杜蟾酥　牙皂各二钱　牛黄　梅片　当门子各一钱

八味共研细，瓷瓶紧装，毋令泄气。

神效济生散

长夏炎蒸，湿土司令，故暑必兼湿，悉由脾胃受湿以致，发为急痧。如霍乱吐泻，形寒发热，胸痞腹痛等症。此散能理气辟秽，调和阴阳，诚定危顷刻之良方也。用清茶送服五分，老幼及虚人减半服之，重则加倍。

北细辛二斤　西香薷三斤　广郁金八两　降香八两　广木香二斤

共研极细粉。

太乙救苦丹

治男妇老幼中风、中寒、中暑，口眼㖞斜，牙关紧闭，不省人事，四时感冒，恶寒发热，头疼腹痛，胸膈胀闷，霍乱吐泻，赤白痢疾，一切天行时疫，疟痢五疔恶毒，蝎螫虫咬，狂妄昏愦，鬼胎鬼气等症。凡遇天行时疫，用绛囊盛一锭悬之，当胸或系左肘，虽与疫病之人连床共处，总无缠染。有患疫症者取一锭，用薄荷汤磨服即安。救人间之苦厄，补时令之缺陷，灵验非常，真神方也。

麻黄去根节，一两五钱　苏叶一两五钱　山豆根十五两　广藿香三十两　桔梗三十两　川五倍二十两　升麻　广皮　雄黄　大黄各三十两　雌黄十二两　苍术十五两　山慈菇二十两　香附二十两　半夏十五两　广木香十五两　赤豆六十两　丹参六十两　鬼箭羽六十两　劈砂十两　千金霜十二两　北细辛十二两　红毛大戟十二两　川乌十二两　金银花三十两　滑石十四两　麝香三两

以上二十七味，俱磨细末，逐样另自包好，择天德月德黄道龙虎吉日，虔设香案，将药末逐样兑准，分两不可以已意增减改换，拌匀，再研极细，和置石臼中，以糯米粉糊和之，杵千下，勿令妇人、孝服及一切鸡犬等物见之。

印成锭，每锭一钱。

秘授霹雳丸

疟之一症，《内经》论之最详。其寒热往来，起自少阳。张仲景有曰：疟病脉多弦，弦数者多热，弦迟者多寒，要不外少阳求治耳。此丸半表半里，调荣卫之偏，和阴阳之逆。寒热退而津液生矣。用开水，每服三钱。

常山三两　当归三两　槟榔二两　猺桂心一两　秦艽一两五钱　炙甘草八钱　炙甲片一两五钱　厚朴一两五钱　枸杞子五两　陈皮一两五钱　羌活一两五钱

共研细末，用姜枣汤泛丸，玉桂盖面。

冰梅上清丸

口舌为饮食之门，声音呼吸皆出于此，一身之性命关系为甚大也。乃肝热心热发而生疮，以致咽喉皆肿。或劳役过甚，或房欲无度，或费心忧愁，俱发于口舌。急宜清音祛火为主。此丸乃顺气消热，清顺上焦之上剂也。临卧时嚼化一丸。

元明粉一两　西砂仁一两　诃子肉二两　百药煎八两　薄荷一两　月石二两　生草粉一两　梅冰片一钱　净柿霜二两　白桔梗一两

各生研净粉，炼蜜丸，重五分，阴干为度。

白龙丸

治淋浊初起，小便涩痛，湿热下注。每服二钱，开水送下，不宜多服。

川大黄四两　穿山甲四两　乳香三两　雄黄四两　姜虫四两　没药三两

共为细末，酒泛丸，滑石六两为衣。

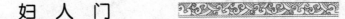

妇 人 门

千金吉祥丸

凡妇人久不生育者，或由子宫寒冷，或由瘀积胞门，任脉不荣，冲脉少藏，以致经事不调，积年不孕也。此丸温养冲任，去瘀生新，春夏之气勃然而生，诚宜男之良方也。每服五丸，空心醋汤下，日中一服，晚一服。

覆盆子一斗　天麻　柳絮　丹皮　干地黄　茯苓　桂心各一两　五味子　桃花　白术　川芎各二两　桃仁去皮尖，一百枚　菟丝子　楮实子各一升

上为末，蜜丸如豆大。

济阴丸瑞竹堂方

治妇人血虚挟火，子宫干涩，不能摄精，久无子嗣。服此滋阴养血，有孕极妙。食前米汤或温酒送下五十丸。

当归　熟地黄　生地黄　川芎　芍药各二两　香附米八两　人参八钱　肉桂七钱　黄芩一两

上为末，炼蜜为丸，如梧桐子大。

调经养血丸《回春》

调经之法在于补血，如气血虚损则有凝滞之病，以致经脉不调，久不受孕。此丸能养血调气，和协阴阳，诚宜男之妙剂也。空心白汤或温酒下百丸，有孕勿服。

香附子十二两，酒、醋、盐汤、童便各浸三日，焙　当归身酒洗　白芍药酒炒　生地黄酒洗　丹皮酒洗，各二两　川芎　茯苓　白芷　干姜炒　肉桂　红花　没药　半夏姜汁制　桃仁　阿胶珠各一两　延胡索六钱　甘草炙　蓬术煨，醋炒，各五钱　茴香炒，二钱

上为末，醋糊和丸，梧子大。

葱白丸《全录》

治妊娠七月，忽惊恐摇动，腹痛，卒有所下，手足厥冷，脉若（疑为"弱"——本书编者注）微寒烦热，腹满短气，常若头项及腰背强。每用三四钱，加陈酒煎，温服卧取汗，日三夜一。若秋后，勿强渍汗。

葱白长三四寸，十四茎　半夏　麦门冬各一升　旋覆花二合　黄芩一两　人参二两半　甘草　当归　黄芪各三两　阿胶四两　生姜八两

上十一味，末之，水泛为丸。

按：此方宜汤而不宜丸，取其发表。今虽改为丸，用水煎服，庶与方意不背（原编者注）。

补元调经丸

冲任为经脉之海，若无损伤则血充经调，精元常足矣。乃劳动过甚，心肾两亏，冲任之气俱虚，安能约制经血？故元愈虚而经愈不调，或经来涩少，一二日而即止者，或经来紫赤，宫寒而难成孕者。此丸安神补水，则元者自足，益血养气则经自调，诚补元调经之妙剂也。每服三钱。

紫丹参三两 全当归三两 香附四两 净椿柏一两五钱 柏子仁一两五钱 泽兰叶四两 台乌药三两

共研细末，炼蜜为丸。

当归养血丸

治妇女经水不调，赤白带下，子宫寒冷，不能受孕等症。每服三钱，开水送下。

大生地八两 丹皮二两 炙黄芪三两 炒白术四两 茯苓三两 制香附三两 川杜仲四两 炒白芍三两 全当归三两 清阿胶三两

上药共为细末，炼蜜为丸。

胎产金丹

此丹专治妇人胎前产后诸恙百病，及子宫寒冷，艰于受孕，并治红白淋带，经事不调，脐腹作痛，腰酸无力，皆宜服此，无不奏效。

乳香三两 丹皮二两 制香附十两 元胡三两 白薇二两 没药一两 赤石脂四两 炙草二两 肉桂一两 白芍四两 焦术二两 藁本二两 白芷二两 当归八两

上药共为细末，炼蜜为丸，每粒二钱，外护蜡壳。

四红丸

治妇人崩漏下血不止，或经事淋沥，面黄肌瘦，饮食不思，骨节酸痛。凡诸血症，无不神效。

清阿胶 蒲黄 全当归 建泽泻各一两

上药共研为末，炼蜜为丸。

毓麟保胎膏

妇人之血，无孕时行经受娠则聚以养胎，既生则上输之为乳汁。若有胎时下血，名曰漏胎。血尽则胎不能保矣。夫保胎以养血为主，养血当兼之调气，气顺血和，春夏之气勃然，胎有不日长者乎？今于受胎两月时，用此膏贴于脐下一寸丹田穴，半月一换，贴至八个月而止，则胎可保而麟可毓矣。其灵效有如此者。

怀山　春砂　当归　杜仲　苏叶　川芎　川断　白芍　荆芥　川贝　枳壳　艾叶　条芩　木香　川朴　生地　生草　丹参

以上各二两，用麻油十斤，煎广丹六十两，成膏。

小儿门

神效保命丸《婴童百问》

治小儿胎惊内钓，腹肚紧硬，眠睡不安，夜多啼哭及治急慢惊风，眼目上视，手足抽掣，不省人事，悉皆主之，冷证用此。常服镇心安神化痰，除一切惊风诸证，汤临时换。

按：太乙保生丹即此方少天麻一味，故删去。

全蝎去毒，十四个　防风　僵蚕炒，去丝嘴　天麻各二钱　南星炮　白附子　麝香五分金箔十片　蝉蜕　朱砂各一钱

上为末，粳米糊丸，每两作四十丸。

一方加人参、白茯苓各二钱，一方加琥珀二钱，有热证加牛黄、片脑、硼砂。

消食丸《婴童百问》

此丸常服宽中快气，消乳食，正颜色。每服二十丸或三十丸，食后紫苏汤下。

缩砂炒　陈皮炒　三棱煨　蓬术煨　神曲炒　麦芽炒　香附米泔浸一宿，炒　枳壳　槟榔乌梅各半两　丁香二钱半

上为末，面糊丸如绿豆大。

珠黄琥珀丸

幼儿骤然牙关紧闭，痰嗽上壅，气喘甚急，急惊风及胎痫脐风等症，宜服此丸。用金银花汤送下，并治男妇风痰癫痫诸症，宜用薄荷汤化服。

西琥珀七钱　珠粉一钱五分　生甘草一两　天竺黄五钱　江枳壳一两　淡全虫六钱　上腰黄三钱　犀黄八分　飞朱砂一两　麝香五分　贡沉香五钱　牛胆星一两　明硼砂一两　白茯苓一两　怀山药二两

以上生晒研末，炼蜜为丸，每重五分，朱砂金箔为衣，蜡封。

育婴化痰丸

吴鹤皋曰：治痰先理气，老幼皆然。乃小儿时作咳嗽，外感风寒，痰涎壅塞，鼻涕头痛等症。此丸行气为君，除痰为臣，消食为使。然后气行火降而痰化矣。每用滚水送服一丸。

桑叶五两　紫苏叶十两　莱菔子十两　杜橘白十两　干蟾五只　淡姜虫五两　粉丹皮二两五钱

共为细末，白蜜丸，每重一钱。

眼 科 门

明目上清丸

凡患目疾，每有挟痰挟湿，咳嗽喉癣，其原由于阴虚，肝火内动则上升于目。风热上障，翳膜不清，昏如云雾，头痛目眩，多泪作痛，倒睫拳毛。一切目疾俱可服此。是丸升阳散风，和肝养血，洗心清火，气自补而肾自润也。忌烟酒发食等件而目疾愈矣。

川黄连三两　粉甘草二两　冬术二两　川独活二两　桔梗二两　黄芩二两　连翘二两　草决明三两　防风三两　大生地四两　大黄三两　川羌活二两　当归三两　龙胆草二两　川芎二两　桑白皮三两　蔓荆子三两　木贼草三两　白菊花三两　软柴胡二两　荆芥三两

共晒共研细粉，水泛为丸。

明目蒺藜丸

治肝肾不足，虚劳腰痛，内外障翳，视物昏花，迎风流泪，羞明怕日，青盲雀目，暴发赤肿，云翳障膜，天行时眼。一切疑难眼症，无论远年近日，常服补肾还睛，平肝明目，清肝降火，通利上焦。每服三钱，滚水送下。

白蒺藜一斤　鸡子青十个

将鸡子青拌蒺藜一宿，晒干为末，水泛为丸。

圆明膏 东垣

治内障生翳及瞳子散火，因劳心过度，饮食失节所致。将此膏频频点之。

柴胡　麻黄　黄连　生地各五钱　归身三钱　甘草　诃子皮湿纸裹煨，二钱

以水二碗，先煮麻黄至一碗，去沫入后药，同熬至滴水不散，去渣，入蜜少许，再熬成膏。

外 科 门

结毒紫金丹 《正宗》，即治毒紫霞丹

治远年近日杨梅结毒，筋骨疼痛，日久腐烂，臭败不堪闻者，或咽喉唇鼻破坏，诸药不效者。每服一钱，量病上下。食前后筋骨疼痛，酒下腐烂者，土茯苓汤下，至重者四十日而愈，此功力胜于五宝丹。

龟板放炭火上炙焦，用新安酒浆，浓笔蘸浆涂上，反复炙涂三次，俟焦黄为末，二两　石决明用九孔大者煅红，童便内渍之一次　朱砂明亮者，各末二钱

共再碾极细，烂米饭为丸，麻子大。

救苦胜灵丹

治马刀瘰疬，颈瘿从耳下或耳后下颈至肩，或入缺盆中，乃手足少阳经，其瘰疬在颈下或至颊车者，乃足阳明经兼受心脾之邪而作也。每服三钱，开水送下。

人参三钱　生地三钱　熟地三钱　黄芪一两　厚朴一两五钱　肉桂二钱　川连三钱　黄柏三钱　当归三钱　白芍三钱　升麻一两　柴胡八钱　丹皮三钱　葛根五钱　羌活一两　防风五钱　益智二钱　昆布二钱　独活一两　鼠黏三钱　三棱二钱　蓬术三钱　连翘一两　漏芦一两　麦芽一两　炙草五钱

蒸饼为丸。

痔漏肠红丸

治大肠下血及妇女崩漏不止，血败带淋，面黄肌瘦，饮食不思，骨节酸痛等症。每服三钱，开水送下。

川黄连　百草霜　乌梅肉各一两

将乌梅肉蒸烂为丸。

秦艽白术丸

专治痔疮痔漏，有脓有血，大便燥结，痛不可忍。每服三四钱，白滚汤送下。

秦艽一两　白术四两　归尾一两　桃仁一两　枳实五钱　泽泻五钱　皂角烧存性，五钱　地榆三钱

细末，面糊为丸。

千金不易丹

夫痔名有牝牡虫血之意，其实由大肠积热所致。然论其始半由醉饱入房，厚味发热，以致湿热风燥流注肛门，为肿为疮。此丹以凉血为主，行气宽肠，清热利湿，则三虫五痔可治矣。或形如鸡管时痛时痒者。用田螺水调敷患处，无不立效。

海螵蛸二两　文蛤三钱　黄连二钱　猪苦胆二个

将胆汁拌海螵蛸研末，加冰片一钱和匀。

观音救苦膏

观音大士悯世人之苦难也，赐良方以救之。应三十六天罡攻之于外，又以菩提水一杯

应之于内,则万病皆除矣。倘遇危病急症,则将膏内之药细蜜为丸,如绿豆大。每服七粒,滚水送下。单弱者不宜服。

大生地一两六钱　槟榔一两四钱　番鳖一两六钱　生甲片八钱　桃仁一两四钱　草乌二两四钱　白杏仁一两　文蛤一两四钱　全当归三两　麻黄一两六钱　元参一两四钱　天花粉一两五钱　猪牙皂一两八钱　甘遂一两四钱　黄柏一两四钱　巴豆肉一两四钱　净芫花一两四钱　莪术二两　大戟一两六钱　山棱三两　净龙衣一两六钱　羌活一两六钱　白芷一两六钱　细辛一两四钱　净蝉衣一两四钱　红花一两六钱　黄连一两　生香附一两四钱　独活一两六钱　大黄二两　蜈蚣二十条　生川乌二两　枳实一两六钱　全虫一两五钱　厚朴一两六钱　蓖麻子四两

用麻油十四斤将前药浸入油内,煎至黑色,去渣澄清,熬至滴水成珠,再加东丹二十四两,铅粉四斤收之,待冷再入后药:

肉桂心一两五钱　广木香五钱　密陀僧八两　没药五钱　乳香五钱　苏合油二两

共研细末入前油内,搅匀为度。

龙虎化毒丹

此丹专治疯狗毒蛇咬伤,并伤寒中风。外科、疡科、儿科诸般危急之症,即点眼、舌或调敷,或吞服,无不立效,正济世之至宝,救急之仙丹也。主治列后:

一凡疯狗嗷者,头顶上必有红发,宜即拔净,将此丹点两眼角,连点七日可保无虞。惟百二十日忌闻锣声,如伤至十四日后者毒深,宜舌尖上添点一粒如芥子大,其药水咽下不妨。

一凡毒蛇咬者,不论何种,先用油头绳扎住伤处两头,取地浆水或盐水和烧酒洗伤处,拔净蛇牙,将丹速点两眼角七日。倘伤在腰肋、肚腹、肾囊等处,亦应加点舌尖上一粒,以保心包,药水咽下无妨。若伤边傍手足,但用点眼之法。

一凡伤寒蒙症,小儿急惊,老人中风,卒然厥死,及如痰火风热,关隔不通,诸般危症,皆用点舌法,或四肢发冷,目睛上视者,令服五厘。

一凡外科伤疡疡疮落在忌穴,将此丹涂于穴上,即可移毒化攻穴外,或逢痈疽疔疮等症,火攻心包,身热神倦昏迷,即点舌尖一粒药水,令其咽下。

一凡危急痧症时感,用此丹吹鼻管少许,男左女右,神效异常。孕妇酌用,不宜吞服。

犀黄一两六钱五分　当门子一两八钱五分　珠粉一两六钱五分　冰片二两四钱一分　银硝四两五钱　腰黄十一两七钱　月石四两六钱三分　制甘石五两六钱

合法:雄精须用斑蝥二十四个(去头足),童便十四两和匀浸三日,取出斑蝥,将雄精浸以七日,然后风干,先研雄精,次和甘石,研三千六百,环翻拌三次,共计一万另八百环三下。牙硝研环翻拌如上四下,月石研式如上。四物研好,平铺大磁盆,令诚心洁身,人朝北用杨枝虚写龙,顺写九圈,符三千六百道,亦用翻拌,再用桃枝虚写虎五圈,逆写符三千六百道。俱虚写药上,念准提咒五万四千遍,白衣咒五万四千遍。将经功用黄纸朱点记数,此纸化灰入药内,再研五百环,下犀黄珠粉,再研三千六百环。择洁地令高僧念《金刚经》一百零八卷,礼《大悲忏》八部,将《经》《忏》功德水一滴拌各药上,用纱罩晒燥入坛,再研三百六十五翻。终加冰麝合研,二百四十翻一拌，再研二百四十翻，再翻拌之后，缓研，一百环一拌。如是百环一拌者十次，封紧慎之。

万应喉症散一名石钟鸣

专治咽喉危症，喉痹喉风，单双乳蛾之类。初发为潮热、口渴、舌干，则水火不得升降，津液难以下咽，顷刻之间症有危险万分者，一时令人无从措手。今本堂觅置是方虔修，选用珍宝等品，能清热气上冲，善去痰涎。凡患者将药吹入喉内，则风火自消，痰能渐化，肿退病愈，立见音响，如钟试验喉症之圣药也。

西瓜霜一两　飞辰砂二钱　冰片五分　犀角尖二钱　西牛黄一钱　朱粉二钱　明雄黄二钱
人中白二钱　元寸五分

上药九味，共为细末，吹入喉内，立见功效。

并列除湿化毒散

粉葛根二钱　生地二钱　淡黄芩二钱　姜虫二钱　浙贝母三钱　蝉退一钱　山豆根二钱
甘草五分

此方喉症初起可服，如单双乳蛾等喉症，加冬桑叶三钱，煎服。

擦牙益笑散

专治心肝肾诸火牙痛。每日早晨擦之，其功神效。如能久擦，令人固齿杀虫。
桂圆一斤　食盐四两
两共火煅研细粉，冰片随加。

冰梅丸验方

治一切喉蛾喉风喉痈白喉等症，肿红焮痛，痰涎上涌，甚至不能咽饮汤水，情形危险。可将此丸二枚掉换合之，清水洗净。再含能化痰散火消肿止痛，极为应效。
生南星　生半夏各三十五个　牙皂　明矾　食盐　青防风　朴硝　生草各一两　桔梗
二两

拣七分熟大梅子百枚，先以硝盐水浸一周时，然后将各药研碎入水拌匀，将梅子置于水中，其水罩过梅子。七日后取出晒干，又浸以药水，收干为度。

大枫子油

李时珍曰：大枫子治疮，有杀虫劫毒之功。治癞疮脓窠，坐板眉癣，杨梅恶疮，诸风手足开裂，涂此油去腐生新，肌肤润泽，洵治疮之妙药也。

花 露 门

茉莉花露

此露气味芳香，健脾舒肝，理气开胃，可以煮茗，可以取液，诚妙品也。

霜桑叶露

此露气清凉，味甘苦，去风明目，清热润燥，治咳嗽，疗头痛，除消渴，止盗汗。经霜者得金气之全，故清燥救肺之功为尤多。

鲜稻叶露

此露气味甘淡，健脾醒胃，养中气，清余热，为病后养胃代饮之妙品。

马兰根露

此露气味辛凉，辛能散结，凉能清热。入阳明血分破宿血，疗痔疮，有和营清化之功。

佩兰叶露

此露气味芳香，理气宽中，消痰辟秽，健脾土，醒胃气，治霍乱，利水湿，为夏令代饮之要品。

鲜金柑露

此露气芳香，味甘苦。香能舒肝，甘能和中，理肝气，解郁结，和脾胃，进饮食，止呕吐，除痰水，诚调畅中州之上品。

鲜橘叶露

此露专入厥阴，行肝气，消肿胀，散结毒，治乳痈、胁痛、肺痈等症。味虽平淡，功用甚大。

功劳叶露

此露气味辛苦而平，散风通络，利筋骨皮毛，逐诸风，疗风痹及脚弱，为去风通利之品。

诸 膏 门

潞南上党参膏

党参以上党潞州产者为最胜，今之潞党即古之人参也。本堂选真潞党参炼熬成膏，按党参补元气，泻阴火，生津止渴，开胃健中，安精神，定魂魄，诸虚百损，莫不治之。功效之伟笔难尽述。

真绵黄芪膏

黄芪以形如箭簳，绵软而嫩，无了枝者最佳。本堂选真绵芪炼熬为膏。

按：黄芪性甘温，温分肉，实腠理，补肺气，泻阴火，固表止汗治痘症，保元托浆疗外伤，排脓止痛。一切表虚气虚诸症，莫不治之，诚补剂之上品也。

金钗石斛膏

石斛以光泽如股，短中实，味甘者良，其味甘淡，微咸微寒，平胃气，除虚热，安神魂，疗风痹等症。病后胃阴已伤，虚热未清及阴虚火旺者，最为相宜。熬之为膏，服之尤为便利。

金樱子膏

金樱子气味酸涩，补肾益肝，固精塞肠。治滑精泄痢便数等症，极为应效。今熬之为膏，化涩为甘，其补益之功尤胜。

豨莶膏

豨莶气味苦辛，生用则寒，熟用则温。治缠绵风气，四肢麻痹，筋骨冷痛，腰膝无力，风湿疮疡等症。此膏难于理风湿，究嫌其燥血。今膏中再加入养血之品，斯有利无弊。诚中风症不可少之药也。

豨莶草鲜者捣汁熬膏，以生地、甘草煎膏炼蜜，三味收之，酒润尤妙

桑枝膏

桑枝气味苦平，通关节，行津液，祛风利水。治风寒湿痹诸痛，水气脚气，痹在手足者尤效，以其入四肢也。今熬之为膏，服之尤便。

膏 药 门

阳和解凝膏《外科全生集》

治一应阴疽流注，溃烂不堪，及冻疮毒根等症。未溃者一夜全消，已溃者三张全愈。疟疾贴膏背心，立愈。

鲜大力子梗叶根三斤　活白凤仙梗四两　大麻油十斤

先煎至枯，去渣，次日用。

川附　桂枝　大黄　当归　肉桂　官桂　草乌　川乌　地龙　僵蚕　赤芍　白芷　白蔹　白及各二两　川芎　续断　防风　荆芥　五灵脂　木香　香橼　陈皮各一两

再煎，药枯沥渣，隔宿油冷，见过斤两，每油一斤，用炒透桃丹七两搅和。明日文火再熬至滴水成珠，不粘指为度。以湿草纸罨火移锅，放冷处将乳香、没药末各二两，苏合油四两，麝香一两研细入膏，搅和极匀，出火气。半月后摊贴。

附方：妇人门

蔡松汀难产神效方

产以气血为主，气足则易于助生，血足则易于下胎。若忍痛久则气萎，下水多则血伤，斯难产矣。此方大补气血于临产危机之时，无论产妇平素气质强弱，胞衣已破未破，急以此方连进四五贴，只服头煎（二煎力不薄用），则痛可立减而胎自顺下，或竟熟睡片时而生，产如不觉者。若因试痛误认产痛，服药后可以止痛安产，良由此药补益气血，以还其本原，自能安于无事也，或疑产妇先感外邪，补之恐邪锢不知痛甚，且久则腠理齐开，邪从表解矣。产水迸下，邪从下解矣。此时有虚无实，自然之理，切勿迟疑也。试验已久，万无一失，惟经产后此药一滴不可入口，切勿误服。

熟地一两　归身四钱　真黄芪蜜炙，一两　白茯神三钱　西党参四钱　净龟板醋炙，四钱　川芎一钱　白芍药酒炒，一钱　枸杞子四钱

产不能下，每有催生丹及一切下胎诸药，又有外用藏香并一切香窜之物。熏触催生者，此真生擒活剥，与蠢恶稳婆妄用刀割钩摘无异。其当时之祸与日后之患不可胜言者切戒切记。

按：此为孟河丁禄生先生秘藏良方，屡经试验，灵效无比。本堂主人耳食已久，特向情肯，始允传抄。夫难产为妇人最苦事，亦最险事。自有此方，不难抱宁馨儿矣。特加采录，殿诸本集者，以其不同于丸散也。（本堂主人附识）

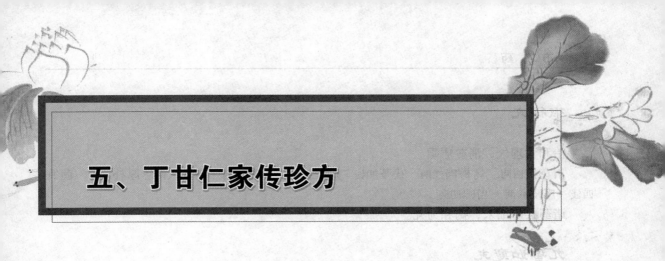

五、丁甘仁家传珍方

丸　部

琥珀定痛丸

专治诸疮肿痛不止，服之神效。

琥珀五钱　黄占五钱　乳香三钱　没药三钱　白矾一钱　大土灰五分

共研细末，将占烊化为丸，如桐子大，朱砂为衣，每服二三十丸，开水送下。

阳和丸

专治一切阴痰流注，皮色不变，漫肿不收等传症。每服二三钱。

大熟地六两　鹿角胶三两　炮姜炭五钱　白芥子二两　安桂一两　生麻黄五钱　生甘草一两

研细末，以鹿角胶酒化为丸。

拔管丸

专治一切远年疮毒，起管成漏，脓水时流，久不收口等症。

蛐蟮一斤，韭菜地上者佳，酒洗净，泥瓦上炙灰　蜣螂虫八个，瓦上炙灰　刺猬皮五钱　象牙屑一两　穿山甲一两，炙黄

诸药共研末，烂蜜为丸，如桐子大。大人服八分，小儿服五分。

秘制分清泄浊丸

治肝经湿火，淋浊管痛，小溲不利，并治下疳湿烂火盛。

生大黄一两　西琥珀一钱

用鸡蛋清雄头七枚捣丸，准作三日服，烧酒送下此丸。屡试屡效。

椒梅丸

治和营理气，消散痞痕。

川花椒四两　乌梅肉二两　茯苓四钱　砂仁四两　木香四两　乌药八两　厚朴八两　茴香四钱　广皮八两　当归四两

诸药共研细末，捣和为丸。

九香如意丸

专治平肝和胃。

檀香二两　降香二两　沉香六钱　木香三两　丁香六钱　藿香五钱　砂仁二两　乌药三两厚朴二两　广皮二两　苍术二两

水泛为丸，檀香为衣。

定吼丸

南沙参三斤　豆豉三斤　黑苏子五斤　杏仁五斤　橘红二斤　制半夏三斤　白桑皮五斤象贝母五斤　白芥子一斤　蒌皮一斤　莱菔二斤

诸药研末，水泛为丸。此丸化痰降气。

新制定痛丸

乳香三钱　制没药三钱　朱竭一钱　烟灰二钱五分

共研细末，以黑枣肉三枚为丸，如绿豆大。大人服三粒，小儿服一粒。朱砂为衣，此丸神效。

灵验白浊丸

海金沙　甘草　滑石　生大黄　黄柏各一两　琥珀一钱

研末，鸡蛋清捣丸，如桐子大。

止泻丸

云茯苓二两　薄荷四钱　陈仓米四两　苏梗四钱　藿香四钱　防风四钱　烟灰一两

诸药秤准，生晒，研细末，将灰入水研化，再加水，以仓米分煮粥，入药炼丸，如桐子大，用朱砂为衣。

追管丸

专治疔漏，不拘远年近日，有漏通肠，污从孔出者，先用此方追尽脓毒后，服消管丸，自然见效。

胡黄连一两，姜汁炒　刺猬皮一两　当门子二分

诸药共研细末，以软饭捣和为丸，如麻子大。每服一钱，食前酒下。服药后，如脓水甚多，乃药力到处，不必惧也。

消管丸

专治一切肠脏痔毒成管成漏。服前追管丸之后，再服此丸，自然消管，不用刀针挂线，爰不苦楚，诚起痼疾之良法也。

炒胡连二两　穿山甲一两　煅石决明一两　炒槐米一两

诸药将各净末和匀，炼蜜捣为丸，如麻子大，早晚两次服一钱，清米汤送下，重者四十余日痊愈。再服后完善丸。如四围疮口有硬肉突出者，可加蚕茧二十个，炒研和入药内。

完善丸一名闭管丸

治凡患痔内漏，曾服前追消管丸，其痛已愈，诚恐久后不守禁忌，或食猪肝番茄，继忌烧酒炙煿。每致疮疤后萌，务服此丸，自可断根，屡试屡验如神也。

夏枯草花十两　连翘壳十两　甘草节五两　金银花四两

诸药共研细末，以金银花熬浓汁发丸，如绿豆大，每早空心用淡盐汤送下三钱。若起漏三五年者，服二料痊愈。此方乃康熙间浙江提督陈山凯患痔漏，用之病愈。刻板传人，予得乐清姚氏所传，屡试屡效。

都梁丸

治风痰眩晕。

全当归　甘菊花　明天麻各五两　紫丹参　霜桑叶各半斤　抚川芎四两　石决明　炙白芷各二两

上药研末，清水泛丸。

清金保肺丸

治阴虚咳嗽。

南沙参八两　大麦冬　瓜蒌皮　女贞子　生薏仁　怀山药各四两　云茯苓三两　肥玉竹象贝母　杏仁打，各五两　薄橘红一两五钱

清水泛丸。

截疟丸

专治一切疟疾，或因风寒，或因暑热，因痰因食，而成疟疾，日久不愈者，用此丸截之，永不复发，灵验无比。临发日五更，用井水化吞下五粒，不宜多服也。

白信石一钱　朱砂三钱　绿豆粉一两二钱　粉草二钱　明雄黄三钱

以绿豆粉捣和为丸，如绿豆大。

仙传通痢丸

专治中州脾土或湿热，或寒滞，肠中而成赤白痢疾，或水泻等症，服之俱有神效。每服四分，小儿减半。药引详明方单。

苍茅术一两五钱　粉草一两五钱　生熟大黄各一两　制川乌一两　光杏仁一两　炒羌活一两

诸药共研细末。

万亿丸

专治大便不通，一切结肠烦躁，燥结之症，通幽润肠之功，无过此丸者。大人每服三粒，小儿一粒，两岁以上两丸。大便通后，诸症皆安，神效无比也。

巴豆　朱砂　白面各五钱

糊为丸，如粟米大。

补力丸

专治劳伤脱力，腰脚酸软，四肢无力，倦怠恶食，头眩眼花，心神恍惚，胸中欠畅，势成黄病，面无华色等症。每服三钱，烧酒送下。

全当归　厚杜仲　广陈皮　六神曲　炒冬术　余粮石煅　酒煅皂凡各四两　补骨脂毛尖茶叶各二两

诸药共研细末，枣肉为丸。

杨梅泻毒丸

如染此症，静心勿急，每晨用白汤下二钱，最属平正王道，自有神功。切勿自误，日后生育，并无遗毒。

金银花四两　元明粉二两　公丁香五钱　朱砂五钱　川黄连四两　蜈蚣四十条　蝉衣二两甲片三两　巴豆一百二十粒

炼蜜为丸。

秘制白浊丸

专治赤白二浊，久患不愈，或成淋症有五，热淋、气淋、白淋、膏淋、石淋者，则五淋也。或有湿毒热毒，积滞膀胱，以及小便不通，积患而成，及至花柳传染而成。此丸专治一切五淋白浊，小便短少，尿管红肿，痛如针刺；膀胱疝气，白浊久流不止，及花柳传染，疳疔初发等症。每服三钱，豆腐酱汤送下，立刻止痛，效验如神。如宿娼后，预服此丸，永无染毒之恙，可作宿娼保宁之宝。倘若有毒，则随小便去，无毒则利水，化湿热，调元，无花柳后患之虑也。

海金沙　飞滑石　生甘草　生大黄　黄柏各一两　琥珀一钱　鸡子清五枚

捣为丸。

化毒丸

专治一切胎毒热毒风毒，即口疳火烦渴燥等症。

川黄连　犀角　桔梗　玄参　薄荷　粉甘草各二两　青黛　大黄各二钱　朱砂三钱

诸药共研细末，白蜜为丸，每服二三钱，灯心汤送下。

内消丸

专治一切乳食损伤脾胃，以致呕吐泄泻，疟痢心腹疼痛，大便下血，寒热不止，并治胸腹胀满，嗳气作酸，恶心恶食，及不思食，伤食等症。

上沉香　炒白术　柴胡粉　桔梗各一两　制香附　花槟榔　厚朴　枳壳　陈皮各四两　枳实　神曲　山楂　麦芽　白雷丸各二两

细末清水泛丸。

承气丸

专治一切伤食如神。

锦大黄半斤　粉甘草二两

共研细末，黑糖丸如肥皂子大，每服一丸，灯心汤送下至四五次，用陈米汤补正。此药已服之后，恐脾胃受伤，即服下方。

橘饼挟脾丸

广陈皮　焦白术　怀山药　芡实各一两　焦山楂五钱

共研末，如饼样，陈米汤送下。

女宝调经丸

专治调经活血。

全当归三两二钱　乌药二两　丹参八两　香附三两二钱　白芍一两五钱　小胡麻三两　广皮一两二钱　川芎八钱　益母膏四两

用红枣汤泛丸。

威喜丸

白茯苓四两　用猪苓二钱五分

同于瓷器内煮二十余沸晒干，不用猪苓用黄蜡四两，以茯苓为末，炼黄占为丸，如弹子大，空心细嚼，满口生津，徐徐咽下，以小便清为度，忌米醋只吃糖醋。忌动气，如赤带加黄连山栀汤送下，青带加防风山栀汤送下，白带炙甘草生苡仁煎汤送下，黄带兼服六君丸，黑带兼服六味地黄丸，如兼腹中痛，加小茴香木香煎汤送下，如胞中冷痛，加姜桂煎汤送下，如臭腥加知柏汤送下，如年久加升麻龙骨牡蛎赤石脂煎汤送下。

保金丸

麻黄去节，五斤

一次韭菜汁，二次藕汁，三次地栗汁，四次川斗汁，五次梨汁，六次野黑豆汁，七次谷芽汁，八次甘蔗汁，九次柏叶汁，各一斤。每次蒸晒加川贝母八两、茯苓八两、冬术八两、姜半夏八两，共研细末，加白蜜二斤化水泛丸。每服五分，重者八分。

神验疔毒泻丸

真雄黄三钱　生军三钱　巴豆三钱，去心皮，生用

上药共合一处，用石臼石杵，舂烂如泥，飞罗面陈醋打糊，同药捣极细烂为丸，如凤仙子大。病重者七丸，轻者五丸，单数为度，放在舌上，热水送下，服后打噎则愈，如泄更好。俟泻三四次，即以新汲井水饮之止。如病重不省人事，将二十三丸，用滚水和开，从口角边灌入。服后将病人扶起端坐，药入腹中，片刻即使苏醒。至轻者，可以不服。初服药时，不吃凉物凉水，恐不泄泻。忌鸡鱼葱蒜牛马大肉，并炙煿辛热饮酒行房。至七日方如，不可疏忽，按疔疮乃外科迅速之病，有朝发夕死，随发随死，有三五日而不死，至一月半月而终死者，其疮最恶，其毒最烈，治之之方，虽多而应手奏效者实少。此药独有起死回生之功，真可谓之神援。诸疔皆治。但疔有数种，部位既殊，形色也别，其发甚微，人多疏忽，不能尽述。只以生黄豆，病人嚼之不腥即是，速服此药，百无一失也。

纯阳正气丸

土藿香　生茅术　青木香　生冬术　官桂　广陈皮　公丁香　姜半夏　云茯苓各五两
诸药生晒为末，加八宝红灵丹一两五钱为衣，用花椒煎汤泛丸。

定吼丸

专治化痰定吼。与前方略异
麦冬　蒌皮　桑皮　炒莱菔子各二两　姜皮　炒芥子　黑苏子各一两五钱　杏仁　象贝
豆豉各三两　陈皮一两　生姜四两
打汁和炼蜜为丸，诸药共研末。

费氏代参丸

专治筋骨疼痛，中风。
全当归　川膝　白术　党参　秦艽　青陈皮各八两　云苓　白芍　甘参各一斤　金毛脊
十两八钱　川续断一两六钱　独活　香砂仁各一两二钱
诸药共研细末，清水泛丸。

胃气痛丸煎方也可改分

黑沉香　金铃子　炒於术　九香虫各一钱　制香附　元胡索　法半夏各一钱五分　当归
身　炒白芍　炙鸡金　吴茱萸　川郁金各二钱　炙甘草　广木香　陈佛手各五分　厚杜仲三
钱　广陈皮　春砂仁各八分　上安桂四分　香橼皮三钱
加三年陈米煎汤代水。

清肝保脑丸

专治鼻渊腥涕，鼻塞不通，屡试屡效。
藿香叶研末，用猪胆汁泛丸，每服三钱。

肠红丸

大红蛤蜊泥不拘多少，烧灰存性，用砂糖熬膏，打和做丸。

阿胶丸

治便血，先便后血，神效。
党参二两　附子一两　阿胶二两　於术一两五钱　甘草一两　生地炭二两五钱　地榆炭一

两 茯苓二两

照方一料，用灶心土四两，煎汤化胶。

臌胀丸

用黄牛粪不拘多少煅灰，再加六神曲，并用研末，水泛为丸。

经验截疟丸

专治疟疾，不论久近轻重，阴疟阳疟，隔日三日及非时疟等症，俱用此丸，奏功如神。凡疟无论男女老少，于病发先一时，将此丸三十粒，开水送下，姜汤最妙。服后盖被温卧。再俟疟发过后一时，又服三十粒。间日即分为三次服。清早开水送下十丸，午时进十丸，临卧进十丸。症轻者，二三服即愈，重者，服三日痊愈。切不饮冷水冷茶，并忌食生冷之物。犯之药饵无灵。疟之为病，虽不至过伤性命，然不治则发无已时，久则恶邪内陷，正气日虚，四肢羸瘦，精神疲倦，遂至不可救。但有此截疟丸，不问多年近日，用之百发百中。疟愈后体虚者，别服十全大补汤。

姜半夏二钱　党参三钱　酒黄芩一钱五分　炙甘草六分　柴胡一钱　生姜　红枣　金鸡纳霜通口五厘

醒消丸

乳香　没药各一两　雄精五钱　麝香一钱五分
共研和，取黄米一两捣烂，入末再捣为丸，如卜子大，晒干忌烘。

脏连丸

黄连半斤，研净末　公猪大肠肥者一段，长一尺二寸，水洗净
上二味，将黄连末装入大肠内，两头以线扎好，砂锅内煮，酒二斤半，慢火熬之，以酒干为度，将药肠取起，共捣如泥。如药浓再晒一时许后，捣为丸，如梧桐大。每服七十丸，空心温酒下。

珠珀滋阴淋浊丸

黄柏粉一两　抱茯神　山药粉　龟板胶各五钱　琥珀粉四钱　珍珠粉一分　猪骨髓六条
打烂为丸。

白金丸

专治痰积呕恶。

白矾三钱　郁金三钱

等分为末，皂角针煎汤，加白蜜少许为丸。

戒烟丸方

当归　牛膝　白术　党参　茯苓　秦艽　青皮　陈皮　狗脊各一钱　川断　独活　砂仁各五分　白芍　甘草各二钱

黑枣为丸。

调经种子方

益母草二斤　川芎一两　白芍半斤　柴胡一两　当归半斤　木香五两

先用黄酒浸一宿，候干共研细末，为丸三百三十粒，每粒一钱六分六厘。

散　部

如意金黄散

专治痈疽发背，诸般疔毒，跌打损伤，湿痰流注，火毒大头，诸肿膝疮，火丹风热，天泡肌肤赤肿，轧湿脚气，妇女乳痈，小儿丹毒，一切诸般顽恶热疮，无不应效，诚疮科之要药也。

天南星　广陈皮　茅苍术　生甘草　川厚朴各二斤　川黄柏　真姜黄　香白芷　西锦黄各五斤　天花粉十斤

诸药共为细末，收瓷罐内，切勿泄气。凡遇红赤肿痛，发未成脓者，及夏令之时，俱用清茶同蜜调敷。如成脓者，用葱汁同蜜调敷。如漫肿无头，皮色不变者，及湿痰流毒，附骨痈疽，鹤膝风等症，俱用葱酒调敷。如风热所生，皮肤火热色亮，游走不定，蜜水调敷。天泡火丹，赤游丹黄，水疮漆疮，恶血败疽等症，俱用板蓝根叶，捣汁调敷。以上诸种调法，辨寒热温凉之治法也。

金箍散

五倍子四两　川草乌　天南星　生半夏　川黄柏　甘草　狼毒各二两　香白芷四两　炒黄陈小粉一斤

诸药共研极细末，未破者，醋膏调敷。已破者，麻油调。

皮脂散

专治湿疮浸淫，湿水痒痛。

提青黛　川黄柏各二钱　熟石膏二两　烟膏二两四钱
诸药共研细末，用麻油调敷即解，毒丹等与烟膏用分。

玉露散

专治流火丹毒，疮痈诸毒，紫赤腐烂，及一切诸毒之症。
芙蓉叶不拘多少，研极细末，菜油调敷也。

鹅黄散

专治坐板疮作痛。
绿豆粉一两　扫盆　黄柏各二两　松花粉　滑石各五钱
诸药共研极细末，用麻油搽敷也。

黛鹅黄散

专治湿疮作痛。
提青黛　川黄柏各二钱　熟石膏二两　六一散二两四钱
加六一散与鹅黄散等分。

二味败毒散

专治风湿，诸疮红肿，痒痛痱瘰等症。
真雄黄　生白矾
二味等分，细末搽之。

五美散

专治脓窠，疥疮作痒者用之。
飞黄丹二钱　枯矾三钱　黄柏三钱　熟石膏一两
诸药共研极细末，用麻油调敷。

青蛤散

治风湿浸淫，鼻痛疮痒等症。
扫盆五钱　熟石膏一两　青黛三钱　蛤粉一两
共研极细末。

三黄二香散

治瘟毒漫肿疼痛，以此敷之。

锦大黄　蒲黄　雄黄　麝香　梅片

诸药共研细末，以此敷之神效。

螵蛸散

治湿热诸疮，耳内出脓、耳痒等症。

海螵蛸　朱砂　梅片各等分为末

平安散

外用消肿软坚，内服逐秽除疫。

老月石　朱砂　雄黄各一两　火硝三钱　西黄　杜字香各五分　梅片八分

共研细末。

蟾酥散

专治痈疽初起，木肿作痛，皮色不红者。

杜蟾酥一钱　蝎尾四钱　炙甲片　蜈蚣　藤黄　雄黄　乳没药　川草乌　三省银朱各二钱　麝香三分

诸药共研极细末。

阳消散

专治一切痈疽，红肿焮痛。

乳没药　香白芷　直姜虫　提青黛各五分　方八一钱　梅片二分　银朱二钱　大黄一钱

诸药共制极细末，用瓷瓶收好，切勿泄气。

流气散

专治气滞胸腹，经络中痛。

真老色广木香，生晒为细末。

桂射散

专治一切阴症流注等症。

原麻黄五钱　生半夏八钱　细辛五钱　肉桂一两　牙皂三钱　公丁香一两　南星八钱　元寸六分　梅片四两

诸药共研极细末，用瓷瓶收好。

丁桂散

专治腹痛泄泻，阴症流注等症。

公丁香六钱　顶瑶桂四钱

共研极细末。

军营七厘散

专治跌打损伤，瘀血停滞，遍身疼痛，神效。戏班中皆用此药。

顶血竭一两　明乳香　没药　鲜红花各一钱五分　粉儿茶二钱四分　朱砂一钱二分　麝香二分　梅片三分

诸药共研细末，每服一分，陈酒送下，立刻止痛伤行。

四虎散

专治阴疽皮色不变，硬而不痛，项间痰核等症，神效也。

草乌　狼毒　生半夏　天南星各二两

诸药共研细末，不经火为佳。

脑砂散

专治耳挺鼻痔。如遇火势赤痛症，不可轻用。

脑砂　乳香　没药　制甘石　腰黄各五钱　朱砂二钱　血竭三钱　蝎尾三十条　元寸二钱　梅片一钱　蜈蚣十条

诸药共研为极细末，置瓷瓶收好。

海浮散

祛腐定痛，生肌收口。

制明乳　没药等分，研末

呼脓散

专治祛腐定痛，提毒呼脓。

制明乳五钱　没药五钱　姜蚕四钱　雄黄一钱五分　西大黄一两

诸药共研细末为度。

桃花散

专治毒脓生肌。
煅石膏二两　扫盆一两　桃花五钱　梅片五分
诸药共研极细末为度。

去腐散

专治溃烂红热肿痛，即用此散，能化腐定痛，生肌收口。
生石膏一两　月石五钱　辰砂三钱　梅片二分
研细末。

珍珠生肌散

专治平口收工，痔症也可，神效无比。
珍珠一钱　朱竭五分　儿茶五分　熟石膏一钱　梅片一分二厘　陈年丝吐头烧存性，五分
制甘石一钱
诸药共研极细末。

啄合散

专治金疮血出不止者，用之。
五倍子　紫降香
二味同炒，等分研末。

冰硼散

专治小儿鹅口白班，肿连咽喉，及一切喉痛乳鹅，喉风肿痛等症。
老月石五钱　西瓜霜五钱　朱砂六分　梅片五分
诸药共研极细末。

柳花散

专治一切口碎，诸疮等症。
真黄柏一两　青黛二钱　梅片二分
诸药共研极细末。

中白散

专治小儿口疳，走马牙疳，及牙龈黑臭等症，其效如神。

煅中白二两　儿茶一两　黄柏三钱　青黛三钱　薄荷二钱　梅片五分

研极细末。

先天青龙散

专治咽喉初期，肿红焮痛，并不腐烂。

灯草灰　粉儿茶　梅片　紫雪丹　薄荷　蒲黄各五分　风化硝五钱　硼砂二钱　青黛　人中白各三钱

研极细末。

后天青龙散

专治一切肿红喉症腐烂，口疳糜烂。

即先天青龙方去薄荷、蒲黄，加珍珠、西黄各二分，研末。

贴喉异功散

专治喉症肿痛，用之可拔去火毒。

斑蝥虫去翅头足，四钱　真血竭六分　乳没药各六分　全蝎六分　元参六分　麝香三分　梅片三分

碧云散

专治脑漏，常流浊涕。

抚川芎五钱　不食草一两　细辛二钱　辛夷二钱　青黛一钱

诸药研极细末，口中含凉水，用此药嗅入鼻内，以涕泪为效，吹后吐去凉水。

锡类散

专治一切喉痧喉疳，口疳腐烂作痛，痰涎甚多，汤饮难下，此散吹入，能豁痰固肺，去腐生新。

象牙屑四钱四分　壁钱三十个　西黄七厘　梅片五分　青黛七分　人指甲七分　珍珠粉四分

牛黄散

治小儿百病，不能吮乳，咽喉肿痛。

川黄连　黄柏各八分　雄黄　青黛　火硝各一分五厘　牛黄　朱砂　硼砂　梅片各二分
诸药共研细末，每日时用少许，敷入口内也。

加味珠黄散

治一切白腐咽喉等症。
珠粉五分　犀黄三分　琥珀八分　西瓜霜一钱
共研极细末。

疔发散

专治一切疔毒漫肿，麻木痛甚。
桑螵蛸一百个，炙成灰　益母草炙存性，等分
每重一两加麝香五分，按膏贴之。

消疔散

专治消疔，溃者禁用。
苍耳虫三十条　人指甲一撮　蜘蛛五只　耳内屑一撮　姜蚕一钱　杜蟾酥二钱　倒挂灰尘一把
研细末。

雄酥散

专治疔毒，消痈肿。
蟾酥五分　雄黄一钱　梅片二分　扫盆一钱五分
研细末。

珠峰治疔散

墙疔四钱　川贝四钱　银朱一钱五分　梅片五分
先将墙疔烤炼晒干，将药各研细末，掺之。

珍珠下疳散

专治生肌收口，清热化毒。
珍珠　黄连　黄柏　儿茶　五倍子　象牙屑　定粉　扫盆　没药　乳香各一钱
诸药共研极细末为度。

月白珍珠散

专治清热生肌。
青黛五厘 扫盆一钱 珍珠一分
研极细末为度。

珠珀如意散

专治下疳肿痛。
甘石二钱五分 赤石脂 西大黄 甘草 扫盆 白蜡各二钱 粉龙骨 石膏 没药 乳
香 香白芷 青黛各一钱五分 鳖甲 地丁草炭 姜蚕 琥珀各三钱 赤小豆四钱
诸药共研细末，用药一两，加西黄六厘，梅片一分，麝香五厘，将瓷瓶贮好，勿令
泄气。

银青散

专治男子疳疮疼痒，女子阴户湿疮浸湿，并治小儿痘疹溃烂，及痘后余毒不清，头发
泡瘰，及玉茎梅疮腐烂等症，用此神效也。
白螺丝尖取墙上者佳，要火煅，一两 寒水石另研细末，二钱 橄榄核煅存性，二钱 梅片
临时用，每药两钱，加片一分
研匀以瓷瓶收好，勿令泄气，用麻油调搽。

凤衣散

专治下疳之要药。
飞龙丹 凤凰衣各一钱 轻粉四分 梅片一分
诸药和匀，以瓷瓶收好，勿可泄气。

拾宝化毒散

专治下疳腐烂，消肿提毒，兼能收功。
蚌壳粉一钱 琥珀屑五分 雄精五分 飞朱砂三分 月华丹五分 人中黄一钱 人中白一
钱 海浮散五分 西黄二分 珠粉一分 冰片一分
各药研细末，和匀用麻油调或干搽之。

茵陈散

绵茵陈 连翘 半夏 荆芥 麻黄 嫩射干 丹皮 黄芩 羌活 独活 姜蚕 薄荷

升麻　大黄各五钱　细辛一两　牵牛二两

诸药共研为粗末，服用三钱。煎汤代水亦可。

代针散

巴豆去壳，一钱　辰砂五分　明雄黄五分　麝香三厘

每有脓不出头者，一粒放在膏药上，对毒顶软处贴之，自破头出脓也。

拔针散

吸铁石研，三钱　巴豆霜去油，一钱　蓖麻子去油，五钱　蜣螂虫六个　麝香二分

诸药各研细末，掺膏上贴之，针即提出。

玉容散

专治一切面部风湿游风，粉刺白屑等症。

绿豆粉　飞滑石　香白芷　白附子各二钱　梅片一钱

洗面后，用蜜水搽之甚效。

代刀散

治穿一切外症。

皂角刺　炒黄芪各一两　生草　乳香各五钱

诸药研末，陈酒送下，服三钱。

螵蛸散

专治湿热诸疮，耳内出脓耳痒，此散吹入，立见效验。

海螵蛸三两　飞朱砂　梅片各等分为末

或香油调敷耳外，亦可愈也。

麻药方—名孙武散

荜茇　肉桂　胡椒　生半夏　乳香　没药　生南星各一钱　三七　生川乌　蟾酥　生草乌　风茄子各二钱　丁香八分　花蕊石二钱五分　麝香少许

诸药共为细末，入瓷瓶内备用。

玉容散

白牵牛　团粉　白蔹　荆芥　白细辛　甘松　白鸽粪　独活　白及　白莲心　白芷

白术　白僵蚕　白茯苓　白附子　腐条白　白扁豆　白丁香各一钱　羌活　防风　熟石膏各五分

上药共研极细末。

樟木散

用樟木炭研成细末，用粥饮汤调敷。
专治流火，或机筋火等症，此方屡效。

移毒散

凡毒发于骨节间，此药能移之。或上或下，使无残疾之患。
白及片一两六钱　紫花地丁八钱　锦大黄二钱　乌鸡骨煅存性，一钱　牙皂八分　朱砂一钱　雄黄一钱　轻粉一钱　五倍子煅黄，二钱
诸药共为细末，以醋调敷，毒之上截即移之下半截，屡试屡验，仍照虚实人内服。

颠倒散

专治酒糟肺风刺。
大黄　腐制硫黄
共等分研细末。

吹耳散

新会皮炭二两　胭脂炭四钱　海螵蛸一两　梅片一钱　寸香二分
共为细末。

消肿散

用赤豆一味研末。

牙痛立止散

荜拨一钱　川椒五分　石膏五分　青盐四分
上药共研为细末，点于痛处，立能止痛。

时珍玉容散

治面上雀斑，其色或黄或黑，碎点无数，或用好玉时时擦之自退。

猪牙皂角　紫背浮萍　青梅　樱桃各四两　鹰屎白三钱或鸽屎白

共研末，早晚手心注水调擦效。

又紫背浮萍、汉防己，煎水洗，或研末搽效。

加味珠黄散

主治喉症。

珠粉五分　犀黄三分　琥珀八分　西瓜霜一钱

研极细末。

膏　方

阳和膏

此膏专治痰毒痰核，瘰疬乳疬，阴毒流注，以及一切疮疡之色不红活高肿者。

鲜紫苏　鲜牛蒡　鲜蓖麻　鲜薄荷　鲜苍耳　鲜青葱各八两　鲜白凤仙花四两

以上七味，洗净阴干，用麻油十斤浸七日，煎枯去渣，待冷再入后药。

荆芥穗　广木香　生半夏　香官桂　杭青皮　青防风　连翘壳　生川军　广陈皮　明天麻　水红花子　天南星　台乌药　白芥子　生甲片　川附子　蒲公英　川桂枝　青木香　全当归　炙姜蚕　草乌　生白蔹　抚川芎

以上各药各一两，入前油浸三日，煎枯去渣，滤清，无净油一斤入炒广丹七两，文火收膏，后入细料于微温时，入上肉桂三两，乳香没药各一两，丁香油四两，苏和油四两，芸香琥珀各二两，当门子三钱，共研极细末，缓缓搅入和透，置瓷器内，用时开水炖烊摊膏，修合宜于夏令，必须熬老，如太老，再加苏和油不拘多少搅匀。

三妙膏

专治一切痈疽大症，未成者即消，已成者即溃，已溃者即敛，故名三妙，真神方也。

紫荆皮　川黄柏　川独活　川白芷　京赤芍　石菖蒲　桃仁泥　西大黄　淡黄芩　川上黄连　千金子　全当归　杜红花　川桂心　荆芥穗　青防风　川羌活　北细辛　生半夏　净麻黄　台乌药　象贝母　天花粉　牛蒡子　上黄芪　金银花　香牙皂　真姜蚕　生甲片　软柴胡　刺猬皮　白附子　生必甲　嫩苦参　大全蝎　川草乌　巴豆肉　明天麻　高良姜　蓖麻子　怀牛膝　生甘草　海风藤　白及片　连翘壳　血余炭　白蔹肉　大龙衣一条　大蜈蚣三条　红苏木

以上药各五钱，垂柳桑槐树枝二十一寸，用麻油二百两，将前药浸七日，煎枯去渣，入锅内熬化至滴水成珠，大约净油一百六十两为准离内火，入广丹八十两，以手持木棍搅之，须要得法，再入后药。

乳香　没药各八钱　血竭　雄上黄　木香　沉香　檀香　枫香　降香　丁香　藿香各

615

五钱　麝香　珠粉　大梅各一钱

再入樟冰五钱，将膏纳入清水浸之，拔去火毒为妙。

硇砂膏

专治一切无名肿毒，有名大毒，未成者消，已成者溃，已溃者敛，拔毒收口，洵良方也。按此膏疗毒不可用，恐其走黄，宜审辨也。

当归　生地　白芷　银花　川乌　草乌各二两　防风　荆芥　赤芍　羌活　独活　姜蚕　蝉蜕　蒺藜　灵仙　首乌　鲜皮　川膝　山甲　蛇蜕　甘草　黄柏　官桂各一两　乳香　没药　童子发盐水洗，各四两　山栀六百个　甲片六两

将麻油十斤，用槐杏桑柳桃嫩枝各三尺，并入前药内，候微温入后细料为药。

硇砂六钱　母丁香　藤黄　蟾酥　乳香　没药　轻粉　胆矾　姜蚕　方八各三钱　冰片六分　银朱二钱　五倍子五钱　元寸一钱　白及　南星　樟冰　铜绿　姜黄　青黛　大黄甲片各四钱

上药共研极细末和透，候膏微温不住手搅匀，临用时开水炖化，忌火烘，因硇砂见火则力薄故也。

（硇砂膏方粗料，即高黏除消散，败毒膏方见后）

（如老重加苏合油，如嫩减之）

（硇砂膏归方细料，沉香二两，儿茶二两，血竭三两，梅片五钱，琥珀一两，象皮一两，硇砂三两，麝香五钱，现不用此方）

大红膏

专治一切痈疽疮疖，未成能消，已成能溃，已溃能拔毒提脓。

蓖麻肉五两　嫩松香十两　先将蓖麻肉打烂，再入后药：

杏仁霜二两　银朱二两　广丹二两　扫盆即轻粉，二两　茶油夏用一两五钱，冬用二两

各药捣透，干槌成膏，不可太老。

化毒膏

专治一切无名肿毒，痈疽大症，及久年瘰疬，杨梅结毒等症，其效如神。

黄柏　红花　乳香　没药　赤芍各三两　当归　白芷　生地各二两四钱　蓖麻一两二钱马前子四十个　蛇蜕四条　蝉蜕八钱　全蝎九十只　蜈蚣六十二条　男子发六团

用真麻油九斤，将前药入锅内浸七日，煎枯去渣，入铅粉炒黄一百零八两收膏，用冷水浸三日后，以拔去火毒，用时开水炖烊摊膏。

太乙膏

专治一切痈疽，不论已溃未溃者，内掺末药，外用此膏盖之。

真麻油　青桐油各一斤　血余一两

先将麻油入锅煎数沸，再入青桐油、血余烊化，下净广丹十二两。以柳木棍不住手搅之，文火收膏，须老嫩得中，置冷水内拔去火毒，瓷器内收贮，用时开水炖烊摊之。

玉红膏

专治一切痈疽溃烂，腐不去新不生，此药擦之，新肉即生，疮口自敛，此外症药中之神方也。

全当归二两　白芷五钱　甘草二钱　紫草二钱

用麻油一斤，入前药浸三日，煎枯去渣，下清水白占二两烊化，再入血竭、扫盆、细粉各四钱，搅透置瓷器收贮。

黄连膏

专治一切疔疮疡毒，破溃焮痛，及火烫等症，用之神效也。

川黄连三钱　当归尾五钱　细生地一两　黄柏三钱　姜黄三钱

用香油十二两，将前药煎枯去渣滤清，下净黄占四两烊化，收成膏药，摊用有神效。

摩风膏

专治一切肌肤燥裂，游风白屑等症。此膏能驱风润肌。

麻油　菜油各五两　麻黄四钱　羌活八钱　防风三钱　白及三钱　升麻三钱　当归三钱

煎枯去渣，下净黄占十两烊化，倾入盆中候冷。用之神效也。

乌云膏

专治一切湿疮浸湿，脂水痒痛，兼治胎脸风。

真硫黄二两　嫩松香二两

上药研末，用青布一块，将药铺上，卷紧扎好，入香油内浸一宿取起，用火燃着，滴下之油，以置瓷器内收贮，浸冷水拔火气，待后用之，搽擦神效。

消核膏

专治皮里膜外之痰核，此膏代敷，甚有功效。

制甘遂二两　红大戟二两　白芥子八钱　麻黄四钱　生南星一两六钱　姜半夏一两六钱　炙姜蚕一两六钱　藤黄一两六钱　朴硝一两六钱

用真油一斤，先投甘遂、南星、半夏，煎枯捞出，次下姜蚕、大戟、白芥子、藤黄，逐次熬枯，前后捞出，再下朴硝，熬至不爆，用细绢将油滤清，再下锅熬滚，缓缓投入炒黄丹，随熬随搅，下丹之多少，以膏纸摊之，老嫩得中为度。夏宜稍老，冬宜稍嫩，膏成趁热倾入冷水中，抽拔数次，以去火毒，即可摊贴，宜后勿薄。此膏妙在不用毒烈之药，好肉贴之，也无损害。

冻疮膏

治冬令严寒，皮肤燥裂，死血冻疮等症。
真麻油三两　嫩松香一钱　入黄占一两二钱
烊化搅匀。

醋膏

治一切痈疽大症，以此膏调敷，药收束脚根散漫。
用镇江醋不拘多少，熬至三分之一为度。

消疔斧墨膏

能消肿止痛，走黄亦可回生。
松香一斤，以桑柴灰煎汁澄清，入松香煮燥取出，纳冷水中少待一二时，再入灰汁内煮，以色如白玉为度，再以白蜡二两，黄蜡十两，刮粗片，明乳香二两，没药三两，铜绿五两，各研极细末，无声为度。再加蟾酥一两五钱，百草霜五两。先将锡底锅刮净，专烧芳柴，取烟煤。如有别柴，则不灵矣。亦研极细末，节节无声为度。先择吉日，忌妇人鸡犬孝服人见闻。须净室焚香，前后须用桑柴煎真麻油一斤，滚下松香，待少滚下白蜡、黄蜡，二下乳香、没药，三下铜绿、百草霜。皆须候后时下，待冷捻成调，做丸如桂圆大。入瓷瓶清水浸。要用之时，取出一丸，放热茶壶上烘软忌火。看肿处大小捻成膏药，贴之痛痒即止，肿势即消，须忌荤腥辛辣，沸汤生冷，发物面食，豆腐茄子，黄并碱水，忌水洗，暴怒房事。凡生疔毒，其势甚凶，动即致命，切勿轻忽。宜服菊花汤，或菊花汁草节等煎汤，时代饮亦可。或有误服猪肉走黄，急捣芭蕉根汁，或涂或服，宜酌服。误食羊肉，急煎栗子壳汤。如仓卒外治无药，可用山药白糖捣涂。诚济世之良方也。切勿河汉视之。

万应伤膏

生地　茅术　枳壳　五加皮　莪术　桃仁　山柰　当归　川乌　陈广皮　乌药　山棱　首乌　草乌　柴胡　防风　刘寄奴　香牙皂　川芎　官桂　羌活　灵仙　京赤芍　南星　香附　海风藤　荆芥　香白芷　藁本　川断　良姜　独活　麻黄　甘松　连翘壳　川军
以上药各三钱，再用真麻油四斤，入药煎枯去渣，下净血余二两熔化，再下桃丹三十两，熬成膏，再下细料药匀。用（细料方录下）。
安南桂一钱　麝香一钱　附子片二钱　梅片三钱　洋樟三钱　木香二钱　大茴香三钱　明乳香三钱　没药三钱　阿魏三钱　细辛三钱
共研极细末，和入膏内挑之，甚效也。

高黏除秘受消散败毒万应灵膏

当归　生地　白芷　银花　川乌　草乌各二两　防风　荆芥　赤芍　羌活　独活　姜蚕　蝉蜕　蒺藜　灵仙首　乌苏皮　川膝　山甲　蛇蜕　甘草　黄柏　官桂各一两　乳香　没药各四钱　陀僧后入，四两

用广丹一斤八两，上药研细末，用真麻油六斤，将药共入油浸，春五、夏三、秋七、冬十日。数足以药投入锅内，慢火熬枯去渣，净油投入锅内，熬至滴水成珠，初下陀僧末熬沸，将锅揣于冷炉上，片时再投。其丹不烘不炒，下为冷丹，或烘炒为热丹。但下冷丹，极要仔细。热丹好收，此丹投入，不住手搅，候冷收成膏时，再下明乳香、没药搅匀，即成膏矣。

止泻暖脐膏

专治一切暑热暑寒邪，痧疫、腹痛、泄泻、绞腹吊脚等痧，摊万应灵膏对脐上贴之，立刻止痛止泻神效。

公丁香三钱　制硫黄三钱　清白川（疑为白附子——编者按）八钱　绿豆粉一两五钱

共研极细末。

菊叶膏

此膏专治一切疔疮热毒，大小外症等，用之神效。

青防风　杜红花　羌活　独活各五钱　川黄柏　淡黄芩　全当归各一两　血余　木鳖子　金银花　生川军　京赤芍各二两　生甘草　皂角针各三两　鲜竹叶四钱　姜蚕二钱

用真麻油五斤，将药浸三日，煎枯去渣，用广丹收膏，再加五灵脂、乳香、没药各三钱，诸药共为细末，成膏时搅匀，摊用神效。

回春至宝膏

专治一切无名肿毒，有名大毒，忌同硇砂膏。

真麻油四斤，先将桑柳杏桃嫩枝各二尺，煎枯去渣，再入穿山甲六钱，生山栀八十四，净血余一两二钱，煎枯滤清，熬至滴水成珠，然用黄丹收膏。再加血竭二钱，儿茶二钱，硇砂三钱，炙象皮六钱。诸药共为细末，搅匀。临用阳水炖化，不宜见火。照方宜加梅片一钱，元寸一钱，更灵。又方加木鳖子五钱，生川军二两，全当归五钱，青防风五钱，直姜虫二两，赤芍五钱同煎。

春和膏

专治一切阴寒痰毒乳结等症，功同痰块膏。

白芷　木通　木鳖子　当归　青防风　广木香　荆芥穗　附子　山甲　直姜虫　白芥子　细青皮　广橘核各二两　川草乌各一两　南星　半夏　生川军各三钱　香青葱四两

切碎捣汁候潮。用真麻油十二斤浸三日，煎枯去渣，黄丹收膏，熔化入松香三钱，苏和油六两搅匀，隔水炖化摊膏。

银油膏

专治烂腿见骨神效。

生猪油去筋膜捣极烂，加银朱少许，以色红为度。用油纸夹之，戳细眼孔绑腿立愈。

马兰膏

专治小儿新生月内外，两足红赤，游风流火，自足至小腹，手至胸膛，多致不救，用此法救之，百不失一。并治大人两腿赤肿流火，或湿热流伏于经络，而皮上不红肿，其痛异常，病者只叫腿热，他人按之极冷。此为伏气之病，急用此法，搽之立愈。石马兰头洗去泥捣烂后，即以鸡毛蘸汁搽之。燥则再换。颈项肋缝中溃烂，以此汁调六一散，搽之即愈。屡试屡验。此汁并治口疳，以此过口，热则吐出再换，神效也。

夹纸膏

专治一切烂腿臁疮，腐烂臭秽或痒或痛，久而不愈者，以此膏贴之，即化毒生肌，应效如神。用时将膏以针刺空洞扎之，一日一换。

明乳香六钱　没药六钱　白洋樟四钱　制甘石五钱　全当归一两　净轻粉五钱　老白占六两　黄占五两　班猪油四斤

诸药共为细末，将猪油两占同烊化后，和入前药末搅匀，用白皮纸拖之候阴干，此膏试效如神，良方也。

结毒灵膏

治杨梅结毒等症。

葱头七个　用麻油四两，煎枯去渣，入广丹一两搅匀，又入黄白占各五钱，熔化毒，入乳没药各二钱、轻粉三钱、犀黄一分、珠粉二分，搅成膏。

三香膏

此膏专治烂腿。

轻粉　乳香　松香各三钱

菜油一斤，用黄白占约油多少，作法与夹纸同。

痘毒膏

此膏专治小儿痘后结毒，破溃腐烂，及牛痘余毒，并大人因染痘浆，触发毒气，结毒破溃，皆以此膏贴之神效。

红花四两　紫草一两　猪油一斤

煎枯去渣，加入黄白占各一两。

熬头提毒膏

冰片二分　麝香一分　腰黄　雄黄各一钱　辰砂　蟾酥各七分　红升七分　蓖麻子肉三钱　巴豆肉去油

先将蓖麻去皮打如鱼冻水，入诸药打成膏，瓷罐收贮，勿令泄气。

冻疮膏 与前方异

粉甘草　粉甘遂　全当归　松香　鹿骨胶各二两，或虎骨亦可

用陈酒烊化，与羊脂油全捣为度，摊油纸上贴之，数日愈。

冲和膏

专治痈疽发背，阴阳不和，冷热瘀凝者，用此膏敷之，能行气疏风，活血定痛，散瘀消肿，祛冷软坚，诚良药。屡试屡效如神。

紫荆皮五两　香独活三两　香白芷三两　赤芍二两　石菖蒲一两五钱

铁桶膏

专治一切痈疽大毒，未溃已溃，根脚走散，疮不收束者用之。

铜绿五钱　胆矾三钱　明矾四钱　白及五钱　扫盆二钱　玉金二钱　五倍子一两　元寸三分

诸药共研极细末，用醋调敷。

万应膏 滋药补身 神 曾戒烟尤效

蜜炙粟壳一斤八两　潞党参二斤　川杜仲九两　砂仁末三两　炮姜五两　陈皮四两　肉桂一两　焦楂肉六两　炙甘草一两　苦杏仁五两　麦冬一两　茯苓七两　当归四两　制香附二两　蜂蜜七两

神应膏

宋褚防御治理宗久漏疮诸方不效，独此膏愈之，如肠毒胃毒，服之神效。

当归一两一钱　赤芍　大黄各一两五钱　香白芷　官桂各一两　元参一两三钱　川续断一两二钱　莪术一两　生地黄一两二钱

上九味细料，用真香油二斤浸，春五日，夏三日，秋七日，冬十日。入锅内以文武火煎，令黑色滤去渣。如热天用黄丹二十两，冷月十五两，旋旋下丹，不住手搅，试水中沉为度，不可令鸡犬妇人见，以膏送入孔内，外以膏摊贴之。

戒烟验方

花柴梗二斤四两　食盐一两　冬虫夏草四两　烟灰一两

水一铅桶，先煎花梗四小时，滤清再煎虫草二小时，入盐半小时，再入灰。

丹　方

解毒丹

专治湿疮痒痛红肿，洵良方也。

提青黛　川黄柏各二钱　熟石膏二两

诸药共研极细末，用麻油调敷。

八将丹

专治一切痈疽大毒，未溃即溃，初溃未曾得脓者，亦能提毒拔脓。溃者禁用。

五倍子八钱　炙甲片三钱　腰黄四钱　炙蝎尾十支　炙蜈蚣十条　蝉蜕二钱　梅片四分　元寸香三分

拾将丹

即八将丹料中加半夏、南星各四钱，制法同上。

九黄丹

专治提脓拔毒，去瘀化腐。

明乳香二钱　明没药二钱　川贝母二钱　明雄黄二钱　升丹三钱　辰砂一钱　月石二钱　梅片三分　熟石膏六钱

九宝丹

专治呼脓生肌，定痛收口。

煅带子　蜂房三钱　大黄三钱　煅白螺丝壳二钱　梅片二分　血竭二钱　辰砂二钱　乳香二钱　没药二钱　儿茶一钱

诸药研细末备用。

九仙丹

专治拔毒收湿，生肌收口。

黄升药一钱　熟石膏九钱

研细末，用瓷瓶收贮。

补天丹

功专提毒长肉，惟不要早用。

麦饭石四两，醋煅七次　煅鹿角存性，四两　白蔹二两

诸药共研细末为度。

二宝丹

专治提脓生肌，卷粘于患处。

红升药　熟石膏等分

细末为度。

平胬丹

治疮痈有胬肉突出者。

乌梅肉一钱五分，煅存性　月石一钱五分　轻粉五分　梅片三分

诸药共研细末。

八宝生肌丹

专治腐脱肌生，不收敛者。

熟石膏一两　赤石脂一两　轻粉一两　黄丹三钱　龙骨三钱　血竭三钱　乳香三钱　没药三钱

诸药共研极细末。

止血丹

专治牙出血不止者，用之神效。
蒲黄炭研极细末。

牛黄口疳丹

专治口疳、舌疳、喉疳、牙疳岩等症。
牛黄　梅片　朱砂　硼砂各一钱　枪硝一钱五分　雄黄　青黛　黄连　黄柏各八钱
共为细末。

金枣丹

专治走马牙疳，穿腮落齿，臭秽不堪者。
红枣一枚，去核，纳白信如黄豆大一粒，煅存性
研极细末，加梅片少许，搽之甚效也。

雄枣丹

专治走马牙疳腐烂，臭秽渗血者，用之。
红枣一枚，去核，纳雄黄豆大一粒，煅存性
研极细末，加梅片少许。

咽喉夺命丹

珍珠粉六分　金果榄二钱　真京墨六分　川郁金二钱　琥珀六分　甜葶苈二钱　真金箔六分　血竭二钱　朱砂二钱　麝香三分　煅中白五分　天竺黄二钱　顶沉香二钱　西黄六分　苦甘草三钱　人指甲六分　川贝母三钱　真熊胆六分　梅片五分　玳瑁七分
上药二十味，研细末，用麻油、钩藤、薄荷、新会皮各一两，煎胶，用元米饭一撮，打和捣匀为丸，重一钱，朱砂为衣，用蜡壳收置。极重喉症含之立愈。诚喉科之宝也。

立马回疔丹

专治疔疮初期，顶不高突，根脚不收者，用之。
朱砂二钱　雄黄二钱　蟾酥一钱　脑砂一钱　白丁香一钱　轻粉一钱　麝香五分　蜈蚣一条　乳香六分　白信五分
诸药共研细末，糊条如药线粗，疔疮用针挑破，以此丹一粒，插入孔中，太乙膏盖之，拔去脓血疔根也。

八宝月华丹

专治眼科要药，亦可治痔疮湿热，乳癣亦可敷掺。

浮水甘石一两　羌活　荆芥　防风　细辛　薄荷　麻黄　白芷　赤芍　大黄　黄芩　黄柏　当归　木贼草　龙胆草　密蒙花　蝉衣　蔓荆子　甘菊花各等分一钱，共煎汁

将甘石煅透，倾入令干，再用川连五分，煎汁煅于前法，研极细末，加朱砂三钱，每一钱加梅片一分

黑灵丹

专治清热消肿。

橄榄核灰煅存性，一两　梅片二分

研细末。

三仙丹

升药三分　橄榄核灰三分　梅片一分

研细末。

八宝化毒丹

专治下疳结毒，腐烂等症，并能生肌收口。

西黄五分　珍珠一钱　甘中黄三钱　琥珀二钱　朱砂三钱　中白三钱　滴乳石五钱　梅片五片

研细末，掺之神效。亦可内服，土茯苓汤送下最佳也。

五宝丹

专治杨梅结毒，筋骨疼，口臭腐烂等症。可外掺敷，亦可内服，神效。

滴水石三钱　琥珀二钱　辰砂二钱　珍珠五分　梅片二分

诸药共研极细末，加炒飞面五分。每服五分，土茯苓汤送下，屡试屡效。

保赤丹

专治肺风疾喘之症。

甘遂末三钱　朱砂一钱　熟石膏三钱

诸药共研细末，和透，将开水一碗，用麻油滴在水面，以药末分许滴麻油上，即成丸流下。成丸服一粒，开水送下。

普济解疫丹

专治温邪，温热、暑温、湿温、时疫，邪在气分，发热倦怠，胸闷腹胀，肢酸咽肿，斑疹身黄，颐肿口渴，溺赤便秘，吐泻疟痢，淋浊疮疡等症。但看病人舌苔淡白，或厚腻，或干黄，是暑热，热疫之邪，当在气分，悉以此丹治之效。每服三钱，开水化服，日服两次，或用代茶。

鲜生地一两八钱，捣汁　板蓝根一两　天花粉四钱　金银花一两六钱　淡豆豉八钱　红紫草四钱　粪清一两，即金汁　京元参七钱　连翘一两

诸药共晒为末，切忌火炒，研细，以犀角、地黄汁、粪清，和捣泛丸，切勿加蜜。

保心丹

粒珍珠一两　石蟹眼一两　生蟹爪三两　元珊瑚一两　煅鹿角二两　龙涎香二钱，后入　老琥珀一两　抚川芎二两

上药八味，研极细末，用浓汁粥汤，玫瑰花露为丸，再以真金箔为衣，极要仔细为妙。

止带神丹

专治赤白带下，诸治不效者，空心用米饮送下二三钱即愈。永不再发，屡试屡效也。

活贯众二斤，炮去花萼，醋煮，研末，糊为丸。

猪羊头风神丹

专治猪羊痫风，发则跌仆，口吐白沫，声作六畜音，服此方两料除根，永不复发，神效无比，每服八分，陈酒送下。

线鱼胶五两　胆矾六钱　飞朱砂七钱　胆星一两

诸药共研细末。

遗精仙丹

治遗精梦泄如神。此丹三服，永传妙宝，万试万应。

胡桃肉十个　黄雀六只　背北罗汉松毛一两　鸽蛋十二个　朱砂六分　白蜜三两

共研细末，捣和为丸。

伤科紫金丹

专治跌打损伤，筋损断骨，瘀血流注，一切重伤，及腰脚胁肋腿足疼痛，属血瘀气阻者，以陈酒化服一丸，神效。

公丁香　乳香　没药　枳壳　延胡　青皮　血竭　儿茶各二钱　当归　血余各四两

诸药共研细末，用蜜为丸，如弹子大，五分重。

接骨神方

专治跌打损伤，筋断骨碎，周身筋骨疼痛难忍，服之功能接骨续筋，活瘀定痛，诚伤科之宝丹也。每服一钱，伤重者，三服定愈。

古铜钱醋炙，五钱　骨碎补三钱　自然铜三钱　制乳没各三钱　土鳖虫三钱　生半夏酒炒，二钱　顶朱竭二钱　元麝香一钱

诸药共研细末。

一粒金丹

怀山药十两　花粉十两　茯苓十两　吗啡为衣

西洋拾宝丹

专治跌损打伤，瘀血停滞，遍身疼痛，服之神效。

血竭一钱五分　雄黄四钱　归尾一两　红花四钱　儿茶三分　梅片一分　辰砂一钱五分乳没各一钱　象皮一钱五分

研末，二敷二服。

神仁丹

专治时行疫疠，寒热头痛，瘴气痧气，霍乱喉风，小儿急惊，男妇癫狂，及诸中毒，诸般血痛疽，蛇犬虫伤，内服外敷，功难殚述间，神乎其神之灵药也，轻则一服，重则二服，至重三服。小儿减半，温开水送下，无不立效。孕妇忌之。又不可与甘草药同进也。

时疫、寒热、痧气、霍乱、瘴气、喉风、小儿急惊、男妇癫狂、中毒、痈疽、头痛、呕吐、腹痛、转筋、厥逆、泄泻、痢疾、胸闷、气痛、疟疾、心烦、晕船、脑膜炎（西医名）、脊骨炎（西医名）。

以上诸症，均可治之，常常吸鼻，可避疫气，万勿轻视。

山慈菇二两　川文蛤去毛，二两　千金子去油，二两　红大戟一两　当门子一钱　梅片三钱　飞朱砂五钱　飞腰黄五钱　真荠粉四两　飞白矾五钱　薄荷精三钱　金刚经一卷

灵砂黑虎丹

此治杨梅疮愈后，头如破裂之状，筋骨拘挛，痛不可忍，或起冷痰泡，脓水淋漓，兼治阴结毒，一切湿疮，久延阴寒，不收口者，凡结毒顽疮，先服五宝丹或八宝丹，用此药收功，永远不发也。

金鼎白砒三钱，将砒用绿豆水煮过，入罐内，升五炷香取出，以白萝葡同煎过入药　煅寒水石三钱　百草霜三钱　金头蜈蚣煨，二条　大黑豆一百二十粒　梅片一分　元寸一分

上药共研末和匀，用红枣四两，煮熟去皮核，同捣为丸，如豌豆大，每服两丸。日二次，冷水或茶送下。服是药口眼胞肿，则药力到矣。缓一日再服。忌吃熟汤水，宜吃大荤，以免嘈杂。黑豆生用，冷水泡软去皮捣碎，如红枣肉丸，得起便罢，不可多用，加犀牛黄三钱，更妙也。

八宝红灵丹

杜字香一钱　老梅片二钱　飞辰砂一两二钱　硼砂六钱　金箔五十张　马牙硝一两　飞雄精六钱　青礞石四钱

白降丹 照《医宗金鉴》方

朱砂二钱　雄黄二钱　水银一两　硼砂五钱　火硝一两五钱　食盐一两五钱　白矾一两五钱　皂矾一两五钱

红升丹 照《医宗金鉴》方

朱砂五钱　雄黄五钱　水银一两　火硝四两　白矾一两　皂矾六钱

先将二矾火硝研碎，入大铜勺内，加火硝一小杯炖化，一干即起，研细，另将汞朱雄研细，至不见星为度。

白虎八宝丹

专治拔管。

瓷器碗粉五钱，煅透存性，五次为妙　白芷三钱　白蔹三钱　白及三钱　没药一钱　乳香一钱　降药二钱　梅片二分

研细末，用白及磨汁为药条，阴干插入疮内，其管三日即出，或放膏药上贴之。

疔毒上攻，鼻梁高肿，鼻撑已损，入暮立哑且痛，颧面阵阵烘热，肝阳内炽，宜清肝解毒。

羚羊片　丹皮　石膏　黄芩　花粉　元参　寒水石　山栀　大贝　川黄连　生甘草连翘壳

固精丹

川文蛤即五倍子，研末，专治遗精。用末二分，放于膏药上，贴在对脐中，立可见效。

止泻丹

专治一切暑湿，寒邪痧疫，肿痛泄泻，将此药末掺膏药上，对脐贴之。
公丁香　硫黄各六钱　京白川八钱　绿豆粉一两五钱
诸药共研细末。

加味五宝丹

犀黄五分　辰砂三钱　人中黄五钱　珍珠二钱　滴乳石四钱　炒飞面一两　冰片五钱　琥珀四钱
上药共研为极细末。

黑虎丹

清水全蝎七只　姜蚕七只　花蜘蛛七只　川甲片七片　元寸香四分　西黄四分　蜈蚣七条　磁石水飞，一钱五分
上药共研为细末，不黑加灯草灰一钱五分。

又方黑虎丹

元寸香五分　犀牛黄五分　蜈蚣六条　蜘蛛八对　姜蚕三钱，炒断丝　天龙四条，即口吐虫　穿山甲三钱　灯草灰一钱五分
均炒黑为细末。

吐血丹

真阿胶蛤粉炒，五钱　天冬去心，一两　川贝去心，五钱　茯苓五钱　大杏仁去皮尖，五钱
上药共研细末，加炼蜜为丸，如龙眼核大，不时噙化一丸，或加生甘草五钱尤妙。

治哮丸

豆豉一两　白信一钱
研细末，用饭三钱，糊为丸，如绿豆大，每服一粒，多者二粒。

肺风痰喘方

麻黄三钱　紫菀三钱　凤凰衣三钱

杂 方

肥疮药

专治肥疮漫湿及癫痫头等，即五美散料去石膏，加松香一两，共研极细末，用麻油调敷。

七仙条

专治一切疮毒阴疽，日久成漏，脓水淋漓不断，用此拔除瘘管甚效也。

白降丹　熟石膏　红升丹等分　梅片少许

诸药共研极细末，糊为条，阴干听用。或加乳没药、血竭，照上等分，可止痛也。

制降药方

白马即火硝，二两　皂矾二两　生矾二两　食盐二两　活水银二两

制法自己酌夺。

耳疳药水 西医方

果酸化水素。

下疳药 西医方

海碘方二钱　辛养粉二钱　轻扫盆二钱

玉钥匙

专治一切喉证，肿痛白腐。

西瓜霜五钱　老硼砂五钱　炙姜蚕五分　朱砂六分　梅片五分

诸药研极细末。

金不换

此药功效尤胜，并治疫喉，生肌长肉，屡试屡效。

即前方加人中白（火煅）三钱，青黛三钱，西黄三分，珍珠三分。

吹喉结毒灵药

真灵药五钱　人中白一钱
研细末。

过街笑

专治风火牙痛等症。
真月石　老青盐　火硝各二钱　加梅片二分
研细末。

喉科回春锭

专治喉风急闭，痰如潮涌，命在顷刻者。
牙皂一百四十条，煨，切片，细末　延胡索三两　青黛一钱二分　麝香一钱
诸药研极细末和匀，用大麦粉煮成浆，杵拌打成锭，每块重三分，觅干收入瓷瓶，无令泄气。每服一块，重证加服，用冷水磨汁，将冷开水冲服。不论喉痧、烂喉、单双乳蛾，诸险等症，立即见效。如遇牙关紧闭，即从鼻管入，即开，再服立效。再有斑痧症，不能发出者，服之即效。兼治小儿惊风，虽平常而应验甚速，幸勿轻视。如用萝菔汁冲服更妙也。

丁氏走马牙疳方

金枣丹　雄枣丹各一钱　中白散　冰硼砂各一钱　川连此味可去，七分　梅片三分　加上西黄二分
诸药共研细末。此药专治齿龈腐烂，穿腮落齿，鼻秽难嗅，疼痛不堪等症，用此药吹之可愈。

神效托药方

专治走马牙疳，满口糜烂，以此药托于足心，神效也。
川黄连　川黄柏　锦大黄各三分　木鳖子三分　生半夏三分　香附三分　麝香五厘　梅片二分
诸药共研细末，用鸡蛋清调涂足心，一周时去之立愈。

酥科

专治疮疡疔毒，顶不高突，根脚不收，焮肿走黄，精神不爽，时或昏闷，兼治痈疽大毒，麻木疼痛，用此内服外敷神效也。

杜蟾酥四钱　雄黄四钱　乳香三钱　没药三钱　枯矾三钱　铜绿三钱　寒水石三钱　胆矾三钱　麝香三钱　轻粉五分　蜗牛三十个　朱砂三钱

诸药共研细末秤准，将蜗牛捣烂，入药候干，研细听用。

离宫锭

专治疔毒肿痛，一切皮肉不变漫肿无头。

真血竭三钱　杜酥三钱　胆矾三钱　麝香一钱五分　京墨一两　朱砂二钱

冷水和成锭，水磨调敷涂效。

神效疗药方

专治疔疮，不论未溃已溃及走黄等症，均皆神效。

用败龟一只倒挂在檐前朝风干，百日后，择天医日，阴阳瓦上炙灰，每龟灰一钱，腰黄一钱，西黄五分。

共研极细末，收瓶内，凡遇疔疮，先当刺去恶血，再上此药，和梅片末同菜油搽掺于疮口，外以纸盖之，神效无比。此方紧要难得，可秘之宝也。

结毒灵药

专治结毒腐烂，用之神效。

活水银一两　朱砂三钱　硫黄三钱　雄黄三钱

诸药共研细末，入阳成罐内，泥固铁盏，紧封口，其火候俱按红升丹之炼法。炼毕，次日取出。盏底有灵药一两，大约五六钱为佳。

治疳结毒灵药

专治寻常结毒。

灵药五钱　扫盆一钱

新合犀黄八宝

治下疳腐烂等症。

犀牛黄二分　琥珀屑五分　凤衣散一钱　海浮散五钱　下疳珍珠散料一钱　月华丹一钱　蚌粉一钱　梅片二分

截疟饼

专治一切大小疟疾，经久不止者，以此饼放于布膏药上，贴男左女右胁下软肉处，或眉心正中，一周时起泡即去之。妙在外治，最属神效无比。

明雄黄三分　人言三分　辰砂三分

专治吐血奇方

鲜藕一斤，切片　秋犁一只，去梗　柿饼一个，去蒂　红枣一枚，去核　白茅根一两　荷叶一角

上药六味，每逢发病，服药二至四日，永不复发。

疥疮药方

蛇床子五钱　大风子一两　巴豆肉一两　水银五钱　白川椒一钱　洋樟二钱　白明矾七钱　顶血竭二钱　蜡烛油四钱　猪油一两　油桃肉五枚

诸药共研细末，用猪油烛油，烊化作饼七块，作丸擦胸心。

牙痛搽药方

细辛一分　滑石四分　青盐二分　梅片五分
研末搽擦痛处。

紫金锭

山慈菇二两　川文蛤破，洗净，即五倍子，槌，二两　红大戟一两　当门子三钱　千金子霜二两　明雄黄五钱

诸药共研细末，用糊成锭，磨汁敷患处。

消核锭

专治瘰疬痰核等症。
山慈菇二两　原寸香二分
共研细末，用糯米浆打糊成锭，以醋磨涂。

癣药酒方

苦参子一两　木通一两　方八一两　洋樟一两　百部一两　槟榔一两　申姜一两　花椒一两　龙衣一两　土槿皮一两　白及一两　班毛一两
用高粱酒三斤浸之。

升药方

活水银一两　白矾一两　火硝一两
自作主意成药也。

降药方

水银一两五钱　朱砂三钱　皂矾一两五钱　月石五钱　火硝一两五钱　雄黄三钱　明矾一两五钱　私盐一两五钱
炼法自作主意。此丹炼胎，切切当心，成胎以后，冷定可升。

浸梅子法治喉科要药

薄荷　牛蒡子　银花　大贝母各五钱　姜蚕　元参各四钱　生甘草三钱　马勃二钱　梅片四分
共煎汁去渣，以梅子浸入，蜒蚰虫若干条，加盐少许，以汁晒干为度。

疗螺痧方

此方警备队司令陈煦亮传，或服，或吹鼻孔，小儿减半。
牙皂二钱五分　朱砂二钱五分　桔梗二钱　木香二钱　贯众二钱　明雄二钱　藿香二钱　广皮二钱　甘草二钱　薄荷二钱　细辛二钱　防风二钱　白芷二钱　玉金二钱　枯矾二钱　元寸一钱

去翳眼药

专治去翳退星。
大濂珠乳煅，五分　犀黄三分　当门子三分　琥珀一钱　真雄胆五分　金精石一钱，煅飞　石燕一钱，煅飞　石粗一钱，煅飞　玄精石一钱，煅飞　浮水甘石三钱　银精石一钱，煅飞　梅片三分
研极细末和透。

一笔消飞方 此方已入散

专治湿热诸疮，耳内出脓，耳痒，以此散吹之，立见效验。
海螵蛸三两　飞朱砂　梅片各等分为末
或香油调敷耳外，亦可愈也。

一笔消

专治痈疽发背，诸疔恶疮，一切无名肿毒症。用米醋磨敷患处立消。

立川军—两　蟾酥　明矾各三钱　原寸二分　乳香　没药各二钱　藤黄　雄黄各五钱

共研末，用蜗牛四十九只，打烂成锭。

神仁丹 见丹方部

专治时行疫疠，寒热头痛，瘴气痧气，霍乱风，小儿急惊，男妇癫狂及诸中毒，诸般血痈疽，蛇犬虫伤，内服外敷，功难殚述间，神乎其神之灵药也。轻则一服，重则二服，至重三服，小儿减半，温开水送下，无不立效。孕妇忌之。又不可与甘草同进也。

时疫、寒热、痧气、霍乱、瘴气、喉风、小儿急惊、男妇癫狂、中毒、痈疽、头痛、呕吐、腹痛、转筋、厥逆、泄泻、痢疾、胸闷、气痛、疟疾、心烦、晕船、脑膜炎（西医名）、脊骨炎（西医名）。

以上等症，均可治之，常常吸鼻，可避疫气，万勿轻视之。

山慈菇二两　川文蛤去毛，二两　千金子去油，二两　红大戟一两　当门子一钱　梅片三钱　飞朱砂五钱　飞腰黄五钱　真荞粉四两　飞白矾五钱　薄荷精三钱　金刚经一卷

专治黄病脱力神效灵方

专治劳伤过度，四肢乏力，面黄肌瘦，手足浮肿等症，多系穷苦农人，竭力耕种，乏资调理，日久必成痼疾。此方屡经效验，制送有年，无不见功。愿乐善者，合制送人，功德无量。

绿皂矾十斤，用镇江醋十斤，以文武火合煮锅中，无烟为度，用净末一百二十两　广陈皮三斤，炒，研末，用净末四十两　山楂三斤，炒，研，用净末，二十两　大麦去壳炒，研，用净末一斗　陈粳米炒，研，用净末，三升

上药五味，加黑枣十斤为丸，如梧桐子大，每日清晨，用温陈酒送下三钱，白酒开水作引，米汤不可用也，忌腥气面食。

秘制走马牙疳方

治一切痧发后牙疳，及走马牙疳，腐烂肿痛，臭秽不堪，甚至穿腮落齿者，将此药用桐油调搽，极为灵效。

大红枣八枚，用石白砒二分纳下，煅存性，须退大飞　真铜绿一钱　绿胆矾一钱　煅中白三钱　梅片八分　飞青黛一钱　真犀黄四分

研细末。

吐血方

此方无论何种吐血，皆可名验。

鲜蚕豆叶捣汁，与老陈酒暖暖冲服即止，不可轻视。

痧药方

真茅术三两　公丁香六钱　飞辰砂三两六钱　生甘草二两四钱　杜蟾酥九钱　飞雄黄三两六钱　杜子香三钱　麻黄三两六钱　锦大黄六两　明天麻三两六钱

诸药生晒为末。

马培之先生秘制吹药方

黄连　黄芩　黄柏　山栀　黄芪　薄荷　防风　荆芥　连翘　细辛　白芷　元参　川芎　羌活　独活　三奈　槟榔　川朴　苦参　甘草　木通　半夏　川乌　苍术　麻黄　赤芍　升麻　草乌　大黄　姜蚕　川膝　桔梗　射干　干葛　皂刺　车前　桑皮　加皮　牛蒡　骨皮　麦冬　杏仁　山豆　根生　地归　尾花　粉生　南星　银花　参山七　川槿皮以上药各一两　鲜车前子　紫背天葵草　骨牌草　金星草　五爪龙草　土牛膝草以上药各四两

用新缸一只，清水浸之，日晒夜露四十九日，如遇风雨阴晦之日，用盖盖之。晒露须补足日期；取起滤去渣，铜锅煎之，槐柳枝捣之，煎稠如糊，再加后药。

明雄黄五钱　青礞石童便煅七次　乳香去油　没药炙　熊胆焙　龙骨煅　元明粉血竭　石燕醋煅七次　海螵蛸纸包，焙　炉甘石童便煅七次　青黛上药各五分　枯矾　儿茶各一钱　轻粉　广丹水飞，各三分　月石七分　桑枝灰三钱

上为细末，入前药膏内和匀，做成小饼如指大，晒露七日夜，放地上以瓦盆盖之，一日翻一次，七日取起，置透风处阴干收藏瓦罐内，三个月方可用之。用之时为极细末，每饼二分，加后七味。

梅片　珍珠　珊瑚研，水飞，各四分　麝香二分　犀牛黄二分　轻粉一厘　月石二分

为细末和匀，宁收小瓶封口，勿泄气，每以铜吹筒吹药少许，吹患处，咽喉诸症，无不神效也。

马培之先生喉风秘方

蜗牛八两　青梅四十个，去核

同捣如泥，入瓷瓶内，松香封埋土中半年，即化为水。凡遇喉风喉闭，用水半酒杯，含于口内，头仰，令水入喉即开，极效。

钱氏损伤秘方

当归　防风　白芷　生南星各二两　红花一两八钱

用黄酒将各药在砂锅炒黄，共研极细末，加麝香二分和匀，瓷瓶收贮，勿使泄气。凡跌打损伤，有血者干敷，肿而未破者，烧酒调敷。内伤者，黄酒服一钱，立时止痛，虽急危重症，无不药到病除。

提药方

治诸毒不起，敷之立起。

藤黄三钱　红药一钱五分　麝香三分　蟾酥二钱　冰片五分　蓖麻子肉一两　雄黄三分

将蓖麻肉去皮，打如鱼冻水，入诸药打成膏，瓷罐收贮，勿令泄气。

麻药方

此系外科动刀针不痛之药。

香白芷二两　制半夏二两　川芎二两　木鳖去壳，依法炮制，二两　乌药二两　牙皂二两　当归二两　大茴香二两　紫金皮二两　木香五钱　川乌　草乌各一两，俱生用

共为细末，每服一钱，好酒调下，麻木不知疼痛。若人昏沉，用盐水引之即解。

又麻药方—名孙武散

荜拨一钱　肉桂一钱　胡椒一钱　生半夏一钱　乳香一钱　没药一钱　三七二钱　生川乌二钱　蟾酥二钱　丁香八分　生草乌二钱　花蕊石二钱五分　风茄子三钱　麝香少许　生南星一钱

共研细末，入瓷瓶内备用。

刀伤药方

赤石脂八两　制乳香一两　飞石膏八两　制没药一两　飞红丹八钱

共研细末。

八宝水眼药方

飞甘石一两　水飞海螵蛸四钱　蕤仁霜三钱　地力粉五钱　水飞辰砂一钱　水飞东丹三钱　月石三钱　冰片一钱　麝香四分　八宝丹一分

保产方

蜜炙黄芪一两　西党参四钱　大川芎一钱　白茯神二钱　大熟地五钱　白芍一钱　当归身四钱　醋炙龟板四钱　甘杞子四钱

神效水眼药方治诸般目疾

羊脑炉甘石用童便浸，春五日，夏三，秋七，冬十，取出略打碎，用破瓦片盛于火盆内，煅二次，漂净焙干，十两　辰砂研细，水飞，四两　山东黄丹水飞，焙干，十两　麝香研细末，三钱　海螵蛸去衣，研碎，水浸漂净，焙干，十两　硼砂研细末，二两　乳香去油，研细，四两　没药熨去油，研末，四两

上药共研细末，直研至无声为度，秤准不可多少，每药末九两，炼上好白蜜一斤，调成膏子，其蜜要绢帕滤三次，其蜜虽要炼三次，可以不必滴水成珠，总是熬化滤过而已，合就用瓷罐收贮。蜡封，过二月方可用。愈久愈佳，经验方也。

糠痰方

专治瘰痰核症
生鸭蛋一个，以黑丑二十粒，放在鸭蛋内，置饭锅上蒸之，以黑丑去之，以蛋服之。

笔字药

升药一钱　降药一钱　甘石二钱　硇砂二分

神效痛风方

生黄芪二两　鲜首乌一两　羌独活各二钱　松节三两　青防风五钱　大熟地二两　嫩桑枝一两五钱　生白术一两　全当归一两五钱　陈广皮五钱　怀牛膝一两　熟附块五钱　大川芎五钱　陈木瓜六钱　海风藤一两　延胡索五钱　生甘草四钱　五加皮六钱　虎胫骨一两　威灵仙六钱　寻骨风六钱　红枣四钱　西秦艽一两　制香附一两　陈福珍酒五斤　西藏红花四钱

保产催生原方

熟地一两　潞党参四钱　枸杞子四钱　川芎一钱　云茯苓三钱　净龟板四钱　当归四钱上绵芪蜜制，一两　炒白芍一钱
照方连服二三剂。

传方 此方不可经阴人之手

黄梅之时，有濡米上，小青背田鸡数只，与元寸香数分，随身藏干。能治小儿走马牙疳，屡试屡验。

青背田鸡五只　金枣丹四分　人中白三分　元寸香一分　雄枣丹三分　犀黄三分　梅片三分

秘方

专治杨梅结毒，或久不痊，或下疳腐烂，或杨梅起始。照此方服之可愈也，屡试屡效。

衔罢鱼与鲜遗粮露，同吞，服之即愈。

秘方 此方饮杨梅疯神效

活粫口罢数十只，熬膏，与高粱酒运耴，大约一斤用膏四两，调透服之。

专治筋骨疼痛，或五劳七伤，或痛风，或骨节麻疼各等症，服之神效。

蜒蚰梅子

用梅子一斤，大约蜒蚰百个，一层梅子，一层蜒蚰，安好放太阳晒干。

此方专治喉痛，或喉闭，或喉蛾，或喉痧等症，服之神效。

治膨胀草方 此方已录丸药类

黄牛粪　六神曲

将黄牛粪晒干，瓦上炙灰存性，同六神曲末清水泛丸。每服四钱，开水送下。

汗癍药

汗癍一症，气虚血热之人最多。如湿热亦起汗癍，初则一二点，渐渐化大，速将此方药用米汤调搽即退如神。

密陀僧　制硫黄各一钱　梅片一分

烧酒调搽为妙。

经验烫伤药

专治不论水火烫伤，皮脱肉烂，疼痛不堪，以此药用菜油调敷，止痛即好，经验如神。

炙龟板三两　蝉衣三两　生军三两　荞麦三两
共为细末。

消横痃鱼口便毒神效丹方

用活蟾一只，破腹去皮，将蟾与葱同捣烂敷毒上，外以蟾皮盖之，其毒二三日即消。真妙方也。再加蟾酥散一钱更好。

胶红饮

治妇人迈年骤然血海大崩不止，名曰倒经，速投此方一剂立止。其犹发热，再以六安茶叶三钱煎服一次，身热即退，后用六君子汤加当归、白芍，调理而安。
陈阿胶米粉拌炒，五钱　全当归一两　西红花八钱　冬瓜子五钱
上药以天泉煎之，服更妙。

新制眼药方

飞甘石五钱　西瓜霜五分　飞东丹一钱二分　蕤仁霜一钱二分　地力粉二钱五分　梅片七分　月石一钱五分　飞辰砂七分　麝香一分二厘
诸药共研细末，用瓶收贮。

秘制甘制半夏法

白矾五斤　皮硝十斤　提半夏十斤　陈石灰十斤
先将石灰用滚水泡化，俟温投半夏，日晒夜露，频搅之七日取出，换清水浸三日，取出晒干，再用白矾五斤，皮硝十斤，滚水泡化，候温投半夏如前法，晒干，再用利法。
生甘草四两　薄荷四两　广木香四两　青皮三两　川芎三两　茯苓四两　广皮一两　枳壳三两　五味子三两　鲜生姜十斤
上十味滚水泡化，俟温投半夏，浸十四天，日晒夜露，频频扰之。期满后，捡出半夏，将余药煎浓，去渣澄清，以姜汁煮半夏，晒干磨为细末，再加上猛桂三两，阳春砂仁三两，上沉香三两，连翘二两，老紫蔻三两，母丁香三两。

制降药

生矾二两　皂矾二两　食盐二两　活水银二两　白马二两

痔疮漏管

白丁香一只

放管内，其管自出。

烂脚方 验过多人

密陀僧一钱　白蜡一钱　炉甘石一钱　冰片一钱　铜绿一钱

上药用雄鸡油和药内，打浓为数饼，贴烂处，以油纸封面，一次痊愈。

陈氏胈窠疮药

蛇床子　大枫子　松香　枯矾各一两　黄丹　大黄各五钱　轻粉三钱

上药麻油调搽，烂者干搽之。

陈氏一扫光

苦参　黄柏各一斤　烟膏一斤　木鳖肉三两　蛇床子　花椒　明矾　枯矾　硫黄　枫子肉　樟冰　水银　轻粉各三两　白砒五钱

上药共研末，用熟猪油二斤四两，化开入药为丸，如龙眼大。用时搽擦疮上，二次即愈。

眼癣药

真胆矾一钱　川郁金二钱　制甘石一两　铅粉一钱

上药共为细末，用鸡子油调，加煅月石一钱。

灵验疥疮药饼

蛇床子　大枫子　蜡烛油各四钱　江子肉一钱五分　白川椒一钱　洋樟二钱　油桃肉五枚明矾七钱　血竭二钱　猪油一两

上药除猪油烛油，余皆研细末。再以猪油烛油烊化，乘温调药作七饼，每日一饼，贴扎胸前，逐日更换，用完即愈，扎手臂亦可。

火伤

陈桐油脚涂之立愈。

一切眼疾

小青皮一钱，早晚熏洗，七日见功。

龙虎癫狂神方

专治男女龙虎癫狂，无不效，能起废人为成才，真神方也

先服紫雪丹五分，用次方煎汤送下。

西角尖二钱　龙胆草三钱　胆星三钱　青礞石二两　天竺黄五钱　朱茯神三钱　陈皮二分　宋半夏二分　生石膏一两五钱　全蝎一对　活芦根一两五钱　石菖蒲一两五钱

接服方

服前药后，再接服此方，愈不复发

小川连七分　新会皮二分　竹黄五分　宋半夏二分　龙胆草五钱　朱茯神三钱　胆星三钱　大川芎二分　活芦根一两五钱　全蝎一对　石菖蒲一两五钱　青礞石二两

此药水曾经治愈多人，药性和平。专治神经错乱，痰迷心窍，文武痴癫。每日服三次，每次一匙，食前服，中西药房配药。

五虎神效膏药方

此膏治一切无名肿毒，及搭背对口，大小痛疖，未成即消，已成即敛，尚能收口，均可见效或头风痛，亦可立愈。

蜈蚣六钱　生军六钱　川乌六钱　全蝎六钱　苦杏仁六钱　白芍五钱　羌活五钱　苏合香五钱　黄芪五钱　元参五钱　草节五钱　皂角五钱　白及八钱　赤芍八钱　连翘八钱　独活五钱　生地八钱　乌药八钱　白蔹八钱　乳香八钱　官桂八钱　当归八钱　木鳖八钱　苦参八钱　没药八钱，去油净　蛇蜕三钱　血酥一两　蜂房四两，有子最好　活大蟾蜍两只，小者加一只

外加桃、柳、槐、果、枣五种树枝各八钱，用真正好净麻油十一斤，再加红丹收膏为佳。

黄病丸

专治脱力劳伤过度，四肢乏力，面黄肌瘦，手足浮肿等症，多系穷苦农人，竭力耕种，乏资调养，久必成痼疾，此方屡见效验。

绿皂矾十斤，用镇江醋十斤，以文武火合煮，锅中无烟为度，用净末一百二十两　广陈皮三斤，炒研，用净末四十两　山楂三斤，炒研，用净末二十两　大麦去壳，炒研，用净末一斗　陈粳米陈者为妙，炒研，用净末三升

失音验方

百合一枚　诃子三钱　薏米三钱　杏仁四钱　百菜煎三钱　炙草五分

上药生晒研末，用鸡蛋清和百合捣烂为丸，如桐子大。临卧服十丸。

痧气散

降香四钱　细辛四钱　荆芥四钱　广郁金二钱

共研细末，每服二钱。

专治一切跌打损伤末酒方

麝香五钱　栀子四钱　车前子四钱　七厘散四钱　石蟹一对　没药四钱　瓦楞子四钱　生南星四钱　穿山甲一对　木瓜四钱　白麻子四钱　五加皮四钱　当归四钱　玄胡索四钱　自然铜四钱　桃仁四钱　红花三钱　生草乌四钱　川牛膝四钱　青盐四钱　乳香四钱　生川乌四钱　广三七四钱　刘寄奴四钱

以上各味，研极细末，用陈酒醋浸入瓷瓶内，用盖盖好，如遇跌打损伤，以此药擦患处，切勿入口。

吐血方

马兰头根四两　枸杞头根四两　白茅根四两　扁柏四两

四味煎汤去滓，用南枣一斤煎干，每次吃二只。

外症药加细料

月华丹　料五钱，加梅片五分、朱砂一钱五分。

九黄丹　料八钱，加梅片一分。

八将丹　料五钱，加元寸七厘、梅片一分。

十将丹　料五钱，加元寸六厘、梅片一分。

牛黄疳丹　料五钱，加牛黄一分、梅片一分五厘。

九宝丹　料四钱，加梅片一分。

补王丹　麦饭石四钱、短鹿角四钱、白蔹粉二分。

平安散　料三钱，加元寸五厘、枪硝三分、梅片八厘。

玉钥匙　料一两，加梅片四分。

冰硼散　料二两，加梅片四分。

中白散　料五钱，加梅片一分。

金石换　料五钱，加珠粉一分、西黄一分、梅片一分五厘。

柳花散　料五钱，加梅片一分。

酥科　料三钱，加元寸二分、乳香六分、没药六分。

下疳珍珠散　料九钱，加珠粉一钱。

桂射散　料五钱，加元寸六厘、梅片四厘。

八宝化毒丹　料一两七钱，加珠粉五分、梅片八分。

蟾酥散　料七钱六分，加元寸一分。

凤衣散　料四钱，加梅片二分。

银青散　料二钱，加梅片一分。

异功散　料二钱四分，加元寸一分、梅片一分。

　　去翳眼药　料三钱，加珍珠粉一分八厘、西黄一分八厘、熊胆一分八厘、麝香一分、梅片一分。

　　先天青龙丹　料四钱，加梅片一分五厘。

　　九仙丹　料升药一钱、熟石膏九钱。

　　硇砂散　料三钱五分，加元寸二分、梅片二分。

　　黑虎丹　料一两，加麝香五分、西黄五分。

　　黑灵丹　料橄榄核灰一两，加梅片二分。

　　二味败毒　料明矾、雄黄等分为末。

　　黛鹅黄散　料六一散三两，加解毒丹三两。

　　转五宝丹　料升药一钱、熟石膏五钱。

　　三仙丹　料升药三钱、熟石膏九钱。

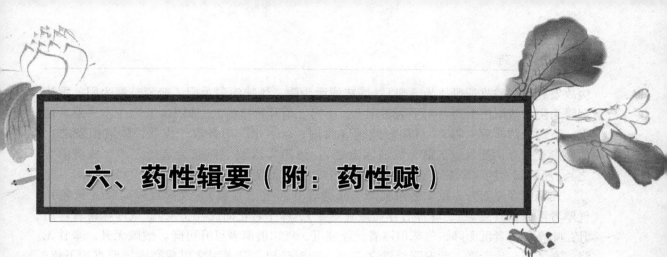

六、药性辑要（附：药性赋）

药性辑要凡例

一、良医用药首在辨性，非经熟读，临时茫如。然药品既多，又无文义，读者苦之。《雷公药性赋》善矣，而未免太简。惟李先生士材编为骈体，便于诵读，诱掖后学，称便捷焉。故是编一以是书为主。

二、李氏原本，药品主治漏载尚多，然过事兼收，亦滋淆杂，兹以《神农本经》为主，以《本草从新》为辅，择其尤要，审慎补入，特加增补二字以示区别。

三、是编虽有补入，而与李氏原本概仍其旧。惟原注有从删节者，固以限于篇幅，亦以竟委穷源，自有他书足资考证。至药品之气味与气味之所入，编成排句。药品之忌用，则于原注外，兼采《本草从新》以为临时之审酌。

四、增补之句仿作骈语，以照一律，并鉴古人音声迭代之说。庶几诵读允谐。

五、李氏原本所录凡四百二十有余，兹沿之分为上、下两卷。惟世所常用之品，虽有因类补入者，而遗漏尚多，仍当再据《本草从新》续补一卷，以免遗珠之憾。

六、是书注释之增补，概从《本草纲目》《本草从新》引入。间有一得，未取混珠。惟泽周智愧挈瓶，终虞鲜当。海内宏达触类指讹，俾成完书，尤所厚望者也。

民国六年一月孟河丁泽周甘仁甫志于上海之思补山房

药性总义

凡酸属木入肝，苦属火入心，甘属土入脾，辛属金入肺，咸属水入肾，此五味之义也。

凡青属木入肝，赤属火入心，黄属土入脾，白属金入肺，黑属水入肾，此五色之义也。

凡酸者能涩能收，苦者能泻能燥能坚，甘者能补能和能缓，辛者能散能润能横行，咸者能下能软坚，淡者能利窍能渗泄，此五味之用也。

凡寒热温凉，气也。酸苦甘辛咸淡，味也。气为阳，味为阴（气无形而升故为阳，味有质而降故为阴）。气厚者为纯阳，薄为阳中之阴。味厚者为纯阴，薄为阴中之阳。气薄则发泄，厚则发热（阳气上行，故气薄者能泄于表，厚者能发热）。味厚则泄，薄则通（阴味下行，故味厚者能泄于下，薄者能通利）。辛甘发散为阳，酸苦涌泄为阴（辛散甘缓故发肌表，酸收苦泄故为涌泄）。咸味涌泄为阴，淡味渗湿为阳。轻清升浮为阳，重浊沉降为阴。清阳出上窍（本乎天者亲上，上窍七谓耳目口鼻），浊阴出下窍（本乎地者谓下，下窍二谓前后二阴）。清阳发腠理（腠理，肌表也。阳升散于皮肤，故清阳发之），浊阴走五脏（阴受气于五脏，故浊阴走之）；清阳实四肢（四肢为诸阳之本，故清阳实之），浊阴归六腑（六腑传化水谷，故浊阴归之）。此阴阳之义也。

凡轻虚者浮而升，重实者沉而降。味薄者升而生（春象），气薄者降而收（秋象），气厚者浮而长（夏象），味厚者浮而藏（冬象），味平者化而成（土象）。气厚味薄者浮而升，味厚气薄者沉而降，气味俱厚者能浮能沉，气味俱薄者可升可降。酸咸无升，辛甘无降，寒无浮，热无降。此升降浮沉之义也（李时珍曰：升者引之以咸寒则沉而直达下焦，沉者引之以酒则浮而上至巅顶。一物之中有根升梢降生升熟降者，是升降在物亦在人也。凡根之在土中者，半身以上则上升，半身以下则下降。虽一药而根梢各别，用之或差，服亦无效）。

凡质之轻者上入心肺，重者下入肝肾，中空者发表，内实者攻里，为枝者达四肢，为皮者达皮肤，为心、为干者内行脏腑。枯燥者入气分，润泽者入血分。此上下内外各以其类相从也。

凡色青味酸气臊（臊为木气所化）性属木者，皆入足厥阴肝、足少阳胆经（肝与胆相表里，胆为甲木，肝为乙木）；色赤味苦气焦（焦为火气所化）性属火者，皆入手少阴心、手太阳小肠经（心与小肠相表里，小肠为丙火，心为丁火）；色黄味甘气香（香为土气所化）性属土者，皆入足太阴脾、足阳明胃经（脾与胃相表里，胃为戊土，脾为己土）；色白味辛气腥（腥为金气所化）性属金者，皆入手太阴肺、手阳明大肠经（肺与大肠相表里，大肠为庚金，肺为辛金）；色黑味咸气腐（腐为水气所化）性属水者，皆入足少阴肾、足太阳膀胱经（肾与膀胱相表里，膀胱为壬水，肾为癸水。凡一脏配一腑，腑皆属阳，故为甲丙戊庚壬；脏皆属阴，故为乙丁己辛癸也）。十二经中惟手厥阴心包络、手少阳三焦经无所主，其经通于足厥阴、少阳。厥阴主血，诸药入厥阴血分者并入心包络。少阳主气，诸药入胆经气分者并入三焦。命门相火散行于胆、三焦、心包络，故入命门者并入三焦。此诸药入诸经之部分。

人之五脏应五行，金木水火土，子母相生。《经》曰：虚则补其母，实则泻其子。又曰子能令母实。如肾为肝母，心为肝子，故入肝者并入肾与心；肝为心母，脾为心子，故入心者并入肝与脾；心为脾母，肺为脾子，故入脾者并入心与肺；脾为肺母，肾为肺子，故入肺者并入脾与肾；肺为肾母，肝为肾子，故入肾者并入肺与肝。此五行相生，子母相应之义也。

凡药各有形性气质，其入诸经，有因形相类者（如连翘似心而入心，荔枝核似睾丸而入肾之类），有因性相从者（如润者走血分，燥者入气分，本乎天者亲上，本乎地者亲下之类），有因气相求者（如气香入脾，气焦入心之类），有因质相同者（如头入头，干入身，枝入肢，皮行皮。又如红花、苏木，汁似血而入血之类），自然之理，可以意得也。

有相须者，同类不可离也（如黄柏、知母、补骨脂、胡桃之类）。为使者，我之佐使也。恶者，夺我之能也。畏者，受彼之制也。反者，两不可合也。杀者，制彼之毒也。此异同之义也。

肝苦急，急食甘以缓之（肝为将军之官，其志怒，其气急，急则自伤，反为所苦，故宜食甘以缓之，则急者可平，柔能制刚也）。肝欲散，急食辛以散之。以辛补之，以酸泻之（木不宜郁，故欲以辛散之，顺其性者为补，逆其性者为泻。肝喜散而恶收，故辛为补，酸为泻）。心苦缓，急食酸以收之（心藏神，其志喜，喜则气缓而虚神散，故宜食酸以收之）。心欲软，急食咸以软之。用咸补之，以甘泻之（心火太过则为躁越，故急宜食咸以软之。盖咸从水化能相济也。心欲软，故以咸软为补，心苦缓，故以甘缓为泻）。脾苦湿，急食苦以燥之（脾以运化水谷、制水为事，湿胜则反伤脾土，故宜食苦以燥之）。脾欲缓，急食甘以缓之。用苦泻之，以甘补之（脾贵冲和温厚，其性欲缓，故宜食甘以缓之。脾喜甘而恶苦，故苦为泻而甘为补也）。肺苦气上逆，急食苦以泄之（肺主气，行治节之令。气病则上逆于肺，故宜急食苦以降泄）。肺欲收，急食酸以收之。用酸补之，以辛泻之（肺应秋气，主收敛，故宜食酸以收之。肺气宜聚不宜散，故酸收为补，辛散为泻）。肾苦燥，急食辛以润之。开腠理，致津液，通气也（肾为水脏，藏精者也。阴病者苦燥，故宜食辛以润之。盖辛从金，化水之母也。其能开腠理、致津液者，以辛能通气也。水中有真气，惟辛能达之，气至水亦至，故可以润肾之燥）。肾软坚，急食苦以坚之。用苦补之，以咸泻之（肾主闭藏，气贵周密，故肾欲坚。宜食苦以坚之也。苦能坚，故为补；咸能软，故为泻）。此五脏补泻之义也。

　　酸伤筋（酸走筋，过则伤筋而拘急），辛胜酸（辛为金味，故胜木之酸）。苦伤气（苦从火化故伤肺气，火克金也。又如阳气性升，苦味性降，气为苦遏则不能舒伸，故苦伤气），咸胜苦（咸为水味，故胜火之苦。按：气为苦所伤而用咸胜之，此自五行相制之理。若以辛助金而以甘泄苦，亦是捷法。盖气味以辛甘为阳，酸苦咸为阴。阴胜者，联之以阳；阳胜者，制之以阴。何非胜复之妙而其中宜否，则在乎用之权变尔）。甘伤肉，酸胜甘（酸为木味，故胜土之甘）。辛伤皮毛（辛能上气故伤皮毛），苦胜辛（苦为火味，故胜金之辛）。咸伤血（咸从水化故伤心血，水胜火也。食咸则渴，伤血可知），甘胜咸（甘为土味，故胜水之咸）。此五行相克之义也。

　　辛走气，气病无多食辛（《五味论》曰：多食之令人洞心。洞心，透心若空也）。咸走血，血病无多食咸（血得咸则凝结而不流。《五味论》曰：多食之令人渴）。苦走骨，骨病勿多食苦（苦性沉降，阴也。骨属肾，亦阴也。骨得苦则沉降，阴过盛骨重难举矣。《五味论》曰：多食之令人变呕）。甘走肉，肉病勿多食甘（甘能缓中，善生胀满。《五味论》曰：多食之令人悗心。悗心，心闷也）。酸走筋，筋病勿多食酸（酸能收缩，筋得酸则缩。《五味论》曰：多食之令人癃。癃，小便不利也）。此五病之所禁也。

　　多食咸则脉凝泣而变色（水能克火，故病在心之脉与色也。《五味论》曰：心病禁咸），多食苦则皮槁而毛拔（火能克金，故病在肺之皮毛也。《五味》篇曰：肺病禁苦），多食辛则筋急而爪枯（金能克木，故病在肝之筋爪也。《五味》篇曰：肝病禁辛），多食酸则肉胝䐃而唇揭（胝，皮厚也。手足胼胝之谓。木能克土，故病在脾之肉与唇也。《五味》篇曰：脾病禁酸），多食甘则骨痛而发落（土能克水，故病在肾之骨与发也。《五味》篇曰：肾病禁甘）。此五味之所伤也。

　　风淫于内，治以辛凉，佐以苦甘，以甘缓之，以辛散之（风为木气，金能胜之，故治以辛凉。过于辛，恐反伤其气，故佐以苦甘。苦胜辛，甘益气也。木性急，故以甘缓之；风邪胜，故以辛散之）。热淫于内，治以咸寒，佐以甘苦，以酸收之，以苦发之（热为火气，水能胜之，故治以咸寒，佐以甘苦。甘胜咸，所以防咸之过也。苦能泻，所以去热之实也。热盛于经而不敛者，以酸收之。热郁于内而不解者，以苦发之）。湿盛于内，治以苦热，佐以酸淡，以苦燥之，以淡泻之（湿为土气，燥能除之，故治以苦热。酸从木化，制土者也，故佐以酸淡。以苦燥之者，苦从火化也。以淡泄之者，淡能利窍也）。火淫于内，治以咸冷，佐以苦辛，以酸收之，以苦发之（火者，壮火也，故宜治以咸冷。苦能泄火，辛能散火，故用以为佐。酸收苦发，义与上文热淫同治）。燥淫于内，治以苦温，佐以甘辛，以苦下之（燥为金气，火能胜之，治以苦温。苦从火化也。佐以甘辛，木受金伤，以甘缓之。金之正味，以辛泻之也。燥结不通则邪实于内，故当以苦下之）。寒淫于内，治以甘热，佐以苦辛，以咸泻之，以辛润之，以苦坚之（寒为水气，土能制水，热能制寒，故治以甘热，甘从土化，热从火化也。佐以苦辛等，义如《藏气法时论》曰：肾苦燥，急食辛以润之。肾欲坚，急食苦以坚之，用苦补之，咸泻之也）。此六淫主治各有所宜也。

凡药须俟制焙毕，然后秤用，不得先秤。湿润药皆先增分两，燥乃秤之。

凡酒制升提，姜制温散，入盐走肾而软坚，用醋注肝而收敛。童便除劣性而降下，米泔去燥性而和中。乳润枯生血，蜜甘缓益元。陈壁土借土气以补中州，面煨曲制抑醋性勿伤上膈。黑豆甘草汤渍并解毒，致令平和；羊酥猪脂涂烧咸渗骨，容易脆断。去穰者免胀，去心者除烦，此制治各有所宜也。《本草》所谓黑豆、乌豆，皆黑大豆也。苏颂曰：紧小者为雄，入药尤佳。宗奭曰：小者力更佳。皆谓黑大豆之较小者，非世俗所称马料豆也。世俗所谓马料豆，即绿豆也。绿豆性温热，味涩劣，乃豆中之最下之品，以其野生，价最低贱，北方甚多，故喂马用之。盖凡豆皆可作马料，而莫有如此豆之价廉也。今药肆中煮何首乌不用黑大豆而用绿豆，甚谬。并有将煮过首乌之绿豆伪充淡豆豉，尤属可笑。市医每有以绿豆皮可用也，因时珍混注绿豆即小黑豆，以致后人多误。

用药有宜陈久者（收藏高燥处又必时常开着，不令微蛀），有宜精新者。如南星、半夏、麻黄、大黄、木贼、棕榈、芫花、槐花、荆芥、枳实、枳壳、橘皮、香栾、佛手柑、山茱萸、吴茱萸、燕窝、蛤蚧、糖壁土、秋石、金汁、石灰、米、麦、酒、酱、醋、茶、姜、芥、艾、墨、蒸饼、诸曲、诸胶之类，皆以陈久者为佳。或取其烈性灭，或取其火气脱也（凡煎阿胶、鹿胶等只宜微火令小沸，不得过七日。若日数多，火气太重。虽陈之至久，火气终不能脱，服之不惟无益，反致助火伤阴也。煎膏滋亦宜微火，并不可久煎。阴虚有火之人一应药饵、食物最忌煎炒，修合丸子宜将药切绝，薄片子蒸烂，熟捣为丸。若用火制焙，不但不能治病，反致发火伤阴，旧疾必更作也）。余则俱宜精新。若陈腐而欠鲜明，则气味不全，服之必无效。唐耿沛诗云：朽药误新方。正谓是也。此药品有新陈之不同，用之贵各得其宜也。

草 部

人参 味甘微寒，入于肺脾。

补气安神，除邪益智。疗心腹虚痛，除胸胁逆满。止消渴，破坚积。气壮而胃自开，气和而食自化。

人参无毒，茯苓为使，恶卤碱，反藜芦，畏五灵脂。产辽东宁古塔，色黄而微白，大而肥润者佳。

多用则宣通，少用反壅滞。

生地黄 味甘寒，入心、肝与脾、肾。

凉血补阴，去瘀生新，养筋骨，益气力，理胎产，主劳伤，通二便，治烦渴。心病而掌中热痛，脾病而痿躄贪眠。（增补）骨髓能填，肌肉可长。

地黄无毒，恶贝母，忌铜、铁、葱、蒜、萝卜诸品。黑而肥实者佳。

生地黄，性寒而润，胃虚食少，脾虚泻多，均在禁例，姜酒拌炒，则不妨胃。

按：生地黄即今之干地黄。

熟地黄 味、性、畏、忌与生地同。

滋肾水，封填骨髓，利血脉，补益真阴，久病余胫股酸痛，新产后脐腹急疼。

熟地黄用砂锅柳甑，衬以荷叶，将黄酒润生地，用缩砂仁粗末拌蒸，盖覆极密，文武火蒸半日取起，晒极干，如是九次，令中心透熟，纯黑乃佳。姜酒拌炒，则不泥膈。

天门冬 味甘寒，入肺与肾。

定喘定嗽，肺痿肺痈，是润燥之力也。益精益髓，消血消痰，非补阴之力欤。善杀三虫，能通二便。（增补）治伏尸以奏效，祛风湿而有功。

天门冬无毒，地黄、贝母为使，忌鲤鱼。去心用，取肥大明亮者酒蒸。

天门冬性寒而滑，若脾虚而泄泻恶食者，大非所宜，即有其证，亦勿轻投。

麦门冬 味甘微寒，入肺与心。

退肺中伏火，止渴益精，清心气惊烦，定血疗咳。（增补）心腹结气，伤中伤饥，是之取尔。胃络脉绝，羸瘦短气，无不宜焉。

麦门冬无毒，地黄、车前为使，恶款冬花，忌鲫鱼。肥白者佳。

麦门冬与天门冬功用相当，寒稍减，虚寒泄泻仍宜忌。

白术 甘温而苦，入脾、胃经。

健脾进食，消谷补中，化胃经痰水，理心下急满，利腰脐血结，祛周身湿痹。君枳实以消痞，佐黄芩以安胎。

白术无毒，防风为使，忌桃、李、青鱼。产於潜者佳。米泔水浸半日，土蒸切片，蜜水拌匀，止宜炒黄，炒焦则气味全失。

白术性温，凡阴虚燥渴，便闭滞下，肝肾筑筑有动气者，勿服。

苍术 辛温而苦，入于脾经。

燥湿消痰，发汗解郁。除山岚瘴气，弭灾沴恶疾。

苍术无毒，畏、恶同白术。产茅山者佳，泔浸蒸晒。

苍术补中逊白术，燥性过之。无湿者与燥结多汗者忌用。

甘草 甘平之味，入于脾经。

补脾以和中，润肺而疗痿，止泻退热，坚筋长肌，解一切毒，和一切药。梢：止茎中作痛。节：医肿毒诸疮。

甘草无毒，白术为使，反大戟、芫花、甘遂、海藻，恶远志，忌猪肉，令人阳痿。

甘草生用气平而泻火，炙用气温而补中。甘能作胀，中满者忌之，呕家酒家亦忌。大而结者良，出大同名粉草，细者名统草。

黄芪 味甘微温，入于脾、肺。

补肺气而实皮毛，敛汗托疮，解渴定喘；益胃气而去肤热，止泻生肌，补虚治痨。（恶）风（大）癫急需，痘（虚）疡（科）莫缺。（增补）疗五痔，散鼠瘘。小儿则百病咸宜，久败之疮疡尤要。

黄芪无毒，茯苓为使，恶龟甲、白鲜皮，畏防风。蜜炙透，形如箭竿者佳。绵软而嫩无丫枝。

黄芪实表，有表邪者勿用。助气，气实者勿用。肝气不和亦禁用，阴虚者宜少用，恐升气于表，而里愈虚耳。生用固表，炙用补中。

远志 味苦辛温，入于心、肾。

定心气，止惊益智；补肾气，强志益精。治皮肤中热，令耳目聪明。（增补）疗咳逆而愈伤中，补不足以除邪气。

远志无毒，畏珍珠、藜芦，杀附子毒。冷甘草汤浸透，去水焙干。山西白皮者良，山东黑皮者次之。

菖蒲 味辛温，入于心、脾。

宣五脏，耳聪目明；通九窍，心开智长。风寒湿痹宜求，咳逆上气莫缺，止小便利，理脓窠疮。（增补）能治疮痈，并温肠胃。

菖蒲无毒，秦艽为使，恶麻黄，忌饴糖、羊肉，勿犯铁器，令人吐逆，石生细而节密者佳。

阴血不足者禁之，精滑汗多者尤忌。

萎蕤 味甘平，入于脾、肺、肝、肾。

润肺而止嗽痰，补脾而去湿热，养肝而理眦伤泪出，益肾而去腰痛茎寒。（增补）治中风暴热，不能动摇；疗结肉跌筋，臻于和润。

萎蕤无毒，畏卤碱，蜜水拌蒸，去毛，或酒浸蒸用。

薯蓣 味甘平，入心、肾、脾。

益气长肌，安神退热，补脾除泻痢，补肾止遗精。

薯蓣无毒，一名山药，蒸透用。零余子：系山药藤上所结子，甘温，功用强于山药。

山药与面同食，不能益人。

薏苡仁 味甘微寒，入于脾、肺。

祛风湿，理脚气拘挛；保燥金，治痿痹咳嗽。泻痢不能缺也，水胀其可废乎？

薏仁无毒，洗净晒炒。

大便燥结，因寒转筋，及妊娠者并禁之。

木香 辛温之味，入肺、脾、肝。

平肝降气，郁可开而胎可安；健胃宽中，食可消而痢可止。何患乎鬼邪蛊毒，无忧于冷气心疼。（增补）地气腾则霖露降，梦寐少而魇寐除。

木香无毒，生用理气，煨熟止泻。番舶上来，形如枯骨，味苦粘舌者良。

石斛　味甘平，入胃与肾。

清胃生肌，逐皮肤虚热；强肾益精，疗脚膝痹弱。厚肠止泻，安神定惊。（增补）益阴也，而愈伤中；清肺也，则能下气。

石斛无毒，恶巴豆，畏僵蚕。酒浸酥拌蒸，光泽如金钗，股短中实、味甘者良。

虚而无火者，不得混用。

牛膝　味苦酸平，入肝与肾。

壮筋骨，利腰膝，除寒湿，解拘挛，益精强阴，通经堕胎，理膀胱气化迟难，引诸药下行甚捷。（增补）热伤以愈，火烂能完。

牛膝无毒，恶鳖甲，忌牛肉，酒蒸。出怀庆府，长大肥润者佳。

牛膝主用，多在肝肾下部，上焦药中勿入，气虚下陷，血崩不止者戒用。

芎䓖　辛温之味，入于肝经。

主头痛面风，泪出多涕，寒痹筋挛，去瘀生新，调经种子，长肉排脓。小者名抚芎，止痢且开郁。

芎䓖无毒，白芷为使，畏黄连。蜀产为川芎，秦产为西芎，江南为抚芎。以川产大块、里白不油、辛甘者良。

芎䓖性阳味辛，凡虚火上炎，呕吐咳逆者忌之。

当归　味甘辛温，入心、肝、脾。

去瘀生新，舒筋润肠，温中止心腹之痛，养营疗肢节之疼，外科排脓止痛，女科沥血崩中。（增补）煮汁允良，种子宜用。

当归无毒，畏菖蒲、海藻、生姜。酒洗去芦。川产力刚，善攻；秦产力柔，善补。以秦产头圆尾多肥润，名马尾当归者良。

当归善滑肠，泄泻者禁用。入吐血剂中，须醋炒之。

白芍药　味苦酸微寒，入肝、脾、肺。

敛肺而主胀逆喘咳、腠理不固；安脾而主中满腹痛、泻痢不和；制肝而主血热目疾、胁下作痛。（增补）气本苦平，功昭泄降，能治血痹坚积，何虞寒热疝瘕。苦平二字，从《神农本草》改正。

白芍药无毒，恶石斛、芒硝，畏鳖甲、小蓟及藜芦。煨熟酒焙。

赤芍药　酸寒之味，与白芍同。

专行恶血，兼利小肠。（增补）泻肝火，治血痹。腹痛胁痛，疝瘕坚积服之瘥；经闭肠风，痈肿目赤治之愈。

赤芍药无毒，虚者忌用。酒炒制其寒，妇人血分醋炒，下痢后重不炒。

五味子　味甘而酸，入于肺、肾，其中有核，苦咸辛温。

滋肾经不足之水，强阴涩精，除热解渴；收肺气耗散之金，疗咳定喘，敛汗固肠。

五味无毒，苁蓉为使，恶萎蕤。嗽药生用，补药微焙，北产紫黑者佳，南产色红而枯。若风寒在肺，宜南者。

惟风邪在表，痧疹初发，一切停饮，肺有实热，皆禁之。

丹参　味苦而寒，入于心经。

安神散结，益气养阴，去瘀血，生新血，安生胎，落死胎，胎前产后，带下崩中。（增补）固破瘕而除瘕，亦止烦而愈满。

丹参无毒，畏碱水，反藜芦。

丹参虽能补血，长于行血，妊娠无故勿服。《神农本草》谓其气平而降，信然。

沙参　味苦微寒，入太阴肺。

主寒热咳嗽，胸痹头痛，定心内惊烦，退皮间邪热。（增补）治火亢血结之恙，擅补中益肺之功。

沙参无毒，恶防己，反藜芦。白色长大者良，南沙参功同北沙参，而力稍逊，色稍黄，小而短。近有一种味带辣者，不可用。

沙参性寒，脏腑无实热，及寒客肺经而嗽者勿用。

玄参　味苦咸微寒，入少阴肾。

补肾益精，退热明目，伤寒斑毒，痨证骨蒸，解烦渴，利咽喉。外科瘰疬痈疽，妇科产乳余疾。

玄参无毒，恶黄芪、干姜、大枣、山茱萸，反藜芦，忌铜器。取青白者蒸过晒干，黑润者佳。

玄参寒滑，脾虚泄泻者禁之。

苦参　味苦而寒，入少阴肾（苦参子，俗名雅胆子）。

除热祛湿，利水固齿，痈肿疮疡，肠澼下血。（增补）主心腹结气，亦明目止泪。

苦参无毒，玄参为使，恶贝母、菟丝、漏芦，反藜芦。泔浸一宿，蒸过曝干。

苦参大苦大寒，不惟损胃，兼且寒精。向非大热，恶敢轻投？

知母　味苦而寒，入肺与肾。

清肺热而消痰损嗽，泻肾火而利水滑肠，肢体浮肿为上剂，伤寒烦热号神良。（增补）补寒水于不充，益五脏之阴气。

知母无毒，忌铁器。肥白者佳，去毛，盐酒炒透，上行酒浸，下行盐水拌。

知母阴寒，不宜多服，近世尊为上品，往往致泄泻而毙。故肾虚阳痿，脾虚溏泄，不思食，不化食者，皆不可用。

贝母　味辛而苦微寒，入于心肺。

消痰润肺，涤热清心，喘咳红痰要矣，胸中郁结神哉！（增补）乳难与风痉咸宜，疝瘕共喉痹兼要。

贝母无毒，厚朴为使，畏秦艽，反乌头。去心，糯米拌炒，米熟为度。川产最佳，象山贝母，体坚味苦，去时感风痰。土贝母，形大味苦，治外科。

贝母性润，痰在脾经则禁用。故寒痰、风痰、湿痰、食积痰、肾虚水为痰，亦非贝母所司。

紫菀 味苦辛温，入太阴肺。

主痰喘上气，尸疰劳伤，咳吐脓血，通利小肠。（增补）治胸中寒热之结气，去蛊毒痿躄以安脏。

紫菀无毒，款冬花为使，恶远志，畏茵陈。洗净蜜水炒，白者为女菀。

紫菀性温，阴虚肺热者，不宜专用，多用须地黄、门冬共之。

百合 味甘微寒，入心与肺。

保肺止咳，祛邪定惊，止涕泪多，利大小便。（增补）腹胀心痛可治，补中益气允谐。

百合无毒，花白者入药。

百合通二便，中寒下陷者忌。

天花粉 味苦寒，入心、脾。

止渴退烦热，消痰通月经，排脓散肿，利膈清心。实名瓜蒌，主疗结胸，其子润肺，主化燥痰。

天花粉无毒，枸杞为使，恶干姜，畏牛膝、干漆，反乌头。

天花粉禀清寒之气，脾胃虚寒及泄泻者忌用。

续断 味苦辛温，入于肝经。

补劳伤，续筋骨，破瘀结，利关节，缩小便，止遗泄，痈毒宜收，胎产莫缺。（增补）通妇人之乳滞，散经络之伤寒。

续断无毒，地黄为使，恶雷丸。酒浸焙。

川产者良，壮如鸡肚皮、黄皱节断者真。

秦艽 味苦性平，入于肝胃。

祛风活络，养血舒筋，骨蒸黄疸，牙痛肠风。

秦艽无毒，菖蒲为使，畏牛乳。左纹者良。

下部虚寒，及小便不禁，大便滑者忌用。

木通 味辛甘淡平，入心与小肠。

治五淋，宣九窍，杀三虫，利关节，通血脉，开关格，行经下乳，催生堕胎。（增补）治恶蛊之滋生，除脾胃之寒热。

木通无毒，色白而梗细者佳。

木通性通利，精滑气弱，内无湿热，妊娠者均忌。

泽泻 味甘咸微寒，入肾、膀胱。

主水道不通，淋沥肿胀，能止泄精，善去痰饮。（增补）风寒湿痹可愈，消渴泻痢亦良。

泽泻无毒，畏文蛤，去皮，酒润焙。

泽泻善泻，病人无湿，肾虚精滑，目虚不明，切勿轻与。

车前子 气味甘寒，入于肺、肝、小肠。

利水止泻，解热催生，益精明目，开窍通淋，用其根叶，行血多灵。

车前子无毒，酒拌蒸晒。

入滋补药、酒蒸，入利水泄泻药、炒研。车前草甘寒，凉血去热，通淋明目。阳气下陷，肾气虚脱，勿入车前。

萹蓄 味平淡，入膀胱。

利水治癃淋，杀虫理疥疾。（增补）蛔咬腹痛可用，妇人阴蚀尤良。

萹蓄无毒。

萹蓄直遂，不能益人，不宜恒用。

灯心 淡平之味，入心、小肠。

清心必用，利水偏宜，烧灰吹喉痹，涂乳治夜啼。

灯心无毒，中寒，小便不禁者忌之。

萆薢 气味苦平，入于胃肝。

主风寒湿痹，腰膝作疼，既可去膀胱宿水，又能止失溺便频。（增补）疗热气与恶疮，治茎痛之遗浊。

萆薢无毒，薏苡为使，畏葵根、大黄、柴胡、前胡。有黄白两种，白者良。

萆薢本除风湿，如阴虚火炽，溺有余沥及无湿而肾虚腰痛皆禁。

白鲜皮 苦寒之味，入于脾、胃。

主筋挛死肌，化湿热毒疮。（增补）风痹要药，利窍称良，治黄疸咳逆淋沥，愈女子阴中肿痛。

白鲜皮无毒，恶桔梗、茯苓、萆薢。四川产者良。

下部虚寒之人，虽有湿热之证，弗敢饵也。

金银花 味甘平，入于脾。

解热消痈，止痢宽膨。（增补）养血治渴，补虚疗风。除热而肠澼血痢可瘳，解毒则杨梅恶疮尤要。

金银花无毒。

其藤叶，名忍冬，但气虚食少、脓消便泄者勿用。

甘菊花 味甘微寒，入于肺、肾。

主胸中热，去头面风，死肌湿痹，目泪头疼。

甘菊花无毒，枸杞、桑白皮为使。去蒂，杭产者良。

升麻 味甘苦平，入肺、胃、脾、大肠。

解百毒，杀精鬼，辟疫瘴，止喉疼，头痛齿痛，口疮斑疹。散阳明风邪，升胃中清气。（增补）蛊毒能吐，腹痛亦除。

升麻无毒，青色者佳，忌火。

升麻属阳性升，凡吐血鼻衄，咳嗽多痰，阴虚火动，气逆呕吐，怔忡；癫狂，切勿投也。

柴胡 味苦微寒，入于肝、胆。

主伤寒疟疾，寒热往来，呕吐胁痛，口苦耳聋，痰实结胸，饮食积聚，心中烦热，热入血室，目赤头痛，湿痹水胀。银州产者，治肺痨骨蒸，五疳羸热。

柴胡无毒，恶皂荚，畏藜芦，忌见火。产江南古城者佳。外感生用，内伤升气酒炒用根，治中及下降用梢。有汗咳者，蜜水拌炒。银州柴胡，治劳热，小儿五疳羸热。

柴胡少阳经半表半里之药，法当和解，小柴胡汤之类是也。若病在太阳者，服之太早则引贼入门；病在阴经者，复用柴胡，则重伤其表。世俗不知柴胡之用，每遇伤寒传经未明，以柴胡汤为不汗不吐不下，可以藏拙，辄混用之，杀命不可胜数矣。用于痨证，贻祸亦大，故表而出之。

前胡 味苦微寒，入肺、脾、胃、大肠。

散结而消痰定喘，下气以消食安胎。（增补）辛解风寒，甘理胸腹，苦泄厥阴之热，寒散太阳之邪。

前胡无毒，半夏为使，恶皂荚，畏藜芦。冬月采者良。

柴胡性升，前胡性降，治气实风痰。凡阴虚火动之痰，及不因外感与实热者，均宜禁。

独活 味苦甘平，入小肠、膀胱、肝、肾。

风寒湿痹，筋骨挛痛，头旋掉眩，颈项难伸。（增补）风热齿痛称良，奔豚疝瘕并治：

独活无毒。形虚大有白如鬼眼，节疏色黄者，为独活；色紫节密，气猛烈者，为羌活。并出蜀汉。

独活，主风疾。若血虚头痛，及遍身肢节痛，误用风药，反致增剧。

细辛 辛温之味，入心、小肠。

风寒湿痹，头痛鼻塞，下气破痰，头面游风，百节拘挛，齿痛目泪。

细辛无毒，恶黄芪、山茱萸，畏滑石，反藜芦。北产者细而香，南产者大而不香。

细辛燥烈，凡血虚内热因成头痛咳嗽者，咸戒之。

茺蔚子 味辛微寒，入厥阴肝。

明目益精，行血除水，叶名益母，功用相当。

茺蔚子无毒，忌铁。

子与叶皆善行走，凡崩漏及瞳神散大者，禁用。

防风 味甘辛温，入肺及小肠与膀胱。

大风恶风，风邪周痹，头面游风，眼赤多泪。（增补）经络留湿，脊痛项强。

防风无毒，畏萆薢，恶干姜、芫花，杀附子毒。色白而润者佳。

防风泻肺实，肺虚有汗者，勿用。若血虚痉急，头痛不因风寒，泄泻不因寒湿，火升作嗽，阴虚盗汗，阳虚自汗者，禁用。

荆芥 辛温之味，入厥阴肝。

主瘰疬结聚，瘀血湿瘟，散风热，清头目，利咽喉，消疮毒。（增补）能发汗而愈痉，去寒热于少阳。

荆芥无毒，反驴肉，忌无鳞鱼、河豚、蟹、黄鲿鱼。连穗用，穗在巅，故善升发。治血炒黑用。风在皮里膜外者宜荆芥，若风入骨肉者须防风。

紫苏 辛温之味，入太阴肺。

温中达表，解散风寒，梗能下气安胎，子可消痰定喘。（增补）消饮食而辟口臭，去邪毒而解恶氛。

紫苏无毒，宜橘皮，忌鲤鱼，气香者良。

气虚表虚者禁用叶。

苏子开郁降气，力倍苏叶，润心肺，止喘咳，肠滑气虚者禁之，炒研。苏梗功力稍缓，夹虚者宜之。

薄荷 辛温之味，入太阴肺。

去风热，通关节，清头目，定霍乱，消食下气，猫咬蛇伤。伤寒舌胎，和蜜擦之。

薄荷无毒，产苏州者良。

薄荷辛香伐气，多服损肺伤心。

干葛 甘平之味，入于胃经。

主消渴大热，呕吐头痛。生用能堕胎，蒸熟化酒毒，止血痢，散郁火。（增补）起阴气，散诸痹，鼓胃气以上行，开腠理而发汗。

干葛无毒，上盛下虚之人，虽有脾胃病，亦不宜服。生葛汁大寒，解温病大热，吐衄诸血。

麻黄 辛苦而温，入心、肺、膀胱、大肠。

专司冬令寒邪，头疼身热脊强，去营中寒气，泄卫中风热。（增补）太阳伤寒为要药，发表出汗有殊功。

麻黄无毒，厚朴为使，恶辛夷、石韦。去根节，水煮去沫，发汗用茎，止汗用根节。

为发散第一药，惟在冬月在表真有寒邪者宜之。或非冬月，或无寒邪，或寒邪在里，或伤风等证，虽发热恶寒，不头疼身疼而拘急，六脉不浮紧者，皆不可用。

白芷 辛温之味，入于肺、胃、大肠。

头风目泪，齿痛眉疼，肌肤瘙痒，呕吐不宁，女人赤白带下，疮家止痛排脓。（增补）阴肿消，血闭愈。

白芷无毒，当归为使，恶旋覆花，微焙。色白气香者佳，名官白芷，不香者名水白芷，不堪用。

白芷燥能耗血，散能损气，有虚火者勿用，痈疽已溃，宜渐减去。

藁本 味辛温，入膀胱。

风家巅顶作痛，女人阴肿疝疼。（增补）脊强而厥可疗，胃风泄泻亦治。

藁本无毒，恶蔄茹。

头痛挟内热者，及伤寒发于春夏，阳证头痛，不宜进也。

天麻 气味辛平，入厥阴肝。

风虚眩晕，麻痹不仁，语言謇涩，腰膝软疼，杀精魅蛊毒，理惊气风痫。

天麻无毒，酒浸煨熟焙干，明亮坚实者佳。

天麻虽不甚燥，毕竟风剂助火，若血虚无风者，不可妄投。

香薷 气味辛温，入于肺、胃。

主霍乱水肿，理暑气腹疼。（增补）性宣通而利湿，散蒸热于皮肤。

香薷无毒，忌见火，陈者良，宜冷服。

香薷为夏月解表之剂，无表邪者忌之。

黄连 气味苦寒，入少阴心。

泻心除痞满，明目理疮疡，痢疾腹痛，心痛惊烦，杀虫安蛔，利水厚肠。

黄连无毒，龙骨、连翘为使。恶菊花、玄参、芫花、白鲜皮、白僵蚕，畏款冬、牛膝，解巴豆、附子毒，忌猪肉。姜汁炒黄连种类甚多，雅州连，细长弯曲，微花无毛，有硬刺焉。湘连色黑细毛如绣花针头，硬刺形如鸡爪，此两种最佳。

胡黄连 气味苦寒，入于肝、胆。

主虚家骨蒸久痢，医小儿疳积惊痫。

胡黄连无毒，恶菊花、玄参，忌猪肉。折之尘出如烟者真，出波斯国，秦陇南海亦有之。

黄芩 味苦性寒，入肺、大肠。

中枯而大者，清肺部而止嗽化痰，并理目赤疔痈；坚实而细者，泻大肠而除湿治痢，兼可安胎利水。（增补）黄疸与血闭均宜，疳蚀暨火疡莫缺。

黄芩无毒，山茱萸、龙骨为使，畏丹砂、牡丹、藜芦。酒浸蒸热曝之。中虚者名枯芩，即片芩；内实者名条芩，即子芩。

苦寒伤胃，虚寒者均宜戒。胎前若非实热而服之，阴损胎元矣。

龙胆草 味苦涩，入肝、胆。

主肝胆热邪，清下焦湿火，肠中小虫痛肿，婴儿客忤惊疳。

龙胆草无毒，恶地黄。酒浸炒，甘草水浸一宿曝。赤小豆、贯众为使。

大损胃气，无实火者忌之。

何首乌 味苦涩，入肾、肝。

补真阴而理虚痨，益精髓而能续嗣，强筋壮骨，黑发悦颜，消诸种痈疮，疗阴伤久疟，治崩中带下，调产后胎前。

何首乌无毒，茯苓为使，忌猪血、无鳞鱼、萝卜、葱蒜、铁器。选大者赤白合用，泔浸黑豆拌，九蒸九晒。

何首乌与白萝卜同食，能令须发早白，铁器损人，谨之。

桔梗 味苦辛平，入太阴肺。

清肺热以除痈痿，通鼻塞而利咽喉，排脓行血，下气消痰，定痢疾腹痛，止胸胁烦疼。

桔梗无毒，畏白及、龙胆草。泔浸去芦。微焙为诸药舟楫，载之上浮。

桔梗功著于华盖之藏，攻补下焦，不可用也。

藿香 味辛微温，入脾、肺。

温中开胃，行气止呕。（增补）霍乱吐泻必需，心腹绞痛宜用。

藿香无毒，出交广，方茎有节，古惟用叶，今枝梗亦用，因叶多伪也。

阴虚火旺，胃热作呕，法当戒用。

香附 味苦微温，入于肺、肝。

开郁化气，发表消痰，腹痛胸热，胎产神良。（增补）疗痈疽疮疡，除痞满腹胀。

香附无毒，童便浸炒、盐水浸炒则入血分；青盐炒则入肾；酒浸炒则行经络；醋浸炒则消积聚，且敛其散；蜜水炒制其燥性；姜汁炒则化痰饮；炒黑又能治血。忌铁。香附性燥而苦，独用久用，反能耗血。惧其燥，蜜水炒；惧其散，醋炒之。

白豆蔻 气味辛温，入于肺、肾。

温中除吐逆，开胃消饮食，疟症宜投，目翳莫缺。

白豆蔻无毒，去衣微焙，研细，番舶者良。

白豆蔻辛温，火升作呕，因热腹痛者忌。

草豆蔻 气味辛温，入肺、脾、胃。

散寒止心腹之痛，下气驱逆满之疴，开胃而利霍乱吐泻，攻坚而破噎膈癥瘕。

草豆蔻无毒，去膜微炒。闽产者名草蔻，形如龙眼而微长。

草豆蔻辛燥，犯血，阴不足者远之。

草果 气味辛温，入阳明胃。

破瘴疠之疟，消痰食之愆。

草果无毒，滇广所产。面裹煨熟，取仁用，忌铁。

疟不由于岚瘴，气不实，邪不盛者，并忌。

肉豆蔻 气味辛温，入胃、大肠。

温中消食，止泻止痢，心疼腹痛，辟鬼杀虫。（增补）能逐冷而去痰，治小儿之吐逆。

肉豆蔻无毒，面裹煨透，去油，忌铁。出岭南似草蔻，外有皱纹，内有斑纹。

肉豆蔻性温，病有火者，泻痢初起皆忌。

缩砂仁 味辛性温，入脾、肺、胃、大肠、小肠、肾。

下气而止咳嗽奔豚，化食而理心疼呕吐，霍乱与泻痢均资，鬼疰与安胎并效。（增补）复调中而快气，尤和胃而醒脾。

缩砂仁无毒，出岭南，炒去衣、研。

延胡索 气味辛温，入于肺、肝。

破血下气，止腹痛心疼，调经利产，主血晕崩淋。（增补）除风痹，通小便。

辛温无毒，酒炒，生用破血，炒用调血。

延胡索走而不守，惟有瘀滞者宜之。若经事先期，虚而崩漏，产后血虚而晕，万不可服。

姜黄 味苦辛温，入于肝、脾。

破血下气，散肿消痈。（增补）除风可也，气胀宜之。

姜黄无毒，出川广。

血虚者服之，病反增剧。

郁金 味辛苦而性寒，入肝经与肺、胃及心与包络。

血积气壅，真称仙剂；生肌定痛，的是神丹。（增补）定癫狂，凉心热。疗男子尿血诸症，治妇人经脉逆行。

郁金无毒，出川广，体锐圆如蝉肚，外黄内赤，微香、苦中带甘者真。

如真阴虚极，火亢吐血，不关肝肺气逆，不宜用也，用亦无功。

蓬莪术 味甘温，入厥阴肝。

积聚作痛，中恶鬼疰，妇人血气，丈夫奔豚。

蓬莪术无毒，酒炒。根如生姜，灰水煨透，乘热捣之，入气分；醋磨、酒磨，或煮熟，入血分。

蓬莪术诚为磨积之药，但虚人得之，积不去而真已竭兼以参术，或庶几耳。

京三棱 苦平之味，入厥阴肝。

下血积有神，化坚癖为水。（增补）消肿止痛，通乳堕胎。

京三棱无毒，醋炒，色黄体重若鲫鱼而小者良，或面裹煨。

洁古谓三棱泻真气，虚者勿用，须转以健脾补气为要。

款冬花 味辛性温，入太阴肺。

化痰则喘嗽无忧，清肺则痈痿有赖。（增补）喉痹亦治，惊痫能除。

款冬花无毒，杏仁为使，恶玄参，畏贝母、辛夷、麻黄、黄芪、连翘、甘草、黄芩。蜜水炒，微见花未舒者良，生河北关中，世多以枇杷蕊伪之。

茅根 味甘性寒，入太阴肺。

凉金定喘，治吐衄并血瘀，利水通淋，祛黄疸及痈肿。茅针，溃痈；茅花，止血。

茅根无毒。吐衄有因于寒，有因于虚者，非所宜也，

白前 味甘性平，入太阴肺。

疗喉间喘呼欲绝，宽胸中气满难舒。（增补）能止嗽而化痰，亦泻肺而降气。

白前无毒，忌羊肉。甘草汤泡，去须焙。似牛膝。脆而易断者，白前也；能弯而不断者，白薇也。

肺实邪壅者宜之，否则忌也。

淡竹叶 味淡性寒，入于小肠。

专通小便，兼解心烦。

淡竹叶无毒，春生苗高数寸，细茎绿叶，俨如竹，结小长穗。

淡竹叶，有走无守，孕妇禁服。

冬葵子　味甘寒，入于膀胱。

能催生通乳，疏便闭诸淋。（增补）脏腑之寒热可解，营卫与关格胥通。

冬葵子无毒。蜀葵花，赤者，治赤带，白者治白带；赤者治血燥，白者治气燥。

无故服冬葵，必有损真之害。

萱花　味甘性平，入于心经。

长于利水快膈，令人欢乐忘忧。（增补）清小便而赤涩无虞，利湿热而酒疸亦治。

萱花无毒，根治浊淋，下水气，除酒疸。

地榆　味苦性寒，入厥阴肝。

此血痢肠风，除带下五漏。（增补）祛恶肉，疗金疮，止吐衄而愈崩中，入下焦而清血热。

地榆无毒，得发良，恶麦门冬。

地榆寒而下行，凡虚寒作泻，气虚下陷而崩带者，法并禁之。

沙苑蒺藜　味苦性温，入少阴肾。

补肾强阴，益精明目，泄精虚劳称要药，腰痛带下有奇功。

沙苑蒺藜无毒。《本经逢原·沙苑蒺藜》：产沙苑者色微黑而形似羊肾；若色微绿，虽产秦中，非沙苑也。酒蒸捣用。药肆中以一种野田开红花之土蒺藜伪充，咬之亦有生豆气，但缺处有尖钩稍异耳。《发明》云：沙苑蒺藜，产于潼关。《本草从新》云：出潼关，状如肾子，带绿色，炒用。武进邹氏《本经疏证》云：沙苑蒺藜之刺，在茎而不在实。实形正似肾者，其刺坚锐，谓非像金不可。而其味苦，其气温，又皆属乎火。是金火之交熔向下，并在茎中，而实遂大擅益下之功。于精尿二道，更著良优矣。

沙苑性能固精，若阳道数举，媾精难出者不可服，肾与膀胱偏热者，亦禁用，以其性温助火也。

刺蒺藜　辛苦而温，入肝与肺。

散肝风，泻肺气，胜湿破血，催生堕胎。能愈乳难喉痹，何虑癥瘕积聚。

刺蒺藜无毒，产同州府，去刺，酒拌蒸。

按：李氏原本，蒺藜补肾止遗，消风胜湿，产沙苑者，强阴益精云云。参考之余，似未详备，今考据群书，则两种蒺藜之功用，分别补出焉。

半夏　辛温之味，入心、脾、胃。

消痰燥湿，开胃健脾，咳逆呕吐，头眩昏迷，痰厥头痛，心下满坚。消痈可也，堕胎有焉！（增补）伤寒伤热，痰疟不眠，下气称要，止汗宜先。

半夏有毒，柴胡为使，恶皂荚，畏雄黄、姜、鳖甲，反乌头，忌羊血、海藻、饴糖。水浸五日，每日换水，去涎；姜、矾同煮，汁干为度，圆白而大，陈久者良。

半夏主治最多，莫非脾湿之证，苟无湿者，均在禁例。古人半夏有三禁，谓血家、渴家、汗家也。若无脾湿，且有肺燥，误服半夏，悔不可追，责在司命，谨请戒诸！

南星 味苦辛温，入于肝、脾。

风痰麻痹堪医，破血行胎可虑。（增补）惊痫风眩，下气胜湿投之当；寒痰结气，伏梁积聚无不宜。

南星有毒，畏附子、干姜、生姜。冬月入牛胆中，悬风处，年久者弥佳。

南星治风痰，半夏治湿痰，功用虽类而实殊也，非西北人，真中风者勿服。

附子 辛甘大热，入肝、肾经。

补元阳，益气力，堕胎孕，坚筋骨，心腹冷疼，寒湿痿躄，足膝瘫软，坚痕癥癖。（增补）伤寒戴阳，风寒咳逆，行十二经，痼冷尤益。

附子有毒，畏防风、黑豆、甘草、黄芪、人参、童便、犀角。重一两以上，矮而孔节稀者佳，童便浸一日去皮，切作四片，童便及浓甘草汤同煮，汁尽为度，烘干。陕西出者名西附，四川出者名川附，川产为胜，以皮黑体圆底平八角顶大者佳。炒黄晒干，放泥地上，出火毒。发散生用，峻补熟用。

附子退阴益阳，祛寒湿之要药也，若内真热而外假寒，热极似寒，及非阴寒、寒湿、阳虚气弱之病，而误用于阴虚内热，祸不旋踵。

乌头大燥去风，功同附子而稍缓，附子性重峻，回阳逐寒，乌头性轻疏，温脾。逐风寒疾宜附子，风疾宜乌头，即附子之母。有谓春采为乌头，冬采为附子者，非也。乌附尖宜吐风痰，取其锐气直进病所。

天雄 气味辛热，入少阴肾。

除寒湿痿躄，强阳壮筋骨。（增补）破积除邪气，风家之主药。

天雄有毒，远志为使，恶干姜，制同附子，性大热，宜干姜制之。

阴虚者禁同附子。

白附子 辛温之味，入阳明胃。

中风失音，消痰去湿。（增补）面上百病咸宜，冷气诸风尤急。

白附子有毒，根如草乌之小者，皱纹有节，泡去皮脐。

白附子燥药也，似中风证，虽有痰亦禁用，小儿慢惊勿用。

蚤休 苦寒之味，入厥阴肝。

专理痈毒，兼疗惊痫。（增补）治弄舌与摇头，除虫蛇之毒螫。

蚤休有毒。

蚤休中病即止，不宜多用。

大黄 气味苦寒，入于脾、胃、肝、大肠。

瘀血积聚，留饮宿食，痰实结热，水肿痢疾。（增补）荡肠涤胃，推陈致新，腹痛里急，发热谵语。

大黄有毒，黄芩为使。川产绵纹者佳。有酒浸、酒蒸之不同，生用更峻。

大黄峻利猛烈，长驱直捣，苟非血分热结，六脉沉实者，切勿轻与推荡。

商陆 味辛性平，入太阴脾。

水满蛊胀，通利二便。（增补）敷恶疮亦堕胎孕，消痈肿而愈疝瘕。

商陆有大毒，铜刀刮去皮，水浸一宿，黑豆拌蒸。

肿因脾虚者多，若误用之，一时虽效，未几再作，决不可救。胃弱者更禁。

芫花　味苦性温，入肺、脾、肾。

主痰证饮癖，行蛊毒水胀。（增补）咳逆上气宜用，疝瘕痈肿亦良。

芫花有毒，反甘草。陈久者良，好醋煮过，晒干则毒减。

毒性至重，取效极捷，稍涉虚者，多致夭折。

大戟　辛寒而苦，入太阴脾。

驱逐水蛊，疏通血瘀，发汗消痈，除二便闭。

大戟有毒，赤小豆为使，恶山药，畏菖蒲，反甘草。水浸软去骨用。

大戟阴寒善走，大损真气，若非元气壮实，水湿留伏，乌敢浪施。

甘遂　味苦甘寒，入心与脾。

逐留饮水胀，攻痞热疝瘕。（增补）治癫痫之疴，利水谷之道。

甘遂有毒，瓜蒂为使，恶远志，反甘草。面裹煨熟。

甘遂去水极神，损真极速，大实大水，可暂用之，否则禁之。

续随子　气味辛温，入少阴肾。

主血结月闭，疗血蛊癥瘕。（增补）利大小肠，下恶滞物，行水破血称要药，冷气胀满有殊能。

续随子一名千金子，有毒，去壳研细，纸包去油。续随子攻击猛挚，肿胀月闭等症，各有成病之由，当求其本，不可概施。脾虚便滑之人，服之必死。

蓖麻子　味甘性平，入肝与脾，

口眼不正，疮毒肿浮，头风脚气，瘰疬丹瘤，胞衣不下，子肠不收。

蓖麻子有毒，忌铁。泔浸煮之，去皮研，一说或盐水煮。

凡服蓖麻，一生不得食豆，犯之胀死。

射干　苦平之味，入太阴肺。

清咳逆热气，润喉痹咽疼。（增补）血散肿消，镇肝明目。祛积痰而散结气，通经闭而利大肠。

射干有毒，泔浸煮之。

射干能泄热，不能益阴，久服令人虚。实火者宜之，虚则大戒。

常山　味辛苦寒，入厥阴肝。

疗痰饮有灵，截疟疾必效。

常山有毒，栝蒌为使，忌葱茗。酒浸炒透。

常山猛烈，施之藿食者多效，若食肉之人，稍稍挟虚，不可轻授也。

马兜铃　苦寒之味，入太阴肺。

清金有平咳之能，涤痰有定喘之效。

马兜铃无毒，焙用，

脾胃虚之人，须与补药同用，恐其伤胃气与滑肠也。肺虚挟寒者，畏之如蝥。

巴戟天　甘温之味，入于肾经。

安五脏以益精，强筋骨而起阴。（增补）起五痨与七伤，能补中而益气。

巴戟天无毒，覆盆子为使，畏丹参。酒浸焙，蜀产佳。

阴虚相火炽者禁用。

百部　味甘微温，入太阴肺。

肺寒咳嗽，传尸骨蒸，杀蛔虫寸白，除蝇虱蛲虫（注：虱，啮人虫也；蛲，腹中短虫也）。

百部无毒，取肥实者；竹刀劈去心皮，酒浸焙用。

脾胃虚人须与补药同用，恐其伤胃气，又恐其滑肠也。

旋覆花　咸甘味温，入肺大肠。

老痰坚硬，结气留饮，风气湿痹，利肠通脉。（增补）其甘也能补中，其降也除噫气。

旋覆花无毒，一名金沸草。类金钱菊，去皮带心壳蒸用。入煎剂须用绢包好。

走散之药，虚者不宜多服，冷利大肠，虚寒人禁之。

红花　辛温之味，入于心、肝。

产后血晕急需，胎死腹中必用。（增补）可消肿而止痛，亦活血而破瘀。

红花无毒，酒喷微焙，产西藏者良，子功与花同。

红花过用使人血行不止，人所不知。

大蓟、小蓟　甘凉之味，入于心、肝。

崩中吐衄，瘀血停留。（增补）大蓟之长，兼消痈毒。

大蓟、大蓟无毒，皆用根。

二蓟破血之外无他长，不能益人。

夏枯草　味辛寒，入厥阴肝。

瘰疬鼠瘘，目痛羞明。（增补）疗乳痈而消乳岩，清肝火而散结气。

夏枯草无毒，王瓜为使。

久用伤胃家。

胡芦巴　苦热之味，入肾、膀胱。

元脏虚寒，膀胱疝气。（增补）丹田可暖，脚肿亦祛。

胡芦巴无毒，淘净酒浸曝，或蒸或炒，出岭南，番舶者佳。

相火炽盛，阴血亏少者，禁之。

牛蒡子　辛平之味，入太阴肺。

宣肺气，理痘疹，清咽喉，散痈肿。（增补）有泻热散结之能，疏腰膝凝滞之气。

牛蒡子无毒，酒炒研。

牛蒡子性冷而滑，惟血热便闭者宜之，否则禁用，痘疹虚寒泄泻者亦禁。

肉苁蓉 甘咸而温，入少阴肾。

益精壮阳事，补伤润大肠，男子血沥遗精，女人阴疼带下。（增补）益腰膝而愈冷痛，起劳伤而除癥瘕。

肉苁蓉无毒，忌铁。酒浸一宿，刷去浮甲，劈破，除内筋膜，酒蒸半日，又酥炙用。

苁蓉性滑，泄泻及阳易举，而精不固者忌之，骤用恐大便滑泄。

锁阳 味甘咸温，入少阴肾。

强阴补精，润肠壮骨。

锁阳无毒，鳞甲栉比，状类男阳，酥炙。

锁阳功用与苁蓉相仿，禁忌亦同。

淫羊藿 辛温之味，入少阴肾。

强筋骨，起阳事衰；利小便，除茎中痛。（增补）补命门之真火，愈四肢之不仁。

淫羊藿无毒，山药为使，得酒良，用羊油拌炒。

淫羊藿补火，相火易动者远之。

仙茅 辛温之味，入少阴肾。

助阳填骨髓，心腹寒疼，开胃消宿食，强记通神。

仙茅有小毒，忌铁器，禁牛乳，糯米泔浸一宿，去赤汁，则毒去。

仙茅专于补火，惟精寒者宜之，火炽者，有暴绝之戒。

补骨脂 辛温之味，入少阴肾。

兴阳事；止肾泄，固精气，止腰疼。（增补）肺寒咳嗽无虞，肾虚气喘宜用。

补骨脂一名破故纸，无毒，忌羊肉猪血。出南番者色赤，岭南者色绿，酒浸蒸用，亦有童便乳浸盐水炒者，得胡桃、胡麻良。

凡阴虚有热，大便闭结者戒之。

菟丝子 味辛甘平，入于肾经。

续绝伤，益气力，强阴茎，坚筋骨，溺有余沥，寒精自出，口苦燥渴，寒血为积。

菟丝子无毒，山药为使。酒浸一宿，煮令吐丝，打作饼，烘干再研即成细末，然酒浸稍久，亦失冲和馨香之气，每多无效。肾家多火，强阳不痿，大便燥结者忌之。

覆盆子 甘平之味，入于肝、肾。

补虚续绝伤，强阴美颜色。（增补）男子有固精之妙，妇人著多孕之功。

覆盆子无毒，去蒂酒蒸。

覆盆子固涩，小便不利者，禁之。

骨碎补 苦温之味，入于肾经。

主骨碎折伤，耳响牙疼，肾虚泄泻，去瘀生新。

骨碎补无毒，铜刀刮去黄赤毛，细切蜜拌蒸晒。《经疏》云：勿与燥药同用。

钩藤　味甘微寒，入厥阴肝。

舒筋除眩，下气宽中，小儿惊痫、客忤胎风。（增补）祛肝风而不燥，清心热而最平。

钩藤无毒，藤细多钩者良，久煎则无力，宜后入。去梗纯用嫩钩，其功十倍。

钩藤性寒，故小儿科珍之，若大人有寒者，不宜多服。

蒲黄　甘平之味，入于肝经。

熟用止血，生用行血。（增补）通经脉，利小便，祛心腹膀胱之热，疗扑伤疮疖之痾。

蒲黄无毒，即蒲厘花上黄粉。

无瘀血者勿用。

海藻　味苦咸寒，入少阴肾。

消瘰疬瘿瘤，散癥瘕痈肿。

海藻无毒，反甘草。产胶州，有大叶、马尾两种。

脾家有湿者勿服。

泽兰　苦甘微温，入于肝、脾。

和血有散瘀之能，利水有消蛊之效。（增补）产后血凝腰痛，妇女称良；金疮痈肿疮脓，外科奏效。

泽兰无毒。

性虽和缓，终是破血之品，无瘀者勿轻用。

艾叶　味苦微温，入于肺、脾、肝、肾四经。

安胎气，暖子宫，止血利，理肠风，灸除百病，吐衄崩中，陈久者良。（增补）回元阳于垂绝，逐风湿而有功。

艾叶无毒，酒香附为使。陈久者良，煎服宜鲜者。

艾性纯阳香燥，凡有血燥生热者禁与。

昆布　咸寒之味，入少阴肾。

顽痰结气，积聚瘿瘤。

昆布无毒，出登莱与闽越，洗净咸味。

昆布之性，雄于海藻，不可多服，令人瘦削。

防己　味苦辛性寒，入于膀胱。

祛下焦之湿，泻血分之热，理水肿脚气，通二便闭结。（增补）风寒湿痹宜需，膀胱火邪可泄。

防己无毒，恶细辛，畏草薢、女苑、卤碱。出汉中。根大而虚色黄，名汉防己；黑点黄腥木强者，名木防己，不佳。

东垣云：防己大苦大寒，泻血中湿热，亦瞑眩之药也，服之使人身心烦乱，饮食减少，惟湿热壅遏及脚气病，非此不效。若虚人用防己，其害有三：谷食有亏，复泄大便，重亡其血，一也；渴在上焦气分，而防己泻下焦血分，二也；伤寒邪传肺经气分，湿热而小便黄赤，禁用血药，三也。

威灵仙 苦温之味，入于膀胱。

宣五脏而疗痛风，去冷滞而行痰水。（增补）积聚癥瘕可治，黄疸浮肿何虞。

威灵仙无毒，忌茶茗面。能去骨鲠，同砂糖陈酒煎服。

威灵仙大走真气，兼耗人血，不得已而后用之可也。

水萍 辛寒之味，入于太阴肺。

发汗开鬼门，下水洁净府。（增补）治暴热身痒，亦止渴祛风。

水萍无毒，七月采紫背浮萍，拣净，以竹筛摊晒，下置水一盆映之，则易干。

水萍发汗力比麻黄，下水功同通草，苟非大实大热者，安敢轻试耶？

牵牛子 气辛温而入肺及大小肠，原本苦寒，今据丹溪所考改正。

下气逐痰水，除风利小便。（增补）泻气分之湿热，通郁遏于下焦。

牵牛子有毒。有黑白两种，黑者力速，酒蒸研细，得木香、干姜良。现今已不分黑白，统称黑白丑。

紫葳花 酸寒之味，入于心、肝。

三焦血瘀，二便燥干。（增补）治妇人产乳余疾，疗血分崩带癥瘕。

紫葳花无毒，畏卤碱。不可近鼻，闻之伤脑。

其性酸寒，不能益人，走而不守，虚人避之。

使君子 甘温之味、入于脾、胃。

杀诸虫，治疳积。（增补）为泻痢之要药，乃儿科之所需。

使君子无毒，出闽蜀。忌饮热茶，犯之作泻。

无虫积者，服之必致损人。

木贼草 味甘苦平，入厥阴肝。

迎风流泪，翳膜遮睛。（增补）去节有发散之功，中空有升散之效。

木贼草无毒。

多服损肝，不宜久用。

豨莶 苦寒之味，入于肝、肾。

肢节不利，肌体麻痹，脚膝软疼，缠绵风气。

豨莶有小毒，以五月五日、六月六日、七月七日采者尤佳，酒拌蒸晒九次，蜜丸。

豨莶长于理风湿，毕竟是祛邪之品，恃之为补，非是。

青蒿 苦寒之味，入于肝、肾。

去骨间伏热，杀鬼疰传尸。（增补）虚烦盗汗，风毒热黄，久疟久痢，疥癣疮疡，明目称要，清暑尤良。

青蒿无毒，使子勿使叶，使根勿使茎。

苦寒之药，多与胃家不利，惟青蒿芬芳袭脾，宜于血虚有热之人，取其不犯冲和之气耳。寒而泄泻，仍当避之。

茵陈 苦寒之味，入于膀胱。

理黄疸而除湿热，佐五苓而利小肠。（增补）妇人疝瘕可愈，狂热瘴疟孔臧。

茵陈无毒。

服茵陈者中病即已，若过用之元气受贼。治黄疸须分阴黄阳黄，有热宜茵陈，有寒宜温补，若用茵陈多致不效。

益智仁 辛温之味，入心、脾、肾。

温中进食，补肾扶脾，摄涎唾，缩小便，安心神，止遗浊。

益智仁无毒，出岭南，形如枣核，去壳取仁，盐水炒。

益智功专补火，如血燥有热，及因热而遗浊者，不可误入也。

荜拨 味辛气热，入肺与脾。

温脾除呕逆，定泻理心疼。（增补）祛痰消宿食，下气愈鼻渊。

荜拨无毒，出南番。去挺，醋浸一宿，焙干，刮去皮粟子净，免伤人肺。

古方用此百中之一，其以荜拨辛热耗散，能动脾肺之火，多用损目耳！

高良姜 辛温之味，入脾、胃、肝。

温胃去噎，善医心腹之疼，下气除邪，能攻岚瘴之疟。

高良姜无毒，出岭南高州，东壁土炒。

虚人须与参、术同行，若单用多用，犯冲和之气。

海金沙 甘寒之味，入小肠与膀胱。

除湿热，消肿满，清血分，利水道。（增补）通五淋，疗茎痛。

海金沙无毒。产于黔中及河南，收晒日中，小孔以纸衬之以杖击之，有细砂落纸上，且晒且击，以尽为度，惟热在太阳经血分者宜之。

谷精草 辛温之味，入于肝、胃。

头风翳膜遮睛，喉痹牙疼疥痒。

谷精草无毒。

田中收谷后多有之，田低而谷为水腐，得谷之余气结成此草，其亦得天地之和气者欤。兔粪名望月砂，兔喜食此草，故目疾家收之，如未出草时，兔粪不可用也。

青黛 咸寒之味，入厥阴肝。

清肝火，解郁结，幼稚惊疳，咯血吐血。（增补）伤寒发斑，下焦毒热。

青黛无毒。

真者从波斯国来，不可得也。今用干靛，每斤淘取一两亦佳。青黛性凉，即阴虚而热者，不宜用，中寒者勿使。

连翘 苦寒之味，入心、胃、胆、肾、大肠。

除心经客热，散诸经血结。（增补）通经利水，固肌热之所需；消肿排脓，为疮家之要药。

连翘苦寒无毒。

多饵即减食，痈疽溃后勿用。

马鞭草 苦寒之味，入于肝、肾。

理发背痈疽，治杨梅毒气，癥瘕须用，血闭宜求。

马鞭草无毒，此草专以驱逐为长，疮症久而虚者，斟均用之。一名龙牙草。

葶苈子 辛寒之味，入太阴肺。

疏肺下气，喘逆安平，消痰利水，理胀通经。

葶苈子无毒，糯米微炒，去米。或酒拌炒。榆皮为使。

性峻不可混服，有甜、苦两种，甜者为稍缓也，亦宜大枣辅之。

王不留行 苦平之味，入于大肠。

行血通乳，止衄消疔。（增补）祛风去痹，定痛利便。

王不留行无毒。水浸焙。

失血后、崩漏家、孕妇并忌之。

瞿麦 苦寒之味，入于膀胱。

利水破血，出刺堕胎。（增补）消肿决痈，明目去翳，降心火，利小肠，疏瘕结而治淋，逐膀胱之邪热。

瞿麦无毒，俗呼洛阳花，用蕊壳，丹皮为使，恶螵蛸。心虽热而小肠虚者忌服，去刺者，拔肉刺也。

地肤子 苦寒之味，入于脾经。

利膀胱，散恶疮。皮肤风热，可作浴汤。

地肤子无毒，叶如蒿赤，子类蚕砂。恶螵蛸。

决明子 咸平之味，入于厥阴肝。

青盲内障，翳膜遮睛，赤肿眶烂，泪出羞明。

决明子无毒。状如马蹄，以能明目故名。捣碎煎。与云母石相反。

紫草 苦寒之味，入肝、包络。

凉血和血，清解疮疡，宣发痘疹，通大小肠。（增补）治五疸以称善，利九窍而允臧。

紫草无毒，去头须酒洗。

紫草凉而不凝，为痘家血热之要药，但痘证极重脾胃，过用则有滑肠之虞。便滑者勿用。

山慈菇 味甘辛平，入于胃经。

痈疽疔毒酒煎服，瘰疬疮痍醋拌涂，治毒蛇狂犬之伤，傅粉滓斑点之面。

山慈菇有小毒，根类慈菇小蒜，去毛壳。

寒凉之品，不得过服。

贯众 气味苦寒，入厥阴肝。

杀虫解毒，化鲠破癥，产后崩淋，金疮鼻血。

贯众有毒，去皮毛拌焙，根似狗脊而大，汁能制三黄，解毒软坚。

狗脊　苦平之味，入于肝、肾。

强筋最奇，壮骨独异，男子腰脚软疼，女人关节不利。

狗脊无毒，草薢为使。去毛切，酒拌蒸。

天名精　味甘辛寒，入太阴肺。

下瘀血，除结热，定吐衄，逐痰涎，消痈毒，止咽疼，杀疥虫，揩肤痒，可吐痰治疟，涂虫螫蛇伤。根名杜牛膝，功用相同。子名鹤虱，专掌杀虫。

天名精无毒，地黄为使。

一名蛤蟆蓝，一名活鹿草，外科要药，生捣汁服，令人大吐大下，亦能止牙疼。

脾胃寒薄，不渴易泄者勿用。

山豆根　苦寒之味，入于心、肺。

主咽痛蛊毒，消诸肿疮疡。（增补）泻心火以保肺金，平喘满而清热咳，喉痈喉风治之愈，腹痛下痢服之良。

山豆根无毒，苗蔓如豆，经冬不凋。其性大苦大寒，脾胃所苦，食少而泻者，切勿沾唇。

白及　味苦微寒，入于肺经。

肺伤吐血建奇功，痈肿排脓称要剂。

白及无毒，紫石英为使，恶杏仁，反乌头、乌喙。

痈疽溃后，不宜同苦寒药服。

藜芦　辛苦微寒，入于脾、胃。

司蛊毒与喉痹，能杀虫理疥疡，与酒相反，同用杀人。

藜芦有毒，取根去头用，黄连为使，反细辛、芍药、诸参，恶大黄，畏葱白。

藜芦有毒，服之令人烦闷吐逆，凡胸中有老痰，或中蛊毒，止可借其宣吐，不然，切勿沾唇，大损津液。

营实　酸涩微寒，入于胃经。

口疮骨鲠之用，睡中遗尿之方。（增补）利关节而跌筋结肉咸宜，疗阴蚀而痈疽恶疮可治。

营实无毒。

蛇床子　味苦辛温，入于脾、肾。

男子强阳事，妇人暖子宫，除风湿痹痒，擦疮癣多功。

蛇床子无毒，得地黄汁拌蒸三遍，待色黑乃佳。

肾火易动者勿食！

景天　味苦酸寒，入少阴心。

诸种火丹能疗，一切游风可医，毒蛇伤咬，急用捣敷。

景天无毒，一名慎火草。中寒之人，服之大有害，惟外涂不妨耳。

兰叶 辛平之味，入太阴肺。

蛊毒不祥，胸中痰癖。止渴利水，开胃解郁。

兰叶无毒。丹溪云：建兰叶能散久积、久陈郁之气。今时医用以通舒经络，宣风邪亦佳。产闽中者力胜，江浙诸种者力薄。

蘹香 辛温之味，入于胃、肾。

主腹痛疝气，平霍乱吐逆。（增补）暖丹田，补命门，干湿脚气愈，小肠冷气瘥。

蘹香无毒。今名大茴香，产宁夏，大如麦粒，轻而有细棱。

能昏目发疮。若阳事数举，得热则吐者均戒。

黄精 甘平之味，入于脾经。

补中益气，去湿杀虫。（增补）安五脏而润肺与心，填精髓而坚筋强骨。

黄精无毒，似玉竹而稍大，黄白多须。去须九蒸九晒用。

黄精得土之冲气，最益脾阴，久服无偏胜之弊也。

芦荟 苦寒之味。入心、肝、脾。

主去热明目，理幼稚惊风，善疗五疳，能杀三虫。

芦荟无毒，出波斯国，木脂也，味苦色绿者真。

苦大寒，凡脾虚不思食者禁用。

阿魏 辛温之味，入于脾、胃。

杀诸虫，破癥积，除邪气，化蛊毒。

阿魏无毒。出西番。木脂熬成极臭。用钵研细，热酒器上炉过入药。解蕈菜自死牛马肉毒。

芦根 甘寒之味，入于胃经。

噎膈反胃之司，消渴呕逆之疗，可清烦热，能利小肠。

芦根无毒，逆水肥厚者，去须节。

霍乱呕吐，因于寒者勿服。

木 部

桂 辛甘大热，入肾与肝。

益火消阴，救元阳之痼冷；温中降气，扶脾胃之虚寒。坚筋骨，强阳道，乃助火之勋；定惊痫，通血脉，属平肝之绩。下焦腹痛，非此不除，奔豚疝瘕，用之即效。宣通百脉，善堕胞胎。

桂心 辛甘大燥，入心与脾（大燥二字，从《本草从新》增）。

理心腹之恙，三虫九痛皆瘥；补气脉之虚，五痨七伤多验。宣气血而无壅，利关节而有灵，托痈疽痘毒，能引血成脓。

桂枝 辛干而热，入肺、膀胱。

无汗能发，有汗能止；理心腹之痛，散皮肤之风，横行而为手臂之引经，直行而为奔豚之向导。

桂枝无毒。交趾桂最佳，其次蒙自桂，又次安南桂、东京桂。若姚桂、浔桂、紫荆桂，则不能治病。洋桂、云南桂皆有大害，万不可用。去粗皮。得人参、甘草、麦冬良。忌生葱、石脂。肉桂乃近根之最厚者，桂心即在中之次厚者，桂枝则顶上细枝。以其皮薄，又名薄桂。肉桂在下，主治下焦；桂心在中，主治中焦；桂枝在上，主治上焦。

桂性偏阳，不可误投。如阴虚之人，一切血证，及无虚寒者，均当忌之。

松脂 苦甘性温，入于肺胃。

祛肺金之风，清胃土之热，除邪下气，壮骨强筋。排脓止痛生肌，煎膏而用；牙疼恶痹崩中，研末而尝。

松脂无毒，名松香。水煮百沸，白滑方可用。

其燥可去湿，甘能除热，故外科取用极多也。血虚者忌服。

松子 甘能益血，润大便；温能和气，主风虚。

松叶 可生毛发，宜窨冻疮。

忌同松脂。

松节 舒筋止肢节之痛，去湿搜骨肉之风。

松节燥性过于松脂，血虚尤忌，杵碎酒浸良。

茯苓 味甘淡平，入心、肾、脾、胃、小肠。

益脾胃而利小便，水湿都消；止呕吐而定泄泻，气机咸利。下行伐肾，水泛之痰随降；中守镇心，忧惊之气难侵。保肺定咳嗽，安胎止消渴。抱根者为茯神，主用俱同，而安神独擅；红者为赤茯苓，功力稍逊，而利水偏长；此外有茯苓皮，行水功长，而肿胀可治。

茯苓无毒，松根灵气结成。产云南，色白而坚实者佳。产浙江者力薄。马兰为使，畏地榆、秦艽、鳖甲、雄黄，恶白蔹，忌醋。

病人小便不禁，虚寒精滑者，皆不得服。

琥珀 甘平之味，入心、肺、脾、小肠。

安神而鬼魅不侵，清肺而小便自利；新血止而瘀血消，翳障除而光明复。（增补）合金疮而生肌肉，通膀胱而治五淋。

琥珀无毒，松脂入土年久积成，以手心摩热，拾芥者真，以柏子仁，入砂锅同煮半日，捣末。

渗利之性，不利虚人，凡阴虚内热，火炎水涸者勿服。

柏子仁 甘辛性平，入心、肝、肾。

安神定悸，壮水强阳，润血而容颜美少，补虚而耳目聪明。

柏子仁无毒，蒸晒炒研，去油，油透者勿入药。畏菊花、羊蹄草。

柏子仁多油而滑，作泻者勿服，多痰者亦忌。

侧柏叶 味苦微寒，入厥阴肝。

止吐衄痰红，定崩淋下血，历节风疼可愈，周身湿痹能安。（增补）止肠风，清血痢。捣用涂汤火之伤，炙用罨冻疮之痛。

侧柏叶无毒，或炒用，牡蛎为使，恶菊花，宜酒。

侧柏叶苦寒燥湿之品，惟血分有热者宜之。真阴虚者不宜也。之才云：柏性夹燥，血家不宜多服。

枸杞子 味甘微温，入于肾肝。

补肾而填精，止渴除烦；益肝以养营，强筋明目。

枸杞子无毒，甘州所产，红润少核者佳。

其利大小肠，泄泻者勿服。

地骨皮 甘寒之味，入少阴肾。

治在表无定之风邪，主传尸有汗之骨蒸。降肝火，而治消渴、咳嗽；平肝热，而疗胁痛、头风。

地骨皮无毒，甘草水浸一宿。

地骨皮乃除热之剂，中寒者勿服。

槐花 味苦酸寒，入肝、大肠。

止便红，除血痢，咸借清肠之力；疗五痔，明眼目，皆资涤热之功。子名槐角，用颇相同，兼行血而降气，亦催生而堕胎；枝主阴囊湿痒；叶医疥癣疔疽。

槐花无毒，含蕊而陈久者良，微炒。

槐性纯阴，虚寒者禁忌，即虚热而非实火者，亦禁之。

酸枣仁 酸平之味，入于肝、胆。

酸收而心守其液，乃固表虚有汗；肝旺而血归其经，用瘳彻夜无眠。

酸枣仁无毒，恶防己，炒熟。

肝胆二经有实邪实热者勿用，以收敛故也。

黄柏 苦寒之味，入少阴肾。

泻龙火而救水，利膀胱而燥湿。佐以苍术，理足膝之痹痛；渍以蜜水，漱口舌之生疮。（增补）清五脏之积热，黄疸热痢、肠风痔血可疗；治女子之诸疴，漏下赤白、阴伤湿疮亦愈。

黄柏无毒，川产肉厚色黄者良。生用降实火，蜜炙则不伤胃，炒黑而能止崩带，酒制治上，蜜制治中，盐制治下。恶干漆，得知母良。时珍曰：知母佐黄柏，滋阴降火，有金水相生之义。古云：黄柏无知母，犹水母之无虾也。

苦寒之性，利于实热，不利于虚热。凡中虚食少，或呕或泻，或好热，或恶冷，或肾虚五更泄泻，小便不禁，少腹冷痛，阳虚发热，瘀血停止，产后血虚发热，痈疽溃后发热，伤食发热，阴虚小水不利，痘后脾虚血虚，烦躁不眠等症，法咸禁之。

楮实 甘寒之味，入太阴脾。

健脾消水肿，益气充肌肤。（增补）疗骨鲠软坚，主养神明目。

楮实无毒，水浸取沉者酒蒸。

楮实虽能消水健脾，然脾胃虚寒者勿服。

皮：甘平之味，善行水。叶：甘凉之品，善祛湿热。

干漆 辛温之味，入厥阴肝。

辛能散结，行瘀血之神方；毒可祛除，杀诸虫之上剂。（增补）和血脉以通经络，续筋骨而治绝伤。

干漆有毒，炒令烟尽为度，或烧存性。半夏为使，畏铁、川椒、紫苏、鸡子、螃蟹。

行血杀虫，皆辛温毒烈之性。其中毒者，或生漆疮者，多食蟹，及甘豆汤解之。

血见于漆，即化为水，则能损新血可知。虚者及惯生漆疮者，切勿轻用。

五加皮 辛温之味，入于肾、肝。

明目舒筋，妇功于藏血之海；益精缩便，得力于闭蛰之官。风湿宜求，疝家必选。（增补）疗妇人之阴蚀，健小儿之难行。

五加皮无毒，芬香、五叶者佳。远志为使，恶玄参。

下部无风寒湿邪而有火，及肝肾虚而有火者皆忌。

蔓荆子 味苦辛平，入肝、膀胱。

头风连于眼目，搜散无余；湿痹甚而拘挛，展舒有效。（增补）通利九窍，除去百虫。

蔓荆子无毒，产南皮县。恶乌头、石膏。

头痛目痛，不因风邪，而因于血虚有火者忌之。胃虚人服之，恐生痰饮。

辛夷 辛温之味，入肺、胃二经。

辛温开窍，鼻塞与昏冒咸宜；清阳解肌，壮热与憎寒并选。（增补）亦愈头风脑痛，并祛面默目眩。

辛夷无毒，芎䓖为使，恶石脂，畏菖蒲、蒲黄、黄连、石膏。毛射肺中，令人发咳。宜去心及皮毛，微焙。

辛香走窜，虚人禁之。虽偶感风寒，而鼻塞亦禁之。头痛属血虚火炽者，服之转甚。

桑根白皮 甘寒之味，入太阴肺。

泻肺金之有余，止喘停嗽；疏小肠之闭滞，逐水宽膨。降气散瘀血，止渴消燥痰。

桑根白皮无毒。竹刀刮去粗皮，取白，或生用。或蜜炙制其凉泻之性，有涎出勿去。续断、桂心为使。忌铁。

桑白皮泻火。肺虚无火，因风寒而嗽者勿服。

桑叶 苦平性凉，入肝与肺。

止汗去风，明目长发。（增补）滋燥凉血，清肺有功。

《本草纲目》云：桑叶有小毒。《大明》曰：家桑叶暖、无毒，用经霜者。

桑子 甘酸而温，入少阴肾。

补水安神，生津止渴。（增补）聪耳目，解酒，乌须。

桑子即桑椹，晒干为末，蜜丸良。入烧酒经年愈佳；不可多食，多食致衄，脾胃虚滑者勿服。

桑枝 气味苦平，入于厥阴。

祛风养筋，消食定咳。（增补）脚气能愈，痹痛尤良。

在四肢更宜。

桑耳 气味甘平，入于厥阴。

调经止崩带，（增补）种子愈癥瘕。

桑耳有毒。

桑黄 清肺热，疗鼻赤。

桑柴 灰除斑痣，蚀恶肉。

桑霜 钻筋为拔毒之品，透骨有抽疔之长。

桑寄生 甘平之味，入厥阴肝。

和血脉，充肌肤，而齿须坚长，舒筋络，利关节，而痹痛蠲除，安胎简用，崩漏微医。

桑寄生无毒，出弘农川谷桑树上，三月采，阴干。言鸟衔他子，遗树而生者非。古书云：寄生无真者，可用续断代之。

杜仲 味甘温，入于肝肾。

强筋壮骨，益肾填精，腰膝之疼痛皆瘥，遍体之机关总利。

杜仲无毒，恶玄参。产湖南湖广者佳，去粗皮锉，或酥炙、蜜炙、盐酒炒、姜汁炒断丝用。

肾虚火炽者勿用。

女贞实 味苦性平，入于肝、肾。

补中黑须发，明目养精神。（增补）强腰膝以补风虚，益肝肾而安五脏。

女贞实无毒。女贞实、女贞冬青，时珍作两种，实一物也，冬至采佳，酒蒸。

女贞子纯阴至静之品，惟阴虚有火者宜之，如脾胃虚者，久服腹痛作泻。

蕤仁 甘温之味，入于肝经（蕤仁所治之症，俱属有风热者，《从新》谓其甘微寒，于理亦合）。

破心下结痰，除腹中痞气，退翳膜赤筋，理眦伤泪出。

蕤仁无毒，丛生有刺，实如五味，以汤浸取仁，去皮尖，水煮过研膏。目疾不缘风热，而因于虚者勿用。

凡目疾在表，当疏风清热，在里属肾虚，血少神劳，宜补肾养血安神。

丁香 辛温之味，入肺、胃、肾。

温脾胃而呕呃可瘳，理壅滞而胀满宜疗，齿除疳蜃，痘发白灰。（增补）疝癖奔豚，腹痛口臭。

丁香无毒，雄者颗小为丁香，雌者颗大为母丁香，即鸡舌香。畏郁金，忌火，去丁盖。

丁香辛热而燥，非属虚寒，概勿施用。

沉香 辛温之味，入于脾、胃、肝、肾。

调和中气，破结滞而胃开；温补下焦，壮元阳而肾暖。疗脾家痰涎之血，去肌肤水肿之邪。大肠虚闭宜投，小便气淋须用。

沉香无毒，色黑沉水者良，香甜者性平，辛辣者性热。入汤剂磨冲，入丸散纸裹置杯中待燥碾之，忌火。

沉香降气之要药，然非命门火衰，不宜多用，气虚下陷者，切勿沾唇。

檀香 辛温之味，入于肺、胃。

辟鬼杀虫，开胃进食，疗噎膈之吐，止心腹之疼。

檀香无毒。痈疽溃后及诸疮脓多者，不宜服。

降真香 辛温之味，入于肺经。

行瘀滞之血如神，止金疮之血至验。理肝伤吐血，胜似郁金；理刀伤出血，过于花蕊。

降真香无毒，烧之能降诸真故名，忌同檀香。

苏合香 甘温之味，入于脾、肺。

甘暖和脾，郁结凝留咸雾释；芬芳彻体，奸邪梦魇尽冰消。

苏合香无毒，产诸番，众香之汁熬成，故又名苏合油。形如黏胶，以筋挑起，悬丝不断者真也。苏合香走散走真气，唯气体壮实者宜之，否则当深戒也。

乳香 辛温之味，入少阴心。

定诸筋之痛，解诸疮之毒，治血舒筋，和中治痢，生肌调气，托里护心。

乳香无毒，出诸番，圆大如奶头，明透者良，性黏难研，水飞过，用钵坐热水中，以灯心同研，则易细。

疮疽已溃勿服，脓多者勿敷。

没药 苦平之味，入于肝、脾。

宣气血之滞，医疮腐之疼，可攻目翳，堪堕胎儿。

没药无毒，出南番，色赤，类琥珀者良，制法同上。

骨节痛与胸腹筋痛，不由血瘀，而因于血虚，产后恶露去多，腹中虚痛，痈疽已溃，法咸禁之。

安息香 味辛苦而性平，入于手少阴心。

服之而行血下气，烧之而去鬼来神。（增补）蛊毒以此消，鬼胎为之下。

安息香无毒。

病非关恶气侵犯者，勿服。

骐骥竭　味甘咸平，入于心、肝。

走南方兼达东方，遂作阴经之主；和新血且推陈血，真为止痛之君。

骐骥竭一名血竭。无毒。出南番。须另研，若同他药捣则化为飞尘。磨之透甲，烧灰不变者为真。

善收疮口，却能引脓，不可多用。

龙脑香　辛苦微温，入于心、肺。

开通关窍，祛逐鬼邪，善消风而化湿，使耳聪而目明。（增补）散郁火，以治惊痫痰迷；施外科，而愈三虫五痔。

龙脑香无毒，一名冰片，出南番，是老杉脂，以白如冰，作梅花片者良。

龙脑入骨，风病者在骨髓宜也。若风在血脉肌肉，辄用龙麝，反引风入骨，如油入面，莫之能出。目不明，属虚者，不宜入点。

金樱子　味酸涩平，入于脾、肾。

扃钥元精，合闭蛰封藏之本；牢拴仓廪，赞传导变化之权。

金樱子无毒，似榴而小，黄赤有刺。

金樱子性涩，不利于气。惟无故服之，以纵欲则不可。

竹叶　味苦甘寒，入于心、胃。

清心涤烦热，止嗽化痰涎。（增补）定小儿之惊痫，治吐血与呕哕。

竹茹　味甘性寒，入于肝、胃。

疏气逆，而呕呃与噎膈皆平；清血热，而吐衄与崩中咸疗。（增补）肺金之燥可涤，胃土之郁以开。

竹茹刮去青皮，用第二层。

竹沥　味淡性寒，入于心、脾。

痰在皮里膜外者，直达以宣通；痰在经络四肢者，屈曲而搜剔。失音不语偏宜，肢体挛蜷决用。

竹沥，姜汁为使。又能治中风不语，痰迷大热，风痉癫狂。竹沥滑肠，脾虚泄泻者勿用，惟痰在皮里膜外者，经络肢节者相宜，若寒痰、湿痰、与食积痰勿用。

竹种最多，惟大而甘者为胜，必生长甫及一年者，嫩而有力。

吴茱萸　辛热之味，入于脾、胃、肝三经。

燥肠胃而止久滑之泻，散阴寒而攻心腹之疼。祛冷胀为独得，疏肝气有偏长，疝痛脚气相宜，开郁杀虫至效。

吴茱萸有小毒，开口陈久者良。滚汤泡去苦烈汁。止呕、黄连水炒；治疝、盐水炒；治血，醋炒。蓼实为使，恶丹参、滑石、白垩，畏紫石英。

多用损元气。寇氏云：下气最速，肠虚服之愈甚。凡病非寒滞者勿用，即因寒滞者，亦当酌量虚实，适事为效也。

山茱萸　味酸微温，入于肝、肾。

补肾助阳事，腰膝之疴，不必虑也。闭精缩小便，遗泄之症，宁足患乎。月事多而可以止，耳鸣响而还其聪。

山茱萸无毒，蓼实为使，忌桔梗、防风、防己。酒润去核，微火烘干，陈久者良。惟强阳不痿，小便不利者，不宜用。

槟榔　辛温之味，入胃、大肠。

降至高之气，似石投水；疏后重之急，如骥追风。疟疾与痰癖偕收，脚气与杀虫并选。（增补）消谷可也，伏尸宜之。

槟榔无毒，鸡心尖长，破之作锦纹者良，忌火。

槟榔坠诸气，至于下极，气虚下陷者忌。

栀子　苦寒之味，入太阴肺。

治胸中懊憹，而眠卧不宁；疏脐下血滞，而小便不利。清太阴肺，轻飘而上达；泻三焦火，屈曲而下行。（增补）清胃脘，则吐衄与崩淋俱效；去心火，则疮疡与面赤无虞。

栀子无毒，内热用仁，表热用皮，生用泻火，炒黑止血，姜汁炒止烦呕。

栀子大苦大寒，能损胃伐气，虚者忌之，心腹痛不因火者，尤为大戒。世人每用治血，不知血寒则凝，反为败证。

芜荑　辛平之味，入于肺经。

除疳积之要品，杀诸虫之上剂。（增补）能燥湿而化食，治癥痛与癥瘕。

芜荑无毒，陈久气膻者良。幼科取为要药，然久服能伤胃。

枳壳　味苦微寒，入肺、大肠。

破至高之气，除咳逆停痰，助传导之官，消水留胀满。

枳实　辛平之味，入于手太阴。

破积有雷厉风行之势，泻痰有冲墙倒壁之功。解伤寒结胸，除心下急痞。

枳壳枳实无毒，皮厚而小为枳实，壳薄虚大为枳壳，久陈者良，麸炒。

枳实性急，枳壳性缓。两者专主破气，大损真元。胀满因于实邪者可用。若因土虚不能治水，肺虚不能行气，而误用之，则祸不旋踵。气弱脾虚以致停食痞满，法当补中益气，则食自化，痞自消。若再用此破气，是抱薪救火矣。孕妇虚者尤忌。

厚朴　苦辛大温，入于脾、胃。

辛能散风邪，温可解寒气。下气消痰，去实满而宽膨；温胃和中，调胸腹而止痛。吐利交资，惊烦共主。（增补）疗气血之痹，去三虫之患。

厚朴无毒，榛树皮也。肉厚紫润味辛者良。刮去粗皮，切片，姜汁炒。干姜为使。恶泽泻、硝石，忌豆。

厚朴但可施与元气未虚，邪气方盛。若脾胃虚者，切勿沾唇。孕妇服之，大损胎元。

茶叶　甘苦微寒，入于心、肺。

消食下痰气，止渴醒睡眠，解炙煿之毒，消痔瘘之疮，善利小便，颇疗头疼。

茶叶无毒，味甘而细者良。畏威灵仙、土茯苓、恶榧子。寒胃消脂，酒后饮茶，引入膀胱、肾经，患疝瘕水肿，空心尤忌。

猪苓 味甘淡平，入肾、膀胱。

分消水肿，淡渗湿痰。（增补）何虞温疫大毒，蛊疰不祥；亦疗淋浊管痛，泻痢疟疾。

猪苓无毒，多生枫树下，块如猪屎，故名。白而实者良，去皮。

寇宗奭曰：多服猪苓，损肾昏目。洁古云：淡渗燥亡津液，无湿者勿服。

乌药 辛温之味，入胃、膀胱。

主膀胱冷气攻冲，疗胸腹积停为痛，天行疫瘴宜投，鬼犯蛊伤莫废。

乌药无毒，根有车毂纹，形如连珠者良。酒浸一宿炒，亦有煅研用者。气虚、血虚、内热者，勿用。

海桐皮 气味苦平，入于脾、胃。

除风湿之害，理腰膝之疼，可涂疥癣，亦治牙虫。

海桐皮无毒，出广南，皮白坚韧。

腰膝痛，非风湿者，不宜用。治癣治牙，须与他药同行。

大腹皮 味苦微温，入于脾、胃。

开心腹之气，逐皮肤之水。（增补）和脾泄肺，通大小肠，肺气痞胀胥宜，痰膈瘴疟亦宜。

大腹皮无毒，酒洗，黑豆汤再洗，病涉虚者勿用。

子辛涩，与槟榔同功而力稍缓。

合欢皮 甘平之味，入于心、脾。

安和五脏，欢乐忘忧。（增补）明目续筋，和血止痛。

合欢无毒，得酒良。

五倍子 性燥味寒，入于太阴。

敛肺化痰，故止嗽有效，散热生津，故止渴相宜。上下之血皆止，阴阳之汗咸瘳，泻痢久而能断，肿毒发而能消，糁口疮须臾可食，洗脱肛顷刻能收，染须发之白，治目烂之疴。

五倍子无毒，壳轻脆而中虚，可以染皂，或生或炒，捣末用。

五倍子性燥急而专收敛，咳嗽由于风寒者，忌之；泻痢非虚脱者，忌之；咳嗽由于肺火者，忌之。误服反致壅满。

天竺黄 甘寒之味，入于心经。

祛痰解风热，镇心安五脏，大人中风不语，小儿天吊惊痫。

天竺黄无毒，出南海，大竹之精气结成，如竹节者真。

天竺黄功同竹沥，而性和缓，无寒滑之患。惟久用亦能寒中。

密蒙花 甘平之味，入厥阴肝。

养营和血，退翳开光，大人眦泪羞明，小儿痘疳攻眼。

密蒙花无毒，产于蜀中，酒润焙。

治目之外，无他长也。

巴豆　辛热之味，入肺、脾、胃、大、小肠五经。

荡五脏，涤六腑，几于煎肠刮胃；攻坚积，破痰癖，直可斩关夺门。气血与食，一攻而殆尽；痰虫及水，倾倒而无遗。胎儿立堕，疔毒旋抽。

巴豆有大毒，去心及膜，火焙研细，去油用。芫花为使，畏大黄、黄连、芦笋、菰笋、藜芦、酱豉、冷水，恶蘘草，反牵牛。

巴豆不可轻用。郁滞虽开，真阴随损，以少许着肌肤，须臾发泡，况肠胃柔薄之质，无论下后耗损真阴，即脏腑被其熏灼，能无溃烂之患耶？万不得已，亦须炒熟，去油，入少许即止。不得多用耳。

蜀椒　味辛性热，入肺、脾、肾。

温脾土，而去三焦之冷滞；补元阳，而荡六腑之沉寒。饮癖气症和水肿，累见奇功；杀虫止呕及阳虚，恒收速效。通血脉，则痿痹消除；行肢节，则机关健运。

椒目善消水肿，可塞耳聋。

蜀椒有毒，杏仁为使，畏款冬花、防风、附子、雄黄、凉水、麻仁。肉厚皮皱比秦椒略小，去闭口者以其害人。微炒去汗，捣去里面黄壳，取仁用。得盐良。

命门火衰，中气寒冷者宜之，若阴虚火旺之人，在所大忌。

胡椒　味辛大热，入胃、大肠。

下气温中，消风去痰。（增补）食积与快膈称良，腹痛与胃寒共治。

胡椒有小毒，忌用与蜀椒相同。

胡椒，损肺走气，动火动血，损齿，昏目，发疮痔脏毒，必阴气至足者方可用。荜澄茄，即胡椒之大者，乃一类两种，主治略同。

橡斗子　苦温之味，入于脾、胃。

固精颇效，止痢称奇。

橡斗子无毒。霜后收采，去壳，蒸之从巳至未，锉作五片，晒干用，可以济饥。新痢初起，湿热甚者，忌服。

木鳖子　甘温之味，入于肝、胃。

散血热，除痈毒，止腰痛，生肌肉。（增补）杀疯狗之毒，止血痹之痛。

木鳖子有毒，核扁如龟，绿色。

番木鳖形较小，而色白微苦，主咽喉痹痛。气血虚，肠胃滑者大戒。

水杨叶　苦平之味，入肺、大肠。

止久痢而多功，浴豆疮而起发。

水杨叶无毒。痘疮初出及痒塌者，皆不可浴。若内服助气血药，其效更远。

棕榈皮　味苦涩平，入肝、脾二经。

吐血鼻红肠毒病，十全奇效；崩中带下赤白痢，一切神功。

棕榈皮无毒，年久败棕良，与发灰同用尤佳。烧黑须存性，不可烧过。窨地上出火毒。

去血过多，滑而不止者宜之，若早服，恐停瘀为害。

川槿皮 苦平之味，入脾、大肠。

止肠风与久痢，擦顽癣及虫疮。

川槿皮无毒，肉厚而色红者真，不宜多服。

皂荚 味辛咸温，入肺、肝、胃。

开窍通关，宣壅导滞，搜风逐痰，辟邪杀鬼。（增补）搐之治噤口中风，服之则除湿去垢，涂之而散肿消毒，焚之而辟疫除瘟。

皂荚有小毒，多脂者良。刮去粗皮及弦与子，蜜炙、酥炙用。柏子为使，恶麦门冬，畏人参、苦参。

皂角济急，颇有神效。若类中风，由于阴虚者禁之。孕妇亦禁。

子去皮，水浸软，煮糖渍食之。治大肠虚秘，瘰疬恶疮。

刺功用与角同。其锐利能直达疮所。为痈疽妒乳已肿未溃之圣药。已溃者勿服。孕妇亦忌。

诃黎勒 苦温之味，入肺、大肠。

固肠而泄痢咸安，敛肺而喘嗽俱止。利咽喉而通津液，下食积而除胀满。

诃黎勒无毒，从番舶来，岭南亦有，六棱黑色，肉厚者良。酒蒸一伏时，去核焙。生用清金行气，熟用温胃固肠。嗽痢初起者勿服，气虚者亦忌。

若肺有实热，泻痢因湿热，以及气喘因火冲者，法咸忌之。

楝实 苦寒之味，入于脾、肝。

杀三虫，利小便。根：微寒杀诸虫，通大肠。（增补）愈疝气，疗疥疮，肝厥腹痛以瘳，伤寒里热亦愈。

楝实有毒，川产良。酒蒸刮去皮，取肉去核，凡使肉不使核，使核不使肉。如使核，须捶碎。茴香为使。大寒极苦，止宜于杀虫，若脾胃虚寒者，大忌。根微寒，杀诸虫，通大肠。

樗白皮 味苦涩寒，入大肠与肺、胃。

涩血止泻痢，杀虫收产肠。（增补）去肺胃之陈痰，治湿热之为病。

樗白皮有小毒，即臭椿根白皮，醋炙之。

苦寒之性，虚寒者禁用，肾家真阴虚者，亦忌之，以其陡燥耳，止入丸而不入汤煎。椿白皮功用相仿，力逊之。樗白叶功用亦相仿，差不及耳。

郁李仁 酸平之味，入脾、大肠。

润达幽门，而关格有转输之妙；宣通水府，而肿胀无壅遏之嗟。

郁李仁无毒，汤浸去皮尖，蜜浸研如膏。

利周身水气，然下后令人津液亏损，燥结愈甚。此乃治标救急之药，津液不足者，慎勿轻服。

雷丸 味苦寒，入胃。

杀脏腑诸虫，除婴儿百病。（增补）毒气可逐，胃热亦清。

雷丸有小毒。雷丸乃竹之余气，得霹雳而生，故名雷丸。大小如栗，刮去黑皮，甘草水浸一宿，酒蒸。荔核、厚朴、芫花为使，恶蓄蓄、葛根。

杀虫之外无他长，久服令人阴痿。

苏木 味甘咸平，入心、肝、脾。

宣表里之风邪，除新旧之瘀血。（增补）宜产后之胀满，治痈肿与扑伤。

苏木无毒。一名苏枋木。

苏木理血，与红花同功，少用和血，多用破血也，无瘀滞者忌之。

没石子 苦温之味，入少阴肾。一名无食子。

益血生精，染须发而还少；强阴治痿，助阳事以生男。涩精止遗淋，固肠医泄痢。

没石子无毒，忌铜铁器，用浆水于砂盆中，研焙干，再研如乌犀色。出诸番，颗少纹细者佳，性偏止涩。不宜独用多用。

木瓜 酸温之味，入足厥阴。

筋急者得之即舒，筋缓者遇之即利，湿痹可以兼攻，脚气惟兹最要。

木瓜无毒，忌铁。陈久者良。

多食损齿及骨病癃闭。

果 部

莲子 甘平之味，入心、脾、肾。

心肾交，而君相之火邪俱靖；肠胃厚，而泻痢之滑脱均收。频用能涩精，多服令人喜。（增补）养神而气力长，治血而崩带瘳。

莲子无毒，泡去皮、心。

大便燥者勿服。今肆中石莲子其味大苦，产广中树上，不宜入药。

莲藕 甘平之味，入于心、脾。

生用则涤热除烦，散瘀而还为新血，熟用则补中和胃，消食而变化精微。

莲藕生用甘寒，熟用甘平，产家忌生冷，惟藕不忌，以能去瘀故也。

莲花须 味甘涩温，入于心、肾。

清心而诸窍之出血可止，固肾而丹田之精气无遗。须发变黑，泻痢能除。

莲花须，忌地黄、葱、蒜。小便不利者勿服。

莲房固经涩肠，煅灰治崩漏，但不宜多服。

荷叶助脾胃而升发阳气，能散瘀血留好血，治一切血证。惟性升散，虚者禁之。

荷蒂治雷头风。

橘皮 辛温之味，入于脾、肺。

止嗽停呕，颇有中和之妙；清痰理气，却无峻烈之嫌。留白者，补胃偏宜，去白者，疏通专掌。

橘皮无毒，广中产者最佳，福建者力薄，浙产更恶劣矣，陈久愈佳，故又名陈皮。

去蒂及浮膜晒干。治痰咳，童便浸晒。治痰积，姜水炒。入下焦，盐水炒。

气虽中和，然单服久服，亦损真元。橘皮下气消痰，橘肉生痰聚气，一物也而相反如此。

青皮 破滞气，愈低愈效；削坚积，愈下愈良。引诸药至厥阴之分，下饮食入太阴之仓。（增补）郁积与发汗咸治，疝痛与乳肿宜投。其核也，主膀胱疝气；其叶也，治乳痈肺痈。

青皮无毒。即橘之小者，麸炒。气虚及有汗者忌用。

香橼 苦温之味，入于肺、脾。

理上焦之气，止呕宜求；进中州之食，健脾宜简。

香橼无毒，年久者良，去白炒。

性虽中和，单用多用，亦损真气，脾虚者，须与参术同用，乃有相成之益耳。

大枣 甘平之味，入于脾经。

调和脾胃，俱生津止泻之功；润养肺经，操助脉强神之用。（增补）助诸经而和百药，调营卫而悦容颜。

大枣无毒，坚实肥大者佳。

枣虽补中，然味过于甘，中满者忌之，小儿疳病及齿痛痰热之人，俱不宜食，生者犹为不利。红枣功用相仿，差不及耳。

芡实 甘平之味，入于脾、肾。

补肾固精，而遗浊有赖；益脾养气，而泄泻无虞。（增补）益耳目聪明，愈腰膝酸痛。

芡实无毒。

小儿不宜多食，难消化也。

乌梅 酸平之味，入于肺、脾。

定嗽定渴，皆由敛肺之功；止血止痢，尽是固肠之力。清音去痰涩，安蛔理烦热，蚀恶肉而至速，消酒毒以清神。

乌梅无毒。青梅熏黑为乌梅。产吉安者，肉厚多脂最佳。病有当发表者，大忌酸收，误食必为害。

白梅 酸涩咸平，入肝与胃。

牙关紧闭，擦龈涎出便能开；刀箭伤肤，研烂敷之血即止。

白梅无毒，功同乌梅，盐渍为白梅，多食损齿伤阴。

柿 甘寒之味，入于肺、脾。

润肺止嗽咳，清胃理焦烦。

干柿能厚肠而止泄，主反胃与下血。

柿霜清心而退热生津，润肺而化痰止嗽。

柿无毒。

柿性颇寒，肺经无火，及风寒作嗽者，冷痢滑泄者忌之。与蟹同食，令人腹痛作泻。

荸荠　甘寒之味，入阳明胃。

益气而消食，除热以生津，腹满痛须要，下血宜尝。

荸荠无毒。

有冷气人勿食，多食令人患脚气，孕妇忌之。

枇杷叶　苦平之味，入于肺、胃。

走阳明则止呕下气，入太阴则定咳消痰。

枇杷叶无毒，去背上毛。治胃病，可用姜汁涂炙；治肺病，可用蜜水涂炙。

止渴下气，利肺气，止吐逆，除上焦之热，润五脏，多食发痰热伤脾，同炙肉及熟面食，令人患热黄疾。

胃寒呕吐，及风寒咳嗽者忌之。

甘蔗　甘平之味，入于肺、胃。

和中而下逆气，助脾而利大肠。（增补）能治咳而消痰，亦除热而润燥。

甘蔗无毒。

惟胃寒呕吐，中满滑泻者，忌之。

白砂糖　甘寒之味，入于脾经。

生津解渴，除咳消痰。（增补）补脾缓肝，和中润肺。

红砂糖　功用与白者相仿，和血乃红者独长。

白砂糖无毒多食助热，损齿生虫，作汤下小儿丸散，误矣。中满者忌之。

桃仁　味苦甘平，入肝、大肠。

破诸经之血瘀，润大肠之血燥。肌有血凝，而燥痒堪除；热入血室，而谵语可止，（增补）可除厥癥瘕，何虞乎邪气？

桃仁无毒，香附为使，去皮尖炒，勿用双仁者。

桃枭：是桃实，在树经冬不落者，正月采之，主辟邪祛祟。

若非血瘀而误用之，大伤阴气。

杏仁　味苦甘温，入肺、大肠。

散上焦之风，除心下之热，利胸中气逆而喘嗽，润大肠气闭而难通，解锡毒有效，消狗肉如神。（增补）除风散寒，治时行之头痛；润燥消积，亦行痰而解肌。

杏仁无毒，恶黄芩、黄芪、葛根，畏蘘草。泡去皮尖焙，双仁者勿用。

阴虚咳嗽者忌之。杏子有小毒损人，孕妇忌之。

梨　味甘酸寒，入心、肝、脾。

外宣风气，内涤狂烦，消痰有灵，醒酒最验。（增补）凉心润肺，利大小肠，降火清喉，解痈疽毒。

梨无毒。脾虚泄泻者禁之。

橄榄　酸涩甘平，入阳明胃。

清咽喉而止渴，厚肠胃而止泻，消酒称奇，解毒更异。

橄榄无毒。

误中河豚毒，惟橄榄煮汁可解，诸鱼骨鲠，嚼橄榄汁咽之，如无，以核研末，急流水调服亦效。

胡桃　甘平之味，入于肺、肾。

佐补骨，而治痿强阴；兼胡粉，而拔白变黑。久服润肠胃，恒用悦肌肤。（增补）通命门而理三焦，治腰脚与心腹痛。

胡桃无毒，油者有毒。故杀虫治疮。胡桃动风助火，肺有痰热、命门火炽者勿服。

龙眼　甘平之味，入于心、脾。

补心虚而长智，悦胃气以培脾，除健忘与怔忡，能安神而熟寐。（增补）血不归脾莫缺，思虑过度者宜。

龙眼无毒。道家用龙眼肉，细嚼千余，待满口津生，和津汩汩而咽，此即服玉泉之法也。

山楂　酸平之味，入于脾、胃。

消肉食之积，行乳食之停。疝气为殃，茴香佐之取效；儿枕作痛，砂糖调服成功。发小儿痘疹，理下血肠风。

山楂无毒，有大小两种，小者入药。去核。

多服令人嘈烦易饥，反伐脾胃生发之气，胃中无积及脾虚恶食者忌之。

榧子　甘平之味，入太阴肺（甘涩性平，从《纲目》增）。

杀百种之虫，手到而痊；疗五般之痔，频尝则愈。消谷食而治咳，助筋骨而壮阳。

榧子无毒，反绿豆。

丹溪云：榧子肺家果也，多食则引火入肺，大肠受伤。

石榴皮　味酸涩温，入肝、脾、肾。

泻痢久而肠虚，崩带多而欲脱，水煎服而下蛔，汁点目而止泪。

石榴皮无毒。忌铁器。

石榴皮味酸涩，故入下痢崩中之剂，若服之太早，反为害也。

谷　部

胡麻　甘平之味，入肝、脾、胃。

养血润肠，燥结焦烦诚易退；补中益气，风淫瘫痪岂难除。坚筋骨，明耳目，轻身不老；长肌肤，填髓脑，辟谷延年。

胡麻无毒，九蒸晒。服之令人肠滑，精气勿固者，亦勿宜服，得白术并行为胜。

麻仁 甘平之味，入于脾、胃。

润五脏，通大肠，宣风利关节，催生疗产难。

麻仁无毒，畏牡蛎、白薇、茯苓，绢包置沸汤中，至冷取出，悬井中一夜，勿着水，曝干，新瓦上挪去壳。

陈上良云：多食损血脉，滑精气，痿阳事，妇人多食，即发带疾，以其滑利下行，走而不守也。滑肠者尤忌。

麻油 味甘微寒，入肠与胃。

熟者利大肠，下胞衣；生者摩疮肿，生秃发。

麻油无毒，生榨者良，若蒸炒者，只可供食，不可入药。

饴糖 甘温之味，入于脾经。

止嗽化痰，《千金方》每嘉神效；脾虚腹痛，建中汤累奏奇功。瘀血熬焦和酒服，肠鸣须用水煎尝。

饴糖无毒。过用，反能动火生痰，凡中满吐逆，酒病牙疳，咸忌之，肾病尤不可服。

黑豆 甘平之味，入于肾经。

活血散风，除热解毒，能消水肿，可稀痘疮。（增补）生研则痈肿可涂，饮汁而鬼毒可杀。

黑豆无毒。畏五参、龙胆、猪肉，忌厚朴。得猪胆汁、石蜜、牡蛎、杏仁、前胡良。

婴儿十岁以下者，炒豆与猪肉同食，壅气致死。

赤小豆 味甘微平，入心、小肠。

利水去虫，一味磨吞决效；散血排脓，研末醋敷神良。止渴行津液，清气涤烦蒸。通乳汁，下胞衣，喉科要药；除痢疾，止呕吐，脾胃宜之。

赤小豆无毒，紧小而赤豆黯色者入药。

久服赤豆，令人枯燥肌瘦身重，以其行降令太过也。

绿豆 甘寒之味，入太阴肺。

解热毒而止渴，去浮风而润肤，利小便以治胀，厚肠胃以和脾。

绿豆无毒，反榧子壳，恶鲤鱼。

胃寒者，不宜食。功在绿皮，若去壳，即壅气矣。

扁豆 甘温之味，入于脾经。

补脾胃而止吐泻，疗霍乱而清湿热，解诸毒大良，治带下颇验。

扁豆无毒，或生用，或炒研。

扁豆专治中宫之病，然多食能壅气，伤寒邪炽者，勿服。

淡豆豉 味甘苦寒，入于肺、脾。

解肌发汗，头疼与寒热同除；下气清烦，满闷与温斑并妙。疫气瘴气，皆可用也；痢疾疟疾，无不宜之。

淡豆豉无毒。

造豉法，黑豆一斗，六月间水浸一宿，蒸熟摊芦席上微温，蒿覆五六日后，黄衣遍满为度，不可太过，取晒，簸净，水拌得中，以汁出指间为度，筑实瓮中，桑叶盖厚三寸，泥封，晒七日，取出曝一时，又水拌入瓮，如是七次，再蒸，曝干瓮收。

伤寒直中三阴，与传入阴经者，勿用。热结烦闷，宜下不宜汗，亦忌之。

麦芽 味甘咸温，入阳明胃。

熟腐五谷，消导而无停；运行三焦，宣通而不滞。疗腹鸣与痰饮，亦催生而堕胎。

麦芽无毒，炒黄去芒，留芽用。古人惟取矿麦为芽，今人多用大麦者，非也。有积化积，无积消肾气堕胎。

神曲 味甘性温，入于胃经。

健脾消谷，食停腹痛无虞；下气行痰，泄痢胃翻有藉。

神曲无毒，研细炒黄，陈久者良。

五月五日，或六月六日，以白面百斤，青蒿、苍耳、野蓼，各取自然汁六大碗，赤小豆、杏仁泥各三升，以配白虎、青龙、朱雀、玄武、勾陈、腾蛇，用诸汁和面，豆、杏仁布包作饼，楮叶包熏，如造酱黄法，待生黄衣，曝干收之。

脾阴虚、胃火盛者勿用，能损胎孕。

谷芽 味甘苦温，入于脾、胃。

消食与麦芽同等，温中乃谷芽偏长。（增补）气和具生化之功，开胃与快脾是擅。

谷芽无毒，炒用。

酒 苦甘辛热，入于肺、胃。

通血脉而破结，厚肠胃而润肌，宣心气以忘忧，助胆经以发怒，善行药势，可御风寒。

酒有毒，陈久者良，畏绿豆粉、枳椇子、葛花，过饮则损胃耗血，生痰动火。烧酒散寒破结，损人尤甚。

醋 酸温之味，入厥阴肝。

浇红炭而闻气，产妇房中常起死；涂痈疽而外治，疮科方内屡回生。消心腹之疼，癥积尽破，杀鱼肉之毒，日用恒宜。

醋无毒，米醋最良。

多食损筋骨，损胃损颜色。

罂粟壳 味酸涩温，入于肾经。

止痢泻而收脱肛，涩精气而固遗泄，劫虚痨之嗽，摄小便之多。

罂粟壳无毒，水洗，去蒂、去顶、去穰，醋炒透。得醋、乌梅、陈皮良。

风寒之作嗽，泻痢新起者，勿服。

菜 部

瓜蒂 苦寒之味，入阳明胃。

理上脘之疴，或水停，或食积，总堪平治；去胸中之邪，或痞鞕，或懊侬，咸致安宁。水泛皮中，得吐而痊；湿家头痛，嗜鼻而愈。

瓜蒂有小毒。

瓜蒂最能损胃伤血，耗气夺神，上部无实邪者，切勿轻投。

白芥子　辛热之味，入太阴肺。

解肌发汗，利气疏痰，温中而冷滞冰消，辟邪而祟魔远遁，酒服而反胃宜痊，醋涂而痈毒可散。

白芥子无毒，北产者良。煎汤不可太熟，熟则力减。

痰在胁下及皮里膜外者，非白芥子不能达。

肺经有热，阴虚火亢者勿服。茎叶动风动气，有疮疡痔疾便血者，皆忌之。

莱菔子　辛温之味，入肺与胃。

下气定喘，清食除膨，生研堪吐风痰，醋调能消肿毒。

莱菔子无毒。治痰，有推墙倒壁之功。

虚弱人服之，气喘难布息。

干姜　辛热之味，入于肺、肝。

破血消痰，腹痛胃翻均可服；温中下气，癥瘕积胀悉皆除。开胃和脾，消食去滞，生用则发汗有灵，炮黑则止血颇验。（增补）风湿之痹可逐，肠澼下血亦良。

干姜无毒，白净结实者良。惧其散，炒黄用，或炒微焦。

姜味大辛，能散气行血，久服损阴伤目，凡阴虚有热者勿服。

生姜　辛热之味，入于肺、胃。

生能发表，熟可温中，开胃有奇功，止呕为圣药。气胀腹疼俱妙，痰凝血滞皆良。刮下姜皮，胀家必用。（增补）能去臭气，亦通神明。

生姜无毒，生姜汤要热则去皮，要冷则留皮。

凡中风、中暑、中气、中毒、中恶、霍乱，一切暴卒之症，用姜汁和童便服之，姜汁能开痰，童便能降火也。

古方以姜茶治痢，热痢留皮，冷痢去皮，火炒，忌服同干姜。

姜皮和脾行水，治浮肿胀满，煨姜和中止呕，行脾胃之津液，最为平妥。

葱白　辛平之味，入于肺、胃。

通中发汗，头疼风湿总蠲除；利便开关，脚气奔豚通解散。跌打金疮出血，砂糖研敷；气停虫积为殃，铅粉丸吞。专攻喉痹，亦可安胎。（增补）伤寒寒热者宜，面目浮肿亦治。

葱白无毒，忌枣、蜜、大鸡肉。

多食葱，令人神昏发落，虚气上冲。

大蒜　辛温之味，入于脾、胃。

消谷化食，辟鬼驱邪，破疹癖多功，灸恶疮必效。捣贴胸前，痞格资外攻之益；研涂足底，火热有下引之奇。

大蒜有毒，忌蜜，独头者佳。

性热气臭，凡虚弱有热之人，切勿沾唇，即宜用者，亦勿过用，生痰动火，损目耗血，谨之。

韭 辛温之味，入于脾、肾。

固精气，暖腰膝，强肾之功也；止泻痢，散逆冷，温脾之力软。消一切瘀血，疗喉间噎气。韭子固精，生精，助阳止带。

韭无毒，忌蜜。

多食神昏目暗。下部有火而阴气不固者勿服。蒸晒炒研。

金 石 部

金箔 辛平之味，入于心经。

安镇灵台，神魂免于飘荡；辟除恶祟，脏腑搜其伏邪。

金有大毒，磨屑顿服，不过三钱而毙。催生者用之。银箔功用相仿。

自然铜 辛平之味，入于厥阴。

续筋接骨，折伤者依然复旧，消瘀破滞，疼痛者倏尔消除。

自然铜无毒，产铜坑中。

自然铜虽有接骨神效，颇多燥烈之性，很能损人，大宜慎用。

铜青 辛酸之味，入于厥阴。

女科理气血之痛，眼科主风热之疼，内科吐风痰之聚，外科止金疮之血，杀虫有效，痔证亦宜。

铜青无毒，服之损血，以醋制铜刮用。

黄丹 辛寒之味，入于心、脾。

止痛生肌，宜于外敷；镇心安魄，可作丸吞。下痰杀虫，截疟止痢。（增补）平吐逆而疗反胃，治巅疾以愈惊痫。

黄丹无毒。黑铅加硝黄盐矾炼成。凡用时，以水飘去盐硝、砂石，微火炒紫色，摊地上出火毒。

味性沉阴，过服损阳气。化成九光者，当谓九光丹。铅粉：主治略同。

密陀僧 辛平之味，入心、大肠。

镇心主，灭瘢䵟，五痔金疮同借重，疟家痢证共寻求。

密陀僧有小毒，色如金者良。即熬银炉底，感银铅之气而成，其性重坠，故镇心下痰，须水飞用，食之令人寒中：

紫石英 甘温之味，入心与肝（入心四字按《纲目》增）。

上通君主，镇方寸之靡宁；下达将军，助胎宫而有孕。（增补）治心腹之咳逆，补不足之温中。

紫石英无毒，畏扁豆、附子、黄连。火煅醋淬七次，研末水飞。

朱砂　甘寒之味，入于心经。

镇心而定癫痫，辟邪而杀鬼祟，解胎热痘毒，疗目痛牙疼。（增补）养精神而通神明，治五脏兼能化汞。

朱砂无毒，恶磁石，畏盐水，忌一切血，水飞三次，明如箭镞者良。

独用多用，令人呆闷。

雄黄　苦平之味，入于胃经。

杨梅疔毒，疥癣痔疮，遵法搽敷力不小；血瘀风淫，鬼干尸疰，依方制服效偏奇。化痰涎之积，涂蛇虺之伤。

雄黄有毒，研细水飞。生山之阳，明澈不臭，重三四五两者良。醋浸入莱菔子汁煮干。山之阴者名雌黄，功用略同。

血虚者大忌。

石膏　辛寒之味，入于肺、胃。

营卫伤于风寒，青龙收佐使之功；相傅因于火热，白虎定为君之剂。头痛齿疼肌肤热，入胃而收逐；消渴阳狂逆气起，入肺以祛除。（增补）口干舌焦，是之取尔；中暑自汗，又何患焉。

石膏无毒，鸡子为使，恶莽草、巴豆，畏铁。有软硬两种，莹白者良，研细，甘草水飞，火煅则不甚伤胃。

少壮火热者，功效甚速；老弱虚寒者，祸不旋踵。极能寒胃，胃弱血虚，及病未入阳明者，切勿轻投。

滑石　味甘淡寒，入胃、膀胱。

利小便，行积滞，宣九窍之闭，通六腑之结。（增补）身热而泄澼可治，乳难与癃闭亦宜。

滑石无毒，白而润者良，石韦为使，宜甘草。凡脾虚下陷，及精滑者忌之，病有当发表者，尤忌。

赤石脂　酸辛大温，入于心、胃、大肠。

主生肌长肉，可理痈疡；疗崩漏脱肛，能除肠澼。

赤石脂无毒，细腻粘舌者良。赤入血分，白入气分。研粉水飞，畏芫花，恶大黄、松脂。

赤石脂固涩，痢家忌用。

炉甘石　甘温之味，入阳明胃（"入阳明胃"四字，从《纲目》增）。

散风热而肿消，祛痰气而翳退。

炉甘石无毒，产金银坑中，金银之苗，状如羊脑，煅红，童便淬七次，研末水飞，为眼科要药。

钟乳石　甘热之味，入阳明胃。

益精壮阳，下焦之虚弱堪珍；止嗽解渴，上部之虚伤宜宝。（增补）安五脏亦能明目，通百节而利九窍。

钟乳石有毒。出洞穴中，石液凝成，光明者真。入银器煮，水减即添。煮三日夜，色变黄白，换水再煮，色清不变，毒去尽矣。水飞过，再研半日。

命门火衰者相宜，否则便有害矣。

海石 咸平之味，入太阴肺。

清金降火，止浊治淋，积块老痰逢便化，瘿瘤结核遇旋消。

海石无毒，水沫日久积成，海中者，味咸更良。

多服损人气血。

阳起石 咸温之味，入少阴肾。

固精壮元阳，益气而止崩带。（增补）回子宫之虚冷，消结气与癥瘕。

阳起石无毒，出齐州阳起山，云母根也。虽大雪遍境，此山独无。以云头两脚鹭鸶毛，色白温润者良。火煅，醋淬七次，研粉水飞。桑螵蛸为使。恶泽泻、桂、雷丸、菌桂，畏菟丝子，忌羊血，非命门火衰者勿用。

磁石 辛温之味，入少阴肾。

治肾虚之恐怯，镇心脏之怔忡。（增补）疗肢节中痛，则风湿以除；清火热烦满，而耳聋亦治。

磁石无毒，柴胡为使，恶牡丹皮、莽草，畏石脂，火煅醋淬水飞。

磁石又名吸铁石，重镇伤气，可暂用而不可久。

青礞石 咸平之味，入厥阴肝。

化顽痰癖结，行食积停留。（增补）色青因以平肝，体重则能下气。

青礞石有毒，研末水飞，去硝毒。

气虚血弱者大忌。

花蕊石 酸平之味，入厥阴肝。

止吐衄如神，消瘀血为水。（增补）愈金疮出血，下死胎胞衣。

花蕊石无毒，出陕西华代地，体坚色黄，煅研水飞。过用损血，慎之。

食盐 咸寒之味，入少阴肾。

擦齿而止痛，洗目而去风。二便闭结，纳导随通；心腹烦疼，服吐即愈。治疝与辟邪有益，痰停与霍乱无妨。（增补）软坚而结核积聚以除，清火则肠胃结热可治。

食盐无毒。

润下作咸，咸走肾。喘嗽、水胀、消渴大忌。食盐或引痰生，或凝血脉，或助水邪，多食损颜色、伤筋力。

青盐功用相同，入肝散风。

朴硝 辛咸酸寒，入胃、大肠。

破血攻痰，消食解热，法制玄明粉，功缓力稍轻，明目清燥，推陈致新。（增补）除寒热邪气之侵，逐六腑积聚之癖。

朴硝无毒。

朴硝在下，最粗而浊；芒硝在上，其质稍清；玄明粉再经熟炼，尤为精粹。方士滥夸玄明粉却病永年，不经之说也。若施之于有虚无火之人，及阴毒沉寒之证，杀人甚于刀剑矣。

蓬砂 味苦辛寒，入太阴肺。

退障除昏开胬肉，消痰止嗽且生津，癥瘕噎膈俱瘥，衄家骨鲠通宜。

蓬砂无毒，出西番者，自如明矾。出南番者如桃胶。能制汞哑铜，虚劳非所宜也。

硫黄 味酸大热，入于心、肾。

壮阳坚筋骨，阴气全消；杀虫燥寒湿，疮疴尽扫。老年风秘，君半夏而立通；泄痢虚寒，佐蜡矾而速止。艾汤投一切阴毒回春，温酒送三丸沉寒再造。

硫黄有毒，畏朴硝、细辛、铁、醋、诸血，番舶者良。取色黄如石者，以莱菔剜空，入硫，合定，糠火煨熟，去其臭气，以紫背浮萍煮过，消其火毒，以皂荚汤，掏其黑浆。一法：绢袋盛，酒煮三日夜。一法：入猪大肠，烂煮三时。用须得当，兼须制炼得宜，一有不当，贻祸非轻。

白矾 味酸涩寒，入于肺、脾。

消痰止利，涤热祛风，收脱肛阴挺，理疥癣湿淫。（增补）疗阴蚀而愈恶疮，止目痛而坚骨齿。

白矾无毒，取洁白光萤者，生用解毒，煅用生肌。甘草为使，畏麻黄，恶牡蛎。

多服伤骨损心肺。

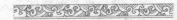

土部

伏龙肝 辛温之味，入肝与胃。

女人崩中带下，丈夫尿血遗精。（增补）催生下胎，脐疮丹毒，咳逆反胃治之效，燥湿消肿投之宜。

伏龙肝无毒，即多年灶心黄土。

墨 辛温之味，入于肝经。

止血以苦酒送下，消痈用猪胆调涂。（增补）磨浓点入目之飞丝，和酒治胞胎之不下。

墨无毒，烧红研细松烟墨方可入药，世有以粟草灰伪为者，不可用。

百草霜 辛温之味，入肺大肠。

清咽治痢，解热定血。（增补）疗阳毒发狂之症，愈口舌白秃诸疮。

百草霜无毒，即灶突上烟煤也，黑奴丸用以疗阳毒发狂，亦从治之义也。

人部

发 苦温之味，入心、肝、胃。

去瘀血，补真阴。父发与鸡子同煎，免婴儿惊悸；己发与川椒共煅，令本体乌头。吐血衄血取效，肠风崩带宜求。

发无毒，皂角水洗净，煅存性。

牙齿 咸热之味，入少阴肾。

痘疮倒靥，麝加少许酒调吞；痈乳难穿，酥拌贴之旋发溃。内托阴疽不起，外敷恶漏多脓。

牙齿有毒，火煅水飞。

齿者骨之余，得阳刚之性，痘家劫剂也。若伏毒在心，昏冒不省，气虚白痒，热沸紫泡之症，宜补虚解毒，误用牙齿者不治。

乳 甘平之味，入心、肝、脾。

大补真阴，最清烦热。补虚痨，润噎膈，大方之玉液也；祛膜赤，止泪流，眼证之金浆耶！

乳无毒。

虚寒滑泄之人，禁服乳。与食同进，即成积滞发泻。

津唾 甘平之味。

辟邪魔而消肿毒，明眼目而悦肌肤。

津唾无毒。津乃精气所化，五更未语之唾，涂肿辄消，拭目去障，咽入丹田，则固精而制火。修养家咽津，谓之清水灌灵根。人能终日不唾，收视返听，则精气常凝，容颜不槁。若频唾则损精神，成肺病。仙家以千口水成活字，咽津，诚不死之方欤！

红铅 性热而味咸，入心肝与脾肾。

坎宫一点，无端堕落尘寰；水里真金，有法收来接命。

红铅无毒。服红铅而热者，惟童便汁可以解之。

人溺 咸寒之味，入于肺、胃、膀胱（注：人溺，指童便也）。

清天行狂乱，解痨弱蒸烦，行血而不伤于峻，止血而无患其凝，吐衄产家称要药，损伤跌仆是仙方。

人溺无毒。

童便性寒，若阳虚无火，不消食，肠不实者，忌之。人中白，主治与溺相同，兼治口舌疮。

金汁 苦寒之味，入于胃经（注：金汁即粪清也）。

止阳毒发狂，清痘疮血热，解百毒有效，傅疔肿无虞。

金汁无毒，主治同人中黄。

伤寒非阳明实热，痘疮非紫黑干枯均禁。

人胞 味甘咸温，入于心、肾（注：人胞即紫河车）。

补心除惊悸，滋肾理虚痨。

人胞无毒。

崔氏云：胎衣宜藏吉方，若为虫兽所食，令儿多病。此亦铜山西崩，洛铲东应之理。

蒸煮而食，不顾损人，长厚者弗忍心也。

兽 部

龙骨 甘平之味，入心、肝、肾。

涩精而遗泄能收，固肠而崩淋可止，缩小便而止自汗，生肌肉而收脱肛。（增补）癥瘕除，坚积散，鬼疰精物，与老魅而咸祛，热气惊痫，治小儿而允当。

龙骨无毒。曰地锦纹，舐之粘舌者良。酒浸一宿，水飞三度。或酒煮酥炙火煅。忌鱼及铁器，畏石膏、川椒，得人参、牛黄良。

龙骨收敛太过，非久病虚脱者，切勿妄投。

麝香 辛温之味，入于肝、肾。

开窍通经，穿筋透骨，治惊痫而理客忤，杀虫蛊而去风痰。辟邪杀鬼，催生堕胎，蚀溃疮之脓，消瓜果之积。

麝香无毒，忌大蒜，微研。当门子尤妙，不可近鼻，防虫入脑。

东垣云：搜骨髓之风，风在肌肉者，误用之反引风入骨。丹溪云：五脏之风，忌用麝香，以泻卫气。故证属虚者，概勿施用，必不得已，亦宜少用。劳怯人及孕妇，不宜佩带。

黄牛肉 甘温之味，入于脾经。

补脾开胃，益气调中，牛乳有润肠之美，牛喉有去噎之功。

黄牛肉无毒，乳微寒，味甘，润肠胃而解热毒，治噎膈而补虚劳。白水牛喉：治反胃吐食，肠结不通。髓：炼过用，补中、填骨髓。筋：补肝强筋，益气力，续绝伤。老病及自死之牛服之损人。

牛黄 味苦平甘，入于心肺。

清心主之烦，热狂邪鬼俱消；摄肝脏之魂，惊痫健忘同疗。利痰气而无滞，入筋骨以搜风。

牛黄无毒，轻虚气香者良。成块成粒者，力薄。得菖蒲、牡丹良，人参为使，恶常山、地黄、龙胆、龙骨、蜚蠊，畏牛膝、干漆。

牛黄入肝治筋，中风入脏者，用以入骨追风，若中腑、中经者，误用之反引风入骨，如油入面，莫之能出。

阿胶 咸平之味，入于肝、肺。

止血兮兼能去瘀，疏风也又且补虚。西归金府，化痰止嗽除肺痿；东走肝垣，强筋养血理风淫。安胎始终并用，治痢新久皆宜。

阿胶无毒，用黑驴皮阿井水煎成，以黑光带绿色，易炖化、清而不腻，并不臭者良。蛤粉炒，蒲黄炒，酒化，水化，童便和用，得火良，山药为使，畏大黄。

真者光明脆彻，历夏不柔，伪者反能滞痰，不可不辨。

胃弱作呕，脾虚食不消者，忌之。

熊胆 苦寒之味。

杀虫治五痔，止痢除黄疸，去目障至效，涂痔瘘如神。

熊胆无毒，通明者佳。

肉补虚赢，掌御风寒，又益气力。实热之证，用之咸宜，苟涉虚家，便当严戒。

象皮 咸温之味。

合金疮之要药，长肌肉之神丹。

象皮无毒，烧灰和油，敷下疳神效。

鹿茸 味甘咸温，入少阴肾。

健骨而生齿，强志而益气，去肢体酸疼，除腰脊软痛，虚劳圣剂，崩漏神丹。

鹿茸无毒，形如茄子，初生长二三寸，分歧为鞍色，如玛瑙红玉者良。酥涂灼去毛微炙，不可嗅之，恐虫入鼻颡。鹿筋：主劳损续绝。

鹿角 甘咸之味，入于肾督。

补肾生精髓，强骨壮腰膝，止崩中与吐血，除腹痛而安胎。

鹿角无毒，茸生两月，即成角矣。

鹿肉 甘温之味。

补中强五脏，通脉益气力。

上焦有痰热，胃家有火，吐血属阴，虚火盛者，俱忌。

羊肉 甘温之味，入于脾、肾。

补中益气，安心止惊，宣通风气，起发毒疮。角堪明目杀虫，肝能清眼去翳，肾可助阳，胘除反胃。

羊肉无毒，反半夏、菖蒲，忌醋及铜器。

羊食毒草，凡疮家及痼疾者，食之即发，宜忌之。胘：结成羊腹中者。羊血主产后血晕闷绝，生饮一杯即活。中砒磠、钟乳、礜石、丹砂之毒者，生饮即解。

狗肉 咸温之味，入于脾、肾。

暖腰膝而壮阳道，厚肠胃而益气力。狗宝，专攻翻胃，善理疔瘟。

狗肉无毒，反商陆，畏杏仁，恶蒜。

黄犬益脾，黑犬益肾，他色者不宜用也。内外两肾，俱助阳事。屎中粟米，起痘治噎。

气壮多火，阳事易举者，忌之。妊妇道家及热病后均忌。

虎骨 辛温之味，入于肝、肾。

壮筋骨而痿软可起，搜毒风而挛痛堪除。

虎骨无毒，胫骨最良，酥炙。肉，酸平，益气力，止唾多，疗恶心欲呕，治疟。

犀角 苦酸咸寒，入心、胃、肝。

解烦热而心宁，惊悸狂邪都扫；散风毒而肝清，目昏痰壅偕消。吐血崩淋，投之辄止；痈疽发背，用以消除。解毒高于甘草，祛邪过于牛黄。（增补）迷惑与魇寐不侵，蛊疰共鬼邪却退。

犀角无毒，升麻为使，恶乌头、乌啄，忌盐。乌而光润者良，尖角尤胜。入汤剂，磨汁用。

大寒之性，非大热者，不敢轻服。妊妇多服，能消胎气。

羚羊角　味咸寒，入肝经。

直达东方，理热毒而昏冒无虞；专趋血海，散瘀结而真阴有赖。清心明目，辟邪定惊，肝风痫血宜加用，瘰疬痈疽不可无。

羚羊角无毒，出西地，似羊而大，角有节，最坚劲，明高而坚，不黑者良。多两角者，或一角更胜，锉研极细，或磨用。

独入厥阴，能伐生生之气。无火热者勿用。

獭肝　甘温之味，入于肝、胃。

鬼疰传尸惨灭门，水吞殊效；疫毒蛊灾常遍户，末服奇灵。

獭肝有毒。肉甘咸寒，治骨蒸痨热，血脉不行，营卫虚满，及女子经络不通，血热，大小肠秘，疗疫气温病，及牛马时行病，多食消男子阳气。

腽肭脐　味咸热，入于肾经。

阴痿精寒，瞬息起经年之恙；鬼交尸疰，纤微消沉顿之痾。

腽肭脐无毒。一名海狗肾，置睡犬头上，惊狂跳跃者真也。用酒浸一日，纸裹炙香锉捣。或于银器中，以酒煎熟合药。

阳事易举、骨蒸劳嗽之人忌用。

猪脊髓　甘平之味，入于肝、肾。

补虚劳之脊痛，益骨髓以除蒸。心血共朱砂，补心而治惊痫；猪肺同薏苡，保肺而蠲咳嗽。脂本益脾，可止泻而亦可化癥。肾仍归肾，能引导而不能补益。

猪脊髓无毒。猪肉反乌梅、桔梗、黄连。

猪性阴寒，阳事弱者勿食。

禽　部

鸭　味甘咸平，入于肺、肾。

流行水府，滋阴气以除蒸；闯达金宫，化虚痰而止嗽。

鸭无毒，类有数种，惟白毛而乌嘴凤头者，为虚痨圣药。故葛可久治痨，有白凤膏也。

鸭凫，即野鸭也，味甘气温，益气补中，平胃消食，治水肿与热毒，疗疮疖而杀虫。

乌骨鸡　味甘咸平，入于肺、肾。

最辟邪而安五脏，善通小便理烦蒸，产中亟取，崩带多求。（增补）益肝肾而治虚痨，愈消渴而疗噤痢。

乌骨鸡无毒，骨与肉俱黑者良，舌黑者，骨肉俱黑，男用雌，女用雄。

鸡冠血，发痘疮，通乳痈，涂口㖞。

肝，可起阴，治小儿疳积目昏。

鸡屎白（惟雄鸡屎有白），利小便，治鼓胀。

鸡子，清烦热，止咳逆。

卵壳，主伤寒劳复，研敷下疳。

卵中白皮，主久咳气结。

肫内黄皮，去烦热，通大小肠。

淘鹅油　味咸温。

理肝痛痈疽，可穿筋透骨。

淘鹅油无毒，一名鹈鹕油。取其脂熬化，就以其嗉盛之，则不渗漏，虽金银器玉之物，盛之无不透漏者，可见入骨收髓之功。但资外敷，不入汤丸。

雀卵　味酸温，入肾经。

强阴茎而壮热，补精髓而多男。（增补）愈妇人之带下，兼腹内之疝瘕。

雀卵无毒。

阴虚火盛者，勿食，不可同李食，孕妇食之，生子多淫，服术人亦忌之。

五灵脂　甘温之味，入于肺经（一名寒号虫）。

止血气之痛，无异手拈；行冷滞之瘀，真同仙授。

五灵脂无毒，恶人参，酒飞去沙晒。生用血闭能通，炒用经多能止。

性膻恶，脾胃虚弱者，不能胜也。

虫 鱼 部

蜂蜜　味甘平，入于脾经。

和百药而解诸毒，安五脏而补诸虚，润大肠而悦颜色，调脾胃而除心烦，同姜汁行初成之痢，同薤白涂汤火之疮。

蜂蜜无毒，自如膏者良。忌生葱。凡蜜一斤，入水四两，磁器中炼，去沫，滴水不散为度。

大肠虚滑者，虽熟蜜亦在禁例，酸者食之，令人心烦，同葱食之害人，同莴苣食之，令人利下。食蜜后，不可食鲊，令人暴亡。

蜡性涩，止久痢，止血，生肌定痛，火热暴痢者忌之。

露蜂房　甘温之味。

拔疔疮附骨之根，止风虫牙齿之痛，起阴痿而止遗尿，洗乳痈而涂瘰疬。

露蜂房有毒。取露天树上者，恶干姜、黄芩、芍药、牡蛎。炙用。

其用以毒攻毒，若痈疽溃后忌之。

牡蛎　咸寒之味，入肾经。

消胸中之烦满，化痰凝之瘰疬，固精涩二便，止汗免崩淋。（增补）治虚劳烦热，愈妇人带下，伤寒而寒热宜求，温疟与惊恚莫缺。

牡蛎无毒，海气化成，潜伏不动，盐水煮一时，煅粉，亦有生用者。贝母为使，恶麻黄、细辛、吴茱萸。得蛇床子、远志、牛膝、甘草良。

虚而热者宜之，寒者禁用。

龟甲　味咸寒，入于心、肾。

补肾退骨蒸，养心增智慧，固大肠而止泄痢，治崩漏而截疟疾，小儿囟门不合，臁疮朽臭难闻。（增补）治软弱之四肢，愈赤白之带下。

龟甲有毒，大者力胜，酥炙或酒炙，醋炙，煅灰用。洗净捶碎，水浸三日，用桑枝熬胶，补阴之力更胜矣，恶沙参。

肾虚而无热者，勿用。

鳖甲　味咸寒，入于肝经。

解骨间蒸热，消心腹癥瘕，妇人漏下五色，小儿胁下坚疼。肉冷而难消，脾虚者大忌。（增补）痞疾息肉何虞，阴蚀痔核宜用。

鳖甲无毒。龟甲以自败者为佳，鳖甲以不经汤煮为佳。酥炙，治痨。童便炙亦可熬膏。恶矾石，忌苋菜、鸡子。

冷而难消，脾虚者大忌。鳖肉凉血补阴，亦治疟痢。

真珠　咸寒之味，入于肝经。

安魂定悸，止渴除蒸，收口生肌，点睛退翳。（增补）能坠痰而拔毒，治惊热与痘疔。

真珠无毒。另有取新洁未经钻缀者，乳浸三日，研极细如粉面，不细则伤人脏腑。

病不由火热者，忌之。

桑螵蛸　味咸平，入肾经。

起阳事而痿弱何忧，益精气而多男可冀。（增补）主伤中而五淋亦治，散癥瘕而血闭兼通。

桑螵蛸无毒，即螳螂之子，必以桑树上者为佳。一生九十九子，用一枚即损百命。仁人君子闻之且当惨然，况忍食乎？炙黄或醋煮，汤泡，煨用或蒸透再焙，畏旋覆花。

海螵蛸　味咸温，入肝经。

止吐衄肠风，涩久虚泻痢，外科燥脓收水，眼科去翳清烦。

海螵蛸无毒，恶白及、白蔹、附子。取骨鱼卤浸炙黄。出东海亦名墨鱼。

肉，酸平益气，强志益人，通月经。

瓦楞子　味咸平。

消老痰至效，破血癖殊灵。

瓦楞子无毒，火煅醋淬研。肉，炙食益人，过多即壅气。

石决明　味咸平，入肝、肾二经。

内服而障翳潜消，外点而赤膜尽散。（增补）五淋通而疡疽愈，骨蒸解而劳热清。

石决明无毒。如小蚌而扁，惟一片无对，七孔、九孔者良。盐水煮一伏时。或面裹煨熟，研粉极细，水飞，恶旋覆。

久服令人寒中。

肉与壳同功。

蟹 味咸寒。

和经脉而散恶血，清热结而续筋骨，合小儿之囟，解漆毒之疮。

蟹有小毒，独螯独目，两目相向，六足四足，腹下有毛，腹中有骨，背有星点，足斑目赤者，皆不可食。惟冬瓜汁、紫苏汁，可以解之。

风疾不可食，孕妇食之，令儿横生。

蕲州白花蛇 味咸温。

主手足瘫痪，及肢节软疼，疗口眼㖞斜，及筋脉挛急，厉风与破伤同宝，急惊与慢惊共珍。

蕲州白花蛇有毒，龙头虎口，黑质白花酒浸三日，去尽皮骨，俱有大毒，得火食。

白花蛇性走窜有毒，惟真有风者宜，若类中风，属虚者大忌。乌梢蛇大略相同，但无毒而力浅，色黑如漆，尾细有剑脊者，是也。

穿山甲 味咸寒，入肝与肾。

搜风逐痰，破血开气，疗蚁蝼绝灵，截疟疾至妙。治肿毒，未成即消，已成即溃；理痛痹，在上则升，在下则降。

穿山甲有毒，如鼍而小，似鲤有足，尾脚力更胜，或生或烧，酥醋炙，童便炙，油煎土炒。

患病在某处，即用某处之甲，此要诀也。性猛不可过服。

白僵蚕 味咸辛温，无毒，入肺、脾两经。

治中风失音，去皮肤风痒，化风痰，消瘰疬，拔疔毒，灭瘢痕，男子阴痒，女子崩淋。（增补）愈小儿之惊痫夜啼，去人身之三虫黑䵟。

白僵蚕无毒。即蚕之病风者，以头蚕色白条直者良。恶桑螵蛸、桔梗、茯苓、草果。米泔浸一日，待涎浮水上，焙去丝及黑口。

蚕蛹炒食。治风及劳瘦。为末饮服，治小儿疳瘦，长肌肉，除蛔虫。

蚕茧甘温，能泻膀胱相火，痈疽无头者烧灰酒服。

雄蚕蛾 味咸温。

止血收遗泄，强阳益精气。

雄蚕蛾有小毒，炒去足翅。健于媾精，敏于生育，断嗣者宜之。

斑蝥 辛寒之味，入肺、脾二经。

破血结而堕胎儿，散痈癖而利水道，拔疔疽之恶根，下狝犬之恶物，中蛊之毒宜求，轻粉之毒亦化。

斑蝥有毒，畏巴豆、丹参、甘草、豆花。惟黄连、黑豆、葱茶，能解其毒。

直走精溺之处，蚀下败物，痛不可当，不宜多用，痛时以木通导之。

蟾酥 辛温之味，入于胃、肾。

发背疔疽，五疳羸弱，立止牙疼，善扶阳事。

蟾酥有毒，即蟾蜍眉间白汁，能烂人肌肉，惟疔毒服二三厘，取其以毒攻毒。

蛤蟆 辛温之味。

发时疮之毒，理疳积之疴，消狂犬之毒，枯肠痔之根。

蛤蟆有毒，酒浸一宿，去皮肠爪炙干。

惟五月五日取之，可治恶疮。

水蛭 味咸苦干，入于肝经。

恶血积聚，闭结坚牢，炒末调吞多效；赤白丹肿，痈毒初生，竹筒含唑有功。

水蛭即马蟥，有毒。畏石灰、食盐，炒枯黄。误吞生者，以田泥调水饮数杯必下，或以牛羊热血一二杯，同猪脂饮之，亦下。

虻虫 苦寒之味，入于肝经。

攻血遍行经络，堕胎只在须臾。（增补）去寒热与癥瘕，通血脉及九窍。

虻虫有毒，去足翅，炒。恶麻黄。

非气壮之人，实有蓄血者，不敢轻与。

䗪虫 咸寒之味。

去血积，收剜极周；主折伤，补接至妙。煎含而木舌旋消，水服而乳浆立至。

䗪虫即地鳖虫，有毒，畏皂荚、菖蒲、屋游。虚人斟酌用之。

蝼蛄 咸寒之味。

通便而二阴皆利，逐水而十种俱平，贴痔燥颇效，化骨鲠殊灵。（增补）去肉刺而全产难，亦解毒以愈恶疮。

蝼蛄无毒，去足翅，炒，治水甚效。但其性猛，虚人戒之。

蝉壳 咸寒之味，入于肺、脾、肝。

快痘疹之毒，宣皮肤之风，小儿惊痫夜啼，目疾昏花障翳。

蝉壳无毒，经沸汤洗净，去足翅，晒干，大而色黑入药。

痘疹虚寒证，禁用。

蚱蝉治小儿惊痫，夜号，杀疳去热，出胎下胞。

蝎 辛平之味，入于肝经。

善逐肝气，深透筋骨，中风能收，惊痫亦疗。

蝎有毒。

全用谓之全蝎，但用尾，谓之蝎梢，其力尤紧。紧小者良。

似中风，小儿慢脾风病属虚者忌。

附：药性赋

党参固正气而理虚，洋参补虚劳而清热。沙参补肺养阴，丹参清心补血。玉竹润燥而祛虚风，白前下气而治痰咳。天花粉泻热生津，夏枯草清肝散结。鸡苏清热而治头风，白及补血而止吐血。海藻软坚而散瘰疬，浮萍发汗而除风湿。豨莶草治风湿痹痛，钩藤祛除肝风搐搦。益母草祛瘀调经，功同茺蔚子；泽兰叶散郁强脾，用类佩兰草。白薇治血热烦呕，茜草行血滞咽痹。凌霄破血祛瘀，紫草凉血活血。蒽茹治血枯癥瘕，庵藺能行水散血。芦根降火益胃以止呕，苎根安胎补阴而祛热。蔷薇根漱牙痛口疮，芭蕉根治热狂烦渴。龙胆草除湿热而益肝胆，胡黄连治惊疳而退蒸热。苦参燥湿能治疮疡，青黛泻肝兼解热毒。大青叶解时病发斑，板蓝根之用同；甘遂行水气肿满，紫大戟之效捷。藜芦吐风痫之痰涎，芫花疗五水之饮癖。通草灯心清上焦热，能利小肠；桂枝官桂和营卫气，温通经脉。萹蓄治黄疸热淋，青蒿退骨蒸劳热。天仙藤治妊娠水肿，疏风活血之功；海金沙治五淋茎痛，除湿泻热之力。草乌头治风痹顽痰，草豆蔻治寒疟秽疫。蛇床子补肾命而除风湿，蒲公英消乳肿而解热毒。紫花地丁泻热，治斑疹疔疽；金银花解毒，治疮疡外发。忍冬藤治疮毒，能清痘疹之热；杜牛膝治牙疼，又通咽喉之麻。锁阳强筋有润燥之功，鹤虱杀虫止腹痛之剂。山柰辟恶温中，漏芦解毒入胃。山慈菇散结消肿，蓖麻子拔毒去滞。白头翁泻热止血痢，冬葵子利窍通营卫。王不留行通血脉下乳催生，冬虫夏草发痘疮祛除痨瘵。土瓜根利水行血，治热病发斑；白鲜皮消风去湿，疗闭结不利。萆薢去风湿而治浊淋，白蔹泻热毒而散结气。青葙子、决明子祛风热明目，木鳖子、急性子拔痈毒通经。马勃清肺而止咽痛，蓼实温中而下水气。土茯苓解毒去湿热，兼治痰疮；预知子泻热补劳伤，又杀虫蛊。马鞭草经脉能通，枸杞子肝肾能补。女贞子强肾阴而定肝风，柏子仁养心气而悦脾土。茯神木治筋骨拘挛，油松节治风湿痛苦。松香生肌敛湿疮之痛，槐角凉血通大肠之腑。楮实助阳而壮筋骨，槐花凉血而止崩吐。秦皮性涩，平肝而止下痢，兼疗目疾；榆皮性滑，利窍而下有形，又医妒乳。蔓荆子清上焦，宜凉血祛风；辛夷花通九窍，治鼻渊鼻塞。海桐皮去风热，而行经络；密蒙花润肝燥，因能明目。蕤仁治目疾而补肝虚，芙蓉治肺痈而清肿毒。杉木治肺气肿满，兼疗胀痛；茶叶清头目烦热，又和阴阳。苦丁茶治上炎邪热，川楝皮涂作痒癣疮。肥皂角敷无名肿毒，山茶花治吐衄血伤。败棕炭能泄热，止血止痢；乌桕木解砒毒，利水通肠。苏木去瘀治产后血晕，降香降气和血滞打伤。痘疹不起，用西河柳；通窍辟恶，用苏合香。冰片能通窍散郁，荆沥治痰热癫狂。芦荟消热杀虫，治疳痢最速；芜荑杀虫燥湿，疗积痛尤良。梧桐泪涂齿䘌结核，大枫子治疥癞癣疮。去风明目，清少阳有霜桑叶；降火除痰，定惊痫有天竺黄。樟脑燥湿杀虫治外感，雷丸杀虫消积治内伤。桑椹补肾水，生津明目；柿干清心肺，除热涩肠。柿蒂降气，呃逆可止；桑枝去风，筋骨能强。青果清咽治鱼骨鲠，雪梨润肺利大小肠。胡桃涩精固肾，荷叶通气升阳。龙眼养心脾而保血，石榴皮止泻痢与脱肛。润肺杀虫有榧实，清热养胃有蔗浆。莲蕊须涩精最妙，荔枝核治疝为良。白果敛哮喘，带浊可止；枳椇解酒毒，烦渴能忘。西瓜翠衣，清暑去热；大豆黄卷，消满通中。大蒜能通窍辟恶，黑姜可温中止血。白芥子开肺气而豁痰，马齿苋散热毒而消肿。丝瓜穰清肺热，哮喘之痰；西瓜子滑大肠，通乳之引。金银镇肝制木为良，铅铁坠痰定惊最捷。芒硝玄明粉，均能润下软坚；太阴元精石，大都救阴泻热。浮石降火化痰，蓬砂软坚散结。磁石补纳肾气，耳目能通；礞石能入肝脏，顽痰可劫。代赭石内镇肝逆之不平，炉甘石外治疮疡之烂湿。雄黄辟暑湿恶邪，矾石吐风痰痧毒。胆矾皂矾，制肝木风痰喉痹；青盐食盐，引肾经燥润滑痰。急流水宜二便痹闭之剂，逆流水宜宣吐风痰之药。甘澜水宜伤寒劳伤，阴阳水治霍乱吐利。腊雪水清热痰，秋露水治暑痹。地浆解毒而治水，井泉补阴而止渴。孩儿茶收湿定痛治诸疮，百草霜补火定血治诸积。陈墨汁治崩衄，下胞胎；伏龙肝止呕吐，消溺血。鸡冠血治恶忤，并发痘浆；鸡肫皮消水谷，且除烦热。乌骨鸡治干血虚劳，白毛鸭为滋阴圣药。猪尾血治痘疮倒顾，猪胆汁能润燥通肠。猪脬能转脬之引，猪蹄为通乳之汤。羊肉补形益气血，牛肉补脾行倒仓。补虚润燥有牛乳，清心解热有牛黄。黄明胶补阴能养血，望月沙明目治痘疮。獭肝治传尸鬼疰，猬皮治肠风痔疡。夜明砂治目盲障翳，豭鼠粪治阴易复伤。熊胆平肝明目，鳝血活血祛风。鲤鱼胆点喉痹，青鱼胆治目疮。蛇蜕祛风辟恶，蚬肉下乳壮阳。山甲通经络而散痈肿，蟹黄续筋骨而涂漆疮。瓦楞子平胃柔肝消血积，蛤蜊粉清热利湿治咳伤。田螺利二便水肿，真珠定心肝热惊。蜂蜜和百药，不宜中满；蜂房治咳伤，解毒为能。海螵蛸通经脉，治血枯；五味子敛肺气，收脱肛。蝉蜕除风热，退翳发疹；僵蚕去风热，散结后经。白蜡生肌而止尿血，斑蝥攻毒以下有形。蜈蚣祛风，治惊痫与顽癣；干蟾制木，治疳痞与阳明。白蚯蚓泻大肠，亦治经脉之痛；五谷虫治疳积，又治大便之不行。外清热毒有蛞蝓，内治痰厥有胆星。蛴螬蝼蛄，攻积通络；虻虫水蛭，逐血行经。千年健寻骨风，去湿追风足用；人中黄人中白，泻热解毒为是。血余和诸血，补阴治劳复；秋石补肾水，清火退骨蒸。人乳补虚而润，人牙发痘而温。河车为固胎可用，难言补益；红铅为败阳之物，岂曰养阴。散瘀降火，已溺不如童便；泻热解毒，金汁即是粪清。车轴木利水湿，气痛作滞；盘龙草治癃闭，小便不行。补阴固气有燕窝线鳔，滋阴退热有淡菜海参。酸梅草内敛肝气之用，急性子外通经络之能。绛纱通瘀，纬屑活血。桑虫发痘浆，䗪虫疗折伤。青布借青黛以平肝，红布借红花以活血。柴灰渗溺死水湿，黄土治夏日中暍。黄精填补，必须常服；郁金舒郁，顺气有功。三七消瘀，治跌打吐血；砂仁理气，治饱胀腹膨。罂粟壳能收涩胃肠，使君子能杀虫积。糯米填中而补胃，粳米养胃而和中。荸荠消铜钱积，亦治噎膈；柿干清肺热，亦治痢红。浮小麦虚汗能止，大麦芽乳胀能通。黑料豆肾气能补，荞麦面食积能攻。秫米叶、苡仁叶，俱清暑病，脾胃可醒；紫豆藤、莱菔叶，均治痧症，气血立通。绿豆清热解毒，刀豆止呃温中。洋米发痘疮虚证，红曲治滞下多红。甜瓜蒂涌吐痰涎，胡荽酒起发痘浆。薤白利气消痰，茄根散结消肿。

本草续编

草　　部

党参　质性甘平。调和脾胃，善补中而益气，能除渴以生津。

党参无毒。按古本草云：参须上党者佳。今真党参，久已难得，肆中所卖党参，种类甚多，皆不堪用，唯防风党参，性味和平足贵。根有狮子盘头者真，硬纹者伪也。

西洋参　苦寒微甘。味厚气薄。生津液，除烦倦，补肺金而称善，治虚火为尤宜。

西洋参无毒。出大西洋法兰西，形似辽东糙人参，煎之不香，其气甚薄。

三七　甘苦微温。散瘀定痛，愈血痢，止血崩，祛目赤，消痈肿。金疮杖疮称要药，吐血衄血著奇功。

三七无毒。从广西山洞来者，略似白及，长者如老干地黄。有节，味微甘。以末掺猪血中，血化为水者真。

能损新血，无瘀者勿用。

白头翁 苦坚肾，寒凉血，入阳明血分，治热痢、时行温疟、寒热、瘰疬、疝瘕、金疮、秃疮、腹痛齿痛，并血痔而咸治。亦目明而疣消。

白头翁无毒。药肆中多于统柴胡内拣出用之，然必头上有白毛者方真。得酒良。

血分无热者忌。

白薇 味苦咸而性寒，入阳明与冲任。中风而身热，肢满不知人，血厥与温疟热淋，寒热酸痛，妇人则伤中淋露，产虚烦呕，治无不宜，投之悉当。

白薇无毒。似牛膝而短小柔软。去须酒洗。恶大黄、大戟、山茱、姜、枣。血热相宜，血虚则忌。

落得打 味甘性平。行血止血，能治跌打，亦愈金疮。

落得打无毒。叶如薄荷，根如玉竹。用根煎，酒炒能行，醋炒能止血，或捣敷之不作脓。

冬虫夏草 质为甘平。功已劳嗽，保肺益肾，止血化痰。

冬虫夏草无毒。四川嘉定府所产者最佳。冬在土中，身活如老蚕，有毛能动，致夏则毛出土，上连身俱化为草，若不取，至冬则复化为虫。

水仙根 味苦微辛，性寒而滑。治鱼骨之为鲠，疗痈疽之外伤。

水仙无毒。

紫花地丁 辛苦而寒。泻热散毒，发背与痈疽莫缺，疔疮并瘰疬咸宜。

紫花地丁无毒。叶似柳而细，夏开紫花结角，生平地者起茎，生沟壑者起蔓。

刘寄奴 味苦性温。通经破血，能除癥瘕，亦止金疮。

刘寄奴无毒。一茎直上，叶尖长糙涩，花白蕊黄，如小菊花，茎叶花子皆可用。

多服令人吐利。

大青 质苦咸而大寒。解心胃之热毒，是以时疾热狂，阳毒发斑莫虑。亦治黄疸热痢，喉痹丹毒无虞。

大青无毒。处处有之，高约二三尺，茎圆叶长，对节生。八月开小红花，成簇。实大如椒，色赤。用茎叶。

非心胃热毒勿用。

芭蕉根 甘而大寒。泻热解毒，发背欲死，与赤游风疹而咸宜，天行热狂，共血淋湿痛以并治。

芭蕉根无毒。

苎麻根 性甘寒。利小便疗淋血，止脱肛，痰哮宜求，安胎尤要。

苎麻根无毒。

败酱 性平味苦。解毒排脓，凝血破，痈肿消，除暴热火疮，治产后诸病。

败酱无毒。一名苦菜，用根苗。

毒 草 类

草乌头 辛苦大热。开透顽痰，治恶疮，破积聚，降气平咳逆之上，搜风去寒湿之痹。

草乌头有毒。即附子之母，有谓春采为乌头，冬采为附子者，非也。

凤仙子 微苦而温。透骨通窍。治产难而积块可消，能软坚而骨鲠亦治。

凤仙子有小毒。缘其透骨，最能损齿，与玉簪根同。凡服者不可着齿，多用亦戟人咽。

蔓 草 类

蔷薇根 苦涩而冷。入胃、大肠。除风火与湿热，亦生肌肉而杀虫，痈疽疮癣，牙痛口糜，外治固称良剂；涩痢时温好眠遗溺，内治尤著殊功。

蔷薇根无毒。子名营实。花有黄白红紫数色，以黄心白色粉红者入药，口糜须煎汁含咽。

茜草 气味苦寒，入心与肾。行血止血，消瘀通经，风痹与黄疸咸宜，扑损偕痔瘘悉治。

茜草无毒。忌铁。一名血见愁，根可染绛，酒浸一两，通经甚效，但无瘀滞者忌投。

石韦 其味甘苦，其性微寒。清肺金以滋化源，通膀胱而利水道。愈淋最要，劳热亦宜。

石韦无毒。生石阴处，柔韧如皮，用须拭去背上黄毛，微炙，杏仁、滑石、射干为使，得菖蒲良。生古瓦上者名瓦韦。无湿热者勿与。

马勃 辛平清虚。清肺之药，故咳嗽喉痹，衄血失音莫缺。抑解热散血，涂傅诸疮称良。

马勃无毒。生湿地柘木上，状如肺肝，紫色虚软，弹之粉出，取粉。

木 部

樟脑 辛热香窜。利滞通关，能杀虫，亦除湿，辟蛀虫者纳诸笥，消脚气者藏之鞋。

樟脑无毒。以樟木切片，井水煎成。

秦皮 苦寒色青。能治风湿，泻热而疗目疾，洗服咸宜，性涩而止崩，带下痢亦治。

秦皮无毒。出西土。皮有白点，渍水碧色，书纸不脱者真。大戟为使，恶吴茱萸。苦寒清热，是其所长，《纲目》谓其久服轻身，益精有子，未必然也。

西河柳　甘咸而温。消痞解酒，解诸毒而发痧疹，利小便而疗诸风。
西河柳无毒。

大风子　辛热之质。外用称良，取油治疹疬疮癣，论功亦杀虫劫毒。
大风子有毒。出南番，子中有仁。白色，久则油黄。不用入丸药，压去油。

枸橘叶　其性辛温。其宣解郁，治下痢脓血而后重也，愈喉瘘消肿以导毒焉。
枸橘无毒。一名臭橘。刺风虫牙痛，以一合煎汁含之。

山茶花　味辛甘，寒凉血，肠风血下，与吐衄而兼疗。汤火灼伤，调麻油而涂治。
山茶花无毒，用红者。

荆沥　味性甘平，宜通经络，愈眩晕烦闷，消渴热痢，治中风失音、惊痫痰迷。消瘀泻热所必需，去风化痰之妙药。
荆沥无毒。牡荆俗名黄荆。截取尺余，架瓦上，中间火炙，两头承取沥。
气虚食少者切戒。

果　　部

巴旦杏仁　心甘平，能润肺，止咳下气多效，心腹逆闷可消。
巴旦杏仁无毒。形扁皮白尖弯，如鹦哥嘴者真。
有痰湿者勿服。

银杏　味甘而苦，性涩以收。熟食有缩小便、止带浊、温肺益气、定哮敛嗽之功；生食则降浊痰、杀百虫、解酒消毒。浆泽手面为宜。
银杏无毒。多食则收令太过，令人壅气腹胀，小儿发惊动疳。

荔枝核　甘涩而温。治胃脘痛，散滞气，辟寒邪。妇人则血气之痛以疗，男子则卵肿癫疝亦治。
荔枝核无毒。烧存性。无寒湿滞气者勿服。

枳椇子　味甘性平。除烦止渴，能润五脏，尤解酒毒。
枳椇子无毒。多食发蛔虫。

西瓜　味甘性寒。止渴清热，利便醒酒，解暑除烦。
西瓜无毒。多食伤脾助湿，有寒湿者忌之。

石莲子　其品甘寒。专治噤口，除湿热，治浊淋，能清心以去烦，亦开胃而进食。
石莲子无毒。莲之黑而沉水者，无湿热而虚寒者勿服。

藕节　性涩平。消瘀血，热毒解，吐衄疗。产后则血闷无虞，淋痢之诸证咸治。

藕节无毒。

荷叶 性平味苦。主于轻宣，升脾胃之陷阳而止利，发豆疮之倒靥而成浆，能散宿血而治吐衄，愈崩淋以及产瘀。

荷叶无毒，升散消耗，虚者禁之。

姜汁 其质润而辛温，治噎膈与反胃，能救暴卒，尤利开痰。

马齿苋 酸寒之质，功用厥彰，祛风杀虫，散血解毒。治诸淋疳痢、血癖恶疮，能滑产利肠、小儿丹毒。

马齿苋无毒。叶如马齿，有大小两种，小者入药，晒燥去茎，茎亦忌与鳖同食。

蒲公英 苦甘寒。化热毒、食毒，解肿核消。专治疔疮乳痈，亦为通淋妙品。

蒲公英无毒。叶如蒿苣，花如单瓣黄菊，四时有花，花罢，飞絮断之，茎中有白汁。

鱼腥草 辛微寒。散热毒，断痁疾，愈脱肛，可疗痈肿痔疮，亦敷恶疮白秃。

鱼腥草有小毒。

竹笋 甘而微寒。利膈下气，化热爽胃，亦可消痰。

竹笋无毒。冬笋、鞭笋较胜。

竹笋能损气。虚人食笋多致疾也。小儿尤不宜食，最难化。

葫芦 性甘滑而利水称良，治腹胀而黄肿亦当。

葫芦无毒。

冬瓜 寒泻热，甘益脾。利二便，治消渴。多食而水肿以消，用子则补肝明目。

冬瓜无毒。

丝瓜络 性甘寒。入肺、胃、肝经。通经脉，消浮肿，用于筋骨酸痛、胸胁疼痛、乳痈肿痛等症。除风化痰，凉血解毒。疝痔肠风与痈疽并治，滑肠下乳共崩漏兼疗。

丝瓜无毒。

木耳 其性甘平。能治五痔。五藏以利，肠胃能宣。

木耳有小毒。生古槐、桑树者良，柘树者次之。地耳甘寒明目。石耳甘平，明目益精。

谷　部

浮小麦 咸寒也，而虚汗盗汗无虞；性凉也，则劳热骨蒸可愈。

浮小麦无毒。即水淘浮起者。焙用。

麦麸甘寒，与浮麦同性，醋拌蒸熨。腰脚折伤，风湿痹痛，寒湿脚气，胃腹胀气，互易至汗出并良。

粳米 禀天地中和之气，为补益气血之源。性甘而平，色白入肺。能利便而止渴，亦清热而除烦。

新米作食动气。

泔，古名米潘，第二次者清而可用。清热止烦渴，利小便凉血。

糯米　性甘而温。补脾益肺，收自汗，发痘疮，大便能坚，小便可缩。

糯米性黏滞难化，病人及小儿最宜忌之。凡素有痰热风病及脾病不能转输，食之最能发病成疾。

粟　咸淡微寒。补气养肾，开脾胃，益丹田，利小便而称良。治反胃与热痢。

粱之小者为粟。

秫　甘微寒。治肺疟，去寒热，利大肠，或阳盛阴虚，或夜不成寐，或食鹅鸭而成癥，或下黄汁而妊娠，无不宜焉，赖有此耳。

粱米、粟米之秫者为秫。

刀豆　温中下气，益肾归元，甘利胃肠，温止呃逆。

大豆黄卷　味甘性平。理胃消水，祛胀满而破妇人之恶血，疗湿痹而愈筋牵与膝痛。

黑大豆为蘖，牙生五寸长，便干之，名为黄卷。一法壬癸日，以井华水浸大豆，俟生芽，取阴干。

陈廪米　淡平而甘，厥功良著。肠胃调而小便利，湿热去而烦渴消。

时珍曰：廪米年久，其性多凉，炒食则温。

红曲　甘温而燥胃消食，入营而破血活血。赤白下痢者良，产后恶露亦治。

红曲无毒。红入米心，陈久者良。酿酒则辛温有小毒。发肠风痔瘘脚气哮喘痰嗽诸疾。

脾阴虚胃火盛者勿用。能损胎。

金　石　部

铅　甘寒属肾。解毒坠痰，安神明目，杀虫乌发。

铅有毒。生山穴间。惟性带阴毒，不可多服。恐伤人心胃耳。解硫黄毒，煎汤服即解。

铁　辛平之品。镇心平肝，坠痰疗狂，消痈解毒。

铁有毒。畏磁石、皂荚。煅时砧上打落者名铁落。如尘飞起者名铁精。器物生衣者名铁锈。盐醋浸出者名铁华。时珍曰：大抵借金气以平木，坠下解毒，无他义也。

云母　色白味甘，入肺下气，能坚肌而续绝，治疟痢与痈疽，何虞身痹死肌，亦治中风寒热。

云母无毒。有五色，以色白光莹者为上。泽泻为使，恶羊肉。李之才曰：畏鲍骨，东流水。

白石英　甘辛微温，润能去燥。利小便，实大肠。咳逆而胸膈久寒，肺痿而吐脓为患。

白石英无毒。白如水晶者良。只可暂用，不宜久服。

水银　辛寒阴毒，功颛杀虫。故外用则疮疥虮虫与疹瘘白秃可除。亦内施则绝孕堕胎，解金银铜锡之毒。

水银有毒。从丹砂烧煅而出，得铅则凝，得硫则结。付枣肉、人唾研则碎。散之在地者，以花椒末、茶末收之。畏磁石、砒霜。性滑重，直入肉。

轻粉　辛冷而燥，杀虫、治疮，能祛痰涎，善入经络。

轻粉有毒，不可轻用。土茯苓、黄连、黑铅、铁酱、陈酱能治其毒。

粉霜功过略同。

银朱　惟辛温之气味，能破积而祛痰，疗疥癣而治恶疮，散结胸而杀虫虱。

银朱有毒。其性燥烈，能烂龈、挛筋。其功过与轻粉、粉霜同。

禹余粮　甘寒重涩，固下最良。人手足阳明之血分，治咳逆寒热与烦满。血闭癥瘕可用，催生下痢亦宜。

禹余粮无毒。石中黄粉，生于池泽无砂者佳。时珍曰：石中有细粉如面，故曰余粮。弘景曰：凡用细研水分取汁澄之，勿令有沙土也。

阳起石　咸而微温，大补肾命。阴痿精乏，子宫虚冷，固男女而咸宜；漏下崩中，水肿癥瘕，为妇之妙品。

阳起石无毒。出齐州阳起山，云母根也。虽大雪遍境，此山独无。以云头两脚鹭鸶毛色白湿润者良。火煅醋淬七次，研粉水飞。亦有用烧酒、血脑升炼取粉者。桑螵蛸为使，恶泽泻、菌桂，畏菟丝子，忌羊血。

磁石　味禀辛咸，功尤补肾。是以通耳明目，愈肢节酸痛之周痹；抑将清热去烦，亦治惊痫怔忡之宿疾。

磁石无毒。色黑能吸铁者真。火煅醋淬，研末水飞。或醋煮三日夜。柴胡为使，恶牡丹。

砒石　辛苦而酸，大热大毒。除哮截疟，大燥劫痰。外用则枯痔而杀虫，已炼名砒霜而尤烈。

砒石大毒。一名信实。生者名砒黄，炼者名砒霜。出信州。衡州次之。锡之苗也。畏羊血、冷水、绿豆。

石蟹　其性咸寒，解诸药毒。治青盲目翳，祛天行热疾。若用醋磨，能敷痈肿。

石蟹无毒。出南海，体质石也。而与蟹相似，细研水分。

凝水石　辛咸大寒，功专泻热。时邪热甚可用。口渴烦满为宜。

凝水石无毒。一名寒水石。盐精渗入土中，年久结成，清莹有棱，入水即化。

元精石 太阴之精，咸寒而降。具救阴助阳之用，有扶危拯逆之功。

元精石无毒。出解池通泰积盐处，咸卤所结，青白莹澈。片皆六棱者良。

硇砂 咸苦辛热，消食破瘀。治噎膈与癥瘕，消目翳与胬肉。

硇砂有毒。出西戎，乃卤液结成，状如盐块，置冷湿处即化，白净者良。水飞过醋煮，干如霜，刮下用。

热毒之性能烂五金。《本草》称其能化人心为血，亦甚言不可轻用也。

地 水 部

地浆 味甘性寒，解诸菌毒。泄痢赤白以瘥，腹热绞痛可解。治虫蜞入腹之患，醒中暍卒死之人。

地浆无毒。掘黄土地作坎。深三尺以新汲水沃入搅浊，少顷取清用。并解一切鱼肉菜果之毒。

土 部

孩儿茶 味苦涩，性微寒。化痰生津，清上膈热，止血收湿，定痛收肌，涂金疮口疮及阴疳痔肿。

出南番，以细茶末纳竹筒埋土中，日久取出，捣汁熬成块，小而润者上，大而枯者次之。

禽兽虫鳞部

燕窝 味甘淡平，专益于肺。养肺阴而化痰止嗽，补肺虚而清肃下行。胃气开，劳痢止。虚烦劳损之圣药，小儿痘疹著奇功。

可入煎药，须用陈久者，色如糙米者最佳。

燕窝脚，色红紫，功用相仿。性重能达下，微咸能润下，治噎膈甚效。

夜明砂 质禀辛寒，肝经血分。活血消积，目盲障翳称良；疟魃惊疳，干血气痛亦治。

夜明砂无毒。一名天鼠屎，蝙蝠屎也。食蚊砂，皆蚊眼，故治目疾。淘净焙，恶白薇、白蔹。

豭鼠屎 甘寒之品，功效颇彰。伤寒劳复以发热，男子阴易而腹痛。

两头尖者为雄鼠屎。

猬皮 性苦平，治胃逆，消五痔，愈肠风、阴蚀共阴肿之疴，酒煮与末敷胥当。

猬皮无毒。煅黑存性，肉甘平，理胃气，治反胃，令人能食。煮汁饮，又治瘘。

原蚕砂 辛甘而温，炒黄浸酒。疗风湿之为病，愈肢节之不遂。炒热熨患处固良，酒调敷烂弦亦治。

原蚕砂无毒。蚕屎也。淘净晒干。原蚕蛾气热性淫，主固精强阳。

粪蛆 治小儿疳疮积，疗小儿谵妄毒。

粪蛆寒无毒。漂净晒干，或炒或煅为末。

海蛇 质性咸平，能消痰血。妇人则劳损带下无虑，小儿则风疾丹毒以祛。

海参 甘温之性，入肾经。消痰涎，摄小便，壮阳疗痿，愈痿杀虫。

海参无毒。产辽海者良。红旗街出者更胜于绿旗街。有刺者名刺参，无刺者名光参。入药用大而有刺者佳。

龙齿 性凉味涩，镇心安魂。大人之癫痫无虑，小儿之五惊咸愈。

龙齿无毒。酒浸一宿，水飞三度。或酒煮酥炙、火煅。

蛤蚧 性秉咸平，功长补益。润肺而定喘止嗽，纳肾而益精助阳。肺痿咯血为宜，气虚血渴允当。

蛤蚧有小毒。出广南省。如蟾蜍。斑点如锦纹。雄为蛤，皮粗口大，身小尾细。雌为蚧，皮细口尖，身大尾小。雄雌相呼，累日乃交。两两相抱，捕者擘之，虽死不开。不论牝牡者，只可入杂药。口含少许，奔走不喘者真。药力在尾，凡用去头足，洗去鳞目、砂土及肉毛。酥炙或蜜炙，或酒浸焙。

蛇蜕 其性灵能辟邪，故治鬼魅蛊毒；其性窜而去风，故治惊痫重舌；性能杀虫，故治疥癣恶疮、疗肿痔漏；性惟善蜕，故治产难目翳、皮肤疮疡。

蛇蜕有小毒。用白色如银者，皂荚水洗净，或酒、或醋、或蜜浸炙，或烧成性，或盐泥固煅。

乌梢蛇 性甘平，去风湿，疗风瘙瘾疹癣疥，治风痹皮肤不仁。

乌梢蛇无毒。性善不噬物，眼光至死不枯。以尾细能穿百钱者佳。重七钱至一两者上，十两至一镒者中，大者力减。去头与皮骨，酒煮或酥炙。

蛤粉 味咸性寒，化痰定喘。治心痛而愈疝气，利小便而止遗精。积块与肿核齐消，白浊与带下并治。

蛤粉无毒。用蛤蜊烧煅成粉，不入煎剂。同香附末、姜汁调服治心痛。

蛤蜊肉咸冷，止渴解酒。

人　部

秋石 觇性质之咸平，治虚劳之咳嗽。养丹田而安五藏，滋肾水而润三焦。去漏精白浊之虞，为降火滋阴之品。

秋石无毒。秋月取童便，每缸用石膏七钱，桑条搅澄，倾去清液，如此三次，乃入秋露水搅澄，如此数次，滓秽净，咸味减。以重纸铺灰上晒干，刮去在下重浊，取其清者为秋石。世医不取秋时，杂收人尿，以皂角水澄晒，为阴炼，尽失于道，安能应病。况经火炼，性却变温耶！

煎炼失道、多服误服，反生燥渴之患。

人中黄 甘寒以入胃经，泻热而清痰火。治阳毒发狂之证，免痘疹黑陷之虞。

人中黄无毒。用竹筒刮去青皮，纳甘草末于中，紧塞其孔。冬月浸粪缸中，至春取出，洗、悬风处阴干取末。

伤寒非阳明实热，痘疮非紫黑干枯均禁。

初生脐带 解胎毒，敷脐疮。

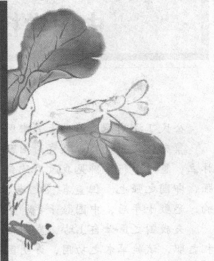

附篇 办学

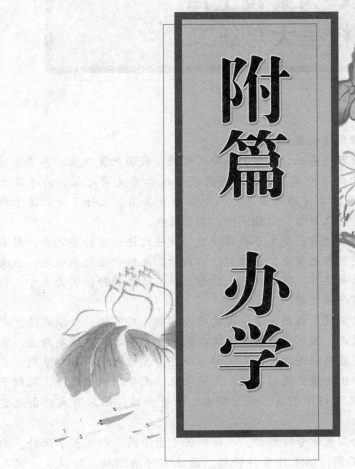

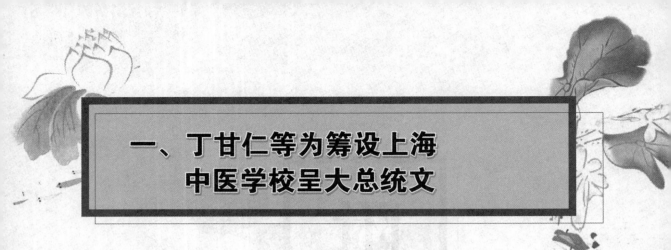

一、丁甘仁等为筹设上海中医学校呈大总统文

公民丁泽周等为筹设上海中医学校呈大总统文

禀乞饬交事。窃维教育为国家之基础，医学实民命之攸关。我国光复以来，各省学校林立，恩准奉行，仰见我政府陶铸医学真才，为四百兆生灵造仁寿无疆之福，洵乎民之强，即国之强也。但查各校之内容类皆偏尚西医，而中医徒袭其名。上行下效，捷于影响，恐数十年后，中国数千年神圣之医学，日就式微，甚可痛也。

夫我国之医肇自上古，发明斯道者，莫先于我国神农、黄岐之论，禀神圣之资，膺君相之职，试验草木之功用，详明医理之变化，垂经训以示后学。扁鹊仓公起而继之。逮及汉唐，斯道大备。宋元明清，代有名人，典籍灿然，蔚为巨观，最为精粹，实为医学。自清季以来，西医东渐，骎骎乎有代兴之势。

盖医学之兴衰，惟教育为之关键，彼西医者，由政府设官职，兴学校，年限成绩，考察严密，不及格者不能滥竽充数也。国家重视医学，所以能奔走天下之人才咸集斯途，医道所以日新也。今我国则不然，政府视为方伎，人民鄙为小道，各有师承，各分派别，自兴自衰，国家不问。略明医理即出应世，借以糊口，几同营业，无年限，无成绩，聪颖子弟不屑学焉。间有杰出人材，良由好学之士，遍读群书，深资历练，而后有成。由此言之，教育之成败，可观矣。

夫我国医书，专重气化，西国医学专恃形迹。人谓中医专于治内，西医长于治外，洵确论也。至若气化之病，各方不同，姑无论重洋睽隔，西医不可治华病，即以我一国而言，已有东南卑湿，西北高寒之殊。犹幸我国医书条辨明晰，治无差误。彼西医之学校，其教科不及气化，故我国之气化病而或治以西法者，罕有效果。且西医必用西药，倘我国所产药材，悉归废弃，则日后财政漏卮亦难数计。

泽周等庸陋不才，何敢妄陈管见，但以忝列医界，振兴医学之责义不容辞。若今不图，坐视中医之日衰，中药之日废，已可扼腕。且吾华四百兆民命，悉悬于外人之手，生死之权不能自主，天下至可惨痛之事，孰有逾此？泽周等爰拟自筹经费，先择上海相宜之处，建设中医学校，而以历代先哲之书遴选其精深者为课本，延医之高明者为教员，明定年限，详察成绩，考之合格然后授凭，行道济世，庶几神农黄岐之真传，于以昌明而勿替。由是全国推行，民命攸赖，岂不懿欤？学校附近，尤当设立医院，聘中医数人为医员，俾学生实地观摩，以资造就。兼聘华人之精于西医者一人，凡遇病之可用西法者，以西法医之，学生可以兼通解剖，而补中医之不足。医为仁术，择善而从，不分畛域也。

谨拟简章十四条，另折缮呈。伏祈

大总统赐鉴，饬发交部查明备案，实为德便。谨禀。

中华民国四年夏

创办上海中医学校发起人

丁泽周　字甘仁，江苏武进，年五十二岁。

夏绍庭　字应堂，江苏江都，年四十六岁。

费　镛　字访壶，江苏吴县，年五十九岁。

杨　奂　字闻川，湖北武昌，年五十三岁。

柯松年　字春乔，安徽怀宁，年五十三岁。

姚赞唐　字乐琴，江苏武进，年四十七岁。

何　钰　字懋甫，浙江富阳，年五十一岁。

张汝炳　字星若，江苏上海，年三十六岁。

陆维藩　号稼轩，江苏武进，年四十三岁。

谢　观　号利恒，江苏武进，年三十七岁。

钱立缙　号庠元，浙江慈溪，年五十六岁。

张禾芬　浙江慈溪，年六十一岁。

金学海　号百川，浙江绍兴，年六十岁。

殷锡璋　号受田，江苏吴县，年三十岁。

创办上海中医学校职员表

总理　丁甘仁　协理　夏应堂　校长　谢利恒

教员（暂定六人）谢利恒等

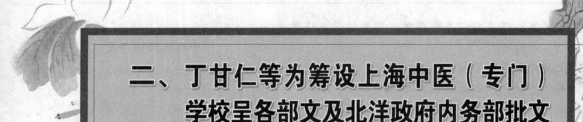

公民丁泽周等为筹设上海中医学校，拟定简章，具禀立案。

窃为我国医学，肇自上古神农黄岐之论，禀神农之资，膺君相之位，试验草木之功用，推究医理之精微，扁鹊仓公起而继之，逮及汉唐斯道大备，宋元明清，代有名人。自西医东渐，及□□乎有代兴之势。盖医学之兴衰，以教育为关键。欧美各国，校立专科，官设专职，年限成绩，考察严密，医学所以能日进也。我国则不然，官长视为末技，人民视为小道，各有师承，各分派别，无年限、无成绩，聊涉藩蓠，即出应世，如此欲望医道之进步难矣。虽间有杰出人才，亦由好学之士遍读群书，深资历练，而后有成。以少数与多数敌，未见其能胜也。

泽周等拟自筹经费，在上海设一中医学校，选医书精粹者为课本，聘医学湛深者为教员，明定毕业年限，严格学生成绩；于学校附近设立医院，兼施诊治，俾学生实地观摩，以宏造就。庶必神农黄岐之真传，于以昌明而弗替。谨拟简章十四条，另折缮呈。伏祈大阅俯赐鉴格，准予立案，实为德便，谨禀。

民国四年夏

呈文中丁甘仁先生详尽阐述了办学缘由及办学思想，提出了中医在中国历史发展中关乎民生的作用，近世西学东渐，当局办学重于西医而不及中医，其结果是西医日新，而中医日微。特别提出："泽周等医学湛深者为教员，明定毕业年限，严核学习成绩；于学校附近设立医院，兼施诊治，俾学生实地观摩，以宏造就。庶几神农黄岐之真传，于以昌明而弗替。"同年，丁甘仁就申请筹办上海中医专门学校向北洋政府报备并获得了内务部备案。（编者语）

申请开办中医学校的呈文与1916年获得的北洋政府内务部批文：

准政事堂交丁泽周等禀请开设中医学校，谨拟简章，恳饬部立案等情到部。当以医校事关教育，抄录简章，咨行教育部，查核见复之后，兹准教育部复称："查医学一道，民命攸关。我国医学，研求至古，祗以后世，浅尝辄止，遂于古人绝学，无所发明，良可慨也。今丁泽周等欲振余绪于将湮，设学堂而造士，兼附设医院，兼聘西医，其融会中西之愿，殊足嘉许。惟中医学校名称不在学堂系统之内，本部医学专门学校规程内亦未定有中医各科课程。所拟简章，应由本部备查咨复，查酌办理。"等因到部查该校之设，具融会中西之愿，抱昌明绝学之心，教育部既深嘉许，本部自所赞同，应准备案，俟该校课程拟定后送部查核可也。

丁甘仁申请开办的上海中医专门学校获内务部备案，成为中医界申请办学成功的先例，之后为各地申办中医学校皆援于此例。

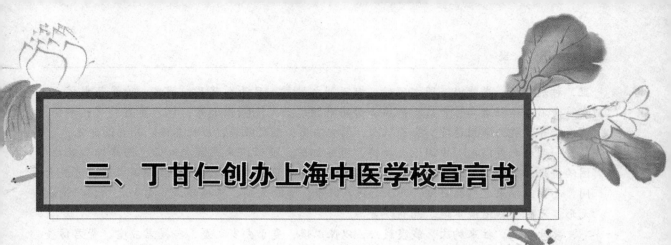

三、丁甘仁创办上海中医学校宣言书

创办上海中医学校丁甘仁宣言书

有善良之学术，斯有高尚之人才。有高尚之人才，斯有善良之风气。汉承赢秦之后，诗书劫灰，自董申、夏侯兴，而汉之经术称盛。宋承五季之余，礼教扫地；自濂洛关闽起，而宋之理学大明。湘乡曾氏有言："风气无常，随人事而变迁。有二人好学，则数辈皆思力追先哲；有二人好仁，则数辈皆思康济斯民。盖运会旋转，世道隆替，不患人才之不振，患学术之不明；不患风气之不良，患开通之无自。自天地生民以来，未之或易。"鄙人医学一份子也，诚以医言。自神农尝百草以疗民，而医学之事以作，岐伯、俞跗肇树仪型，和缓扁卢迭传神技。秦汉而降，如张长沙之独倡伤寒，刘河间之善治温热，李东垣之明于内伤，朱丹溪之精于阴虚，各以所长，并传于世。稽诸史册，更仆难穷。乃今则学术凌夷，每况愈下。不独张、刘、李、朱之已成绝响，即术一如前清之天士、灵胎辈，亦几如凤毛麟角，寥若晨星。推原其故，固由风积俗漓，致之者不力，习之者不专。要亦由学校未兴，提倡而振兴之者无其道耳。间常浏览西史，考其学校，若英美俄法，医学一门，靡不视为要图，列于大学，而以德意志为最盛。当一千八百七十二年时，其通国大学校，凡二十一，其医学馆之学生，多者五百余人，至少者亦五十人。用是合群进化，蔚为大观，切磋琢磨，养为风气。夫泰西学术，权兴于罗马，源本于吾华。当周时，罗马人汉尼巴者潜入中国，得《内经素问》等书，返国之后，专心力学，医名鹊起。其徒摄摩腾拿、伊沙伏摩等传其术，立说著书，辗转传授，浸润于各国，流行于后世。极涂研究，以收今日之效果。而我神圣黄帝子孙，开化最先之邦国，乃反瞠乎其后者何哉？盖心思知慧，竞争乃出，优胜劣败，天演公理。鄙人怵他人之先我，恫国学之就湮，所为不遑自恤，而有中医学校之设也。计其大要有四端焉：

一国粹之可虞也。李绛有书："忧先于事，可以无忧；事至而忧，无益于事。"每诵斯语，凛凛我心。今者中医式微，西医正炽；名山秘阁之藏，半沦荒裔；斜上旁行之学，散布中邦。当兹欧风美雨之侵，犹在亡羊补牢之际，倘仍因循放弃，玩忽岁时，觥觥国粹，一发千钧，顾瞻前途，未知所届。此宜设者一。

一生命之攸系也。茫茫造化，是孕群生，卓卓良师，实除疹疠，故陆忠宣雅意活人，范文正等诸良相，今者学术衰落，斯道日非，或症未审而固执偏见，或病已深而依违平谈，或邪方为秘术，卖药市中，或半解而一知，悬壶里坊，琅瑕互见，莫可违言，存亡俄顷，福祸须臾，千里毫厘，间不容发。此宜设者二。

一气质之不同也。毡裘产自北方，麻葛生于南戎，山川各异，气质自殊，况重洋万里，种别群分，岂能以一国之研精，概五洲之性质。且西人药品、药水，为多药水之成，专重金石，体壮者尚可无虞，体虚者势将有损。若大□□强小等，视为养胃补胃；水银、蓖麻子等，视为常用适宜。舍己从人，因宜法上；削足就屦，应救其偏。此宜设者三。

一利权之外溢也。中国地大物博，冠绝环球，通商以来，漏卮外溢，乃者悼心既往，图治将来，若河海工程，若工艺路矿，无不各有学堂，以图补救，亦且渐著成绩，可进大同，而惟此舶来之药品日增，西土之医人踵至，竟忘未雨，莫挽颓风。当今天然国产淘汰无形，无限金钱逝流不返。此宜设者四。

总此四端，往来胸次，载寝载兴，以悚以惧，爰于去岁之夏，与夏君应堂、费君访壶等以自筹经费，开办中医学校。上呈

大总统鉴核，转饬内务、教育部批准在案，定毕业之时期，严生徒之成绩，审经合格，方准悬壶，借国家之实权，励国民之进步，以同人奖励诱掖之从，导斯世在熔从绳之路，诚以世界之大势，竞进文明，故步自封，断难立国。当闭关自守之时，所诵者轩岐神圣之书，不知所谓西法也；所用者五味百草之品，不知所谓西药也。士苟笃志响往，好学深思，或闭户自修，或从师受业，升堂入室，固自无难。自欧风东渐，西医代替，遂开中国迈世之大观，即树吾道未有之劲敌。盖中医以气化擅胜，西医以迹象见长，论其理则中医至精，论其效则西人亦著，相提并论，得其一者称良技，会其通者夺天工。乃一孔之士，徒震其名，土苴圣言，肤附西学，致令新知未启，旧学已荒，徒为有识之所悼心，大雅之所穷叹也。且僻处乡隅，内无严师之启导，外乏良友之观摩，非兼紫鹜，则一暴十寒，非怠惰因循，则浅尝中止，曷若躬居校舍之中。雍容弟子之列，小叩小鸣，大叩大鸣，明师益友，荟萃一堂，古籍奇书，琅玕满架，请业请益之余，旅进旅退之际，固观感而生愧悔，固愧悔而起奋兴。教育新理，层出不穷，学子思潮，一日千里，先普通而后专门，入门阀而升堂奥。管子有言："夫民别而听之则愚，合而听之同圣。"学校之道，亦犹是也。夫医校之设，关系既彰彰若此，功效又明明若彼，固不待智者咸其为当务之急矣。

鄙人往事于此，黾勉不遑，若教育部所谓"欲振余绪于将湮"，设学堂而造士，内务部所谓"具融会中西之愿，抱昌明绝学之心"。鄙人薄植菲材，固不足以当此，惟此经济之筹备，校舍之经营，鄙人之责任也。始之以热诚，继之以毅力，鄙人之志愿也。尚精神不当尚形式，崇现能兼事实验，鄙人之宗旨也。今日之莘莘学子，异时之矫矫良医，鄙人之希望也。至于维国粹而挽利权，培人材以养风气，外则争胜于欧美，内焉利泽于民岷，贞下起元，否极而泰，使轩岐神圣之真诠，如汉之经术、宋之理学，昒爽暗昧者，复辉煌灿烂于二十世纪之中，是则端在海内豪俊，明达之士，奋起振兴，有以致之。鄙人才轻学浅，绠短汲长，谬拥虚声，诊疗罕暇，兹事复造端宏大，成列难术，尚冀学界通人，医林泰斗，乐育为怀，医予不逮，庶集思而广益，俾敬业以乐群，是则鄙人之所馨香祷祝者也。作敢掬诚，以告海内之君子。

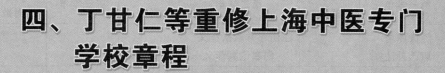

四、丁甘仁等重修上海中医专门学校章程

第一章 宗 旨

第一条 本校的江苏武进丁甘仁、江都夏应堂、吴县费访壶等禀明大总统及内务、教育部核准在案，筹款设立，定名中医学校，以昌明医学，保存国粹为宗旨。

第二条 本校教授分预科、正科两等。预科授医学上之普通知识，以宏造就；正科授医学上之专门知识，以期大成。

第二章 地 址

第三条 本校地址暂假上海英租界白克路人和里十八号。

第三章 学 程

第四条 预科教授生理学、气化学、病理学、药物学、脉理学、舌色、国文、修身、体操等科。二年毕业，课程如下：

预科课程表

学年 科目	第一学年	每周时数	第二学年	每周时数
生理学	全体官骸，脏腑质用，经络判别，男女异同		同左	
病理学	医学通论，阴阳原理，六气之淫，七情之变		同左	
药物学	本草药性，古今方歌诀，认识药品，炮制方法		同左	
诊察学	四诊通论，脉诀，舌诀		同左	
国文	普通文学，楷书、草书		同左	
修身	选诸儒名言		同左	
体操	柔软体操，疗病体操		同左	
合计		36		36

第五条 本学校预科毕业后升入正科，教授内科专门学（妇科胎产附）、外科专门学（喉科、眼科附），三年毕业，课程如下：

正科课程表

学年 科目	第一学年	每周 时数	第二学年	每周 时数	第三学年	每周 时数
伤寒	陈氏原著 唐氏补注		伤寒方歌括释义 伤寒论翼释义		同左	
温病	温热经纬 温热论		吴又可瘟疫论 世补斋阳明论		同左	
杂病	陈氏金匮 唐氏补注		医宗金鉴 张刘李朱四家选集		同左	
妇科	傅青主女科 医宗金鉴		济阴纲目选 竹林妇科		同左	
幼科	幼科三种 医宗金鉴		推拿新法 痧痘　附种牛痘		同左	
外科	全生集 医宗金鉴		徐批外科正宗 疡医大全制药炼丹		同左	
眼科	龙木论 医宗金鉴		鸿飞集 制药炼丹		同左	
喉科	重楼玉钥 医宗金鉴		喉科紫珍集选 制药		同左	
实习	医案问答 临证命题制方		同左		同左	
国文	选集古文 楷书、草书		同左		同左	
修身	选宋儒名言		同左		同左	
体操	柔软体操 疗病体操		同左		同左	
合计		36		36		36

　　第六条　凡在正科学生必须临证实习，或在本校医院，或派至各名医处，或入完善中医院，兼习解剖等学，均由总理与校长派定。

　　第七条　预科、正科为必修科，惟针科、伤科则听学者自择。其天有资明敏愿兼习针科专门学、伤科专门学者须各加学一年。

　　专门伤科如学生满10人即行开班：部门缓急、练功运气、接骨入骨、急救方法、内外方药、剖补方法。

　　专门针科，如学生满10人即行开班：经穴考辨、经穴合证、针灸法理、针灸方法。

　　以上两科课程细则随时另订书籍选集。

第四章　学　　制

　　第八条　本校设校长1人，主持校务。教员若干人，分任教务。管理员数人，分任杂务。又临证主任 1 人，临证教员若干人。

第九条　学校暂定 40 名，备取 20 名。正取者即可入校，备取者如遇正取缺额以备取补。校舍扩充，再添学额。

第十条　学生资格，凡国文精通，书法端正，或与中学程度相等，及高等小学毕业者，招生时命题考试合格，则取本校。并设寄宿舍，以便远来之学生。寄宿舍规则附后。

第十一条　本校为扩广医学起见，另设函授一科，如有羁于职务，或道途辽远，有志向学而不能亲到者，可入本校函授科。另有详章。

第十二条　学费：预科每名每年收洋 48 元，正科每名每年收洋 62 元。

第十三条　膳费：半膳每名每年收洋 28 元，全膳每名每年收洋 50 元。

第十四条　冬夏季操衣费代置照算，以俭省为是。

第十五条　杂费每名每年收洋 2 元。

第十六条　用品费，每名每年预纳洋 4 元，至学期末结算，有余退还，不足补缴。

第十七条　寄宿费每名每年收洋 18 元。

第十八条　以上各费，学期之初分缴，但中途退学及本校斥退者已缴各费概不退还。

第五章　入学年龄

第十九条　凡年在 16 岁以上 20 岁以下，身家清白、身体健全、国文精通、书法端正者，皆可考取入学。

（报名时预纳报名费 5 元，取后可于费内扣除，不取者退还。不到者不还）

第二十条　入学时学生亲填志愿书，保证人亲填保证书，父兄或保人亲送到校行礼。

志愿书式

立志愿书

今因入上海中医学校肄业，情愿遵守一切规则，专心向学，如有怠惰、犯规、欠缴各费等事，听凭随时斥退，除保证人另具保证书外，特立此书为证。

中华民国　年　月　日

立志愿书

兹将年岁、籍贯、住址、三代及保护者姓名、住址、职业开列于后

年龄　　岁

籍贯　　省

住址

三代曾祖祖父字

保证者字

保证书式

立保证书

今保到学生　　　　入上海中医学校肄业，如有怠惰犯规及毁坏器物，欠缴各费等事，一切惟保人承当。除该生自具志愿书外，特立此书为证。

中华民国　年　月　日

立保证书印

籍贯　职业　住址

第六章 休 假

第二十一条 休假分为例假、准假两种。例假为暑假、寒假、星期日、国庆日、圣诞日、四季节日、本校成立纪念日（暑假内病证最多，如学生愿留校实习者，学费、夜费免取，膳费照加）。准假，分为两种：病假、事假。

甲、病假

（一）感冒小疾，至多以 3 日为限，逾限须续假者，必陈明理由，方准展期。

（二）传染及沉重等症，由学校停止其出席，以痊愈复元为度。

（三）偏症，凡属偏症，不得全日旷课，如脚痛，只准告体操假，不准旷别课。

乙、事假

除亲属疾病丧葬大事外，无论何种事故，概不给假。

第二十二条 凡学生须告假者，必持亲属信函到校，经管理员核准，方准出校。

第七章 学规通则

第二十三条 恪守规则，服从命令。

第二十四条 不得无故旷课，托故避考，临考作弊并缴白卷。

第二十五条 每日初见校员必行敬礼。

第二十六条 通学生每日必须上课前 30 分钟到校，并须带齐课业用品。

第二十七条 到校后，非经校员许可，不得外出。

第二十八条 出入本校，皆须携挂名牌，以便查考。

第二十九条 身体衣服，书籍用品，务宜清洁，所发课纸应分类编订，不得散失。

第三十条 不得污损校舍，毁坏校具，及任意涕唾便溺。

第三十一条 与同学相处，宜互相亲爱，不得争闹欺骗。

第三十二条 校役有过，须禀陈管理员，不得径自呵叱。

第三十三条 不得吸烟、饮酒及赌博，与各种伤玷品行之事。

第八章 教室规则

第三十四条 上课下课，须依定时排班出入，不得迟误喧扰。

第三十五条 座位各依编定次序，非得教员许可，不得擅易。

第三十六条 教员就座离座均宜一律行礼致敬。迟到及早退者，向校员陈明理由，特行敬礼。

第三十七条 取置书籍，启闭桌板，均须小心谨慎，并不得高声咳嗽。

第三十八条 非课业用品勿携入，非本课用品勿置桌面。

第三十九条 有陈问者先起立正，得教员许可，再致词。他人陈问未毕不得发问。

第四十条 听讲姿势须正肃不得回顾，及左右视，不得谈笑耳语及翻阅他书，玩弄他物。

第四十一条 如有忽发疾痛，及必不得已事故，必须辍课者，应先陈明教员，得其许可，方准外出。

第四十二条 饮茶、便溺，均须在休息时间为之。

第四十三条 来宾入教室参观时，须依教员命令行敬礼。

第九章 操场规则

第四十四条 非有疾痛及请假不能与操者，必须到场运动，以重卫生。

第四十五条　集队后须一律整齐肃静，遵守教员命令。

第四十六条　集队后迟到或出列者，须陈明事由，听教员处置。

第四十七条　操时要振作精神，不得有懈怠姿势。游戏竞争，不得有非礼举动。

第四十八条　操衣帽均放置一室，上课下课皆排队出入，依时着卸。操具宜从容取置，不得乱抛。

第十章　奖罚规则

第四十九条　学生功课优异，品行端正，能恪守以上各项规则者，由校员随时纪功，奖给书籍或用品等。

第五十条　若功课毫无进步，或属犯以下各项规则者，随时予以惩戒，轻者记过，重者记大过，积过不改者开除。

第五十一条　学生有犯下列各项之一者随时开除：

赌博、饮酒或吸洋烟者；游荡出于非礼者；品行无从约束，资质实难教诲者；假姓名投考入学，经本校察出者；侮慢师长不悛者；试验者缴白卷至两种以上者；两学年以上之成绩不及格者；积大过至3次，或积小过至30次者；无故旷课至40天者；入学已久尚未补缴学膳费及其他各费者。

第十一章　就膳规则

第五十二条　学生就膳时齐集排班处，闻钟声依席入室。

第五十三条　8人同桌，分坐四面，坐齐方可举筷。

第五十四条　进食宜细嚼，饭毕自行盛取，每餐以20分钟为度。

第五十五条　食时宜静肃，勿谈笑，及作无礼状态。

第五十六条　食后必依序盥洗，勿争先抢越。

第十二章　寄宿规则

第五十七条　寄宿舍专为学生而设。

第五十八条　凡在本校舍寄宿之学生，皆应服从本舍管理员命令。

第五十九条　舍内各寝室，每星期轮派学生一人为值日生，担任室内整洁等一应事物。

第六十条　寄宿生在舍内严禁饮酒、赌博、吸烟，并不得自携火油灯及火油炉，尤不得于熄灯后私燃灯烛。

第六十一条　舍内凡百物件均宜爱护，不得任意毁坏，不得移易位置，亦不得擅用他人物件。

第六十二条　学生如有银钱及较为贵重之物品，当交明管理员代收，出具收条为凭，不可私置室内，以致遗失，非经管理员查验，不得私携包裹出舍。

第六十三条　寝室门户于每日上下课前后10分钟，由管理员启闭，寄宿生不得随意出入。

第六十四条　寝室内床铺、衣服，皆须收拾整齐，尤宜时时曝晒洗濯。其应洗濯之衣服，宜随时检交洗濯处，不得堆积室内。

第六十五条　夜间遇有不测之事，当鸣铃为号，学生闻声应速集管理员处，静候指挥，切勿紊乱。

第六十六条　寝兴有定时，一闻号铃，即须迅速从事，不得故意延迟。

第六十七条　寝室内铺位由管理员排定，不得擅自更易。

第六十八条　会客、盥洗、便溺、洗浴，另有专所，不得在寝室内为之。

第六十九条　每日寝兴前后 10 分钟，由管理员点名一次，其故意隐匿或私自出外者，察出从严处罚。

第七十条　寄宿生非得管理员许可不准在外住宿，如有家族亲戚在本埠者，可于星期六请假外宿，仍须尽星期日午后 6 时返舍。

第七十一条　请假出外者，必须亲至管理员处领给假证，并须将出舍理由及返舍时刻在请假簿上注明，不得逾限不到。

第七十二条　寄宿生所携箧筒，切勿过多过大，并不准携带无益之物。

第七十三条　非经管理理员许可，不得私遣校役出外送信、购物，及在舍内另膳。

第七十四条　寄宿生如有疾病，应即速到校医处诊察，移入疗病室调养，如系传染重症，即由管理员通知家属领回。

第七十五条　宿舍内灯火、茶水，由本校供给，剪发洗衣归学生自理。

第七十六条　犯本舍各项规则者，随时酌量情形处罚。

第十三章　自 修 规 则

第七十七条　寄宿生于自修功课之时，宜入自修室，依次就座，用心研究所授之功课。

第七十八条　寄宿生自修时一以静肃为主，如确有疑义，许其互相就质，惟遇有取嫌同学之处即宜避忌。

第七十九条　非应当温习之书不许阅看，游词小说更在严禁之列。

第八十条　寄宿生于自修时遇有疾痛等必不得已事故，必须辍课者，应照上课例，预先向管理员陈照请假。

第八十一条　管理员在自修室有督察学生自修之权，无受学生质疑问难之责。

第十四章　游 息 规 则

第八十二条　游息时不得有非礼之举动。

第八十三条　整理杂事须在游息时为之。

第八十四条　遇来宾必须鞠躬行敬礼，待同学尽友爱之道。

第八十五条　本校举行修学、旅行或开学艺会等事，其一切布置及日期临时定夺。

第十五章　出 学 规 则

第八十六条　如有不得已事故，须中途自行退学者，应由父兄保人来校申明事由，听候本校核准。

第八十七条　如经本校核准退学者，仍可给予在学证书，不核准者不给。

第十六章　家 庭 须 知

第八十八条　父兄保护人，及保证人之住址如有迁移，须随时报告本校，以便有事联系。

第八十九条　本校如函请学生父兄、保人来校会晤，务祈必到。平日如能常常来校询问子弟在校情形，以便互相教戒，尤所欢迎。

第九十条　请假必须有父兄保人之函信，说明事由及日期，听候本校核准。如逾期不能到者，仍须函报理由及续假。

第九十一条　学生请假时所缺之功课，须在家自行补足。

第十七章　来宾须知

第九十二条　来宾在接待所，非校员引导勿径至他所。

第九十三条　来宾为访校员而欲参观者，须由校员介绍。

第九十四条　来宾为访学生而欲参观者，须由学生申告校员，受校员之许可。

第九十五条　校员、学生有课时概不会客。

第九十六条　来宾如遇学生排队行走必当让避。

第九十七条　来宾非与校务有关系者概不留膳宿。

第十八章　参观须知

第九十八条　凡欲参观本校者须有人员介绍。

第九十九条　参观时应由校员指导。

第一百条　参观时应注意事项如下：

（一）唾涕必在痰盂。

（二）至教室内外，勿谈笑吸烟。

（三）在教室内勿徘徊札记，及触用具。

（四）儿童、仆役勿入教室。

第一百一条　参观教室不得过半小时，参观全校不得过 1 小时。

第一百二条　参观人于教授上有疑义者可质问校员。

第一百三条　参观人举动于本校校务有妨碍者停止参观。

第一百四条　如本校有事未便接待者停止参观。

第一百五条　休假时日停止参观。

第十九章　试验规则

第一百六条　本校注重学生之日常功课，日行问答 1 次，以资试验时之参考。

第一百七条　试验分临时、学期、学年、毕业四种。

第一百八条　临时试验，由校员于所授课本遇有结束时命题试验，分数相加平均之，为一学期成绩。

第一百九条　学年试验，于每学年终举行一次，以所得分数与前学期试验分数相加平均之，为一学年之成绩。

第一百十条　预科毕业试验，于第二学年终举行之，考验成绩合格者，给以预科毕业证书。

附：证书式

上海中医学校给发预科毕业证书事照得学生　　　　系　　省　　县人现年岁，在本校预科修业期满，考查成绩得平均分数分，准予　　给预科毕业证书。

此证

总理　　　　协理

校长　　　　教员

中华民国　　年　　月　　给

第一百十一条　正科毕业试验，于最终学年举行之，以所得分数先与学期试验分数相加；以二平均之，得最终学年之成绩；再与前各学年成绩分数相加，以学年数除之，为毕业之成绩。前项数种试验外，又有入学及编级试验，于招取学生及改编学级时行之。

第一百十二条 试验分数以 100 分为满分，80 分以上为甲，70 分以上为乙，60 分以上为丙，50 分以上为丁，不满 50 分者为戊。丙以上为及格，其余为不及格。

第一百十三条 学生因不得已事故，不能与学期或学年试验者，应补行试验，但分数须减扣十分之一。

第一百十四条 学生缺课时间逾上课时间三分之一者，不得与学期或学年试验。

第一百十五条 学生在一学年内缺课至 40 小时者应减学业成绩总平均 1 分，其在 40 小时以上者，每 20 小时递减半分，不满 20 小时者免减。

第一百十六条 一学年成绩及格者循序升一级，其不及格者仍留原级。

第一百十七条 学生因特别事故自请退学，未满一年，仍欲回校者准免入学试验但只能编入本学年以下之级。

第一百十八条 考试学生成绩，毕业时并请地方官厅莅校监督，及格者给予最优等、优等、中等，各等文凭，当将姓名、籍贯呈内务部备案，以昭郑重而别优良。

附：毕业文凭式

上海中医学校为_____给发毕业文凭事，照得本校为振兴中医保存国粹起见，禀蒙内务教育部批准在案，兹于学生年岁，系县人，在本校正科修业年满，考查成绩得总平均分数分，合给等毕业文凭为证，须至文凭者

总理　　　　协理
校长　　　　教员
中华民国　年　月　日　给
第　号

（注：此为最早者，专校与学院均有不同）

第二十章 附 则

第一百十九条 中医学问之深，亦犹儒理之无穷尽，本校学生毕业后仍须博览群书，随时研究，俾见闻日广，可冀大成，本校拟仿前会文格式，按年分四季大考，命题课作，评定甲乙，并加奖赠，以资鼓励。至于应看参考等书，当另订详章。

第一百二十条 本校章程如须改订，必由总理及发起人与校长、教员共同商酌。

第一百二十一条 本校各项办事细则另订专章。

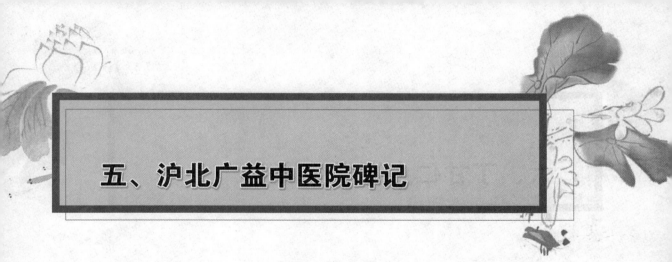

五、沪北广益中医院碑记

　　上海自通商以后，迄于今六七十年矣。商埠既盛，善举毕兴，其以建设医院闻者，非不前后接踵，然皆争奇竞新，专尚西医。至本岐黄治术以治人，而为吾中国医院先河者，则自广益中医院始。考各西医院之设，诚皆便利四民，然以沪上五方杂处，身体强弱之殊，风气刚柔之异，颇闻有不惯西习而日望中医院之成立者。朱君葆三、王君一亭、戴君运来、周君湘云、谢君蘅总、项君如松、钱君达三、钱君庠元、韩君芸根、丁君甘仁等知之，谋倡中医院，以慰其望，事与心违，踌躇者久。丁巳春，集议于广益善堂。陈君甘棠首助沪北谈家渡地院址七亩，崇楼十幢。义声既倡，众争输资，而推丁君任其事。于是鸠工龙材，涓吉兴筑，庐角根阈之残阙者，易之丹艧髹漆之漫漶者。新之建设病房六所，而区其等为甲、乙、丙。复于楼之左右，增筑平房，以供寝处庖湢，盖不逾时而工成矣。是役也，总其事者丁君，创其议者朱、王诸君，而捐院基以为众绝者则陈君也。昌黎所谓莫为之前，虽美不传，莫为之后，虽盛弗继者，盖信然矣。陈君又以沪上善举，易致中辍，或并基宇，移作他用，各董会议以道契存，沪北总商会声明永作医院，尤其虑深而计周者也。然吾因之有感矣。世界愈进化，则竞争愈激烈，而优胜劣败，实为天演公例，吾中国医学，发明于先圣，详备于后贤，诚与日星同昭矣。然自欧化东渐以来，其势且骎骎乎受逼，非推广医院以宏其用，研究国粹以固其本，亦尚非持久善策也。谈家渡医院议决后，旋建中医专门学校于城中，以培植后秀，而分设医院，以广其治术，此则有功于医学者甚大，而不仅便利四民矣。落成之日，众大和会丁君深念成事之艰难，于记中各姓名外，复列共事诸君于碑后，以志不忘，亦礼也。
　　发起人：

朱葆三	戴运来	庞莱臣	朱鉴堂	杨虎臣	钱达三	李志芳	蒋己春	曹启明	夏应堂
陈甘棠	周湘云	周扶九	孙庭焕	杨富臣	程柱廷	黄岁百	李清如	金百川	吕子珊
王一亭	王崧生	恽心耘	黄芸苏	徐承勋	黄楚九	周紫珊	姚锡舟	费访壶	钱庠元
谢蘅总	虞洽卿	顾棣三	席云生	项如松	丁价侯	邵明辉	徐受卿	殷受田	丁甘仁

　　中华民国七年岁次戊午春仲镇海郑传笈云仲甫撰，丹徒殷步湘彤卿甫书。
　　沪北广益中医院，由广益善堂堂董陈甘棠为主捐款、委托丁甘仁总理具体筹建事宜，于1918年建成竣工，作为上海中医专门学校教学实践基地，丁甘仁出任该院院长。（编者按）

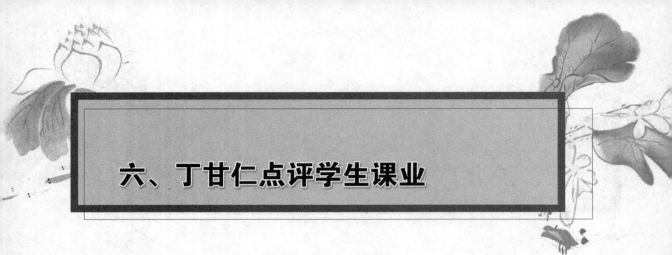

六、丁甘仁点评学生课业

上海图书馆藏有《私立上海中医专门学校首届学生医论》一书，弥足珍贵，兹选择附有丁甘仁先生评语之医案，以飨读者。——编者按

1. 风温十天，身壮热，有汗不解，口干欲饮，咳嗽气粗，烦躁少寐，甚则梦语如谵，舌黄，脉滑数。章守衡。

风温十天，身壮热，有汗，口干咳嗽烦躁，梦语如谵，苔黄脉滑数。此温邪由口鼻而袭于肺胃，由温化热，热盛生痰。痰热互阻，肺胃如烟如雾，清窍蒙闭。其治法与初起者迥然不同，盖壮热有汗，甚则烦躁谵语，是肺胃之热，已极灼烁。阴液逼津外泄，几有土焦金熔之势，苟非甘寒大剂，生津存阴，不足以胜其热势。今拟白虎汤加减，泄热和阴，背城借一。

熟石膏　肥知母　生甘草　带心连翘　黑山栀　桑叶皮　鲜石斛　川象贝　杏仁　竹茹　枳实　枇杷叶　淡竹叶　茅芦根　北秫米

颇有精义，方亦妥治。丁甘仁评。

2. 身热两候，早轻暮重，有汗不解，腹微痛拒按，腑行不畅，口干舌红，溲赤，脉滑数有力。服凉解药不效。费立达。

身热两候，早轻暮重，有汗不解，腹微痛拒按，腑行不畅，此邪不由表解陷入阳明之府，火燔津伤肠胃枯槁。燥矢不得下降，邪热势必内蒸，且阳明旺于申酉，邪得其助，故病至时而愈重也。口干溲赤，舌红脉滑数有力，益证津伤热盛，肠有实滞之候。治之不以通降，而以凉解，实滞不去，热何得清！故以调胃承气汤加减，使糟粕去、津液回，热无所附而邪自可解也。仿下则存阴之意。

生大黄　清炙草　粉丹皮　玄明粉　肥知母　白茅根

理析微芒，疏方尽善。丁甘仁评。

3. 身热两候，早轻暮重，有汗不解，腹微痛拒按，腑行不畅，口干溲赤，舌红，脉滑数有力。服凉解药不效。袁光明。

身热两候，早轻暮重，有汗不解，腹微痛拒按，腑行不畅，口干溲赤舌红，脉滑数有力，服凉解药不效，此阳明之为病，胃家实也。宿垢郁于阳明之府，阳明之津液暗伤，腑热蒸腾，逼阴液而外泄，所以有汗不解，腹微痛拒按，腑气虽通行而未畅。内热阴伤，邪无出路，犹江河无水舟不能行。滞热锢结，肠燥不得下达也。脉数有力服凉解药无效者，扬汤止沸，无益于病也。今拟清热通腑，即釜底抽薪之意耳。

制川军　元明粉　生甘草　黑山栀　全瓜蒌　赤芍　川贝母　粉丹皮　枳实炭　茅根

笔意爽健，理法双清。丁甘仁评。

4. 时疫五天，痧子隐约不显，身热焦灼无汗，项颈漫肿，咽喉内关白腐，牙关拘紧，神昏嗜寐，大便溏泄，唇燥，苔薄腻，脉象模糊。朱琳。

始因感受风温疫疠之邪，蕴袭肺胃，身热痧疹，咽痛喉肿，继以寒暖不谨，风寒束之，饮食失节，饮冷滞之。于是温邪不能外达而内传，疫毒不能外托而内陷，在太阴则为大便溏泄，在少阴则为神昏嗜寐，在厥阴则为牙关拘禁。阳邪陷阴，三阴俱病。况身灼热无汗，痧子隐约不显，则阳明之邪方张，口唇干燥则气分之热亦炽，咽喉白腐，阴液已伤。总之，暴寒折伏内火郁遏也。脉象模糊，气虚毒陷，症势危笃，已达极点。免拟升葛透内陷之邪，银翘清气分之热，至宝以定厥清神，参桔以滋阴清肺。挽既倒之狂澜，作中流之砥柱，亦不过邀幸于万一耳。

粉葛根　净蝉衣　淡豆豉　京元参　荆芥穗　带心连翘　川升麻　大贝母　炒银花苦桔梗　炙僵蚕　至宝丹　赤芍　薄荷叶　轻马勃

深明经络，故论治均称。丁甘仁评。

5. 痧子后发热不退，咳嗽气逆，遍体浮肿，胸腹饱满，口干欲饮，舌薄腻黄、中有一条白色，脉滑数。朱琳。

痧布难回，伏邪逗留阳明，痰浊阻塞肺络，肺失肃降，脾失健运，水湿易聚，外邪难达，灌侵于膝理之间，充塞于肺胃之所，泛滥横溢，无所不到。三焦无决渎之权，膀胱失气化之职，是故咳嗽气逆，遍体浮肿，胸腹饱满，邪热痰浊互阻于中，故身热不退，口干欲饮也。舌薄腻黄、中有一条白色者，夹水饮也。脉滑数者，痰湿邪热为患之见象也。症势危笃，姑拟疏解阳明之伏邪，肃化肺胃之痰湿，仿经旨开鬼门、洁净府之意，尚能邪达热退，水湿下趋，庶可出险入夷耳。

粉葛根　六一散　霜皮　霜叶　光杏仁　连皮苓　猪苓　川桂枝　大腹皮　泽泻　淡黄芩　陈广皮　象贝母　莱菔子　冬瓜皮　冬瓜子

推勘精详，方法尽善。丁甘仁评。

6. 痧子后发热不退，咳嗽气逆，遍体浮肿，胸腹饱满，口干欲饮，舌薄腻黄、中有一条白色，脉滑数。谢昌言。

痧子后发热不退，咳嗽气逆，遍体浮肿，胸腹饱满，口干欲饮，舌薄腻黄中有一条白色，脉滑而数。此无形之温邪，蕴蒸阳明有形之痰湿，留恋肺络，阳明不能鼓邪而外出，肺气不能清肃而下行，是以痧子虽回而发热不退，咳嗽气逆也。痧时凉表太过，痰湿内困，脾胃薄弱，运化无权，水湿泛滥，故遍体浮肿也。口干欲饮，脉象滑数，明系热邪蕴蒸于中而夹水饮之象也。今宜辛凉解表而不宜太寒，以湿为阴邪，得寒则结，肃运分消，而不宜过热。以温为阳邪，得热则炽故也。

淡豆豉　连皮苓　猪苓　粉葛根　陈广皮　泽泻　光杏仁　大腹皮　桑皮叶　象贝母莱菔子炒研　炙苏子　冬瓜皮　冬瓜子　川桂枝　黄芩

能知中夹水饮，故治得其要。丁甘仁评。

7. 发热五天，烦躁懊侬，难以名状，胸闷呕吐，汤饮难下，苔薄腻，脉郁滑。徐祖尧。

发热五天，烦躁懊侬，难以名状，胸闷呕吐，汤饮难下，苔薄腻，脉郁滑。此无形之温邪郁遏阳明，有形之痰浊互阻中焦。其邪不得从汗而解，反内逼于里，扰乱胸中如烟如雾，膻中之不安，清气之窒塞，已可概见。夫阳明者胃也，以通为补，以降为和。今邪闭痰阻，胃气有升而无降，所以胸闷呕吐，吐甚则汤饮难下也。脉舌参考，与诸泻心汤之见证迥然不同，苟能布出痧疹，即是邪之出路。辛散以开之，芳香以宣之，佐以涤痰斡旋气机。未识能得弋获否。

淡豆豉　连翘壳　荆芥穗　黑山栀　净蝉衣　鲜竹茹枳实同炒　薄荷叶　熟牛蒡　嫩前胡　藿香叶　鲜佩兰　广郁金　玉枢丹

推阐透澈，立方甚善。丁甘仁评。

8. 发热六天，午后尤甚，腹痛痢下、日夜七八十次，里急后重，舌苔腻黄，脉滑数有力。谢瑚。

发热六天，午后尤甚，腹痛痢下、日夜七八十次，里急后重，舌苔腻黄，脉滑数有力者，是外邪盘错于阳明、湿滞蕴留于太阴也。外邪盘错于阳明则为发热。湿滞蕴留于太阴则为痢下矣。里急后重，湿滞在内，气机窒塞之征也。舌苔薄腻，脉滑数有力，亦湿重热多之兆也。当知积滞原系肠中浊液，因气不统运而为败垢。今痢下七八十次，则肠中之清津安得不伤，而况发热之方盛于外乎，惟当宣通其气，则失统之败垢自下，未伤之清津自安，后重窘迫自除矣。又当首荡湿浊，以清阳明之热，拟葛根黄芩黄连汤为主，佐以理气导滞之品。

粉葛根　煨木香　银花炭　淡黄芩酒炒　槟榔尖　青陈皮　川雅连酒炒　炒赤芍　苦桔梗　炒荆芥　全瓜蒌　焦楂炭　枳实导滞丸吞服

理解明晰，方甚稳适。丁甘仁评。

9. 湿温八天，身热不退，汗泄不畅，大便泄泻，白㾦隐隐、布而不多，苔黄，脉濡数，梦语寐不安宁。谢瑚。

湿温八天，身热不退，是湿邪内蕴于太阴阳明为病。湿温之邪漫布三焦，湿为濡滞之邪，最难速化，故汗出不畅也。夫肠与胃相连属，与肺相表里，湿温之邪内逼，下注于大肠则泄泻。温邪本逗留于阳明，若太阴旧有伏湿者，时气之邪与湿热相合，况时止一候，故留于气分，由肌肉而外达皮毛，发为白㾦。然外达未清，犹濡滞于皮毛，是以隐隐布而不多也。苔黄脉濡数，亦湿热之见象。今湿温之下利，是热迫大肠也。虽有梦语，寐不安宁之症，仍是无形之热蕴蓄于中，非实满之邪，盘结于内也。治宜清解和中，拟葛根黄芩黄连汤加味。

粉葛根　炒香豉　带心连翘　酒炒黄芩　薄荷叶　赤茯苓　川雅连　净蝉衣　焦楂炭清水豆卷　金银花　炒谷麦芽　益元散　干荷叶

从汗出不畅，白㾦布而不多着想，重在表分，是以方多合拍。丁甘仁评。

10. 湿温十天，身热有汗不解，胸闷泛恶，口有甜味，渴喜热饮，白㾦隐隐布于胸膺之间，舌苔薄腻而黄，脉濡数。章守衡。

湿温十天，身热有汗不解，胸闷泛恶，渴喜热饮，苔薄腻黄，脉濡数，此阳明之热与太阴之湿，蕴蒸气分，漫布三焦，如烟如雾，清浊混淆，津液无以上承，热邪不得外达，清阳不升浊阴不降。是以有汗不解，胸闷泛恶，白㾦隐隐、布而不透。津液不布，湿邪循经上泛，口有甜味。叶香岩先生所谓湿温黏腻之邪，不易骤化也。拟清疏温邪，利湿通阳。仿透湿于热外，渗湿于热下之旨。

清水豆卷　蝉衣　黄芩　川连　茯苓　通草　飞滑石　半夏　竹茹　枳实　藿香　佩

兰　蔻壳　甘露消毒丹

议论清晰，方妥适。丁甘仁评。

11. 湿温十四天，身灼热，始有汗而继无汗，口渴烦躁，神昏谵语，齿垢，舌苔焦糙，脉沉数。刘佐彤。

温邪由口鼻入中宫，内素有湿，两邪交蒸，蕴蒸气分，连及上中二焦。始则邪在肌腠之间，湿热蒸腾，故有汗不解。继则旬余，湿热炽盛，化火入营，阴液被其消烁，津液不得输布，故无汗而口燥烦躁。无形之温，久而化热，有形之痰，郁而生火，蒙闭膻中，神明无以自主，清阳之气失旷，故神昏谵语。吴氏谓温邪始在太阴，继则逆传心包是也。齿垢舌苔焦糙，脉沉数，此温热化火，伤阴劫液，津无上承，火极似水，犹物被火焚将成焦炭，显见邪陷于里厥阴少阴之见证，颇虑内风扇动，有厥闭不测之虞。急急清营分之热为主，保津液为臣，清神开窍以助之，冀望转机，再为商酌。

犀角尖　粉丹皮　鲜石菖蒲　鲜生地　生石膏　元参心　鲜石斛　鲜竹叶　仙半夏　川贝母　大麦冬　紫雪丹　白茅根

穷源竟委，方案兼佳。丁甘仁评。

12. 湿温十四天，身灼热，始有汗而继无汗，口渴烦躁，神昏谵语，齿垢，舌苔焦糙，脉沉数。丁兰生。

湿温十四天，身灼热，始有汗而继无汗，口渴烦躁，神昏谵语，齿垢，舌苔焦糙，脉沉数，此湿温化热，由热而化火，熏灼于阳明充斥于三焦。今邪热已由气入营，火郁于内，发现于外，故身灼热也。其始湿邪，本有汗外束之邪虽解，而里湿未去郁而化热化火，伤阴劫津，无作汗之资料，故始有汗而继无汗也。所以口渴烦躁，神昏谵语者，以邪火内灼，津液无以上承，故口渴也。邪热逆入心包，神明扰乱，故烦躁而神昏谵语也。齿垢舌苔焦燥者，火盛烁津，热极反见胜己之化也。脉沉数者，明系邪热入里，化火炎炎有吸尽西江之势，症已重险。恐内闭外脱，在旦夕间也。勉拟犀角地黄汤合竹叶石膏汤大剂图治，冀望万一。然谋事在人，成事在天，济与不济，非所计也。

犀角磨冲　朱茯神　元参心　生地　肥知母　生甘草　大麦冬连心　粉丹皮　仙半夏　生石膏打　鲜石斛　鲜竹叶　紫雪丹冲服　白茅根去心

热邪深入，非重用养阴清热涤痰，何以开其窍闭。甘仁庭训。

13. 湿温十四天，身灼热，始有汗而继无汗，口渴烦躁，神昏谵语，齿垢，舌苔焦糙，脉象沉数。徐祖尧。

湿温十四天，身灼热，始有汗而继无汗，口渴烦躁，神昏谵语，齿垢，舌苔焦糙，脉象沉数，此湿温之热，由热化火，熏蒸阳明漫布三焦，津液为之暗耗。邪热因之内炽，发于内而形诸外，故身灼热。湿温初起，其邪湿尚未化热，故始有汗。迨湿邪内郁，郁久化热，热久化火，则消耗津液，津液无以外泄，故继无汗也。邪热内炽，津液愈伤，津无上承，故口渴。津液愈伤，则邪热益亢，邪热内逼膻中则心主无以自安，故烦躁甚则神昏谵语也。齿垢舌苔焦糙者，乃邪热劫津伤阴热极反见胜己之象也。脉沉数者，乃邪热入里之征也，证甚危险。勉拟犀角地黄汤合竹叶石膏汤。以图万一，不识能有转机否。

犀角尖　生石膏　朱茯神　鲜生地　玄参心　生甘草　鲜石斛　大麦冬　肥知母　白茅根　紫雪丹　鲜竹叶

疏解详明，处方完善。丁甘仁评。

14. 湿温月余，神识模糊，谵语郑声，汗多，撮空，舌干白，脉沉细，七八日未更衣。黄文东。

湿温月余，神识模糊，谵语郑声，汗多撮空，舌干白，脉沉细，此初起不事清宣而寒凉太过，致伏邪久恋不解，正气无战邪之能陷入少阴。从阴而化，心神欲散，肾阳欲灭，故神糊而无狂妄之言。惟闻细语呢喃，撮空而无烦躁之形，惟见手无所措，汗出如雨，则阳欲外亡，阴失内守，且汗为心液，则心神亦将随汗而散矣。今阳气衰微，犹之釜底无薪，自不能蒸津液而上升。复不能以下注入大肠，肠中枯涩，故见七八日未更衣也，弱阴无阳之症，危如朝露。盖阳气者若天与日，失其所则折寿而不彰。急宜参附回阳，龙牡潜阳，佐以安神之品，务使阳回汗止，心神夺舍，庶可出险入夷。

吉林人参　煅龙骨　朱茯神　熟附子　煅牡蛎　炙远志肉　清炙草

细参脉证，用药精纯。丁甘仁评。

归咎凉剂，识见明达。谢利恒评。

15. 湿温月余，神识模糊，谵语郑声，汗多，撮空，舌干白，脉沉细，七八日未更衣。谢仁。

湿温月余，神识模糊，谵语郑声，汗多撮空，舌干白，脉沉细，七八日未更衣，此湿热失于宣化，正气无战邪之能。内陷少阴，少阴者，心与肾也。心为离火，而中藏一点之阴，即包中之血也。肾为坎水，而中藏一点之阳，即命门之火也。病久不去，则正气日伤，所病之湿热，一变而为虚寒矣，故谵语而无狂妄之言。惟闻重语呢喃，撮空而无烦躁之形，惟见寻衣摸床，汗多则肾中之真阳与心中之阴液，迫而外出，釜底无薪。胃中不能熟腐五谷，七八日未更衣，所由来也。当此危急之秋，恐气血有涣散之虞，阴阳有脱离之险。急拟参附回阳龙牡潜阳汤—冀阳复阴生，或可出险入夷矣。

吉林参　煅龙骨　朱茯神　熟附片　煅牡蛎　清炙草　炙远志肉

汗多为心虚，脉沉细为肾虚，发明透澈。丁甘仁评。

肾阳心阴，辨证精确。谢利恒评。

16. 夏日陡然上吐下泻，腹中绞痛，甚则两足转筋，脉伏肢冷，舌薄腻而黄。刘佐彤。

经曰：清气在阴，浊气在阳。营气顺行，卫气逆行，清浊相干，乱于肠胃，则霍乱成矣。夏日陡然上吐下泻，腹中绞痛，甚则两足转筋，脉伏肢冷，舌薄腻而黄。此因寒煖不节，饮食不慎，触感不正之邪，湿热滞浊互阻于中。斯时热在胃脘、寒在丹田，两邪交争，阴阳格拒，清浊不分，一时挥霍撩乱，故上则为吐、下则为泻。且吐必伤胃，泻必伤脾，脾胃两伤，暑湿相蒸，气机窒塞不通，不通则痛，故腹中绞痛。况土衰木必乘之，肝属木而主筋，此两足转筋所由来也。湿遏热伏，气道闭塞，阳气不得通达于外，故脉必伏、肢必冷也。姑拟藿香正气散加减。一则芳香化浊，一则分利阴阳。

藿苏梗　赤茯苓　煨木香　陈广皮　苦桔梗　陈木瓜　仙半夏　川厚朴　淡干姜　川雅连　大腹皮　六神曲　晚蚕沙包　灶心土　玉枢丹磨冲

此症重在舌腻而黄，尚未至理中、四逆地位，故只宜芳香化浊，识病如此，自是可取。丁甘仁评。

17. 夏日陡然上吐下泻，腹中绞痛，甚则两足转筋，脉伏肢冷，舌薄腻而黄。袁光明。

寒疫不正之气，挟湿滞互阻，太阴阳明为病。上为呕吐，下为泄泻，腹中绞痛，甚则两足转筋、脉伏肢冷，舌薄腻而黄。有清气在阴，浊气在阳，阴阳反戾，清浊相干，气乱于中，升降失常，而为上吐下泻。脾主四肢，湿遏热伏，气机闭塞，不能通达经脉，所以四肢逆冷而兼脉伏也。舌薄腻黄，胃寒蒸腾湿入经络则两足转筋也，霍乱重症。急宜辛开苦降，芳香化浊。

藿苏梗　枳实炭　云茯苓　川雅连　仙半夏　大腹皮　淡吴萸　六神曲　陈木瓜　白蔻仁　晚蚕沙　赤芍　淡干姜

按证用药，论治均佳。丁甘仁评。

18. 大吐大泻，腿足转筋，脉伏肢冷，汗多烦躁，欲坐井中之状，口渴不多饮，形肉陡然削瘦。黄文东。

夏月阳外阴内，偏尝生冷，腠理开发，外邪易袭。忽触疫疠不正之气，由口鼻直入中道，以致寒暑湿滞互阻中焦，清浊混淆，乱于肠胃，胃失降和之职，脾失清升之权，而大吐大泻，挥霍撩乱，且阴邪固闭中阳，不伸不能鼓击于脉道，故脉伏不能输和于四肢则肢冷，两足转筋，木贼土虚也。惟汗多烦躁，欲坐井中之状，口渴不欲饮，形肉徒然削瘦，则正气大虚，邪势方张，神志不守，生化欲竭，而阴邪无退散之期，阳气有脱离之象，阴盛格阳之症。显然可见阴霍乱之重证，危在旦夕，拟通脉四逆汤加减。急回欲散之阳，驱内盛之阴，冀阳光一照，而阴霾自散则吉。

熟附子　川雅连　陈皮　淡干姜　清炙草　赤茯苓　淡吴萸　陈木瓜　炒於术　葱白头　猪胆汁

抉剔真理，药合病情。丁甘仁评。

19. 大吐大泻，腿足转筋，脉伏肢冷，汗多烦躁，欲坐井中之状，口渴不多饮，形肉陡然削瘦。费立达。

大吐大泻，腿足转筋，脉伏肢冷，汗多烦躁，欲坐井中之状，口渴不多饮，形肉陡然削瘦，此脾阳素虚过食生冷，复感寒疫暑湿之邪，归于三焦，传于脾胃，使正邪相干，升降失司，故病则吐泻。而湿土既败，风木内乘，此腿足之所以转筋也。然以汗多烦躁，欲坐井中之状论之，似乎实热。而以脉伏肢冷，口渴不欲饮视之，实为虚寒。故知此证，乃阴盛格阳于外所致。王太仆所谓大虚有盛候，真寒有假热也。脾阳既伤，不能充于肌肉，故形肉陡然削瘦。症势沉重，当宜回阳驱阴，而化湿浊。

熟附块　淡干姜　陈广皮　焦白术　清炙草　陈木瓜　淡吴萸　赤茯苓　六神曲　川雅连　猪胆汁冲服

引证详明，治法适合。丁甘仁评。

20. 湿温三候，身热不退，口干不多饮，白痦满布，时有梦语，舌淡红无苔，脉濡数无力。朱琳。

湿温三候，身热不退，口干不多饮，白痦满布，时有梦语，舌淡红无苔，脉濡数无力。温已化热，湿犹留恋，伤阴耗气，日甚一日。由气入营，湿热伤正，腠理不固，故白痦满布。热蒸气散，元神不能收敛，是以时有梦语。脉濡属湿，数为热。舌质红淡，阴阳两伤。症势到此则正虚无托邪之能，中虚无战邪之力，较之壮热神昏，尤为难治。当宜扶正达邪，佐以清化。

北沙参　朱茯神　益元散　金石斛　炙远志肉　生谷芽　香青蒿　川贝母　鲜竹茹　嫩白薇　生苡仁　朱粉　茅根

气液两虚，方案均称。丁甘仁评。

21. 初病寒热日作，朝轻暮重，府行溏薄，口干不多饮，继则腹满膨胀，面浮足肿，舌薄腻而黄，脉濡滑带数、左关独弦。丁兰荪。

平素体虚，木强土弱，始因感受不正之邪，少阳为病，枢机失和，故寒热日作，而朝轻暮重。奈未经和解，外邪由少阳而陷及太阴，遂致脾不健运，升降失司，故大便溏薄。脾虚则生湿，阻于中焦，不能为胃行其津液输润于上，口干不多饮之所由来也。夫湿既盛，则水邪浊气随之留滞于募原之间。水湿泛滥，横溢脾土，不能制之，故腹膨胀满，面浮足肿。所谓上肿曰风，下肿曰水也。舌薄腻黄，脉象濡滑带数，而左关独弦，在少阳之伏邪既未透达。在太阴之水湿，直接鞿①在暴施。为今之计，惟有达邪利湿，温运中阳。盖欲达其邪必扶其正，正旺则邪不期达而自达。欲运其脾，先助其阳，阳胜则湿不渗利而自化。小柴胡汤合五苓真武汤加减。

炒潞党参 云茯苓 福泽泻 熟附块 制半夏 汉防己 生甘草 炒白术 川桂枝 软柴胡 大腹皮 大砂仁 生姜 红枣 陈广皮

案语简洁方安。甘仁庭训。

以扶正达邪温运中阳为治，取效较速。谢利恒评。

22. 初病寒热日作，朝轻暮重，府行溏薄，口干不多饮，继则腹满膨胀，面浮足肿，舌薄腻而黄，脉濡滑带数、左关独弦。朱学镕。

据以上脉症合参，少阳有伏匿之邪，太阴有阴凝之湿也，少阳掌开合之职，非和不克，太阴湿浊用事，非温不化。左关少阳之位也。脉独见弦，少阳之病脉也。初起寒热日作，朝轻暮重者，以少阳主半表半里，客邪袭居，亦随本气之开合为转移。天地之气，朝阳暮阴，朝开暮合，人气应之。朝则阳气生、人气长，少阳客邪于半表之间。得生气之助，故病稍轻减。暮则阳气藏，而人气不能与天地之气偕作。邪结于中，少阳欲行合之令而不得此，所以抵暮而病势加重也。及至久延时日，缠绵不解，则脾阳虚而邪陷入矣。书云六腑之病，必归于胃，阳邪不达，必入于阴。胃失传布之司，脾失运化之职。脾虚生湿，湿郁生水，水走三焦，清浊混淆。浊阴上干，清阳下陷，面浮足肿，腹满膨胀，由是来也。口干不多饮，左关脉弦，余部濡滑带数，舌苔薄腻而黄，虽则一身湿浊用事，而少阳之邪未解也。喻氏逆流挽舟之议，良有以也。盖陷而入者，仍须提之使出，用小柴胡和解枢机，以清伏匿。真武五苓，温运分消，而化湿浊。

软柴胡 熟附块 连皮苓 汉防己 姜半夏 生白术 陈皮 泽泻 粉甘草 大砂仁 大腹皮 炒谷麦芽 生姜 大枣

辨症详明，处方稳适。丁甘仁评。

23. 间日疟，热长寒短，热盛之时谵语妄言，得汗则热退神清，脉滑数，苔黄边红。薛季湘。

先热后寒者，此先伤于风，而后伤于寒，故先热而后寒，热长而寒短也。盖邪居营气之间，营为阴，卫为阳。阳气独发者，其行速。阴邪内著者，其行迟。一迟一速，相拒而争，则阴邪不得与卫气俱出，故间日而作也。邪在阳明，热盛于里，则谵语妄言。得汗则邪从汗解，故热退神清。盖邪不尽解，故间日又发也。脉象滑数，苔黄边红。今拟桂枝白

---

① 鞿：即马缰绳。

虎汤加减，以桂枝领邪外出，以白虎直清阳明伏热也。

川桂枝　赤茯苓　清炙草　熟石膏　仙半夏　炒谷麦芽　连翘壳　枳实炭　鲜竹茹　肥知母　甘露消毒丹　生姜

书理明白，故方案均佳。丁甘仁评。

24. 间日疟，热长寒短，热盛之时谵语妄言，得汗则热退神清，脉滑数，舌黄边红。谢昌言。

间日疟热长寒短，热盛之时，谵语妄言，得汗则热退神清，脉滑数，舌黄边红。客邪化热，逗留阳明，横逆募原，其道远而气深，其行迟而发缓，不能与正气俱行，于是间日而作。作则邪并于阴，则阴胜而为寒。邪并于阳，则阳胜而为热。经所谓阴阳相搏而疟作矣。热长寒短，阳明之邪热内甚也。热盛则胃中之津液，化为痰浊，上蒙清窍，神明无以自主，故谵语妄言也。热气熏蒸，阳明津液外达，热虽得汗而退，神虽得汗而清，邪气仍留，再二日而复作矣。今拟桂枝白虎汤，调其阴阳，和其争胜，察其所兼之症，而为之加减之。

川桂枝　朱茯神　清炙草　熟石膏　炙远志肉　天花粉　仙半夏　带心连翘　鲜竹茹　枳实　炒肥知母　鲜竹叶　北秫米

理路清晰方称。甘仁评。

案语方剂均征学力。谢利恒评。

25. 始由胸膺胁作痛，烦躁不安，继则吐血成盆，气逆难于平卧，脉弦芤数。丁兰生。

天下无逆流之水，因乎风也。人身无倒行之血，因乎气也。平素阴虚质体，肝气偏亢，气有余便是火。气火入络，始由胸膺胁作痛，烦躁不安，当斯时也。未经凉肝清气，气火猖獗无制，扰动阳明之络，遂攻吐血，涌出盈盏盈盆。经所谓：阳络损伤则血外溢也。金受火刑，肺失清肃，气逆则难于平卧。脉弦芤数滑，属血去过多，阴分耗伤，而肝火尚在暴施之际。恐有狂涌脱变之险，急宜降气行血，养阴平肝。先贤谓降火必先降气，行血不宜止血，养肝不宜伐肝。妨此言为宗。

西洋参　茜草根　川贝母　大麦冬　侧柏炭　甜光杏　生石决　旋覆花　炙白苏子　紫丹参　旱莲草　生白芍　藕节　童便

以降气行血养肝为治，颇中肯綮。甘仁庭训。

26. 始由胸膺胁作痛，烦躁不安，继则吐血成盆，气逆难于平卧，脉弦芤数。沈义纯。

始由胸膺胁作痛，烦躁不安，继则吐血成盆，气逆难于平卧，脉弦芤数。肝火上升，肺经受制，胸为肺部，胁为肝部，故胸胁作痛。肝胃之火，上扰心包，则烦躁不安。木火升腾，阳络损伤，则血外溢，吐血成盆。势成亡血，血亡则阴伤，阴伤则阳盛，阳盛则肺气亦伤。肺失肃降之能，气有升而无降，所以难于平卧也。脉象弦芤数，肝火尚亢，阴耗见象。虑入损途，姑拟育阴潜阳，去瘀生新。

大麦冬　紫丹参　侧柏炭　粉丹皮　炙白苏子　山茶花　生石决　茜草根　白茅花　川贝母　甜光杏　怀牛膝　童便　藕节　茅根　芦根

疏解明晰，方亦稳妥。丁甘仁评。

认定肝火，治中肯綮。谢利恒评。

27. 始由胸膺胁作痛，烦躁不安，继则吐血成盆，气逆难于平卧，脉弦芤数。黄文东。

气有余便是火，郁怒伤肝，肝气横逆，气有升而无降，血亦随之而上逆，胁乃肝之分野，气瘀交搏其所。肝火上扰，君主神明，失于清旷，故始则胸膺胁作痛，烦躁不安，继则吐血成盆，气逆难于平卧。经所谓阳络损伤则血上溢也。血去阴伤，气火未平，脉弦芤数，显然可见。夫人身无倒行之血，所以倒行因乎气，气不平则吐血不止。急则防脱，缓则入损，姑拟顺气柔肝为主，育阴去瘀佐之。

蛤粉炒阿胶　粉丹皮　川贝母　大麦冬　茜草根　甜光杏　生石决　侧柏炭　生白芍炙白苏子　怀牛膝　鲜枇杷叶　茅根　茅花

另童便冲服鲜藕代茶。

重在气火，治得其要。丁甘仁评。

28. 新产恶露太多，头眩眼花，气短汗多，脉细肢冷，有欲脱之状，拟案立方。谢昌言。

新产恶露太多，头眩眼花，气短汗多，脉细肢冷。阴血暴脱于下，阳气不固于表。阴不敛阳，阳不摄阴，气血有涣散之虞，阴阳有脱离之险。血脱重证，危在旦夕。勉仿前贤血脱益气之征旨，阳生阴长之至理。盖有形之血不能速生，无形之气所当急固，以无形生有形，先天造化本如是耳。

吉林参　龙骨　五味子　熟附块　牡蛎　炒白芍　全当归　童便冲服

案语精切，方亦适当。丁甘仁评。

29. 新产恶露太多，头眩眼花，气短汗多，脉细肢冷，有欲脱之状，拟案立方。沈义纯。

新产去血过多，真阴耗伤，阴不敛阳，阳不入阴，以致虚阳外越，头眩眼花，化源欲绝。气短汗多，按脉沉细，显见阴亏之象。四肢厥冷，实属阳散之征。血脱重症。危笃之至。勉拟回阳生阴、补气纳气，元真固藏则阴血自能化生也。

吉林参　五味子　龙骨　熟附块　全当归　牡蛎　养正丹　清童便

探病之源，制方美善。丁甘仁评。

30. 新产恶露太多，头眩眼花，气短汗多，脉细肢冷，有欲脱之状，拟案立方。费立达。

阴无阳则不生，阳无阴则易散，两相维附，不可偏废。今新产恶露太多，未免阴血过损，无以敛阳，孤阳上冒，故头眩眼花。气不内守，则气短汗多。血脱脉必细，阳亡肢必冷，阴阳两亡，势必立脱。舍固气之外别无良策。盖阴血不能骤生，而阳气尚可挽存也，姑拟大剂参附以候转机。

吉林人参　全当归　熟附子　青龙骨　左牡蛎　童便冲服

说理通畅，方亦安适。丁甘仁评。

31. 妇人产后五月，寒热屡发，咳嗽纳少，形肉削瘦，自汗盗汗，大便或结或溏，舌苔淡白，脉濡细。丁元椿。

妇人产后五月，气血亏耗，寒热屡发。经所谓阳虚则寒、阴虚则热是也。肺阴伤则咳嗽，脾胃败则纳少，不能温分肉充肌肤实腠理，于是卫阳逼津液而外泄，形肉削瘦，自汗盗汗，所由来也。脾阳薄弱，运化无权，故大便或结或溏也。舌苔淡白，脉象濡细，显系土败金伤，阳不摄阴，虑其延入损途。姑宜固表实卫，培土生金。

别直参　抱茯神　煅龙骨　浮小麦　熟附块　炒怀药　煅牡蛎　炒於术　炙黄芪　清炙草　广橘白　红枣

病理透澈，方亦合宜。甘仁庭训。

培土生金，得治虚之妙诀。谢利恒评。

32. 新产三日，胸痞闷，呕恶不能饮食，腹痛时作，苔薄腻，脉濡滑，拟案立方。薛季湘。

新产三日，营卫大虚，恶露未尽，饮食不节，湿滞内阻。夫脾主运化，胃主纳谷，脾胃调和，则生气生血。新产暴虚，恶露不下，败血乘虚散于脾胃，与湿滞相搏，所以腹痛时作。脾受之则不能运化精微，而成痞闷。胃受之则不能受纳水谷，而为呕恶，不能饮食。夫产后腹痛呕吐未有不因脾胃虚弱所致，或论主于伤食，或论主于败血。然血与食，均属有余之症，攻补合宜，即可愈矣。姑宜去瘀生新，而化湿滞。

全当归　生蒲黄　仙半夏　云茯苓　五灵脂　陈广皮　紫丹参　桃仁泥　炙乳没　大川芎　杜红花　焦楂炭　炮姜　炒谷麦芽

论多精确，方合病情。丁甘仁评。

33. 妇人陡然痉厥，不省人事，牙关拘紧，四肢抽搐，脉沉滑而数。丁元椿。

肝为风木之脏，赖血以资养。血亏不能养肝，复因郁怒伤肝，肝阳化风，风火上亢，挟所蕴之痰热，蒙蔽清窍，灵机窒塞，陡然痉厥，不省人事，牙关拘紧，痰热阻于经隧也。四肢抽搐，内风入于筋络也。经所谓诸暴强直、皆属于风是也。脉沉滑而数者，其病在里而痰郁于内也。危险重症，急宜息风涤痰，清通神明，以望转机。

羚羊片　鲜竹茹枳实同炒　九节石菖蒲　黑山栀　生石决　陈广皮　炙远志肉　嫩钩勾　煨天麻　仙半夏　天竺黄　竹沥　生姜汁　苏合香丸

知风火痰三气为病，药自对症。甘仁庭训。

34. 妇人陡然痉厥，不省人事，牙关拘紧，四肢抽搐，脉沉滑而数。谢昌言。

妇人陡然痉厥，不省人事，牙关拘紧，四肢抽搐，脉沉滑而数。夫男子以气为帅，妇人以血为主。良由阴血素亏于下，肝气郁积于中，气有余便是火，血虚不能养肝，则肝风内动，于是风乘火势，火借风威，挟素蕴之痰浊上蒙清窍，神明无以自主，是以不省人事也。内风走窜经隧，痰热阻塞络道，是以牙关拘紧，四肢抽搐也。方今邪势鸱张，深恐九窍闭塞，有厥而不回之变，急宜清神以开窍，息风而涤痰。

羚羊片　鲜竹茹　枳实　炒川贝母　生石决　仙半夏　天竺黄　黑山栀　炙远志肉　炙僵蚕　明天麻　鲜石菖蒲　嫩钩勾　淡竹油　生姜汁冲服

识病之源，治法自然合拍。丁甘仁评。

35. 妇人陡然痉厥，不省人事，牙关拘紧，四肢抽搐，脉沉滑而数。朱学镕。

肝为风木之脏，相火内寄，体阴用阳，全赖肾水以涵之，血液以濡之，肺金下降之令以平之，中宫敦阜之气以培之，则刚劲之质得为柔和之体。尚精液有亏，肝阴不足，血燥生热，热则生风，风阳上升，痰热随之，窍络堵塞，陡然痉厥，不省人事，抽搐拘紧，险象迭生。脉沉数为里热之证，中带滑象是无形之风火，熏蒸有形之痰也。脉证合参，均属风从内发。风既自内而生，还须自内而息。今拟缓肝之急，以息内风。养肝之体，以清内热，略佐入化痰开窍之剂，希望转机。

羚羊角　炒竹茹　川贝母　生白芍　枳实　天竺黄　生石决　炙远志肉　石菖蒲　黑山栀　蛇胆　陈皮　嫩钩钩　淡竹油　生姜汁同冲服

发明透切方妙。丁甘仁评。

议论精警，用药完善。谢利恒评。

36. 彻夜不寐已有一载，苔黄，脉弦小而数。曾服育阴潜阳、交通心肾，如养心安神、半夏秫米，遍尝无效。薛季湘。

忧思太过，五志不伸，君相之火，不得泄越，内入于胆。盖胆为清净之府，不染纤翳。肝为风木之脏而主藏魂。夫人寤则魂游于目，寐则魂归于舍。今肝移热于胆，热则风旋神魂不能归舍，故寤而不寐也。前医不知胆热，以为阴虚不能敛阳，阳亢不入于阴，投以育阴潜阳、交通心肾不效。或谓胃不和则卧不安，而进养心安神、半夏秫米，仍不见效，未投清胆凉肝泄热化痰之剂，故彻夜不寐，已有一载之久也。苔黄脉弦小而数，脉证相参，显见肝移热于胆之征也。今拟清肝胆化痰热，一剂知，二剂已。

羚羊片 生甘草 朱茯神 琥珀屑 川雅连 炙远志肉 川贝母 生山栀 鲜竹茹 琥珀多寐丹 猪胆汁

以苔黄脉弦小而数，而知肝移热于胆之病。彻夜不寐已有一载，前医拘守成法不知病情百变。神而明之，存乎其人。一剂知，二剂已，岂有异术哉，亦惟以古人所传之四诊相参而已。丁甘仁评。

治病以经络为据，以脉证为凭。不明经络，不参脉证，徒执成方尝试，安能悉中病情。此症由望问闻切而知病在肝胆，投息风清热而愈一载沉疴。其立论之精卓，用药之神奇，岂时医所能测度，盖于此道三折肱矣。谢利恒评。

37. 苦入心、咸入肾义。预科一年级张承楣起云。

五行之中，火为阳而水为阴。五脏之内，肾为阴而心为阳。阳者以阳就阳，故心属之火。阴者以阴就阴，故肾属之水。心既属火，则火之气化尽入心。肾既属水，则水之气化尽入之肾。夏主为心，冬主为肾，所以顺水火之令也。暑通于心，寒通于肾，所以顺水火之气也。然则苦入心，肾主为心，冬主为肾，所以顺水火之令也。暑通于心，寒通于肾，所以顺水火之气也，然则苦入心，咸入肾者，亦顺水火之味耳。盖火性炎上，物遇则焦，既焦必苦是火味苦也。水性润下，煮水成盐，盐味作咸，是水味咸也。是以苦与心均火也，苦入心者，以火从火耳。咸与肾均水也，咸入肾者，以水从水耳。此皆理之自然者也。且经不尝言多食苦，则皮槁而毛拔，多食咸则脉凝泣而变色者乎。盖皮毛属肺，火旺克金则津液枯涸，皮毛失养，而为槁为拔矣。然非苦入心，火亦乌得而旺哉。脉生于心，心为火藏，水气内盛，则以水克火，火气不足脉流凝泣，凝泣而变色矣。然非咸入肾，水亦乌得而盛哉。他如黄连长于泻心，味苦之力大。肉苁蓉专能补肾，味咸之功多。此又苦入心、咸入肾之明征也。

机神流畅，理法双清，煮水成盐，引证尤妙。顾宾秋评。

引申触类，意到笔随。丁甘仁评。

38. 苦入心、咸入肾义。预科一年级王士杰超才。

天下同气相求者，无非物以类聚者也，或借以相生，或资其相制，固有天然之势也。故心火属苦，而苦味入心焉。肾水属咸，而咸味入肾焉。夫火曰炎上，炎上作苦，故火者苦之气化也。水曰润下，润下作咸，故水者咸之气化也。是以苦入心者，即以火引火、以苦归苦焉。而咸入肾者，即以水引水、以咸归咸耳。然则物以类聚者，非同气相求乎。盖人之日食五味者，借以生养五藏也。彼心脏之生，固秉于火气，乃非火气不为养，而苦气化火。苦味下咽，即先入心以养心也，经曰苦生心是也。肾脏之生，固秉于水气，乃非水气不为养，而咸气化水。肾味下咽，即先入肾以养肾也。经云咸生肾是也。且夫苦味之性，能泻火者也。咸味之性，能润燥者也。而心属火脏，过热则病，故恶热焉。然其易为热者也，彼苦能泻火，则去其所恶，即投其所欲，而借以为引矣。水职藏精，燥则精伤，故恶燥焉。然其易为燥者也，彼咸能润燥，则亦去其所恶，即投其所欲，而资其为制矣。是苦入心而咸入肾也，岂非出于天然之势哉。然多食苦而苦走骨，肾主骨，而苦又入肾矣。多食咸而咸走血，心主血而咸又入肾矣。此胜复之理也。

理明如镜，笔清于水，深入显出，妙造自然。顾宾秋评。

说理精深，清机徐引。丁甘仁加评。

39. 三阴结谓之水论。预科一年级俞鹏飞。

三阴三阳也，即脾肺二经也。肺属金生水者也，脾属土制水者也。人身赖肺气之化、脾气之运，所以成云行雨施之用。水乌得为病哉？及夫命门火衰不能生土，脾失所母不能健运土不制水，水泛而为病矣。与夫中州土弱不能生金，肺失所母失其宣化，气不行水，水聚而为病矣。又或寒束三阴，肺气不降脾阳不升，水亦为病矣。水由命门火衰者，每先肿于下焦。由于脾土虚弱者，每先腹肿，渐及四肢肌肉。由于肺气不调者，每觉胸闷腹胀。病有上中下三焦之别，治有利气利水补泻之分。其以命火衰弱者，当补火以利水。其以脾土虚弱者，当建中以利水。其以肺气不调者，当宣气以利水。亦有三藏并治者。如《金匮》之用麻黄以宣肺气，白术以健脾土，附子以补命火者是也。宣气者，气行而水自下也。健脾者，土厚而水自止也。补火者，借火生土，借土生金而土自厚，气自行，三阴之结自解也。时医多不识此，每利其膀胱以为导水，不知治水者，疏其流而不浚其源，水之泛滥何能去，况乎水之病发于肺脾二经乎。肺脾得其生化则上游通而下游可达，何必拘拘于利膀胱哉。

理境澄清，机神调达，其于治水之法得矣。顾宾秋评。

寻流溯源，理明法备。丁甘仁加评。

40. 精气夺则虚义。预科一年级许兆蓉景阳。

治病贵审虚实，虚实不审，治邪气而不顾精气，此固治其病而不保其命也，又何用乎。医为经曰精气夺则虚，此以虚之一字，警省医者之治病，当留意于其间焉。夫必至病之尽见为虚，则其虚已不可救。况精气虽夺，而邪气尚在，犹不见为虚乎。庸讵知精气既夺。邪气虽盛，精气不能助攻邪气，则邪气终不能祛，此纵见为邪气之盛也。而虚已寓其中焉，盖病之实者，必精气未夺而为实，精气已夺即不可指为实耳。医者不察，见邪攻邪而不知精气之夺者不可徒攻其邪。然彼犹以为邪气如此其盛也不得不以实治之。致令邪气未去，精气已亡，病者之命立倾矣。虚虚之咎，其谁知之，此圣人所以谆谆告诫也。

精心结撰，洞见本原。顾病秋评。

揭出虚虚之弊，可作医家座右铭。丁甘仁加评。

41. 喉主天气、咽主地气义。预科一年级张功全。

善用兵者，必守其要害之处，所以防敌人之侵犯也，故是地即名为咽喉之险道，苟其道失防则敌必势如破竹而来，几不成其为国矣。是以咽喉关系人之生命之重，即可于此忖度得之，兹解其位置所属何经，暨其所主何气。夫喉者肺之关，清浊二气出入之要隘也。盖肺体轻清而上浮，气亦轻清而四布，且喉居咽前位居表分，体阴而引阳，故气能上升，以象乎天，而天气本轻清也，是以喉主天气，诚非无因。咽者胃之门，饮食之物升降之大道也，胃质重浊而居肺下，物亦重浊而能下沉，且咽居喉后位在里，体阳而引阴，故物主下降，以合乎地，而地气本重浊也。然则咽主地气，亦属确论。是知经云喉主天气，咽主地气。阴阳异位，不相混淆者也。所以人身阴阳二气，虽属阳明水谷之所生，而其清中之清气，固上出于喉以司呼吸，所谓清阳出上窍也。清中之浊者，由太阴发乎四肢，其浊气下走五藏，所谓清阳实四肢，浊阴归五藏也。至若阳明为二阳，兹主浊阴者，其义何在？盖阳明者土也，位居中央，其象为地，是在藏府阴阳而言，则太阴为阴，阳明属阳是也。若在天地阴阳而言，则受清者为天，受浊者为地，即喉主天气，咽主地气之义耳。故九候之中，亦以足太阴、阳明居关而为地，手太阴居寸而为天也。于是阴阳异位之理，即可了如指掌矣。且其受病及见症，亦多往往而异，安可辨之不早哉。

细心体会，意到笔随。顾宾秋评。

理明词达，细腻熨贴，从此加功，不难进步。丁甘仁加评。

42. 喉主天气、咽主地气义。预科一年级顾光达孟吉，原名汝迪。

天地以气化而生万物，万物得天地之气化以生者，无时不在天地气化之中。轻清上浮者天之气，而人之肺应之。重浊下凝者地之气，而人之胃应之。喉为肺系，而清气之由鼻而呼吸者，喉实为呼吸之门户也。咽为胃系，而浊气之由口而出纳者，咽实为出纳之道路也。由是风气通于天，天气之清阳莫不从喉而入于肺。肺之用通调水道，所以肺为相傅之官也。湿气同于地，地气之浊阴，莫不从咽而入于胃，胃之用，容纳谷食，所以胃为仓廪之官也。饮食入胃，游溢精气，上归于肺，无非地气之上腾。精气归肺，肺气宣化下输膀胱，无非天气之下降。是故肺属金，金者天之象也。而少阳木火刑金，喉痹乃作。胃属土，土者地之象也，而厥阴风木犯土，咽痛乃生。以经络言之，则肺为太阴，胃为阳明，似喉应主地之阴，咽应主天之阳。以表里言之，则肺属三阴主表，胃属二阳主里，是喉通肺而在表，故主乎天。咽通胃而在里，故主乎地也。明乎此则天地之气化，阴阳清浊，了如指掌矣。

逐层诠解，理路尚能明晰。宾秋庭训。

罗罗清疏，头头是道，插班二学期而有此造诣，足征家学。丁甘仁加评。

43. 医国如医病论。本科一学期王菊人瘦秋。

总百有司之职，谓之相；操天下人之命，谓之医。二者必视乎其才，才者，相济成事者也。然自古治时少而乱时多，庸医多而良工少，虽属叹乎才，难实有关乎运，会当天下升平之际，中智以下之辈，可以为治中原扰攘之秋。上圣出群之才，犹难为理，是与医之于病遇风寒外感之症，则一剂二剂可决其覆杯而愈。若遇元气已漓，内邪方盛，去邪恐损其真元，补正又益其邪焰，则支吾左右，几费踌躇，岂非与乱世之相。问度支则财库空虚，欲讨贼则人心涣散，同一难处之境哉。夫一国之民心，犹一身之元气也。政治之有改良，犹人身之有四肢可以运动也，犹人之脏腑百骸息息相通者也。民心依附则国基固，政治改良则国势强。一身之元气无亏则发生不已，四肢之运动不废则神旺无疲。今我国固何如哉，战争不休，干戈时动，纷纷扰扰，匪伊朝夕。论人心则南北分歧，论政治则门户百出。上而总统，下而督军，函电交驰，莫不以息事宁人为主旨。然而迁延至今，未有效果也。抑知我国之难，正如患病之人。当武汉起义，清帝退位，中华民国共和告成。其时如大病初起，仅能摸壁扶墙，若再加以调摄之功则由扶而走，由走而趋，亦甚易耳。乃一坏于袁氏之称帝，再坏于各督之专权，军阀之主义也，党争之私见也。如病人之邪气已弥漫于三焦以致兵革连年，相持不下，病症愈深，药攻愈急。然而重苦吾民矣，今国内和议，方值开始，诸公嘉谋硕画，当足以厌国民之视听。虽然国病深矣，国民之呻吟亦已久矣，非期以数年之后，安望其能扶而走，走而趋耶，是在诸公之善为调剂而已。呜呼！吾安得医国者与之抵掌一论国病乎。

文势汪洋，笔意调达，入后一段尤令人寻味无穷。汤逸民评。

譬喻得当，笔亦淋漓尽致。总主任丁甘仁先生评。

44. 病入太阴，邪有从阴化者、从阳化者。从阴化者，自宜服理中、四逆辈；从阳化者，当从何法治之？王菊人。

太阴为纯阴之藏，故病从阴化者多。然人之体质强弱不同，故亦有从阳化者，凡从阳化之症，类皆借阳明为出路。盖太阴阳明为表里，脾虚故胃亦虚，脾实而胃亦未有不实者。如太阴病腹满痛不减，减不足言，是脾实而胃亦实，则宜以大承气汤大下其实。如太阴病而兼太阳之表，更见腹满大实痛者，是病已转阳明或胃实矣。因有太阳之表，故可用桂枝加大黄汤表里双解之法。此类之病，皆太阴从阳化借阳明为出路者也。

借阳明为出路，片言扼要，非胸中雪亮者不办。丁甘仁评。

45. 伤寒泻心汤有五，同一泻心而方法各异，试申其义。腾脉华。

夫伤寒泻心汤有五，有附子泻心汤、大黄黄连泻心汤、生姜泻心汤、甘草泻心汤、半夏泻心汤者，何也？泻心皆为攻痞之专剂。大黄黄连泻心汤，乃治虚邪痞满，故独用大黄黄连煎少须者，只取其无形之气，不重其有形之味，气味俱薄，故可消上焦虚满之痞也。附子泻心汤，乃治心下痞，而复恶寒汗出者，故用大黄黄连泻心汤方内独加附子者，以太阳恶寒，本不足患，汗出恶寒，表阳虚也，将有亡阳之变，故仍用三黄以泻内陷之痞热，加附子以固肾中之真元也。甘草泻心汤，乃治心下上逆之痞，本中风伤寒症，医数下之，以致邪气内陷，胃中空虚是时也。若用峻猛之剂，非特痞不可去，亦且胃愈虚而愈剧，故君以甘草取和缓之意。大枣补中之虚，半夏降逆止呕，芩连专泻痞热，干姜散胃致虚之寒也。生姜泻心汤，乃治胁下有水气，腹中雷鸣自利之痞，故于甘草泻心汤方内独加生姜人参，一因腹中既鸣如雷，脾阳不能运，胁下有水气，非他药所能胜任，故君生姜横散腹中胁下之水也。一因脾土大虚，脾气下陷，自利不止，故加以人参。余症如前稍加而义则大异也。半夏泻心汤，乃治虚热气逆之痞。本少阳柴胡证，医反下之，以致阴阳之气不通，上下阻留，热邪挟饮，阻于中焦，故多用半夏，因其人多呕也，不用生姜，因无水气也，余药如前方。此五泻心汤，虽皆为泻痞之专剂，因见症不同，用方亦因之而异。总之附子泻心汤，外寒内热之痞温攻之法也。生姜泻心汤，虚热水气之痞，散饮之法也。大黄黄连泻心汤，结热成实之痞，寒攻之法也。半夏泻心汤，虚热而呕之痞，折逆之法也。甘草泻心汤，虚热益盛之痞，缓急之法也。

五方异处，剖得清晰，其义已迎刃而解。丁甘仁评。

46. 少阴病，脉细沉数者，病为在里，不可发汗，而又云少阴病始得之，反发热，脉沉者，麻黄附子细辛汤主之。其义安在？张永汉。

少阴之藏，脉主沉细。脉见沉细，而微则从寒化也。沉细而数，则从热化也。热化则转属阳明之府，当行下法，故为在里不可发汗，而阴病本无发汗之理，今用麻黄发汗，不大谬乎？不知阴症不得发热，既有发热，必兼表病，乃两感之症也。外见发热，内有脉沉，知太阳与少阴同病，故外解太阳之邪用麻黄，内温少阴之寒用细辛，再用附子预固真阳，不致有亡阳之变也，且脉沉并不微细，真阳未衰，故可用于始得之时。若二三日后，虽见发热脉沉，则有麻黄附子甘草汤，又非此汤所宜矣。

伤寒两感，在始得之时，解腑邪、温脏寒、固真阳，均决之脉沉二字探索，功深矣。丁甘仁评。

47. 问当归四逆汤，试解释之。仲汉杰。

当归四逆汤，治厥阴初伤于寒，温血散寒之剂也。相火寄于厥阴之藏，经虽寒而藏不寒，先厥者后必发热，所以伤寒初起见手足厥冷，脉细欲绝者，不得遂认为虚寒而用姜附也。此方即桂枝汤君以当归，以厥阴主肝为藏血之脏也。倍大枣者，肝苦急、甘以缓之也。细辛味辛，通三阴之气血。通草能通关节，用以开厥阴之阖。当归得芍药生血于中，甘草与大枣益气于里，桂枝得细辛而气血流经。缓中以调肝，则营气得流畅而脉自不绝。温表以逐邪，则卫气行四末而手足自温。温血散寒之剂，孰有愈于此者乎。

方义阐发无遗。丁甘仁评。

48. 逆者正治、从者反治义。毕业生陶成模可箴。

治病不离乎阴阳，用药不外乎寒热，以寒治热，以热治寒，理之正也。以寒治寒，以热治热，理之反也。阳病见阳症，治固宜寒。阴病见阴症，治固宜热。寒得热则解，热得寒则清。以寒治热，以热治寒。逆乎病气者，此之谓正治。阴病见阳症，阳病见阴症，所谓内真寒而外假寒，内真热而外假寒。阴盛于内，格阳于外，投以热药，急不能入，反佐以寒，使假热得寒而受真寒得热而散。阳盛于内，逼阴于外，进以凉剂，扞不能受，反佐以热，使假寒得热而开，真热得寒而清。以寒治热而佐以热，以热治寒而佐以寒，从乎病气者，此之谓反治。巧不离乎规矩，而实不泥乎规矩，用药寒热，本属常法而诵。《灵》《素》"逆者正治，从者反治"之句，似出于常法之外，实则在于常法之内也。譬之用兵，明整旗鼓敌不能破，必先诈败而以伏兵出之，则敌可尽歼，声东击西，出奇制胜，反治之法，犹兵家之诱敌法也。否则寒热扞格，如冰炭之不相投；寒热反佐，如水乳之交融。仲圣治阴盛格阳之症，用白通加人尿猪胆汁。后人以热药冷服，寒药热服，热因寒用，寒因热用，妙不可言，其亦宗经旨，"逆者正治，从者反治"之深义也乎。

阐微抉奥，理法双清。顾宾秋评。

发明透澈，经义湛然。丁甘仁评。

49. 痈疽治法论。陶成模可箴。

痈症属阳，疽症属阴。阳症皮色泛红，焮热肿痛，易溃易敛。阴症皮色不变，坚硬漫肿，难溃难愈。诸痛痒痛，皆属于心。膏粱之变，足生大疔。痈由膏粱厚味，火毒内盛，着于肌肉肉腐则为脓也。初起宜仙方活命饮，清火解毒。卫气行于阳，夜行于阴，行于阳二十五度，行于阴亦二十五度，所以能二十五度者为其卫能行营亦能行也。疽由气血内衰，寒湿外袭，遂致营卫不从，血凝毒滞，急宜阳和汤温化消解。此指痈疽二症而言，治法只立温清两途。如有表邪，宜荆防败毒散。如有痰湿，宜二陈汤。如有瘀，宜红花散瘀汤。如有湿，宜三妙丸。见证不同处方亦异。痈疽将成，宜消托兼施，如托里透脓汤。消未成之毒，托已成之脓，痈疽溃后，阳证宜益气和营，助以清化，如八珍汤加减。盖脓水由热毒与气血酝酿而成，一经溃脓，气血无不虚也。阴症纯宜温托不可稍涉寒凉，如十全大补汤，加附子、鹿角之类，以血得寒则凝，得热则行。此理甚明。经云身有五部，伏兔

一、腓二、背三、五脏之腧四、项五。五部有痈疽者死，此五部全属阴症。因伏兔及腓皆为三阴之络、项颈及背均属太阳之脉。太阳为寒水之经，寒湿瘀凝，阴症无疑、治得其法，虽死可活。治不如法，虽生亦死，况死症乎。

剖析毫芒，义精词卓，以之治外症，必能措之裕如。顾宾秋评。

阴阳虚实，辨别精详。丁甘仁评。

50. 小续命汤、地黄饮子合解。陶成模可箴。

风者善行易入，为百病之长。风之伤人，先从皮毛而入，以次传入筋骨脏腑。《金匮》分为四证，曰络、曰经、曰府、曰脏。口眼㖞斜，肌肤不仁，邪在络也。左右不遂，筋骨不用，邪在经也。昏不识人，便溺阻隔，邪在府也。邪之所凑，其气必虚。良由气血衰于未病之先，虚邪贼风得以入中于后，以虚召风，风邪猖獗，如空谷响应，大块噫气，黄沙蔽天，白浪翻海，其人安得而不卒倒乎。后人治中风之症，聚讼纷纭，莫衷一是，如河间主火，东垣主气，丹溪主痰，反以火气痰为主。而风往从之标本倒置，漫无着手，惟小续命汤最为的当，如麻桂杏防之驱散外风，则邪风无由入内。姜附之温补真阳，则卫阳可以固外。参草之益气，归芍川芎之和营，扶正达邪，安内攘外。湿胜者加防己，热胜者加黄芩、石膏。虚实兼顾，标本同治。细针密缕，不遗累黍。又有瘈厥风痱，纯系虚症。由水不涵木，风阳上旋，痰热随之，堵窍塞关，遂致瘈厥。肝主筋，肾主骨，肝肾两亏，筋骨失养，则四肢不收。经所谓内夺而厥，则为瘈痱之类是也。治宜地黄饮子，以地黄、萸肉、苁蓉、巴戟滋肾阴以柔肝，麦冬、五味、石斛养肺金而平木，远志、菖蒲开通神明，茯苓利水化痰。妙在附、桂引火归源，火归水中，水能生木，木不生风，而风自息矣。中风之实者，宜小续命汤。类中之虚者，宜地黄饮子。虚者不可以实治，治之则愈耗其气阴。实者不可以虚治，治之则愈固其风邪。实实虚虚，岂可不慎之又慎乎。

一表一里，论方精切，而其见解之高超，非伏案功深者不办。顾宾秋评。

真中类中，辨析分明。丁甘仁评。

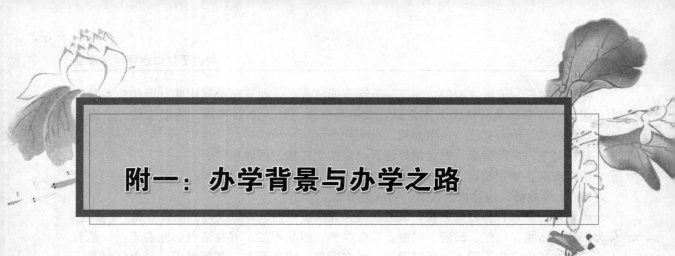

附一：办学背景与办学之路

办学的时代背景

中医教育历来以师承教育（父子相传、师徒相授、私淑相从）为主要传承手段，与朝廷官办医学校教育相辅相成，近代以前一直沿袭这种中医传承模式。

清末以降，随着门户开放，西方现代科学、文化思想逐渐渗透，特别是日本明治维新后新医学对中国社会的影响，使得中国传统文化思想发生了嬗变。近代官办中医学堂教育日趋萎缩，1907 年京师大学堂医学馆关闭，标志着沿袭几千年的中央官办医学教育彻底退出了历史舞台。

1912 年 7 月 10 日全国临时教育会议在北京召开，这是中华民国成立后的第一次中央会议，到会议员 50 余人。开幕式由教育总长蔡元培主持，其发表演说："此次教育会议即是全国教育改革的起点，此次已决事件，如果能件件实行，固为重要关系，即是间有不能实行者，然为本会议已经决议之案，将来必有影响。"长达一个月的会期基本制定了民国教育的各项方针政策及具体规程、规则，其中涉及医药内容的有《大学令》《专门学校令》，决定大学中设医科，专门学校中设医学专门学校和药学专门学校，但丝毫未涉及中国医药学。《专门学校令》《大学令》分别于 10 月 22 日和 24 日颁布。而11 月教育部公布了依据《专门学校令》《大学令》制定的"医学专门学校规程"和"药学专门学校规程"，医学课目 48 种，药学课目 31 种，亦均无中医药学内容。1913年 1 月北洋政府教育部颁布的"大学规程"，医科分医学门和药学门，医学门课目 51种，药学门课目 52 种，仅药学门课目中有中国生药学及实习 2 种，中国医药学被彻底排斥于国家教育体系之外。

专门学校规程公布后，中医界有识之士意识到规程关乎中医药发展的前途和命运，1912 年丁甘仁联合医界药界名流颜伯卿、葛吉卿、余伯陶、包识生、王问樵、钱痒元等在上海发起成立神州医药总会，在筹办简章中指出："兹者教育部定章，于学校之课程，删中医之科目，弃圣经如敝屣，视吾辈如赘瘤，是可忍也，孰不可忍！同人等未遑责人，先行求己，爰集同志，发起斯会，藉名流之讲论，作吾道之干城，编辑学科，组织医报，病院学校，徐俟扩充，拟呈请教育部保存，要求国会员同意，众擎易举，万险不辞！"1913年 2 月 10 号神州医药总会召开第三次会议，推定临时主任兼经理丁甘仁、余伯陶、钱庠元三人，会议一致认为当前应以向立法行政机关请愿为第一要事，决定发起神州请愿团，并由李绍臣负责起草"恳请提倡中医中药准予另设中学医药专门学校以重民命而顺舆情"

请愿书，其中阐述了提倡中医药的五点理由：一是中西医各有所长。二是中西体质禀赋不同。三是中医药为民众所信仰。四是西医难以承担全国卫生保健。五是中西药关系国家财政。因此，要求政府统筹全局，准予提倡中医药，除前次西法学校业已颁布通行外，请再厘定中学医药科目，另颁中学医药专门学校规程，一方以西法补助中医，一方以中学补助西法，相辅而行，互为砥砺（神州医药总会邮递简章，南京医学报，1913，11：5）。由神州医药总会发起组织并联合全国 19 个分会共同参与的首次全国性中医界抗争活动，进京向北洋政府教育部请愿，要求政府保存国粹，允许中医加入学系，但遭到北洋政府教育总长汪大燮的拒绝，其声称："余今后决意废去中医，不用中药，所请立案一则，是难以照办的。" 1914 年 3 月 17 日《申报》上登载了北洋政府答复全国中医药请愿团的国务院第 35 号批文：

"来呈陈述理由五端，尚属持之有故，拟办各事亦均据条理。除厘定中医学校科程一节暂从缓议外，其余各节应准分别筹办。"

由此拉开了近代中医史上争取教育合法性的系列抗争序幕，引发了中医界旷日已久的抗争救亡运动。

清末中国出现了具有近代意义的中医学校。1885 年，浙江名医陈虹在瑞安创办了利济医学堂，从该校的组织、管理、课程设置、教材建设等情况看，有别于以往的中医教育，更接近近代教育体制的中医学校。学校开办 10 余年，培养了 300 名中医人才。上海中医界也曾办过一些学校教育，例如，1905 年由李平书、张竹君合办的女子中西医学校是上海近代最早的中医学校，这所兼授中西医学的女科学校，开我国近代中西医结合教学之先河；1910 年，丁福保（仲祜）东学日本回国，在上海创办函授新医学讲习所，向中医介绍新医学，并探讨中医学术的改良，成为我国近代最早的中医函授教育机构，但影响力均不及之后丁甘仁创办的上海中医专门学校。

丁甘仁所处清末民初社会剧烈动荡和变革时期，亲历西医东渐过程，及北洋政府的废除、漏列中医事件，深刻体会到"教育为国家之基础，医学实民命之攸关……医学之兴衰，惟教育为之关键"，遂萌生了通过学校教育来振兴中医的想法，之后不断为中医教育奔走疾呼，并以其创办的中医学校为平台来实践以教育挽救振兴中医的理念，且为之奋斗终生。

1913 年北洋政府要员袁乃宽染疾，经治不愈，特由京来沪请丁甘仁诊治。丁甘仁诊治其疾病之余，向袁乃宽表达了想开办一所中医学校以振兴国术、改良医学，培养人才的愿望。同年，时任神州医药总会副会长的丁甘仁，在中华医药联合会和神州医药总会的多次会议上发表演说，呼吁政府采取中西平等的方针，允许中医加入学系。指出："昌明医学，莫如设立医学堂，经费虽巨，如医界于诊金，每人一元，则助一文；药界所售药资，每值一百，则助一文，每年可筹万金，学校、医院均可创办。"发言中呼吁给予中医平等地位，中医应予加入教育系统。同时提出了办医学校的具体设想，其中在医药界内集资筹集建校经费的建议得到沪上医药两界的广泛支持。1913 年 6 月，丁甘仁首先在广益善堂开办义学，并承担义塾学费和延请教员事宜。而之后的日子，丁甘仁以满腔热诚和坚强毅力，为上海中医专门学校的筹建作了大量的前期工作，主要有创办中医学校的呈报立案、资金筹措、师资配备、课程选择以及规章的制定和校址选择等项事宜。

艰辛的办学之路

丁甘仁将学校教育来振兴中医的想法付诸实际行动，民国四年（1915）完成了《公民丁泽周等为筹办上海中医学校呈大总统文》和《呈各部文》，并上呈北洋政府总统袁世凯及教育部、内务部，同时联络中医药界同道和社会名流为开设上海中医学校做前期准备工作。

（一）卓越的筹划能力

丁甘仁积极着手筹办"上海中医专门学校"，在医校筹办过程中丁甘仁表现出非凡的领导才华和办事能力。首先他联络了当时上海滩上的医药界名人和社会名流，如夏应堂、费访壶、殷受田、谢利恒、张禾芬、钱庠元、金百川、杨闻川、何懋甫、陆家轩、柯松年、张汝炳、姚赞唐等等。这些人中有的是德高望重，名盛一方的中医名家，也有财德两隆，乐善好施的商界名流，对丁甘仁创办中医学校的举措，他们都表示出了极大的热情，或在经济上提供帮助，或在道义上给予支持，有些人还直接参加了筹建上海中医专门学校的工作。丁甘仁在办学过程中不仅倾注了全部的精力，更竭其财力所能，如他自己所说的："惟此经济之筹备，校舍之经营，鄙人之责任也。"正是由于丁甘仁与这些志同道合者们奔走呼吁，作了许多舆论宣传，使创办上海中医专门学校的设想和计划不仅获得内务部备案和批文，更得到整个社会的支持与认同。

创办前期丁甘仁完成了学校机构、人员设置，学制设定、课程安排及学校章程制定等一系列工作，为之后学校的顺利开办提供了保障。主要有：①组建筹办机构和设定学校组织人事系统。拟定由丁甘仁为上海中医专门学校总理，夏应堂为协理，谢利恒为校长，徐访儒兼会计，教员暂为 6 人（谢利恒、郑传笈、黄体仁、徐访儒、汤逸民、邵骥），另设临证主任 1 名、临证教员 6 人、药学主任 1 人、药学教员 2 人、管理员 2 人、文牍兼会计1 人（徐访儒兼）、庶务员 1 人。②确定学习年限、教学大纲和教学课程。定学制为 5 年：预科 2 年，本科 3 年；预科课程分普通基础课和专业基础课。普通基础课有国文、修身、体操等，专业基础课有病理学、药物学、诊察学。本科课程包括伤寒论、温病学、杂病学、妇科学、儿科学、外科学、眼科学、喉科学。③制订学校管理制度。④确定校址，广告招生。

1916 年 7 月 1 日至 15 日，7 月 28 日至 8 月 7 日在《申报》上连续刊登上海中医专门学校招生广告。

（二）办学宣言书

1916 年 8 月 23 日上海中医专门学校在白克路人和里栅家园丁宅开学，首任总理丁甘仁，协理夏应堂，校长谢利恒，教务主任郑传笈（后由曹颖甫接替）。开学典礼时，丁甘仁等发起人和全体教员学生均到会，首先由丁甘仁"演说昌明医学保存国粹之宗旨，继则校长谢利恒及留德医生邵骥暨诸教员以次演说"，"来宾之盛，座位之满，皆医界同志洵创举也"（见 1916 年 8 月 25 日《申报》）。丁甘仁发表了《创办上海中医专门学校宣言书》（见前）。

宣言书归纳总结了办学教育中的责任、志愿、宗旨、期望，体现其试图借鉴西学先进办学理念，通过学校教育来传承中医、实现中医人才规模化培养以振兴近代中医的想法。

之后，丁甘仁更瘁心于中医教育事业，无论在校舍建设、资金筹措，还是师资聘任、课程设置、教材编写、学校临床医院的建设等方面无不亲力亲为，以此实践其教育复兴中医的抱负。

（三）师资聘任

丁甘仁深知师资水平的高低，将直接影响学校教学质量的优劣。因此，在物色师资力量时他颇费心机。江苏武进自明清以来，名医辈出。特别是在晚清一代，出现了孟河四大医家，医名远扬。而当地更有很多医学名家代代相传。这一地区历代的中医著作也很多，200多年前吴门唐大烈即汇辑该地40余位医家之论著，编成《吴医汇讲》，流传于世。这些原因使得丁甘仁在学校创办初期决意从武进乡里亲友中挑选师资人员作为学校师资的主要来源。经过反复考虑，首批确定下来的人有谢观（利恒）、黄汝梅（体仁）、徐嘉树（访儒）、余继鸿、汤潜（逸民）、赵邵承（吉甫）、邵骥等。这些人大都是医学造诣高深，学验俱丰，同时热爱中医事业。其中特别是邵骥，他是一位留德的西医，但并未因此对中医抱有成见。邵骥认为，中西医学各有长处，可以取长补短，共同发展。因而，当丁甘仁找他为中医学校担任解剖课教师时，便欣然应承。翌年，甘仁先生又聘请了毕业于同济医科学校的陈殿与（鲁珍）担任生理教员。1917年冬，经张禾芬的介绍，又聘请了郑传笈为国文教员。郑传笈为前清举人，曾掌永嘉泰顺书院教务，医儒兼通，腹笥深厚，文字锦秀，后来学校的许多公文都出于他的手笔。在曹颖甫担任教务主任之前，由郑先生负责协助谢利恒校长管理教学工作。1919年冬，曹颖甫来到上海，很快即与丁甘仁结为交好。曹颖甫是江苏江阴人，饱学秀士，满腹经纶，尤其对张仲景的学说研究十分精深，故被丁甘仁先生聘为伤寒教员；不久，又接替郑传笈为教务主任，负责整个学校的教学工作。

为充实中医专门学校师资力量，丁甘仁致函学校早期毕业生许半龙，邀聘其为上海中医专门学校外科教员，并任广益中医院医务工作。许半龙担任学校外科教员后写成了《外科学大纲》。丁氏叹谓："予自寓沪以来，从游者不下数百人，而于外科一道，研求者盖寡。《外科学大纲》今是编行世，不独为吾争光，亦造福于病家者，殊匪浅鲜也。"

（四）课程设置

丁甘仁是重传统、重实践的中医学家，从《上海中医专门学校章程》所载的课程表看出，学校早期的课程里中医内容占了百分之九十以上，并少量引入西医学作为教学内容，这点从学校课程设置以及丁甘仁向北洋政府送交的呈文及学校的教师名单上可以体现。上海中医专门学校在教学上接受了一些西医内容，是以中医为主，中西医汇通为教育方针，这与当时及之后的绝大部分的中医学校是一致的。这样的教学方针在当时不仅是为争取社会支持和通过政府立案审查，更反映出当时的中医人面对近代西方医学的冲击，既坚持保存自我的合理内核，又勇于吸取他人的可取之处，敢于走一条发展中医的新路，使中医"复辉煌灿烂于二十世纪之中"（丁甘仁语）。

上海中医专门学校开设课程偏重于中医传统理论，内容有本草、伤寒、方论、金匮、难经、温热病、杂病心法、四诊心法及妇科、幼科、外科、医案等17门。各科教材有的由任课教师编写，有的采用《医宗金鉴》的内容。

（五）教材编写

丁甘仁十分重视学校教材建设，在1917年前后根据中医经典并借鉴前世名家著作，撰写了《医经辑要》《药性辑要》《脉学辑要》《诊方辑要》，并以思补山房名义刊印，均为中医专门学校创办早期的教材，为以后中医学校的教材编写起到了标杆作用。

（六）临床实习医院建设

几乎在中医学校筹办的同时，丁甘仁已经在筹划学校教学实践基地建设事宜。在 2017 年 2 月广益善堂召开董事会时，为落实上海中医专门学校在校学生的临床实习之地，丁甘仁等董事开始讨论筹建南北广益中医院事宜，并由堂董陈甘棠捐出劳勃生路淡家渡（今长寿路 782 号）处土地 7 亩和崇楼 10 楹，其他董事自愿捐款，并委托 51 岁的丁甘仁总理具体事宜，并出任广益医院院长。同年 9 月 9 日广益中医院外部建筑告竣，开始内部修缮及物资配备。同年，孙良臣捐南市老西门石皮弄 27 号原长寿庵旧址，广益善堂拟作建沪南广益中医院之用。丁甘仁同时筹划在该处扩建上海中医专门学校校舍，实行院校合一。1918 年 5 月 28 日，沪南广益中医院及上海中医专门学校新舍外部建筑竣工。8 月 27 日上海中医专门学校迁入南市石皮弄新校址。

同年 6 月 17 日，沪北广益中医院开幕。

沪北广益中医院碑记内容见前。

为争取中医学校教育的合法性，1917 年 11 月 1 日丁甘仁再次上书北洋政府大总统黎元洪，要求予以上海中医专门学校立案。1918 年 5 月 12 日上海道尹公署批文，准予上海中医专门学校备案。北洋政府内务部于 1919 年 6 月 12 日重复 1916 年批复意见，而教育部仍不予理睬。

（七）成立上海市中医学会

1920 年，中医专门学校开办 3 年后，已初具规模，学校有 5 个年（班）级，学生约 100 余人。任课教师有 10 多人，除原有人员外，另增加丁仲英、余继鸿、丁福保、恽铁樵等。

1921 年 7 月，学校培养出丁涵人、丁济万、程门雪、黄文东等 20 人的第一届本科生毕业，其中，程门雪留校任教，并担任南广益中医院医务工作。同月，经丁甘仁同意，学校部分师生王一仁、戴达夫、余继鸿、丁仲英、许景阳、贺芸生等发起成立上海市中医学会，并于同年 11 月 26 日在石皮弄召开成立大会，选举丁甘仁为首届会长，夏应堂为副会长。中医专门学校的大部分师生入会为会员。上海市中医学会成立后，积极开展学术活动。由王一仁、秦伯未、戴达夫、丁仲英等中医专门学校师生发起开展了学术讨论会，初定每月 1 次。第一次医学讨论会于 11 月 10 日召开，共有会员 70 余人参加，就 14 个中医学术问题逐一进行讨论，气氛十分热烈。此后每月 1 次，坚持了数年，先后召开 80 余次。

（八）《中医杂志》创刊、学生论文集出版

1922 年，丁甘仁、夏应堂以正副会长名义致函上海道尹，呈请中医学会立案，上海道尹署以 190 号批文准予备案。同月，上海市中医学会的会刊——《中医杂志》创刊，编辑长为王一仁，编辑有秦伯未、杨先橘、何昆如、赵吉浦等，均为中医专门学校师生。同年上海中医专门学校出版由丁甘仁、余继鸿、曹颖甫等作按语，曹颖甫编撰的《上海中医专门学校成绩录》，收载 74 位第一至六届同学的 153 篇论文。

（九）组织请愿

1922 年 5 月，北洋政府颁布《医师（士）管理暂行规则》，其中因对中医的不平等规定，南京、无锡、镇江、溧阳等地的中医药学会在六马路仁济善堂召开联席会议，决定：①联合向政府请愿，要求收回成命。并公推张杏荪、王一仁起草请愿书。②成立江苏全省

中医联合会，推李平书为请愿代表。6月14日召开了江苏全省中医联合会筹备会，丁甘仁、夏应堂等均出席。7月14日江苏全省中医联合会成立，选举李平书（钟钰）为会长，丁甘仁、夏应堂为副会长。

（十）学术活动

1923年以后，开办多年的上海中医专门学校学术活动已经非常活跃，4—8月部分学生成立"恒星医报社"，组织者有王慎轩、李天球等，并出版《恒星医报》三期。5月17日《申报》刊载：上海中医专门学校于5月1日成立"医国十人团"。此为带有爱国性质的组织，提倡抵制日货，反对日本侵略中国。1924年6—8月，学生李镇中、张赞臣、尤学周、叶伯良、沈召棠、陈存仁、陈泉涌、甘盛德等20余人成立黄社，出版《医医医病集》二期。7月第四届本科生毕业，毕业17人，其中有秦伯未、许半龙、严苍山、陈耀堂等。由于学校学生逐渐增多，班级增加，教务繁重，本届毕业生中秦伯未、严苍山等留校任教。

（十一）创办上海女子中医专门学校

1925年，晚年的丁甘仁依然致力于中医教育事业，7月，同李平书、夏应堂等以江苏全省中医联合会正副会长名义，向山西中华教育改进会年会提交"在学校系统应加入中医学校"的议案，议案中提出八点理由。该议案由山西教育改进会呈交北洋政府。11月，北洋政府教育总长章士钊以"不合教育原理，未便照办"为由，再次否定中医加入学校系统。同年12月，上海中医专门学校学生会致电章士钊，要求同意中医加入学系。为实践教育振兴中医，扩大中医界办学教育影响，同年，丁甘仁、夏应堂等在长寿路创办了上海女子中医专门学校，由丁甘仁、夏应堂分别担任正副校长，徐访儒为教务主任。该校除生员为女学生外，其他各项如学制、课程、教材等，均与男校相同。

（十二）积劳成疾，不幸去世

1926年，丁甘仁未雨绸缪，决定自年初开始将每月朔望所得诊费，尽助入广益中医院，预备用10年时间得三万元基金，以扩建上海中医专门学校校舍。同年夏，天行暴暑，丁甘仁因诊务太过繁重，又兼他事策划操劳，积劳成暑湿之患。7月20—29日，尚感微热，未予多加注意。8月4日，体温升高，脉数。5日上午，神志清楚，起居如常，体温104华氏度（摄氏40度）。至晚体温升至107华氏度（摄氏42度），出现神志昏谵，四肢风动。8月6日（农历六月二十八日），病逝于白克路登贤里寓所，享年60岁。7日，丁宅在《申报》刊出讣告。丁氏门人和上海中医专门学校的师生为丁甘仁守灵。14日在仁济善堂举办追悼大会，有上海各中医药团体和社会各界参加。谭延恺、曹颖甫、郑传笈等撰写祭文和传记。沪申社会名流、医界同道、医校学生、门人弟子等近千人为甘仁先生送行，归葬于武进县孟河城外高桥的凤山新阡墓地。11月7日，上海中医药界在白克路登贤坊丁宅举行公祭。

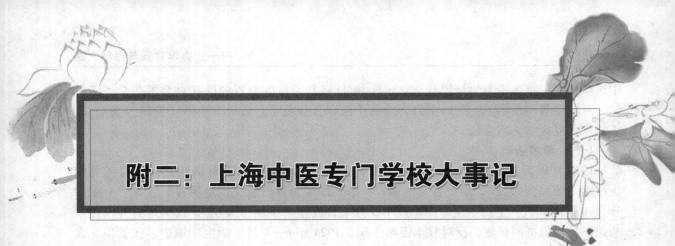

附二：上海中医专门学校大事记

1915 年

丁甘仁（泽周）开始联络中医药界同道，发起筹备中医学校。发起人中除丁甘仁外，还有夏应堂、费访壶、杨闻川、柯春桥、姚乐琴、何懋甫、张星若、陆稼轩、谢利恒、钱庠元、张禾芬、金百川、殷受田、薛逸山等。

同年夏，丁甘仁撰写《公民丁泽周等为筹设上海中医学校呈大总统文》上书北洋政府总统及政府各部，提出设立上海中医学校的计划和申请立案的请求。呈文中说："拟自筹资金，在上海设一中医学校，选医书精粹者为课本，聘医学湛深者为教员，明定毕业年限，严格学生成绩，于学校附近设立医院，兼施诊治，俾学生实地观摩，以宏造就。"并且拟订简章十四条同时上呈。

1916 年

丁甘仁上北洋政府书获内务部、教育部批文。其中教育部以"中医学校名称不在学堂系统之内，本部医学专门学校规程内亦未定有中医各科课程，所拟简章应由本部备查咨复，查酌办理"等因由搪推给内务部。而内务部批曰"查该校之设，具融会中西之愿，抱昌明绝学之心，教育部既深嘉许，本部自所赞同，应准备案。俟该校课程拟定后送部查核可也"。

丁甘仁等获北洋政府批示后，积极着手筹办"上海中医专门学校"。主要工作有：①组建筹办机构和设定学校组织人事系统。拟定由丁甘仁为上海中医专门学校总理，夏应堂为协理，谢利恒为校长，徐访儒兼会计，教员暂为6人（谢利恒、郑传笈、黄体仁、徐访儒、汤逸民、邵骥），另设临证主任1名、临证教员6人、药学主任1人、药学教员2人、管理员2人、文牍兼会计1人（徐访儒兼）、庶务员1人。②确定学习年限、教学大纲和教学课程。定学制为5年：预科2年，本科3年；预科课程分普通基础课和专业基础课。普通基础课有国文、修身、体操等，专业基础课有病理学、药物学、诊察学。本科课程包括伤寒论、温病学、杂病学、妇科学、儿科学、外科学、眼科学、喉科学。③制订学校管理制度。④确定校址，广告招生。

7月1日—15、18日，8月12日，《申报》连续刊登上海中医专门学校招生广告。

8月23日（阴历七月二十五），上海中医专门学校在白克路（今凤阳路）珊家园人和里18号丁宅正式开学。行开学典礼时，丁甘仁等发起人和全体教员学生均到会，首先由丁甘仁"演说昌明医学保存国粹之宗旨，继则校长谢利恒及留德医生邵骥暨诸教员以次演说"，"来宾之盛，座位之满，皆医界同志泃创举也"（见1916年8月25日《申报》）。

丁甘仁发表《创办上海中医专门学校宣言书》。

1917 年

重订《上海中医专门学校章程》。

2 月，广益善堂召开董事会，讨论筹建广益中医院事宜。由堂董陈甘棠捐出劳勃生路淡家渡（今长寿路 782 号）处土地 7 亩和崇楼 10 楹，其他董事自愿捐款，并委派丁甘仁为筹建广益中医院主持人，"总理其事"。

9 月 8 日，正式开学，增加殷步湘、陈鲁珍等为教员。

9 月 9 日，广益中医院外部建筑告竣，开始内部修缮及物资配备。

11 月 1 日，丁甘仁再次上书北洋政府大总统黎元洪，要求予以上海中医专门学校立案。

是年，孙良臣捐南市老西门石皮弄 27 号原长寿庵旧址，广益善堂拟作建沪南广益中医院之用。丁甘仁同时筹划在该处扩建上海中医专门学校校舍，实行院校合一。

1918 年

5 月 12 日，上海道尹公署批文，准予上海中医专门学校备案。

5 月 28 日，沪南广益中医院及上海中医专门学校新舍外部建筑竣工。

6 月 17 日，沪北广益中医院开幕典礼。

7 月 19 日，上海中医专门学校在珊家园举行第一届预科毕业典礼。下午，沪南广益中医院开幕。

8 月 27 日，上海中医专门学校迁入南市石皮弄新校址。

8 月 28 日，新学期开学，学生人数达 100 余人。

由郑传笈编辑出版《上海中医专门学校学生成绩录》。

学生王一仁、杨先橘等组织医学讨论会，并编辑刊物，开展学术活动。

同年，由神州医药联合会创办的上海神州医药专门学校开学。校长为余伯陶，教务主任包识生。校址先在浙江北路，后迁至新闸路麦根路新桥塊 22 号。

1919 年

6 月 12 日，北洋政府内务部重复 1916 年批复意见，而教育部仍不予理睬。

7 月，预科第二期毕业，再次出版《学生成绩录》。是年末，曹颖甫担任伤寒教员，并接任教务主任。

是年，北京爆发五四爱国运动，得到全国响应。上海中医专门学校部分学生受五四运动影响，有感于"国事蜩螗，激于义愤"，由王一仁等发起组建励志会，立志报效祖国。

1920 年

7 月，第三届预科生毕业。

本年学校已有 5 个年（班）级，学生约 100 余人。任课教师有 10 多人，除原有人员外，另增加丁仲英、余继鸿、丁福保、恽铁樵等。

1921 年

7 月，第一届本科生毕业，计有丁涵人、丁济万、程门雪、黄文东等 20 人。其中，程门雪留校任教，并担任南广益中医院医务工作。当月，部分师生王一仁、戴达夫、余继鸿、丁仲英、许景阳、贺芸生等发起成立上海市中医学会，经丁甘仁同意后，开始筹办。

11 月 26 日，上海市中医学会在石皮弄召开成立大会，选举丁甘仁为首届会长，夏应堂为副会长。中医专门学校的大部分师生入会为会员。

上海市中医学会成立后，积极开展学术活动。由王一仁、秦伯未、戴达夫、丁仲英等中医专门学校师生发起开展了学术讨论会，初定每月1次。第一次医学讨论会于11月10日召开，共有会员70余人参加，就14个中医学术问题逐一进行讨论，气氛十分热烈。此后每月1次，坚持了数年，先后召开80余次。

1922 年

1月15日，第二届本科生毕业，计有王一仁、叶劲秋、盛梦仙、杨先橘等20名。王一仁留校任教。毕业典礼后，宣布放寒假。

丁甘仁、夏应堂以正副会长名义致函上海道尹，呈请中医学会立案，上海道尹署以190号批文准予备案。

同月，上海市中医学会的会刊——《中医杂志》创刊，编辑长为王一仁，编辑有秦伯未、杨先橘、何昆如、赵吉浦等，均为中医专门学校师生。

5月，北洋政府颁布《医师（士）管理暂行规则》，其中因对中医的不平等规定，而涉及南京、无锡、镇江、溧阳等地的中医药学会在六马路仁济善堂召开联席会议，决定：①联合向政府请愿，要求收回成命。并公推张杏荪、王一仁起草请愿书。②成立江苏全省中医联合会，推李平书为请愿代表。

6月14日，召开江苏全省中医联合会筹备会，丁甘仁、夏应堂等均出席。

7月14日，江苏全省中医联合会成立，选举李平书（钟钰）为会长，丁甘仁、夏应堂为副会长。

9月11日，学校开学，新学生入学后，在校学生数已达200余人。

12月，葛养民、刘佐彤、唐吉父等创办中华女子医学校，假江苏全省联合会办公处设筹备处。

是年，上海中医专门学校出版由丁甘仁、余继鸿、曹颖甫等作按语，曹颖甫编撰的《上海中医专门学校成绩录》，收载74位第一至六届同学的153篇论文。

1923 年

上海中医专门学校学生开展较为活跃的学术活动。

4—8月，部分学生成立"恒星医报社"，组织者有王慎轩、李天球等，并出版《恒星医报》三期，后停办。

5月17日，《申报》刊载：上海中医专门学校于5月1日成立"医国十人团"。此为带有爱国性质的组织，提倡抵制日货，反对日本侵略中国。

7月，第三届本科生毕业。毕业学生19人中有张伯臾、贺芸生、戴达夫、高凌云、诸文萱、许景阳等。

1924 年

6—8月，学生李镇中、张赞臣、尤学周、叶伯良、沈召棠、陈存仁、陈泉涌、甘盛德等20余人成立黄社，出版《医医医病集》二期。

7月，第四届本科生毕业，毕业17人，其中有秦伯未、许半龙、严苍山、陈耀堂等。由于学校学生逐渐增多，班级增加，教务繁重，本届毕业生中秦伯未、严苍山等留校任教。

1925 年

3 月，秦伯未、王一仁办三益学社，函授中医和中国文学。其中，中医分基础、内科、外科、妇科、幼科、眼科等六系，每系学制为一年。

7 月，李平书、丁甘仁、夏应堂等以江苏全省中医联合会正副会长名义向山西中华教育改进会年会提交"在学校系统应加入中医学校"的议案，议案中提出八点理由。该议案由山西教育改进会呈交北洋政府。

7 月，第五届本科生毕业，计有章次公、王慎轩、王耀堂、沈香圃等 19 人。同月丁甘仁、夏应堂等在长寿路创办上海女子中医专门学校，由丁甘仁、夏应堂分别担任正副校长，徐访儒为教务主任。该校除生员为女学生外，其他各项如学制、课程、教材等，均与男校相同。

9 月 25 日，徐访儒因患中风（脑出血）去世。由费通甫接任女子中医专门学校教务主任。

11 月，北洋政府教育总长章士钊以"不合教育原理，未便照办"为由，再次否定中医加入学校系统。

12 月，上海中医专门学校学生会致电章士钊，要求同意中医加入学系。

是年，《中医杂志》连续摘要登载上海中医专门学校学生成绩录。

1926 年

春，谢利恒离开上海中医专门学校，与朱少坡等创办神州中医大学，校址在闸北天通庵路荣庆里，是秋改名为上海中医大学。部分中医专门学校学生转学至彼校，其中有张赞臣、尤学周等。

从本年起，上海中医专门学校修改学制，由五年制改为四年制，每年暑期招新生，春季招插班生。

7 月 12 日，第六届本科生毕业，计有林济青、李沐恩、姚时、余鸿孙等 14 人。

8 月 4 日，丁甘仁患感冒，高热不退，达 42℃，服药无效。6 日晨 9 时，丁甘仁心脏停止跳动。7 日，丁宅在《申报》刊出讣告。

11 月 7 日，上海中医药界在白克路登贤坊丁宅举行公祭，丁氏门人和上海中医专门学校的师生为丁甘仁守灵。14 日，在仁济善堂举办追悼大会，有上海各中医药团体和社会各界参加。

丁甘仁病逝后，上海中医专门学校由夏应堂任校长，薛逸山任副校长，丁仲英、丁济万分别为正副主任。

1927 年

1 月 5 日，《申报》刊登上海中医专门学校第 24 次招生广告："本校开办十有余年，毕业生达二百多人……本次招生名额男校 40 名，插班 20 名，女校插班 15 名。"广告后署名为"校长：夏应堂、薛逸山；总主任：丁仲英；副主任：丁济万"。

5 月，女子中医专门学校图书馆开办。

7 月，第七届本科生毕业 16 人，其中有杨志一、陈存仁、顾汝萱等。

10 月，本校毕业同学王一仁、秦伯未、严苍山、章次公、许半龙等筹备成立上海中国医学院。

12 月，丁济万创办《卫生报》，程门雪、朱振声、刘佐彤、宋大仁等为编辑。

是年，徐小圃、祝味菊等创办景和医科大学，陈无咎等创办汉医学院（丹溪学社）。

1928 年

2月，女子中医专门学校并入男校，原谈家渡女校撤消。

同月，上海中国医学院正式开学。校址在南市黄家阙路，首任名誉院长为章太炎。

7月，第八届本科生毕业10人，有宋大仁、巢一飞等。

8月，由上海中国医学院秦伯未等牵头，在该校召开全国中医学校教材编辑会议，此为全国首次。上海中医专门学校派曹颖甫、戴达夫等参加。

9月，曹颖甫辞去教务主任，程门雪继任。谢利恒先生回学校，仍任校长，薛逸山先生辞去副校长职务。

12月，由夏应堂、丁仲英、蔡济平等十余人提议发起成立上海市中医协会，由原上海中医学会、神州医药学会、中华医药联合会三个中医团体合并组成。11日召开筹备成立大会。

本年，上学期起，上海中医专门学校学生中兴起中国武术热，学校学生会成立武术部，约有半数以上同学参加，聘请王子平为武术教师，"于晨与课余，练习颇勤"。

夏，王一仁回杭州省亲。《中医杂志》编辑部因无人负责，自本年夏出版第27期后暂停出版。

是年，徐衡之、陆渊雷、章次公等创办上海国医学院。

1929 年

1月5日，中央武术馆馆长马子贞先生参观上海中医专门学校，学校暨学生会武术部召开欢迎大会，丁仲英、丁济万、谢利恒、王子平、金文涛等参加，谢利恒及马子贞先后致词和演讲。

2月24日，南京国民政府中央卫生委员会召开第一次会议，通过了由余云岫提议的《废止旧医以扫除医事卫生之障碍案》。该案主要内容为：①禁止登报介绍旧医；②检查新闻杂志，禁止非科学医之宣传；③禁止旧医学校。26日，上海《新闻报》报载会议情况后，引起全国中医界的强烈反抗。上海中医专门学校校长夏应堂等当即致电南京政府卫生部，表示坚决反对。

3月17日，上海中医协会张赞臣、蔡济平、蒋文芳、陈存仁、包识生等倡议并组织发起召开了全国医药团体代表大会，有15个省（市）的131个中医药团体派代表262人出席会议，抗议南京政府卫生委员会通过废止中医案，要求给中医药合法地位。上海中医专门学校作为团体之一参加了整个抗争过程。学校武术队在大会期间表演助威。

同月，由全国医药团体代表大会选出谢利恒、张梅庵、随翰英、陈存仁、蒋文芳等赴南京请愿。上海中医协会改名为上海国医公会。

4月，南京政府卫生部、教育部先后布告：不准中医使用西药，中医学校不得称学校，只许称传习所。

7月，中医专门学校第九届本科毕业19人。毕业学生有潘澄濂、张耀卿、韩哲仙、童少伯、丁郁文、胡光轩等。

同月，上海中医专门学校伤寒教授包识生提议，在暑期间开办时疫医院，施诊给药，以济贫民，得到全体教师赞同。三年级以上同学纷纷报名参加义诊。

8月，全国中医学校教材编辑委员会再次在上海举行会议，上海中医专门学校、上海中国医学院、广州中医药专科学校、广东光汉中医学校、河南中医学校、浙江医药专门学校、兰溪中医专门学校、苏州中医专门学校、上海国医学院等 9 所中医学校的校长或教务主任出席。上海中医专门学校的代表是谢利恒、程门雪、戴达夫、费通甫。

12 月，全国医药团体联合会在上海召开临时代表大会，出席者有国内 17 省以及东南亚地区的华人中医团体，共 223 个，代表 457 人。上海中医专门学校为团体代表之一。

秋，《中医杂志》复刊，出第 28 期，由余鸿孙、戴达夫等编辑。

1930 年

3 月，丁济万创办华隆中医院，地址在法租界贝勒路华格臬路 48 号。丁济万任院长，马寿民为副院长，胡光轩为医务主任。医院设有门诊和病房。该院后来成为上海中医学院的学生实习基地之一。

7 月，第十届本科生毕业，有吴智安、陈鸿雪、郭悠卿等 22 人。

9 月，《中医杂志》出版第 30 期后，改名为《国医杂志》。

11 月，南京政府筹建中央国医馆。

1931 年

1 月 15 日，中央国医馆成立。国内许多名医入选为理事，其中包括上海中医专门学校的丁仲英、丁济万、谢利恒等。

7 月，第十一届本科生毕业，计有管理平、程国树、蒋去病、沈仲理、严以平、黄器周、严又陵等 39 名。

9 月 18 日，日本关东军在沈阳皇姑屯制造"九一八"事件，侵占我东三省。

"九一八"事变后，全国掀起反日高潮，上海中医专门学校的广大师生积极参加抵制日货，抗议日军占领东北的爱国运动。

是年程门雪因家事辞去中医专门学校教务主任之职，改由黄文东接任。

1932 年

1 月，上海中医专门学校改名为上海中医学院。组织体制进行了调整，确立院长负责制，由丁济万任院长，周召南为院长秘书，黄文东任教务主任，戴达夫任总务主任，汤逸民为训育主任，余鸿孙为事务主任。

同月，日本侵略军发动"一·二八"事变，我十九路军奋起抵抗。上海中医学院学生积极投入声援十九路军的运动，许多学生自动捐钱，买大饼油条，送给前线的抗日将士。

7 月，第十二届本科生毕业，有郭伯涵、余鸿仁、王泽人、胡起白等 33 名。

12 月，上海中医学院学生自治会发起募捐活动，支援东北抗日义勇军，得到上海国医公会、中华国医学会等团体支持。

1933 年

7 月，第十三届本科生毕业，人数为 31 人，有钟一棠、张志雄、郭健秋等。

11 月，冯玉祥等 82 位中委联名提议支持中医案，在国民党第五次全国代表大会上通过。

1934 年

7 月，出版《上海中医学院第 22 年度院刊》。

同月，第十四届本科生毕业，人数 43 名，有裴沛然、何时希、姜恒孚、谢秋声等。

1935 年

7 月，第十五届本科毕业，计 41 名，有殷品之、钱九如等。《国医杂志》停刊，先后共出版 14 期。

同年，朱南山、朱小南、朱鹤皋父子创办新中国医学院，院址在爱文义路（北京西路）王家库花园 19 号。

1936 年

5 月，夏应堂病逝。

7 月，第二次出版院刊。

同月，第十六届本科生毕业，计 43 名，有顾伯华、高道一、潘佛岩、宋镛、徐嵩年、杨锦章等。

1937 年

7 月，第十七届本科生毕业，有朱一谔、吴济人、夏光扬、陈耀章等 48 名。同月爆发"七七"卢沟桥事变。

8 月 13 日，日本侵略军发动淞沪战争，抗战全面展开。

9 月，上海中医学院因"八一三"事变影响，未能按时开学。

10 月 6 日—7 日，上海中医学院连续登报，通知各级同学，往华隆中医院进行注册登记，以便择安全地点开学。

11 月，南市一带沦陷，上海中医学院从石皮弄搬出，暂迁往白克路（今凤阳路）珊家园丁宅。

12 月 7 日，曹颖甫蒙难。

1938 年

1 月，上海中医学院在《新闻报》广告招生。

2 月 6 日，因战争影响停学 5 个月后，首度正式复学。

7 月，第十八届本科生毕业，有石纯农、顾颂晏等 52 名。

同月，上海中医学院因教学用房紧张，搬至天津路国医大厦。

上海中医学院在极为困难的情况下，四个年级在校学生人数仍有 200 余人。开课 18 门，任课教师近 10 人，实习教师 10 余名，实习医院为华隆医院以及市内名医诊所，并出版由学生为主要编辑人员的学术性刊物——《砥砺周刊》。

1939 年

4 月，重庆政府颁布《中医学校通则》，规定中医学校课程。

7 月 8 日，上海中医学院、中国医学院、新中国医学院三所中医学校召开教学联席会议，讨论如何执行重庆政府制定的中医学校课目。议定由程门雪、秦伯未、吴克潜、许半龙、黄文东、包天白、章次公等 7 人组成课本编审委员会，统一编写教材。

同月，第十九届本科生毕业。本次毕业共 61 人，为历届最多。其中有何承志、陈茂廪、唐纛云、汪佩荪、唐声扬等。

1940 年

7 月，第二十届本科生毕业，计有方宝华、余叔川、管心如、徐康昕、严菱舟等 45 人。

是年，出版第三期院刊。

1941 年

7 月，第二十一届本科毕业，有张天侨、陆昌圣等 17 人。

同月，上海中医学院迁址，新校址在爱文义路（今北京西路）460 弄 31 号。

是年，丁济万开办华隆中医院分院，地址位于康脑脱路口，院长是丁济万，副院长管理平，医务主任程国树，其他医务人员大多为中医学院毕业同学。

1942 年

7 月，第二十二届本科毕业，共 61 人，其中有丁景春、巢伯舫、席德治、阮望春、刘庆云、宋光敏、吴锦华、王绍瀛、邢健坤等。

丁济万成立"济社"，参加者均为丁济万的门人弟子。主要组织者有胡光轩、管理平等。

1943 年

7 月，第二十三届本科生毕业，25 人，其中有胡彭寿、唐文中等。

重庆政府颁布《医师法》。

1944 年

7 月，第二十四届本科生毕业，人数 21 人，有苏读贤、徐迪三、陈作霖、谢一飞、唐杏村等。

1945 年

7 月，第二十五届本科生毕业，有胡建华、尤益人、章琴韵、朱济仁、瞿龙生、叶德钊等 24 人。

8 月 15 日，日本宣布无条件投降。

1946 年

2 月，上海中医学院搬回南市石皮弄广益中医院旧址。

7 月，第二十六届本科生毕业，计 12 人，有倪养和、邹玮、张慕萦等。

同月，教育部派员来沪检查上海中医学院、中国医学院、新中国医学院等三所中医学校。

8 月 7 日，教育部函电上海市教育局，以"设备简陋，办理欠妥，未经呈准，擅自设立"为由，勒令上海中医学院和新中国医学院两校停办。

8 月 22 日，上海中医学院、新中国医学院两校师生在《新闻报》发表《护校联合声明》。月底，丁济万、朱小南、蒋文芳等赴南京向教育部请愿，要求收回停办令。

9 月，继续开学。

同月，丁济万与朱鹤皋联合筹办上海中医师进修班，向上海市卫生局申请备案。

是年，在接教育部停办令后，上海中医学院院董会一方面向政府抗议请愿，同时拟以"上海中医专科学校"名义申办立案。为此特扩充图书馆，开设解剖实验室等。教育部委派上海医学院朱恒璧等三人到校检查有关情况。

1947 年

2 月，以"上海中医专科学校"名义登报招收春季插班生。

3 月 9 日，南京教育部在检查上海中医学院等三所中医学院后，仍以"无确定经费来源，仪器设备、课程师资诸多不合"为由，再次下令三校停办。

3 月 22 日，上海中医学院及中国医学院、新中国医学院三所学校联合上海中医药界组成请愿团，代表有丁济万、朱小南、朱鹤皋、王一济、沈仲理、岑志良、陈楚湘、丁济民、钱今阳等，再次赴南京请愿。

夏，上海中医药联合请愿失败后，由丁济万等提议筹建一所新的中医学校——复兴中医专门学校。该校将按照教育部规定的要求建设，所需钱款由上海中医药界集体募捐。为此，成立了筹备委员会暨经济委员会，丁济万任主任委员，副主任委员有丁仲英、朱鹤皋、谢利恒等。上海及国内各地的中医中药界人士踊跃认捐，集资达数百万元（金元券）。

7月，第二十七届本科生毕业，共20人，有程家正、翁盛伟等。

8月，中医师进修班第一期毕业，内有上海中医学院部分学生。

9月，继续开学，但未再招生。

1948 年

2月，第二十八届本科生毕业，计20人，有顾伯康、叶景华等。

7月，第二十九届本科与三十届同时结业，共计57人（二十九届30人，三十届27人），其中有王羲明、吴中健、黄吉赓、林东海、姚璧等。

8月，上海中医学院停办。

附三：上海中医专门学校（1932年更名为上海中医学院）毕业生名录

第一届（1917—1921）　共20名

丁涵人	丁济万	朱霖生	程门雪	黄文东	费通甫	朱学镕	李祖卫	马济仁	沈昂千
沈重廉	查成章	袁光明	徐少康	曹仲衡	章左亭	刘佐彤	谢瑚	谢昌言	薛季湘

第二届（1918—1922）　共20名

王一仁	王崇韶	仲超	李遇春	吕芳	袁虎臣	陈企周	陆元生	许有恒	盛梦仙
赵勤忠	潘光启	张永汉	黄葆良	叶劲秋	杨恺	杨先橘	郑文豹	郑佐尧	滕脉华

第三届（1919—1923）　共19名

王士杰	王元济	尹鸿	杜宇	杜厚之	沈永年	范钦才	徐逸丹	陈述	张伯奥
诸文萱	金蕴白	许景阳	张承楣	张燕翼	贺芸生	赵倚江	戴达夫	高凌云	

第四届（1920—1924）　共17名

朱治安	朱庚生	秦伯未	严苍山	范熙源	徐先慎	唐英	吴冠廷	许半龙	赵启茂
陈耀堂	赵将策	谢连	金宝民	张燕谟	刘琳	苏祖培			

第五届（1921—1925）　共19名

华宗海	程凤翔	汤礼门	王福田	章次公	赵璧	赵颖	张步云	马书绅	孙金铎
王慎轩	吴济生	李天球	王耀堂	沈香圃	杨藕佩	桑纶	李近圣	张起云	

第六届（1922—1926）　共14名

姚时	李占凤	李承荣	林济青	杨毓彦	许楚	杨准	须养仁	李荣卿	郭俊
李沐恩	徐启德	丁宗海	余鸿孙						

第七届（1923—1927）　共16名

王赞延	李恒	梅守鹤	萧涤粗	顾汝萱	江广智	朱良钺	张少波	杨志一	邓可则
张展也	谢永全	李天才	李伯庐	陈存仁	解建坤				

第八届（1924—1928）　共10名

袁昌益	张连庆	巢一飞	杜恩浩	王荣贤	陈保康	林仲昆	宋大仁	赵泽汉	陈天钝

第九届（1925—1929）　共19名

童少伯	秦汉民	黄钟毓	张剑秋	王镇源	周慧仙	徐雪梅	祝景德	张文蔚	刘有良
丁郁文	丁励修	徐九龄	张明初	潘澄濂	丁济苍	韩哲仙	胡光轩	张耀卿	

第十届（1926—1930）　共22名

陈鸿雪	浦敬民	陈子安	吴智安	钟诚志	李叙愚	胡秉超	王硕辅	郭悠卿	章璧如
郑鸿翔	赖震东	冯守谦	叶孝恩	陈觉民	韩妙学	何浦生	惠费民	邹仰先	汤济民
贾顺安	田先平								

第十一届 （1927—1931）　共 38 名

管理平	严以平	许弁灵	程国树	黄一平	张慕景	万志仁	张大奎	张和馨	范熙明
徐宗瑾	刘正平	张麟善	顾伯棠	蒋去病	秦树藩	黄器周	蒋惠民	李隐	夏畹九
严又陵	沈仲理	张涤尘	周岳民	洪泽民	王富龄	徐允逸	陈祖绳	游仁贻	李玉盛
倪国鑫	宦金焘	冯善梁	董嵩周	蔡仲一	王鸿贤	黄克欧	沈惠苍		

第十二届 （1928—1932）　共 33 名

余鸿仁	何右之	徐仲和	秦树鎏	张懋森	朱鸿烈	李秉仁	赵光璧	史德孚	蔡建人
方侗群	朱菊生	方少杰	陈惠民	王泽人	赵济良	徐兆祺	胡起白	陈天鸿	吴少芬
沙新民	郭伯涵	李宗恂	孟鹤洲	马福康	曹半帆	张济平	曹省三	周仲贤	李万春
周国年	李宏元	王慕雄							

第十三届 （1929—1933）　共 31 名

萧文季	郁惟义	徐志道	陈家鸿	陶有禄	周元声	陈柏春	朱怀志	万济民	钟一棠
郭健秋	杨君儒	吕荫棠	刘心仁	蔡陟高	单少棠	郭绍梁	冯拯民	赵伟伯	施禾周
郭云蟾	张志恒	龚麟生	周康贤	汪子良	金醉儒	吴治能	李宏昇	张志雄	赵钦寅
甘豫康									

第十四届 （1930—1934）　共 43 名

程仁山	何时希	刘欣葆	王雨梅	李文杰	吕一康	王惊愚	石馨三	姜恒孚	郁立仁
梁长春	徐培泽	陈秉衡	姚元祯	陈柱流	孙次书	金在田	沈育良	袁静安	张伯衍
张怀霖	张俊英	黄宗熹	裘沛然	詹美金	赵本道	杨克强	潘超群	谢秋声	罗绳祖
顾瑶苏	储凤苏	顾仁民	顾增祥	谢佩珍	吴汉云	沈秉侠	钱俞旭	周冠英	王芝英
吴湘珠	王泽谦	朱春林							

第十五届 （1931—1935）　共 41 名

潘显华	印济平	钱九如	郑定良	殷品之	姜筠	顾德祥	卓苍霖	何其宗	俞石麟
韩承烈	沈永清	邓耀申	傅式衡	罗笔仁	侯松年	顾乃纲	陆振昌	陈恒照	张毓芬
张纳川	徐纪昌	潘小奇	周继贤	金希昌	单保珍	陆明章	盛鸿生	林达生	朱培玉
单吉平	龚敏仁	王绍英	陈云楼	朱铭钟	顾耕畲	童海容	方治衡	张师永	饶惠川
钱尧熙									

第十六届 （1932—1936）　共 43 名

顾伯华	翁性初	周仁德	阮新民	高道一	于树正	宋镛	丁怀仁	郑俊彦	王秉彝
徐嵩年	朱耀均	胡庆同	邹康南	葛树雷	吴家寿	潘佛岩	汪浩权	林汝楷	俞文
水惠群	叶心源	陈象贤	李久芳	龚志鸿	邹震芳	黄炳开	顾橘川	朱羲白	李承章
沈翼麟	贾石山	杨锦章	仇旭东	赵卫康	陈友民	曹怀德	周福培	高岐山	赵世良
李仁达	赵忠奎	徐宗元							

第十七届 （1933—1937）　共 48 名

胡士林	潘伯麟	夏光扬	汪鉴民	张绍雄	刘悦健	王明德	陈同敷	黄济先	桑一民
曹俊年	林维新	袁良鸿	宋之奇	吴祖耀	朱仲芳	孙茂隆	陈耀章	叶志农	李宏淦
陆治平	唐敦仁	黄强义	张国辉	顾秉乾	张锡鸿	翁恂荪	潘贤初	华予培	胡则振
龚志麟	萧金奎	周耀祖	顾德铭	孔德声	棋善徐	吉键康	蔡锡桂	沈天羽	吴维元
郭用舟	吴济人	周希良	傅其松	沈兆鑫	薛尚友	黄声纲	朱一谔		

第十八届 （1934—1938） 共 52 名

秦启章	卢詠吉	刘燕如	朱其建	王松柏	袁金福	程孝礼	吴显秋	石纯农	邱祖熙
王东林	丁逢明	管云祥	刘季康	顾颂晏	朱文龙	殷葆龄	杨芝璋	曹学斌	李翼平
杨育先	王月棻	赵国英	吴佳贤	谢侍雪	谢竹影	周问梅	陈佩侠	宗悟英	王松龄
郦永佩	陈维新	杨天禄	席裕庚	汪大充	徐念祖	沈子卿	罗灿文	陈亮	王大苏
邹怀仁	张冠群	张鸿昆	黄涛渊	解建文	朱联恺	沈钧卿	范熙瑞	朱济凡	徐绍民
钱嘉禄	黄皞								

第十九届 （1935—1939） 共 61 名

蔡瑞桐	蔡瑞福	吴国鼎	张志贤	倪京如	谢观农	马坎生	李庆昌	汪佩荪	赵国昌
何维宪	张有为	洪志为	何承志	叶定方	罗耀祥	詹振宗	徐德钧	赫振勇	侯诵尧
冯思义	胡恩柏	史蕴玉	唐文熊	倪舜如	吴冠一	柏相宝	李林美	周平江	苏联五
唐耆云	唐泰夲	徐竟青	唐维敏	林桂英	王炳文	徐巽行	张雍生	陈茂凛	马士忠
唐声扬	钱效良	李天瑞	李炳根	郑棨基	姚寿根	汪家麟	朱志国	戚辰枢	陈斌辛
张文蔚	庄家骥	胡曜明	王富生	雷傅烈	范振铎	何鸿泰	汪汝秋	刘中玉	程宝鉴
汪肇中									

第二十届 （1936—1940） 共 45 名

丁锡贤	王功宙	王亦舫	王坤宝	王翀纪	王泽益	方宝华	石奇梁	朱沛霖	沈志仁
沈振声	沈懋增	李芸良	李德婷	周任远	周建安	姜一明	范同春	胡瑞明	余叔川
孙中权	马幼梅	徐芝蔚	徐康昕	曹子浩	章子嘉	陈元德	陈佐才	陈寿昌	张文庠
张吉士	张存庠	张含芳	张秀玲	张定一	张怀德	劳修炳	杨克勤	管心如	蔡玉娴
郑璞	郑育仁	魏乃安	严菱舟	顾鸿伯					

第二十一届 （1937—1941） 共 17 名

王锦洲	吴正中	林益恒	洪正卿	徐易	徐中全	孙天民	涂守一	陆昌圣	陆庆璋
陈詠赓	张全庆	程宗颐	杨炳福	黄继鹗	刘家禄	张天侨			

第二十二届 （1938—1942） 共 61 名

丁兆熊	丁惠民	丁景春	王光甫	王绍瀛	王道山	王璠芳	孔祥松	田养浩	任训厚
宋光敏	汪成志	沈伯庸	沈维基	阮望春	阮荣康	吴锦华	金海若	姚元炎	查启顺
俞楚民	胡德坤	封锡章	席德治	倪文奎	倪伯森	徐立瑛	徐仲南	凌良慧	章玉麟
陈世懋	陈明石	陈惠人	巢伯舫	汤近书	汤慧鉴	陶云德	翁庆栋	张文建	张思正
张葆初	张云飞	杨永铭	杨石卿	杨嘉英	冯之安	冯祖圣	虞哲俊	叶正绍	赵升生
潘光华	滕脉兰	鲍其准	钱国梁	刘庆云	戴玉书	郑定基	郑建丰	严志芳	邢健坤
唐瑾									

第二十三届 （1939—1943） 共 25 名

王瑞滋	王镇南	卞敬智	何玉衡	沈成章	李鸿逵	范天祥	范天锡	胡彭寿	陈元勋
陈保容	许锦祥	杨正廷	杨起予	赵遁水	卫克仁	谢国祥	徐林春	陈孟恒	陈忠
唐文中	陶震荫	侯相瑶	董纯炽	曹余德					

第二十四届 （1940—1944） 共 21 名

戴永和	苏读贤	徐迪三	陈作霖	谢一飞	徐一鸣	谢仲武	徐冠群	王永昶	施厥猷
蒋汝纬	贝毓英	王俊卿	成永耀	辛宝钦	吴仲辉	陈有成	汪佩芳	唐杏村	倪拯民

邵之耀

第二十五届（1941—1945） 共 24 名

王曼雯　金祖铭　胡建华　尤益人　朱济仁　凌文渊　杨护生　俞悟红　陆佩勇　沈澄如
杨海钧　屠金德　丁邦粹　孙传林　丁济康　朱柏苍　章琴韵　韩尧奎　倪养仁　朱庆藩
瞿龙生　孙仁宇　叶德钊　谢定勋

第二十六届（1942—1946） 共 12 名

邹　玮　张慕萦　刘云鹏　孟有逵　张善根　徐夏义　王劼祥　刘　璞　刘　薇　王志平
王　云　倪养和

第二十七届（1943—1947） 共 20 名

程家正　蔡宇澄　钮伯荣　朱国强　郑蝶羽　翁盛伟　胡华彩　赵济生　赵济人　茹赞廷
杨兆斐　曹士忠　陈振虞　傅宗武　沈熙鸿　喻昌东　孙葵英　何圆雯　刘伟公　刘伟炎

第二十八届（1944—1948） 共 20 名

叶景华　顾伯康　姜宜孙　李善余　罗代昌　尹佩华　张楠奇　吴德洪　蔡建人　黄廷佐
黄肖功　黄继华　杨慧麟　杨枝云　张明权　顾鸣一　金作舟　季　沧　李济舟　钱玉如

第二十九届（1945—1948） 共 30 名

王羲明　吴景贤　王秀文　陈沁铭　薛品圣　沈　钰　严时春　徐文富　姚麟祥　顾德祥
陈渭濂　徐国强　高丽芳　万继山　张日明　吉彭元　吴中健　王祖义　张湘纹　陆式尧
全云龙　陈　楷　姚啸仙　毛达光　章竹生　杨惠民　马安康　刁筱凤　倪　星　余小鸿

第三十届（1946—1948，与第二十九届同时结业） 共 27 名

黄吉赓　林东海　毛达明　李良材　李志芳　李福水　宋光裕　计嘉民　汪耀庭　夏霖春
郑天寿　杨敦训　凌杨武　肖震宇　姚　璧　曹　棋　顾增祥　陆梅友　张继泽　赵锡华
唐　顺　任尧章　王卓然　曹　榆　陈润之　徐建华　陈绍东

（总计 868 名）

附四：丁甘仁相关论著

著作	版本
沐树德堂丸散集（1905）	清光绪石印本
钱存济堂丸散膏丹全集	1914 年
医经辑要（1917）	1916 年上海中医专门学校铅印本
脉学辑要（1917）	1917 年上海中医专门学校铅印本
药性辑要（1917）	1917 年上海中医专门学校铅印本
诊方辑要	
孟河丁氏用药法（1917）	1917 年民国铅印本
上海中医学校章程（1917）	1935 年民国初铅印本
丸散膏丹国药配制法（1921）	1948 年仓昌书局铅印本
丁甘仁先生墓志铭（1926）	姚文国，1926 年孟河丁氏铅印本
丁甘仁先生作古纪念录（1927）	曹颖甫（家达），1927 年孟河丁氏铅印本
孟河丁氏医案八卷（1927）	①1927、1928、1931、1937 年孟河崇礼堂铅印本 ②1931 年上海商务印书馆铅印本 ③1931 年文明书局铅印本 ④1937 年蔚文印刷局铅印本 ⑤1947 年丁氏三世医庐铅印本
丁氏医案十五卷（1927）	1927 年上海华丰印刷铸字所铅印本
医案讲义（1927）	1936 年华北国医学院铅印本
喉痧症治概要（1927）	①1927 年孟河崇礼堂铅印本 ②1927 年上海丁氏医案铅印本 ③见《孟河丁氏医案》附录
喉痧病案（1927）	抄本
百病医方大全（1929）	①1929、1931 年上海卫生报馆印本 ②1932 年上海铅印本 ③吴兴潘乐时抄本
思补山房医案（1931）	1931 年海陵罗塘萃农医室铅印本

著作	版本
成药全书（1934）	1934 年国医出版合作社铅印本
丁氏外科丸散膏丹验方录	1934 年
丁甘仁先生家传珍方	民国精舍抄本（上海中医药大学图书馆馆藏）
孟河丁甘仁先生晚年出诊医案（1937）	上海中医药大学图书馆馆藏
重订本草征要	李中梓原著，丁甘仁增撰，耿鉴庭重订（1986 年北京科学技术出版社出版）
丸散膏丹国药配置法	1948 年仓昌书局铅印本
上海中医专门学校各学生医论	上海图书馆馆藏
金山医学摘粹	上海中医药大学图书馆馆藏
丁甘仁先生诞辰 120 周年纪念特刊	1985 年上海中医药大学图书馆馆藏

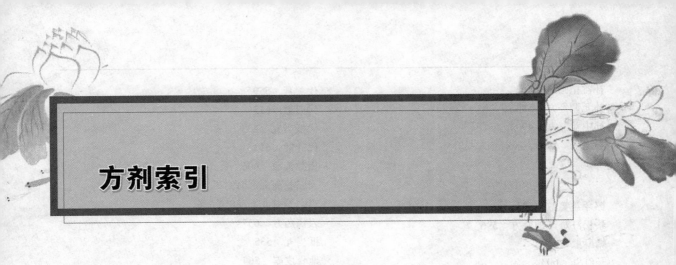

方剂索引

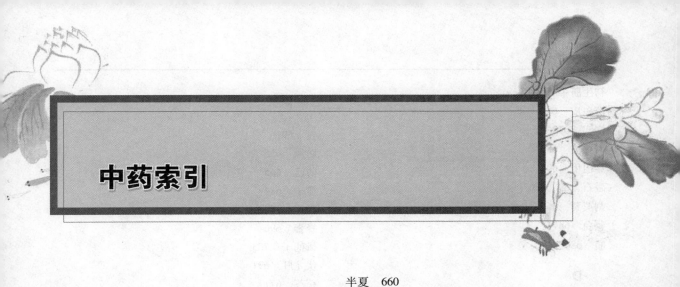

中药索引